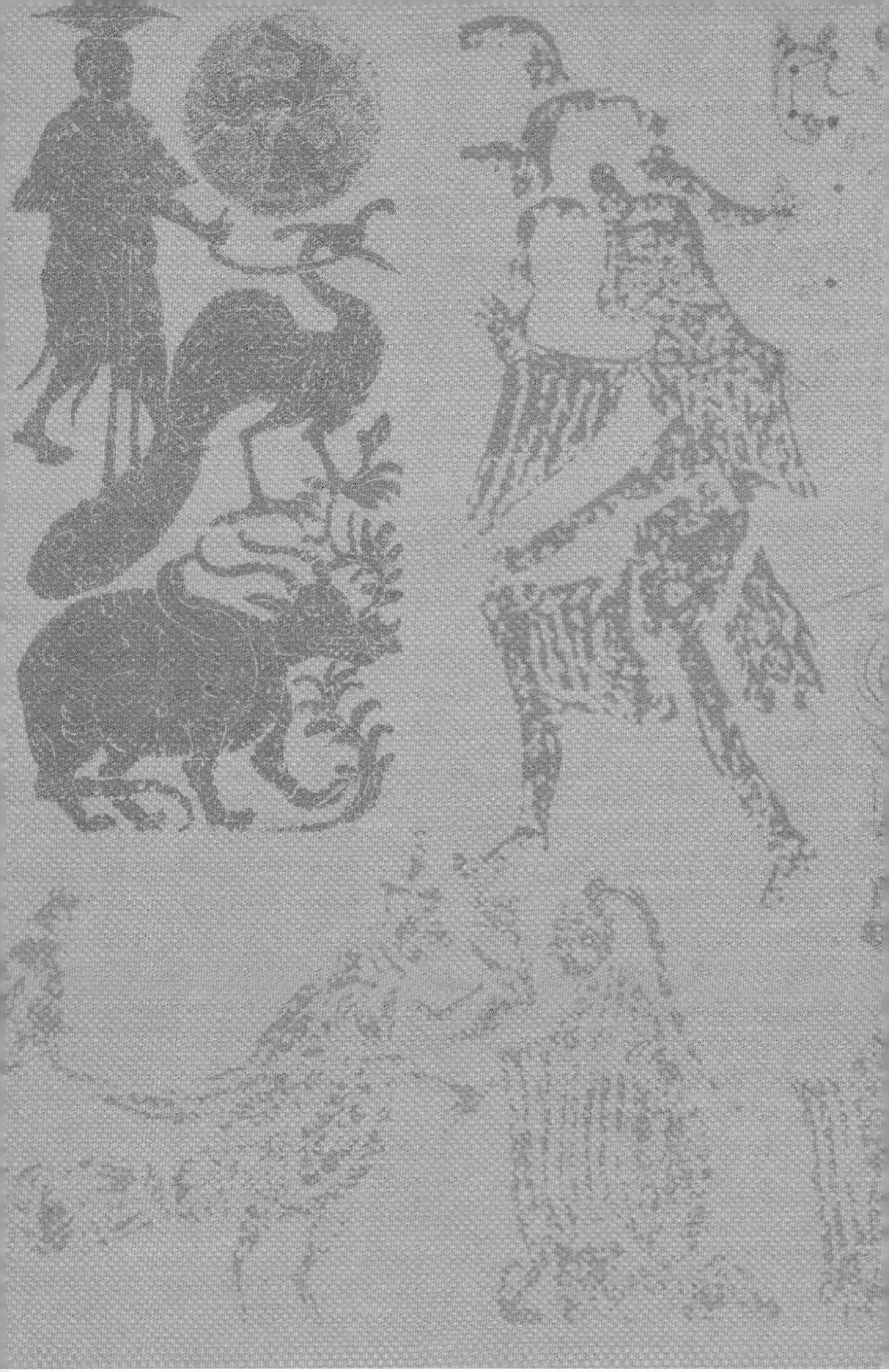

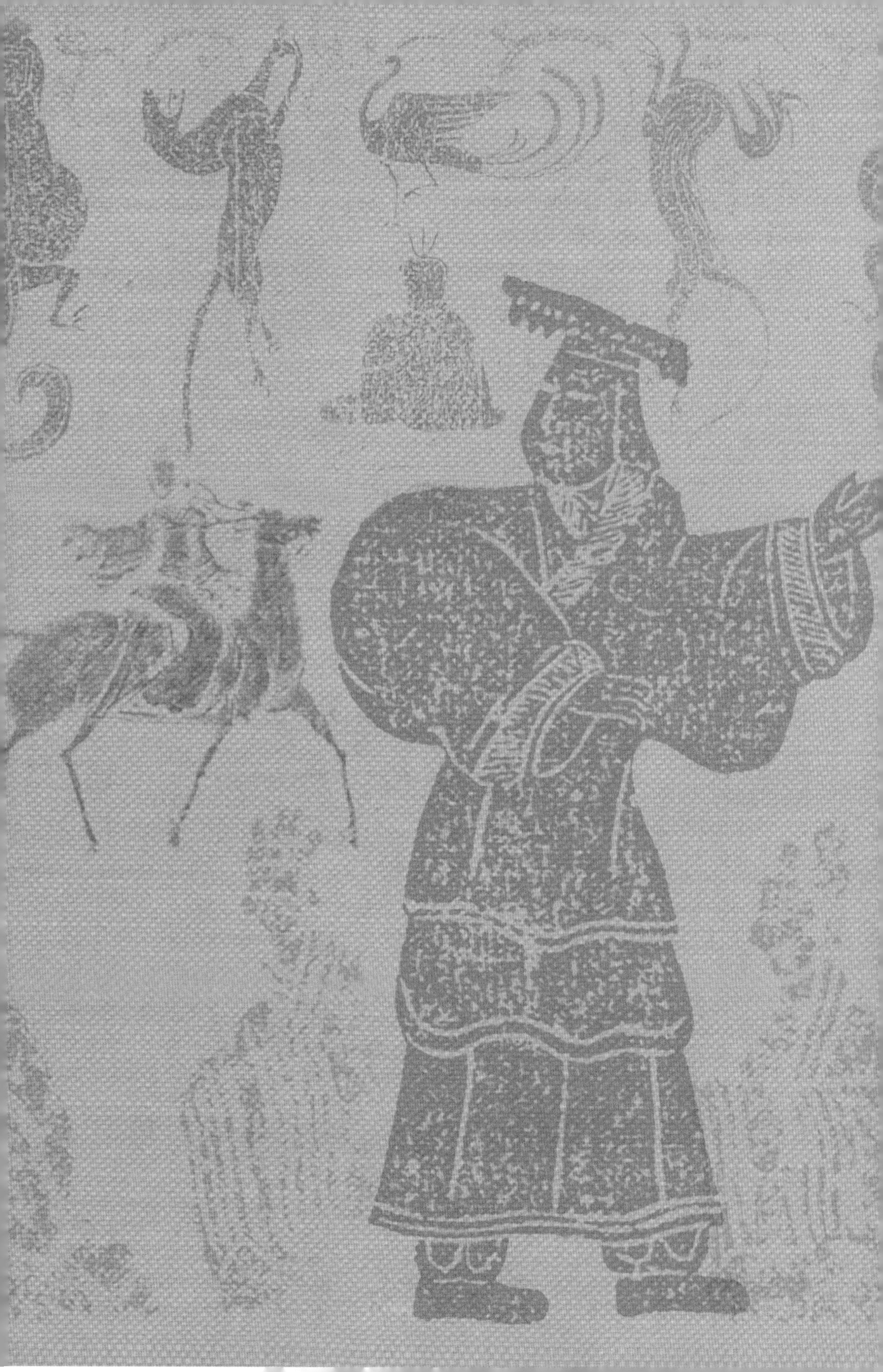

中国古医籍整理丛书

黄帝内经素问
详注直讲全集

清·高亿 著

清·罗济川 张映川 注

清·大愚子 乾一 修订

战佳阳 乔铁 李丹 苏妆 校注

中国中医药出版社

·北 京·

图书在版编目（CIP）数据

黄帝内经素问详注直讲全集/（清）高亿著；（清）罗济川，（清）张映川著；（清）大愚子，（清）乾一修订；战佳阳等校注．—北京：中国中医药出版社，2016. 11（2024.7重印）

（中国古医籍整理丛书）

ISBN 978－7－5132－3252－4

Ⅰ.①黄…　Ⅱ.①高…　②罗…　③张…　④大…　⑤乾…　⑥战…　Ⅲ.①《素问》－注释　Ⅳ.①R221. 1

中国版本图书馆 CIP 数据核字（2016）第 066319 号

中 国 中 医 药 出 版 社 出 版
北京经济技术开发区科创十三街 31 号院二区 8 号楼
邮政编码　100176
传真　010 64405721
北京盛通印刷股份有限公司印刷
各地新华书店经销
*
开本 710×1000　1/16　印张 51　字数 686 千字
2016 年 11 月第 1 版　2024 年 7 月第 2 次印刷
书　号　ISBN 978－7－5132－3252－4
*
定价　145. 00 元
网址　www. cptcm. com

服务热线　010 64405510
购书热线　010 64065415　010 64065413
微信服务号　zgzyycbs
书店网址　csln. net/qksd/
官方微博　http：//e. weibo. com/cptcm
淘宝天猫网址　http：//zgzyycbs. tmall. com

国家中医药管理局
中医药古籍保护与利用能力建设项目
组织工作委员会

项目专家组

顾　问　马继兴　张灿玾　李经纬

组　长　余瀛鳌

成　员　李致忠　钱超尘　段逸山　严世芸　鲁兆麟
　　　　郑金生　林端宜　欧阳兵　高文柱　柳长华
　　　　王振国　王旭东　崔　蒙　严季澜　黄龙祥
　　　　陈勇毅　张志清

项目办公室（组织工作委员会办公室）

主　任　王振国　王思成

副主任　王振宇　刘群峰　陈榕虎　杨振宁　朱毓梅
　　　　刘更生　华中健

成　员　陈丽娜　邱　岳　王　庆　王　鹏　王春燕
　　　　郭瑞华　宋咏梅　周　扬　范　磊　张永泰
　　　　罗海鹰　王　爽　王　捷　贺晓路　熊智波

秘　书　张丰聪

前言

中医药古籍是传承中华优秀文化的重要载体，也是中医学传承数千年的知识宝库，凝聚着中华民族特有的精神价值、思维方法、生命理论和医疗经验，不仅对于传承中医学术具有重要的历史价值，更是现代中医药科技创新和学术进步的源头和根基。保护和利用好中医药古籍，是弘扬中国优秀传统文化、传承中医学术的必由之路，事关中医药事业发展全局。

1949年以来，在政府的大力支持和推动下，开展了系统的中医药古籍整理研究。1958年，国务院科学规划委员会古籍整理出版规划小组在北京成立，负责指导全国的古籍整理出版工作。1982年，国务院古籍整理出版规划小组召开全国古籍整理出版规划会议，制定了《古籍整理出版规划（1982—1990）》，卫生部先后下达了两批200余种中医古籍整理任务，掀起了中医古籍整理研究的新高潮，对中医文化与学术的弘扬、传承和发展，发挥了极其重要的作用，产生了不可估量的深远影响。

2007年《国务院办公厅关于进一步加强古籍保护工作的意见》明确提出进一步加强古籍整理、出版和研究利用，以及

“保护为主、抢救第一、合理利用、加强管理”的方针。2009年《国务院关于扶持和促进中医药事业发展的若干意见》指出，要“开展中医药古籍普查登记，建立综合信息数据库和珍贵古籍名录，加强整理、出版、研究和利用”。《中医药创新发展规划纲要（2006—2020）》强调继承与创新并重，推动中医药传承与创新发展。

2003~2010年，国家财政多次立项支持中国中医科学院开展针对性中医药古籍抢救保护工作，在中国中医科学院图书馆设立全国唯一的行业古籍保护中心，影印抢救濒危珍本、孤本中医古籍1640余种；整理发布《中国中医古籍总目》；遴选351种孤本收入《中医古籍孤本大全》影印出版；开展了海外中医古籍目录调研和孤本回归工作，收集了11个国家和2个地区137个图书馆的240余种书目，基本摸清流失海外的中医古籍现状，确定国内失传的中医药古籍共有220种，复制出版海外所藏中医药古籍133种。2010年，国家财政部、国家中医药管理局设立“中医药古籍保护与利用能力建设项目”，资助整理400余种中医药古籍，并着眼于加强中医药古籍保护和研究机构建设，培养中医古籍整理研究的后备人才，全面提高中医药古籍保护与利用能力。

在此，国家中医药管理局成立了中医药古籍保护和利用专家组和项目办公室，专家组负责项目指导、咨询、质量把关，项目办公室负责实施过程的统筹协调。专家组成员对古籍整理研究具有丰富的经验，有的专家从事古籍整理研究长达70余年，深知中医药古籍整理研究的重要性、艰巨性与复杂性，履行职责认真务实。专家组从书目确定、版本选择、点校、注释等各方面，为项目实施提供了强有力的专业指导。老一辈专家的学术水平和智慧，是项目成功的重要保证。项目承担单位山东中医药大学、南京中医药大学、上海中医药大学、福建中医药大学、浙江省中医药研究院、陕西省中医药研究院、河南省中医药研究院、辽宁中医药大学、成都中医药大学及所在省市中医药管理部门精心组织，充分发挥区域间互补协作的优势，并得到承担项目出版工作的中国中医药出版社大力配合，全面推进中医药古籍保护与利用网络体系的构建和人才队伍建设，使一批有志于中医学术传承与古籍整理工作的人才凝聚在一起，研究队伍日益壮大，研究水平不断提高。

本着“抢救、保护、发掘、利用”的理念，该项目重点选择近60年未曾出版的重要古医籍，综合考虑所选古籍的保护价值、学术价值和实用价值。400余种中医药古籍涵盖了医经、基础理论、诊法、伤寒金匮、温病、本草、方书、内科、外科、女科、儿科、伤科、眼科、咽喉口齿、针灸推拿、养生、医案医话医论、医史、临证综合等门类，跨越唐、宋、金元、明以迄清末。全部古籍均按照项目办公室组织完成的行业标准《中医古籍整理规范》及《中医药古籍整理细则》进行整理校注，绝大多数中医药古籍是第一次校注出版，一批孤本、稿本、抄本更是首次整理面世。对一些重要学术问题的研究成果，则集中收录于各书的“校注说明”或“校注后记”中。

“既出书又出人”是本项目追求的目标。近年来，中医药古籍整理工作形势严峻，老一辈逐渐退出，新一代普遍存在整理研究古籍的经验不足、专业思想不坚定等问题，使中医古籍整理面临人才流失严重、青黄不接的局面。通过本项目实施，搭建平台，完善机制，培养队伍，提升能力，经过近5年的建设，锻炼了一批优秀人才，老中青三代齐聚一堂，有效地稳定了研究队伍，为中医药古籍整理工作的开展和中医文化与学术的传承提供必备的知识和人才储备。

本项目的实施与《中国古医籍整理丛书》的出版，对于加强中医药古籍文献研究队伍建设、建立古籍研究平台，提高古籍整理水平均具有积极的推动作用，对弘扬我国优秀传统文化，推进中医药继承创新，进一步发挥中医药服务民众的养生保健与防病治病作用将产生深远影响。

第九届、第十届全国人大常委会副委员长许嘉璐先生，国家卫生计生委副主任、国家中医药管理局局长、中华中医药学会会长王国强先生，我国著名医史文献专家、中国中医科学院马继兴先生在百忙之中为丛书作序，我们深表敬意和感谢。

由于参与校注整理工作的人员较多，水平不一，诸多方面尚未臻完善，希望专家、读者不吝赐教。

国家中医药管理局中医药古籍保护与利用能力建设项目办公室

二〇一四年十二月

许序

“中医”之名立，迄今不逾百年，所以冠以“中”字者，以别于“洋”与“西”也。慎思之，明辨之，斯名之出，无奈耳，或亦时人不甘泯没而特标其犹在之举也。

前此，祖传医术（今世方称为“学”）绵延数千载，救民无数；华夏屡遭时疫，皆仰之以度困厄。中华民族之未如印第安遭染殖民者所携疾病而族灭者，中医之功也。

医兴则国兴，国强则医强。百年运衰，岂但国土肢解，五千年文明亦不得全，非遭泯灭，即蒙冤扭曲。西方医学以其捷便速效，始则为传教之利器，继则以“科学”之冕畅行于中华。中医虽为内外所夹击，斥之为蒙昧，为伪医，然四亿同胞衣食不保，得获西医之益者甚寡，中医犹为人民之所赖。虽然，中国医学日益陵替，乃不可免，势使之然也。呜呼！覆巢之下安有完卵？

嗣后，国家新生，中医旋即得以重振，与西医并举，探寻结合之路。今也，中华诸多文化，自民俗、礼仪、工艺、戏曲、历史、文学，以至伦理、信仰，皆渐复起，中国医学之兴乃属必然。

迄今中医犹为国家医疗系统之辅，城市尤甚。何哉？盖一则西医赖声、光、电技术而于20世纪发展极速，中医则难见其进。二则国人惊羡西医之“立竿见影”，遂以为其事事胜于中医。然西医已自觉将入绝境：其若干医法正负效应相若，甚或负远逾于正；研究医理者，渐知人乃一整体，心、身非如中世纪所认定为二对立物，且人体亦非宇宙之中心，仅为其一小单位，与宇宙万象万物息息相关。认识至此，其已向中国医学之理念“靠拢”矣，虽彼未必知中国医学何如也。唯其不知中国医理何如，纯由其实践而有所悟，益以证中国之认识人体不为伪，亦不为玄虚。然国人知此趋向者，几人？

国医欲再现宋明清高峰，成国中主流医学，则一须继承，一须创新。继承则必深研原典，激清汰浊，复吸纳西医及我藏、蒙、维、回、苗、彝诸民族医术之精华；创新之道，在于今之科技，既用其器，亦参照其道，反思己之医理，审问之，笃行之，深化之，普及之，于普及中认知人体及环境古今之异，以建成当代国医理论。欲达于斯境，或需百年欤？予恐西医既已醒悟，若加力吸收中医精粹，促中医西医深度结合，形成21世纪之新医学，届时“制高点”将在何方？国人于此转折之机，能不忧虑而奋力乎？

予所谓深研之原典，非指一二习见之书、千古权威之作；就医界整体言之，所传所承自应为医籍之全部。盖后世名医所著，乃其秉诸前人所述，总结终生行医用药经验所得，自当已成今世、后世之要籍。

盛世修典，信然。盖典籍得修，方可言传言承。虽前此50余载已启医籍整理、出版之役，惜旋即中辍。阅20载再兴整理、出版之潮，世所罕见之要籍千余部陆续问世，洋洋大观。

今复有“中医药古籍保护与利用能力建设”之工程，集九省市专家，历经五载，董理出版自唐迄清医籍，都400余种，凡中医之基础医理、伤寒、温病及各科诊治、医案医话、推拿本草，俱涵盖之。

噫！璐既知此，能不胜其悦乎？汇集刻印医籍，自古有之，然孰与今世之盛且精也！自今而后，中国医家及患者，得览斯典，当于前人益敬而畏之矣。中华民族之屡经灾难而益蕃，乃至未来之永续，端赖之也，自今以往岂可不后出转精乎？典籍既蜂出矣，余则有望于来者。

谨序。

第九届、十届全国人大常委会副委员长

許嘉璐

二〇一四年冬

王序

中医学是中华民族在长期生产生活实践中，在与疾病作斗争中逐步形成并不断丰富发展的医学科学，是中国古代科学的瑰宝，为中华民族的繁衍昌盛作出了巨大贡献，对世界文明进步产生了积极影响。时至今日，中医学作为我国医学的特色和重要医药卫生资源，与西医学相互补充、相互促进、协调发展，共同担负着维护和促进人民健康的任务，已成为我国医药卫生事业的重要特征和显著优势。

中医药古籍在存世的中华古籍中占有相当重要的比重，不仅是中医学术传承数千年最为重要的知识载体，也是中医为中华民族繁衍昌盛发挥重要作用的历史见证。中医药典籍不仅承载着中医的学术经验，而且蕴含着中华民族优秀的思想文化，凝聚着中华民族的聪明智慧，是祖先留给我们的宝贵物质财富和精神财富。加强对中医药古籍的保护与利用，既是中医学发展的需要，也是传承中华文化的迫切要求，更是历史赋予我们的责任。

2010 年，国家中医药管理局启动了中医药古籍保护与利用能力建设项目。这既是传承中医药的重要工程，也是弘扬优秀民族文化的重要举措，不仅能够全面推进中医药的有效继承和创新发展，为维护人民健康做出贡献，也能够彰显中华民族的璀璨文化，为实现中华民族伟大复兴的中国梦作出贡献。

相信这项工作一定能造福当今，嘉惠后世，福泽绵长。

国家卫生和计划生育委员会副主任

国家中医药管理局局长

中华中医药学会会长

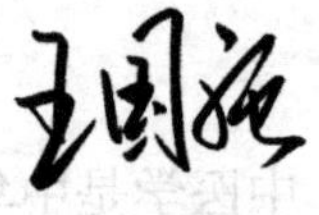

二〇一四年十二月

马序

新中国成立以来，党和国家高度重视中医药事业发展，重视古籍的保护、整理和研究工作。自 1958 年始，国务院先后成立了三届古籍整理出版规划小组，分别由齐燕铭、李一氓、匡亚明担任组长，主持制订了《整理和出版古籍十年规划（1962—1972）》《古籍整理出版规划（1982—1990）》《中国古籍整理出版十年规划和“八五”计划（1991—2000）》等，而第三次规划中医药古籍整理即纳入其中。1982 年 9 月，卫生部下发《1982—1990 年中医古籍整理出版规划》，1983 年 1 月，中医古籍整理出版办公室正式成立，保证了中医古籍整理出版规划的实施。2002 年 2 月，《国家古籍整理出版“十五”（2001—2005）重点规划》经新闻出版署和全国古籍整理出版规划领导小组批准，颁布实施。其后，又陆续制定了国家古籍整理出版“十一五”和“十二五”重点规划。国家财政多次立项支持中国中医科学院开展针对性中医药古籍抢救保护工作，文化部在中国中医科学院图书馆专门设立全国唯一的行业古籍保护中心，国家先后投入中医药古籍保护专项经费超过 3000 万元，影印抢救濒危珍、善、孤本中医古籍1640余种，开展了海外中医古籍目录调研和孤本回归工作。2010年，国家财政部、国家中医药管理局安排国家公共卫生专项资金，设立了“中医药古籍保护与利用能力建设项目”，这是继1982~1986年第一批、第二批重要中医药古籍整理之后的又一次大规模古籍整理工程，重点整理新中国成立后未曾出版的重要古籍，目标是形成并普及规范的通行本、传世本。

为保证项目的顺利实施，项目组特别成立了专家组，承担咨询和技术指导，以及古籍出版之前的审定工作。专家组中的许多成员虽逾古稀之年，但老骥伏枥，孜孜不倦，不仅对项目进行宏观指导和质量把关，更重要的是通过古籍整理，以老带新，言传身教，培养一批中医药古籍整理研究的后备人才，促进了中医药古籍保护和研究机构建设，全面提升了我国中医药古籍保护与利用能力。

作为项目组顾问之一，我深感中医药古籍保护、抢救与整理工作的重要性和紧迫性，也深知传承中医药古籍整理经验任重而道远。令人欣慰的是，在项目实施过程中，我看到了老中青三代的紧密衔接，看到了大家的坚持和努力，看到了年轻一代的成长。相信中医药古籍整理工作的将来会越来越好，中医药学的发展会越来越好。

欣喜之余，以是为序。

中国中医科学院研究员

马继兴

二〇一四年十二月

校注说明

《黄帝内经素问详注直讲全集》，又名《黄帝内经素问完璧直讲详注》，全书九卷，清代高亿著，弟子罗济川、张映川注，大愚子、乾一修订，成书于同治十一年（1872）。高亿，字玉章，清代医学家，四川金城（今南充市仪陇县）人，约生于乾隆末年至嘉庆初年之间（约 1792—1797），卒于同治壬申年（1872）之后，享年八十余岁。

全书九卷，首列《素问》原文，后附以音释；次列“注”，或释字词，或略论医理；“注”后列“讲”，对《素问》全文详加论述，阐明经义。原文中间或有“批”，阐释医理，或总括经义。“讲”由高亿所撰，其弟子罗济川、张映川等加音释与注，大愚子与乾一进行修订，批注为“批”。

本书现存版本为同治壬申年（1872）绿云冈原刻本，未见其他版本流传。该版本错误少，字迹清楚，保存良好，本次整理即以该本为底本。以顾从德刻《重广补注黄帝内经素问》（简称“素问”）为他校本。具体校注原则如下：

1. 底本竖排改为横排，繁体字改成简体字，并进行标点。

2. 底本系因刻致误的明显错别字，径改不注，如己—已—巳不分，“脘”误刻为“腕”等。

3. 《素问》原文中附有注音或注释的异体字、古字、俗写字，保持原貌。如“廼问于天师曰”，下文注释：“廼，乃同。”原文“廼”保留，不改作“乃”。又如“各以气命其藏”，下文音释：“藏，去声。”原文“藏”保留，不改作“脏”。除此之外，原文中的异体字、古字、俗写字，一律径改为通行的简体字，不出校记。

4. 通假字一律保留，并出注说明。

5. 底本疑有讹误之处，本校、他校、理校方法不能明辨者，出注存疑。

6. 凡底本漫漶、空缺、墨黑之处，无法据校本或据上下文订补者，用虚缺号□代替，不出校注。

7. 原文中的冷僻字、疑难词语等加以注释。

8. 原底本各卷端原有“金城玉章甫高亿手著　受业罗济川　张映川校注　西蜀弘农氏乾一子　清河大愚子鉴定合参　及门诸子校刊”语，今一并删去。

9. 底本批注原位于书眉处，今移至正文相应文字处，并加“批”字予以标示。

乾一序①

昔孔子赞《易》，以阴与阳立天之道，柔与刚立地之道，仁与义立人之道，宣扬圣学，直且详矣。不谓《内经》一书，上穷天纪，下察地理，中悉人事，其义亦实与《易》符。然《易》始伏羲，成于文王、周、孔，经四圣人而大备，本非卜筮之学。后世偏狃于数术，苟非颖达②为之正义，尧夫③为之图说，程朱④为之折衷，旨虽微，无定本也。若夫《内经》，始黄帝、岐伯、雷公、鬼臾区四圣人辨难纂集，岂罔济乎？无如世尚方书，人遵证治，相习成风，逐薄《内经》而不读。兼历来注述互有异同，致令阅者茫迷，无所适从，余深惜之。辛未春，馆于绿云岗，大愚先生祈余订稿，捧读之，乃《内经》也。迨考其《直讲》，则高公玉章；玩其详注，则罗君济川；味其批订，则先生大愚。无惑乎理明词确，别诸注而独标精义，且得原本，重为校对，凡属断简亡篇，悉为补正，其亦犹《易》之得邵⑤、孔等贤与？余也不才，敢为是非？但念我国家仁爱为心，痌瘝在抱⑥，所有医书，无不御览。是以二百余年，共沾

---

① 乾一序：原文无标题，为区分各序而加。

② 颖达：孔颖达（574—678），字冲远，唐代经学家，著有《五经正义》。

③ 尧夫：即邵雍（1011—1077），字尧夫，谥号康节，宋代学者，对《周易》有深入研究，著《皇极经世》《先天图》《伊川击壤集》等书。

④ 程朱：宋代理学家程颢、程颐兄弟和朱熹的合称。

⑤ 邵：即邵雍。

⑥ 痌瘝（tōngguān 通关）在抱：谓把人民的疾苦放在心上。痌，痛苦。瘝，疾病、疾苦。

调济，海隅苍生，悉乐和康。兹复值圣天子化洽①陶镕②，功参位育③，故天生杰士，以赞鸿庥④，俾数千载未明之典，于今重彰也，敢不预祷，以冠一言？

时同治壬申春岩梁乾一氏序于绿云岗之慎独斋

① 化恰：指使教化普沾。

② 陶熔：陶铸熔炼。比喻培育、造就。

③ 位育：天地万物各得其位，生化孕育。语出《中庸》："致中和，天地位焉，万物育焉。"

④ 庥（xiū 休）：美善。

《内经完璧》序

自文正公有良医等良相之说，业医者动以赞化调元自负，抑知扶危济困诚非易事，无出死入生拨乱反治之力者，未可轻言国手也。是医之一道，岂瞶瞶①者所能问津乎？况医之良，非仅以拾人方术、窃人证验为能，其中有天道焉、地道焉、人道焉。苟问天文而不知五运之所以合乎五脏，问地纪而不知九野之所以应乎九脏，问人事而不知夫七之所以损、八之所以益，虽博览方书，亦未有不乖虚实、乱阴阳、失表里、易寿为夭、转安为危者矣，而何能为良？《记》曰：良弓之子，必学为箕；良冶之子，必学为裘。一技且然，而况于医？医之箕裘②，其安在乎？则《内经》是。使欲其医之良，而不从事于《内经》，以谒医书之祖，虽鞠身宫墙，终不克升堂入室为门内人也，又何能得其医之妙，而无往不良也哉！独是《内经》一书，历朝之著述虽夥③，砆④玉杂糅，求其契合岐黄者，寥寥无几，余深惜焉。丁卯春，高子以著祈证。余披瞝⑤眙视⑥，诠论标本六气、《针解》篇末，释得真谛，直驾诸注以上，余甚忔⑦其有深识也，特为补偏救弊，探奥抉蕴，兼得济川注释，详音辨义，

---

① 瞶瞶：看不见的样子。亦喻糊涂、不明事理。
② 箕裘：原指由易而难有次序的学习方式，后指技艺或事业。
③ 夥（huǒ 火）：众多。
④ 砆（fū 夫）：似玉的石头。
⑤ 瞝（chī 吃）：历观。
⑥ 眙（yí 宜）视：睁眼直视。
⑦ 忔（qì 器）：喜爱。

三易春秋，其事甫蒇①。然璧虽归赵，而《刺法》、《本病》，久称篇亡，衷怀怫愲，终以为惜，渴慕之下，几废寝食。一日游三峰山，过韩渡观，见道士诵《素问》，视之，乃原本也。不为亡篇胥备，且凡章内残缺错讹，皆朗若列眉，心甚德之。因走笔直抄，以效衮职之补。及返三峰，访道士不知所之。噫！此殆天授，非人与也。众贤怂恿付梓，余曰："此经义精理微，非寇瞀可了。"爰质之乾一先生，淘汰涤荡，披砂拣金，复岁余始成。自是若日月经天，江河纬地，昔沉埋数千载，今宝光焕发矣。吾愿获是书者，伏案揣摩，贯通融会，不为独善为兼善，法门大开，遍传海内，若良相之燮理阴阳，登民寿域，不独高子之幸，岐黄之幸，且千万世之幸也。

时同治辛未孟春西蜀大愚子序于绿云岗之寿生馆

---

① 蒇（chǎn 产）：完成。

胡　序①

良相活国，良医活人，其事异，其心同也。自来圣帝哲王，留心郅治②，开亿万载成平之颂、康乐之休者，罔不聿③求良相，崇正格非，以宏化寅亮④，弼一人而平章百姓也。医虽小道，其查虚实，审阴阳，别从逆，辨君臣，亦骎骎⑤乎有匡济之经纶、彰瘅⑥之权宜、燮理⑦之良模焉。故黄帝为开辟之先皇，乾坤初奠，贵贱始昭，百度尤未维贞，一心即念民瘼⑧，与其臣岐伯雷公等，朝夕辨难，创为《内经》一书，分《灵》、《素》两册，以教天下后世。所可惜者，医之有《内经》，尤吾儒之有六经，相传日久，不无旁杂。然六经虽遭秦火，而代有伟人，尚能稍补其阙。若夫《内经》，则吾不知也。余自束发授书，以及筮仕⑨京师，所见坊本，若王若林、若吴若马，并张、黄、汪、全辈，皆各执一解，未有定见，兼经文亦多不合，互相差谬，心窃疑之。后主讲金粟⑩，始遇邑之名医高子玉章者，年高貌古，治病历有奇效，意其必有所宗也。课余引为闲谈，

---

① 胡序：原文题目为“序”，为与以下序言区分而改。

② 郅治：大治。

③ 聿：助词。

④ 寅亮：恭敬信奉。

⑤ 骎（qīn 亲）骎：渐进貌。

⑥ 瘅：似当作“阐”。

⑦ 燮理：协和治理。

⑧ 民瘼：民众的疾苦。

⑨ 筮仕：指初出做官。

⑩ 金粟：指位于四川省南充市仪陇县的金粟书院，始建于清乾隆三十二年（1767）。

口讲指画，语语出人意表，真习《内经》而得奥者。暨见所著《素问直讲》共八十一篇，与时传本亦颇不类，意其必有所见也。因暇时过访，叩所由来，始知其为古本。噫！异矣，神乎变哉！六经之变也，得程朱而乃定；《内经》之变，其将定于高子乎？伏维我朝圣祖神孙，历相承继，仁德惠政，比于三皇，子庶体群，驾乎五帝，非惟良相频生，功垂活国，亦且良医迭起，绩著活人。况《内经》为皇古之书，久称残缺，而今复于道士得其原本，俾完璧重归赵氏。非圣天子痛痒相关，珍恤民隐，百灵为之阿护，彼苍为之眷顾也乎？从此医学昌明，群登仁寿，有道之于万斯年兆于是矣。

时同治九年岁次庚午赐进士出身户部员外郎遇唐氏胡辑瑞
序于古方州①之金粟书院

① 古方州：唐武德三年（620）置方州，州治在今四川省南充市仪陇县，故称。

门人罗济川序①

从来著医书家，非误于标本，即淆于阴阳，徒执方论，不辨经脉，皆未读《内经》之过也。即间有假《灵》《素》为论断，指岐黄为表章者，亦仅窃其近似，未明旨圭。井底之蛙，乌足以语高深也！余宗孔孟三十年，所事经师，悉以儒者售世，志当活国为勖②，时自励之。卒困蓬枢③，既见张长沙、王太仆诸公皆命世才也，身任国事，即能活国，尚退而从医，毅然以活人为急，终成名手，立说遍寰海，迄今人往风古，朝野犹遵其书而重其人。因改志方脉，历奉明贤，无如众工茫茫，莫识所宗，心滋戚矣。及丁卯岁，过访大愚子先生，甫登堂谒拜，见一老人出，发鹤颜童，貌言并古，窃敬异之。退叩大愚先生，曰：此良医也，姓高名亿，字玉章。汝嗜医切，曷就正之？余初以为不然，迨与之言药，则别味分经，卓有定解；与之言脉，则辨形合气，几所未闻；与之言证治，则因时应脏，酌其盈虚，又群书所未及，众医之所未能也。乃请其所读书，为《灵》、《素》、仲景而已，别无所务。余又以为不博，窃试以病，亦言无不合，治无不效，始知其能洞人肺腑、夺天造化者，于是执弟子礼，追随门下。日以读讲《灵》《素》诸书为事，晨昏记

---

① 门人罗济川序：原书本无标题，为明确序之作者而补。下篇“门人张映川序”同。

② 勖（xù 绪）：勉励。

③ 蓬枢：“桑户蓬枢”的略语，形容家境贫困。

课，如塾师之督士子然。久之由熟生悟，因讲得精，凡有所疑，皆能晰其底蕴。先生召而命之，曰：子诚笃士也，至道可授。吾旧著有《素问直讲》，未得其人，故久莫宣。今得之子，可以传矣，当宝贵之。余再拜敬受，退而逻诵，真高出世本万万。余不忍秘，力请公世。先生曰：子意良厚，但余词简，当质高明。时大愚子先生修养林下，兼初得《素问》原本，往祈校之。将付梓，先生更以音义词旨未明为病，委详之。余何识也，敢释经训？但迫于师命，不得不据典详义，随词求音，以略疏夫大意，未敢许为是也。伏望明公哲士，毋以注之未详，而病其讲之不直也，则幸甚。

时同治庚午岁受业门人巴西衡峰罗济川顿首拜序

门人张映川序

且自词章盛而经学废，方论出而医道湮，久矣！夫活国活人之失其真也。余少习科举，曾薄医师而不齿，谓与工、贾、巫、卜同为小道。继以母氏寝疾，日侍汤药，所延医无不矜其方之妙论之长，卒之出治，辄无一效。于戏！痛哉！母氏竟抱疾而长逝矣。居服之余，痛思人子事亲，殆不可以不知医乎。乃博览陈籍，遍访名师。越冬过方州，得晤玉章夫子，古貌翛[①]然，言必称岐黄，论必本《灵》《素》，心窃异之。及视诊脉，则神乎其神，及视立方，则妙而又妙，殆大异乎世之徒尚方论者流。余因受业门下。久之，始出其所注《内经》以授予，曰：慎之哉！吾之废厥寝食者，四十余年，始能辨诸注之误，而窥全经之蕴也。咨汝映川，颇有慧悟，克荷予传，幸无使斯道之或坠也。余因朝夕诵读，而知先生之功诚伟矣！然先生才智过人，注疏词句，多简老古奥，非慧根人莫能测其精义。因退而谒诸大愚叔父，聊为修饰。且幸友人济川附加注解，乾一先生重为证订。余虽未敢词赞，然亦间参末议，三易春秋，遂称完璧。因不忍自私，邀集同人，请于先生而为剞劂[②]之付。幸先生以活人为怀，而众君亦不弃余之鄙见也。伏愿获是书者，亦本乎老老之意，以及人之老焉，则庶几矣。

时同治庚午秋受业门人嘉陵月舫张映川顿首拜序

---

① 翛（xiāo 肖）然：无拘束，超脱貌。

② 剞劂（jījué 机觉）：雕板。

《内经直讲》序

出蛇走獭，移柳针茅，觱乎绝矣，闻者罔不惊奇，奇则怪，怪则诞，诞则不可以为训；断胃穿胸，涤肠解颅，微乎妙哉，见者莫不谓危，危则畏，畏则疑，疑则不可以是行。不经之技，犹之异端，此中庸所以僻①隐怪之述也。然《中庸》之作，子思所以明圣学由周而来，尚不免有佛、老、石氏之乱，矧在其为《内经》乎？其书远出于有熊，其事仅关乎医道，虽古皇救世之论，足以括天地，总阴阳，别气化，定灾祥，浩浩乎未有涯涘。而读者直以医书视之，遂不免以医书轻之。故上自秦汉，下迄元明，其间之著述家，多未详其精义，是以互有是非，甚至以针刺为奇为危，而生怪生畏，群趋于方论之途，而莫识经脉，遑问时与气也。斯亦异端乱医之一时矣，能无辨乎？亿鄙坏庸材，敢矜伟论，但自业刀圭，必详证治，所有名书，悉为购求。然师师非度，终未实获我心也。适家兄山客自都城归，遗以此书，始阅之，未得其解，继而遍访诸注，历质明贤，相与讲诵，寝食不忘者四十余年，乃恍然悟，顿然释，概然有得其领要焉。然后会同众说，而折其衷，编为《直讲》，以教后之学者。而及门诸子，若罗若张辈，复取吴、王、林、全、汪、马、张、黄之书，考其音义，辨其旨归。稿竣，更请证于绿云岗之大愚先生，而先生复批订之。自是经旨经义，章次节目，无不脉络贯通，详略相因，而凡

① 僻：通“避”，回避。

诸说之异同得失，亦得以曲畅旁通，而各极其趣。虽于医学之正，不敢妄议，然初学之士，或有取焉，则亦活人之一助云尔。

时同治丁卯岁夏四月朔日金城玉章氏高亿序

凡例

《内经》章分九，九取阴阳之义也，卷亦列为九者，总天地之心，以括人事，隐然有九星同应，九州遍覆，九候共明之妙也。

《内经》乃《素问》、《灵枢》之总名，兹别为《素问完璧直讲》者，不惟与《灵枢》各分为卷，而为医宗全书之一，且较对无遗，克复古制矣。

《内经》括天地人奥妙于其中，治病特显言之耳。读者当细心体会，由显及微，三才合一之道则得矣。

《内经》亡篇久阙未补，虽马氏续之，吴注鄙为狗尾，诚妄误也。今忽于道士得其原本，非但亡者不亡，即章内残缺错讹，历来注述家互相更易者，亦于是乎定。盖天助也，阅者慎勿疑为臆说。

《内经》历朝著述虽夥，而阴阳升降离合及六气标本，颠倒错乱者甚多。今悉探底蕴不敢失经旨，非故驳诸注也。

《内经》词旨深奥，有一字一句、二字一句者，姑无论标本六气难解，即如针解篇末诸注，概指为断简，实宫墙外望，不见宗庙百官之美富者，恶能测其渊深。

《内经》大旨，半属五风六气，其中有阴有阳，有虚有实，有表有里，有逆有顺，非因时体会，顺天应人，不足以得治之之法也。

《内经》言脉必指其象，言病必探其源，言治法必兼性味、脉象、病源。后注续本，别有条论。但所谓性者，如所欲、所恶是也。味者，如辛胜风，甘胜咸是也。

《内经》有言刺法者，人谓不得其传，多淡漠置之。不知彼言刺法，邪中某经穴在某经，我既以药代刺法，岂不甚妙？

注详音辨义悉归考核，未敢自是。虽其中有用他注数句，用他注一节者，非掠人美，既得其解何必异也？

注与讲，详略不等。小注详者，讲不烦言；小注略者，讲必抉其奥蕴。有行乎其所不得不行，止乎其所不得不止者。

六气：风、寒、暑、湿、燥、火。风、暑、火，阳也；燥、寒、湿，阴也。他注多以"燥"字作燥热解，抑知卯、酉、阳明原属燥金，实薄寒也，岂可谓之为热乎？

顶批皆揭要旨，必须与小注、讲章合而参观，乃能丝丝入扣，得明经义矣。

《内经》读法，必先明阴阳、虚实、表里，次辨五风六气，按以四时，审其脉象，别其经络，察其部位，权其标本，定其从逆，探源而入，抱旨以游，自万举万全，治罔不济矣。

目 录

卷　四

卷　五

卷　六

卷　七

卷　八

卷　九

卷　一

上古天真论第一

此篇言先天真气、后天真精，实保命之原，延生之本也。

昔在黄帝，生而神灵，弱而能言，幼而徇齐，长而敦敏，成而登天。廼问于天师曰：余闻上古之人，春秋皆度百岁，而动作不衰。今时之人，年半百而动作皆衰者，时世异耶？人将失之耶？徇，音循。廼，乃同。长，上声。

注：昔，往昔。黄帝，姓公孙，少典之子，为有熊国君，以土德王，故称黄帝。因居轩辕，又号轩辕氏。生，谓初生。神灵，智慧也。弱，谓少稚。能言，能语言也。幼，谓孩提。徇，严谨貌。齐，一也。长，年长。敦，厚也。敏，明也。成，谓化成。登天，登天子位。天师，即岐伯。余，我也，黄帝自称。闻，传闻。上古，往古。人，指众人。春秋，年纪也。度，越也。动，举动，动作，行为。衰，弱也。今时，当今之时。年，寿也。半百，五十岁也。时，时运。世，世俗。异，不同也。失，丧失也。

讲：今夫天真之道非上圣不能知，亦非上圣不能穷。黄帝者，在昔之上圣也。生而聪明，如神之灵。虽初生时，即能语不泛涉，言言有物，且持身严谨，存心专一。冲幼已能徇齐，守己笃厚，做事精勤，壮长愈觉敦敏。非天真上圣，其谁能有此哉？故成而登天子位时，乃问于天师岐伯曰：余闻上世之古人，其年寿皆度越百岁，而行动作为不见衰微。无如今时之人，其年仅四十、五十，不过半百耳，而行动作为即不堪①其衰微者，岂今之时运世俗，与古不同乎？抑或今人不知保养，将自丧失其天年乎？

---

① 堪：原作“甚”，据文义改。

岐伯对曰：上古之人，其知道者，法于阴阳，和于术数，［批］问阴阳如何法？曰：消息进退而已。术数如何和？曰：生克制化而已。**食饮有节，起居有常，不妄作劳，故能形与神俱，而尽终其天年，度百岁乃去。**俱，音居，平声。

注：岐伯，黄帝臣名。术，道也。数，度也。道，保全天真之道。法，效法。和，翕和。谷，谓之食；水，谓之饮。动，谓之起；息，谓之居。节，限制也。常，定规也。妄，虚伪也。用力，谓之作；过作，谓之劳。形，形体。神，精神。俱，全也。去，死也。

讲：天师岐伯承黄帝之问，乃起而对曰：上世古人，知此保养天真之道者，皆效法天地之阴阳，而寒暑难伤，翕合五行之术数，而摄养得法，［批］言寒暑则五风六气皆在其中，谁为阴，谁为阳，必有能辨之者。五行，外应时序，内应脏腑，知其孰为旺气，孰为间气，孰为化生，孰为化绝，则摄养之法得矣。一饮一食有节制，患不生于饥渴醉饱，一起一居有常规，变不伏于冷暖逸劳，且不妄用其力而过作，不妄图其功而过劳。身体安舒，绝无外致之灾；血气调和，焉有内伤之疾？所以外而形骸与内而神气，皆能俱全，得以尽终其天所与之年寿，越度百岁而乃去也。

今时之人不然也，以酒为浆，以妄为常，醉以入房，以欲竭其精，以耗散其真，不知持满，不时御神，务快其心，逆于生乐，起居无节，故半百而衰也。乐，音洛，入声。

注：不然，不同也。浆，水也。竭，涸也。耗，虚耗。散，散失。持，守也。满，盈也。御，谓调养。务，专务也。快，乐也。逆，悖也。

讲：今时之人不同也，贪于口腹而以酒为浆，其神乱矣；喜于有为而以妄为常，其气耗矣；不知谨身而醉以入房，其精败矣。夫以一切嗜欲而竭涸其精神，以无穷虚耗而散失其元精，欲尽终天年也，得乎？况不知保爱精气，持守于盈满之时，调养元神，时御于淡定之天，徒专务夫快心之事，以逆悖夫养生之乐，一起一居，毫无节制，又安能春秋皆度百岁，而动作不衰也哉？

夫上古圣人之教下也，皆谓之虚邪贼风，［批］虚邪主内伤，贼风主外感。避之有时，恬澹虚无，真气从之，精神内守，病安从来。是以志闲而少欲，心安而不惧，形劳而不倦，气从以顺，［批］气从以顺，虽指身内流行之气言，却是天地四时之气，应时而至者，我身即从而受之，亦顺适而无所反背也。各从其欲，皆得所愿。故美其食，任其服，乐其俗，高下不相慕，其民故曰朴。是以嗜欲不能劳其目，淫邪不能惑其心，智愚贤不肖，不惧于物，故合于道。所以能年皆度百岁。而动作不衰者，以其德全不危也。乐，音洛，入声。

注： 虚邪者，因纵嗜欲，脏腑虚而受邪也。贼，邪也。风，气也。贼风，四时之邪气也。恬澹者，清心也。虚无者，守静也。真气，真元之气。闲，闲散。欲，私欲。安，安舒。惧，恐惧。劳，劳苦。倦，倦怠。朴，实也。劳，动也。惑，蔽也。危，殆也。

讲： 今夫内伤外感，实致病之原，故上古知道之圣人其以养生之道，教戒下愚也，皆谓内而虚邪，外而贼风，避之当有其时。如果能清心寡欲，恬淡自如，闲邪存诚，虚无是守，则真元之气，自从而凑之矣。况气聚者精凝，气静者神定，内守既坚，外邪难犯，疾从何地而来乎？是以服其教者，其志常闲散而少私欲，其心常安舒而不恐惧，其形虽劳苦而不倦怠，其气皆从凑而多顺适。且各从其欲，而无所贪；皆得所愿，而无不足。所以美其食，不存膏粱之见；任其服，不动文绣之心；乐其俗，不着豪华之想。一任崇高者高，卑下者下，皆不相羡慕也。其民如是，故人谓之曰朴。惟其朴，是以目不妄视，而一切嗜欲不能劳其目；心无邪思，而一切淫邪不能惑其心，无有余不足之念；而一切智愚贤否，皆不惧于物。恬澹虚无如此，故有合于保全天真之道，所以能长享夫天年也。然古人之皆百岁而不衰者，岂有他术哉？以其天真完全，故身不危殆也。

帝曰：人年老而无子者，材力尽耶？将天数然也？岐伯曰：女子七岁，肾气盛，齿更发长。二七而天癸至，任脉通，太冲脉盛，月事以时下，故有子。三七，肾气平均，故真牙生而长极。四七，筋骨坚，发长极，身体盛壮。五七，阳明脉衰，面始焦，发始堕。六七，三阳脉衰于上，面皆焦，发始白。七七，任脉虚，太冲脉衰少，天癸竭，地道不通，故形坏而无子也。长，俱上声。

注：材力，犹精力也。天数，谓气数也。盛，壮盛。更，换也。至，来也。任冲二脉皆奇经，任主胞胎，冲为血海，任为气属阳，冲为血属阴。月事，月经也。女子经行，常对月而下，故曰月经。真牙，谓尽头牙。极，尽也。坚，实也。焦，枯也。堕，落也。三阳，谓太阳、少阳、阳明。虚，虚弱。坏，败坏也。

讲：黄帝问曰：年度百岁不衰，既在能保天真矣。若夫年至衰老，而无生子之道者，其人之精力不足乎？抑将天之气数使然乎？岐伯对曰：人之生子，恃乎肾气。而肾气之盛衰，与时为消长。如女子之肾气，阴血也，本太初真气所化，生于地二之阴火，成于天七之阳火，故女子必七岁而肾气始盛。［批］生于阴者，成于阳，不得其阳，其阴不动，故女子之血阴也，必待七岁。坤六加一，乾阳来复，其血始盛。肾主骨，而骨之余为齿，是以更换。气行血，而血之余为发，是以加长。由一七而至二七，年日长，肾日盛。太初真气所化之阴血，名曰天癸者，感阳而至。其时主胞胎之任脉已流通矣，主血海之冲脉已强盛矣。每月经动血行，其事恒以时下而无过不及，故能有子。由二七而至三七，正肾气均平之时，故尽头牙生，身体长极。由三七而至四七，如月到十五，正材力之半，故筋骨坚实，发长至极，身体于时盛壮。物壮则老，天数然也。故至五七而营于面，循于发际之阳明脉，渐渐衰微，是以面始焦枯，发始堕落。至于六七，不独阳明脉衰，即太阳、少阳之脉并衰于上，故面皆焦枯，发之苍者始白。至于七七，天数已终，其时主胞胎之任脉虚而不实，主血海之冲脉衰而短少，天癸竭尽，地道为之闭塞矣。所以化生之形坏，无有生子之道也。

丈夫八岁，肾气实，发长齿更。二八，肾气盛，天癸至，肾气溢泻，阴阳和，故能有子。三八，肾气平均，筋骨劲强，故真牙生而长极。四八，筋骨隆盛，肌肉满壮。五八，肾气衰，发堕齿枯。六八，阳气衰竭于上，面焦，发鬓颁白。七八，肝气衰，筋不能动，天癸竭，精少，肾脏衰，形体皆极。八八，则齿发去，肾者主水，受五脏六腑之精而藏之，故五脏盛乃能泻。今五脏皆衰，筋骨解堕，天癸尽矣。故发鬓白，身体重，行步不正，而无子耳。长，俱上声。藏，平声。

注： 实，充足也。溢，满也。泻，倾泻也。劲，强刚劲而力强也。颁白，头半百半黑也。极，谓疲惫。去，犹落也。筋弛，谓之解；骨痿，谓之堕。

讲： 男与女异质，故天癸之数亦异焉，何也？盖男子之肾气，阳精也，本太始元气所化，生于天三之阳木，成于地八之阴木，故丈夫必八岁而肾气始实。[批] 生于阳者必成于阴，不得其阴，其阳不动，故男子之精，阳也，必待八岁，乾三之气乘乎坎位，其精始盛。肾气实，是以发长而齿更焉。至于二八，肾气强盛，太始元气所化之阳精，亦名天癸者，感阴而至，于是肾气溢满而泻出。其时男精女媾，阴阳通和，所以能有子也。至于三八，肾气平均，无有余不足，筋骨劲强，无衰败虚损，故真牙生而身长极焉。至于四八，如日正当午，实材力之半也，其时精足，故筋骨隆盛，其时血和，故肌肉满壮。然而盛极必衰，若由四八而至于五八，肾气从此渐衰矣。肾衰则血少，故发为之堕；肾衰则骨坏，故齿为之枯。迨至六八，三阳之气衰竭于上，不独面颊焦枯，即发与鬓毛，亦半白矣。甚至七八肝气衰弱，筋失所主，遂不能动，天癸竭尽，精无所生，是以短少，肾脏衰坏，形失所养，故皆疲极。若夫八八，则精血两枯，齿发皆去矣。盖肾主水者也，凡五脏六腑之精气淫溢而渗灌于肾者，肾皆受而藏蓄之，故五脏壮盛之时，乃能泻去而生子。今日老矣，则是五脏皆衰，筋骨解堕，天癸竭尽之日矣，所以发白身重，行动艰难而无子也。

帝曰：有其年已老而有子者，何也？岐伯曰：此其天寿过度，气脉常通，而肾气有余也。此虽有子，男子不过尽八八，女子不过尽七七，［批］男不过尽八八，女不过尽七七，虽属天数所定，犹是得天真之厚者，而未深知保全。若下文所谓真人、至人、圣人等，则非天数之所限，虽过七七八八，亦无损也。**而天地之精气皆竭矣。**已，上声。

注：上文言年老不能生子，与此言年老而有子者，皆指平人说，观下文道者可知。

讲：黄帝曰：女七七男八八材力之尽，固天数使然矣，亦有其年已老，而竟能有子者，抑又何也？岐伯对曰：天癸之数决无可逃，年老有子者，此必天寿过于常度，禀受天真有余，其精气血脉常相流通，肾气无不足之时而后可。然此虽能有子，男亦不过尽于八八，女亦不过尽于七七，其所得于先天先地之元精、元气，皆竭尽矣。

帝曰：夫道者年皆百数，能有子乎？岐伯曰：夫道者能却老而全形，身年虽寿，能生子也。

注：道者，修道之人也。却，去也。全，完全。

讲：黄帝曰：天癸之数，既有定矣。若夫养神调气、克保天真而为有道之人者，其年寿既皆以百数，则材力必难以气数拘。如是之人，亦能有子否？岐伯对曰：七七八八之数，常理也，未可以概道者。夫所谓道者，能长生而不老，能不死而全形，此身所历之年，虽臻上寿，而精气犹全，故亦能生子也。

黄帝曰：余闻上古有真人者，提挈天地，把握阴阳，呼吸精气，独立守神，肌肉若一，故能寿敝天地，无有终时，此其道生。

注：提，举也。挈，持也。把，执也。握，搤捉也。气出为呼，气入为吸。敝，坏也。

讲：黄帝因岐伯言道者能却老全形，乃历述所闻，以语岐伯曰：我闻上古之世，有所谓不假修为，天真全俱之真人者，提挈天地，而乾坤任其干①旋，把握阴阳，而消长争乎造化，且呼吸育清，以养精气，中立不倚，以守神明。其肌与肉，皆凝结若一，所以能长生而得寿也。然寿莫大于天地，不知天地虽寿，终有敝坏之时。而天真全俱之真人，道集厥躬，道存即身存，故极之天敝于上、地敝于下之际，而其寿犹无有终止之候也。若此者，以其道成，故能长生。

中古之时，有至人者，淳德全道，和于阴阳，［批］人身之二气，即天地之阴阳，一动一静，升降自然，使之不得其和而逆，则二气不交，天地之气，从而客入，是以有阴阳偏盛之患。**调于四时，去世离俗，积精全神，游行天地之间，视听八远之外，此盖益其寿命而强者也，亦归于真人。**

注：淳，纯粹也。全，全备也。调，谓调和。离，超离。俗，尘俗。八远，即八荒也。

讲：若夫中古之时，有所谓率性而行，自然合真之至人者，淳粹其德，全备其道，知二气之流行，而动静与之和合，知四时之变迁，而调摄准乎消息，［批］人生脏腑准乎四时，各有当旺之气，行乎其间，不得其消息而调摄之，则四时之贼风，必因其脏腑之偏入而为害。远尘世之纷，绝流俗之污，积延生之精，全超劫之神，所以游宴行动，虽在天地之间，而目之所视，耳之所听，能周八方荒远之外。如此之人，盖气化神生，能自增益其年寿天命，而自强不息者也，虽不若真人之寿敝天地，而自能永年，亦归于真人，而为其次也。

其次有圣人者，处天地之和，从八风之理，适嗜欲于世俗之间，无恚嗔之心，行不欲离于世，被服章，举不欲观于俗，外不劳形于事，内无思想之患，以恬愉为务，以自得为功，形体不敝，

---

① 干：疑为“斡”之误。

精神不散，亦可以百数。恚，胡桂切，音惠。愉，音俞。

注：八风，八方之风也。东北方，条风，立春至。东方，明庶风，春分至。东南方，清明风，立夏至。南方，景风，夏至至。西南方，凉风，立秋至。西方，阊阖风，秋分至。西北方，不周风，立冬至。北方，广莫风，冬至至。恚，小怒也。嗔，恨怒也。恬，静也。愉，悦也。

讲：其次而不及至人者，则又有遵道而行，以完天真之圣人焉。守天地太和之气而无所乖戾，随八方应候之风，而理其生成，顺嗜欲于世俗之间，绝无小怒而恚、恨怒而嗔之心。行止与人同，不欲自离于人世，仍被常服以章身。举动与人同，不欲壮观于尘俗，只守无为以待治。外而形骸，不为事功所劳，内而心思，不受妄想之患，以恬静愉悦为专务，以穷通自得为功效，所以形体不以老而敝坏，精神不以老而散失也。此其人虽不能如至人之益其寿命，而其年亦可以百数计也。

其次有贤人者，法则天地，象似日月，辨列星辰，逆从阴阳，分别四时，将从上古合同于道，亦可使益寿而有极时。

注：益，增也。有极时，言有尽期也

讲：其次而不及圣人者，则又有由教而入以保天真之贤人焉。法则天地之高厚，以固形身；象似日月之照临，以守神明；辨列星辰之躔次①，以调脏腑；逆从阴阳之升降，以通呼吸；分别四时之节序，以明进退。将从上古之真人，与中古之至人，以及其次之圣人，皆与有合焉，而同归于道。如是者，亦可以使之增益其年寿，而但有终极之时耳。

四气调神大论篇第二

此篇言顺四时之气，以调摄精神，即能却病延年也。

春三月，此为发陈，天地俱生，万物以荣，夜卧早起，广步

---

① 躔（chán 缠）次：日月星辰在运行轨道上的位次。

于庭，被发缓形，[批] 木气喜条达，故春之三月，宜广步缓形。以使志生，生而勿杀，予而勿夺，赏而勿罚，此春气之应，养生之道也。逆之则伤肝，夏为寒变，奉长者少。被，通作披。予，与同。长，上声。

注： 发，发越。陈，著见也。荣，发荣。广，广远。庭，堂阶前也。被发，散发也。缓，舒缓也。奉，承也。长，谓长养。

讲： 今夫四时之气，以春为首。寅、卯、辰，春之三月也。此时阳气发越各陈其象，谓之发陈。是月也，上而天，下而地，俱含生气，故万物因时而发荣。调神者，当此春之三月，夕则夜卧，朝则早起，常广其步于户庭，发时散披，形时舒缓，专务其志于摄生。又况春之为气，喜生不喜杀，喜予不喜夺，喜赏不喜罚，于不喜者而禁止之。此便能以我身生养之气，与春月养生之气相应，而得养生之道也，苟反而逆之，则不得乎时之春气者，即有伤于我之肝气矣。肝属木，旺于春，既受其伤，则必不能生火，而主夏令。故至夏月，即为寒变阴凝滞病，何也？以奉夏长之气者少也。

夏三月，此为蕃秀，天地气交，万物华实，夜卧早起，无厌于日。[批] 火气忌炎烈，故夏之三月，宜无厌无怒以应长也。使志无怒，使华英成秀，使气得泄，若所爱在外，此夏气之应，养长之道也。逆之则伤心，秋为痎疟①，奉收者少，冬至重病。蕃，音烦。痎，音皆。长，上声。

注： 蕃，蕃茂。秀，华秀。厌，恶也。怒，忿恨也。痎疟，二日一发之疟。收，收藏也。

讲： 继春者夏，巳、午、未，夏之三月也，此时物生已长，各皆华茂，谓之蕃秀。是月也，阳气之从地升者，已交于天，阴气之从天降者，亦交于地，故万物感之而华其实。调神者，当此夏之三月，亦当夜晏卧，朝早起焉。

---

① 痎（jiē 接）疟：疟疾的通称。痎，二日一发的疟疾。

然人值夏月，心火用事，阴伏阳中，性多爆烈，平日不可存厌恶之念。无厌则心意宽舒，可使其志无忿怒矣。无厌，则阳气疏荡，可使华英皆成秀矣。且无厌则肤腠宣通，精神发扬，可使其气得泄，无郁蔽之患，发荣滋长，若举所爱者之悉呈于外焉。此便能以我身养长之气，与夏月养长之气相应，而得养长之道也。苟反而逆之，则不得乎时之夏气者，即有以伤乎我之心气。心属火，旺于夏能克金者也，既受其伤，则心虚而邪乘之。秋至之时，郁火必与旺金相争，所以寒热往来，而为痎疟之病。且不但夏失其长，秋无所收，而奉收者少，势必冬至之后，旺水克其衰火，反生重病，可不戒哉。

秋三月，此为容平，天气以急，地气以明，早卧早起，与鸡俱兴，使志安宁，以缓秋刑，收敛神气，使秋气平，无外其志，[批] 金气萧杀，故秋之三月，当安志缓刑，收敛神气，无外其志，以养收焉。**使肺气清，此秋气之应，养收之道也。逆之则伤肺，冬为飧泄，奉藏者少。**飧，音生。藏，平声。

注：容，收也。平，定也。兴，起也。飧泄者，谓食之不化而泄出。藏，谓闭藏。

讲：继夏者秋，申、酉、戌，秋之三月也。斯时万物告成，容收平定，此为容平。是月也，天气急而清凉之气布，地气明，而爽朗之气行，阳气下降，急宜自敛。调神者，务必于秋之三月，则早卧以避寒露，早起以平秋容，与鸡俱兴，无与时违，使其心志，常安舒而宁静，勿干其肃杀之气，以戕其生长之机。收敛神气，使秋气得其和平，无外其志，使肺气得其清净，此便能以我身养收之气，与秋月养收之气相应，而得养收之道也。苟反而逆之，则不得乎时之秋气，即有以伤乎我之肺气。肺属金，旺于秋，既受其伤，则必不能生水，而主冬令，故至冬月，即为谷食不化，飧泄之疾。何也？以奉冬藏之气者少也。

冬三月，此为闭藏，水冰地坼，无扰乎阳，早卧晚起，必待日光，使志若伏若匿，若有私意，若已有得，去寒就温，无泄皮

肤，使气亟夺，此冬气之应养藏之道也。［批］水气严寒，故冬之三月，宜若伏匿，去寒就温，无泄皮肤，以养藏也。**逆之则伤肾，春为痿厥，奉生者少。**坼，折同。藏，俱平声。

注：坼，裂也。伏，伏藏。匿，隐匿。痿，痿弱。厥，厥冷。生，谓发生。

讲：继秋者冬，亥、子、丑，冬之三月也。此时万物凋谢，阳气伏藏，谓之闭藏。是月也，水以阴而凝为冰，地因寒而裂以坼，隆阴之际，慎勿烦扰而泄阳气。调神者，值此冬之三月当早卧晚起，以避寒气，必待日光之出，然后相时而动，尤要使其心志，若龙之伏而不见，若豹之隐而难窥，若心之有私意焉，而人不及察，若已之有所得焉，而藏之必坚。去寒冷之地，就温暖之室，无轻泄其皮肤，致使寒气入，而亟夺其元阳。此便能以我身养藏之气。与冬月养藏之气相应。而得养藏之道也。苟反而逆之，则不得乎时之冬气，即有以伤乎我之肾气，肾属水，旺于冬，既受其伤，则必不能生木，而主春令，故至春月即为手足痿弱厥冷之病。何也？以奉春生之气者少也。

天气，清净光明者也，藏德不止，故不下也。天明则日月不明，邪害空窍，阳气者闭塞，地气者冒明。藏，平声。［批］即此可见，人当保其纯阳之体无使阴胜。去其阴邪之气，无使阳虚。盖阴胜则阳气闭塞而九窍不通，阳虚则阴气冒明而五官失用。

注：藏，隐藏。下，下注。冒，蔽也。冒明者，阴气蔽阳，明无所见也。

讲：今夫阳气之不可泄，犹天光之不可太明也。人之不自知，曷观于天尝思混沌一剖，太始元阳之气轻清上浮而为天，其气本清净而光明者也。此气藏于五德造化之中，运行不息，故行四时生万物，历悠久而不泄也。使其泄而光明下注，是天明矣。天明则代天而明之日月反不明矣。阴阳混沌而谓不正之邪气，有不为害于天地间乎？太空之窍，一有邪气为害，将见山泽为之不通，而阳气闭塞，七曜为之蔽障，而地气冒明矣。即此以观，可见人身先天真元之气，常清常净，极聪明而神慧者也，藏于彝德之中而推行不尽，故灵明不见其不足，使特此天性明，无事觉察则动静之间，反有不明而一切情欲遂为害于虚灵之府矣。久之，内伤七情，外感六气。虚邪贼风交相为患，九窍必为之不通，而真气难以流行，五官必为之失用，而志气因以蒙昧也。

云雾不精，则上应白露不下，交通不表，万物命故不施，不施则名木多死。恶气不发，风雨不节，白露不下，则菀藁不荣。贼风数至，暴雨数起，天地四时不相保，与道相失，则未央绝灭。唯圣人从之，故身无奇病，［批］即此可见，人当调和阴阳，无有偏盛，然后津液流通，形体华泽，内外坚固，邪无由入，不然鲜有不因气血胜虚而生奇病者。**万物不失，生气不竭。**藁，音高。数，音朔。

注：精，洁也。施，受也。恶气，邪气也。发，谓散去。藁，枯也。菀藁者，草木抑郁而枯槁也。荣，敷荣。保，守也。未央，未久也。从，顺也。

讲：何以见阳气闭塞，而地气冒明乎？彼早夜之间，云雾昏蒙，而天气不精洁者，即地气冒明之上应也，故阳气被云雾闭塞，而白露不得下降。不精不下，阴阳交通之气，已不能表扬于外矣。万物含生之命，故无所施受。无所施受，是以名木先应之而多死。况害空窍之邪，即为恶气，不发而散去之，非偏于阳，即偏于阴，风雨必失其节，而白露亦不下降。不节不下，草木为恶气所伤，故郁槁而不荣，兼之恶气不发，则愆阳害阴之贼风必数至，伏阴侵阳之暴雨必数起，天地四时之气，不相保守，日与造化流行之道相左，则不久必绝灭矣。唯知命达天之圣人，见四时阴阳之气，不可不顺，乃从之而不逆，故以之治内，而一身无有奇疾，以之治外，而万物不失其所，宜其生气长存而不竭也。

逆春气，［批］“逆”字紧从上文“从”字生来，见圣人从之，遂无奇疾，凡夫逆之，即生重疾也。**则少阳不生，肝气内变。逆夏气，则太阳不长，心气内洞。逆秋气，则太阴不收，肺气焦满。逆冬气，则少阴不藏，肾气独沉。**长，上声。藏，平声。

注： 逆，谓反悖。内变，内郁也。内洞，动同，心不定也。

讲： 从之者，既无奇病，则逆之者，必有沉疴。今试以四时之气而申言之，如春温气也，属木，为少阳内应乎肝，逆则少阳之真阳不升，不能司夫生发之令，故肝气内郁积而为寒变之病。[批] 肝病寒变者，以其少阳之气不升，故肝气内郁，因寒客入，必至变而为患也。夏，热气也，属火，为太阳，内应乎心，逆则太阳之热化不行，不能司夫长养之令，故心气内洞，郁而为不舒之病。秋，凉气也，属金，为太阴，内应乎肺，逆则太阴之真阴不下，不能司夫奉收之令，故肺气不消，郁而为焦满之病。冬，寒气也，属水，为少阴，内应乎肾，逆则少阴之真阴必泄，不能司夫闭藏之令，故肾气独沉，积而为虚寒之病。逆者之受病如此，不益信从者之无奇病哉。

夫四时阴阳者，万物之根本也，所以圣人，春夏养阳，秋冬养阴，以从其根，[批] 此节因上文从逆之说，而特提出阴阳二气，为万物之根本，终始死生皆系于此，可使逆其气，而不知所以从之乎？**故与万物浮沉于生长之门。逆其根，则伐其本，坏其真矣。故阴阳四时者，万物之终始也，死生之本也，逆之则灾害生，从之则苛疾不起，是谓得道。**长，上声。

注： 伐，攻伐也。苛，重也。不起，谓不生也。

讲： 四时行，万物生，是四时之阴阳，即万物之根本也。所以顺时调神之圣人，当春夏少阳太阳司令之时，则养其阳气，而不使之散，及秋冬太阴少阴用事之候，则养其阴气，而不为之逆其养也，皆以顺其根也。故与万物同消息于阴阳之化，共浮沉于生长之门也。若逆其根，而不知养，则是自攻伐其生长之本，败坏其阴阳之真矣。故曰阴阳四时者，万物之终始，死生之本也。欲知养生之道者，当先明逆从。盖悖其气而逆之，则灾害迭生，顺其气而从之，则苛疾不起，是之谓得道矣。

道者，圣人行之，愚者佩之。从阴阳则生，逆之则死，从之则治，逆之则乱，反顺为逆，是谓内格。是故圣人不治已病治未

病，不治已乱治未乱，此之谓也。夫病已成而后药之，乱已成而后治之，譬犹渴而穿井，斗而铸兵，不亦晚乎？挌，音格。已，俱上声。[批] 此仍以从逆二字通结全篇，愈见调神之功，不外顺四时之气，以求合身中之阴阳，夫岂有他道哉？然宜先事预防，不可临渴掘井。

注：佩，与悖同。犹，违也。挌，拒斗也。穿井，掘井也。斗，战也。铸者，销铁以成器也。

讲：独是养生之道，圣人行之而恐悖，愚人悖之而弗行。其悖之者，抑知四时阴阳之气，从则生，逆则死，从则治，逆则乱，有必然之理乎。何谓逆？反乎顺也。不顺四时之气，而逆阴阳之道，是以身内之气，与天道之气，两相拒斗，谓之内挌。病岂有不因之而生者乎？是故圣人不治已成之病而治未来之病，不治已成之乱而治未来之乱，即此顺时调神之谓也。如必待病已成，而后受之以药，乱已成而后图之以治，犹之既渴而始穿井求泉，已斗而始铸兵以战，不亦迟乎？

生气通天论第三

此篇言人身正气，上与天同，能调和阴阳，即可养生也。

黄帝曰：夫自古通天者生之本，本于阴阳。天地之间，六合之内，其气九州九窍，五脏、十二节，皆通乎天气。其生五，其气三，数犯此者则邪气伤人，此寿命之本也。[批] 天地阴阳之气有未至而至，至而不至者，或有余，或不足，皆是邪气，最易伤人。通天者，知阴阳之消息，明动静之逆从，持满戒盈，安内制外，所以邪无由入，而得立命之本也。

注：自，从也。通，达也。天，谓天道。本，犹根也。阴阳，二气也。天地，谓上下。六合者，上下四方也。九州，冀、兖、青、徐、扬、荆、豫、梁、雍也。九窍，耳、目、口、鼻、大小便也。五脏，心肝脾肺肾也。十二节，立春、惊蛰、清明、立夏、芒种、小暑、立秋、白露、寒露、立冬、大

雪、小寒也。五，木、火、土、金、水也。三，手足三阴三阳也。数，屡也。犯，干也。邪，谓五风六气伤害也。

讲： 黄帝曰：凡人之生受气于天，从古以来，能通天气者，皆明乎生之本者也。生于何本？本于阴阳。以故天地之间，六合之内，其生气之外通九州，内应九窍，以及五脏十二节者，皆上通乎天气，而得阴阳之造化者也。特以天之于物，其化生也，有五行五运之制，其受气也，有三阴三阳之分。苟不明天之生气，而数犯之，则运行颠倒，阴阳错乱，邪气即乘之而伤人。此通天所以为延寿立命之本也。

苍天之气，清静则志意治，顺之则阳气固，虽有贼邪，弗能害也，［批］贼邪专指外感说，盖外感之乘，始于肌肤，腠理不密，遂入为患。故经云：阳气固，虽有贼邪。弗能害也。**此因时之序。故圣人传精神，服天气，而通神明。失之则内闭九窍，外壅肌肉，卫气解散，此谓自伤，气之削也。**

注： 苍，深青色也。治，平也。顺，适固，坚固。时，谓四时。传，传续。服，佩服。闭，闭塞。壅，壅滞。削，消削。

讲： 今夫清洁而苍然者，天之气也。人能如其清净绝无情欲之染，则志意必精爽而治矣。且能顺其造化，更无逆犯之端，则阳气必坚贞而固矣。虽有贼害人身之邪气，弗能入而为害也。若此者，实因四时之序，以通天气之道。故圣人本升降，以传续精神，调呼吸以佩服天气，而神明之通达，遂与天合德焉。人苟失此因时之道，而气不通于天，则内失生气而九窍闭，外失生气而肌肉壅，卫气因之而散解也矣。此之谓自伤，其生气之所以日削也。

阳气者，若天与日，失其所则折寿而不彰，故天运当以日光明，是故阳因而上卫外者也。［批］阳气者，卫外者也，周流迴环，一身无间。虽动静不同，如日在天，而其所主，究不失乎所卫之外。

注： 折，夭折。彰，彰著。明，代明。因，袭也。又，由也。

讲： 盖人之恃有阳气者，若天之赖有日也，阳气失其流行之所，则夭折而不寿，犹之日失其周天之度则薄蚀而不明，故人身当以阳气为卫，无异天运当以日光代明也。阳气之若天日若是，故阳有相因为病，必先见于外而上之，以阳固卫外者也。

因于寒，欲如运枢，起居如惊，神气乃浮。因于暑，汗，烦则喘喝，静则多言，体若燔炭，汗出而散。因于湿，首如裹，湿热不攘，大筋緛短，小筋弛长，緛短为拘，弛长为痿。因于气，为肿，四维相代，阳气乃竭。喝，一介切，音噎，又，一介反。緛，音软。

注：寒，阴邪。运，运转。枢，枢纽。惊，惊恐。浮，浮散。暑，热邪。汗，心液。烦，烦扰。喘，息疾也。喝，声嘶也。燔，炙也，《玉篇》谓：烧也。散，解也。湿亦阴邪。首，头首。裹，包裹。攘，除也。软，弱也。弛，纵也。不伸曰拘，无力曰痿。四维，谓四肢。竭，尽也。

讲：何以见阳因而上乎？即如阳气伤有时而因乎寒也。阳为寒气所凝，闭郁而在内，欲如天运枢机流行不息不能也，故内作烦躁，起居如惊，神魂为之不定，气息为之浮喘矣。又如有时而因与暑也，阳为热邪，间并腠理不固，气血俱从表泄，出而为汗，兼之暑气入里，克肺乘心，故烦扰之时，则气喘急而声喝嘶，安静之候，则言繁多而无伦次。然初受病，邪犹在表，阳与暑乘，虽体若燔炭，但得汗出，其邪自解矣。又如有时而因乎湿也，阳为湿热郁闭，故头重昏蒙，如物裹束，当此之时，急宜攘除。苟湿热不为之攘除，久之大筋受湿则缩而短，小筋受湿则引而长。且缩而短者，为拘挛不伸之病。引而长者，为痿弱无力之疾矣。又如有时而因乎气也，阳虚邪气蒸腾，故邪藏于肌肉之间，血气停滞而为浮肿，久之邪入于内，表里为奸，非但四肢相代为病，即心、肝、肺、肾位于四维以卫中气者，亦相代而病。四维病，阳气于焉乃竭矣。即此以观，不可见阳有相因为病，必先见于外而上卫也哉。

阳气者，烦劳则张，精绝，辟积于夏，使人煎厥。目盲不可以视，耳闭不可以听，溃溃乎若坏都，汩汩乎不可止。盲，音忙。汩，音谷。

注：烦，烦躁。劳，劳苦。张，张大。精，阴精。辟，邪辟。积，聚积。煎，煎熬。厥，谓热气上逆。盲者，目形存而无能见也。溃溃，水旁决而散出也。坏，败坏也。都，防水堤也。汩汩，水疾流而涌出也。

讲：阳气不固，而生外感，既于寒暑湿气，相因而见矣。然亦有由内伤而损阳气者，又不可不为之辨。夫阳之为气，本动者也，动宜养之以静，苟心过于烦，身过于劳，则动而复动，阳气必张大而作火炎之势。火炎则水枯，阴精有不日绝者乎？由是阳盛气衰。其邪僻之气积而至于夏月，又加以太阳司令，火旺水衰，其火愈炽，其精愈亏，遂使人热如煎熬，而成孤阳逆厥之症。且肾之精为瞳子，精绝故目盲不可以视。肾之窍开于耳，精绝故耳闭不可以听。究之阳付①于阴，精绝则阳无所依，必致泛溢，久之其气损败，溃溃乎如防水之堵崩坏，而元精之泄，亦汩汩乎如水之流行而不可止也。

阳气者，大怒则形气绝而血菀于上，使人薄厥。有伤于筋，纵，其若不容，汗出偏沮，使人偏枯。［批］猝然气绝忽尔喷血，皆怒极之故。而薄厥筋纵，又气逆血郁之故。汗偏沮，使病偏枯者，皆邪闭未去，气凝于一偏也。**汗出见湿，乃生痤疿。**痤，音矬。疿，音费。菀，音郁。

注：怒，愤怒。菀，抑郁。薄，激也。厥，逆也。筋者，所以连束人之关节、维持一身曲直而利机关者也。纵，放纵。容，容止。沮，止也。偏枯，半身不遂也。湿，湿气。痤者，《玉篇》谓之疖，《博雅》谓之痈。疿者，《玉篇》谓之热生小疮如粟，《正字通》云：今俗以触热肤疹如疿者，曰疿子是也。

讲：又阳气刚燥，宜养之以冲和，苟过于忿怒，则怒气盛，而形生之气必逆而绝。形气绝，怒气即乘之而伤肝攻心。心生血，肝藏血，怒气攻伤，故血郁积于上，使人薄激逆厥而成痨瘵吐血之症。又况肝主筋，气逆于肝，必有伤于筋，故有时纵而不收，若不能自为容止。兼汗本血化，血既郁于上

---

① 付：通附。归附，附着。《管子·正》："致德，其民和平从静；致道，其民付而不争。"

必难荣于汗，故有汗常出而阻于一偏，不能全体俱汗者，是血气凝于一偏，邪气即闭于一偏，使人半身不遂，而成偏枯之病也。然阳气之不可伤，不独大怒见之也，即使汗方出，而遽与湿物相见，则阳气方泄，湿气制之，湿热郁于皮肤之间，久之甚则生痤，而为疖为痈，微则生疿，而为疹为疥。

膏粱①之变，足生大疔，受如持虚，劳汗当风，寒薄为皶，郁乃痤。皶，音渣。

注：膏粱①，厚味也。大疔，火毒也。受，受病。持，捧执。风，风邪。寒，寒邪也。皶者，鼻上皰也，俗谓之粉刺，红晕似疮浮起者面鼻著又曰酒皶。痤，音解见上。

讲：且阳气上热，饮食最宜清淡，苟过用膏粱之厚味，则偏于热而阳胜矣，故其为变多主火毒内结，能生大疔。在受病之初，虽不觉其重，直如捧执虚器，毫不经意，而一经毒发则甚矣。他如形劳、汗出，正阳气发泄之时，苟当风坐卧，寒气入于腠理，血气必凝。久之，阴阳激薄，寒与热争，毒发则为粉刺之皶，甚至热为寒郁，积久毒甚变为痤矣。

阳气者，精则养神，柔则养筋，［批］精柔二字，虽指动静说，然不精不足以养神，神不皆静也，不柔不足以养筋，筋不皆动也。总之，阳宜和缓，不可以粗厉，刚暴之气助其偏胜也。**开阖不得，寒气从之，乃生大偻，陷脉为瘘，留连肉腠。俞气化薄，传为善畏，及为惊骇。营气不从，逆于肉理，乃生痈肿。魄汗未尽，形弱而气烁，穴俞以闭，发为风疟。**偻，音楼。瘘，音漏。痈，音雍。

注：养，调养。偻，谓曲背也。陷，下也。瘘，疮属，其中有虫。肉腠，肉理分际。俞穴，俞，输同。畏，畏惧。惊，震惊。骇，恐骇。痈，恶疮。肿者，肤肉浮满也。魄汗，谓阴汗烁者如火之灼。疟，酷虐也。风疟者，先热后寒之疾也。

---

① 粱：通粱。指美味佳肴。《管子·小匡》："食必粱肉，衣必交绣。"

讲：独是阳之为气也，静而精洁，则生精生气，内可以养其神明；动而柔和，则为津为液，外可以养其筋节。苟动静失宜，则开而皮腠发泄，与阖而玄府封闭，皆不得其道。故寒气因开之失，即从而袭之，津液凝滞，乃生大偻，而成形俯背曲之症，甚且寒气陷入脉中，经血停积，发为疡瘘，留结于肉腠之间，此阳气失柔，不能养精之验也。至若寒中臂俞，因阖之失，乘虚入脏，传送之气遂不相济而化薄矣。薄则神乱，故传变而为善畏之病，以及为惊、为骇之症。不又可见阳气失精，遂不足以养神乎？况寒留肌肉，营气逆而不顺，则气血凝于肉腠之内，必生痈肿，症直见于外者如此。若夫阴汗未止者，郁热尚郁于中，形虽衰弱，气则熖烁，皆由中于风寒，穴俞以闭，故热藏不出。久之，风寒相薄，发为风疟，此又证之成于内者矣。

故风者，百病之始也，清静则肉腠闭拒，虽有大风苛毒，弗之能害。［批］外感多由内伤，内体坚固，邪何由入？此因时之序也。故病久则传化，上下不并，良医弗为。故阳畜积病死，而阳气当隔，隔者当泻，［批］阳邪畜积结而为隔者，虽危必泻，不泻反死。然又当审其阳邪果实否，若脉症稍兼阴象不可执此一论，以误天下生命。不亟正治，粗乃败之。

注：始，初也。护，格也。畜，藏也。积，聚也。隔，阻隔。泻，泄出。亟，急也。败，亡也。

讲：夫所谓风疟者，非风一病，疟又一病，诚以疟之为患，因风而起，风实为百病之始也。人苟能如苍天之气，清光明净，非特内之志意精爽，即外之肉腠亦拒闭矣。阳气封固，虽有大风苛毒，弗能为害，此则气通于天，而得因时之序者也。故不知清净以固阳者，肉腠日开。风邪每感于不觉，卒之受病。日久则邪气传变，甚而为阴阳不交之症，上下不并，则水火难相济矣。虽有良医，弗能为也。故阳分有风热畜积，结而不通者，其病必死。何也？上下不并，乃阳气与邪相隔之时也。隔者当泻，使不急泻其阳分之邪，以正治之，则不能调其阴阳，和其气血，焉能得生？此粗浅者之所以多败亡也。

故阳气者，一日而主外，平旦人气生，日中而阳气隆，日西

而阳气已虚，气门乃闭。是故暮而收拒，无扰筋骨，无见雾露，［批］守阳避邪此为上乘。**反此三时，形乃困薄。**已，上声。

注：一日，一天也。平旦，谓平明。日中，谓日在天中隆盛也。日西，谓日将落。气门，玄府穴也。暮，晚也。收，收敛。拒，御也。扰，动也。困，疲也。薄，犹侵也。

讲：风之为害如此，故御风者，当知我身之阳气，亦如在天之日焉。日在天一日，而有旦、中、夕之分；阳在身亦一日，而有旦、中、夕之变。何也？阳气者，每一日而皆主于阳分者也。如平旦之时，阳气初生，如日之始出也，渐次上升，我则引而升之；日中之时，阳气正隆，如日之正中也，盛极必衰，我则制胜以防衰；日西之时，阳气已虚，如日之将堕也，阳光渐掩，我则闭此气门而静守夫玄府。夫日西必闭气门者，以日暮之时，阳气内行阴分，宜收敛阳气以拒阴邪也。阳何以收？无扰筋骨，以耗其阳气也。阴何以拒？无见雾露而受彼寒湿也。然亦非但日暮当谨，即平旦、日中宜交谨焉。苟反此三时，其阳不固，其风易入，形体必困疲，邪气必相薄也矣。

岐伯曰：阴者，藏精而起亟也；阳者，卫外而为固也。［批］阴守于内阳卫乎外，相转而行，病何有焉？不然，则偏盛为患，百病丛生矣。**阴不胜其阳，则脉流薄疾，并乃狂。阳不胜其阴，则五脏气争，九窍不通。是以圣人陈阴阳，筋脉和同，骨髓坚固，气血皆从。如是则内外调和，邪不能害，耳目聪明，气立如故。**藏，平声。

注：亟，极同。起亟，谓生阳也。固，封固。薄，谓脉来薄激。疾，谓脉来疾速。并，兼也。狂，颠狂。陈，设也。和，平也。坚，坚实。从，顺也。立，谓植立。如故者，如初也。

讲：岐伯因黄帝上章之言，而复申其义曰：帝固知阴阳为生之本矣，而抑知阴阳有不可偏盛者乎？盖阴之与阳交相为用，犹精之与气间并而行。不见夫阴也者，主内，而藏精者也，然精足则气化，即阴极阳生之机，是为起亟。阳也者，卫外而行气者也，然气泄则精耗，即阳极阴生之机，可不封固？

苟失其机，而阴不胜阳，则偏于阳矣，将见血脉流行，至于薄疾急数，必阳兼并而为狂。与失其机，而阳不胜阴，则偏于阴矣，将见血脉阻滞，至于五脏气争，必九窍不通而为闭。是以圣人陈设阴阳，使不偏胜，以行养生之道，而筋脉为之和同，骨髓为之坚固，气血为之皆顺也。后世之人必如是以养生，然后内外表里始能调和，而邪气乃不能为害，且能使耳目聪明，而生气之植立，如初生然。

风客淫气，精乃亡。[批] 此独举风客淫者，言以下诸症，皆阳邪相因而为患也。邪伤肝也。因而饱食，筋脉横解，肠澼为痔。因而大饮，则气逆。因而强力，肾气乃伤，高骨乃坏。强，上声。澼，音僻。

注：淫，浸淫。亡，消亡。澼，沫也。痔，后病。又，隐疮。《释名》："食也。"谓虫食之也。

讲：风，阳邪也，客于阳分而为淫热，则气以热而泄，精以热而竭，是以气精乃亡，邪入而伤肝也。况阳盛则热化而善食，苟因善食而过于饱食，必至肠胃受伤，筋脉为之横解，不相连属，肠中澼沫而为痔。且阳盛则烦热而饮，苟因善饮，而过于大饮，必至寒热交战，风水为之相薄，不相上下，郁气争奔而为逆。兼之阳盛者，邪热鼓荡而多力，苟因有力而强用其力，必至阳不密而阴绝，肾气为之伤损，精水耗而髓枯，高骨为之败坏矣。

凡阴阳之要，阳密乃固，两者不和，若春无秋，若冬无夏，因而和之，是谓圣度。

注：要，切要。密，闭也。度，法度。

讲：故凡调摄阴阳之要道，不外养阳以固阴也。盖阴从乎阳，阳气闭密，而不妄泄，阴自封固矣。此两者如夫之与妇，宜相和谐。使有不和，无异有春之温，无秋之凉，则偏于阳；有冬之寒，无夏之暑，则偏于阴，何以成生长收藏之妙乎？惟因四时之升降而和之。乃可谓得圣人陈设阴阳之法度也。

故阳强不能密，阴气乃绝，［批］阳盛阴必绝，即不遽绝，已相乖矣。观此即知阳盛之患。**阴平阳密，精神乃治，阴阳离决，精气乃绝。因于露风，乃生寒热。**强，平声。［批］观此即知上文因于露风，乃生寒热之故。

注：离，乖离。决，别决

讲：阴阳之要，阳密乃固，故阳强盛，不能闭密，阴气即因之而绝矣。可知阴平静而阳闭密，两者相和，精神乃治。苟阴阳离决，不相调济，则外失行气之君，内失藏精之主，精气不乃绝乎！况阳不密，则邪易入。彼露，阴邪也；风，阳邪也。偶而因之，则中在阴者，即生寒；中在阳者，即生热。为寒为热，不即绝精绝气之验也哉。

是以春伤于风，邪气留连，乃为洞泄。夏伤于暑，秋为痎疟。秋伤于湿，上逆而咳，发为痿厥。冬伤于寒，春必病温。

注：洞泄，水泻也。痿，痹病，谓两足不能相及也。厥，冷也。

讲：是以春伤于风，阳邪也，久之邪气流连，乃为洞泄，而下注矣。夏伤于暑，阳邪也，久之袭以秋气，则为痎疟，而与阴争矣。秋伤于湿，阴邪也，久之湿邪上逆而为咳，湿气外发而为痿矣。冬伤于寒，阴邪也，久之寒郁为热，由内达外，至春而变为温矣。即是以观，不益信因于露风，乃生寒热乎。

四时之气，更伤五脏。阴之所生，本在五味，阴之五宫，伤在五味。

注：五味，酸苦甘辛咸也。阴之五宫，即五脏也。

讲：温热凉寒，四时之气也，然胜负相拒，其气每更代而伤五脏之和。五脏者，阴也。而阴之所生，本在五味之阳为之调养。然味厚则益阳而损阴，所以阴之五宫，其受伤亦在五味也。调阴阳者，尚其顺四时之气，以固五脏，节五味之养，以守五官可也。

是故味过于酸，肝气以津，脾气乃绝。味过于咸，大骨气劳，

短肌，心气抑。味过于甘，心气喘满，色黑。肾气不衡，味过于苦，脾气不濡，胃气乃厚。味过于辛，筋脉沮弛①，精神乃央。

［批］五味虽以养五脏，但一有所过，即不免有偏盛为害之弊，可不戒哉！

注： 抑，阻抑。衡，平也。濡，润也。沮，溺也。弛，长也。央，败绝也。

讲： 是故味之酸者，入于肝也。过于酸，则肝多津液，木实而土受其克，脾气为之乃绝矣。味之咸者，入于肾也。肾主骨，过于咸，则骨气劳倦，骨消者肉自痿，则肌肉短少，况水胜而火受其克，心气有不阻抑乎？味之甘者，入于脾也。过于甘，则滞缓盆②气，心气为之喘满，土胜克水，面色因之以黑，而肾气不平矣。味之苦者，入于心也。过于苦，则坚燥甚，而脾不濡润，津液凝而胃乃强厚矣。味之辛者，入于肺也。过于辛，则金胜克木，筋脉沮溺而弛长，兼辛主发散，精神为之不收，而受其殃矣。

是故谨和五味，［批］五味入胃，贵得其和，一有不谨，即不如法，非本脏自害，即偏盛乘入。欲长有天命者，尚其谨道如法，从而和之。骨正筋柔，气血以流，腠理以密，如是则气骨以精，谨道如法，长有天命。

注： 谨，敬谨。正，端正。和，柔和。精，精强。谨，谨守。长，永也。天命，谓天年也。

讲： 是故能敬谨，以和五味者，知阴之所生，本在五味，则时服其味以养之。知阴之五官，伤在五味，则不过其味而害之，所以其骨正，其筋柔，其气血流行而不滞，其腠理密闭而不泄，无所偏害。如是则外气内骨，皆精强矣。养生者，果能谨守此道，而如法以行，又何不能长有天命哉。

---

① 弛：《素问》作“弛”。

② 盆：疑为“血”之误。

金匮真言论篇第四

此篇言阴阳偏盛，五脏虚邪，触之而发病也。

黄帝问曰：天有八风，［批］天虽有八风，其实不外五行之正气，分阴分阳，随四时而应候，但其间有邪气焉，故谓之八风。八风之发，不无非时而至之邪气，与乘时而过之胜气。胜者乘虚而入，多伤其所不胜。邪者客害于正，先于其本脏而发邪。经有五风，何谓？岐伯对曰：八风发邪以为经风，触五脏，邪气发病，所谓得四时之胜者。春胜长夏，长夏胜冬，冬胜夏，夏胜秋，秋胜春，所谓得四时之胜也。长，平声。

注：经，内经也。发，感发。触，触动。八风，注见《上古天真论》中。

讲：黄帝问曰：天有东、南、西、北，四正、四隅八方之风，以生成万物，而经之著为风论者，仅有温、热、湿、凉、寒之五风，果何谓乎？岐伯对曰：八风虽有四正、四兼，皆天之正气也。然感于时而发者，则偏盛为邪，故风论即以所发之邪，著为经时之五风。五风内应五脏，故五风之邪，触动五脏，虚邪之气，即感发而为病矣。然风经所谓得四时之胜者，何谓也？如春，木也，主温风。木旺克土，则胜长夏。长夏，土也，主湿风。土旺克水则胜冬。冬，水也，主寒风。水旺克火，则胜夏。夏，火也，主热风。火旺克金，则胜秋。秋，金也，主凉风。金旺克木，则胜春。所谓四时之胜者此也。然五风之中，各有兼气，如春交夏，温兼热；夏交秋，热兼凉；秋交冬，凉兼寒；冬交春，寒兼温。其气去来之时，同中见异，尤当审其胜，以去其邪也。

东风生于春，病在肝，俞在颈项。南风生于夏，病在心，俞在胸胁。西风生于秋，病在肺，俞在肩背臂。北风生于冬，病在肾，俞在腰股。中央为土，病在脾，俞在脊。故春气者，病在头。

夏气者，病在脏。秋气者，病在肩臂。冬气者，病在四肢。［批］五风各有专应之脏，五脏各有受邪之俞，得其俞知其风，即明其病之所在，治之又何难哉？

注：俞，输同，言五脏之气，自此转输而传送也。俞在颈项，春气发荣于上也。俞在胸胁，心脉循胸而出胁也。俞在肩背，以肺在上焦，肩背相次也。俞在腰股，腰为肾之府，股接次也。俞在脊，脾系脊中，应于土也。

讲：何谓五方之风触五脏邪气而发病乎？如东方温风，生于春者也，内应肝木，触邪发病，即在肝脏，而肝气转输传送之俞，在人颈项。南方热风，生于夏者也，内应心火，触邪发病，即在心脏，而心气转输传送之俞，在人胸胁。西方凉风，生于秋者也，内应肺金，触邪发病，即在肺脏，而肺气转输传送之俞，在人肩臂。北方寒风，生于冬者也，内应肾水，触邪发病，即在肾脏，而肾气转输传送之俞，在人腰股。中央湿风为土，生于四季之末者也，内应脾土，触邪发病，即在脾脏，而脾气转输传送之俞，在人之脊。故感春气者，邪由肝俞传送，发病而在头。感夏气者，邪由心俞传送，病发而在脏。感秋气者，邪由肺俞传送，病发而在肩臂。感冬气者，邪由肾俞传送，病发而在四肢也。

故春善病鼽衄，仲夏善病胸胁，长夏善病洞泄寒中，秋善病风疟，冬善痹厥。长，平声。鼽，音求。衄，音肉。［批］五风触发之病，各以时见，为阴为阳，其症之变象，又各不同如此，人顾可不随时审症，以详其病之为何气所致乎？然读《内经》，须细会词意，探其立言之本，不可专执一论，以误苍生也。

注：善病者，谓病之多也。寒中者，寒凝于中，不能腐化食物也。

讲：且惟其东方触发之病，在于肝，肝气主上升，故春日之人，多病鼻流涕而鼽，与鼻出血而衄也。南方触发之病，在于心，心脉循胸胁，故仲夏之人，多病胸膈痞满，而两胁胀痛也。中央湿气触发之病，在于脾，脾统肠胃，故长夏之人，多病注下而洞泄，失热化而寒中也。西风触发之病在于肺，肺主收敛，热为凉束，故人至秋，多因金火相战，而病①寒热往来之风疟也。此风触发之病在于肾，肾主闭藏，阴盛阳衰，故人至冬，多因封固不密，而病寒气凝结之痹厥也。

故冬不按跻春不鼽衄，春不病颈项，仲夏不病胸胁，长夏不病洞泄寒中，秋不病风疟，冬不病痺痹厥、飧泄而汗出也。［批］阴阳二跷乃奇经，阳跻主真阳，阴跷主真阴，二跷皆阴阳会聚之所，按摩即动，冬主闭藏，故以不按为吉。飧泄、汗出两症，虽多因饮食不节、起居未谨所致，然亦有精耗肾虚者，当冬而见此症，阅者不可不知。跻，音乔。痹，音畀。

注：按，摩也。跻，奇经阴跻、阳跻也。痹者，风寒湿三气杂至，合而为痹也。

讲：虽然四时之风邪，必因五脏有虚邪，乃能以类相感触发而为病。故冬宜闭藏，以固阴阳。阴跻、阳跻，即阴阳之门户也，能不按摩则气聚精生，天一所生之水有本矣。水生则木生，肝无虚邪，故春不病鼽衄、颈项矣。木生则火生，心无虚邪，故夏不病胸胁矣。火生则土生，脾无虚邪，故长夏不病洞泄寒中矣。土生则金生，肺无虚邪，故秋不病风疟矣。金生则水生，肾无虚邪，故冬不病痹厥矣。可见五行相生，四维之邪气难伤，即偶有饮食未节，起居未谨，为邪风所伤，变而生飧泄、汗出等症，亦自易解也。

夫精者，身之本也，故藏于精者，春不病温。夏暑汗不出者，秋成风疟。［批］人之一身，固以阴精为本，阴精能固，保无春温之疾矣。然至夏而中暑热者，又宜疏散，切不可以藏精之说，实固此精，致使汗不得出，至秋而成风疟之症。此特举平人之肾不虚者而言，治病者其变通之。**此平人脉法也。**藏，平声。

注：本，根本。平，常也。暑为热邪，本当有汗。当汗，而汗不得出，故令秋疟。

① 病：底本字迹不清，据文义补。

讲：冬不按跷，为藏精计也。今夫精也者，人身之根本也，本不虚，乃无病，故能藏精于精室者。肾实水足，非但冬不伤寒，即至春日，亦无郁寒作变，而病阴火为患之温，然非所论于夏也。彼夏宜疏泄，使恐其泄精，当汗而逆之不出，则暑邪内伏，一遇秋风凄切，暑发于内，凉中于外，寒热交战，而成疟矣。此诊平人有病无病之脉法如是也。

故曰：阴中有阴，阳中有阳。平旦至日中，天之阳，阳中之阳也；日中至黄昏，天之阳，阳中之阴也；合夜至鸡鸣，天之阴，阴中之阴也；鸡鸣至平旦，天之阴，阴中之阳也。故人亦应之。通节“中”字，俱平声。［批］此见人身一小天地，其阴阳循环之气，亦相应相参，无有或殊也。

注：此节盖言天日夜之阴阳，以明人身之阴阳也，故下章即脏腑腹背，以申明其共相疏应不爽之故也。

讲：故古语云：阴中有阴，阳中有阳。然有阳中之阳，即有阳中之阴，于何辨之？不见夫一昼之间，由平旦至日中，天之阳也，固为阳中之阳；若由日中至黄昏，虽亦天之阳也，而阳以降而阴以升，则又为阳中之阴矣。抑有阴中之阴，即有阴中之阳，其又奚言？试思夫一夜之中，自合夜至鸡鸣，天之阴也，固为阴中之阴，若由鸡鸣至平旦，虽亦天之阴也，而阴以消阳以长，则又阴中之阳矣。阴阳之循环于天者如此，故人之阴阳，亦与天相应而流行不息也。

夫言人之阴阳，则外为阳，内为阴。言人身之阴阳，则背为阳，腹为阴。言人身之脏腑中阴阳，则脏者为阴，腑者为阳。肝、心、脾、肺、肾，五脏皆为阴；胆、胃、大肠、小肠、膀胱、三焦，六腑皆为阳。所以欲知阴中之阴，阳中之阳者，何也？为冬病在阴，夏病在阳，春病在阴，秋病在阳，皆视其所在为施针石也。故背为阳，阳中之阳，心也；背为阳，阳中之阴，肺也；腹为阴，阴中之阴，肾也；腹为阴，阴中之阳，肝也；腹为阴，阴中之至阴，脾也。此皆阴阳表里，内外雌雄，相输应也，故以应天之阴阳也。“为冬病在阴”，“为”字，去声，与“谓”同义。[批] 阴阳部位大势如此。其于邪之阴阳。又当详别。

注：针石者，高氏之山有石如玉，可以为针，施者刺之而泻邪气也。雌雄者，如肝为雌、胆为雄之类。

讲：人之阴阳，固与天相应矣。则夫言人之阴阳，必以身外为阳，以身内为阴矣。言人身之阴阳，必以背后为阳，以腹前为阴矣。言人身脏腑之阴阳，必以脏为阴，而心、肝、脾、肺、肾，五者皆阴矣；以腑为阳，而胆、胃、大、小肠、膀胱、三焦，六者皆阳矣。夫何难知？然所以必欲知人身之阴中阳、阳中阴者，何也？盖为其冬病，肾也，位居下焦而在阴；夏病，心也，位居上焦而在阳；春病，肝也，位居下焦而在阴；秋病，肺也，位居上焦而在阳，皆当视其病之所在，为施针石以泻去其邪。故人身背为阳，而心火属阳，以阳居阳位，是为阳中之阳者，心也。抑背为阳，而肺金属阴，以阴居阳位，是为阳中之阴者，肺也。人身腹为阴，而肾水属阴，以阴居阴位，是为阴中之阴者肾也。抑腹为阴，而肝木属阳，以阳居阴位，是为阴中之阳，肝也。且腹为阴，而脾土为至阴，以太阴居阴位，是为阴中之至阴者，脾也。凡此皆一阴一阳之为表为里，为内为外，为雌为雄，交相转输，以为应也。故谓人以一身之阴阳，应天之阴阳也。

帝曰：五脏应四时，各有收受乎？岐伯曰：有。东方青色，入通于肝，开窍于目，藏精于肝，其病发惊骇，其味酸，其类草木，其畜鸡，其谷麦，其应四时，上为岁星，是以春气在头也，其音角，其数八，是以知病之在筋也，其臭臊。藏，平声。臊，音搔。

注：收，取也。受，得也。味酸者，《尚书》“曲直作酸”。畜鸡者，《易》“巽木为鸡”。岁星，木星也。角，木音。八者，木生数三，成数八也。臭，谓气也。臊，腥也。

讲： 黄帝曰：五脏本乎五行，五行之应四时，我固知木旺春，火旺夏，金旺秋，水旺冬，各管七十二日，土藏四季之末，亦各季管十八日，收受自有在矣。不知五脏之应四时，亦各有取五行之气而为收，得五行之气而为受者乎？岐伯对曰：收受之说，各皆有之。彼四时之气，春自东来，东方属木，为青色，入通五脏，与肝相应，肝主色，目司色，故肝之窍外开于目。肝主藏魂，木生魂，故木之精，内藏于肝。况东方生风，风生木，木应肝，肝主惊，故其病发，多主惊骇。推之味之入于肝者，则为酸；象之取其类者，则为草木；畜之属于木者，则为鸡；谷之成于春者，则为麦；应四时而在上天者，则为木气所凝之岁星；肝俞在颈项，是以春气病在头也；兼木之成音为角；木之成数为八；肝主筋者也，既与木应，是以知病之在筋也；物因木变，则气腥臊，故肝之为气，其臭臊焉。肝脏应春，发为形、色、气、味、音如此，其收受不从可知哉。

南方赤色，入通于心，开窍于舌①，藏精于心，故病在五脏。其味苦，其类火，其畜羊，其谷黍，其应四时，上为荧惑星，是以知病之在脉也，其音徵，其数七，其臭焦。藏，平声。

注： 味苦者，《尚书》“炎上作苦”。畜羊者，月令谓火畜。荧惑，火星也。徵，火音。七者，火生数二，成数七也。焦，火臭味也。

讲： 四时之气，夏自南来，南方属火，为赤色，入通五脏，与心相应。心为舌本，舌乃心苗，故心之窍，外开于舌。心通神明，火主神明，故火之精，内藏于心。况南方生热，热生火，火应心，火胜则阳亢阴微，故病在五脏。推之味之入于心者，则为苦；象之取其类者，则为火；畜之属于火者，则为羊；谷之成于夏者，则为黍；应四时而在上天者，则为火气所凝之荧惑星；心主血脉，火象血脉，是以知病之在脉也；兼火之成音为徵；火之成数为七；心既应火，故气之出于心者，亦犹物因火变为焦，而其臭焦焉。

---

① 舌：《素问》作“耳”。

中央黄色，入通于脾，开窍于口，藏精于脾，故病在舌本，其味甘，其类土，其畜牛，其谷稷，其应四时，上为镇星，是以知病之在肉也，其音宫，其数五，其臭香。藏，平声。

注：味甘者，《尚书》“稼穑作甘”。畜牛者，牛性属土也。镇星，土星也。宫，土音。五者，土之生数五也。香，馨香。

讲：四时之气，每季之末，自中央来，中央属土，为黄色，入通五脏，与脾相应，脾主水谷，口纳水谷，故脾之窍，外开于口。土生意，脾藏意，故土之精，内藏于脾。况中央生湿，湿生土，土应脾，脾脉连舌本，散舌下，故病在舌本。推之味之入于脾者，则为甘；象之取其类者，则为土；畜属于土者，则为牛；谷之成于长夏者，则为稷；应四时而在上天者，则为土气所凝之镇星；脾主肌肉，是以知病之在肉也；兼土之成音为宫；土之生数为五；脾既应土，故气之出于脾者，亦犹物因土变为香，而其臭香焉。

西方白色，入通于肺，开窍于鼻，藏精于肺，故病在臂①。其味辛，其类金，其畜马，其谷稻，其应四时，上为太白星，是以知病之在皮毛也，其音商，其数九，其气腥。藏，平声。

注：味辛者，《尚书》“从革作辛”是也。畜马者，《易》“乾为马”是也。太白，金星。商，金音。九者，金之生数四，成数九也。腥，秽也，又生肉气。

讲：四时之气，秋自西来，西方属金，为白色，入通五脏，与肺相应，肺主气，鼻通息，故肺之窍，外开于鼻。肺藏魄，金生魄，故金之精，内藏于肺。况西方生燥，燥生金，金应肺，肺俞在肩臂，故病在臂。推之味之入于肺者，则为辛；象之取其类者，则为金；畜之属于金者，则为马；谷之成于秋者，则为稻；应四时而在天上者，则为金气所凝之太白星；肺主皮毛，金象皮毛，是以知病之在皮毛也；兼金之成音为商；金之成数为九；肺既应

① 臂：《素问》作“背”。

金，故肺之气，亦犹物因金变为腥，而其臭腥焉。

北方黑色，入通于肾，开窍于耳，藏精于肾，故病在溪，其味咸，其类水，其畜彘，其谷豆，其应四时，上为辰星，是以知病之在骨也，其音羽，其数六，其臭腐。藏，平声。

注：耳，为肾之窍也。溪，肉之小会也。味咸者，《尚书》“润下作咸”是也。彘，猪也。畜彘者，彘色黑以象水，又水畜也。辰星，水星。羽，水音。六者，水生数一，成数六也。腐，朽也，以凡物朽皆成水也。

讲：四时之气，冬自北来，北方属水，为黑色，入通五脏，与肾相应，肾主耳，故肾之窍，外开于耳。肾藏志，水生志，故水之精，内藏于肾。肾俞在腰股，故病在肉之小会。推之味之入于肾者，则为咸；象之取其类者，则为水；畜之属于水者，则为彘；谷之成于冬者，则为豆；应四时而在天上者，则为寒气所凝之辰星；水通肾，肾主骨，是以知病之在骨也；兼水之成音为羽；水之成数为六；肾既应水，故肾之气，亦犹物因水变为腐，而其臭腐焉。

故善为脉者，谨察五脏六腑，一逆一从，阴阳表里，雌雄之纪，藏之心意，合心于精，［批］察脉之道，无过于此，然必先明于心，而后以心中之脉象，审病人之脉象，且以病人之脉象，求合于心中之脉象。如果一丝不易，至于精微，方为得道。区区仅察其从逆，而未深断夫阴阳之化者，乃不足以言道也。非其人勿教，非其真勿授，是谓得道。藏，平声。

注：为，察也。纪，条序也。授，传授也。

讲：所以善察经脉之所在者，谨察五脏六腑，所感五方五行之气，发而为病。或反时而逆，或顺时而从，或偏于阳，或偏于阴，以及在表在里，为雌为雄，一切条序辨别的当，藏之心意，复为揆度。其所察之阴阳、表里、雌雄，如果证合其脉，脉合其心，至于精微之境，然后择人而教，苟非其人，慎勿轻教。且已非真有所得，亦勿妄授以误人，是之谓得治生之道者也。

阴阳应象大论篇第五

此篇言阴阳平偏，内虚外邪，以及气绝，皆应乎象也。

黄帝曰：阴阳者，天地之道也，万物之纪纲，变化之父母，生杀之本始，神明之府也，治病必求其本。[批] 治病必求其本。何者为本？治病者其识之。

注：纪，条纪。纲，纲领。自无而有，谓之变；自有而无，谓之化。生杀者，言物得阳气则生，得阴气则死也。

讲：黄帝曰：一阴一阳，即一天一地之道也。天位乎上，地位乎下，二气交感，而万物生，变化成，生杀著。卒之万物并育，而不相为害，孰纲纪之？天地也。变化无方而不遗其类，孰父母之？天地也。生杀自然，而不违其时，孰本始之？天地也。然天地之所以纲纪万物，父母变化，本始生杀者，仍不外此阴阳之升降，则阴阳不即寓莫测之妙，隐无碍之精，而为神明之府也哉。人身一小天地也，阴阳备具。所以治病者，必求其本之在阴在阳，乃能辅正就偏也。

故积阳为天，积阴为地。阴静阳燥，阳生阴长，阳杀阴藏。阳化气，阴成形，寒极生热，热极生寒。寒气生浊，热气生清。清气在下，则生飧泄；浊气在上，则生䐜胀。此阴阳反作，病之逆从也。长，上声。藏，平声。[批] 阴阳二字，即治病之本也。盖病之生也，不外阴阳二气，二气反作，则病之从逆立现。从此治之，是谓得本。

注：积，聚也。浊，重浊。清，轻清。䐜者，肉胀起也，《字林》“邪气胀肉曰䐜”。胀，谓腹满。逆，返也。从，顺也。

讲：故古云：阳气积聚而为天，阴气积聚而为地者，以阴柔而静，有似于地之道，阳刚而躁，有似于天之道。况春夏之时，天以阳气生万物，地即以阴气长万物。秋冬之时，天以阳气杀万物，地即以阴气藏万物。可见阳也者，化气者也，积阳为天，以化气言也；阴也者，成形者也，积阴为地，以成形言也。天地之道，交相为用；阴阳之气，互为其根。故寒极则生热，热极则生寒。寒为阴，寒气积则生重浊；热为阳，热气积则生轻清。轻清上浮为天，宜在上，若逆而在下，则热气急速，必生飧泄之病。重浊下凝为地，宜在下，若逆而在上，则阴邪实中，必生䐜胀之疾。此阴阳颠倒，清浊不得其位，故病之所以为从为逆也。

故清阳为天，浊阴为地，地气上为云，天气下为雨，雨出地气，云出天气。［批］此节言人之饮食入胃，游溢精气，上输于脾，脾气散精，上归于肺。上焦开发，若雾露焉，无异地气之上而为云也。肺行降下之输膀胱，水精四布，无异天气之下而为雨也。膀胱为州都之官，津液藏焉，气化则能出，是亦雨出地气。上焦如雾，其氤氲者，心肺和而出之，是亦云出天气也。总之，精气调和，而阴阳之升降无乖，即天地交通，而云雨之行施有度也。阴阳各有所出之窍，与所发、所走、所实、所归之部分如此，阴阳原可不分辨哉？

注：出，通也。此本上言阴阳颠倒，致生诸疾，故特提出清阳、浊阴一段，以使人知天地阴阳之升降，而明夫人身阴阳升降之故也。

讲：故气之轻清而阳者，上升①为天；气之重浊而阴者，下凝为地。阴阳得位，是以云行雨施。然云虽为章于天，而实地气之上升也；雨虽泽沛于地，而实天气之下降也。究之地气本不自出，必得雨乃出，而上升于天为云，是雨即出地气者也。天气亦不自出，必得云乃出，而下降于地为雨，是云即出天气者也。知云雨之行施，即知天地之交通矣，知天地之交通，即知阴阳之升降矣。

故清阳出上窍，浊阴出下窍。清阳发腠理，浊阴走五脏。清阳实四肢，浊阴归六腑。

---

① 上升：底本字迹不清，据文义补。

注：出者，表而出之于外也。发，发泄。走，流走。实，坚实。归，宿也。

讲：阳亲乎上，故清气从耳、目、口、鼻之上窍出；阴亲乎下，故浊气从二便之下窍出。阳在于表，故清气发泄，在于肌肉之腠理；阴在于里，故浊气行走在于肝、心、脾、肺、肾之五脏。阳主乎外，故清气能充实身外，两手两足之四肢；阴主乎内，故浊气则归宿身内之胆、胃、大小肠、膀胱、三焦之六腑也。

水为阴，火为阳，阳为气，阴为味，味归形，形归气，气归精，精归化，精食气，形食味，化生精，气生形，味伤形，气伤精，精化为气，气伤于味。［批］水阴火阳，人固知之；味阴气阳，人则未必知之。即是知之，而其中之为归、为食、为生、为伤，谁从而辨之。欲洞悉阴阳之妙，以补正而救偏者，尚其于此节精研之。

注：形，形体。气，脏气。精，精微。化，神化。食，养也。

讲：水寒而静为阴，火热而躁为阳。阳为臊、焦、香、腥、腐之五气，阴为酸、苦、甘、辛、咸之五味。味入于脏，则酸生肝，而肝生筋；苦生心，而心生血；甘生脾，而脾生肉；辛生肺，而肺生皮毛；咸生肾，而肾生骨髓，归于形者也。形为五脏之外候，筋实则肝旺而生心，血实则心旺而生脾，肉实则脾旺而生肺，皮毛实则肺旺而生肾，骨髓实则肾旺而生肝，归于气者也；脏气充足，则肝不受风邪，不为怒伤而魂生；心不受热邪，不为喜伤而神生；脾不受湿邪，不为思伤而意生；肺不受凉邪，不为忧伤而魄生；肾不受寒邪，不为恐伤而志生，归于精者也。精藏精室，则魂不惊，内生其仁，外明其目；神不散，内生其礼，外华其舌；意不虚，内生其信，外荣其口；魄不飞，内生其义，外滋其鼻；志不纷，内生其智，外聪其耳，归于化者也。总之，精无气不生，气曰归精，以精食气故也；形无味何养，味曰归形，以形食味者也；化无精不变，精曰归化，以化生于精故也；气无形不聚，形曰归气，以气生于形故也。然形虽食味耳，味若太过则反伤乎形，精虽食气，而气若偏盛，则反伤乎精。精受其伤，将见虚邪传变：肝木之精，化为臊气；心火之精，化为焦气；脾土之精，化为香气；肺金之精，化为腥气；肾水之精，化为腐气。脏气外泄，由是臊气胜，则伤于味之酸，而肝不受；焦气胜，则伤于味之苦，而心不受；香气胜，则伤于味之甘，而脾不受；腥气胜，则伤于味之辛，而肺不受；腐气胜，则伤于味之咸，而肾不受。虽有嘉味与脏气相反，必恶而不食也。

阴味出下窍，阳气出上窍。味厚者为阴，薄为阴之阳。气厚者为阳，薄为阳之阴。味厚则泄，薄则通。气薄则发泄，厚则发热。泄，俱音洩。［批］观乎此，即知用药之妙矣，且知受病之原矣。

注：下实物曰泄，散积气曰通。发泄者，表散也。发热者，助火也。

讲：浊阴出下窍，彼酸、苦、甘、辛、咸之五味，皆浊阴所成，故悉出下窍。清阳出上窍，彼臊、焦、香、腥、腐之五气，皆清阳所化，故悉出上窍。然味虽为阴，必味之厚者，乃为纯阴，若其味薄，则又为阴中之阳矣。气虽为阳，必气之厚者，乃为纯阳，若其气薄，则又为阳中之阴矣。阴主润下，故味之厚者，则利泄，薄者则利通。阳主炎上，故气之薄者，则发散，厚者则发热。

壮火之气衰，少火之气壮。壮火食气，气食少火。壮火散气，少火生气。少，俱去声。［批］火胜伤气，火温养气。

注：壮，太盛也；少，微温也。食气之食，谓销铄也。气食之食，谓滋助也。散，散耗。生，生长。

讲：火，阳也，气亦为阳。宜乎火胜者气宜胜，火弱者气宜弱。而古之论火与气者，则曰火太胜而壮者，其气必衰，火未胜而少者，其气必壮焉。盖以火太胜而壮则热，热则伤气，是气为壮火所食。火未胜而少则温，温则养气，是少火为气所食。夫气既为壮火所食，则火日旺，而气日弱。气不已因壮火销铄，愈食而愈耗散乎？是散气者，壮火也，故云壮火之气必衰。抑少火既为气所食，则火益少，而气益长，气不因少火温养，渐食而渐滋生乎？

是生气者少火也，故云少火之气必壮。

气味辛甘发散为阳，酸苦涌泄为阴。阴胜则阳病，阳胜则阴病。阳胜则热，阴胜则寒。重寒则热，重热则寒。重，俱平声。[批] 阴胜者阳必病，阳胜者阴必病。若阴已胜，而复进以酸苦之品，值以寒凉之时，则寒极生热，阳至此而将绝矣。若阳已胜，而复进以辛甘之品，值以暑热之时，则热极生寒，阴至此而将绝矣。

注：此言治病者，当先审药之阴阳，时之阴阳，然后一察病之阴阳，庶无阴阳颠倒之患矣。

讲：气与味，固有阴阳之分，而味之中亦有阴阳之别。如辛能散风，甘能益气，是味之阳也；酸主收敛，苦主下泻，是味之阴也。总之阴阳，不可偏盛。若偏于阴而阴胜，则阳消于阴，而阳必病；偏于阳而阳胜，则阴伤于阳，而阴必病。且病在阴，则阴愈弱，而阳愈胜，因作大热；病在阳，则阳愈弱，而阴愈胜，因作大寒。甚至阴太过，至于重寒，则阴极似阳，反生热症。阳太过，至于重热，则阳极似阴，反生寒症。亦如天地之气，夏至阴生、冬至阳生一般，治者宜详审之。

寒伤形，热伤气，气伤痛，形伤肿。故先痛而后肿者，气伤形也；先肿而后痛者，形伤气也。[批] 寒热为病，可于形气间得之，并可于肿痛间辨之，岂难知哉？

注：痛与肿，皆兼形气言，但分先后，以别寒热耳。

讲：寒，阴也，阴寒则血脉凝结，其伤在形。热，阳也，阳热则内外沸腾，其伤在气。气，无形者也，其受伤则主内痛。形，有质者也，其受伤则主外肿。故病之先痛后肿者，皆属气先病，而后伤及形也。病之先肿而后痛者，皆属形之先病而后伤及气也。凡此总由经气不运失其常度，故气血受伤，有先后之病形也。

风胜则动，热胜则肿，燥胜则干，寒胜则浮，湿胜则濡泻。[批] 阴阳气伤，因五风传变，各有见症之不同如此，可不慎之。

注： 风、热为阳邪，燥、寒、湿为阴邪。

讲： 又况阴阳气伤，复有五气为病。如风气过胜，则筋受其病，而为掉眩、摇头、牵制、拘挛等症，所谓动也。热气过胜，则血受其病，而为丹熛①痈肿、腹大等症，所谓肿也。燥气过胜，则阴气凝滞，津液为之竭涸，而干枯矣。寒气过胜，则血脉不流，阳气不得运动，而虚浮矣。湿气过胜，则土受其伤，不能统摄，而下注为濡泻之症矣。

天有四时五行，以生长收藏，以生寒暑燥湿风，人有五脏化五气，以生喜怒悲忧恐。［批］病之生也，不外此五风七情，慎疾者其自谨之。**故喜怒伤气，寒暑伤形，暴怒伤阴，暴喜伤阳。厥气上行，满脉去形。喜怒不节，寒暑过度，生乃不固。故重阴必阳，重阳必阴。**长，上声。藏，平声。重，平声。

注： 暴怒、暴喜，言喜怒无常也。厥，逆也。去，离去也。节，限制也。度，常法也。

讲： 总之，人身之阴阳，亦天之阴阳也。天有四时五行之气，乃以春之生、夏之长、秋之收、冬之藏，生其水之寒、火之热、金之燥、土之湿、木之风。人有五脏，运化五气，以生心志之喜、肝志之怒、肺志之悲、脾志之忧、肾志之恐。喜从心出，怒从肝出，心为阳中之阳，肝为阴中之阳，阳主乎气，故所伤在气；寒邪入肾，暑邪入心，心主形之血脉，肾主形之骨髓，皆统乎形，故所伤在形。况暴怒则气逆，气逆则血亦逆，故所伤在阴；暴喜则气缓，气缓则气不续，故所伤在阳。合喜怒寒暑所伤观之，可知厥逆之气上行，其脉必因邪实而满，脉满则邪日生，而形日伤，真气渐退，若与形骸相离去焉。甚矣！喜怒无常则伤气，寒暑失宜则伤形，暴怒暴喜则伤阴阳，可见不节过度者，生即因之而不固。阴阳之不可偏胜如此，故古语云：重阴

---

① 丹熛（biāo 标）：病名，又名丹毒赤游。症见患处皮肤红如涂丹，热如火灼。

必变阳症，重阳必变阴症。

故曰：冬伤于寒，春必温病。春伤于风，夏生飧泄。夏伤于暑，秋必痎疟。秋伤于湿，冬生咳嗽。飧、痎音解，俱见前。［批］人若不避寒暑，不寡七情，鲜不至有重阴变阳、重阳变阴等症，发见于四时中者。

注：有声无痰曰咳，有痰曰嗽，有声有痰曰咳嗽。

讲：惟其重阴变阳，重阳变阴。故古有之曰：冬，时之阴也；寒，气之阴也。冬伤于寒，是为重阴，重阴必阳，故至春气升发，郁寒为热，自内达外，必生温病。春，时之阳也；风，气之阳也。春伤于风，是为重阳，重阳必阴，故夏至阴生风邪入脾，变为寒中，必生飧泄。夏者，时之阳也；暑，亦气之阳。夏伤于暑，乃属重阳，故至秋气清凉，热为凉束，阴阳气争，必生痎疟。秋者，时之阴也；湿，亦气之阴。秋伤于湿，乃属重阴，故冬至阳生，湿气入肺，变为气逆，必生咳嗽。凡此皆不避寒暑，不寡七情，致有四时之病，而又不及时图治之过也。

帝曰：余闻上古圣人，论理人形，别列脏腑，端络经脉，会通六合，各从其经，气穴所发，皆有处名，溪谷属骨，皆有所起，分部逆从，各有条理，四时阴阳，尽有经纪，外内之应，皆有表里，其信然乎？处，去声。［批］论理人形，以此为要。凡为医者，皆当辨别。

注：理，治理。形，身也。别，分别。列，条列。端络，发端之络。经脉，脉之直行如经也。两经齐至，谓之会。一络相贯，谓之通。六合者，十二经表里相合而为六也。条，条序。理，文理。经，常也。纪，会也。

讲：黄帝论及此，而复述所闻。以问岐伯曰：上古之圣人，所论治理人身之病者，必分别脏腑之部位，孰列于阴，孰列于阳；某脏某腑之络，发端在何处；某脏某腑之脉，直行到何处；与同两经齐至，会于何处；一络相贯，通于何处；十二经之为表为里，孰与孰相配合，以象阴阳，皆各从其在脏在腑之经，而别列之。至于脏腑感受之气，脏腑传送之穴，其所发泄，皆有各处之名目。肉小会之溪，大会之谷，其属于骨者，皆有所起之部位。分部之为逆为从，各有不紊之条理，四时之为阴为阳，尽有应合之经纪，以及身内身外之应象，皆有在表在里之不同，果真实不虚而信其必然乎？

岐伯对曰：东方生风，风生木，木生酸，酸生肝，肝生筋，筋生心，肝主目。其在天为玄，在人为道，在地为化。化生五味，道生智，玄生神。神在天为风，在地为木，在体为筋，在脏为肝，在色为苍，在音为角，在声为呼，在变动为握，在窍为目，在味为酸，在志为怒。怒伤肝，悲胜怒；风伤筋，燥胜风；酸伤筋，辛胜酸。握，音屋。[批] 在天为玄六句，统贯下四节而言，正见天地与人实属一体，分阴分阳，四时之造化，变更者不同，故其为病亦异也。

注：呼，出气。又呼号，怒声也。握，把握。《说文》"搤持也"。陆佃云：握者，持五指也。在外为持，在内为握，即指合于掌也。

讲：岐伯对曰：太青之气根于巽，见于春，来于东方。发则生风，风为木气，动则木生，木曰曲直作酸者也。酸味入脏则生肝，肝气发荣则生筋。木为火之母，木为肝之窍，故生心者筋，主目者肝也。然其间有五风、五行、五味、五脏、五官、五色、五音，以及七情之偏，分应五方，而各胜者，则不得不即天地与人而剖论之。彼四时阴阳之气，其在天则为玄运，在人则为常道，在地则为变化。化成则形气备，而生五味。道立则灵明具，而生智慧。玄运则变化莫测，而生神明。神也者，统阴阳而行四时，总三才而成造化者也。今姑以其在东方言之，彼东方之神在天，则应春之玄气而为风；在地，则象巽之变化而为木；及至于人，则道无不该。非但在全体之中而为筋；在五脏之内而为肝；在五色之间而为苍；即在五音，则和长而为角；在五声，则号怒而为呼；在变动，则搐搦而为握；在窍，则别五色而为目。神之莫测，至矣哉！若以化生味论，在味则物由木变而为酸。以道生智论，在志则肝为将军而主怒。但怒者，人之情也，过于怒，则气上并于肝经，而肝反自伤。

怒伤肝者，木失其道也，非金无以克制，悲为肺志，则胜怒者，其惟悲乎？风者，天之气也，过于风，则木气乘其玄，运筋为风。郁风伤筋者，木盛故也，非金何由能制？燥为金气，故胜风非燥不可。酸者，地之味也，过于酸，则木味助其风化，而肝难生筋。酸伤筋者，亦是木盛，非金亦无由制。辛为金味，故胜酸，必取诸辛。

南方生热，热生火，火生苦，苦生心，心生血，血生脾，心主舌。其在天为热，在地为火，在体为脉，在脏为心，在色为赤，在音为徵，在声为笑，在变动为忧，在窍为舌，在味为苦，在志为喜。喜伤心，恐胜喜；热伤气，寒胜热；苦伤气，咸胜苦。

注：笑者，喜而解颐。启，齿也。忧者，心气不足而抑郁也。喜，悦也，乐也。

讲：太丹之气根于离，见于夏，来于南方，发则生热，热为火气，热极则火生，火曰炎上，作苦者也。苦味入脏，则生心，心气发荣则生血。火为土之母，舌乃心之苗，故生脾者血，主舌者心也。若论其神，在天，则应夏之玄气而为热；在地，则象离之变化而为火；及至于人，亦道无不该。非但在全体之中而为脉；在五脏之内而为心；在五色之间而为赤；即在五音，则和美而为徵；在五声，则喜乐而为笑；在变动，则抑郁而为忧；在窍，则辨百味而为舌。神之莫测，至矣哉！至以化生味论，在味则物由火变而为苦。以道生智论，在志则心为君主而主喜。但喜者，人之情也，过于喜则气缓无以续阳，而心反自伤。喜伤心者，火失其道也，非水无以克制。恐为肾志，则胜喜者，其惟恐乎？热者，天之气也，过于热，则火气乘其玄，运气为火，食热伤气，火盛故也，非水何由能制？寒为水气，故胜热，非寒不可。苦者，地之味也，过于苦，火味助其热化。肺为心克，若伤气，亦是火盛，非水亦无由制。咸为水味，故胜苦，必取诸咸。

中央生湿，湿生土，土生甘，甘生脾，脾生肉，肉生肺，脾主口。其在天为湿，在地为土，在体为肉，在脏为脾，在色为黄，在音为宫，在声为歌，在变动为哕，在窍为口，在味为甘，在志为思。思伤脾，怒胜思；湿伤肉，风胜湿；甘伤肉，酸胜甘。

注：歌，咏也。《释名》“人声曰歌”，谓长引其声以歌咏也。哕，逆气也，有声无物曰哕。

讲：大梵之气，根于艮，见于长夏，来于中央。发则生湿，湿为土气，润湿则土固，土爰稼穑，作甘者也。甘味入脏，则生脾，脾气发荣则生肉。土为金之母，口为脾之窍，故生肺者肉，主口者，脾也。若论其神，在天，则应长夏之玄气为湿；在地，则象艮之变化而为土。及至于人亦道无不该。非但在全体之中而为肉；在五脏之内而为脾；在五色之间而为黄；即在五音，则大且和而为宫；在五声，则和且缓而为歌；在变动，则气逆而为哕；在窍，则司纳水谷而为口，神之莫测，至矣哉！至以化生味论，在味则物由土变而为甘。以道生智论，在志则脾主意念而为思者。但思，人之情也。过于思，则气郁而意不伸，脾反自伤。思伤脾者，土失其道也，非木无以克制。怒为肝志，则胜思者，其惟怒乎？湿者，天之气也，过于湿，则土气乘其玄运，肉为湿，淫湿伤肉者，土盛故也，非木何由能制？风为木气，故胜湿，非风不可。甘者，地之味也，过于甘，则土味助其湿化，而脾难生肉，甘伤肉，亦是土盛。非木亦无由制，酸为木味，故胜甘必取诸酸。

西方生燥，燥生金，金生辛，辛生肺，肺生皮毛，皮毛生肾，肺主鼻。其在天为燥，在地为金，在体为皮毛，在脏为肺，在色为白，在音为商，在声为哭，在变动为咳，在窍为鼻，在味为辛，在志为忧。忧伤肺，喜胜忧；燥伤皮毛，热胜燥；辛伤皮毛，苦胜辛。

注：哭，哀号也。咳，解见前。

讲：太素之气，根于兑，见于秋，来于西方，发则生燥，燥为金气，清燥则金生，金曰从革，作辛者也。辛味入脏，则生肺，肺气发荣，则生皮毛。金为水之母，鼻为肺之窍，故生肾者皮毛，主鼻者肺也。若论其神，在天，则应秋之玄气而为燥；在地，则象兑之变化而为金；及至于人亦道无不该。非但在全体之中而为皮毛；在五脏之内而为肺；在五色之间而为白；即在五音，则轻劲而为商；在五声，则哀痛而为哭；在变动，则气滞不和而为咳；在窍，则通呼吸而为鼻。神之莫测，至矣哉！至以化生味论，在味，则物由金变而为辛。以道生智论，在志，则肺主治节，而为忧。但忧者，人之情也，过于忧，则气盛而郁抑转甚，肺反自伤。忧伤肺者，金失其道也，非火无以克制。喜为心志，则胜忧者，其惟喜乎？燥者，天之气也，过于燥，则金气乘其玄运，皮毛因燥而憔悴。燥伤皮毛，金盛故也，非火何由能制？热为火气，故胜燥，非热不可。辛者，地之味也，过于辛，则金味助其燥化，而肺难生其皮毛。辛伤皮毛，亦是金盛，非火亦无由制。苦为火味，故胜辛，必取诸苦。

北方生寒，寒生水，水生咸，咸生肾，肾生骨髓，髓生肝，肾主耳。其在天为寒，在地为水，在体为骨，在脏为肾，在色为黑，在音为羽，在声为呻，在变动为慄，在窍为耳，在味为咸，在志为恐。恐伤肾，思胜恐；寒伤血，湿胜寒；咸伤血，甘胜咸。

[批] 合观以上五节，可知某脏之病，所主者某气，所现者某症，所食者某味，所发者为某声色，治之宜用何药也。

注：呻，吟声。慄，战慄，寒甚貌。

讲：太玄之气，根于坎，见于冬，来于北方，发则生寒，寒为水气，寒阴则水生，水曰润下，作咸者也。咸味入脏，则生肾，肾气发荣，则生骨髓。水为木之母，耳为肾之窍，故生肝者髓，主耳者肾也。若论其神，在天，则应冬之玄气而为寒；在地，则象坎之变化而为水；及至于人亦道无不该。非但在全体之中而为骨；在五脏之内而为肾；在五色之间而为黑；即在五音，则沉深而为羽；在五声，则哀吟而为呻；在变动，则寒战而为慄；在窍，则司听而为耳，神之莫测，至矣哉！至以化生味论，在味，则物由水变而为咸。以道生智论，在志，则肾主作强而为恐。但恐者，人之情也，过于恐，则气下并于肾经，而肾自伤。恐伤肾者，水失其道也，非土无以克制。思为脾志，则胜恐者，其惟思乎？寒者，天之气也，过于寒，则水气乘其玄，运血因寒而凝涩。寒伤血，阴盛故也，非甘温不能散。湿之味甘，故胜寒，必取诸湿。咸者，地之味也，过于咸，则水味助其寒化，心为肾克。咸伤血，亦是水盛，非土无由制。甘为土味，故胜咸，必取诸甘。

故曰：天地者，万物之上下也；阴阳者，血气之男女也；左右者，阴阳之道路也；水火者，阴阳之征兆也；阴阳者，万物之能始也①。故曰：阴在内，阳之守也；阳在外，阴之使也。［批］阴与阳守而在内，阳与阴使而在外，犹之男女也，左右也，水火也，上下也。万物之所以成始而成终也，顾可令其偏盛哉。

注：征，考征。兆，兆见。守，镇守。使，役使。

讲：故古有之曰：天覆地载者，万物之为上、为下而中处也。阳雄阴雌者，血气之为男、为女而并行也。左旋右转者，阴阳之为道、为路而循环也。水寒火热者，阴阳之为征、为兆而昭著也。阴受阳施者，万物之能变化、能生成而得其始基也。所以谓阴静而在内，为阳之镇守也；阳动而在外，为阴之役使也。不足见阴阳，相为内外，诚不可须臾离者哉！知其不可离，即知其不可偏胜矣。学者其慎之。

帝曰：法阴阳奈何？岐伯曰：阳盛则身热，腠理闭，喘粗，为之俛仰，汗不出而热，齿干以烦冤，腹满死，能②冬不能夏。阴胜则身寒，汗出身常清，数慄而寒，寒则厥，厥则腹满死，能夏

---

① 能始：元始；根源。王冰注："谓能为变化之生成之元始。"孙诒让《札迻·<素问>王冰注》："能者，胎之借字。《尔雅·释诂》云：'胎，始也。'《释文》云：'胎，本或作台。'《史记·天官书》：'三能，即三台。'是胎、台、能古字並通用。"能，通"胎"，与始同义复用，开始。

② 能：通"耐"。受得住。《荆楚岁时记》："椒是玉衡星精，服之令人身轻能老。"

不能冬。此阴阳更胜之变，病之形能①**也**。数，入声。更，去声。俛，音俯，与俯同。[批] 偏胜之患如此，可见治病者，不可不法天地之阴阳，而使之调和也。

注： 法，象也。粗，大也。俯，曲也。仰，伸也。寃，热也。满，胀也。清，冷也。数，烦数。厥，逆冷。

讲： 黄帝问曰：治病必取象于阴阳者，奈何？岐伯对曰：恐其胜也。盖阳胜者，火用事，则身必热。邪在表，主腠理闭；邪在里，主喘息粗；邪在背，常为之俯，而不能仰；邪在胸，常为之仰，而不能俯。凡此皆宜汗出，而热始解也；若汗不得出，而热无已时。兼之齿干，而津液已涸，烦寃而薰蒸愈盛。阳至此，偏盛极矣。更加以腹中胀满，尤见里热作实，内外阳胜，真阴绝矣，决定主死。然以四时度之，阳胜者，喜寒不喜热，冬为水合，以寒胜之，犹能强持。若在于夏，暑热助邪，重阳必绝，无能为矣。而阴胜者，水用事，则身必寒，甚至阳不能卫外，则汗常泄出，阴气发越，则身多清冷且数战慄，若有所恐惧而畏寒。至于畏寒，寒已极矣，则必手足逆冷，而为寒厥，厥则气凝，腹中必为阴邪，作实而满矣。满则内外皆寒，阳气已绝，不死何时。然以四时度之，阴胜者，喜热不喜寒，夏为火令，以热胜之，犹能强支。若在于冬，阴寒助邪，重阴必绝，无能为矣。此即阴阳更代为胜之变端，而即发为病之形状，与病之能冬能夏也。

帝曰：调此二者，奈何？岐伯曰：能知七损八益，则二者可调。不知用此，则早衰之节也。年四十，而阴气自半也，起居衰矣。年五十体重，耳目不聪明矣。年六十，阴痿气大衰，九窍不利，下虚上实，涕泣俱出矣。故曰：知之则强，不知则老，故同出而名异耳。智者察同，愚者察异。愚者不足，智者有余。有余

---

① 形能：形态。能，通“态”。《荀子·天论》：“耳目鼻口形能，各有接而不相能也，夫是之谓天官。”

则耳目聪明，身体轻强，老者复壮，壮者益治。强。俱平声。［批］调摄阴阳岂有他道？能明此阴消阳长之机，而保精养气，不使动静之有失，自阴阳无所偏胜，而得反老复壮之道矣。

注：年，年纪。治，安也，言疾病无能为害也。

讲：黄帝问曰：阴阳固不可偏胜矣。然则调和此二者，而不使之稍有偏胜，当如之何？岐伯对曰：人果能知七数损一而成坤为阴，八数益一而成乾为阳，一消一长之理，以纪男女之岁，以防精血之耗，则阴阳可以调和矣。若不知七损八益，而用此进退，以决有亡，则不能持满戒盈，何能畅其阳极阴生，阴极阳生之机，以顺其暑往寒来，寒往暑来之序乎？是亦早衰之节也。何谓早衰之节？不见夫世之不得其道者乎？年甫四十，阳已弱而阴气自耗其半也，日用起居，遂见衰微矣。年及五十，气虚于下，自觉体重，而且肝肾两败，精血不充，耳为之不聪，目为之不明矣。至年六十，阳虚而阴为之痿缩，精枯而气为之大衰，将见耳聋目盲，鼻鼽鼽而咽哑，癃重便秘，九窍为之不利，甚至阴气虚而下虚，阳邪实而上实，日见肺虚作热而涕出，肝虚作热而泣出，以及肾气不固，髓随脑下，而涕泣俱出矣。故古语云：知持满之道者，和于阴阳，则精力强健，不知此道者，耗其天真，则易为衰老。所以人皆同出于阴阳之中，而有知之则强，不知则老之名不同耳。然在智者，固能察其禀受之同，未衰而先自保护。而在愚者，则第察其荣枯有异，既耗而始加修为，宜其愚者之精力常不足，智者之精力常有余也。惟其有余，故肾气足而耳愈聪，肝气足而目愈明，血气足而身体愈轻，举步愈康强矣。将见老者，可以返童而复壮，壮者加调摄而益治矣。

是以圣人为无为之事，乐恬澹之能，［批］无为言事则非虚无也，恬淡言能则非淡忘也，盖于虚无恬淡之中，别有一番包函万有、不染一尘气象。**从欲快志于虚无之守，故寿命无穷，与天地终，此圣人之治身也。**乐，音洛，入声。澹，与淡同。

注：圣人清心寡欲，故能寿命延长，与天地同其终极，人可不法圣

人哉？

讲：是以古之圣人，为无待作为之事，而不妄作劳，乐恬静澹定之能，而精神内守，从其心之所欲，快其志之所向，不出于虚无之界，以乱其神明之所守。故寿命无有穷尽，乃与天地同其终止，此圣人治身之要道也。

天不足西北，故西北方阴也，而人右耳目，不如左明也。地不满东南，故东南方阳也，而人左手足，不如右强也。强，平声。［批］此举天地之不足以喻人身之阴阳也。

注：天为阳，西北多寒而属阴，故不足。地为阴，东南多热而属阳，故不满。人头法天，手足法地，故明强分左右。

讲：今夫上天下地，一阴阳之大象也；东南西北，一阴阳之方位也；左右耳目手足，一阴阳之部分也。天地有不足不满处，故西北东南，各有偏阴偏阳之地。人身一小天地，宜其头以法天，右耳目不如其左之明；手足法地，左手足不如其右之强也。

帝曰：何以然？岐伯曰：东方阳也，阳者其精并于上，并于上则上明而下虚，故使耳目聪明，而手足不便也。西方阴也，阴者其精并于下，并于下则下盛而上虚，故其耳目不聪明，而手足便也。故俱感于邪，其在上则右甚，在下则左甚。此天地阴阳所不能全也，故邪居之。［批］此明上节天地不足之故，与人身耳目手足之所以然也。

注：精，元气也。并，兼并也。便，便益也。俱，皆也。感，感触。邪，外邪。居，谓居舍。

讲：黄帝问曰：耳目手足，其左右明强之不同者，果何所以而乃然哉？岐伯对曰：东方，阳位也。阳者主升，其精常并于上。盖并于上，则上必明，而下必虚。耳目上也，手足下也，故阳居人左，能使人之左耳聪，左目明，而不能使在左之手足俱便也。西方，阴位也。阴者主降，其精常并于下。盖并于下，则下必盛，而上必虚。手足下也，耳目上也，故阴居人右，能使人右手强，右足健，而不能使在右之耳目俱明也。故其同感于邪，其在上而为阳者，阳盛阴必弱，则右较甚。其在下而为阴者，阴盛阳必衰，则左较甚。此天地阴阳之所不能全而为偏也。有偏即有胜，故外邪乘虚而入，即于其虚处而宅居之。

故天有精，地有形，天有八纪，地有五里，故能为万物之父母。清阳上天，浊阴归地。［批］天以精生万物，地以形成万物，一生一成，阴阳赋焉。故人之阴阳，其清而阳者，仍归于天，其浊而阴者，仍归于地。

注：形，质也。八纪者，天有八方，应运之风纪也。五里者，地有五行，分治之疆里也。

讲：故天有阴阳造化之精，地有长养生成之形；天有八风应运之纪，地有五行分治之里。所以精之所施，命即赋焉；形之所备，象即著焉；纪之所定，时莫逾焉；里之所主，行莫外焉，能为万物之大父母也。然本乎天者亲上，本乎地者亲下。万物育于天地之间，凡清而阳者其气轻，仍上升于天，凡浊而阴者其气重，仍下归于地也。

是故天地之动静，神明为之纲纪。故能以生长收藏，终而复始。惟贤人上配天以养头，下象地以养足，中旁人事以养五脏。长，上声。藏，平声。［批］配天养头，象地养足，旁人养脏。非止教人上养其头，下养其足，中养其脏已也，实欲人以天之道养阳，以地之道养阴，以人之道养阴阳，而使之和合也。

注：配天，上合天也。象地，下法地也。中旁人事，尽人事于其中也。

讲：是故天地之阳动阴静，互为其根者，非天地自为之也，实有不测之神，不蔽之明，为之纲领经纪于其中也。故能以春生夏长，秋收冬藏之机，终而复始，为之流行不息。此其道，谁能则之？惟善法阴阳之贤人，上配天以养头，而行养阳之道；下象地以养足，而行养阴之道；中旁人事以养五脏，而行阴阳和合，交相为用之道。此所以动静合乎天地，纲纪通乎神明也。

天气通于肺，地气通于嗌，风气通于肝，雷气通于心，谷气通于脾，雨气通于肾，六经为川，肠胃为海，九窍为水注之气。以天地为之阴阳，阳之汗，以天地之雨名之；阳之气，以天地之疾风名之。暴气象雷，逆气象阳。故治不法天之纪，不用地之理，则灾害至矣。嗌，音亦。［批］治之所以必法天纪用地理者，正以此天地之气与人身通，人身之气与天地同也。

注：天气，四时之温热凉寒也。肺主气，故受无形之天气。地气，臊焦香腥腐也。嗌者，喉也，故口所受者，皆有形之地气也。六经，手足三阴三阳也。疾，疾速，暴，暴悍。

讲：况上天清阳之气受于鼻，而邪通于肺窍者也，呼吸贵育其清。下地浊阴之气纳于口，而邪通于胃口者也，饮食贵有其节。至木气发而为风者，邪通于肝脏。火气发而为雷者，邪通于心脏。土气发于谷，而为山岚障气者，邪通于脾。水气发于雨，而为阴寒霾气者，邪通于肾。又况手足三阴三阳之脉，号曰六经，行气输转，周流不息，有似于川，是其为人身之川与？身中为仓为廪之官，号曰脾胃，收纳水谷，无所不容，有似于海，是其为人身之海与？以及眼、耳、鼻、舌、咽喉、大、小便等，谓之九窍，其清明者，有似于水之内明，其传送者，有似于水之流注，是其为人身水注之气与？故人之一身，即当以天地之气，化为一身之阴阳也。何也？盖阳气之发泄为汗，一天地之雨泽也，则以天地之雨泽名之；真阳之为气疾速，一天地之疾风也，则以天地之疾风名之。他如暴悍之气，勃然而起，则象雷之愤发。上逆之气，蒸然炎上，如阳之升腾。所以治理人形者，必别列脏腑，察四时之阴阳，以候其表里之雌雄，而晰乎为内为外之形能也。苟师心妄用，不法天之八纪，以辨其主客之乘除；不用地之五理，以相其生克之胜负。则外灾内害，必并至矣。

故邪风之至，疾如风雨。故善治者治皮毛，其次治肌肤，其次治筋脉，其次治六腑，其次治五脏。治五脏者，半死半生也。

［批］邪之为患，最宜早治。若至于脏，治亦晚矣。

注：善治病者治未病，由皮毛而六腑，病尚浅；由六腑而五脏，病盖深，治之难全愈矣。

讲：人身之气，与天地相通如此。故邪风之来，其疾速一如风雨然，但其间有浅深焉，有表里焉。故善治病者，初则乘其邪之始感，犹未为病也，即治其皮毛，而不使之入；其次，则因其邪之在肉分，为患犹浅也，即治其肌肤，而不使之深；其次，则因其邪之凝于血气，病势已成也，即治其筋脉，而急使之解；其次，则因其邪入于腑，则急治六腑而防其入于脏；其次，则因其邪入于脏则急治五脏，而防其害于正。至治五脏，邪入已深，病势重矣，治之亦难全愈，而当半生死之时也。

故天之邪气，感则害人五脏；水谷之寒热，感则害于六腑；地之湿气，感则害皮肉筋脉。故善用针者，从阴引阳，从阳引阴，以右治左，以左治右，［批］气之所感，虽有不同，然从阴引阳，从阳引阴，以右治左，以左治右之理，无有不同，治者其识之。**以我知彼，以表知里，以观过与不及之理，见微则过，用之不殆。**

注：害，伤害。引，引动。知，犹晓也。观，观看。微，细微。过，胜也。殆，危殆。

讲：抑惟其天地之气，与人相感。故天之邪气感于人者，风则入肝，热则入心，凉则入肺，寒则入肾，湿则入脾，而害人五脏。水谷之寒热感于人者，寒则阴盛，热则阳盛，热则内火生，寒则外凝痛，为害于六腑。地之湿气感于人者，肺则主皮，脾则主肉，肝则主筋，心则主脉，害及于皮肉筋脉。由是观之，可见治五风者，宜先之以五脏；治食积者，恒不越乎六腑；治湿气者，分上下而不分六经也。此其中有阴阳焉，有左右焉，有表里焉，有过与不及之微焉。故古之善于用针者，阳不足者，则必从阴以引阳；阴不足者，则必从阳以引阴；左不足者，则必以右治其左；右不足者，则必以左治其右。而且用治之时，必以我之精明，知彼之病之所在；以表之见症，知里之邪之所归。并以病之形能，观阴阳之有余与不足也。及至实见夫病之微萌，而责其所失，则过人远矣，用之所以不危殆也。

善诊者，察色按脉，先别阴阳。审清浊，而知部分；视喘息，听音声，而知所苦；观权衡规矩，而知病之所主；按尺寸，观浮沉滑涩，而知病所生以治。无过以诊，则不失矣。分，去声。[批] 诊视之法，无过于此，一有不知，不可以言治也。

注：诊有一定之法，察部分，与所苦、所主、所生，以为治皆不能逃，甚矣！诊之称为善也，亦戛戛乎其难之。

讲：不独善针者为然也，即善于诊听者，亦必察视其色之舒、惨及青赤黄白黑也；按摩其脉之浮沉，及弦洪紧毛缓也。先分别其病之为阴为阳，气之或清或浊，而知其邪之在某部某分也；且视其喘息之长短粗细，声音之清浊高下，而知其所苦之为何经何脏也。更观其中权之脉来，果沉石而应冬否；中衡之脉来，果平涩而应秋否；中规之脉来，果圆滑而应春否；中矩之脉来，果方大而应夏否。而后知其某病之为某经、某气所主，而不失也。尤必按主阴之尺、主阳之寸，以审其病之在上、在下；观脉或为浮、或为沉，以审其病之在表、在里；与脉之或为滑、为涩，以审其病之有余不足，而后知病之所以生，即以其脉而施治之。自表里、阴阳、上下、浅深，皆如所诊而无过，如是以言治，则不致于有所差矣。

故曰：病之始起也，可刺而已；其盛，可待衰而已。故因其轻而扬之，因其重而减之，因其衰而彰之。形不足者，温之以气；精不足者，补之以味。已，上声。[批] 治病之法，当审其或始或盛，孰轻孰重，并观其某形与精之不足，然后因症施治，罔有不效。

注：刺，针刺。已，止也。衰，衰微。

讲：故古之论治者曰：病有始有盛，有轻有重，有形与精之不足，治之各有其时，贵因病以施治也。其在始起之时，邪未深入，故刺之以泄邪气，病即可止；若其盛也，邪气重，而正气微，必待其邪之自衰，而后刺之，始不伤正气，而病乃可已，古语如是。故善治病者，因其邪之轻者，先杜其传变之患，即从而发扬之，或散或汗，不使再传。因其邪之重者，先审其阴阳之虚，止从而减半之，或养或和，以扶正气。因其正气之衰者，急益其气血之亏，速从而彰明之，补正救偏，随而济之。至于容颜枯槁，而形不足者，气不能生形故也，则温之以气。真阴亏损，而精不足者，无味以生精故也，则补之以味。究之形不足者阳亏，阳宜阳补，气即阳也，必投以养阳之品，则形肉温，而肌肤充，无不足之形矣。精不足者阴亏，阴宜阴补，味即阴也，必投之以益阴之物，则精液足而真元复，无不足之精矣。治者其知之。

其高者，因而越之；其下者，引而竭之；中满者，泻之于内；其有邪者，渍形以为汗；其在皮者，汗而发之；其慓悍者，按而收之；其实者，散而泻之。审其阴阳，以别柔刚，阳病治阴，阴病治阳。定其血气，各守其乡，血实宜决之，气虚宜掣引之。渍，音觜。掣，音濎、滞，入声，又作摰。乡，音向，去声。［批］高者越，下者竭，中满者泻，以及邪渍于形则汗，邪在于皮则发，慓悍者按以收，其实者散以泻。治病之大法，固如是矣。然其间有阴阳焉，有气血焉，有虚实焉，治者尤宜详辨。

注：渍者，谓浸渍其形体覆而取汗也。决者，破决。掣者，牵掣。

讲：且病在上焦而为高者，则因其作呕作哕，为之越而吐之，使病即从上出；病在下焦，而为下者，则引之或利或通，为之竭而尽之，使病即从下出。病在中焦，而为中满者，则察其为痞为胀，为之消导，使病即于内而泻去之；其有外感之邪者，则以辛散之品，煎汤渍形，以为之取汗，使外邪即从汗解也；其有在皮之邪者，则以升发之品，表去其邪，为之汗以发之，使在皮者，不得深入也；其有卒暴而为慓悍者，则以推擦之法，按摩其穴，疏其气以收之，使卒暴者，归于和缓也；其有邪实于表者，则宣发而散之，使不凝滞；邪实于里者，则导下以泻之，使其通利，此治之大要也。至于用治之时，当审其病之为阴为阳，以别其孰柔而为阴胜，孰刚而为阳胜。无论用针灸、用汤液，皆当依此一法，以为之制胜而济弱。即如病阳虚，则当扶阳以抑阴，与病阴虚。则当扶阴以抑阳，为之配定血气，各守其乡，不致出位以侮人则得矣。如其血有为邪气凝结而实者，则不得再固其血，又当去其邪，以决其血之实。如其气有为邪气客耗而虚者，则不得更泄其气，又当掣引其气之实者，以济其虚。此又治之当知施治之妙。神乎，微哉！然非明阴阳应象，吾恐千猜千错，鲜不遗害于人者。呜呼，难矣！是在从事者，神而明之。

阴阳离合论第六

此言天地与人，虽分三才，阴阳交推，却无二致，一合一离，仍一理也。

黄帝问曰：余闻天为阳，地为阴，日为阳，月为阴。大小月，三百六十日成一岁，人亦应之。今三阴三阳，不应阴阳，其故何也？岐伯对曰：阴阳者，数之可十，推之可百，数之可千，推之可万。万之大不可胜数，然其要一也。数，俱上声。［批］天地一阴阳，人身一阴阳，切勿以名目之多而惑之。

注：要，要道也。阴阳无定，随所附之物以为定，故可十可百，可千可万，推之大，不可胜数也。

讲：黄帝问曰：我闻昔之人有言曰：清阳上升而为天，浊阴下凝而为地，是天为阳，而地为阴矣。又曰：日为众阳之宗，月乃太阴之象，是日为阳，而月为阴矣。然天左旋，地右旋，日行速，月行迟，必以盈虚定月之大小，积而至于三百有六十日。气运交推，阴阳之由合而离者，始由离而合，乃成一岁。人身头象天，足象地，精明象日月，其骨穴亦有长短三百六十处，其阴阳离合之数，亦皆应之。何今日夫子竟以三阴三阳立论，却不应夫天地阴阳之数，其故何也？愿闻其详。岐伯对曰：夫所谓阴阳者，其数莫定也，且难穷也。非但由一而数之，可以至于十，即由十而推广之，可以至于百，非但由百而数之，可以至于千，即由千而推广之，可以至于万。至于万之大，则以万数万，以万推万，则有数之不可胜数者矣。然其要，则仍本于一阴一阳也。

天覆地载，万物方生。未出地者，命曰阴处，名曰阴中之阴。则出地者，命曰阴中之阳。阳予之正，阴为之主。故生因春，长因夏，收因秋，藏因冬。失常则天地四塞，阴阳之变，其在人者，亦数之可数。处，去声。长，上声。藏，平声。可数，“数”字，系上声。

[批] 援天证人，知天即知人已，夫何有阴阳之难辨哉！

注：方，始也，犹物之未出土也。天地四塞者，言天地四时不相交通也。

讲：今夫万物之生也，阴阳为之。阴阳不可见，于天地见之，仍于天地生物之初见之。试思天主阳而覆于上，地主阴而载于下，一覆一载，万物乃含其化而方生。有生即有阴阳，特人日视焉而不觉，不剖辨之，何以征人身之与天地相应乎？今姑以其初生言之，彼物而未出地者，形犹未成，寂无朕兆，尚是阴静之时，而处阴静之处，故名曰阴中之阴，未生即为纯阴。则已出其地者，其形已成，显有色象，明是阳动之时，又值阳动之处，可名曰阴中之阳。知生则知成，知成则所谓阳中阳、阳中阴者，亦了然矣。但阳也者，天予之以正，万物之性命者也；阴也者，地为之以主，万物之形质者也。故万物含生则因乎春之温，长养则因乎夏之热，收成则因乎秋之凉，闭塞则因乎冬之寒。随时变化，以应阴阳。交推之常，一有所失，则天地不交，四时不应，必主阴阳之变。人身一小天地，故其在人者，或相因或为变，亦数之可数而推也。谁曰人不与天地相应哉？

帝曰：愿闻三阴三阳之离合也。岐伯曰：圣人南面而立，前曰广明，后曰太冲，太冲之地，名曰少阴，少阴之上，名曰太阳。太阳根起于至阴，结于命门，名曰阴中之阳。中身而上，名曰广明，广明之下，名曰太阴。太阴之前，名曰阳明。阳明根起于厉兑，名曰阴中之阳。厥阴之表，名曰少阳。少阳根起于窍阴，名曰阴中之少阳。是故三阳之离合也，太阳为开，阳明为阖，少阳

为枢。三经者，不得相失也，搏而勿浮，命曰一阳。［批］此言三阳之离合也。

注： 离，分离。合，收合。广明者，言明之广大也。太冲，肾经之穴名也。上，表也。至阴，太阳经穴。厉兑，阳明经穴。窍阴，少阳经穴。

讲： 黄帝曰：阴阳二气，既有离有合矣。至于三阴三阳之离合，吾亦愿闻之。岐伯对曰：继天地而立极，妙阴阳而为用者，圣人也。当其定位出治之时，则必背子面午，南面而立。其立也，身前谓之广明，身后谓之太冲。太冲之地，阴位也，名曰少阴，在人属肾。少阴之表，阳位也，名曰太阳，在人属膀胱。肾与膀胱相为表里，即少阴与太阳，相为内外也。因位定脉，则三阳中，太阳膀胱一经，根起于足小指外侧之至阴穴，结于精明穴之命门内。阳从阴出，故名之曰阴中之阳。广明之地，阳位也，在人主身半以上，额面胸部是也。故中身而上，名曰广明。广明之下，名曰太阴。盖人身腰半以下，脾土主之。脾经脉与胃相为表里，脾为太阴，胃为阳明。故太阴之前，名曰阳明也。因位定脉，则三阳中阳明胃经，根起于足大指、次指端之厉兑穴，阳从阴出，故亦名之曰阴中之阳。厥阴之地，阴位也，在人属肝，其表则阳位也，故名少阳。少阳在人属胆，肝与胆相为表里，即厥阴与少阳相为内外也。因位定脉，则三阳中少阳胆经，根起于足小指、次指端之窍阴穴，阳从阴出，故又名之曰阴中之少阳。即是以观，故三阳之为离、为合，可晓然矣。太阳旺于巳、午，阳极则阴生，犹阴阳之始分也，是为开。何谓阖？阳明居于中，宅中而图治，合前后两阳而收二阳之气也，是为阖。至于少阳，始于丑，终于戌，起止皆本于一阳，犹离合之枢纽也，是为枢。三经本周年阳气之用，开阖枢纽，不得相失。即有时阳气击搏，发扬于外，亦必以冲和为本，勿得浮而太过方可，命之曰阳气之和，能以一阳而各主一时也。若按之人身，太阳经在表，主敷畅阳气，故谓之开。阳明经在里，主受纳阳气，故谓之阖。少阳经在表里之间，主转输阳气，故谓之枢。有内焉，有外焉，有不内不外之中焉，俱宜和平各应所主，乃能以人身三阳之离合，应天地三阳之离合，且并三阳而命为一阳也。

帝曰：愿闻三阴。岐伯曰：外者为阳，内者为阴，然则中为阴，其冲在下，名曰太阴，太阴根起于隐白，名曰阴中之阴。太阴之后，名曰少阴，少阴根起于涌泉，名曰阴中之少阴。少阴之前，名曰厥阴，厥阴根起于大敦。阴之绝阳，名曰阴之绝阴。是故三阴之离合也，太阴为开，厥阴为阖，少阴为枢。三经者，不得相失也，搏而勿沉，命曰一阴。［批］此言三阴之离合也。

注：冲，脉名，属阴。隐白，太阴经穴。涌泉，少阴经穴。大敦，厥阴经穴。

讲：帝曰：三阳之离合，既昭然矣，至于三阴之离合亦愿闻之。岐伯对曰：脉行于表，犹之在外者也，是为阳脉行于里，犹之在内者也。是为阴若然，则合前后而为中者，亦犹人之腹中乎，是亦为阴。阴属于冲，其冲在下，居冲之上者名曰太阴。以人身而论，冲脉在脾之下，冲为阴故脾名太阴，太阴脾脉，根起于足大指端之隐白穴，太阴居阴，故曰阴中之阴。然太阴在少阴之前，则太阴之后，是名少阴，少阴之地，在人为肾，其脉行足内后廉，根起于足心踡指宛中之涌泉穴，少阴居阴，故名之曰阴中之少阴。然少阴在厥阴之后，则少阴之前是名厥阴，厥阴之地，在人为肝，其脉行足内中廉，根起于足大指三毛中之大敦穴，厥阴为阴之绝于阳处，又为阴之绝于阴处，故又名之曰阴中之绝阴。盖绝阳绝阴之说，按之于人，隐而难窥，验之于岁，显而有征。如厥阴之前为辰，应三月也，三月二阳旺，二阴降，热气至而寒气消，非阴之绝于阳乎？厥阴之后为戌，应九月也，九月二阴旺，二阳降，热气消而寒气至，非阳之绝于阴乎？即是以观，故三阴之为离为合，可晓然矣。何谓开？太阴主十一月，阴极则阳生，亦阴阳之始分也，故为开。何谓阖？厥阴始未终辰，以一阴而纳二阴之气也，故为阖。至于少阴，运主十月，阴气已极，阳气已绝，能应前后二阴之气，犹离合之枢纽也，是为枢。三经本周年阴气之用，开阖枢纽，不得相失。即有时阴气击搏，凝滞于内，亦当以冲和为本，勿得沉而太过方可，命之曰阴气之和，能以一阴而各主一时也。

若按之人身太阴居中，敷布阴气，谓之开。厥阴谓尽阴受纳绝阴之气，谓之阖。少阴为肾，精气充满，则脾识其开，肝识其阖，肾气不充，则开阖失常，故谓之枢。有前焉，有后焉，有界前界后之中焉，俱宜和平各应所主，乃能以人身三阳之离合，应天地三阴之离合，且并三阴而命为一阴也。

阴阳𩅹𩅹，积传为一周，气里形表，而为相成也。𩅹，音中。［批］天地之阴阳，运转不已，积而成岁，人身之阴阳表里相守，积而能年。

注：𩅹𩅹者，气之往来貌。

讲：三阴三阳之离合如此，故二气往来，𩅹𩅹焉积传不已，始终相乘，阴阳互根，以为气之一周，人身亦犹是也。故气在里，形在表，阴阳交相为用，血气互相为倚，一表一里不为之相失，而为之相成也。

阴阳别论篇第七

此言一阴一阳各有分别，为病为象，各有偏胜也。

黄帝问曰：人有四经十二从，何谓？岐伯对曰：四经应四时，十二从应十二月，十二月应十二脉。［批］脾兼四经，犹之土旺四季，故统言之曰四经，非谓经脉仅有四也。

注：四经，心、肝、肺、肾也。十二从，十二经也。从，谓顺也。十二经不复主事，但顺从于四经，故曰十二从也。四时，春、夏、秋、冬也。十二脉，谓手足三阴三阳之脉也。应，合也。

讲：黄帝问曰：天以阴阳五行化生万物，而能得天地之五行，以象阴阳者，莫大于人。而人之一身，竟有所谓心肝肺肾之四经，与同手足之三阴三阳，为十二从者，果何谓乎？岐伯对曰：阴之与阳，一而已矣。曰四经者，取其应乎四时也。曰十二从者，取其应乎十二月也。彼十二月，以适一岁之阴阳，寒往暑来，暑往寒來，其进退各有消息，犹之人身十二脉。表以应里，里以附表，其为内为外，亦与天地参而两相应也。

脉有阴阳，知阳者知阴，知阴者知阳。凡阳有五，五五二十

五阳。所谓阴者，真脏也，见则为败，败必死也。所谓阳者，胃脘之阳也。［批］曰真脏为阴，胃脘为阳者，以脉象言之也。盖诊病之时，见其脉有胃气者，即为阳。若全无阳和之象，即为真脏脉现，属于阴矣。慎勿错认。

注：败，败绝。胃脘，胃受水谷之脘也。人身脐上五寸，为上脘；脐上四寸，即胃之幕，为中脘；脐上二寸，当胃之下口者，为下脘。

讲：盖脉有十二，而其间有为阴、为阳之别，必知其何者为阳，然后知其何者为阴，知其何者为阴，然后知其何者为阳。在足、在手，表里自有定候也。姑勿论其为阴之数，彼凡所谓阳者，其数则有五。阳者何？即阳和之脉，与真脏阴脉相反者也。阳有五者何？即肝木弦、心火洪、脾①土缓、肺金涩、肾水沉之谓也。然五脏当旺之时，一脉各兼五脉。如肝应春，其阳和之脉本乎弦，弦则俱弦，有弦而长者焉，有弦而洪者焉，有弦而缓，弦而涩，弦而沉者焉，其他洪、缓、涩、沉，亦复如是。故五五二十有五阳，皆至和之脉也。若不和而谓之阴者，则与阳和之脉相反，真脏脉是也。真脏者何？即肝脉弦急如循刀刃，心脉洪大如操带钩，脾脉缓弱介然不鼓，肺脉浮涩如风吹毛，肾脉沉石来如弹石，全无一点阳和之象，所以见则为败。败者，脏气绝也，脏气败绝，必死无疑。阴之所谓如是，则所谓阳者，夫岂无所谓哉？抑不过取其有至和之脉耳。至和之脉者何？胃气是也。彼所谓阳者，谓其胃脘之中犹有阳和之气，布于脉而见和缓之象也。

别于阳者，知病处也；别于阴者，知生死之期。三阳在头，三阴在手，所谓一也。别于阳者，知病忌时；别于阴者，知死生之期。谨熟阴阳，无与众谋。所谓阴阳者，去者为阴，至者为阳；静者为阴，动者为阳；迟者为阴，数者为阳。［批］阳为胃脘阴为真脏，则何部无胃气，即为病在何经，何部见真脏，即知绝在何时。阴阳之关

① 脾：原作“脾”，形近致误，据前后文义改。

系生死如此，夫岂仅以脉之一去一至、一静一动、一迟一数论阴阳哉？处，去声。数，入声。

注：知病忌时，如肝脉无胃气，知为金气所克，忌行秋令之类。知死生之期，如肺脉真脏见，知逢丙丁之期，必死之类是也。

讲：阳为胃脘，则诸脉必以有胃气为生。阴为真脏，则诸脉必以见真脏为死。人果能辨此阳和之脉，即知和而有胃者为无病，不和而无胃者为有病，而得其病所在之处也。能辨此真脏阴脉，即知时遇克贼者必为死，日逢生旺者乃为得生，而得乎生死之期也。胃气之系乎人如此，故诊阴阳者，必取乎寸口。虽太阳、阳明、少阳，三阳之脉，动于头而在头；太阴、少阴、厥阴，三阴之脉，动于手而在手，定有三部九候之法。然别阳别阴，要皆以寸口一法诊之，更无他术。所以统三阳而谓之一阳，统三阴而谓之一阴也。故得一阳之所谓而别于阳者，见阳和失于某部，即知其为某气所克，当在何时，而明乎病忌之时也。得一阴之所谓，而别于阴者，见真脏现于某部，可推其旺制之所临当在何日，而明乎生死之期也。阳和真脏，诊病之大要也，所当谨而行之，熟而习之。精其在己，无与众谋。非众之不可与谋也，诚以众之所谓阴阳者，徒以脉之去者为阴，至者为阳，静者为阴，动者为阳，迟者为阴，数者为阳，分此六大六小已耳。岂知去静迟虽属阴，至动数虽属阳，而其中必以胃气真脏为准，可不谨熟乎？可与众谋乎？学者其默识之。

凡持真脉之脏脉者，肝至悬绝十八日死，心至悬绝九日死，肺至悬绝十二日死，肾至悬绝七日死，脾至悬绝四日死。

注：至，极也。悬，起也。悬绝者，言脉起不见去形也。

讲：凡持各部真脉中之脏脉者，必察其和与不和，绝与未绝，方能知其病忌，以决生死也。即如肝脏脉至，有来无去，象见悬绝而急者，是肝之胃气绝矣。肝属木，若遇金以克之必死，金之成数九，木之成数八，以是知克在十七日者，十八日，即死期也。心脏脉至，有来无去，象见悬绝者，是心之胃气绝矣。心属火，若遇水以克之必死，水之成数六，火之生数二，以是知克在八日者，九日即死期也。肺脏脉至，有来无去，象见悬绝者，是肺之胃气绝矣。肺属金，若遇火以克之必死，金之生数四，火之成数七，以是知克在十一日，十二日即死期也。肾脏脉至，有来无去，象见悬绝者，是肾之胃气绝矣。肾属水，若遇土以克之必死，水之生数一，土之生数五，以是知克在六日者，七日即死期也。脾脏脉至，有来无去，象见悬绝者，是脾之胃气绝矣，若遇木以克之必死，木之生数三，以是知克在三日者，四日即死期也。此真脏之脉法也，精别而谨熟之，谁谓生死之期，不可知哉？

曰：二阳之病发心脾，有不得隐曲，女子不月。其传为风消，其传为息贲者，死不治。曰：三阳为病发寒热，下为痈肿，及为痿厥腨痟，其传为索泽，其传为颓疝。曰：一阳发病，少气，善咳，善泄，其传为心掣，其传为膈。腨，音踹。咳，去声。痟，音渊。掣，解见前。

注：俯首谓之隐，鞠躬谓之曲。不月者，月事不下也。传，传变。风，木气。消，瘦削也。息贲，气息奔迫也。痈肿，热结为毒也。腨，足肚。痟，骨酸痛也。泽，润泽，又与睾同，音高，肾丸也。疝，谓肾丸作肿也。膈，与隔同。

讲：然而别于阳者不独诊之脉也，尤贵审其症焉。彼阳明者，脉法谓之为二阳，二阳之病，发于他者虽多，其症莫恶于心、脾二经，何也？三阳之阳，惟二阳最胜，阳胜则阴虚，阴虚则血枯，血枯则生血之心、统血之脾，皆受其病矣。至病发于心，则生血之源枯；病发于脾，则运化之脏滞。故在男子，有上焦不利，中焦满胀，内不得隐伸、曲屈之症焉。其在女子，有经气不和，血脉停滞，为小月经事不下之症焉。甚至脾病日久，肝木乘虚而客之，脾土日亏，其传变则为风消，而肌肉愈见其瘦削。心病日久，肺金因之而受邪，金为火克，其传变则为息贲，而气息日见其奔迫。夫以二阳之病，至于风消、息贲，心脾之绝见于症矣，皆死而不可治之候也。其谓之为三阳者，太阳脉也。盖太阳之自为已病也，本阳标阴标本相争，阴胜则发而为寒，阳胜则发而为热，一热一寒阴阳判焉。况足太阳膀胱为壬寒水所化，水病则凝结，凝结则肿，此在下之所以为肿也。手太阳小肠为丙，热火所化，［批］壬本化木者，而曰寒水；丙本化水者，而曰热火。似皆谬矣，不知以五运之化气，论则壬为木，而丙为水；以十干之本气论，则壬为水而丙为火，读者勿疑。火病则糜烂，糜烂则痈，此在下之所以为痈也。及至阴阳俱虚，发而为痿，症见阳不足则足弱软，阴不足则足强直也。阴阳偏胜，发而为厥，症见阳衰极则寒厥盛，阴衰极则热厥盛也。而且标本分争，寒热交战，发为腨痟，症见筋失其养，而足腹酸痛也。久之或火灰而形色焦燥，水涸而容颜惨淡，其传变为索泽之症。或热盛而肾丸肿，寒盛而肾丸痛，与寒热交盛，而肿痛并作，其传变为㿗疝之症。三阳之病，至于索泽、㿗疝，阴阳之偏亦已甚矣，皆治之而不可忽者也。其谓之为一阳者，少阳脉也，少阳之经，阳胜于阴，故其为病，皆属于火。盖火盛，则壮火食气而气衰，是以日见其气少；抑火盛，则火乘于肺而气逆，是以日见其善咳；且火盛，则火克其金，而大肠受邪，不惟失其燥金之令，而兼有热则注下之殃，是以日见其善泄。至于胆与三焦之火，同类相求，邪归于心其传变则心引而动，名为心掣。火盛热结于内，气不流行，上下不交，其传变则隔塞于中，而为膈中。一阳之病，至于心掣与膈，其阳之甚，亦已极矣，又治之在所当急者也，症之别在阳者，不又可于部位形势见之哉？

一阴发病，主惊骇臂痛，善噫善欠，［批］一阴发病，固属阴甚，然亦有因阴作凝，致使火邪郁于心而不得出，发为惊骇善噫等症者；有因阴结闭，致使风邪郁于肝而不得解，发为惊骇善欠等症者。但阴气所伤，其为惊骇也，得灯火相照则止，多发于夜；阳邪作逆，其为惊骇也，置幽暗静处则止，多发于昼。至于为噫为欠，亦各不同。**名曰风厥。二阴一阳发病，善胀，心满，善气。三阳三阴发病，为偏枯痿易，四肢不举。**

注：噫，叹也，伤痛声。欠，不足也，人乏气则常欠。善气者，常欲散出其气，而使之舒也。偏枯，半身不遂也。痿易，痿弱而变其常也。不举，言不用也。

讲：然而别于阴者，亦不独诊之脉也，更当察其症焉。彼手厥阴心主，与足厥阴肝者，脉法谓之为一阴。一阴，阴甚也，阴甚则抟阳。故其发病，多主阳为阴抟，而见惊骇臂痛之症，兼心因寒郁。其气不舒，常逆贲而善噫，肝因寒凝，其筋多曲，常厌倦而善欠，凡此皆阴气所伤积而为气之逆厥也。风为气之总名，故谓之曰风厥。至若脉法之所谓二阴者，心与肾也；脉法之所谓一阳者，胆与三焦也。使合而发病，则阴盛阳衰，气多凝滞，不能交通，症见阳为阴郁，升降不得，则争上而为善胀矣，水火不济，则气逆而为心满矣，且郁抑莫伸，则上冲而为善气矣。及至三阳与三阴发病，必主半身不遂，而为偏枯。何言之？盖阳为左，阳虚则邪乘其左，两太阳皆在左手，是以三阳发病，主左不遂也；阴为右，阴虚则邪乘其右，两太阴皆在右手，是以三阴发病，主右不遂也。又况手太阳、小肠之脉，行于两手，足太阳膀胱之脉，行于两足，与夫脾主四肢，肺行诸气，非但血气衰败，邪乘正气之虚，入而为殃，必主偏枯之症，即此四经俱病，已预定其身体必痿弱而变常，手足必不举而无用也。症之别于阴者，不又可于部位形势见之哉！

鼓一阳曰钩，鼓一阴曰毛，鼓阳胜急曰弦，鼓阳至而绝曰石，阴阳相过曰溜。阴争于内，阳扰于外，魄汗未藏，四逆而起，起则熏肺，使人喘鸣。［批］脉象之妙，危乎微哉！知其危，察其微，可以得脉之妙矣。溜，音流。藏，平声。

注：溜，水直下也，言偏阴偏阳之脉，如水流之直过貌。

讲：独是阴阳之偏胜，虽于症见之矣，而又有所谓偏胜之脉状者，更不可不辨别也。如脉法所谓心火为钩，肺金为毛，肝木为弦，肾水为石，脾土为溜固矣。却不知脉以来而有力为阳，来而无力为阴。假使脉至有力，来盛去衰，而鼓一阳焉，其象曲倨如钩，则阳甚矣，是即心脉洪大，如操带钩之谓也，故谓之钩。脉见脉至无力，浮轻似虚，而鼓一阴焉，其象浮涩如羽，则阴甚矣，是即肺脉浮涩，如风吹毛之谓也，故谓之毛。脉见脉至直长，太过而劲，鼓阳胜急焉，其象长而有力，宛如弓弦，则阳之甚矣，是即肝脉弦急，如循刀刃之谓也，故谓之弦。脉见脉至沉搏，有阳无阴，鼓阳至而绝焉，其象有沉无浮，宛如弹石，则阴之甚矣，是即肾脉沉石，来如弹石之谓也，故谓之石。脉见脉来有余，洪石太过，而阴阳两相过焉，其象不和不缓，直如流水，则阴阳偏胜矣，是即脾脉缓弱，介然不鼓之谓也，故谓之溜。脉见如是者，则阴自阴，阳自阳，阴阳不和，交相为患矣。况阴甚，则五脏之阴争于内；阳甚，则六经之阳扰于外。扰于外，则卫外之阳气不固，而有形之汗，未得收藏；争于内，则内脏之阴气四起，遂迫而作逆，贲然上行。夫至以四肢逆冷之气，迫而逆行，则逆气之起，一呼一吸，必熏其肺，而使人喘急气鸣矣。病至此，危矣哉！正所谓阴阳离绝，垂死之候也。

阴之所生，和本曰和。是故刚与刚，阳气破散，阴气乃消亡，［批］阳甚者，阴必绝；阴甚者，阳必离。**淖则刚柔不和，经气乃绝。**淖，音闹。

注：淖者，泥也，又濡甚貌。

讲：阴阳不和之害如此，则阴阳诚不可偏胜矣。况阴之所生为阳和，其曰和者，本以阴阳各平，而乃名之曰和，夫岂有偏胜之谓哉？是故偏于阳者，以刚与刚，犹之以火济火，火甚则阳气必因之而破散，阴气亦随之而消亡，所谓阳强不密，阴气乃绝者，此也。若偏于阴，则濡甚而淖泥，淖则阴气太过，阳刚阴柔，不得其和矣。《生气论》曰：阴平阳密，精神乃治；阴阳离决，精气乃绝。既阳不胜其阴，将见五脏气争，经气必从之而败也。甚矣！偏阳偏阴之为害烈矣！可不和乎？

死阴之属，不过三日而死；生阳之属，不过四日而死。所谓生阳死阴者，肝之心谓之生阳，心之肺谓之死阴，肺之肾谓之重阴，肾之脾谓之辟阴，死不治。重，平声。［批］偏阴偏阳之故，于此尽吐。然肝之心，肺之肾者，乃子母相传也，而亦决其必死者，皆因偏之为害也。

注：此言五脏受病，即不当生而生者亦死，况不当克而克者乎？甚矣！阴阳之宜和也。

讲：独是偏于阴者，为死阴之属；偏于阳者，为生阳之属。然死阴之属，虽偏于阴，阴胜而阳必绝；生阳之属，虽偏于阳，阳胜而阴必绝，皆在所必死矣。究之偏阴者，必遇阴日而阳乃绝，三虽阳日，过三则为阴矣，以是知死阴之属，决不得过三日而乃死。偏阳者，必遇阳日而阴乃绝，四虽阴日，过四则为阳矣，以是知生阳之属，决不得过四日而乃死。况生阳死阴之属，各有所谓乎？何谓也？以阳之阳，谓之生阳，如肝木而乘心火，纯偏于阳者是也；以阳之阴，谓之死阴，如心火而乘肺金，阳胜绝阴者是也。至若以肺之太阴，乘肾之少阴，纯偏于阴谓之重阴，以肾之寒水，乘脾之湿土，偏阴遇克，谓之辟阴者，皆遇衰则绝，死而不治之症也。此又不可不知矣。

结阳者，肿四肢。结阴者，便血一升，再结二升，三结三升。阴阳结斜，多阴少阳曰石水，少腹肿。二阳结谓之消，三阳结谓之隔，三阴结谓之水，一阴一阳结，谓之喉痹。少腹“少”字，读去声。［批］邪之所结，病即见焉，为阴为阳，最宜详辨。

注：四肢，解见前。斜，与邪同。石水者，谓水结下焦，坚硬如石也。

讲：况夫偏于阳者，阴必虚；偏于阴者，阳必虚。二者皆能乘虚为害，而结邪也。即如阳虚感邪，而结在阳分者，则手足六阳之脉气，必多壅塞，久之气滞血凝，四肢为之发肿矣。但邪有阴阳而肿，亦因之而分寒热焉。又如阴虚感邪，而结在阴分者，则主血之阴脉，必为邪激，久之脉散血行，二便为之下血矣。但结有浅深，而血亦因之分多寡焉。至若阴阳合病而结邪，属在多阴少阳者，是无阳以化，水气不行，下结于阴分也，名曰石水，少腹必肿。此阴阳偏胜之变也，无庸别矣。他如二阳者，阳胜于阴也，阳胜而结则为善消水谷之症，谓之曰消。三阳者，阳极阴将绝也，阳极而结，则必隔绝气化之道，谓之曰膈。三阴者，阴甚于阳也，阴甚而结，则为水气，停蓄之症，谓之曰水，以及一阴之凉邪，与一阳之风邪，结于喉间，与夫风火合邪，皆为上冲清道之症，谓之曰喉痹。［批］按喉痹之症从火治者居多，然必实系阳邪为患，方可清散，若见脉毛而属阴邪者，则又宜以辛散为要，不可执此一阴一阳合邪而结之论，以误世人也。此又在所宜详也。

阴搏阳别，谓之有子。阴阳虚，肠澼死。阳加于阴，谓之汗。阴虚阳搏，谓之崩。三阴俱搏，二十日夜半死。二阴俱搏，十三日夕时死。一阴俱搏，十日平旦死。三阳俱搏且鼓，三日死。三阴三阳俱搏，心腹满发尽，不得隐曲，五日死。二阳俱搏，其气滥，死不治，不过十日死。［批］诊病者，使不知此阳偏阴绝之真脏脉，其何以知病忌时，与生死之期乎？

注：崩，溃也。按妇女血崩之症，其血从胞络宫而来，血久下行为熟路，则本宫之血，与十二经之血，皆从兹而渗漏。然胞络宫系于肾而通于心，故崩之一症，关于心、肾两经，宜其有阴虚阳搏之脉也。隐曲实义，解见上篇。

讲：今夫诊脉之法，固以两尺脉来，伏而见鼓，为阴搏阳别，阴中有阳，谓之有子之征。尺寸脉来，伏而见鼓，为阴搏阳别，阴中有阳，谓之有子之征。尺寸脉来，俱浮无根，为阴阳两虚不藏不固，谓之肠澼死症。寸之阳脉来，倍加于尺之阴，为阳胜于阴，阴液逼泄，谓之自汗之原。尺脉浮虚，寸脉弦急，为阴虚阳搏，血亏邪胜，谓之内崩之症矣。然其中有真脏太过之脉，而全失其阳和胃气者焉，不条辨之，何以知死生之期？彼三阴者，太阴之脉。脾与肺也，使真脏脉见，全无阳和，而俱搏焉，则阴盛无阳矣。阴盛者，盛极必衰；无阳者，阳极必绝。二十日即阴阳之极数也，况至夜半，又为阴阳争离之会，不死何待？二阴者，少阴之脉，心与肾也，使真脏脉见，全无阳和，而俱搏焉，则阴甚阳绝矣。水之数成于六，火之数成于七，十三日，即水火之成数也，况至夕时，又为阳尽阴接之候，不死何为？一阴者，厥阴之脉，肝与心主也，使真脏见，全无阳和而俱搏焉，则绝阴绝阳矣。天主阳而升于五，地主阴而降于五，十日即阴阳升降之候也，况至平旦，又为阳进阴退之际，邪去正脱，安得而不死？至于三阳者，太阳之脉，小肠与膀胱也，使真脏脉见，不和缓而俱搏，且鼓而阳焉，则阳盛极而阴将绝矣。然偏于阳者，必遇阳日，其阴乃绝，三日即阳盛阴绝之时也，绝则必死。三阴三阳之脉，脾与肺、膀胱与小肠也，使真脏脉见，不和缓而俱搏，兼心腹满胀已极，欲俯首鞠躬而不得者，则阳盛迫阴矣。搏激于里，三焦俱伤，五脏之气，应候而绝，五日即脏气化绝之日也，绝则必死。二阳者，阳明胃与大肠也，使真脏脉见，不和缓而俱搏，兼口气臭败而气滥溢，则阴气绝而清阳败，故死而不能治。且以天地之成数论之，阳终于九，阴绝于十，亦不过十日而即死也。臣故曰：别于阳者，知病忌时；别于阴者，知死生之期也。

灵兰秘典论篇第八

此言人身脏腑，相使贵贱，各有其事，养生寿妖①，皆主一心也。

黄帝问曰：愿闻十二脏之相使，贵贱何如？岐伯对曰：悉乎哉问也，请遂言之。心者，君主之官也，神明出焉。肺者，相傅之官，治节出焉。肝者，将军之官，谋虑出焉。胆者，中正之官，决断出焉。膻中者，臣使之官，喜乐出焉。脾胃者，仓廪之官，五味出焉。大肠者，传道之官，变化出焉。小肠者，受盛之官，化物出焉。肾者，作强之官，伎巧出焉。三焦者，决渎之官，水道出焉。膀胱者，州都之官，津液藏焉，气化则能出矣。凡此十二官者，不得相失也。［批］十二脏之相使贵贱如此，故失则灾害生，治则形气足。乐，入声。强，平声。藏，平声。

注：悉，详也。遂，尽也。肺六叶两耳，附脊第三椎。肝左三叶，右四叶，附脊第九椎。膻中在两乳之中，外有鬲②膜，与脊骨周回相著，遮蔽浊气，故名膻中，为心主之城郭，心主即小心，所以上护心君之所也，名曰相火，能代君火行事，故为臣使之官也。三焦者，胃之上脘为上焦，主内而不

---

① 妖：通“夭”。年幼。《庄子·大宗师》：“善妖善老，善始善終，人犹效之。”

② 鬲：通“膈”。横膈膜，在胸腔、腹腔之间。亦借指胸腹。汉·王充《论衡·效力》：“勉自什伯，鬲中呕血。”

出；胃之下脘为中焦，主腐熟水谷；膀胱上口为下焦，主分别清浊。决，开也。渎，水道也。

讲： 黄帝问曰：愿闻心、肺、肝、胆、膻中、脾、胃、大小肠、肾、膀胱、三焦，十二脏之相为役使，其清而为贵，浊而为贱者，果何如也？岐伯对曰：悉乎哉，帝之问也。请将十二脏之相使贵贱，尽与帝申言之。盖心主一身，五官百骸皆听命焉，譬如君主之官也，亶聪明而作元后①，神明即出乎其中。肺朝百脉，营卫血气，赖调和焉，譬如相傅之官也，理阴阳而襄赞化，治节即出乎其中。至于肝通春气，质直而善怒，譬之将军之官，贞固足以干事，故谋虑即出乎其中焉。胆主中正，不偏而不倚，譬之中正之官，刚健资以果敢，故决断即出乎其中焉。他如主气化而承治节，护心君而宣神明者，膻中也。能蔽邪气，能代君火，无异臣使之官，宗气实之，化则气舒，是以喜乐出焉。主运化而消水谷，司收纳而受水谷者，脾胃也，能受以入，能化以出，无异仓廪之官，百物投之，和则能受，是以五味出焉。主出糟粕者，大肠也，无异传道之官，能将小肠传入之糟粕，化为腐秽，故变化出焉。主盛水谷者，小肠也，无异受盛之官，能将脾胃化入之水谷，出受大肠，故化物出焉。以及肾主作用，能以强力任其事，犹之作强之官也，能作强是以多能精妙，而伎巧出焉。三焦主升降，能以疏通利其水，犹之决渎之官也，能决渎，是以分清别浊而水道出焉。膀胱主会藏，能合津液而蓄注，犹之州都之官也，为州都，是以三焦津液，能聚而藏焉。然三焦之津液，虽藏于膀胱，犹必待气足传化，始变溺而能出也。凡此十二官者，皆当各司其事，不得失其职也。

故主明则下安，以此养生则寿，没世不殆，以为天下，则大昌。主不明，则十二官危，使道闭塞而不通，形乃大伤，以此养生则殃，以为天下，其宗大危，戒之戒之。［批］主明主失，所系甚

---

① 亶（dǎn 胆）聪明而作元后：语出《书·泰誓上》：“亶聪明，作元后。”意为诚实聪明而成为君主。亶，诚；信。

大，治身治国，皆是一理。

注：殆，危殆。昌，吉昌。殃，灾殃。戒，谨戒。

讲：独是十二官之职失不失，系乎十二官之主明不明。主十二官者何？心是也。故心主明者，则下之十二官皆安，安则任使之职修治而咸宜，不亢不害，精气为之充足。故以之养生，则寿命长延，精神至，没世而不殆；以之为天下，则明良喜起，风化及万方而大吉。心主不明者，则下之十二官必危，危则役使之道，闭塞而不通，或亢或害，形体为之大伤。故以之养生，则灾殃不免，身心即旦夕而难安；以之为天下，则凶逆迭兴，忧危起萧墙而莫解。戒之戒之，尚慎旃哉①！

至道在微，变化无穷，孰知其原？［批］病起于些须，毒中于微末，一毫未谨即添一毫，一丝不治即重一丝。况心为一身之主，心失其养，身即病焉。敢不慎乎？**窘乎哉，消者瞿瞿，孰知其要？闵闵之当，孰者为良？恍惚之数，生于毫厘，毫厘之数，起于度量，千之万之，可以益大，推之大之，其形乃制。**当，去声。

注：瞿瞿，惊遽而未详审之貌。闵闵，忧甚也。制，谓始定也。

讲：虽然，至治之道求其始，在几微之末，究其极，则变化无穷，孰能即委穷原，而知此一身之要，本于心，天下之大，系于君乎？窘乎哉，道穷极矣。非特消然自阻者，瞿瞿然惊遽而未详审，莫能知其道要，即忧深闵闵，自谓处之悉当者，亦未知天下之大，一身之要，果以孰者为最良也。况天下之昌危在于君，一身之寿殃在于心，而心与君之明不明，尤在于一念之正不正乎？不见夫古帝之制形也，其始起于似有似无之数，而恍惚之数，生于毫毛之细，分厘之微焉。毫厘之数，起于尺寸之度，升斗之量焉。由是以其数积而千之，累而万之，可益增其数之大。且广而推之，阔而大之，遂不可以

---

① 尚慎旃（zhān 詹）哉：意为要非常小心谨慎。语出《诗经·魏风·陟岵》："上慎旃哉，犹来无止。"

纪其数之极。夫而后因数造形，因形定制，而其形乃制也。制形且然，而况于为天下乎？为天下且然，而况于养生乎？甚矣，人当知其原，而无忽其微也。

黄帝曰：善哉，余闻精光之道，大圣之业，而宣明大道，非斋戒择吉日，不敢受也。黄帝乃择吉日良兆，而藏灵兰之室，以传保焉。

注：精，细也。光，明也。宣，发也。受，传受。良，善也。兆，谓应兆。藏，蕴藏。保，谓师保也。

讲：黄帝曰：善哉，夫子之言乎。我今乃得闻此精细光明之道，至大神化之业也。但欲传其道，授其业而宣扬发明，以阐此大道，非内齐其心而斋，外洁其体而戒，选择吉美之日，良善之兆，不敢轻受也。乃择吉日良兆，将此十二脏相使贵贱之论，著为秘典，而藏于灵兰之书室，以为百世相传之师保焉。斯何如珍重也。

六节藏象论篇第九

此言六六之节，以成一岁，为胜为变，各有所主，人身藏象，亦复如是也。

黄帝问曰：余闻天以六六之节，以成一岁，人以九九制会，计人亦有三百六十五节，以为天地，久矣。不知其所谓也？岐伯对曰：昭乎哉问也，请遂言之。夫六六之节，九九制会者，所以正天之度、气之数也。天度者，所以制日月之行也；气数者，所以纪化生之用也。［批］冬至由阴而行阳，日渐长而物生长。夏至由阳而行阴，日渐短而物收藏。以阳之二九，合为四九而总之，尤天度、气数之昭著者也。

注：六六之节者，六甲一周为一节，六甲有六节，共成一岁。九九，分冬夏二至，冬至阳九九，以纪万物之生成；夏至阴九九，以纪万物之化藏。

制，节度也，又御也。会，会通，又合也。人禀阴阳之气而成形，以阳之二九、阴之二九，合四九之度数而总计，亦有三百六十五骨节以应之也。其余五节者，以应四九之余数也，此人之同于天地也。昭，明也。制日月，犹以日月为准也。纪，计也。

讲： 黄帝问曰：余闻古之人有言曰：天以六六之节，周而至于六六三百六十日，以成一岁。人即以二至之二九，合而至于四九三百六十数，以御通之，兼计人之一身，亦有三百六十五节，以自为一小天地。久矣夫，吾不知其所谓也。岐伯对曰：明乎哉，帝之所问也。今请为帝尽言之：夫六六之节者，所以正天之常度也。九九制会者，所以正气之常数也。天度者，周天三百六十五度四分度之一，所以准制日月迟速之行度也。气数者，五日为候，三候为气，一岁二十有四气，所以计万物化化生生之早暮也。夫岂有他道哉？

天为阳，地为阴；日为阳，月为阴；行有分纪，周有道理。日行一度，月行十三度而有奇焉，故大小月，三百六十五日而成岁，积气余而盈闰矣。立端于始，表正于中，推余于终，而天度毕矣。[批] 六六之节，所以正天之度，而制日月之行者此也。

注： 行有分纪，谓日月之行各有分野纪度。周有道理，谓日月周天常有九道条理。积，累也。盈，满也。毕，终也。

讲： 今夫天者，清阳之气；地者，浊阴之体。日者，众阳之宗；月者，太阴之象。其行也，各有分纪；其周也，各有道理。彼周天横一百七万九百一十三里，经三十五万六千九百七十一里，为周天之全数也。其体至健，绕地左旋，昼夜一周行三百六十五度又过一度二百三十五分，是天之行捷也。日行不及天之一度，自今年冬至，至明年冬至，方为一周天，实计三百六十五日零三时，始与天会。而论一岁止有三百六十日，更有五日零三时，无所归着，是为日行之余分，所谓气盈也。日行不及天十三度十九分度之七，常以二十九日中弦，与日合于朔。每月又有半日弱，无所归着，是为月行之余分，所谓朔虚也。所以于日盈、月虚分出月之大小，积而至三百六十五日，而成一岁。于气盈朔虚中，积其气之奇，余久而得三十有六日，乃置一闰焉。然每岁十二月，甲子朔，夜半冬至，为元端之始。其时日、月、五星，皆起于牵牛初度，更无余分，即当以此为步占之端，而立天道之造端于其始焉。每岁月前十二节谓之节气，月后十二节谓之中气。中气者，月月皆有，惟闰独无。非闰之独无中气也，盖天度以斗柄表正中气，其时指于两辰之间。故闰前一月，中气在晦，闰后一月，中气在朔，而值闰之月，止有节气，而无中气也。欲知日月之余分有定，岁中之置闰不差，又当表正于中气之所在焉。每岁有二十四气，每气皆十五日二十五刻，其曰日之十五日者，气之正也，月之二十五刻，气之余也。推余之数，每岁常余十一日弱，故三年一闰，五年再闰，十九年而置七闰，谓之一章。至是而天无余气，气无余分，而推余之数，乃终极矣，而天之常度亦毕矣，岂难知之？

帝曰：余已闻天度矣，愿闻气数，何以合之？岐伯曰：天以六六为节，地以九九制会，天有十日，日六竟而周甲，甲六覆而终岁，三百六十日法也。夫自古通天者，生之本，本于阴阳，其气九州九窍，皆通乎天气。故其生五，其气三，三而成天，三而成地，三而成人，三而三之，合则为九，九分为九野。九野为九藏，故形藏四，神藏五。［批］形藏四者，鼻藏气、口藏味、耳藏声、目藏色也。神藏五者，心藏神，肝藏魂，脾藏意，肺藏魄，肾藏志也。**合为九藏以应之也。**［批］九九制会。所以正气之数，而正化生之用者此也。已，上声。藏，俱平声。

注：十日，以甲乙丙丁之十天干言。竟，终也。终，谓极也。复，返也。九州九窍，俱解见前。

讲：黄帝曰：余已得闻天之常度矣，今愿闻气之常数，何以与天度相合也？岐伯曰：天以六六三百六十日为岁节，地即以四九三百六十数为制度，而会通之。盖天有甲、乙、丙、丁、戊、已、庚、辛、壬、癸之十日，十日必六竟而始周一甲，甲子必六复而始终一岁，此岁必以三百六十日为定法也。

然自古以来，能通天气者，即得生之本者也。生于何本？本乎阳九九、阴九九之二气也。其气外应九州，内应九窍，皆奉天而通乎天气也。所以其化生也，则有五行，其受气也，则有三阴三阳。气聚成形，三才肇立。于是天有三阴三阳之气以化生，而成乾健之德；地有三阴三阳之气以资形，而成坤厚之德；人禀三阴三阳之气，以参赞位育，而成刚柔之德，三才各具一三矣。使各以其三而三之，并举三三而合之，不即为九数乎？以天地之九数，从而九分之，则为九野。以九野而验之，于人则为九脏，故人之生也，耳目口鼻，形藏有其四；肝心脾肺肾，神藏有其五。合形与神，乃为九藏，以应三阴三阳之气也。

帝曰：余已闻六六之节、九九之会矣①，夫子言积气盈闰，愿闻何谓气，请夫子发蒙解惑焉。岐伯曰：此上帝之所秘，先师传之也。帝曰：请遂闻之。岐伯曰：五日谓之候，三候谓之气，六气谓之时，四时谓之岁，而各从其主治焉。五运相袭，而皆治之，终期之时，周而复始，时立气布，如环无端，候亦同法，故曰：不知年之所加，气之盛衰，虚实之所起，不可以为工矣。已，上声。

［批］气之一字，天人相通，阴阳盛衰，如环无端。揆以天度，审以人事，因其胜衰，定其虚实，自五运之相袭，天气之相乘，可了然矣。

注：蒙，蔽也。惑，疑也。袭，承袭。工，即业医者。

讲：黄帝曰：余已闻六六成岁之节、九九御气之会矣。然夫子会有积气余而盈闰之言，愿闻何者谓之气也。请夫子启发我之蒙昧，而解释我之疑惑焉。岐伯对曰：此上古帝王之所秘而不传，而先哲师保乃传之者也。黄帝曰：既上帝秘而先师传，今请夫子悉言之，而使我得以尽闻之。岐伯对曰：未有气，先有候，必有气，乃有时。彼一岁之中，三百六十日，而有七十二候，是五日乃谓之一候也。七十二候，而有二十四气，是三候乃谓之一气也。二

① 六六之节九九之会：《素问》作“六六九九之会”。

十四气，而约之以四时，是六气乃谓之一时也。四时而归之一岁，是必分为四时，乃可合为一岁也。然其中为候、为气、为时，各有阴阳之不同，即各有物生脉应之不等，当各从其候气时岁，而主治焉。至于五行运化之气，各相承袭于六气之中者，亦皆从其候、气、时、岁而分治之。他如满足一岁，而为终期之日，气候一周，又复如初其时。仍如前之立春、立夏、立秋、立冬，因气以立时，其气仍如前之雨水、惊蛰、春分、清明，应候以布气，以次相承，如环转之无端。以及审候之法，亦与时之立、气之布，循环不已，而相同焉。故古语云：不知当年大运既立，司天在泉之所加临，其气或盛或衰，或虚或实之所由起，不可以为医矣。

帝曰：五运终始，如环无端，其太过不及何如？岐伯曰：五运更立，各有所胜，盛虚之变，此其常也。帝曰：平气何如？岐伯曰：无过者也。帝曰：太过不及奈何？岐伯曰：在经有也。［批］太过不及，本经自有，专详本经，得其要矣。

注：无过者，不失其常候也。在经有之，谓在本经自有之也，审气即知，无庸深辨者。

讲：黄帝曰：五行运化之气，其终而复始者，既如环转之无端矣。而其间有太过焉，有不及焉，其道何如？岐伯对曰：五行运化之气，迭更而立，为阴为阳，本各有所偏胜。有偏胜，即有盛衰，有盛衰，即有太过不及之变，此天道之常也。夫何难知？黄帝曰：所谓平气者何如？岐伯对曰：不失常候而无过者是也。黄帝曰：如太过不及奈何？岐伯对曰：在本经自有之也。

帝曰：何谓所胜？岐伯曰：春胜长夏，长夏胜冬，冬胜夏，夏胜秋，秋胜春，所谓得五行时之胜，各以气命其藏。长，平声。藏，去声。［批］以气命其脏，即以风气命其肝，使克脾土，火气命其心，使克肺金之类也。

注：五行以时相胜，而在人，则各以其时之胜气，命其所主之脏气，使之出位以侮人，如肝胜脾，脾胜肾，肾胜心，心胜肺，肺胜肝是已。

讲：黄帝曰：何谓气有所胜？岐伯对曰：所胜者，谓时至气胜，则克所不胜矣。彼如春属木，长夏属土，木胜克土，当春木旺，为温风甚，则脾土必受其邪。冬属水，土胜克水，当长夏土旺，而湿气甚，则肾水必受其邪。夏属火，水胜克火，当冬水旺，而寒气甚，则心火必受其邪。秋属金，火胜克金，当夏火旺，而热气甚，则肺金必受其邪。春属木，金胜克木，当秋金旺，而燥气甚，则肝木必受其邪。所谓得五行旺时之气，各以其时气，命其脏气，使之乘侮于人者此也。

帝曰：何以知其胜？岐伯曰：求其至也，皆归始春，未至而至，此谓太过，则薄所不胜，而乘所胜也，命曰气淫①。至而不至，此谓不及，则所胜妄行而所生受病，所不胜薄之也，命曰气迫。所谓求其至者，气至应时也，谨候其时，气可与期，失时反候，五治不分，邪僻内生，工不能禁也。分，平声。［批］气淫者太过，气迫者不及，邪僻内生者，失时反候，毕气致戾，宜善审也。

注：至，到也。归始春者，谓四时始于春，可即此一气以为例也，未至以时言，而至以气言。所谓求其至者，实按春夏秋冬之时，以应温热凉寒之气也。苟失时反候，难禁邪僻之不生，工宜慎之。

讲：黄帝曰：其气之胜，又何以知之？岐伯对曰：欲知其气之所来而胜，先求其气之值时而至；欲求其气之值时而至，先审其时之所自而始。春为岁首，即时之所始也。求得其始，则后此之继春温而至者，无论其为夏之热、秋之凉、冬之寒，其所求皆同归于始春之例也。但四时各主一气，时至气至，是谓平气，无太过，无不及，复何有胜不胜之患哉？而无如有未至而至，与至而不至者焉。其时未至，而气先至者，此所值之气有余，而谓之太过也。太过则必薄侮其已之所不胜，而乘其已之所能胜也，恃其胜而淫滥无制，是气之淫也，爰命其名曰气淫。其时已至，而气不至者，此所值之气不

---

① 命曰气淫：《素问》此下有“不分邪僻内生，工不能禁也”。

足，而谓之不及也。不及则所胜我者乘我，而我生者受病，与我所不胜者妄行，而我亦受其薄侮也。因不胜而众气迫胁，是气之迫也，爰命其名曰气迫。然我所谓求其至者，非太过之先时而至，不及之踰时不至，实气之至，适应乎时之至也。然气有其候，能谨准夫五日之候。于其春、夏、秋、冬之时，则候其气至，自温、热、凉、寒之气，可许如期而至。而如其失六气为时之用，反五日为候之常，则五运之治化不分。吾恐邪僻内生，人莫知其为何气所中，虽工于医者，亦不能禁之使不胜也。甚矣哉，时之不可有失，候之不可或反也。

帝曰：有不袭乎？岐伯曰：苍天之气，不得无常也，气之不袭，是谓非常，非常则变矣。［批］五行之气，本相承袭，一有不袭，即为邪变。

注：常者，四时一定不易之期。非常，则有太过不及之失。既失其常，必有所害，虽欲无邪气之变，不可得矣。

讲：黄帝曰：五行之气，本相承袭，而如其有不相承袭者乎，其故何也？岐伯对曰：五行之气，分应四时，四时之气，本于苍天，苍天之气，流行不息，周而复始，其温、热、凉、寒，以次相承，不得谓无常度也。其气之有不袭者，是谓失其度，而非天之常。非常，则非应时而至之平气，实变而为不正之邪气矣。

帝曰：非常而变奈何？岐伯曰：变至则病，所胜则微，所不胜则甚，因而重感于邪则死矣。［批］变气亦有胜不胜者，变气胜，则当时之正气必虚而不能胜；变气不胜，则当时之正气必实而能胜。**故非其时则微，当其时则甚也。**重，平声。

注：所胜则微，如当春而遇土气之变，我之木气犹足以胜之，故病微。所不胜则甚，如当春而得金气之变，我之木不足以胜之，故病甚。余可类推。

讲：黄帝曰：夫气至非常而变，其奈之何？岐伯对曰：变气至，与时相违，其人中之，则必为病。在当旺时之正气所能胜者，则变气微，而病亦微；

在当旺时之正气所不能胜者，则变气甚，而病亦甚。若因其变之为病，而复重感他邪，则伤而又伤，此必死之症矣。故谓非变气能胜之时，则其为害也微；当变气所胜之时，则其为害也甚矣。

帝曰：善。余闻气合而有形，因变以正名，天地之运，阴阳之化，其于万物，孰少孰多，可得闻乎？岐伯曰：悉乎哉问也，天至广不可度，地至大不可量，大神灵问，请陈其方。草生五色，五色之变，不可胜视，草生五味，五味之美，不可胜极，嗜欲不同，各有所通。度，入声。[批] 色之变，味之美，嗜欲之所起，即嗜欲之所由分也。然有一色，必有一色之利，有一味，必有一味之益，反之则失其用而不能相通也。

注：气合而有形者，谓阴阳二气交合为一，乃生此有形之物也。因变以正名者，谓万物化生，各因其所变之形，以正肖形之名也。孰多孰少，言何者为阳中之阴，何者为阴中之阳，其得此阴阳之气，孰有余而多，孰不足而少也。度，测度。量，较量。不同，不齐也。

讲：帝曰：善哉，夫子之言乎。然我亦尝闻万物本二气之交合，絪缊化生，而始有其形。万物因二气之变化，迭相生息，以得正其名如此。不知天地之默运，阴阳之造化，其在于万物者，果孰为得阴阳之气少，孰为得阴阳之气多也，可得闻乎？岐伯对曰：悉乎哉，帝之问也。天位乎上，其用至广，不可以多少度；地位乎下，其体至大，不可以多少量。彼万物处天地之中，而备广大之体用，又岂可以多少度量乎？大矣哉！天地阴阳之间，非神而灵之者，孰能问此？今试请陈其方，而略言之。今夫二气之变也，难以悉数，万物之众也，岂能备陈？则甚矣，通微穷变之论，言气不如言物，言大不如言小也。不见夫草乎？彼草之生也，有五色，而五色之变，则不可以胜视。草之生也，有五味，而五味之美，则不可以胜极。由色与味而推广之，其变也，又岂可以胜计哉？然人之嗜欲有所不同，故其气与运化相通，亦各有其所也，知此则知阴阳之多寡矣。

天食人以五气，地食人以五味。五气入鼻，藏于心肺，上使五色修明，音声能彰。五味入口，藏于肠胃，味有所藏，以养五气，气和而生，津液相成，神乃自生。［批］味有所藏者，谓五味各归所喜。如酸入肝，苦入心，甘入脾，辛入肺，咸入肾之类。盖味入其脏，日相资养，以和脏气，脏得其养，气得其和，则津由之化，气由之生矣。

注：人得天地之气味以养，则吾一身之气味，皆天地之气味，而气有不和者乎？而神有不生者乎？

讲：况天养人以阳，其食人则以臊、焦、香、腥、腐之五气；地养人以阴，其食人则以酸、苦、甘、辛、咸之五味。五气者入于鼻，而藏于心肺间者也。心主血，肺主气，血气调和，形声俱妙。故天以五气食人，而人之得此五气以自荣者，外焉能使五色修明，而五音孔彰也。五味者，入于口而藏于肠胃中者也，以所藏资所养，故地以五味食人，而人之得此五味以自养者，内焉能使味有所藏，而气得其养也。由是食气与味，阴阳交养，而二气和矣。气和而后生生，生生则津液相成，阴阳妙合，精神即从之而强矣。

帝曰：藏象何如？岐伯曰：心者，生之本，神之变也，其华在面，其充在血脉，为阳中之太阳，通于夏气。肺者，气之本，魄之处也，其华在毛，其充在皮，为阳中之太阴，通于秋气。肾者，主蛰，封藏之本，精之处也，其华在发，其充在骨，为阴中之少阴，通于冬气。肝者，罢极之本，魂之居也，其华在爪，其充在筋，以生血气，［批］肝藏血，固能生血，其曰生气者，盖取血荣则气充之义也。其味酸，其色苍，此为阳中之少阳，通于春气。脾、胃、大肠、小肠、三焦、膀胱者，仓廪之本，营之居也，名曰器，能化糟粕转味而入出者也，其华在唇四白，其充在肌，其味甘，其色黄，此至阴之类通于土气。凡十一藏，取决于胆也。藏，去声。［批］十一脏取决于胆者，以胆主中正而直行者也。

注：五脏之中独肝与脾，言味言色者，以肝为五脏之长，脾为五脏之母

故也。器者，言胃与大肠等盛贮水谷，犹器皿之能受物也，故名曰器。四白，唇之上下左右白肉也。

讲：黄帝曰：脏之为象而见于外者何如？岐伯对曰：心脏者，长生之本，元神之变也，其华泽在人头面，其充养在人血脉，为阳中之太阳，属火而通于夏气者也。肺脏者，气之本，藏魄之处也，其华泽在人毫毛，其充养在人皮肤，为阳中之太阴，属金而通于秋气者也。肾脏者，闭藏之本，藏精之处也，其华泽在脑之发，其充养在体之骨，为阴中之少阴，属水而通于冬气者也。若夫肝脏者，谋虑出乎其中，运动出乎其中，则罢极之本，精魂之居也，其华泽则在筋所余之爪，其充养则在肝所生之筋，能藏心之血，以制肺之气，且使肺之气，以配心之血，流行上下，以生内外之血气者也。其味酸，其色苍，气上升而主生发，此所以为阳中之少阳，属木而通于春气者也。至脾、胃、大肠、小肠、三焦、膀胱等脏者，皆消受水谷，而为营所出居之位，谓非仓廪之本，营之所居乎？其名曰器者，以其能传化水谷之糟粕，转五味而出入者也。其华泽在唇之四白，其充养在体之肌肉，其味则土之味为甘，其色则土之色为黄。太阴主土，此所以六脏皆为至阴之类，属土而通于土气者也。凡此十一脏者，虽各有所主，而脏之所发，不能自决，犹必取决于中正、刚断、果敢、直行之胆焉。阴阳之藏象止此矣，有何难知哉？

故人迎一盛，病在少阳；二盛病在太阳；三盛病在阳明；四盛已上，为格阳。寸口一盛，病在厥阴；二盛病在少阴；三盛病在太阴；四盛已上，为关阴；人迎与寸口俱盛，四倍已上为关格。关格之脉，羸不能极于天地之精气，则死矣。已，俱上声。［批］人迎候阳，寸口候阴，孰胜孰偏，于此验之。至若阴阳离绝，病在不治者，则又人迎与寸口同盛，也不可不知。

注：阴阳之脉，盛极而至四倍已上，则阳盛极者，阴必绝。阴盛极者，阳必绝，虽欲不败坏精气而死，而不得也。

讲：有阴阳之藏象，即有阴阳之脉象。脉也者，根乎脏者也。欲知脏之偏胜，必先察其脉之盛衰。故左手关上寸口，谓之人迎，以候阳者也。若人迎脉一盛则为少阳有余，其病即在少阳。人迎脉二盛，则为太阳有余，其病即在太阳。人迎脉三盛，则为阳明者有余，其病即在阳明。甚而人迎之脉，至于四盛已上，则阳气盛极矣，是为阳格。阳格者，食不得入。右手关上寸口，谓之气口，以候阴者也。若气口脉一盛，则为厥阴有余，其病即在厥阴。气口脉二盛，则为少阴有余，其病即在少阴。气口脉三盛，则为太阴有余，其病即在太阴，甚而气口之脉。至于四盛已上，则阴气盛极矣，是为关阴。关阴者，不得小便。若人迎与气口，左右手之两寸脉皆盛。至于四倍已上则阴阳离绝，气不相通，是为关格矣。病在见此关格之脉则阴阳二气，羸败极矣。必不能尽于天地所与之精气，以终其年寿，而为即死之候也。

卷　二

五脏生成篇第十

此言五脏之气各有所主，相生相成，内外现形，未病已病，皆如是也。

心之合脉也，其荣色也，其主肾也。肺之合皮也，其荣毛也，其主心也。肝之合筋也，其荣爪也，其主肺也。脾之合肉也，其荣唇也，其主肝也。肾之合骨也，其荣发也，其主脾也。［批］五脏各有所合、所荣、所主，如此故观外可以知内，因克可以知生也。

注：合者，与之妙合而无间也。荣者，因之发荣而华泽也。主者，以之为主而畏惮也。

讲：今夫五脏之生成也，必有合也。有所合也，必有荣也。有其荣也，必有主也。知其合，不知其荣，不可以言生成之大。知其荣，不知其主，不可以言生成之妙。彼心火之所合者，脉也，心华在面，而其荣则色也，火畏在水，而其主肾也。肺金之所合者，皮也，肺华在毛，其华则毛也，金畏在火，而其主则心也。肝木之所合者，筋也，肝华在爪，而其荣则爪也，木畏在金，而其主则肺也。脾土之所合者，肉也，脾华在唇，而其荣则唇也，土畏在木，而其主则肝也。肾水之所合者，骨也，肾华在发，而其荣则发也，水畏在土，而其主则脾也。由其合也审其未合，观其荣以观其不荣，得其主以察其无主，乃能合其所未合者于以合矣，荣其所荣而不荣者可荣矣，主其所主而无主者得所主矣，其主则肾也。

是故多食咸，则脉凝泣而变色；多食苦，则皮槁而毛拔；多食辛，则筋急而爪枯；多食酸，则肉胝而唇揭；多食甘，则骨痛而发落，此五味之所伤也。［批］五味虽以养五脏，而有所养者不无所害，故人之于五味不可过也。五味者，养五脏之气者也。五行者，喻五脏之气者也。故味过则脏气必以所胜乘所不胜，如五行之相克也，即如心脏属火，火性炎上，宜食苦以下之，是下之，即以养之也。但苦味过多，火反不能遂其炎上之性，势必起而克金。金属肺脏，肺主皮毛，金为火克，则以心之所胜，乘肺之不胜矣，故皮槁而毛拔。由此类推，其他可知。味有与脏气相合者，如物之以类相从也。故气有不足，即有所欲，然有或过，亦为之恶。

注：五味食之有度，则能养五脏五味，食之过多，则必伤五脏。甚矣，食之不可不节也。

讲：夫惟其有所合，与荣、与主。如是，故多食咸者，咸味助其主心之肾，则水必起而克火矣。火为水克，则心所合之脉，必凝涩而泣滞，心所荣之色，必先赤而变黑也。多食苦者，苦味助其主，肺之心，则火必起而克金矣。金为火克，则肺所合之皮，必憔悴而枯槁。肺所荣之毛，必脱落而拔去也。多食辛者，辛味助其主，肝之肺，则金必起而克木矣。木为金克，则肝所合之筋，必拳曲而拘急。肝所荣之爪，必焦燥而干枯也。多食酸者，酸味助其主脾之肝，则木必起而克土矣。土为木克，则脾所合之肉，必粗疏而胝趼，脾所荣之唇，必高举而掀揭也。多食甘者，甘味助其主肾之脾，则土必起而克水矣。水为土克，则肾所合之骨，必隐为之作痛。而肾所荣之发，必显为之脱落也。凡如是者即五味之所伤也。

故心欲苦，肺欲辛，肝欲酸，脾欲甘，肾欲咸，此五味之所合也。

注：五味以调五脏，故脏各有虚，味各有欲，合之而非强合也。

讲：五味之过也，既于五脏有所伤。而五脏之虚也，亦于五味有所合。不见夫心脏之虚也，则欲食苦味；肺脏之虚也，则欲食辛味；肝脏之虚也，则欲食酸味；脾脏之虚也，则欲食甘味；肾脏之虚也，则欲食咸味乎？凡如此者，即五味之所合也。

五脏之气败，色见青如草滋者死，黄如枳实者死，黑如炲①者死，赤如衃②血者死，白如枯骨者死，此五色之见死也。青如翠羽者生，赤如溪冠者生，黄如蟹腹者生，白如豕膏者生，黑如乌羽者生，此五色之见生也。［批］五色之见死见生者，以五脏各有本来之色。其色荣活则生，枯败则死，不难立辨。惟各脏真气外荣，发而为自然长生之色者，较病中得生之色尤活。须于静而方动之平旦时，详而审之，方得其真。生于心，如以缟裹朱，生于肺，如以缟裹红，生于肝，如以缟裹绀，生于脾，如以缟裹栝楼实，生于肾，如以缟裹紫，此五脏所生之外荣也。炲，音苔。衃，铺救切，音坏。

注：五脏之色忌枯槁而喜华泽，故即见死、见生，与所生之外荣以观，而脏气之虚实可知，人之寿夭可定矣。

讲：然而五脏之可以外见者，不独味也，请更征之色，即如五脏之气，发扬于外。有其色青如草滋，而深兼黑者，肝脏绝矣，其人必死。黄如枳实，而浑无血者，脾脏绝矣，其人必死。黑如炲煤，似烟尘扑面者，肾脏绝矣，其人必死。赤如衃血，似败恶凝聚者，心脏绝矣，其人必死。白如枯骨，了无生气者，肺气绝矣，其人必死。凡如此类，即五色之见死也。而如其五脏之气，发扬于外色。见青如苍翠之羽毛者，肝气犹充和也，虽危必生。赤如雄鸡之冠者，心气尤充和也，虽危必生。黄如螃蟹之腹色者，脾气尤充和也，虽危必生。白如豕豚之膏脂者，肺气尤充和也，虽危必生。黑如乌鸦之羽毛者，肾气尤充和也，虽危必生。凡如此类，即五色之见生也。他如色之根于心而生者，如以素帛之缟，包裹朱砂焉。色生于肺者，如以素帛之缟，包裹猩红焉。色生于肝者，如以素帛之缟，裹深青扬赤之绀色焉。色之生于脾者，如以素帛之缟，裹黄润而鲜之括楼实焉。色之生于肾者，如以

---

① 炲（tái 台）：同“炱”，火烟凝积成的黑灰。
② 衃（pēi 胚）：凝固呈赤黑色的败血。

素帛之缟，裹鲜艳赤润之紫色焉。凡如此类，皆五脏所生之色，发于外而为荣者也。

色味当五脏：白当肺、辛，赤当心、苦，青当肝、酸，黄当脾、甘，黑当肾、咸。［批］五色之当于五脏，尤之五味五形也。故善治病者观其气，番其味，察其形，而即得其病之情状也。**故白当皮，赤当脉，青当筋，黄当肉，黑当骨。**当，俱去声。

注：此言五色五味，各因五脏，当合也。凡一切形色气味，各与脏相合也。

讲：以是知五色五味，各有所合，而当于五脏者矣。彼色之白者，合肺脏所欲之辛味也。色之赤者，合心脏所欲之苦味也。色之青者，合肝脏所欲之酸味也。色之黄者，合脾脏所欲之甘味也。色之黑者，合肾脏所欲之咸味也。所以肺之所合皮也，而白色当皮。心之所合脉也，而赤色当脉。肝之所合筋也，而青色当筋。脾之所合肉也，而黄色当肉。肾之所合骨也，而黑色当骨。其当也，皆各以其类也，故察色审味，而知其脏。

诸脉者，皆属于目，诸髓者皆属于脑，诸筋者皆属于节，诸血者皆属于心，诸气者皆属于肺，此四肢八溪之朝夕也。

注：八溪者，手足四肢，每支二溪，合为八溪。水出于山，入于川，曰溪，言脉、髓、筋、血、气，五者朝夕相会于四肢，亦犹水之会于山溪也。

讲：又况太阳脉，起目内眦，上脑，其筋支为目上纲。足阳明脉，起鼻交颎①之中，从上而下，其筋走下，为目下纲。少阳脉，从外走内，至目锐眦。手少阴脉，系目系，合目内眦。足厥阴脉，连目系。至两太阴，足少阴，与手厥阴等脉，其经络，虽不尽入于目，而血气要无不贯于目。是诸脉者，皆属于脏腑精气所成之目也。［批］目也者，诸脏腑精气之所聚也。脉也者，诸脏腑血气之所结也。虽诸脏腑之脉，有入目，未入目者，而究之无不属于

---

① 颎：原作“额”，据《灵枢·经脉》改。

目也，又何得以未入目而疑之？至脑为注髓之海，凡人身诸髓，必皆属之于脑。节为筋结之所，凡人身诸筋，必皆属之于节。心为生血之源，凡人身诸血，必皆属之于心。肺为主气之官，凡人身诸气，必皆属之于肺。目也，脑也，以及节与心、与肺也，此皆四肢八溪之脉，与筋髓血气，相为朝夕，而会见之地也。

故人卧血归于肝，肝受血而能视，足受血而能步，掌受血而能握，指受血而能摄。［批］静以养阴之道，于此可类推矣。**卧出而风吹之，血凝于肤者为痹，凝于脉者为泣，凝于足者为厥。此三者，血行而不得反其空，故为痹厥也。**

注：受，承受也。凝，聚也。泣，与涩同。厥，寒厥也。不得反其空，谓血不能行于诸经也。

讲：虽然人之五官百骸，以心为君。而身之四肢八溪，以血为主。血也者，生于心，而藏于肝者也。藏必于其静，故人当卧而静之时，血即归宿于肝焉。归于肝，则肝受其血。而肝所主之目，亦得血而能视矣。即肝所主之筋，亦得血而皆荣矣。彼足也、掌也、指也，俱系于筋者也。筋既因肝而受血，是以足亦受血而能步，掌亦受血而能握，指亦受血而能摄也。然血以气之动静为动静，当卧而静，气行阴分。血故归宿于肝，而如其卧，而初起也，静而乍动，气之卫外犹未密也。使遽外出，则风吹而邪乘之，血必因风而有所凝。其凝于肤者，则为邪久而不去之痹。凝于脉者，则为涩滞不利之泣。凝于足者，则为清冷不温之厥。凡此三者，皆血行于外，而不得反其经隧之过，故为顽痹冷厥之证也。欲养生者，当其于血加之意焉。欲养血者，尚其于起居留其心焉。

人有大谷十二分，小溪三百五十三名①，少十二俞，此皆卫气之所留止，邪气之所客也，针石缘而去之。［批］大谷小溪以及十二

① 小溪三百五十三名：《素问·五脏生成》作“小溪三百五十四名”。

俞，卫气之所留止处，即邪气之所客入处。必卫外者密，然后邪不得乘，不得乘即不得为病。甚矣，卫气之当固也。

注： 缘，引也。此言经穴为邪气所客，必用针石以散去之也。

讲： 今夫人有大经所会之谷，十二分，小络所会之溪，三百五十三名，内少十二经连化转输之俞，不在大谷小溪中者，是名经穴，此皆卫气所栖留止宿之处也。若卫气有亏，邪即乘之，是又邪气所客入为害之地也。邪客经穴，传变最甚，必用针石缘引而散去之，方能除其邪气，而固其卫气也。

诊病之始，五决为纪。欲知其始，先建其母。所谓五决者，五脉也。［批］五脏各有应时之本脉，然皆以中和胃气为母，反是即为有病。

注： 诊，视也，谓候脉也。始者，病之原。决，断也。纪，纲纪。建，立也。母，谓胃气。五决者，决五脏五风之脉也

讲： 邪气之所客，固赖针石缘而去之矣。而邪之客必有所始，不知其始，何以诊病。是以诊病之初，必以五脏脉形，决人生死者，为之纲纪也。但诊之而欲知其病之所始，当先建立其母。母者何？应时之胃气。如春微弦，夏微钩，长夏微软，秋微毛，冬微石，中和而有母气之脉是也。若弦甚则为风，即知病之始于风。钩甚则为火，即知病之始于火。软甚则为湿，即知病之始于湿。毛甚则为燥，即知病之始于燥。石甚则为寒，即知病之始于寒。失母而为病始之脉是也。然所谓五决者，即春弦、夏钩、长夏软、秋毛、冬石之五脉也。五脉以中和为平，过甚则决定其邪气有余。不及则决定其正气不足也。

是以头痛巅疾，下虚上实，过在足少阴巨阳，甚则入肾。［批］太阳邪实，少阴从之，少阴正虚，太阳袭之，此必然也。治者察之，下数节之，表里为病，亦可互观而得也。

注： 下虚者，少阴肾虚。上实者，太阳邪实。邪在上，下虚亦并于上也。过，气失其常也。

讲： 是以头额作痛，脑巅疾痛。肾虚而膀胱实，其过在足之少阴与足之

太阳焉。盖少阴肾脉，与太阳膀胱相为表里。太阳之脉上额交巅，从头入脑，下项，邪中太阳，故邪实于上，而见头痛巅疾之证。且少阴肾虚，不能引太阳膀胱之气，故下之虚邪上行，与上之实邪相并，亦发为头痛巅疾之证也。然此尚是太阳受邪，少阴从之。若太阳邪甚，则实于上者，必因下虚，乘虚下袭入肾为患，而表里俱病矣。

眴蒙招尤，目冥①耳聋，下实上虚，过在足少阳厥阴，甚则入肝。眴，松闰切，音濬。

注：眴，疾也。蒙，蒙蔽不明也。尤，过失也。冥，目合也。聋，耳无闻也。下实，肝气实也。上虚，少阳气虚也。过，解见上。

讲：是以因怒愤激，眴疾之间，遂被风邪外感，蒙蔽其窍，与卧起行劳，疾去衣被，以致迎风者，皆自招其愆尤也。若证见目冥而合，耳聋无闻，此由肝气实，而胆气虚也。其过在足之少阳，与足之厥阴二经焉。盖少阳胆脉，与厥阴肝脉，相为表里少阳之脉。入目锐眦，上抵头角，下耳后，其支从耳后入耳中，出走耳前。怒激感风，则少阳之气散，而并于肝，故胆虚肝实，证见目冥耳聋。兼厥阴肝脉连目系，上出额，与肾脉会于巅，卒②然迎风，则厥阴之邪甚而夺其胆，故肝实胆虚，亦见目冥耳聋之证。然风甚而肝实者，固易乘胆之虚而客入为患，即怒甚而胆虚者，亦必感风使邪入肝，而并于肝也。

腹满䐜胀，支膈胠胁，下厥上冒，过在足太阴阳明。䐜，音真。胠，音区。

注：邪气胀肉曰䐜。胀，鼓胀也。支，谓支离而各分其处也。膈，膈膜

---

① 冥（míng 明）：通暝，目盲。《晏子春秋·杂上》："范昭佯醉，不说而起舞，谓太师曰：'能为我条成周之乐乎？吾为子舞之。'太师曰：'冥臣不习。'"。

② 卒：通"猝"，突然。《史记·李将军列传》："李光军极简易，然虏卒犯之，无以禁也。"

也。胠，胁也，谓腋下身左右两旁。下厥，气从下逆上也。上冒，气上逆，而头目昏冒也。

讲：是以邪实腹中而满痞，邪鼓肉分而䐜胀，以及膈膜合两腋两旁俱支离引痛者，气逆于下而昏冒于上也，其过在足太阴脾与足阳明胃焉。盖脾脉上膈入腹络胃，胃脉下乳夹脐，二经相为表里，一受其邪，则气必从下逆上，而使头目昏蒙，以至腹满胀而痛，见于膈胁诸处，故腹满等证，过在脾与胃也。

咳嗽上气，厥在胸中，过在手阳明太阴。

注：咳嗽，五脏皆有，要总统于肺。上气，气上逆而嗽也。厥，亦逆也。胸中，肺之部位也。

讲：是以无痰有声之咳，有痰无声之嗽，与有声有痰之咳嗽，证见其气上逆，咳嗽愈作，并咳嗽不已，而外浮肿者，厥逆之气，在胸中、肺部也。肺为手太阴，与手阳明大肠相为表里，肺脉从肺系，横出腋下，主气者也，至阳明大肠之脉，络出于肺，二经受邪则水谷不能克化，肺窍不能清利，以致气厥于中，而逆于上也，故其过在手阳明大肠，与太阴肺焉。

心烦头痛，病在膈中，过在手巨阳、少阴。

注：烦，烦热也。膈中，心之部位。巨阳，谓太阳。心脉起心中。巨阳，小肠脉，络心。二经受邪，故见病如此。

讲：是以心热作烦，头烧作痛者，病在心部之膈中也。心脉起于心中，直从心系下膈，与手巨阳小肠之脉相为表里。小肠脉入缺盆，络心，循颈，上颊至目锐眦。二经受邪，则火以类应而心烦，火气炎上而头痛，故心烦头痛。病在膈中者，其过在手之巨阳小肠，与手之少阴心脉也。

夫脉之小、大、滑、涩、浮、沉，可以指别；五脏之象，可以类推；五脏相音，可以意识；五色微诊，可以目察；能合脉色，可以万全。［批］脉、色、音、声，诊病之要，能细别察症，无不治矣。

注：别脉以指，推象以类，识音以意，察色以目，各造其极，自无不可万全之病矣。

讲：夫脉有为虚为阴，而小者焉；有为实为阳，而大者焉；有为阳有余，而滑者焉；有为阴不足，而涩者焉；有为邪在表，而浮者焉；有为邪在里，而沉者焉。无论病之为虚、为实、为六气，皆可以指诊其脉，而辨别之也。五脏有弦，而应风，象木之肝者焉；有洪，而应热，象火之心者焉；有缓，而应湿，象土之脾者焉；有毛，而应燥，象金之肺者焉；有紧，而应寒，象水之肾者焉。无论为和、为病、为邪客，皆可以类取其象，而推求之也。至若五音，有病独在脾，而纯是宫者焉；有脾病传肺，而宫兼商者焉；有脾病传肝，而宫兼角者焉；有脾病传心，而宫兼徵者焉；有脾病传肾，而宫兼羽者焉。无论为商、为角、为徵、羽，皆可以意审其音，而识之也。五色有肝木主风，而色见青者焉；有心火主热，而色见赤者焉；有脾土主湿，而色见黄者焉；有肺金主燥，而色见白者焉；有肾水主寒，而色见黑者焉。无论为生、为克、为乘侮，皆可以目视其色，而详察之也。然音或有不可识之时，而脉象形色，无不可别察之候。治病者，果能以五脏所现之脉，与五脏所著之色，合而配之，则察脉已知其表里，察色已知其阴阳矣。任他内伤外感，皆可以神其治，而万全无失矣。

赤脉之至也，喘而坚，诊曰有积气在中，时害于食，名曰心痹，得之外疾，思虑而心虚，故邪从之。［批］此特举心痹之脉色，以决其致病之由也，凡心之另有他症者，可静悟矣。

注：心色赤，属火。积气，郁气也。害，妨害。外疾，外来之邪也。

讲：夫所谓能合脉色，可以万全者，其故何哉？彼形独见赤者，心之病色也，其脉之至，又如喘息之急而且坚，是心之病脉也。诊之而见其脉色相合如此，则谓其有郁积不散之气在乎膈中，因气不运行，胸膈窒塞，遂有时而防害于食，此心气凝结之过也，名曰心痹。心痹之疾，得之外感所致，因思虑过甚，内伤其心，心虚而外邪乘之，久而不去，是以为痹。

白脉之至也，喘而浮，上虚下实，惊，有积气在胸中，喘而虚，名曰肺痹，寒热，得之醉而使内也。［批］此将举肺痹之脉色，以决其致病之由也，则凡肺之另有他症者，可静悟矣。

注：肺色白，属金。上虚，肺气虚也。下实，酒热乘阴精而实也。惊，邪正激搏也。醉而使内者，谓醉后入房也。

讲：形独见白者，肺之病色也。其脉又如喘息之急，而且浮，是肺之病脉也。诊之而见其脉色相合如此，则谓其肺气虚于上，热邪实于下，邪正激搏而为惊，主有积而不散之气，在乎胸中，常见息喘急而气虚也。此肺气抑郁不行之过也，名曰肺痹。时作寒热，肺痹之疾，得之酒醉使内所致。盖酒性热而入肾，肾得酒而火炽，火甚则金衰，肾亏则水败，是以喘虚并见，而寒热交作也。

青脉之至也，长而左右弹，有积气在心下支胠，名曰肝痹，得之寒湿，与疝同法，腰痛足清头痛。［批］此特举肝痹之脉色，以决其致病之由也，则凡肝之另有他症者，可静悟矣。

注：肝色青，属木。疝者，腹痛也，《释名》：疝，诜也，气诜诜然上入而痛也。方书：三阴急为疝，男子有七疝，寒、水、筋、血、气、狐、㿉是也。

讲：形独见青者，肝之病色也，其脉之至，弦长而左右弹，急是肝之病脉也。诊之而见其脉色相合如此，则谓其有积而不散之气，在心以下，而支离引痛于胠胁间者，此肝气抑郁不行之过也，名曰肝痹。肝痹之疾，得之寒湿二气，盖寒与湿皆阴气也。故治肝之痹，与治肝病之疝同法，何言之？疝亦寒湿为病也。肝脉起足大指丛毛之际，循阴股过阴器，络胁与肾脉会于巅，亦受寒湿之邪，故令人腰胁痛，足清冷，头顶痛也。

黄脉之至也，大而虚，有积气在腹中，有厥气，名曰厥疝，女子同法，得之疾使四肢，汗出当风。［批］此特举脾痹之脉色，以决其致病之由也，则凡脾之另有他症者，可静悟矣。

注：脾色黄，属土。女子同法，谓治女子之疝法，亦与男子同也。疾使者，劳其四肢也，脾主四肢，胃主四末，四肢劳甚则动阳气，故汗出当风，而邪即乘之也。

讲：形独见黄者，脾之病色也，其脉之至，大而见虚，是脾之病脉也。诊之而见其脉色相合如此，谓其有邪气积在腹中，兼有逆而上行之厥气，凝聚而为疝也，名曰厥疝。在女子得之，治亦同法。厥疝之疾，得之疾使四肢，以致手足过劳，汗出而风乘之也。盖四肢属脾土，风邪为木气，木乘上虚，客于其部，故邪气实而正气衰，腹中邪积以致厥气，凝而为疝也。

黑脉之至也，上坚而大，有积气在小腹与阴，名曰肾痹，得之沐浴清水而卧。［批］此特举肾痹之脉色，以决其致病之由也，则凡肾之另有他症者，可静悟矣。

注：肾色黑，属水，脉上坚而大者，谓肾邪有余，故脉来坚实而鼓大也。

讲：形独见黑者，肾之病色也，其脉之至，上坚而大，是肾之病脉也，诊之而见其脉色相合如此。谓其有寒水之气，积在小腹与阴器，此肾气不行之过也，名曰肾痹。肾痹之疾，得之沐浴清水而卧，盖沐浴则湿，浸清水则寒，乘加之以卧，则气入于里，寒湿从之而入，同气相求，故归于肾，积而为痹也。

凡相五色之奇脉，面黄目青，面黄目赤，面黄目白，面黄目黑者，皆不死也，面青目赤，面赤目白，面青目黑，面黑目白，面赤目青，皆死也。［批］察色之妙于此尽矣，虽有他说，亦不外是。

注：奇脉，谓与五色不相偶合也，五色以黄为主，黄为土色，四季必兼之，故五色兼黄者生，谓有胃气也，五色无黄者死，谓无胃气也。

讲：然五色之于脉合者，固如是也，至有不相偶合，而为五色之奇脉者，相之则不得，以不合乘脉色也，而又当以胃气为主焉。胃气者何？和缓脉是也，在色则为黄。凡相五色之奇脉，见面黄目青者，肝虽病而有胃气也；

面黄目赤者，心虽病而有胃气也；面黄目白者，肺虽病而有胃气也；面黄目黑者，肾虽病而有胃气也，皆不死之证也。若面青目赤者，是肝病传心，谓之母传其子，而无胃气也；面赤目白者，是心病乘肺，谓之胜克其偏，而无胃气也；面青目黑者，是肝病乘肾，谓之子盗母气，而无胃气也；面黑目白者，是肾病传肺，谓之子盗母气，而无胃气也；面赤目青者，是心病夺肝，谓之子盗母气，而无胃气也，皆必死之证也。

五脏别论篇第十一

此篇言五脏受气，各有分别，藏而不泄，泄而不藏，为满为实，有专主也。

黄帝问曰：余闻方士，或以脑髓为脏，或以肠胃为脏，或以为腑，敢问更相反，皆自谓是，不知其道，愿闻其说。岐伯对曰：脑、髓、骨、脉、胆、女子胞，此六者，地气之所生也，皆藏于阴而象于地，故藏而不泻，名曰奇恒之腑。夫胃、大肠、小肠、三焦、膀胱，此五者，天气之所生也，其气象天，故泻而不藏，此受五脏浊气，名曰传化之腑，［批］曰奇恒之腑，曰传化之腑，皆以破上文为腑之论也，知所以为腑，则知所以为脏矣。**必不能久留，输泻者也。魄门亦为五脏使，水谷不得久藏。**更，去声。皆藏、故藏、不藏、久藏，俱平声。

注：方士，方术之士也。地气，禀地气而成，藏精气不泄失也。恒，常也。言此六者异于常腑也。天气，禀天气而生，气常运动也。疏泄，传化物而出也。魄门，肛门也，为五脏之传送，故谓之为使也。

讲：黄帝问曰：余闻以方便艺术济世之士，或以脑髓，谓之为脏，或以肠胃，谓之为脏，又或以脑髓谓之为腑，或以肠胃谓之为腑，敢以问之夫子。彼方术之士，论说更相不同，皆自谓己之所言为的是，吾不知其言之果谁是也，愿闻其说。岐伯对曰：夫脑也、髓也、骨也、脉、胆也、与女子之胞，此六者禀地气之所生而成，皆藏于阴，而象乎地焉，所以藏精气而不泄失，诚虚含五脏之真元者也，名为异于常腑之腑。若夫胃与大、小肠及三焦、膀胱，此五者，禀天气之所生而成，皆化以阳，而象乎天焉，所以泄水谷而不藏蓄者，此收受五脏之浊气者也，名为传送化物之腑，既为传化之腑，故物不能久留，而必为之输转泄去也。至魄门，为五脏传送之役使也，故水谷亦不得久藏。

所谓五脏者，藏精气而不泻也，故满而不能实；六腑者，传化物而不藏，故实而不能满也。所以然者，水谷入口，则胃实而肠虚；食下，则肠实而胃虚。故曰实而不满，满而不实也。藏精"藏"字，平声。［批］观此则脏腑之用明，脏腑之体亦明矣。

注：上满者，谓气满不实者，谓不受浊秽之填塞；下实者，谓容受水谷不满者，谓气行而物化，六腑变糟粕而传送也。

讲：所以名为五脏者，以其能藏蓄精气而不泄去也。不泄则满，满则未有不实者，而五脏不然也，运精气于神妙，不受浊秽之填塞，故其气满而物不能实也。所以名为六腑者，以其能传物化，而不藏留也。不藏不实，不实则未有能满者，盖六腑之为用，变糟粕而传送，旋见气行而物化，故其物实而其器不能满也。然究之其所以使之然者，则尤有说，盖以水谷之方入口也，则胃受其气，故胃属实，而肠属虚。若其食之已下也，则又胃属虚，而肠属实。故曰实而不满，满而不实也。

帝曰：气口何以独为五脏主？岐伯说：胃者，水谷之海，六腑之大源也。五味入口，藏于胃以养五脏气，气口，亦太阴也，是以五脏六腑之气味，皆出于胃，变见于气口。［批］五脏六腑之气味，皆出于胃。盖蒸于肺，肺得诸脏之气，转输于经，故曰变见于气口。惟其变见于气口，故气口所以独为五脏主也。**故五气入鼻，藏于心肺。心肺有病，而鼻为之不利也。**藏胃、藏心，字俱平声。

注：气口，即寸口，为脏腑脉会之主。胃受水谷之气，以养五脏故为六

腑之大源。五脏六腑，受水谷之气味，上行归肺，肺行降下之令，水精四布，五经并行，故肺为百脉之朝宗，以取平于寸口也。

讲：黄帝曰：夫子既以胃统脏矣，而右手关上之气口，实肺脉也，何以独为五脏主乎？岐伯对曰：胃也者，受水谷之精气而不泄，是水谷之海也。胃养六腑之气而各足，亦六腑之大源也。当其五味入口，其精气藏于胃，以营养五脏之气。肺，手太阴脉也，而五脏之气亦太阴也，以类相求。是以五脏六腑之气味，皆出于胃，而变见于气口一脉也。所以臊焦香腥腐之五气，入乎人之鼻，不藏于胃，而藏于心肺也。鼻者，肺之窍也，所以心肺有病而鼻遂为之不利也

凡治病必察其下，适其脉，观其志意，与其病也。拘于鬼神者，不可与言至德。恶于针石者，不可与言至巧。病不许治者，病必不治，治之无功矣。恶，去声。［批］察下以审内症，适脉以候表里，观志意与病，以究其病源，而详其病能也。拘鬼神，恶针石，与病不许治者，皆信任之不专也。

注：拘于鬼神者，信邪而不信正也。针石能去病，而调阴阳之偏胜者。恶，憾也。

讲：凡治病者，必察其下之二便，以视其清利。适其脉之邪正，以候其平变。观其志意之所发，以辨其七情六欲。并与夫病之为五风、为六气，而必别其标本气化，病之在五脏、在六腑，而必审其行度部分，然后可以无失也。若徒执进退存亡之说，而拘于鬼神，不知吉凶消长在乎人者，不可与言御气调神之至德也。专尚祝由按摩之术，而恶于针石，是不知补泄攻下妙于神者也，不可与言得心应手之至巧也。何也？彼拘于鬼神、恶针石者，皆信任不专。而病不许治者也，其病必不可治也，即强治之，亦必无功可见。

异法方宜论篇第十二

此言五方之地各有高下，气之聚散亦各不同，人生其中嗜欲迥别，是以

病异法难执一，杂合而治，各随其宜也。

黄帝问曰：医之治病也，一病而治各不同，皆愈何也？［批］地有高下燥湿之不同，人有贫富勇怯之迥殊，兼所食各有方味，各有嗜好，所处各有寒暖，各有趋避，安得以病出于一，而遂一其治乎？岐伯对曰：地势使然也。故东方之域，天地之所始生也，鱼盐之地，海滨傍水，其民食鱼而嗜咸，皆安其处，美其食。鱼者使人热中，盐者胜血，故其民皆黑色疏理，其病皆为痈疡，其治宜砭石。故砭石者，亦从东方来。疡，音阳。

注：东方气温，为万物所生之始。民居其地者，乐水土之宜，食物产之利，故色黑疏理。凡病见痈疡者，宜以砭石治之。

讲：黄帝问曰：察下适脉，观志与病如此，宜其有是病，必有是治，病一而治无不一也。何吾见夫良医之治病也，本同得一气之病，无稍异焉，而治各有针石、灸焫、毒药、导引、按蹻之不同。治不同，宜有愈有不愈也，而竟皆愈焉何也？岐伯对曰：同病异治，而皆愈者，地之气势使然也。故东方之域，其地下，其气温，主春应木，天地之所始生也。产鱼于盐之地，属海之水滨而傍水，其民之所食者鱼，所嗜者咸，皆丰其鱼盐之利而安其处，资其鱼盐之味，而美其食矣。然鱼性温，食之令人热中，盐性凉，食之令人凝血，所以其民之形色皆黑，肉理皆疏。而其为病，亦皆为痈与疡也。以言乎其治，则宜以高氏山之石，为之针而刺之，以去其凝滞之热结也。是砭石之治，惟东方宜之，故砭石者，亦从东方来。

西方者，金玉之域，沙石之处，天地之所收引也。其民陵居而多风，水土刚强，其民不衣而褐荐，华食而脂肥，故邪不能伤其形体，其病生于内，其治宜毒药。故毒药者，亦从西方来。处，去声。

注：西方水土刚强，邪不能伤其外体，多生内损之病，故宜以毒药治之。

讲：西方者，产金玉之域，出沙石之处，其地高其气燥，主秋应金，天地之所收引也。其民依山陵为居宅，而多受其风。其地得金气之肃杀，而水土刚强。其民不布衣帛，而以毛为服，以草为裀褥，食酥酪而形润如脂，体壮多肥，故外邪不能伤其形体，其病多生于内损也。言乎其治，则宜以毒药攻其内，而调其血气之偏也。是毒药之治，惟西方宜之，故毒药者，亦从西方来。

北方者，天地所闭藏之域也，其地高陵居，风寒冰冽，其民乐野处而乳食，藏寒生满病，其治宜灸焫，故灸焫者，亦从北方来。藏，平声。藏寒字，音葬。乐，音洛。

注：北方风寒冰冽，故民胀满之症多，因脏寒而生，非用灸焫以收其寒不能治也。焫者，烧也，亦作爇。

讲：北方者，其地高，其气寒，主冬应水，天地所闭藏之域也。其地作高陵之居，如陶复陶穴然。惟其风气寒冷，水气冰冽，故其民乐于陵居而野处，喜食牛羊之乳食也。不知野处乳食，虽足以御寒，而风寒冰冷，实易于中寒，所以寒中于脏者，中气不化而作满。其病非用灸焫以收其寒不能治也，是灸焫之治，惟北方宜之，故灸焫者，亦从北方来。

南方者，天地所长养，阳之所盛处也，其地下水土弱，雾露之所聚也，其民嗜酸而食胕，故其民皆致理而赤色，其病挛痹，其治宜微针，故九针者，亦从南方来。长，上声。

注：南方气暖，地下水聚土弱，故雾露聚焉。胕，同腐，气热则食物易酸易腐。九针者，针有九形也，南方人尚之。

讲：南方者，主夏应火，而其气热，乃天地所长养之域，而阳气之所盛处也。其地至下，地下则水聚，水聚则土弱，纯水用事，一经热气熏蒸，将见水气之腾而上者，则为雾，凝而下者，则为露，是亦雾露之所聚也。其民感热气而生，喜嗜酸味而食腐熟之物，故其民皆肉理致密，而形色鲜赤。其有病也，多因阳盛汗溢，邪气乘之，而筋燥急。且其地卑下，水气客之，而气不流行，证见筋挛湿痹也。治之宜用微针以取其病，是针为南方所宜也，故九针者，亦从南方来。

中央者，其地平以湿，天地所以生万物也众，其民食杂而不劳，故其病多痿厥寒热，其治宜导引按跻，故导引按跻者，亦从中央出也。

注：厥，逆也，寒甚为寒厥，热甚为热厥。其所以寒热交作者，阴阳之气争也。导引运用经气，不使凝滞也。手摩谓之按，足摄谓之跻，所以揉动经气，使宜宣通也，此治中央之病也。

讲：中央者，其地平，其气湿，主四季而应土，聚天地生成之气，所以化万物也，繁而众，其民食亦纷杂而不事勤劳，故其病多因过食而脾伤。过逸而筋失，加以湿气为殃，发为痿弱厥逆，以致寒热往来之证。治之宜用运行经气之法而导引之，不使血气凝滞，与揉动经气之法。而按跷令其宜通阴阳，是导引按跷者，亦从中央出也。

故圣人杂合以治，各得其所宜，故治所以异而病皆愈者，得病之情，知治之大体也。［批］得病之情，治治之体，故杂合以治，皆得其宜也。

注：圣人杂合万民之病，分东南西北中央五方之风气而治，皆各得其宜，病无不愈者。以其得病之情，知治之大体也。

讲：所以神于医之圣人，杂合众民之病，分为五方之风气以应治，皆各得其所宜。而无有或过也，故同一病也，治所以有异法而皆愈者。皆先得其病之情状，而悉知夫治之大体者也。

移精变气论篇第十三

此言今古异时，治法异用，无分祝由、药石、汤液，治之皆要其极，无失脉色，用之不惑，治之大则也。

黄帝问曰：余闻古之治病，惟其移精变气，可祝由而已。今

世治病，毒药治其内，针石治其外，或愈或不愈，何也？岐伯对曰：往古人居禽兽之间，动作以避寒，阴居以避暑，内无眷慕之累，外无伸宦之形，此恬淡之世，邪不能深入也。［批］内无虚邪，故外无贼风，虽偶中时气，皆无大患。故毒药不能治其内，针石不能治其外，故可移精祝由而已。

注：祝由者，祝说病之原由，书符持咒以治之，至今尤留遗法，盖别为一科也。

讲：黄帝问曰：我闻古人之治病也，惟移易精神，而不使之并于一脏以为患，变化脏气，而不使之乱于七情以为殃，可以祝说其病之原由，使之治以所胜，利以所生，而病遂自止而不作。今世之治病也，或用毒药以治于其内，或用针石以治于其外，法更备于祝由也，而反有治之而愈，治之而不愈者，其故何也？岐伯对曰：往昔古人巢居穴处，杂于禽兽之间，借动作之勤劳以避其寒，假阴居之寂静以避其暑，其内无眷属爱慕之系累，外无名利绅宦之形迹，此恬淡无欲之世，人皆天真完固，气血坚实，虽身受五风六气之邪，亦不能深入也。故内焉而无事于毒药，外焉而无事于针石，可以移其精，变其气，祝由而自止也。

今之世不然，忧患缘其内，苦形伤其外，又失四时之从，逆寒暑之气，贼风数至，虚邪朝夕，内至五脏骨髓，外伤空窍肌肤。［批］形气于精神俱败，天时与运气同乖，虽欲不病又焉得而不病？所以小病必甚，大病必死，故祝由不能已也。已，上声。

注：今世之人，内外不调，寒暑多逆，贼风虚邪，罔知谨避，宜其小病至甚，大病至死，非祝由之所能已也。

讲：当今之世人不同也，多嗜欲而忧患缘其内，喜妄作而苦形伤其外，不知御气调神，又失四时之顺，而逆寒暑之气，故不正之邪风，乘虚而数至矣。由是虚气与邪气，相为朝夕，表里为奸，内至五脏骨髓，悉受其患，外至空窍肌肤，盖被其殃，所以病轻者必重，病重者必死，夫岂祝由之所能已哉？

帝曰：善。余欲临病人，观死生，决嫌疑，欲知其要，如日月光，可得闻乎？岐伯曰：色脉者，上帝之所贵，先师之所传也。上古使僦贷季理色脉而通神明，合之金木水火土、四时、八风、六合，不离其常，变化相移，以观其妙，以知其要。欲知其要，则色脉是矣，色以应日，脉以应月，常求其要，则其要也。［批］观色察脉，乃治病之要诀，二者缺一不可。然脉色亦有不尽合者，总之某部不合，即属某经变病治者，尤宜深辨。僦，即就切。洒，去声。

注：先师之指往哲言。四时、八风、六合，解俱见前。妙，微妙。要，大要。应日月者，以色脉而知其应在何日何月也。

讲：黄帝曰：余欲亲临病人，观其或生或死，以决夫脉色之不治，而令人嫌，与脉色之相类，令人疑者，欲悉知体要。如日月之光明，无所不照，无所不澈，可得闻乎？岐伯对曰：色与脉者，上帝之所贵重，先师之所传授也。上古之时上帝使其臣，名僦贷季者，精理五脏之色，以合五风五气之脉，其应念至微至妙，而通于神明者也。故合之五行四时，以及八方之风、六合皆不能离其色脉之常，而别陈一法也。但五行之生克，四时之胜衰，八风之邪正，互有代谢。其中之随时变化，应运而移者，色脉亦因之，观生死，决嫌疑，即于此以观其相因之妙，以知其为病之要也。帝欲知其要，则即此上帝所贵，先师所传之色脉是矣。此外复何求哉！盖色以应日，察其色，可以日断，脉以应月，察其脉，可以月断。能常求其色脉之精微，则其要得矣。

夫色之变化，以应四时之脉，此上帝之所贵，以合于神明也。所以远死而近生，生道以长，命曰圣王。

注：圣王之所以远死而近生者，知人生天地，参两大而不弊，惟恃一身，能保其身，则与天地合其德，与四时合其序，而自得长生之道也。

讲：今夫色也者，以青赤黄白黑分五气者也，色之变化，即气象之不同也，而谓所中之脏犹能同乎？不知风脉弦而色青，火脉洪而色赤，燥脉毛而色白，寒脉紧而色黑，湿脉缓而色黄。色虽变化，究不离乎四时之象也。夫色而以变化而应四时之脉，则是血气冲和，阴阳无乖之候，此上帝之所贵重，而用以合天地之神明，而览其造化也。所以上帝能远死而植不死之基，能近生而操长生之术，与天地合其德，与四时合其序，生生之道，赖以不息，故命之曰圣中之王也。

中古之治病，至而治之，汤液十日，以去八风五痹之病，十日不已，治以草苏草荄之枝，本末为助，标本已得，邪气乃服。[批] 病情不得，治之无功，标本不得，其邪不服。何谓标本？如厥阴风木，厥阴为本，风木为标之类是也。已，俱上声。

注：本，根也。末，苗也。助，资助。标本者，五气之来，本气为本，化气为标。邪气乃服者，谓制服其邪气也。八风者，《灵枢·九宫八风》篇有大弱风、谋风、刚风、折风、大刚风、凶风、婴儿风、弱风。五痹：筋痹、脉痹、皮痹、肉痹、骨痹也

讲：若夫中古之治也，病必已至，而始治之。故其为治，用汤液十日，审其病情，徐而图之，以去夫八风五痹之病。若十日而病仍未已，则治以草苏、草荄二药之枝干，佐以其根，其苗而为之助。然必病之标本已得，而后邪气乃易平服也

暮世之治病也，则不然，治不本四时，不知日月，不审逆从。病形已成，乃欲微针治其外，汤液治其内，粗工凶凶，以为可攻，[批] 今时之医，类多如此，无知妄攻，鲜有不败。故病未已，新病复起。已，俱上声。

注：暮世，末世也。不然者，不同也，谓治病反古也。彼四时之寒暑莫辨，日月之盈虚不知，逆从之邪正不审，从于病成之后，乃治以针石汤液，宜其为凶凶之粗工也

讲：至于暮世之治病也，则又不同其治也，不明四时之正气，不辨四时之邪气，不知其日之旦暮，不知其月之寒暑。遑问春气在经脉，夏气在孙络，长夏气在肌肉，秋气在皮肤，冬气在骨髓之道乎！日有寒温明晦，月有空满盈亏之时乎！不审其孰为非当时之气而逆，不审其孰为当时之气而从，遑闻月生而泄，月满而补，月郭空而治，所谓重虚重实而乱经者乎！第见其病形已成不可救治，乃欲以微针治其外，汤液治其内。此粗工之凶凶，不知其病之可攻不可攻者也。使于其不可攻之病，而妄以为可攻，误攻之后，元气必衰，吾恐旧病未已，新病复起，不惟不足以去病而反以增其病也。

帝曰：愿闻要道。岐伯曰：治之要极，无失色脉，用之不惑，治之大则。[批] 治之要道，无过色脉，知从与逆，则标本得，而病不患其不愈也。逆从到行，标本不得，亡神失国。去故就新，乃得真人。到，作倒。

注：极，尽也。以治病要道尽极处言，无失色脉，治病之大法则也。到，作倒。逆从倒行者，谓不知病之逆从而妄治也。神，天真元神。国，十二官也。

讲：黄帝曰：治之不易也如此，以其中必有要道焉，切愿闻之。岐伯对曰：治病之要道，其至极而无以复加者，无失其色与脉而已，能用之不疑，而变而通之，神而明之，即治之大法则也。然其治法有从逆，使当逆者从，当从者逆，从逆倒行，是病之标本未得也。以此用治，天真之元神必亡，十二官之职必失矣。惟能知其从逆，而去夫旧染之已病，以就夫新生之元气，则移精变气之法在是也，乃可谓得上古真人之道者也。

帝曰：余闻其要于夫子矣，夫子言不离色脉，此余之所知也。岐伯曰：治之极于一。帝曰：何谓一？岐伯曰：一者因得之。帝曰：奈何？岐伯曰：闭户塞牖，系之病者，数问其情，以从其意，得神者昌，失神者亡。[批] 色脉之外，问以得情，不知其致病之情，其治亦多劳而寡效。得神失神指病者之神气而言。帝曰：善。

注：一，谓病之源，必因一事之所起而乃得之也。数问其情者，谓得病之由，如病之难以告人者，非闭塞户牖而数问之终不能得其情由，而顺其意以治之也。

讲：黄帝曰：余闻其治病之要于夫子矣，但夫子所言不离色脉之说，此乃我素所已知也。岐伯曰：帝知色脉，帝亦知治之极于一乎？黄帝曰：何者谓之一？岐伯对曰：有一病，必有一病之源，必因一事而乃得之。黄帝曰：欲知病源之所因奈何？岐伯对曰：必问其情，得其由，而后能极于一也。但病有不能出诸口，而工又不便问者，则为之闭其户，塞其牖，以其身心，系之病者之身心，两两相得，然后数问其情由，以顺其意，则病者情志舒畅而得愈矣。总之，治生之要，能养其本来之元神，而谓之得神者，则必寿而昌。若丧其本来之元神，而谓之失神者，则必危而亡。黄帝曰：善矣哉！夫子之言乎。

汤液醪醴论篇第十四

此言汤液醪醴上古治之，治而不服；中世服之，得以万全；后世用之，其功不立。治之不早，其神不使也。

黄帝问曰：为五谷汤液及醪醴奈何？岐伯对曰：必以稻米，炊以稻薪，稻米者完，稻薪者坚。帝曰：何以然？岐伯曰：此得天地之和，高下之宜，故能至完，伐取得时，故能至坚也。帝曰：上古圣人作汤液醪醴，为而不用，何也？岐伯曰：自古圣人之作汤液醪醴者，以为备耳。夫上古作汤液，故为而弗服也。中古之世。道德稍衰，邪气时至，服之万全。醪，音劳。［批］此言世愈降，病愈深，治法愈加。此古方之不可执，而天时人事之愈不可不明也。

注：稻米，即粳米，俗谓饭谷也。炊，爨也。薪，稻草也。完，备也。时者，稻有早中晚，三收之时也。坚者，晚稻得金气多，金性刚，故坚也。

讲：黄帝问曰：古人之以五谷，造为热水之汤，煎汁之液，以及渣酒之醪，甘酒之醴者，其为法当奈之何？岐伯对曰：必以稻谷之米，炊以稻谷之薪。稻米者，取其气足而完。稻薪者，取其气实而坚也。黄帝曰：古之为此者，果何所以而然乎？岐伯对曰：盖此稻得天地之和，而适高下之宜，能调中和胃，去热除湿，以及生津液，补脏腑，无往不利，故气足而能至完也。兼色白类金而成于秋，伐取得时，其受金气为尤实也，故能壮肌肉实骨髓，益气和血而至坚也。黄帝曰：上古圣人造作此汤液醪醴，为之而不用何也？岐伯对曰：自古圣人之作汤液醪醴者，不过悯念生灵，先事预防，以为之备耳。夫以上古之作汤液也，本故意为之以备不虞者，故未病而弗服也。中古之世，道德稍衰，不及上古之浑全，故邪气以时而至，身受者不能无病，然必服此汤液，始可万全也。

帝曰：今之世不必已，何也？岐伯曰：当今之世，必齐毒药攻其中，镵石针艾治其外也。已，上声。［批］当今之世多属正虚于中，邪实于外，非内外间治，不能取效。

注：已，止也，言汤液不能止其病者。以今人之元气，不及上古，故必用毒药以攻外邪，针艾以去外邪也。

讲：黄帝曰：今之世人，服此汤液之类，而病不必皆已者，何也？岐伯对曰：当今之世，人非上古，世异中古，非汤液之类，所能治也。必齐积毒药以攻其内，镵石针艾以治其外也，而其病乃可已也。

帝曰：形弊血尽而功不立者何？岐伯曰：神不使也。帝曰：何谓神不使？岐伯曰：针石道也。精神不进，志意不治，故病不可愈。今精坏神去，营卫不可复收，何者？嗜欲无穷，而忧患不止，精气弛坏，荣泣卫除，故神去之，而病不愈也。［批］此言镵石针艾之法，必精神充足，营卫素强者，乃可用之，不然则治之无功。

注：弊，坏也，谓形已弊坏，血已耗尽也。神不使者，谓神气不足供毒药针石役使也。道者，谓有针石以宣通营卫之道路也。

讲：黄帝曰：亦有用镵石针艾之法，转见形体坏弊，精血耗尽而治功不立者，何也？岐伯对曰：彼用针石者，乃宣通营卫之道而为治病之一法也。若精神不加进，志意不舒展，则徒法不能以自行，故不可得而愈也。况人之一身，以精神为主，营卫为用，今既精坏神去，营卫不可复收矣，何言之？盖以嗜欲无穷而忧患必多，久之精气败坏，血涩气散，故神去之而病不能愈也。

帝曰：夫病之始生也，极微极精，必先入结于皮肤。今良工皆称曰病成，名曰逆。则针石不能治，良药不能及也。今良工皆得其法，守其数，亲戚兄弟远近，音声日闻于耳，五色日见于目，而病不愈者，亦何？暇不早乎？岐伯曰：病为本，工为标，标本不得，邪气不服，此之谓也。

注：微，妙也，精细也。谓病之始生，尚属微细也。盖以邪之来也，初结于皮理肤腠之间，病尚未成，而工曰已成，此工之逆也。故针药不能治也，为犹在也。

讲：黄帝曰：夫病之初发也，至微至细，最易治也，何言之？盖以邪之始至，必先入结于皮肤之间，是病犹未成也。今之良工皆称之曰病已成。其成也，工逆之也。至谓之为逆，则针石不能治，良药不能及也。今之良工皆已得其治之法，已守其治之数，而病者之亲戚兄弟无分远疏近亲，其音声皆日闻于耳，其五色皆日见于目，审声察色，亦云至矣，而病犹不愈者，亦何？其暇于久逆，而不早治其始乎？岐伯对曰：病有邪发于本气，而谓之本者。有邪发于化气，而谓之标者，必标本已得，其邪乃服。如病本为本，而工乃认以为标，是不得其标本矣。古语云：标本不得，邪气不服，即此之谓也。

帝曰：其有不从毫毛生，而五脏阳已①竭也，津液充郭，其魄独居，孤精②于内，气耗于外，形不可与衣相保，此四极急而动

---

① 已：《素问》作“以”。
② 孤精：《素问》作“精孤”。

中，是气拒于内，而形施于外，治之奈何？岐伯曰：平治于权衡，去宛陈莝，微动四极，温衣，缪刺其处，以复其形。开鬼门，洁净府，精以时服，五阳已布，疏涤五脏，故精自生，形自盛，骨肉相保，巨气乃平。帝曰：善。已，俱上声。

注： 郭，当做鞹。积者谓之菀，久者谓之陈，腐者谓之莝。四极，四肢也。左有病而右取之，右有病而左取之，谓之缪刺，由其经络左右相交，故用缪刺也。腠理，谓之鬼门。膀胱，谓之净府。开鬼门，发汗也。洁净府，利小便也。

讲： 黄帝曰：病之先入结于皮肤者，治之固贵得其标本矣。而病之有不从毫毛生而列于五脏，其阳先已竭尽。证见津液充于皮鞹，而外肿亮，阴魄独居其中，而内寒厥。夫其魄独居，则五脏之阴精孤于内矣。津液充郭，则五脏之阳气耗于外矣。精孤气耗，阴阳偏绝，如形体之与衣服不可相保矣。似此四肢肿大，喘急动中者，是气逆拒于内，而形乃施于外而见肿也，治之之法当奈之何？岐伯对曰：以平治之，平治之法准于权衡，务使阴阳各得其平，而无偏胜也。然病至此，急矣，必先去其气之积而为郁，久而为陈，与腐而为莝者。微动四肢以令其津液流通，加以温衣，以令其气行阳复，相其病之在左在右，施其治于取右取左，缪刺其经络左右相交之处，以复其形焉。且为之以开其腠理之鬼门，以发汗，洁其膀胱之净府，以利便。如是则津液既调，而阴精得以时服，五阳得以宣布，五脏得以疏涤，故精血自生形体自盛，骨与肉相保，而夫气平矣。黄帝曰：善哉！夫子之言乎。

玉版要论[①]篇第十五

此言揆度奇恒，道在一，神为从为逆，化机寓焉。

黄帝问曰：余闻揆度奇恒，所指不同。用之奈何？岐伯对曰：

---

① 要论：《素问》作“论要”。

揆度者，度病之浅深也。奇恒者，言奇病也。请言道之至数，五色脉变。揆度奇恒，道在于一。神转不回，回则不转，［批］道在于一，谓治病之要，不外元神也。神转不回，谓病者之元神，要常运于五脏之内，相生相成，而不相刑克也。乃失其机，至数之要，迫近以微。著之玉版。命曰合玉机。

注：一者，定一不易之谓。神，元神也。转，旋转。不回者，旋转无暂停也。玉机，篇名，以道一之至论，书之玉版，可合玉机而并重也。

讲：黄帝问曰：揣而摩之谓之揆，度而量之谓之度，无经可考谓之奇，有经可验谓之恒。固矣然必实有所指，而后用之始当。乃余所闻者，所指各有不同，用之当奈之何？岐伯对曰：所谓揆度者，度其病之浅深也；所谓奇恒者，言其病之异常而为其病也。独是病之浅深奇恒，有精微之道存焉，有不易之数寓焉。今请与帝言道之至数五，五者何？天地之盈数，五行之所以生成也，故在天为五风，在地为五味，在人为五脏。五风五味，人与五脏相合，是谓五位相得，无所为患。而如其五风偏胜为殃，五味调和失节，乘脏之虚，而伤脏之气，则脏气发越，必于面容之部位，而著其色，必于经络之行度，而见于脉，是色脉因之而变矣。当此而揆度奇恒，以别五脏之病，其道又不在于数之五，而在于一焉。何谓一？天真元神是也。如元神旋转如常，循序迭生，无有返逆，则是生生之机尚存。若回而逆转无有轮次，是谓五气倒置，天真运化之极失矣。黄帝曰：五行之理，其要在神转不回如此，是至数之要，诚切近而非高远，细微而非粗迹也。道一之论，合当著之玉版，名曰合玉机论，以与璇玑玉衡并重也。

容色见上下左右，各在其要。其色见浅者，汤液主治，十日已。其见深者，必齐主治，二十一日已。其见太深者，醪酒主治，百日已。色夭面脱，不治，百日尽已。已，俱上声。［批］按十日已者，以二五之精妙，合而凝之，时定之也。二十一日已者，以七日来复，真元三合之时定之也。百日已者，以月季之气衰极必旺之数推之也。百日尽已者，以月季之气过克必绝之数推之也。

注：容色有要，始则浅，继则深，终则尤深。随其浅深而治之，由十日以至百日，病皆可矣。若色夭面脱，虽良医弗能为矣。

讲：岐伯曰：脏腑之部位，呈于容，脏腑之病势，征于色。如面容之色见于面部之上下左右，各在其脏腑所主之要处，则某部色见，即属某脏病成也。在其色见浅者，病犹微，以汤液主治，不过十日病自已。在其色见深者，病已甚，必汤液醪醴齐用为之主治，二十一日病乃可已。若其色见太深者，脏气坏而病危矣，非汤液所能愈，能酌用醪酒主治，百日之久亦可。已至于色夭而不泽，面脱而不华者，气血两坏，病在不治，虽有良医无能为矣，即久亦可过百日，数尽而乃死也。

脉短气绝死，病温虚甚死，［批］脉短气绝者，气脱也。病温甚者，血脱也。气脱即是无阳，血脱即是无阴，安得不死？**色见上下左右，各在其要。上为逆，下为从。女子右为逆，左为从；男子左为逆，右为从。易，重阳死重阴死。**

注：逆从者，女子为阴，右亦阴，故右为逆，而左为从。男子为阳，左亦阳，故左为逆而右为从。易者，变易常道也。重阳重阴，谓女子色见于右，是为重阴；男子色见于左，是为重阳。

讲：阴阳者，人身之关键也。若脉短气绝而无阳，为气脱；病温虚甚而无阴，为血脱，皆死候也。至五脏之气，因五脏受病发于外，而为五色。其色见于上下左右，各在其脏所主之要处者，非独有浅深之别，而又有从逆之分焉。彼色见于上，为伤神之兆，为逆色；见于下为病衰之势，为从，人固知之。若夫女子以右为逆，以左为从；男子以左为逆，以右为从，人未必知也。盖上下固阴阳之部分，而左右亦阴阳之定位也。女子为阴，男子为阳，女子色见于左，男子色见于右，是如其常也，故为从。若女子色见于右，是易常道而为重阴，男子色见于左，是易常道而为重阳，皆偏胜为病也。偏胜必绝，故同断其死，而谓之为逆也。

阴阳反他，治在权衡相夺，奇恒之事也，揆度事也。博脉痹躄，寒热之交。脉孤为消气，虚泄为夺血。孤为逆，虚为从。躄，必益切。[批] 男得于左，女得于右，皆属阴阳易位。必主偏胜化绝，阴阳反作，病之从逆见矣。正当查其脉色，审其虚实，以别其孰为逆孰为从，调和至一无使偏胜。庶阴阳反，本无他症矣。

注：搏脉，脉来搏手也。脉来有里无表曰孤，孤，阴之谓也。病为消气，言阳气消耗也。脉来有表无里曰虚，虚阳之谓也。虚者，必涩病为夺血。

讲：然重阴重阳之证，皆阴阳反常，而别为他病矣。虽为逆主死，治之亦有其道，道何在乎？在权其轻重，衡其偏胜。令阴阳得其和平，勿使两相浸夺，则得矣。是即奇于恒常之事，当揆度其气而治之事也。脉来搏手，病痹而足跛踦，属阴阳合病，介在为寒为热之交者。脉来浮细，是谓脉孤，脉孤者，气虚也，为消气。脉来涩空，名为虚涩，脉虚涩者，血夺也，为夺血。俱奇恒事，揆度事也，何也？脉孤为逆，脉虚为从，此又不可不知者也。

行奇恒之法，以太阴始，行所不胜曰逆，逆则死；行所胜曰从，从则活。八风四时之胜，终而复始，逆行一过，不复可数，论要毕矣。数，上声。[批] 观此一论，则奇恒之法，即病之从逆，亦了然矣，余可类推

注：奇恒之法，以太阴始者，气口之脉，太阴主之。切其脉象，定四时正气，然后推步奇恒之气，自知其病之始也。行所不胜，克我者也，为逆，故死；行所胜，我克者也，为从，故生。胜，谓各以当旺之，时而胜也。过，差也。毕，尽也。

讲：独是行奇恒之法，以太阴气口脉始，盖气口一脉，可定五行。能先于此处切其脉象，以定四时之正气，然后推步奇恒之气，自知其病之所始也。如行所不胜而为克我者，谓之逆，逆则必死。如行其所胜而为我克者，谓之从，从则必活。彼八方之风，四时之气，皆各有当旺之时而胜其胜也，终而复始，主气不变，是天之常候也，无所谓奇，而如其逆常而行，一或过差则

其为害，有不可胜数者，奇恒论要，尽于此矣。

诊要经终论篇第十六

此言四时之气，有沉有浮，临时之治，有重有轻，诊贵得要，经宜知终，诊要经络，治之定法也。

黄帝问曰：诊要何如？岐伯对曰：正月二月，天气始方，地气始发，人气在肝。三月四月，天气正方，地气定发，人气在脾。五月六月，天气盛，地气高，人气在头。七月八月，阴气始杀，人气在肺。九月十月，阴气始冰，地气始闭，人气在心。十一月十二月，冰复，地气合，人气在肾。［批］人身之气，与天地之气相合，虽五脏异位，四时异气，而以阴阳升降之要旨度之，自知其经之所终，而得其诊之要矣。

注：始方，始有也。始发，始生也。正方，以时正暄畅于四方也。定发，一于发也。盛，阳气盛大也。高，阳气高上而发于外也。始杀，万物成实，而阴气始肃杀也。始冰，水气始结也。闭，闭塞也。冰复者，冰而复冰也。气合者，气闭而密，以顺冬令也。

讲：黄帝问曰：五脏异位，四时异气，敢问诊视之要旨何如？岐伯对曰：五脏之部位，与四时之运气相合者也。彼正月二月，时方春也，天气渐和而始方，地气方升而始发，木运当旺，是以人之气与天地之气相合，而在肝脏也。三月四月，春交夏也，天气大和而正方，地气正升而定发，资生广生，是以人之气，与天地之气相合而在脾脏也。五月六月，时正夏也，天气阳极而盛大，地气发扬而高上，阳升已极，是以人之气与天地之气相合也，而在头部也。七月八月，时方秋也，阴气清肃而始杀，万物成实而告收，金运当旺，是以人之气与天地之气相合，而在肺脏也。九月十月，秋交冬也，阴气凝而水始冰，地道塞而气始闭，阴胜阳藏，是以人之气合阳气之守中而在心也。十一月十二月，时正冬也，寒凝极而水复冰，地闭塞而气密合，令主封藏，是以人之气合寒水之司闭而在肾也。

故春刺散俞，及与分理，血出而止。甚者传气，间者环也。夏刺络俞，见血而止，尽气闭环，痛病必下。秋刺皮肤循理，上下同法，神变而止。冬刺俞窍于分理，甚者直下，间者散下。春夏秋冬，各有所刺，法其所在。间，俱去声。[批] 时各有刺，刺各有所，不得其所，故不可刺，不知其所，亦无妄刺。

注：散俞穴，在脊骨两旁，分散各脏腑之俞也。分理者，各俞之肉纹也。络俞，诸经络脉之俞穴也。尽气，谓邪气尽去也。神变，谓神气改变也。俞窍，络俞孔穴也。甚者，谓邪甚。直下者，邪甚而直下其针也。散下者，揉散其气而后下针也。

讲：脏气之合于四时如此。故当春之时阳气正升，则刺脊两旁，分散各脏腑之散俞穴，及与各俞之肉纹分理，血出而止，无使过深。在甚而邪重者，则久留其针，以待传于他经之气，尽去而后止。在间而少差者，则暂留其针，以俟诸经之气，循环一周而即止也。当夏之时，阳气正盛，刺正俞恐伤正气，则刺其经之支络俞，亦见血而止，不可过深，刺后俟邪气尽去，即闭针孔，使经气循环。至此无所伤损，兼循周一身，而病之见于上而痛者，必下移也。当秋之时，阳气渐回，则刺其皮肤，循肌肉之分理，无论身之上下，同一刺法，然其时邪气在皮，刺不可深，视其神气少变，刺即止焉。当冬之时，阳气闭藏，则刺俞窍穴于分理间，其邪重而甚者，冬寒气凝，则直下其针，不必揉按以散其气。其少差而间者，恐伤卫气，则不得直刺，必先揉按而后下针。不可见春夏秋冬，四时各有所刺之部分，与所刺之深浅哉？刺之者，亦惟法其穴之所在，与气之所在则得矣。

春刺夏分，脉乱气微，入淫骨髓，病不能愈，令人不嗜食，又且少气。春刺秋分，筋挛，逆气环为咳嗽，病不愈，令人时惊，又且哭。春刺冬分，邪气著藏，令人胀，病不愈，又且欲言语。分，俱去声。藏，去声。[批] 此专言春日妄刺，反生他症之故。

注：夏分，心之部。乱，紊乱。微，细微。愈，痊也。嗜，好也。少，短也。秋分，肺之部。咳嗽，解见前。冬分肾之部，欲言者，少阴之脉系舌下，故邪凑肾气，而症见欲言也。

讲：使不法其时与穴之所在而妄刺之，将见春刺夏分者，则伤其心。心主血脉，伤必脉乱，心主阳气，伤必气微。因而邪气内入犯肾贯脑，淫爍骨髓，无论所治之病固不能愈，而且脉乱，则血不能生脾，转令人不嗜食，气微则阳不能续阴，又令其气常短少也。春刺秋分者，则伤其肺。肺受邪而克肝木，筋失其主，则拘挛。肺受伤而失其令，不能降下，则气逆，因而循环之气顺行不得，反为咳嗽，无论所治之病固不能愈，而且肝受克，则精魄失其所养，转令人多惊骇。肺受伤则魄虚，动其悲志，又令其人多啼哭也。春刺冬分者，则伤其肾，肾伤则邪气乘虚，内著于脏，久之伏藏不泄，转令人胀，无论所治之病，固不能愈，而且邪凑肾气上攻于心，是以又令其人欲语言也。

夏刺春分，病不愈，令人解堕①。夏刺秋分，病不愈，令人心中欲无言，惕惕如人将捕之。夏刺冬分，病不愈，令人少气，时欲怒。分，俱去声。［批］此专言夏日妄刺，反生他症之故。

注：肝养筋，刺春分而伤肝，故筋力解堕。肺主声，刺秋分而伤肺，故欲无言。肾主吸入，刺冬分而伤肾，则不能吸，故令人少气。怒为肝志，肾水受伤，肝失其母，虚而欲怒也。

讲：又如当夏而刺春分，则伤其肝，肝伤则筋失其养，非特所治之病不得愈，且反令人肢解体堕，而不欲行也。当夏而刺秋分，则伤其肺，肺伤则气伤，气伤则阳虚阴乘，非特所治之病不得愈，且反令人心欲无言，惕惕然如有人将捕捉之也。当夏而刺冬分，则伤其肾，肾伤则气无以纳，肝无以养，非特所治之病不得愈，且反令人短少其气，而时欲作怒也。

---

① 堕：通“惰”。懈怠。《荀子·宥坐》：“今之世则不然，乱其教，繁其刑，其民迷惑而堕焉。”

秋刺春分，病不已，令人惕然，欲有所为，起而忘之。秋刺夏分，病不已，令人益嗜卧，且又善梦。秋刺冬分，病不已，令人洒洒时寒。分，俱去声。已，俱上声。下同。[批] 此专言秋日妄刺，反生他症之故。

注：欲为起忘，嗜卧善梦，洒洒时寒等症，皆当秋误刺，而见所伤之有然也。

讲：又如当秋而刺春分，则伤其肝，肝伤则火失其母，心液为之不足，不惟所治之病不已，且令人惕然急欲有所为，至起而反忘之也。当秋而刺夏分，则伤其心，心伤则阳虚气散，元神为之不安，不惟所治之病不已，且令人疲然日益嗜卧，兼卧而又善梦也。当秋而刺冬分，则伤其肾，肾伤则精气益亏，元阳为之不升，不惟所治之病不已，且令人洒洒然外形其栗冽，有时而身作寒也。

冬刺春分，病不已，令人欲卧不能眠，眠而有见。冬刺夏分，病不已，气上发为诸痹。冬刺秋分，病不已，令人善渴。[批] 此专言冬日妄刺，反生他症之故。

注：冬刺春分而伤肝木，肝主筋，筋力衰，故欲卧。肝病则胁胀，故不能卧。肝为心之母，肝病则心失养，心失养则神不守舍，故眠而有见，所谓阳脱者见鬼是也。

讲：又如当冬而刺春分，则伤其肝，肝伤则魂越目乱，坐卧为之不宁，岂但所治之病不已，且令人昏而欲卧，卧不成眠，眠即有所见也。当冬而刺夏分，则伤其心，心伤则阳虚阴胜。真气为之不行，岂但所治之病不已，且令人气上而逆，逆而不行，行即为痹也。当冬而刺秋分，则伤其肺，肺伤则金难生水，五液为之日枯，岂但所治之病不已，且令人气不引津，津不润脏，脏竭因而善渴也。妄刺之失如此，愿可不按其时，审其脏，而法其刺之各有所在乎？

**凡刺胸腹者，必避五藏。中心者环死，中脾者五日死，中肾者七日死，中肺者五日死，中肝者，九日死，中膈者，皆为伤中，其病虽愈，不过一岁必死。藏，去声。中，俱去声［批］此极言刺不避五脏，致使五脏受伤，各有必死之日也。

注：环，循环也，凡人一日一夜，营卫之气，五十度周于身，以百刻计之，约二刻而经气循环一周也。脾五日死者，以土之数五也。肾七日死者，以水成数六，数尽而死也。肺五日死者，以金生数四，期以生数之余也。肝九日死者，以木成数八，期已成数之余也。中膈者，以五脏之脉气，皆贯于膈也。

讲：今夫五脏者，藏神者也，神去则机息，故凡刺胸腹者，必避五脏之正穴，而勿得深刺。若刺者不知，误中其心，君主受伤，气失所宗，不过二刻，经气周环而即死。中其脾者，坤母受伤，五脏失养，不过五日，脏气绝尽而即死。中其肾者，阴精受伤，火无所制，不过七日，心气脱散而即死。中其肺者，气海受伤，脏气无所归宿，不过五日，五脏气散而即死。中其肝者，血海受伤，气凝不行，不过九日，阳脱脉散而即死。至中其膈者，从伤在五脏之脉气皆为伤中，其所治之病，虽能暂愈，久之旺气一过，衰而遇克，其脏必绝，亦不过一岁必死。刺者可不慎乎？

刺避五脏者，知逆从也。所谓从者，膈与脾肾之处，不知者反之，刺胸腹者，必以布憿着之，乃从单布上刺，刺之不愈复刺。［批］此节因上节误刺必死之言，复示以所刺之法也。盖人之五脏，惟膈居中，膈也者，前齐鸠尾，后十一椎所，以隔浊气，而不使之上蒸心肺者也。心肺居膈上，肾肝居膈下，脾居膈中，故五脏之气，同受膈气，使有所伤，则互相克伐，为患非小。惟以布束之，使不深入，方保无虞。刺针必肃，刺肿摇针，经刺勿摇，此刺之道也。藏，去声。憿，音皎。

注：憿，胫行縢也，偪束其胫者，即俗谓裹脚也。布憿着者，以胸腹近五脏，遮风寒也。肃，肃静。摇针，摇大针孔也。

讲：刺必避五脏者，知从逆也。所谓从者何？彼连于胸胁之膈，与着于脊之肾，居于中之脾之三处，不知禁避者，多逆而反之。所以刺胸腹者，恐外邪中之，必先以束胫之布，名曰足衣者，贴于身而紧着之，然后乃从单布上刺进。盖刺以病愈为度，若刺之而其病不愈，是邪未尽也，无妨再刺。但刺之时，针必肃静以候其气，不可动摇。其有宜摇者，惟刺肿一法，邪实于内，必须摇大针孔，乃能泄去。若当经而刺，切不可动摇其针，以伤经气，此刺之要道也。

帝曰：愿闻十二经脉之终奈何？岐伯曰：太阳之脉，其终也戴眼，反折瘛疭，其色黑，绝汗乃出，出则死矣。瘛，音契。疭，音纵。[批] 此言两太阳经，终所见之症也。

注：黑，太阳寒水之色也。绝汗者，阴阳离绝，故出不流之汗也，若见如此败症，即知太阳之气绝矣。

讲：黄帝问曰：愿闻十二经脉之终而败绝者，其症奈何？岐伯对曰：太阳之脉，起目内眦，交巅，行身后，挟脊，及手足外后廉。故其败绝而终也，症见目上视而为戴眼，身后曲而为反折，并手足屈伸而为瘈疭也。若其色见黑，是为阳绝阴见。惟其阳绝阴见，故绝汗乃出。绝汗出，则必死矣。

少阳终者，耳聋百节皆纵，目寰绝系，绝系一日半死。其死也，色先青白，乃死矣。寰，葵营切，音瓊。[批] 此言两少阳经终所现之症也。

注：百节者，环周一身之骨节也。一日半死者，以风行气，疾失不过一日半也。青色属木，白色属金，色先见青而反白者，知木为金克，死期至矣。

讲：少阳之脉入耳，主金系目系，故其败绝而终者，症见两耳皆聋而不闻，百节皆纵而不收，兼两目直眂惊视，寰然而绝其系也。盖目系属心，系绝则神散矣。风行气疾，不过一日半必死。其死也，肝脏败，气先见而色青，及至青色反白，金来克木，乃死之候也。

阳明终者，口目动作，善惊妄言，色黄，其上下经盛，不仁，则终矣。[批] 此言两阳明经终所现之症也。

注：阳明病闻木声则惕然而惊，是善惊也；骂詈不避亲疏，是妄言也。黄为阳明胃土之色，其色既见，是之谓无胃气。盛，过盛也。不仁，谓阳明主肌肉，其经既绝，若不仁爱其身若然。

讲：阳明之脉起于目内眦，精明之分，手经挟口而交人中，足经挟口而交承浆，统阴阳而主肌肉者也。故其败绝而终者，症见口目反常而动作，阴阳相搏而善惊，兼阴阳相争而妄言。若其色见黄，是为胃土之败气外著。当此手足两经之脉俱盛，已无胃矣，兼之不知疼痛而不仁，肌肉又绝矣。症见如此，则死候至矣。

少阴终者，面黑齿长而垢，腹胀闭，上下不通而终矣。长，平声。［批］此言两少阴经终所现之症也。

注：黑，少阴肾水之色也。肾主骨，齿者，骨之余，故令齿长而露积垢也。

讲：手少阴气绝，则血不流，血不流则皮毛死。足少阴气绝，则骨不软，骨不软，则齿根露。故症见面黑而滞暗，齿长而垢积。兼手少阴脉起心中，出心系下膈，结小腹。足少阴脉从肾贯肝，循膈入肺中。故经终，则腹为之胀，而便为之闭也。既胀且闭，则上不得食，下不得便，上下为之不通矣。不通，则心肾鬲①绝而终矣。

太阴终者，腹胀闭不得息，善噫善呕，呕则逆，逆则面赤，不逆则上下不通，不通则面黑皮毛焦而终矣。［批］此言两太阴经终所现之症也。

注：噫者，气逆上冲作声也。呕者，有声有物也。

讲：太阴者，脾肺之脉，入腹络胃，然脾主行气于三阴，肺主治节而降下。脾肺病则升降之气皆不行，故其败绝而终者，症见腹胀闭塞，呼吸难调，

---

① 鬲：通“隔”，阻隔。《管子·明法解》：“人臣之力，能鬲君臣之间而使美恶之情不扬。”

有不得息者焉，既不得息则气逼而变为噫，或为气贲而反为呕，呕则气并于上而作逆，逆则气触于心而面赤。然即不逆，而腹满胀，升降不得，亦必痞塞于中，将肺气隔于上而不能降，脾气隔于下而不能升，上下为之不通矣。不通则土气实而肾水受邪，面色必黑，金气绝而肺失治节，皮毛必焦。面黑皮焦，死之候矣。

厥阴终者，中热嗌干，善溺心烦，甚则舌卷囊上缩而终矣。［批］此言两厥阴经终所现之症也。**此十二经之所败也。**

注：十二经者，谓手之三阴三阳，足之三阴三阳，共合为十二经也。败者，谓气之将尽而败坏也。

讲：厥阴之脉，属在足者，绕阴器，入腹贯膈，循喉咙而系舌本，属在手者，则心主之脉也，注心中属心包络。故其败绝而终也，症见腹中作热，喉嗌干燥。况肝所生病者遗溺，肝绝而溺有不甚者乎？心主脉，起于胸中，气绝而心有不烦者乎？且舌为心之苗，囊为肝所循，厥阴脉绝，是以其症，甚则舌为之卷，囊为之缩而终矣。此十二经气终败绝之症也。

脉要精微论篇第十七

此言脉之要旨，至精至微；规矩衡权，各准其时；阴阳色象，部位宜分；得其症治，神乎技矣。

黄帝问曰：诊法何如？岐伯对曰：诊法常以平旦，阴气未动，阳气未散，饮食未进，经脉未盛，络脉调匀，气血未乱，故乃可诊有过之脉。切脉动静而视精明，察五色，观五脏有余不足，六腑强弱，形之盛衰，以此参伍决死生之分。藏，去声。分，去声。［批］诊脉固以平旦为候，然当诊之时，尤必切其动静，视其精明，察其面色脏腑，方能知病之浅深，而决其生死之期也。

注：平旦，黎明也。未动，静也。未散，敛也。未盛，平也。调匀，和也。未乱，治也。有过，有失也。切脉，谓以指切近于脉也。决，定也。

讲：黄帝问曰：诊视其脉之定法又当何如？岐伯对曰：诊脉之法常以黎明平旦之候，盖其时阴气犹伏而未动，阳气犹聚而未散，且饮食犹未进，无有醉饱之乱。经脉犹未盛，无有不平之气。络脉调匀，无有不和之象。兼血气亦治而未乱，更无有偏胜之为患，所以一切有失之脉，乃可诊而视之。然以指切近于脉，以候其阳动阴静，其邪正偏胜。虽能豁然而犹必审其眸子之精神，以视精明。辨其脏气之外，著以察五色，并以观夫五脏之中，谁为邪胜而有余，谁为正虚而不足，六腑之中，谁为充实为强盛，谁为空虚而微弱，以及形体之气血足而盛，与夫形体之气血亏而衰，互相参伍，斟酌得宜，自可以决生死之期分矣。

夫脉者，血之府也。长则气治，短则气病，数则烦心，大则病进，上盛则气急，下盛则气胀，代则气衰，细则气少，涩则心痛，浑浑革至如涌泉，病进而色弊，绵绵其去如弦绝，死。［批］诊其脉即知其症，然非确得其脉象者，尤不能知之悉当也。长，平声。数，音朔。

注：代脉之象，或五至一至，或七至一止，止有常数，故谓之代。代者，真气衰败，故脉不接续而代也。

讲：今夫脉者，幕也。本五脏六腑之气鼓荡，其血以流贯周身，无论为经为络，气到而血即从之，是脉即血之幕府也。故脉至而长者，为有余，有余则知其气治；脉至而短者，为不足，不足则知其气病；脉至而疾数，为内热，内热则知其心烦；脉至而洪大，为邪盛，邪盛则知其病进。他如上而寸脉独盛者，为邪气并于上，邪并于上则知其气粗而高。下而尺脉独盛者，为邪气实于内，邪实于内则知其气满而胀。以及脉数至而一止，不能接续者，为代，脉代则其气衰败矣。脉象至而微小，全无神力者为脉细，细则其气虚少矣。脉象至而凝滞，往来艰难者，为涩脉，涩则气逆而心痛矣。甚至浑浑浊乱，脉来盛大如皮革，似泉水之涌涌而至者，内之阴虚出外而归于府也，其病必进，其色必弊。绵绵弱散，脉来有形不直手，如弓弦之忽断而去者，真阴气绝，有来而无去也，其病不治，其人立死。

夫精明五色者，气之华也，赤欲如白裹朱，不欲如赭；白欲如鹅羽，不欲如盐；青欲如苍璧之泽，不欲如蓝；黄欲如罗裹雄黄，不欲如黄土；黑欲如重漆色，不欲如地苍。五色精微象见，其寿不久也。赭，音者。重，平声。［批］此言五色，皆五脏之真气外著也，必华泽明润方能得生，如暗晦焦枯，终属不祥。

注：即五色之有欲有不欲，以观则其色之充足枯败可知，且人之寿夭亦并可知矣。

讲：夫诊必视眸子之精明，察面部之五色者。诚以精明五色，皆真气之光华也，荣泽则生，枯败则死。故心火应热，其气之发而为赤者，欲其如白绢之裹朱，不欲其如赭石之深赤也。肺金应燥，其气之发而为白者，欲其如生鹅之羽毛，不欲其如食盐之深白也。肝木应风，其气治发而为青者，欲其如苍璧之华泽，不欲其如蓝靛之深青也。脾土应湿，其气之发而为黄者，欲其如罗之裹雄黄，不欲其如黄土之深黄也。肾水应寒，其气之发而为黑者，欲其如重漆之光亮，不欲其如地苍之深黑也。其有欲有不欲者，何哉？盖外之五色，即五脏内之精气所著，若精气之至微者，皆化作形象，毕见于外，则真气已脱，血凝而散，其寿必不能久也。

夫精明者，所以视万物，别白黑，审短长。以长为短，以白为黑，如是则精衰矣。长，平声。［批］此言人之元神外著于目。若精明失用，虽脉色犹佳，其神已夺。

注：此言先天无亏而目中之瞳子自精明也。若黑白莫分，长短莫辨，则精明之体已失，非精气内衰而何？

讲：彼夫眸子者，本五脏之精气，发为光明，人所赖以视天下之万物而辨别其色之黑白，审量其质之短长者也。若以长者而视为短，白者而视为黑，其失明如是，则精气必内衰矣。

五藏者，中之守也，中盛藏满，气盛伤恐者，声如从室中言，是中气之湿也。言而微，终日乃复言者，此夺气也。衣被不敛，言语善恶，不避亲疏者，此神明之乱也。仓廪不藏者，是门户不要也。水泉不止者，是膀胱不藏也。得守者生，失守者死。上二藏，去声。下二藏，平声。

注：仓廪，脾胃也。不藏，不蓄而泄出也。不要，谓气衰失禁也。水泉，小便也。不止，谓不时而来，若无止息也。

讲：五脏之气血，皆归于中，是中气者，五脏之主宰，而五脏者，中气之卫守也。如中气太盛，脏气壅满，属脾土气胜，克其肾志而伤恐者，症见言微气脱，声如从室中出，是脾湿为病，以致吐气难而声不显也。若言语轻微，难于接续，俟之终日乃能复言者，则又肺不能主气，肾不能纳气，而为夺于气者也。至去其衣服而不敛，弗知羞恶，言语善恶而无忌，不避亲疏者，则又心失其主，真性迷惑，而为神明内乱所致也。与脾胃传送太速，仓廪泄出而不藏蓄者，是胃下口处之幽门，大小肠交会处之阑门，肛头泄秽处之魄门，种种门户气衰而不能禁要之过也。以及小便时来，如水泉注下而不止息者，是膀胱气虚，失其封固，不能藏蓄之过也。即此五者观之，可见得其守，则脏气冲和而生，失其守，则脏气败绝而死。甚矣，气贵各守其脏也。

五府者①，身之强也。头者，精明之府，头倾视深，精神将夺矣。背者，胸中之府，背曲肩随，府将坏矣。腰者，肾之府，转摇不能，肾将惫矣。膝者，筋之府，屈伸不能，行则偻附，筋将惫矣。骨者，髓之府，不能久立，行则振掉，骨将惫矣。得强则生，失强则死。强，俱平声。偻，音楼。[批] 此言五府为人之身强，强失则身早衰矣。

注：视深，视下也。背曲，鞠躬也。转摇，转身动摇也。偻，俯也。俯，依也。惫者，筋骨败也。振掉，动摇也。

① 五府：《素问·脉要精微论》作“五脏”。

讲： 五府之血气散于一身，而一身之血气根于五府，是五府者，一身之所恃以强健者也。彼头者，精明之府也，使头倾而偏斜，视深而陷下，则阳已虚，而明已失，精神为之将夺矣。背者，胸中之府也，使背曲而鞠躬，肩随而引膊，则中已亏，而行已惫，胸府为之将坏矣。腰者，肾之府也，使不能运转其身，摇动其体，则骨已败而精已竭，肾脏为之将惫矣。膝者，筋之府也，使屈伸牵掣而不能行动，俯偻而附物，则血气不荣于筋，而筋将惫矣。骨者，髓之府也，使身体瘫残而不能久立，行止动摇，而为之振掉，则精气不透于骨，而骨将惫矣。即此五者观之可见，得其强则生，失其强则死。甚矣，人当善养其府也。

帝曰：脉反四时，阴阳不相应，奈何？岐伯曰：反四时者，有余为精，不足为消。应太过，不足为精；应不足，有余为消。阴阳不相应，病名曰关格。［批］此关格之所由名也。

注： 应，应合。精，精强。消，消败。关格者，偏胜而格绝也。

讲： 黄帝曰：脉也者，准四时而应阴阳者也。而如其与四时之气相反，为阴为阳，天人不能相应，奈何？岐伯对曰：反四时者，脉与四时之阴阳相逆也。如春夏阳盛，脉反沉小，是阳气不足，而阴有余。秋冬阴胜，脉反洪大，是阴气不足，而阳有余也。阴阳有余，则为精强，阴阳不足，则为消败。然当阳旺之时，应为太过，而不足之阴反乘之，则就为精强矣。当阴旺之时应为不足，而有余之阳反乘之，则暗为消败矣。此阴阳偏胜，不与时相应合，故名之曰关格之病。

帝曰：脉其四时动奈何？知病之所在奈何？知病之所变奈何？知病乍在内奈何？知病乍在外奈何？请问此五者，可得闻乎？岐伯对曰：请言其与天运转大也。万物之外，六合之内，天地之变，阴阳之应，彼春之暖，为夏之暑，彼秋之忿，为冬之怒，四变之动，脉与之上下。［批］四时之气内应乎脉，诸脉之象，应乎脏腑，有表里有部分，按时审气，不失阴阳之升降，自能别其病之所在也。

注：四时，春夏秋冬也。六合解见前。上下，以阴阳之升降言。

讲：黄帝问曰：四时者，天地之气也；血脉者，人身之气也。人身之脉象，与四时之气象，随其变动者奈何？且因其脉之随时而动，遂以知病之在何经，病之变何症，与夫病之本在外而乍在内，本在内而乍在外者，其故何哉？请问此五者之精微，可得闻其旨乎？岐伯对曰：请与帝言人身之脉，与天气运转之相应之大也。彼夫感天运之气而生者，有万物；乘天运之气而旺者，有六合。今请与万物之外，六合之内，以言夫天地之变化，阴阳之应合。彼春日温和之暖气，变而至夏，即为炎热之暑气，彼秋日肃杀之忿气，变而至冬即为严烈之怒气，四时变化之气，动与时应，非但万物因之生成，六合因之应运，即人身之脉，亦与之上下而为浮沉也。何言之？春夏阳气上升，人感其气，是以脉应之而多浮。秋冬阳气下降，人感其气，是以脉应之而多沉。知浮与沉，即知其与时相应也。

以春应中规，夏应中矩，秋应中衡，冬应中权。是故冬至四十五日阳气微上，阴气微下。夏至四十五日，阴气微上，阳气微下。阴阳有时，与脉为期，期而相失，如脉所分，分之有期，故知死时。中，俱去声。分，平声。[批] 阴阳有时六句，最宜深玩。

注：四时阴阳升降之气，与人身阴阳升降之气，两相符合。故诊脉而之，其相失不相失也。如脉与时失，即知其克贼之死期矣

讲：诊脉者，宜以春气之柔和，应脉之圆滑而中规焉；以夏气之暑热，应脉之洪大而中距焉；以秋气之清凉，应脉之均平而中衡焉；以冬气之冷寒，应脉之沉石而中权焉。是故冬至一阳生至九候，四十五日，节届立春，其时阳气渐进，微升而上，阴气渐退，微降而下。夏至一阴生至九候，四十五日，时逢立秋，阴气渐进，微升而上，阳气渐退，微降而下。然阳气升，则脉必浮弦而大，阳气降，则脉必沉石而涩。是阴之与阳，各有不易之结，而随气升降，以与脉为期会者也。使其时至而脉不至，春夏秋冬之期，与规矩衡权之脉相失，是为病脉，则即如其脉之所分以诊之。盖肝属木，病应在春；心

属火，病应在夏；肺属金，病应在秋；肾属水，病应在冬；脾属土，病应在四季，分之各有其期也。有况肝见庚辛死，心见壬癸死，脾见甲乙死，肺见丙丁死，肾见戊己死乎？所以诊与时绝，而即知其必死之时也。

微妙在脉，不可不察，［批］察脉之要，微乎深哉！非细心静悟，何能得其精？察之有纪，从阴阳始，始之有经，从五行生，生之有度，四时为宜，补泻勿失，与天地如一，得一之精，以知死生。是故声合五音，色合五行，脉合阴阳。

注： 察，审察。纪，统纪。从，自也。始，始初。经，常经。生，生发。度，节度。补，谓补其正。泄，谓泄其邪。精，微也。

讲： 今夫人之受病，其细微难辨，精妙莫测者，其机全在乎脉，不可不审而察之也。然脉有应春之温风而弦，应夏之热风而洪，应秋之凉风而毛，应冬至寒风而紧，应土之湿风而缓者。必察其脏腑之部位，然后知五气之中与脏者，为在里；审其经络之行度，然后知五气之伤于经者，为在表，此纪绪之要也。纪必有所始，始于何从。从风热火之阳，与燥寒湿之阴而已。然虽从阴阳始而始之，又各有其经。经也者，从五行生者也。故四时五风之来，肝木应温，心火应热，肺金应凉，肾水应寒，脾土应湿，五脏内虚，五风即从而袭之也。然虽从五行生，而生之又各有其度。度也者，以四时为宜者也。故五脏五风之应，温则脉弦，热则脉洪，凉则脉毛，寒则脉紧，湿则脉缓，各得其平也。若太过即为邪甚，不及即为正虚，正虚宜补，邪甚宜泄，不可稍有所失。当与天地盈消，虚长之气，合而为一，能得其一之精微，则凡中和而一，与偏胜而不一者，皆晓然可以知人之死生矣。是故古之诊病者，必以肝心脾肺肾，五脏所发之声，求合于宫商角徵羽之五音；以青赤黄白黑，五气所见之色，求合于木火土金水之五行；更以弦钩缓涩沉，各经所著之脉，求合于春夏秋冬长夏之阴阳也。声色与脉，三者俱合，是为无病，若一有不合，即知其病有所受矣，此察脉之要也。

是知阴盛，则梦涉大水恐惧，阳盛则梦大火燔灼，阴阳俱盛，则梦相杀毁伤；上盛则梦飞，下盛则梦堕；甚饱则梦予，甚饥则梦取；肝气盛则梦怒，肺气盛则梦哭；短虫多则梦聚众，长虫多则梦相击毁伤。予，与同。长，平声。[批] 脏腑阴阳之病不独于脉象形声闻求之，即一梦亦足验其盛衰也。

注： 惟至人阴阳调和乃能无梦，下此非偏于阴，即偏于阳，宜其各随所盛，而应之以梦也。

讲： 是以知偏于阴而阴盛者，阳为阴害，而梦涉大水之中，则恐惧不已；偏于阳而阳盛者，阴为阳害，则梦近大火之侧而燔灼难安；与夫阴阳俱盛，两不相下者其气必争，则梦与人相杀，互为毁伤。至若邪实于上而上盛，下之气亦必并于上，则梦飞腾。邪实于下，而下盛上之气亦必并于下，则梦堕落。以及过于饱者，为有余，有余则必梦与。过于饥者为不足，不足则必梦取。肝气盛者，肝自伤，肝伤则必梦怒。肺气盛者，肺自伤，肺伤则必梦哭。推之短虫多者，元气尚未大损，虫虽多而犹弱，则必梦集聚众人。长虫多者，元气为之已亏，虫复长而争强，则必梦相击毁伤。是病之以类应，以象取，以志定，以族肖者，莫不各有朕兆也。然非精于一者，又何以知之。

是故持脉有道，虚静为保。春日浮，如鱼之游在波；夏日在肤，泛泛乎万物有余；秋日下肤，蛰虫将去；冬日在骨，蛰虫周密，君子居室。知内者按而纪之，知外者终而始之。此六者，持脉之大法。[批] 上节言脉，有四时之动，尤恐人未深明其理，故于此节，复举其象而显白之。

注： 春夏秋冬，持脉皆有要法，总之能先虚心静气，按时以诊其浮沉。而脉之阴阳内外，始终表里，皆了然矣。

讲： 是故医之持脉也，有象阴阳，合四时之道焉。斯道也，凡持脉者，所当虚心静气，时为之保守而不可失也。彼春日气升，脉浮于上，其象如鱼之临于波也。夏日阳极，脉来长大而在肤，泛泛乎，充满于指，其象如万物之繁盛而有余也。秋日阳气下降，脉微沉于肌肤，其象如蛰虫之将去。冬日阳气潜藏，脉已沉而在骨，其象如蛰虫之周密，君子之居室。此四时之本脉也。然必知此四时之本脉，而后能察四时之病脉。独是病有内外，脉有沉浮，欲知其病之在内者，则必沉按，以纪其要，为之分部而别脏。察象以审气，庶在内之病无失矣。若欲知其病之在外者，虽当候其浮，然必终而始之。审其沉以察其浮，为之辨其邪之本在外，与夫邪之本在内，而乍在外者，庶在外之病亦无失矣。凡此六者，乃持脉之大法则也。

心脉搏坚而长，当病舌卷不能言，其软而散者，当消环自已。长，平声，下同。已，上声。［批］手少阴脉，从心系上挟咽循舌，故心经邪盛，症见如此。

注：脏邪相乘，亦分盛衰，如心不甚虚，而脉见和缓，虽病亦易已焉。

讲：今夫脉来搏激，坚实而长者，弦脉也，肝木之象，诸脉见之，非风邪之为患，即肝气之相乘。如心脏脉来，搏坚而长，是肝邪干心之过也。舌乃心苗，言为心声，心受肝邪，舌本筋缩，是以舌卷而不能言也。至若其脉来，软柔而疏散者，是心脉和缓之象，则又邪已微，而病当消去之候矣。不过经气行环一周，其病自止也。

肺脉搏坚而长，当病唾血；其软而散者，当病灌汗，至令不复散发也。［批］脉软散而汗多如水者，切不可再以散邪之药，为之发汗，恐汗后邪去，气为之脱也。世本有以肺脉软散为汗出之际，因寒水灌洗至令不复发散之过，必须再为发散，其病乃可立已者，非。厥阴之脉，布胁肋，循喉咙之后，其支别者，从肝贯膈上注于肺，故血在胁下者，血之积气上熏于肺，能令人作喘逆也。

注：脉见软散，肺气不足之候也。灌汗，汗多如灌水也。不复散发，不能更任发散者也。

讲：如肺脏脉来，搏坚而长，是肝邪乘肺虚也。肝藏血，肺主气，肝邪侮肺，则肺失其降下之令，其气必逆，是以逼血上行，而病当唾血也。至于其脉之软而散者，肺脏见之，是谓气虚。气虚则不能卫，当病灌汗，洒然汗

出，如水之灌注而多，至令当发散之邪，恐其伤气，而亦不敢复为之发散也

肝脉搏坚而长，色不青，当病坠若搏，因血在胁下，令人喘逆；其软而散色泽者，当病溢①饮，溢饮者，渴暴多饮，而易入肌皮肠胃之外也。

注：脉来软散，谓水湿胜而为患也。色泽者，颜色光泽也，盖有水湿之患，溢于肌皮故令色泽耳。

讲：如肝脏脉来，搏坚而长，是肝自病也，然必色青，乃为肝脏自胜而病。若不青，则非本脏之自病也，当病坠伤，而若为人所搏击者。然盖因有瘀血积于肝部胁下，气不运化，使人息喘而气逆也。至脉来软散，则为肝虚，肝虚者，色不泽。若其脉软散而色又光泽，水湿为患也，当病溢饮，溢饮者因渴急过饮水气之湿，移入于肌皮肠胃之外也。

胃脉搏坚而长，其色赤，当病折髀；［批］胃脉坚长，色反见赤者，固病折髀，然折髀之说，亦有不尽作筋损血伤解者。盖足阳明脉，从气冲上髀，抵伏兔，故胃气虚极，母气乘之，其色变赤，其症亦髀痛如折也。然无肝邪犯之，则脉虽搏坚而不长。其软而散者，当病食痹。

注：胃主贮藏水谷，至脉来软散，则胃气弱而不充，当病食积痹痛之症也。

讲：如胃之脉来，搏坚而长，是肝邪乘胃之过也。然色当青黄，而反见赤者，非胃之本病也，其病当伤股，而谓之折髀，筋损血伤，是以脉见肝木，而色见心火也。至于脉来软散，则为胃虚，胃虚者，食不化，当病食气引痛，积而为痹也。

脾脉搏坚而长，其色黄，当病少气；［批］肝邪乘脾，以伤中气，而脾必虚，脾虚则肺无所生，故少气。其软而散色不泽者，当病足胻肿，若水状也。

---

① 溢：原作"嗌"，据《素问·脉要精微论》改。

注：脾主运化水谷，虚则不能运化矣。且脾脉上踝内前廉上踹，循胫骨后，交出厥阴之前，故病足胻肿也。

讲：如脾脏脉来，搏坚而长，是肝邪乘脾之过也。兼见其色黄者，中气受伤，脾虚极矣，当病少气。至脉软而散者，虽为脾之本脉，但过于软散，则又为脾气不足。在面色光泽者，土不胜水之过，病为水肿。若色不光泽，虽肿似水而实非水肿也，盖脾虚气滞，不能运行筋节，以致降者多而升者少，故气凝于下，当病足胫之胻浮肿，若水状也。

肾脉搏坚而长，其色黄而赤者，当病折腰；其软而散者，当病少血，至令不复也。［批］心脾乘虚而于肾，肾府重伤故色黄赤，而腰痛如折也。血少者，肾气不化，无以生其津液故也。

注：肾本气多血少之脏，若虚极而复为脾与心克，宜血愈少，至令不得复常也。

讲：如肾脏脉来搏坚而长，是肝邪乘肾之过，肾脏自病其色当黑，若反见黄色带赤，是必肾因肝乘虚极而转受土克，邪胜而反动相火也。腰为肾府，伤重必折，其病当腰痛如折也。至脉来软散，乃肾脏自失封藏之道，精气亏泄，当病血虚而少，至令不能遂复其常也。

帝曰：诊得心脉而急，此为何病，病形何如？岐伯曰：病名心疝，少腹当有形也。帝曰：何以言之？岐伯曰：心为牡藏，小肠为之使，故曰少腹当有形也。少，俱去声。藏，去声。［批］心属火，脉急则有寒矣，寒邪客心，是以心气积而为疝。及少腹为阴，小肠居焉。小肠者，心之使也，既受阴邪，小肠不能无患，是以知其有形也。

注：疝者，《说文》谓腹痛也。此病心疝，心之部位本在上，疝发于心。而言少腹有形者，以小肠为心之使故也。

讲：黄帝问曰：凡脉以软缓为阳和，急劲为阴惨。心，火也，本主热，今诊得其脉，反急紧而象阴，此为何病，其病形当复何如？岐伯对曰：此乃寒气乘心，诜诜然上入而痛，名曰心疝，少腹之中，当有行迹也。黄帝曰：

既名心疝，何以又言少腹有形？岐伯对曰：心者，阴脏也，与小肠相为表里，小肠居少腹为心之使，吾故曰心疝之病少腹当有形也。

帝曰：诊得胃脉，病形何如？岐伯曰：胃脉实则胀，虚则泄。

［批］此言胃脉独见者亦当以脉之虚实，审其病为何如也。

注：胃为水谷之海，故邪气实，则胀而不消，正气虚，则泄而不固。

讲：黄帝问曰：凡脉以有胃气为生，以无为胃气为死，是胃气者，脉之本也，然其脉究不可以独见，今如诊得胃脉，其病形又当何如？岐伯对曰：欲知病形，当审虚实，如诊得胃脉实者，为邪气胜，邪胜则病胀，如诊得胃脉虚者，为正气虚，正虚则病泄。

帝曰：病成而变何？岐伯对曰：风成为寒热，瘅成为消中，厥成为巅疾，久风为飧泄，脉风成为疠，病之变化，不可胜数。

瘅，都赧切，音亶。疠，音赖。数，上声。［批］病成日久，无有不变，不独胃也，专言胃经受病为变者非。

注：善治病者，治未病；不善治病者，治已病；至若已病不治，必俟日久病成，而变不可胜数之时，病多难治矣。医可不慎于未成变之始哉？

讲：黄帝问曰：病非邪不成，成之久必变，如邪客久而病成，病成久而变易，则病成而变者奈何？岐伯对曰：彼风者阳邪也，其并于表则汗出恶寒，其并于里则发热无汗。故风之成病也，在表者主阳虚，阳虚生外寒，则变而为寒，在里者主阳实，阳实生内热，则变而为热。瘅者，热邪也，热主腐化，故瘅之病成，热积于中，则善食而饥热，入于里，则形败而瘦，变为消中矣。厥者，气逆也，气逆则上行，故厥之病成，气并于上，则上实而下虚，逆之不已，则头重而身轻，变则为巅疾矣。推之，久风入中则害脾，土不胜木，病必变而为飧泄。脉受风邪，则血热血瘀，为害久必成而为疠癞。甚矣，邪之生病不一，而病之变化亦不可胜数者也。

帝曰：诸痈肿筋挛骨痛，此皆安生？岐伯曰：此寒气之种①，八风之变也。帝曰：治之奈何？岐伯曰：此四时之病，以其胜治之愈也。［批］寒气之种，八风之变，皆当以其所胜者治之，不独诸痈肿筋挛骨痛等症为然也。

注： 治病必求其源，必审其时，以辨其为何气，中于何经何脏，则以胜治不胜，而病无不可愈矣。

讲： 黄帝问曰：一切痈疽肿毒，筋节拘挛，骨肉疼痛，凡此症皆何所生？岐伯对曰：筋挛骨痛，此皆寒气所种，其气久停于身之过，痈疽肿毒此乃八风发邪，其气传变于外之过。黄帝曰：治之又当奈何？岐伯对曰：此四时之病也，治之亦如燥胜风，风胜湿，湿胜寒，寒胜热，热胜燥之类，各以其胜者，治之则邪去而病自愈矣。

黄帝曰：有故病，五藏发动，因伤脉色，各何以知其久暴至之病乎？岐伯曰：悉乎哉问也！征其脉小，色不夺者，新病也；征其脉不夺，其色夺者，此久病也；征其脉与五色俱夺者，此久病也；征其脉与五色俱不夺者，新病也。藏，去声。［批］此以脉色辨病之新故也。

注： 五脏盛衰，于色之荣枯见焉。此故病新病，色先难逃，况又征之于脉乎？宜其合脉与色，而新故了然矣。

讲： 黄帝问曰：有旧染之故病在身，忽而从五脏发动出来，因伤及脉色，虽各有所见，何以知其为久至之病与暴至之病乎？岐伯对曰：悉乎哉！帝之问也。彼五脏发病，必应五风脉色，久暴之辨，脉色参之。盖脉者，血之府；色者，气之华。如征其脉小色不夺者，精血虽损神气未伤，必新病也；其脉不夺而色夺者，精血虽未坏，神气已先败，此必久病也；与征其脉与五色俱夺者，精血与神气皆大败矣，此必久病；征其脉与五色俱不夺者，精血

① 寒气之种：《素问·脉要精微论》作“寒气之肿”。

与神气皆未坏也，此必新病。病之久暴，如斯而已，岂难知哉？但脉色未精者，不敢言也。

肝与肾脉并至，其色苍赤，当病毁伤不见血，已见血，湿若中水也。已，上声。中，去声。［批］此举色与脉反而详其病之不同也，独言肝肾者，知此则其余可类推。

注：病必有由，使治之者，徒执其脉与色，而不细索其根由，则病轻反重，病重多死矣，可不慎哉！

讲：然有是脉，即有是色也，如脉色不合，其中必有损伤之变。彼脉来弦长而沉石，是肝与肾脉并至也，其色苍而黑，今反见苍赤者，是以肝肾之脉，而见心肝之色矣。若执脉而认为肝肾之病固失，即执色而认为心肝之病亦失，其病当是毁伤不见血。盖肝主筋，肾主骨，心生血，既筋伤骨毁血凝，其脉之与色，焉能不如是之杂见也。若已见血，则类湿饮，而若中水象，诊脉察色，诚不可以一格论。凡见此脉色，与脏不和者，需当审其为筋骨之折毁，为气血之损伤，而别思其情由，切不可拘执脉色，致失久暴之病。

尺内两旁，则季胁也，尺外以候肾，尺里以候腹中。附上左外以候肝，内以候膈；右外以候胃，内以候脾。上附上，右外以候肺，内以候胸中；左外以候心，内以候膻中，前以候前，后以候后。上竟上者，胸喉中事也；下竟下者，少腹腰股膝胫足中事也。［批］诸经之脉各有部位，诸部之脉，各有所候，得其部知其脉，然后由平人之脉象以审病人之脉象，孰有病无病可了然矣。

注：此段疑似多端，谓外为腑，内为脏，即外不得候肾、候肝、候肺、候心之内脏也，四脏多误，惟脾胃内外殊合。不知心肝肺肾四脏，当人血气充足无病之时，必随春夏秋冬，阴阳升降为转移，升则俱升，降则俱降。然此升降二字，非如四脏当旺，升降之脉，不过就浮中沉三部而论，稍升于沉之一部耳，降则如乎本脏之常。至胃与脾，胃为腑，为纯阳专主浮而不沉，脾为脏，为至阴专主沉而不浮，故独外以候胃，内以候脾。此平人脉之精微

也，当熟味之。

讲：尺脉内候人身两旁者，则季胁是也，季胁为心包络脉之所出；尺内两旁，正取中以候小心也；至尺脉之浮而为外者，则以候肾；尺脉之沉而为里者，则以候腹中。推之左右，则又有肾与命之各别焉。由尺脉而附于上，则关脉是也，左手关脉浮而外者，以候肝；沉而内者，以候膈。膈之与肝，本相贯也。右手关脉，浮而外者，以候胃；沉而内者，以候脾。脾之与胃，实相通也。由尺附上之关脉，而更附于上，则寸脉是也。右手寸脉浮而外者，以候肺；沉而内者，以候胸中。胸中诚藏蓄肺气之地也。左手寸脉浮而外者，以候心；沉而内者，以候膻中。膻中，诚上护心君之所也。至于关以前所以候身前也，关以后所以候身后也。上竟上，而为寸之尽者，以候胸喉中事也。下竟下，而为尺之尽者，以候少腹腰股膝胫足中事也。

粗大者，阴不足，阳有余，为热中也。来疾去徐，上实下虚，为厥巅疾；来徐去疾，上虚下实，为恶风也。故中恶风者，阳气受也。有脉俱沉细数者，少阴厥也；沉细数散者，寒热也；浮而散者，为眴仆。上，去声。下，入声。恶，去声。中，去声。数，俱音朔。眴，音眩，又音县。[批] 此举诸部之脉象为诊病者，确切言之，欲读者得其底蕴，不至误于指下也。

注：诊脉者，必察其症，观症者，必审其脉，脉症两合，治斯善矣。

讲：脉来应指粗大有力，是为阳盛阴虚，阴不足，则阳有余，偏阳乘阴，其证见阳而不见阴，所以为热中也。若脉起而来，过于疾急，脉迴而去过于徐缓，此是气实。气实者，邪并于上，则自尺部上于寸口之脉必实，自寸口下于尺部之脉必虚。阳盛阴弱，其病在上，而为厥逆巅顶之疾。脉起而来，过于徐缓，脉迴而去，过于疾急，是气虚。气虚者正气不足，则自尺部上于寸口之脉必虚，自寸口下于尺部之脉必实。阴盛阳弱，其病在阳，而为畏恶风邪之疾。盖气虚恶风者，以风为阳，气亦属阳，同类相感易于为病。故中恶风者，阳气先受之也。然脉之沉细者，为少阴之本脉，数，者为少阴之病脉，所以伤寒少阴之症不拘寒热，脉皆数也。若有脉来两手俱见沉细而数者，必主少阴受邪而厥逆也。又脉散为阴中气虚，沉为邪气在里，细则为阴而主寒，数则为阳而主热。若脉来则兼沉细数散者，主正虚受邪，阴阳交战，而为寒热也；至若脉不沉而浮，为邪在气；脉不敛而散，为阳中气虚；浮散兼见，气败神昏，是以目旋不定而为眴，身强欲卧而为仆也。

诸浮不躁者，皆在阳则为热；其有躁者在手。诸细而沉者皆在阴，则为骨痛；其有静者在足。数动一代者，病在阳之脉也，泄及便脓血。数，音朔。［批］此以诸脉之沉浮，及代者言之也。

注：此言手足三阴三阳之症，皆于脉之浮沉躁静定之，若脉数动而见代则又独偏于阳矣，临症其细审之。

讲：脉之阴阳虽于沉浮辨之，而沉浮之在手、在足尤于躁不躁辨之。彼浮而在表者，阳脉也，若诸脉浮而不躁动者，其邪皆在阳分，阳则为热，是足三阳受病也。至其脉来，浮中而见有躁动者，则与不燥者异，是为病在手三阳矣。沉而在里者，阴脉也，若诸脉细而沉极者，其邪皆在阴分，阴则为寒，寒则为骨痛。然必于沉细中而见躁动者，方是手三阴受病；使不躁而见有静者，则病又在足之三阴矣。他如脉数动而一见，为气不接续之代脉者，实为偏阳，以致阴阳两离而为阳结之过，皆病在阳分之脉也，其症主滑泄下利以及便脓便血。

诸过者切之，涩者阳气有余也，滑者阴气有余也。阳气有余为身热无汗，阴气有余为多汗身寒，阴阳有余则无汗而寒。［批］此以诸脉之太过者言之也。

注：过，太盛也。切其脉之过于阳，则抑阳而扶阴；切其脉之过于阴，则抑阴而扶阳；并切其脉之阴阳俱过，则阴阳两抑。如此则切脉无差，施治悉当矣。

讲：且夫诸脉有太过者，则以其太过者切之。如切得脉之过于涩者，热邪在阳分而血不足而阳气有余也。切得脉之过于滑者，热邪在阴分而血太盛而阴气有余也。阳气有余，则阴必虚，其症为身热，且热极而无汗。阴气有余，则阳不固，其症为多汗，且汗后而身寒。至若阴阳两气，俱盛而有余，则阴为阳乘，而汗不得出，阳为阴蔽，而热不得宣，其症当无汗而身寒也。

推而外之，内而不外，有心腹积也。推而内之，外而不内，身有热也。推而上之，上而不下，腰足清也。推而下之，下而不上，头项痛也。按之至骨，脉气少者，腰脊痛而身有痹也。［批］此言脉之偏于内外上下者，以别其症之不同也。

注：脉有内外上下之变，必推之以复其常，至推无可推，则脉定矣，症的矣。即此以施治，治无不宜矣。

讲：脉来端直而长者，固不待推矣。若脉来不直，斜向于内，诊脉者，不得不用手推之而使外，使推之而脉之向内者，仍内而不外，则脉已阴而病在内，必有心腹积聚之证也。脉来不直，斜向于外，诊脉者，不得不用手推之而使内，使推之而脉之向外者，仍外而不内则脉为阳，而病在外，必有身体壮热之证也。至以指推其脉而上之，脉遂上而不下，是气不下达也，其病在下，必主腰足清冷之证。以指推其脉而下之，脉遂下而不上，是气不上升也，其病在上，必主头项疼痛之证。以及脉来沉细无力，按之至骨，终是脉气短少者，气血不足，以致虚寒凝滞，不能流行，积而为腰脊痛作，身有五痹等症也。

平人气象论第十八

此言平人气象脉息不同，必知其常，以察其变，庶五脏偏胜，真脏脉来应手而得，了无疑焉。

黄帝问曰：平人何如？岐伯对曰：人一呼脉再动，一吸脉亦再动，呼吸定息脉五动，闰以太息，命曰平人。平人者，不病也。常以不病调病患，医不病，故为病患平息以调之为法。上为去声，下为平声。［批］以不病调病者，谓能以息定脉而得其有余不足之象也。

注：按人身之脉，总计一十六丈二尺，考《灵枢·脉度》篇：一呼吸行三寸，一百三十五息脉行八丈一尺二，二百七十息行十六丈二尺为一周，一昼一夜计一万三千①五百息，脉行八百一十丈为五十周即一十六丈二尺之脉而积之也。

讲：黄帝问曰：平常无病之人，其脉状何如？岐伯对曰：凡人气出一呼脉两动，气入一吸脉亦两动，一呼一吸其气一定谓之一息。若呼吸定其一息，而脉来五动，尚余以不尽之太息，如岁之归余于闰者，名曰平人。夫平人者，不病者也。凡治病者，必当以平常不病之体调济病人，然后能以己之气息，期病人之脉象。若己先有病，其息必不匀，息不匀，则息长者，病人之脉类于数，息短者，病人之脉而类于迟，皆不足。以知病之为阴为阳，孰偏孰胜也。为医不病，故能为病人平定其息，以己不病之息，调其呼吸，而为审视之要法也。

人一呼脉一动，一吸脉一动，曰少气。人一呼脉三动，一吸脉三动而躁，尺热曰病温，尺不热脉滑曰病风，脉涩曰痹。［批］此以脉动之迟速，躁热滑涩，以决其病之所在也。然躁热滑涩，皆指脉之一息六至者说。

注：按人身一呼再动，脉行三寸。今曰一动，则脉行一寸五分，一吸再动，脉行三寸。今曰一动，则脉行一寸五分，由一息三寸推之，一万三十五百息，脉止行四百五丈，比常人减四百五丈，所以为少气也。至一呼吸，脉行三动，则二倍其数，宜有躁热滑涩之脉，而病温病风与痹矣。

讲：人如气出一呼，脉仅一动，气入一吸，脉仅一动，是一息二至，为阳气不足，阳不足则阴胜，阳行速，阴行迟，气不足之病，名曰少气。人如气出一呼，脉竟三动，气入一吸，脉竟三动，是一息六至为阳气有余，然阳盛者，其病不一，若一息六至而脉来躁动。尺部见热者，热之甚也，谓之病

---

① 千：原作“十”，据文义改。

温。若尺部不热，脉来躁而兼滑，则为病风。风之伤人，阳伤先受之，尺为阴，是以不热。至若脉来六动，躁而兼涩，由气有余而血不足也。阴虚阳乘，偏胜为害，邪凝不行，积久而谓之曰痹矣。

人一呼脉四动以上曰死，脉绝不至曰死，乍疏乍数曰死。平人之常气禀于胃，胃者平人之常气也，人无胃气曰逆，逆者死。数，音朔。［批］此言脉以和缓为吉，失其和缓，皆是凶兆。

注：此举三者之脉为必死，以其无胃气为逆也。盖平人脉气，必禀胃气而生，人无胃气则已，上诸脉见矣。夫是之谓曰逆，逆则知其为死也。

讲：人如一呼而脉四动以上，是一息不止八至矣，此乃阳气已极，阴气将绝之候，其人必死。他如脉气绝而不至者，精血尽而天真竭也，必死。脉乍疏而乍数者，阴阳离而气相争也，必死。盖平人之常气，禀于五脏之胃气，胃气者，平人和缓之常气也，人之脉若无和缓之胃气，犹五行之无土也，万物何以生养？是失养生之道也，谓之曰逆，逆者必死。

春胃微弦曰平，弦多胃少曰肝病，但弦无胃曰死，胃而有毛曰秋病，甚曰今病①。藏真散于肝，肝藏筋膜之气也。藏，上去声，下平声，后皆同。［批］此以春日所见之脉象，决其为平为病为死为久暂也。

注：肝脏本有真气，而复加以五脏之气，皆布散于肝，宜其肝木得令而旺于春矣

讲：今夫端直而长，状若琴弦者，春之脉也。然必于和缓之中，微带弦象，方为平调之脉。若直长之弦脉多，冲和之胃脉少，是春之风木气盛，病应在肝，至但见弦脉，并无胃气。是肝木失养，而无致生之道也，必死。他如和缓而见有毛脉者，为春得秋脉，主燥金乘木，肺邪客肝，虽有胃气，木受其伤，肝必不足，一至秋月，金旺木衰，必发为病。若脉来毛甚，胃气已失，则金之邪气太胜，木之受伤已深，其病不待秋日，而今即发矣。春日之

① 甚曰今病：《素问·平人气象论》作“毛甚曰今病”。

脉，其为平为病，为死为久暂，固已如此。然当春之时肝木用事，凡五脏之真气，皆散于肝，肝主筋，其本气之所藏者，则筋膜之气也。

夏胃微钩曰平，钩多胃少曰心病，但钩无胃曰死，胃而有石曰冬病，石甚曰今病。脏真通于心，心藏血脉之气也。［批］此以夏日所现之脉象，决其为平为病为死为久暂也。

注：心脏本有真气，而复加以五脏之气，皆会通于心，宜其心火得令而旺于夏矣。

讲：来盛去衰，状若带钩者，夏之脉也，然必于和缓中，微带钩象，方为平调之脉。若倨曲之钩脉多，冲和之胃脉少，是夏之若火气盛，应在心。至但见钩脉并无胃气，是心火失养，而无致生之道，必死。他如和缓而见有石脉者，为夏得冬脉，主寒水乘火，肾邪客心虽有胃气，火受其伤，心必不足，一至冬日，水旺火衰，必发为病。若脉来石甚，胃气已失，则水之邪气太胜，火之受伤已深，其病不待冬日而今即发矣。夏日之脉，其为平为病，为死为久暂，固已如此当夏之时，心火用事，凡五脏真气，皆通于心。心主血，其本气之所藏者，则血脉之气也。

长夏胃微软弱曰平，弱多胃少曰脾病，但代无胃曰死，软弱有石曰冬病，弱甚曰今病。脏真濡于脾，脾藏肌肉之气也。长，平声。［批］此以长夏之脉象，决其为平为病为死为久暂也。

注：脾脏本有真气，而复加以五脏之气，皆濡泽于脾，宜其脾土得令，而旺于长夏矣。

讲：柔软微弱者，长夏之脉也，然必于和缓中，微带软弱，方为平调之脉。若软弱之脉多，冲和之脉少，是长夏之湿土气胜，病应在脾。至但见更代之脉，并无胃气，是脾病已极，土绝其生道矣，必死。他如软弱而见有石脉者，为长夏得冬脉，主寒乘脾虚，肾邪客脾，虽有胃气，土受其伤，脾必益虚，一至冬日，寒气增甚，必发为病。若脉弱甚，脾气亏损已深，冲和胃气已失，其病不待冬日而今即发矣。长夏日之脉，其为平为病为死为久暂，固已如此。然长夏之日，脾土用事，凡五脏之真气，皆濡泽于脾。脾主肌肉，其本气之所藏者，则肌肉之气也。

秋胃微毛曰平，毛多胃少曰肺病，但毛无胃曰死，胃而有弦曰春病，弦甚曰今病。脏真高于肺，以行营卫阴阳也。［批］此以秋日之脉象，决其为平为病为死为久暂也。

注：肺脏本有真气，而复加以五脏之气，皆同高于肺，宜其肺金得令，而旺于秋矣。

讲：浮涩轻虚状如羽毛者，秋之脉也，然必于和缓之中，微带毛象，方为平调之脉。若轻浮之毛脉多，冲和之胃脉少，是秋之燥金气胜，病应在肺。至但见毛脉，并无胃气，是肺金失养，而无致生之道也，必死。他如和缓而见有弦脉者，为秋得春脉，主风木侮金，肝邪乘肺，虽有胃气未失，金为木乘，肺气必泄，一至春日，风气大来，必发为病。若脉来弦甚，胃气失养，则风之邪气太胜，肺之正气愈失，其病不待春日，而今即发矣。秋日之脉，其为平为病为死为久暂，固已如此。然当秋之时，肺金用事，肺也者，为居高而行降下之令，是以秋日五脏真气皆相感，而同高于肺，受其治节，以运行营卫阴阳之气也

冬胃微石曰平，石多胃少曰肾病，但石无胃曰死，石而有钩曰夏病，钩甚曰今病。脏真下于肾，肾藏骨髓之气也。［批］此言冬日之脉象，决其为平为病为死为久暂也。

注：肾脏本有真气，而复加以五脏之气，皆同下于肾，宜其肾水得令，而旺于冬矣。

讲：脉来沉紧，状若弹石者，冬之脉也，然必于和缓中，微带石象，方为平调之脉。若沉紧之石脉多，冲和之胃脉少，是冬之寒水气胜，病应在肾。至但见石脉，并无胃气，是肾水失养，而无致生之道也，必死。他如沉紧而见有钩脉者，为冬得夏脉，主热邪乘肾，真阴已败虽有胃气，水受火侮，肾气日泄，一至夏日，火气炎盛，必发为病。若脉来钩甚，胃气已失，则火之

邪气已胜，肾之真气愈败，其病不待夏日，而今即发矣。冬日之脉，其为平为病为死为久暂，固已如此。然当冬之时，肾水用事，凡五脏之气，同下于肾。肾主骨髓，其本气之所藏者，则骨髓之气也。

胃之大络名曰虚里，贯膈络肺，出于左乳下，其动应衣，脉宗气也。盛喘数绝者，则病在中；结而横，有积矣；绝不至曰死。乳之下，其动应衣，宗气泄也。数，音朔。［批］胃之大络为虚里，虚里之动处为宗气。宗气者，动于左乳之下者也。能于左乳之下审其气之和平，否则病亦不可立决。

注：宗，尊也，又主也。土为万物之母，故胃为十二经之宗。宗气宜藏，不宜泄，泄则必死矣。

讲：五脏之以胃气为主如此，然胃之大络名曰虚里，其脉贯通膈膜，络于肺经，出左乳之下，其脉有时跳动，外应乎衣，为百脉之宗气也。故气盛喘急，虚里之脉数而绝者，胃家病也。则其病由胃生，而在中。若虚里脉来郁结横垠，是气聚于胃而有积矣。与虚里之脉断绝不至，是经失其宗而将死矣。总之，虚里一脉，为经之宗，其气宜藏而不宜泄，使左乳之下，虚里脉动，外应乎衣，即宗气失藏发泄于外之验也，不可不知。

欲知寸口太过与不及，寸口之脉中，手短者曰头痛。寸口脉中，手长曰足胫痛。寸口脉中，手促上击者，曰肩臂痛。中，俱去声。［批］此节合下段并观之，故独诊寸口即可以验诸病也。

注：寸口者，风口也，以气口称寸，可决死生，故曰寸口。中手者，脉来中医人之手指。

讲：凡脉皆有太过不及之为病，若欲知寸口脉之太过与寸口脉之不及之先于脉之长短中求之。彼寸口脉来，中手短者，阴太过而阳不及也。阳主上，上虚则邪并于上而为患，必主头额痛。寸口脉来，中手长者，阳太过而阴不及也。阴主下，下虚则邪凑于下而为患。必主足胫痛。与夫寸口脉来中手数，时一止而促，兼上搏击者，乃正邪交争，气不流行，肺失节治不能燮理阴阳之过，邪郁为患则为肩臂引痛之症也。

寸口脉沉而坚者，曰病在中。寸口脉浮而盛者，曰病在外。寸口脉沉而弱，曰寒热及疝瘕，少腹痛。寸口脉沉而横，胁下有积，腹中有横，积痛，寸口脉沉而喘，曰寒热。瘕，音遐。［批］知寸口之浮沉为病，则表里愈不难辨也。

注：沉为阴，坚则阴之过。浮为阳，盛则阳之极。疝瘕，解见前。少腹，肾之部分。横，谓脉横。积，谓脏积，喘急也。

讲：凡脉之沉者，主阴分，为邪在里；浮者，主阳分，为邪在表。如寸口脉来，沉而且坚者，主邪实阴分，里受其害，病必在中；寸口脉来，浮而且盛者，主邪实阳分，表受其伤，病必在外；以及寸口脉来，沉而兼弱者，主邪陷于里，真阴不足，重阴变阳，发为寒热，兼邪中阴分，凡属阴位，皆成祸薮。及而至于肾气，诜诜然上入引痛而为疝。腹中硬如物，形忽聚忽散，而为瘕。少腹气争，邪正为变，不时而作痛也。寸口脉来，沉而见横者，主邪凝阴分，气滞不行，必胁下有郁积不散之气，腹中有横逆停积之形而作痛也。寸口脉来，沉而见喘者，主热郁阴分，阴阳交争，必发为寒热也。寸口脉之所见如此，而其他可知矣。

脉盛滑坚者曰病在外，脉小实而坚者曰病在内。脉小弱以涩，谓之久病；脉滑浮而疾者，谓之新病。脉急者，曰疝瘕，少腹痛，脉滑曰风，脉涩曰痹，缓而滑曰热中，盛而紧曰胀。脉从阴阳，病易已；脉逆阴阳，病难已。脉得四时之顺，曰病无他；脉反四时，及不间藏，曰难已。臂多青，脉曰脱血。已，俱去声。间，去声。藏，去声。［批］种种脉象，辨之最详，然必病与脉合，方能得生。且以不反四时，不逆五脏者为吉。

注：外主表，内主里。久病，故病也。新病，暴病也。从，顺也。已，愈也。逆，反也。间，隔也。不间脏，谓不隔脏也。青肝色脱血，谓血不养筋而滋肝也。

讲：有是病，必有是脉。脉也者，所以候阴阳之邪正，而决人之病者也。非特寸口为然，即诸脉亦皆然也。如凡脉应手而见其往来流利，盛滑而坚者，阳邪也，阳主外，其病必在身外。凡脉应手而见往来细紧，小实而坚者，阴邪也，阴主内，其病必在身内。凡脉来应手小弱，中而兼以涩见者，非但气血两亏，而血虚尤甚也，谓之久病。凡脉应手滑浮，中而去来皆疾者，虽是表里受邪，而邪尚并于外也，谓之新病。至脉来弦急，肝受寒也，肝主厥阴，脉循小腹，故知其为疝、为瘕、为少腹痛也。脉来滑利，阳邪胜也，病在阳分而为风。脉来涩滞，阴气凝也，病在血分而为痹。与脉来缓中而见滑者，湿中有热也，病曰热中。脉来盛中而见紧者，邪实气凝也，病主内胀，虽然脉来顺乎阴阳，如阳症而见阳脉，阴症而见阴脉，内证而见沉脉，外证而见浮脉，谓之顺其病，易已而见愈脉。忌逆乎阴阳，如阳病得阴脉，阴病得阳脉，内病得浮脉，外病得沉脉，谓之逆其病，难已，而多死。兼之脉贵应时，如春弦夏洪秋毛冬沉得四时温热凉寒之顺者，随有病亦无他气为患，亦易已也。若其反乎四时而春见毛，夏见石，秋见钩，冬见软弱，及脉来杂乱，不见两经合病之间气与本脏独病之脏象者，皆曰难已而在不治者也。究之脉者，血之府也。必血足以充其脉络，然后其色荣泽，即如肝藏血而色青，臂多青脉者，血脱而不足以养筋之过，其病在肝，由此推之可立辨矣。

尺脉缓涩，谓之解㑊。安卧脉盛，谓之脱血。尺涩脉滑，谓之多汗。尺寒脉细，谓之后泄。脉尺粗常热者，谓之热中。［批］此节举尺脉之变以明其病之各异也。

注：安卧，安于卧也。久卧伤气，气伤则脉应微，今脉盛而不微，是血伤而气无患也。若卧不安而脉盛则非脱血矣。

讲：尺部之脉，所以候阴者也。如脉来太缓，是气虚也。脉来太涩，是血虚也。彼缓涩同见者，乃气血两虚之故，症见失意无常，形体怠惰，为之解㑊。凡人卧不安者，非气盛即血热，其脉必盛，若安然而卧，是气血俱静之验也。脉宜微和，今反盛大，此必气有所伤，不能引血归经以致血脱而失其运动之过也，谓之脱血。至尺部脉涩，本属阴也。而诸脉皆以滑见。此阳胜乘阴之过也，阳乘则热，热则气泄，谓之多汗。尺部脉寒，本无火也，而诸脉又以细见，正气不足之过也。气虚则寒，寒则洞下，谓之后泄。以及尺部脉粗兼身常热者，此必阳乘阴虚以致阴液益损，阴火益盛之过也，谓之热中。

尺涩脉滑，谓之多汗。尺寒脉细，谓之后泄。脉尺粗常热者，谓之热中。肝见庚辛死，心见壬癸死，脾见甲乙死，肺见丙丁死，肾见戊己死，是谓真藏见皆死。藏，去声。［批］真脏脉见，固属死兆，然不遇相克之日，犹不得死期。

注：此言真脏脉见者，各有相克之死期也。

讲：盖人之生也，本乎五脏，其死也，亦本乎五脏。五脏者，准乎五行者也。五行有生克，五脏有虚实。其间阴阳偏胜不无乘侮，故诊脉以候五脏，必应时而定五行。其虚而逢生，实而逢克者，虽有病不为灾。若虚极而不实，偏逢干而遇克，非但脉见之而难生，即日临之而亦死。如肝脉单见弦急而无胃气，是木失其生道矣。不过金以克之，木虽绝而犹有待。若忽而毛甚，燥气乘之，则庚辛日必死。心脉单见钩曲而无胃气，是火失其生道矣。不过水以克之，火虽绝而犹有待，若忽而石甚，寒气乘之，则壬癸日必死。脾脉单见软弱而无胃气，是土失其生道矣。不过木以克之，土虽绝而犹有待，若忽而弦甚，风气乘之，则甲乙日必死。肺脉单见毛浮而无胃气，是金失其生道矣。不过火以克之，金虽绝而犹有待，若忽而钩甚，热气乘之，则丙丁日必死。肾脉单见沉石而无胃气是水失其生道矣，不遇土以克之，水虽绝而犹有待，若忽而弱甚，湿气乘之，则戊巳日必死。盖本脏脉盛为邪气，真脏脉见为脏绝，脏绝逢克，主死。经所谓肝见、心见等者，是谓真脏脉见也，故皆谓之死，诊者其审之。

颈脉动，喘疾咳，曰水；目里①微肿如卧蚕起之状，曰水；溺黄赤安卧者，黄疸；已食如饥者，胃疸；面肿曰风；足胫肿曰水；

---

① 里：《素问·平人气象论》作“裹”。

目黄者曰黄疸。妇人手少阴脉动甚者，妊子也。已，上声。少，去声。［批］此言颈脉动而喘疾数者，水溢于肺也；目里微肿如卧蚕者，水浮于脾也；溺黄赤而安卧者，湿热积于心脾也；已食而复如饥者，胃有实热也；面肿者，风中于阳也；足肿者，水积于阴也；目独黄者，胸有积热也。手少阴为心经，与手太阳小肠之脉相为表里，故动甚而知其为妊男子之兆也。

注：此即症之所见，可辨其为水、为黄疸、为胃疸、为风矣。

讲：结喉之旁，人迎之处，是为颈脉。若其脉动盛，兼喘疾而咳者，主水溢于肺也。目眶之内，眼胞之地，是为目里，若其地微肿，如卧蚕而起者，主水淫于脾也。至便溺色见黄赤，心脾之病，湿热为患也。其人必不安卧，竟有安然而卧者，以脾为湿伤，身动神倦耳，病曰黄疸。又有已经饱食，而腹馁如饥者，乃胃中热甚，善消谷食之，故名曰胃疸。有面部独肿，而身不肿者，其病曰风。以面聚六阳之气，风为百病之长，风气伤人，阳先受之，风性上升，面部中之，是以面部独肿，而知其为风也。有足胫独肿，而身不肿者，其病曰水。以脾胃二经之脉，行于足，肾与膀胱之脉，亦行于足，既土弱不能制水，则水胜必致下行，是以足胫独肿，而知其为水也。有面色不黄，而目独黄者，胸有积热也，盖热并于胆，而溢于目，胆气上升，目为热变，是以目黄而为疸也。他如妇人掌后锐骨之上，神门血分之所，乃少阴心脉也，若其脉动盛者，胎气薄于心经，实妊子之征也，不可妄疑他证，以致有误。

脉有逆从四时，未有藏形，春夏而脉瘦，秋冬而脉浮大，命曰逆四时也。风热而脉静，泄而脱血脉实，病在中脉虚，病在外脉涩坚者，皆难治命，曰反四时也。［批］此以脉之不从乎时而逆，不从症而反者言之也。藏，去声。

注：治病者知脉知时知症，则何者为逆，何者为从，何者为正，何者为反，无不了然心目矣。

讲：脉有反乎四时而为逆者，有顺乎四时而为从者。何谓从，春夏阳升而脉浮，秋冬阳降而脉沉，各以脏形，传为四时之脉象者是也。若春无弦、夏无钩、秋无涩、冬无沉，四时之脉未见有当旺之脏形，其脏气之虚极。可知兼春夏主生长，脉宜浮大而反瘦小；秋冬主收藏，脉宜沉细而反浮大，是与四时阴阳之气相反也，命曰逆四时。又如风热之病，脉宜动而反静者，正气虚也；泄而脱血；脉宜虚而反实者，邪气盛也；病在中者，脉宜实而反虚，阴不足以守中也；病在外者，脉宜浮滑而反涩坚，阳不足以卫外也。皆邪气胜正而为难治之症，故亦命之曰反乎四时之常，而失阴阳之道者也。

人以水谷为本，故人绝水谷则死，脉无胃气亦死。所谓无胃气者，但得真藏脉，不得胃气也。所谓脉不得胃气者，肝不弦，肾不石也。藏，去声。[批] 脉以胃气为本，犹万物之以土为母也，单言肝肾者，举此以见彼也。

注：此言五脏以胃气为本，胃气以水谷为本，故无水谷者无胃气，无胃气者即为真脏脉见也。

讲：人之所赖以生者，恃水谷以为养生之根本也。故人离饮食之道，而绝此水谷则死。然究之水谷之养人，不过能活人胃气，而纳运水谷以调百脉，以和诸络者，则专恃乎胃气。故脉之无胃气，犹人之绝水谷，亦必死也。所谓脉无胃气者何？盖胃气为本脏冲和之气，如止得见有本脏之真脏脉象，不会得见有一毫冲和之脉气行乎其中，是之谓脉不得胃气也。然所谓脉之不得胃气者，不仅此也，彼夫五脏发病，各有本脉，本脉中兼见冲和，是谓脉得胃气者。即如肝经有病，脉宜和而弦；肾中有病，脉宜和而石。假使肝当弦而不弦，肾当石而不石，是失本象之脉也，夫亦安有冲和之象，而谓之为胃气也哉。

少阳脉至，乍数乍疏，乍短乍长；阳明脉至，浮大而短；太阳脉至，洪大以长①。数，音朔。长，俱平声。[批] 此举三阳，以明脉

① 太阳……以长：此句《素问·平人气象论》在“少阳脉至”之前。

象之必应乎时也。

注：此举三阳之脉而言，正见脉贵应时也。

讲：且夫脉也者，随阳气而浮沉者也，今姑以其应乎三阳言之，如丑寅二月一阳，乘令是为少阳，其时阳虽至而未盛，故少阳脉来，或则数而为阳，或则疏而为阴，或则短而阴见，或则长而阳见，皆乍而不定之象也。卯辰二月二阳，乘令是为阳明，其时阳虽盛而阴未净，故阳明脉来，浮大而短，阳中而兼阴象也。巳午二月三阳，乘令是为太阳，其时阳已极矣，绝无阴气，故太阳脉来，洪大以长，阳极而纯见阳象也。其于当旺之时，而各现其本象如此，则以阳气之升降，而定脉象之浮沉，又何难哉？

夫平心脉来，累累如连珠，如循琅玕，曰心平，夏以胃气为本。病心脉来，喘喘连属，其中微曲，曰心病。死心脉来，前曲后倨，如操带钩，曰心死。［批］自此以下，则专言各经之平脉、病脉、死脉，以诊视之，不可忽也。

注：喻言心脏之脉，得胃气则生，失胃气则死矣。

讲：夫平脉之见于心脏者，脉来累累，如珠连贯，续而不断，如循琅玕，流而且利，其滑泽如此，是谓心之平脉。心主夏，虽火旺阳胜，脉必钩而见和，以胃气为本。若脉来喘喘连属，急疾不定，兼其中微曲者，则钩之过也，是曰心病。甚至脉来，前则曲而来短，后则倨而去长，如操革带之钩，无复冲和之象者，是无胃气也，必主心死。

平肺脉来，厌厌聂聂，如落榆荚，曰肺平。秋以胃气为本。病肺脉来，不上不下，如循鸡羽，曰肺病。死肺脉来，如物之浮，如风吹毛，曰肺死。

注：喻言肺脏之脉，得胃气则生，失胃气则死矣。

讲：平脉之见于肺脏者，脉来安逸无定而厌厌，轻浮飞动而聂聂，如榆荚之落，轻圆浮薄，其涩而柔和，如此是谓肺之平脉。肺主秋，虽金旺阳降，脉必毛而见和，以胃气为本。若脉来外气不足而不上，内气不足而不下，轻浮而涩，如循鸡羽者，毛之过，是曰肺病。至脉来轻浮无根，如风吹毛，无复冲和之象者，是无胃气也，必主肺死。

平肝脉来，软弱招招，如揭长竿末梢，曰肝平，春以胃气为本。病肝脉来，盈实而滑，如循长竿，曰肝病。死肝脉来，急益劲如新张弓弦，曰肝死。胀，平声。

注：喻言肝脏之脉，得胃气则生，失胃气则死矣。

讲：平脉之见于肝脏者，脉来软弱，招招然柔和而美，如揭举长竿之末梢。此弦长柔和如此，是谓肝之平脉。肝主春，虽木旺阳升，脉必弦而见和，以胃气为本。若脉来盈满坚实而带滑，长而不软，弦而不柔，如循长竿，是弦实兼热之过，名曰肝病至。脉来急疾而益劲直，坚硬而无柔软，其劲急弦长如新张弓弦，无复冲和之象，是无胃气也，必主肝死。

平脾脉来和柔相离，如鸡践地，曰脾平，长夏以胃为本。病脾脉来，实而盈数，如鸡举足，曰脾病。死脾脉来，锐坚，如鸟之喙，如鸟之距，如屋之漏，如水之流，曰脾死。长，平声。数，音朔。

注：喻言脾脏之脉得胃气则生，失胃气则死矣。

讲：平脉之见于脾脏者，脉来冲和柔软，相偶而行，如鸡之践地，但步徐象缓，绝无躁急之象，其缓而和如此，是谓脾之平脉。脾主长夏，虽土旺火相，脉必软而见和，以胃气为本。若脉来充实太过而盈，兼湿热为患而数，高起外鼓如鸡之举足，则拳而实矣，是曰脾病至。脉来尖利而锐，充实而坚，如鸟之喙食，三五而止，如鸟之距跃，三五而集，如屋之漏，断而不续；如水之流，去而不返，皆脾脉之过于急过于缓，而无胃气者也，必主脾死。

平肾脉来喘喘，累累如钩，按之而坚，曰肾平。冬以胃气为本。病肾脉来如引葛，按之益坚，曰肾病。死肾脉来发如夺索，辟辟如弹石，曰肾死。辟，音劈。

注：喻言肾脏之脉，得胃气则生，则失胃气则死矣。

讲：平脉之见于肾脏者，脉来喘喘然起之疾，累累然连不断，来盛去衰，如心脉之钩者，此水火相得之验，兼按之而坚，沉实不散，更得闭藏之象也，是为肾之平脉。肾主冬，虽水旺阳藏，必石而见和，以胃气为本。若脉来如搴引滋蔓缠绕之葛，质坚形实，粗而中手，兼按之而益坚，此石之过也，谓之肾病。至脉来发动，状如两人夺索，引长坚紧，而且邪实而甚，辟辟然跳动，如弹石之击，无复冲和之象者，是无胃气者也，必主肾死。

玉机真脏论篇第十九

此言五脏之脉准乎五行，应乎四时，为胜为偏，各有变见，互相传舍，以明生克，真脏独见，以决死生，玉机秘密，真要诀也。

黄帝问曰：春脉如弦，何如而弦？岐伯对曰：春脉者肝也，东方木也，万物之所以始生也，故其气来，软弱轻虚而滑，端直以长，故曰弦，反此者病。帝曰：何如而反？岐伯曰：其气来实而强，此谓太过，病在外；其气来不实而微，此谓不及，病在中。帝曰：春脉太过与不及，其病皆何如？岐伯曰：太过则令人善怒①，忽忽眩冒而癫疾；其不及则令人胸痛引背，下则两胁胠痛。胠，音区。[批] 此言肝脏之平脉病脉以及太过不及之见症也。

注：此言肝经有应时之脉，其有所反者必有所病也。

讲：黄帝问曰：春日之脉象如弓弦，果何如而谓之弦也？岐伯对曰：春日木旺，在人为肝。所谓春脉者，肝脉也，应东方之木也。风木司令，一阳初至，万物之所以始生也，故其脉气之来软和柔弱，象见轻虚而滑，端直以长，有似弓弦，所以谓之曰弦，反此者，即为病脉。黄帝曰：弦脉固如是矣，然夫子之所谓反者，何如而反乎？岐伯对曰：当春之时，阳气未甚。若脉气来时坚实而强盛，此谓邪气太过，太过者邪从表入，其病在外。若脉气来时

① 怒：《素问·玉机真脏论》作“忘”。

不实而细微，此谓本气不足。不足者，邪中于里，其病在中。黄帝曰：夫子太过不及之说，虽以中外明之，不知春脉之太过与不及，其病象之在外在中者，皆何如也？岐伯对曰：春脉太过，为风伤肝也。肝志主怒，肝窍在目，肝脉贯顶，加以阳邪之风鼓而上升。其为病也，则必使人善怒，抑或忽忽焉不省人事，非目乱视而眩惑，即头昏蔽而胃蒙，以及巅顶昏痛颠倒跌仆等症也。若春脉不及，则肝气中虚而邪乘之，肝脉络肺，循肩贯膈布胁下，使虚而受邪，则邪实于肝，必致侮肺，故其为病令人胸膈作痛，牵引于背，下则两胁胠肉，左右腋下亦皆作痛也。

帝曰：善。夏脉如钩，何如而钩？岐伯曰：夏脉者，心也，南方火也，万物之所以盛长也，故其气来盛去衰，故曰钩。反此者病。帝曰：何如而反？岐伯曰：其气来盛去亦盛，此谓太过，病在外。其气来不盛去反盛，此谓不及，病在中。帝曰：夏脉太过与不及，其病皆何如？岐伯曰：太过则令人身热而肤痛，为浸淫，其不及则令人烦心，上见咳唾，下为气泄。长，上声。［批］此言心脏之平脉病脉以及太过不及之见症也。

注：此言心经有应时之脉，其有所反者，必有所病也。

讲：黄帝曰：夫子所论春脉之弦，诚善矣！然夏日之脉象，如带钩果何如而谓之钩乎？岐伯对曰：夏日火旺在人为心所谓夏脉者，心脉也。应南方之火也。君火司令，阳气正盛，万物之所以盛长也，故其脉气之来，自骨肉之分，出于皮肤之际，而来者长而盛，自皮肤之际还于骨肉之分，而去者短而衰，像钩之外长内短，故谓之曰钩。反此者，即为病脉。黄帝曰：钩脉固如是矣，然夫子之所言反者，何如而反乎？岐伯对曰：当夏之时，阳发于外，若脉气来盛而去亦盛，此谓热邪太过，太过者，热浮于表，为病在外。若脉气之来不盛，而去反盛，此谓本气不足，不足者，热中于里为病在中。黄帝曰：夫子太过不及之说虽以中外明之，但不知夏脉之太过与不及其病象之在外、在中者果何如也？岐伯对曰：夏脉太过为阳，有余也。阳主表而在外，其为病也，令人身体壮热。兼阳为邪闭，热不得泄，发为肤痛，甚至热邪随其腠理而为浸渍淫烂等症。若夏脉不及，则心气中虚，而邪乘之，热郁于心，故其为病，则令人心不自安，而为烦躁。且火盛克金而侮脾，热乘肺脾于上，则见其咳唾。阳气下陷而失守，后阴失气于下，则变为气泄也。

帝曰：善。秋脉如浮，何如而浮？岐伯曰：秋脉者，肺也，西方金也，万物之所以收成也，故其气来轻虚以浮，来急去散，故曰浮，反此者病。帝曰：何如而反？岐伯曰：其气来毛而中央坚，两旁虚，此谓太过，病在外。其气来毛而微，此谓不及，病在中。帝曰：秋脉太过与不及，其病皆何如？岐伯曰：太过则令人逆气，而背痛愠愠然；其不及则令人喘，呼吸少气而咳。上气见血，下闻病音。［批］此言肺脏之平脉、病脉以及太过、不及之见症也。

注：此言肺经有应时之脉，其有所反者必有所病也。

讲：黄帝曰：夫子所论夏脉之钩诚善矣，然秋日之脉，象如物浮，果何如而谓之浮也？岐伯对曰：秋日金旺，在人为肺。所谓秋脉者，肺脉也，应西方之金也。燥金司令，阳气将去，万物之所以收成也，故其脉气之来，清轻虚小，以浮象见。举之有余而来急去散，按之不足而如物之浮于水面，故谓之曰浮，反此者即为病脉。黄帝曰：浮脉固如是矣，然夫子之所谓反者，果何如而反乎？岐伯对曰：当秋之时，阳未尽去，阴气始来。若脉气来细如毛发，象见中央坚实，两旁虚空，此谓燥气太过也。太过者，邪中于表，其病在外。至脉气来细如毛发，而兼见隐微不现，此谓本气不足。不足者，邪中于里，病在中也。黄帝曰：夫子太过不及之说虽以中外明之，但不知秋毛之太过与不及，其病象之在中外者皆何如也？岐伯对曰：秋脉太过，为燥伤肺也。肺主气，不行脉，循肩背，为心华盖也。其有病也，则令人气逆于上，而肩背皆痛，且心气郁积若有所含怒而愠愠然，若肺脉不及，则肺气自虚，而邪客之。故其为病，则令人疾息而喘，一呼一吸之间，其气短少兼气逆而作咳也。气逆则血逆，血随气行，故上焉；因气贲则迫而见血，气短则音短，音随气转故下焉，于喘急可闻其病音。

帝曰：善。冬脉如营，何如而营？岐伯曰：冬脉者，肾也，北方水也，万物之所以合藏也，故其气来沉以搏，故曰营，反此者病。帝曰：何如而反？岐伯曰：其气来如弹石者，此谓太过，病在外；其去如数者，此谓不及，病在中。帝曰：冬脉太过与不及，其病皆何如？岐伯曰：太过则令人解㑊，脊脉痛而少气不欲言；其不及则令人心悬如病饥，䏚中清，脊中痛，少腹满，小便变。帝曰：善。藏，平声。数，音朔。䏚，音渺。［批］此言肾脏之平脉、病脉、以及太过、不及之见症也。

注：此言肾脏有应时之脉，其有所反者必有所病也。

讲：黄帝曰：夫子所论秋脉之浮诚善矣，然冬日之脉象如营垒，果何如而谓之营乎？岐伯对曰：冬日水旺，在人为肾。所谓冬脉者，肾脉也，应北方之水也，寒水司令，阳气守中，万物之所以合藏也，故其脉气之来伏沉而鼓搏。审其象四围环绕，卫外守中，有如军营，故谓之曰营，反此者即为病脉。黄帝曰：营脉固如是矣，然夫子之所谓反者，果何如而反乎？岐伯对曰：当冬之时，阴气虽盛，阳伏于中，若脉气来而沉急见紧，状若弹石，此谓寒气太过也。太过者，邪中于表，其病在外。至脉气来，本不数而去之疾速，有如数者，此谓本气不足。不足者，邪中于里，病在中也。黄帝曰：太过不及之说虽以中外明之，但不知冬脉之太过与不及，其病象之在中外者皆何如也？岐伯对曰：冬脉太过，为寒伤肾也。肾藏精纳气，脉贯脊而入少腹中，有元阳真火以代心，主用事者也。故邪实于肾，其为病也，则令人怠缓而解㑊，兼脊脉引痛，而少气不欲语言也。若冬脉不及，为肾气自虚，而邪中之，则令人心悬不定，空虚如病饥饿，兼胁下虚软之处，所谓肾俞，而为䏚中者，亦清寒作冷，脊中引痛，少腹满实，小便遗沥，赤白而变，常也。黄帝曰：善哉！夫子论冬脉之营至矣，尽矣！

帝曰：四时之序逆从之变异也，然脾脉独何主？岐伯曰：脾脉者，土也，孤藏以贯四旁者也。帝曰：然则脾善恶可得见之乎？岐伯曰：善者不可得见，恶者可见。帝曰：恶者何如可见？岐伯曰：其来如水之流者，此谓太过，病在外；如鸟之喙者，此谓不及，病在中。帝曰：夫子言脾为孤藏，中央土以灌四旁，其太过与不及其病皆何如？岐伯曰：太过则令人四肢不举；其不及则令人九窍不通，名曰重强。藏，去声。重，平声。［批］此言脾之平脉不易见，惟病脉易见。太过不及皆有脉象，皆有证见也。

注：此言脾经之脉灌乎四脏，其有恶与善反者，亦必有所病也。

讲：黄帝曰：四时运行之序，与脏气相应之。脉固有，或反而逆，或合而从之，变异也。然肝木应春，心火应夏，肺金应秋，肾水应冬，四时各有所主。而脾脉独何所主乎？岐伯对曰：脾脉者，土也。土旺四季之月，各主十八日，而不专主一时，犹万物之母也。所谓孤独之一脏而贯通乎？肝心肺肾之四旁者也。黄帝曰：脾之所主如此，然则脾之无害于四脏而善，与为病于本脏而恶，其可得而见之乎？岐伯对曰：善者不可得而见，惟恶者可见也。黄帝曰：恶者如何可见？岐伯对曰：彼本脏自病而恶者，其脉之来，去而不返，如水之下流者，此脾湿已胜，谓之太过，而病在外。其脉之来，三五而止，如鸟之喙粟者，此脾虚已极，谓之不及，而病在中也。黄帝曰：夫子言，脾为孤脏，主中央之土，以贯肝心肺肾之四旁。其气之太过与不及，其病之为内为外，皆何如也？岐伯对曰：脾主四肢，脉太过，则湿气重，必令人四肢软弱而不能举。脾通四脏，脉不及，则中气虚，必令人九窍闭塞而不能通。兼脾为至阴，主九窍，不通则阴独胜矣，名曰重强，阴之甚也。

帝瞿然而起，再拜稽首曰：善！吾得脉之大要，天下至数，五色脉变，揆度奇恒，道在于一，神转不回，回则不转，乃失其机，至数之要，迫近以微，著之玉版，藏之藏府，每旦读之，名曰玉机。藏，上平声，下去声。

注：藏，犹藏也。府，谓藏货财之所。

讲：黄帝闻岐伯诸脉之论，于是矍然惊动，作而起立，再拜稽首。于岐伯之前而赞美之，曰：善哉！夫子之言乎，我今得明其脉之大要旨矣。盖天下之至数有五，或见于脉，或征于色。其变动为病，当于五脏之脉，五行之色，揆度其病之异而奇，常而恒也。然揆度奇恒之道，要在于一，一者何？五气真元之神，循环运转而不逆其常候也。若四序衍期而回，则真元之神明不得运转，是乃自失其生机甚矣。至数之要，惟此五脉五色。揆度奇恒在于一神，真迫近而非迂远，精微而非粗迹也。宜著之玉版，藏之藏府，实而秘之，每日晨起，冥心诵读。况此论之妙，如璇玑玉衡，名曰玉机，不可失也。

五脏受气于其所生，传之于其所胜，气舍于其所生，死于其所不胜。病之且死，必先传行至其所不胜，病乃死。此言气之逆行也，故死。肝受气于心，传之于脾，气舍于肾，至肺而死。心受气于脾，传之于肺，气舍于肝，至肾而死。脾受气于肺，传之于肾，气舍于心，至肝而死。肺受气于肾，传之于肝，气舍于脾，至心而死。肾受气于肝，传之于心，气舍于肺，至脾而死。此皆逆死也，一日一夜五分之，此所以占死生之早暮也。藏，去声。

[批] 病之且死必先传，行至其所不胜，病乃死者，谓其气之逆行也。诊者得其逆行之故，自可以占死生之早暮也。

注：舍，居也。此言五脏之病，气有所受、有所传、有所舍、有所死，始之于我所生，而终之于克我者也。

讲：何以名之曰玉机？盖五脏者，迭相生克，与时消长旋转不息者也。彼五脏各有所泄，其气之受于人也，则先于其所生，如木受气于火，火受气于土，土受气于金，金受气于水，水受气于木是也。五脏各有所变，其气之传于人也，则先于其所胜，如木之传于土，土传之于水，水传之于火，火传之于金，金传之于木是也。五脏各有所安，其气之息而舍也，则于其所由生，如木气舍于水，水气舍于金，金气舍于土，土气舍于火，火气舍于木是也。五脏各有所忌，其气之绝而死也，则于其所不胜，如木遇金而死，金遇火而死，火遇水而死，水遇土而死，土遇木而死是也。以是知，我生生我，我胜胜我，四时共相运转，五脏亦复如是。然其间有所谓病者，有病之而且至于死者，其病之而死也，必先传行至其所不胜，或虚极而受克邪甚而逢克，是以其病乃死。凡此皆言其气之逆行也，所以必死。夫逆者，何以死？如肝脏木也，其受气为病在于心，胜气传变在于脾，邪气客舍在于肾，至肺，则为克木之脏，而肝死。心脏火也，其受气为病在于脾，胜气传变在于肺，邪气客舍在于肝，至肾则为克火之脏，而心死。脾脏土也，其受气为病在于肺，胜气传变在于肾，邪气客舍在于心，至肝则为克土之脏，而脾死。肺脏金也，其受气为病在于肾，胜气传变在于肝，邪气客舍在于脾，至心则为克金之脏，而肺死。肾脏水也，其受气为病在于肝，胜气传变在于心，邪气客舍在于肺，至脾则为克水之脏，而水死。此皆脏气逆行，遇克而死也。凡诊病者，一日一夜之间，皆以五行分按之。自知心病盛者，亥子死；肝病盛者，申酉死；脾病盛者，寅卯死；肺病盛者，巳午死；肾病盛者，辰戌丑未死。此诊脏脉者，所以能占验死生之早迟也。

黄帝曰：五藏相通，移皆有次，五藏有病，则各传其所胜。不治，法三月，若六月，若三日，若六日，传五藏而当死，是顺传所胜之次。故曰：别于阳者，知病从来；别于阴者，知死生之期。言知至其所困而死。藏，俱去声。[批] 此以脏气顺传所胜者而言，与上节之气逆为病不同也。

注：法者，论生克以为断验也。三与六者，指天干五行之生克也。上言逆传，固至其所胜而死，此言顺传亦至其所困而死也。

讲：黄帝因上章逆行至不胜之说，而复申以顺传其所胜之论曰：五脏者，气相贯通者也，然其脏气之移传，皆有不易之次第。故五脏或有内外虚实，阴阳偏胜之病，则各以其邪气传之于其所胜之脏，递相传变为病愈深。若不及时而治，在病浅而胃气未绝者，其断验不过三月，如乙至丁之类。即气受于其所生，而病必增，至于六月，如乙至庚之类。即死于其所不胜，而病必危，在病甚而真脏脉见者，其断验止在三日，如乙至丁之类。为我生泄气，而我之愈不足。至于六日，如乙至庚之类，为本气过克，而我之气必化绝，何也？以其气传遍五脏，绝处逢克而为当死之时也。若是者，乃脏气顺传所胜之次第也。故曰别于和缓之阳脉者，见某部不和，即为其部有病，而知其病之所从来。别于无胃之阴脉者，见其脏气绝，即忌其脏克制，而知其生死之期。其言知生死者，言知其脏气传变，至其所困阨之脏而死也。

是故风者，百病之长也，今风寒客于人，使人毫毛毕直皮肤闭而为热，当是之时，可汗而发也；或痹不仁，肿痛，当是之时，可汤熨及火灸刺而去之。弗治，病入舍于肺，名曰肺痹，发咳上气。弗治，肺即传而行之肝，病名曰肝痹，一名曰厥胁痛，出食，当此之时，可按若刺耳。弗治，肝传之脾，病名曰痹风①，发瘅，腹中热，烦心出黄，当是之时，可按可药可浴。弗治，脾传之肾，病名曰疝瘕，少腹冤热而痛，出白，一名曰蛊，当此之时，可按可药。弗治，肾传之心，病筋脉相引而急，病名曰瘛，当此之时，可灸可药。弗治，满十日法当死。肾因传之心，心即复反传而行之肺，发寒热，法当三岁死，此病之次也。长，上声。瘛，音异，后世作“瘈”。

注：风寒之邪，一日可发汗而解。若迟至十日，传遍诸脏，法当死不治。倘不死而复传心肺，法当三岁必死无疑矣。

讲：是故五风者，百病之首也。今有风寒合邪客于人身，当其始入，邪犹在表，得风则燥，得寒则劲，使人毫毛尽直，皮肤固闭，郁而为热。当是之时，最易为力，可用辛散之品，为之汗以发之。否或血气因风寒所伤，凝结成痹，至于不知痛痒而不仁，与夫血气为患，发为肿痛。当是之时，宜用热治，可用汤熨及火灸等，为之刺而去之。若于此时，弗知急治，病必入舍

---

① 痹风：《素问·玉机真脏论》作“脾风”。

于肺，从此风寒裹肺，名曰肺痹，肺气凝滞则气必逆而为发嗽上气之证。若再不治，肺必挟所胜，即传变而行之于肝，肝受肺克，风寒因之，其病名曰肝痹，一名曰厥逆，肝脉布两胁，是以胁痛，肝邪侮胃土，是以出食。当是之时，可用按抹之法与针刺耳。若仍不治，肝必挟所胜，即传变而行之于脾，脾受肝克，风寒袭之，其病名曰痹风，阳乘阴分，湿热为患，是以发痹而热，兼见腹中内热，且热极烦心而出黄。当此之时，可按抹以运之，可毒药以攻之，可汤浴以解之。若更不治，脾必挟所胜，即传变而行之于肾，肾受脾克风寒从之，其病名曰疝瘕，肾脉入少腹，循阴，是以少腹冤热，便出白浊，而且阴血因之而蛊蚀，神明因之而蛊惑，其病一名之曰蛊。当此之时，病已深入，非按与药同施不可也。若复不治，肾必挟所胜，即传变而行之于心，心主血脉，心病则血燥，血燥则筋失其养，于是筋之与脉相为牵引而急，手足拘挛，病名曰瘛。当此之时，其病已甚，非灸与药同治不可也。若终不治，甲运一周，气机必息，满足十日，断验当死。苟或不死，肾必因而复传所胜之心，心即复反传所胜而行之肺，金火交争，发为寒热，然气血犹未尽败，虽阴阳气战，犹能稍持，法当三岁而后死。此五脏风寒相传为病之次第也。

然其卒发者，不必治于传，或其传化，有不以次，不以次入者，忧恐悲喜怒，令不得以其次，故令人有大病矣。因而喜大虚则肾气乘矣，怒则肝气乘矣，悲则肺气乘矣，恐则脾气乘矣，忧则心气乘矣，此其道也。故病有五，五五二十五变，反其传化。传，乘之名也。卒，音猝。令，俱平声。乘，俱平声。[批] 随经为患，不以次传者，内伤也，而非外感。若仍以风寒次传之法治之，鲜有不失者。

注：卒发者，卒然而发也。因者，邪因而从之也。道，次第相传之常道也。病有五者，谓每脏有外邪各五，如风入肝，热入肝，湿入肝，燥入肝，寒入肝之类是也。他脏五变亦然，故五五二十有五变也。

讲：然其病有猝然而发者，则不必如前篇所论，治之于其所传也。非不必治于传，恐以传治之，或其病之传化，有不以次第见之也。盖病之传化，不以次第者，以忧恐悲喜怒五志之发无常，致使其病不得其次而传，所以令人有内伤之大病，较之外感而加重矣。如喜生于心，过喜则心气大虚，岂特心挟其胜，乘侮于人，即肾气亦乘其虚而客之。怒生于肝，过怒则肝气自伤，不特肺乘其虚而客入，即肝气亦挟其胜而乘侮于人矣。悲生于肺，过悲则肺气自伤，不特心乘其虚而客入，即肺气亦挟其胜而乘侮于人矣。恐生于肾，过恐则肾气自伤，岂特肾挟其胜乘侮于人，即脾气亦乘其虚而客之矣。又如心之变动为忧，忧甚则心气自伤，亦不第肾乘其虚而客心，即心亦挟其胜而乘肺矣。由此类推，凡七情之猝然发病者，皆是如此。此随经为患，不以次传之常道也。故五脏发病不独肝应风，心应热，脾应湿，肺应燥，肾应寒已也。即每脏亦各有风热湿燥寒之五风，是以五五二十五邪，各相乘侮以为变动，不必以次相及，而反其传化之常也。传者何？相乘之别名也。

大骨枯槁，大肉陷下，胸中气满，喘息不便，其气动形，期六月死，真藏脉见，乃予之期日。大骨枯槁，大肉陷下，胸中气满，喘息不便，内痛引肩项，期一月死，真藏见，乃予之期日。大骨枯槁，大肉陷下，胸中气满，喘息不便，内痛引肩项，身热热脱肉破䐃，真藏见，十日①之内死。大骨枯槁，大肉陷下，肩髓内消，动作益衰，真藏未见，期一岁死，见其真藏，乃予之期日。大骨枯槁，大肉陷下，胸中气满，腹内痛，心中不便，肩项身热，破䐃脱肉，目眶陷，真藏见，目不见人，立死。其见人者，至其所不胜之时则死。藏，俱去声。予，与同。䐃，音窘。人身五脏，以脾肾二经为生气之本，若二经同衰，兼见他脏亦有所伤，其人必不久矣。然真脏未见，犹可稍延，不然，则死可立待矣。

注：大骨，高骨也。大肉，臀肉也。大骨大肉之荣枯肥瘦，可以验诸骨肉也。此举诸症渐盛者，必以真脏脉见，乃期其死之日时也。

---

① 十日：《素问·玉机真脏论》作“十月”。

讲： 大凡五脏发病，内伤甚者，必脏气完全，无有败绝，方能久延。若证见肾脏气败，大骨枯槁，脾脏气败，大肉陷下，肺脏气败，胸中气满，喘息不便，兼之元气将脱，其息气为之动形，五脏已伤其半矣，不过六月之久必死。使病势至此，而真脏脉亦见，是脏气败绝矣，过克贼之日至，即死，则乃与之定期以日，而不必以月计也。若证见肾脏气败，大骨枯槁；脾脏气败，大肉陷下；肺脏气败，胸中气满，喘息不便；兼之心脏又坏，内痛而引及肩项，五脏已败其四矣，不过一月之久必死。使病势至此，而真脏脉亦见，是脏气败绝矣。遇克贼之日至，即死，则乃与之定期以日，而不必以月计也。若证见肾脏气败，大骨枯槁；脾脏气败，大肉陷下；肺脏气败，胸中气满，喘息不便；心脏气败，内痛而引及肩项。兼之阴气衰败，孤阳外浮而身热甚，至血枯热甚，周身内之肌肉消尽如脱去，肘膝后之䐃肉磨裂而溃破，脏气仅余其一，孤阳岂能久持？使病势至此，而真脏脉见，则不过十日之内，阳绝而即死也。若大骨枯槁，大肉陷下，肾与脾之阴气同败，肩髓内消，动作亦衰，心与肺之阳气俱坏，则阴阳已俱病已。然真脏之脉未见，尚无偏胜，可以久持，而期以一年死。使病至此，而见其真脏脉来，则遇克即死，止可与之定期以日也。若四大之骨皆枯槁，四大之肉皆陷下，胸中气满，腹内引痛，心中烦冤而不安便，肩项及身而皆壮热，甚至破裂其䐃，脱去其肉，目眶内陷，真脏脉见。此五脏俱坏，阴阳两尽，诸经悉败精气已绝之候，在神水灭而目不见者，立刻即死。其目犹能见人者，尚可稍延，但至其所不胜之时，受其克贼，则必死矣。

急虚身中卒至，五脏绝闭，脉道不通，气不往来，譬于堕溺，不可为期。其脉绝不来，若人一息五六至，其形肉不脱，真脏虽不见，犹死也。中，去声。卒，音猝。藏，俱去声。[批] 急虚身中卒然而至者，如堕崖溺水之人一般，立刻死亡，不可以日月期也。益脉之太过、不及，虽有不同，形色肌肉虽不曾脱，真脏阴脉虽亦未见，总之其人必死，不可以拘以上文之脉证也。然即不遂死，究未有能复生者也。

注： 急以势言，虚以人言。甚言急虚之人，偶中外邪，死者甚易。虽皆

形肉不脱，真脏脉不见，其人亦必死也，岂可同以上交相期之时日论哉？

讲：又如正气暴绝，而为急虚者，身之中邪，猝然而至。一时之间，遂至五脏之气败绝而闭塞，诸脉之道，凝滞而不通，兼之呼吸之气出而往，入而来不相接续，皆暴死之候也。譬如堕崖溺水，命在须臾，不可为期者也。气隔窍闭，真阳已脱，其脉必绝而不来矣。而且诸虚猝中之证，其脉之来，若人一息而脉五六至，则真阴绝矣。虽其形肉不见消瘦而脱，阴绝阳孤，胜极必绝，即真脏之脉不见，而势有难生，亦难保其终不死也。

真肝脉至，中外急，如循刀刃，责责然如按琴瑟弦，色青白不泽，毛折乃死。真心脉至坚，而搏如循薏苡子，累累然，色赤黑不泽，毛折乃死。真肺脉至，大而虚如以毛羽中人，肤色白赤不泽，毛折乃死。真肾脉至，搏而绝如指弹石，辟辟然，色黑黄不泽，毛折乃死。真脾脉至，弱而乍数乍疏，色黄青不泽，毛折乃死。诸真藏脉者，皆死不治也。中人“中”字，去声。数，音朔。藏，去声。[批] 此言真脏之脉虽见，犹必审其色以辨其果遇克否，观其毛以别其阳果绝否，如其阳绝克，至死无疑矣。

注：诸经真脏脉见，固属不治。犹必于气色皮毛验之，而其死乃可决也。

讲：今夫五脏之真脉，取于本脉之象，察于相见之色，审于皮肉之毛，三者俱败，死无疑矣。如真肝脏脉至，其象中外皆急，其应指也，如循刀刃，责责然弦甚而微刺乎手，如按琴之弦，全无冲和之气，面色青白而不华泽，则肝之遇克可知矣。使皮毛断折，更无卫外之气，乃死而不治之候也。真心脏脉来，其象坚实而搏击，全无冲和之气，其应指也，如循薏苡子，累累然层累迭至而不断，兼面色赤黑而不华泽，则心之遇克可知矣。使皮毛断折，更无卫外之气，乃死而不治之候也。真肺脏脉至，至其象大而轻虚，全无冲和之气，其应指也，如以羽毛之属中人，肌肤兼面色白赤而不华泽，则肺之遇克可知矣。使皮毛断折，更无卫外之气，乃死而不治之候也。真肾脏脉至，其象搏击而断绝，全无冲和之气，其应指也，如以手指弹石，辟辟然伏鼓而坚硬，面色黑黄而不华泽，则肾之遇克可知矣。使皮毛断折，更无卫外之气，乃死而不治之候也。真脾脏脉来，其象软弱，而且乍数而似阳，乍疏而似阴，并无冲和之气行乎其中，兼面色黄青而不华泽，则脾之遇克可知矣。使皮毛断折，更无卫外之气，乃死而不治之候也。凡此诸真脏脉见者，皆阴阳衰极，死而不治者也。

黄帝曰：见真脏曰死，何也？岐伯曰：五藏者皆禀气于胃，胃者五藏之本也，脏气者，不能自致于手太阴，必因于胃气乃至于手太阴也，故五藏各以其时，自为而至于手太阴也。故邪气胜者，精气衰也，故病甚者，胃气不能与之俱至于手太阴，故真藏之气独见，独见者病胜藏也，故曰死。帝曰：善。藏，俱去声。[批]五脏以胃气为本，既失胃气而脏气独现，则病胜脏也，脏绝者焉得不死。

注：胃气为五脏之本，彼邪气胜者正气必衰，安得有胃气以至于手太阴，故止有各经之真脏脉独见耳，此其病气胜于脏气，所以必至于死。

讲：黄帝因论真脏之脉，而复究其死之故，曰五脏各有真气，宜其各有真脉，乃竟以见其真脏为死者，其故何也？岐伯对曰：五脏者，皆禀气于胃者也。胃受水谷之气以养五脏，是胃者，五脏之根本也。然五脏之气，各主一部，设无冲和胃气，不能自致其气于寸口而至于手太阴，必因依于冲和之胃气，乃能自致其气于寸口，而至于手太阴也。故五脏各以其当旺之时，自为一脉之本象，如春弦、夏钩、秋毛、冬石，各乘其时之胜气，因胃而至于寸口也。胜气至，邪必从精气为之衰败也。精气衰，则胃气弱，故病甚者，胃气不能与脏气同至于寸口，胃气既不同至，则五脏皆不能禀气于胃。气无所禀，即绝其本而失所固矣，故各以真脏之气出于寸口而独见，脏气独见，是病气胜脏气，而脏气将绝也，故曰死，夫岂有他故哉？黄帝闻之，而叹论之确曰：善哉！夫子之言乎。

岐伯①曰：凡治病，察其形气色泽，脉之盛衰，病之新故，乃治之无后其时。形气相得，谓之可治；色泽以浮，谓之易已；脉从四时，谓之可治；脉弱以滑，是有胃气，命曰易治，取之以时。形气相失，谓之难治；色夭不泽，谓之难已；脉实以坚，谓之益甚；脉逆四时，为不可治。必察四难而明告之，所谓逆四时者：春得肺脉，夏得肾脉，秋得心脉，冬得脾脉，其至皆悬绝沉涩。命曰逆四时。未有藏形，于春夏而脉沉涩，秋冬而脉浮大，名曰逆四时也。病热脉静，泄而脉大，脱血而脉实，病在中，脉实坚，病在外，脉不实坚者，皆难治。已，俱上声。藏，去声。［批］合形气脉色，以审其病之从逆虚实，则生死可立决矣。

注： 病有可治、易治、难治、不治之分，诚能察形观色，审时诊脉，视顺逆，辨浮沉，知虚实，则病无不了然心目矣。

讲： 岐伯于是申其治之法，明其治之易，乃条辨之曰：凡调治人之病，当细察其形容之气足否，面部之色泽否，与夫脉之或有余而盛，或不足而衰，病之或初得而新，或久染而故。审视详明，乃从证调治，慎毋后其当治之时，而使病患日深也。彼形以统气，气以壮形，如两相得，是形气俱足矣，其病谓之可治。色本五色，统于血气，如泽以浮，是血气外充也，其病谓之易已。脉以时旺，亦以时反，如春弦、夏钩、秋毛、冬石，各从其时，是阴阳各得也，其病谓之可治。脉贵柔利，不贵实坚，如弦脉、钩脉、毛脉、石脉皆弱而滑，是兼有胃气也，其病谓之易治。然审气察色，与夫切脉，尤当取之以时，不可以时之衰旺，而同出一治也。又况形盛气少者为气衰，不能充形，形瘦气多者，为形惫不能统气，是形气两相失也，其病谓之难治。色败夺失者，为气虚而色已夭，色枯不润者，为血虚而色不润，是血气两不足也，其病谓之难已。邪盛则脉实，冲和之象必绝，病进则脉坚，柔缓之气无存，是

---

① 岐伯：《素问·玉机真脏论》作“黄帝”。

真脏之将现也，其病谓之益甚。至脉象肝不应春、心不应夏，为阳脉反阴；肺不应秋、肾不应冬，为阴脉反阳。是脉逆背乎四时也，其病为不可治，治病者又必详察此四者之难，而明为病者告知不可隐也。然所谓逆四时者，非第脉不应四时也。盖有如春本肝也，而得肺脉；夏本心也，而得肾脉；秋本肺也，而得心脉；冬本肾也，而得脾脉。兼其脉之至，皆空悬而不定根，断绝而不继续，沉伏而不复起，滞涩而不流利。凡此皆真脏之形者也，命之曰逆四时。若其脉来未有反脏之形，但于春生夏长之时，脉宜弦洪，而反沉涩；秋冬收藏之时，脉宜沉涩，而反浮大，凡此皆失四时之气者，亦名之曰逆四时也。且有病热而阳者，脉反静而阴；泄症，阴也，脉反大而阳；脱血，虚也，而脉反实；以及病在中，脉当不及而反坚实；病在外，脉当太过，而反不坚实。凡如此者，皆难治之病也。

黄帝曰：余闻虚实以决死生，愿闻其情。岐伯曰：五实死，五虚死。帝曰：愿闻五实五虚。岐伯曰：脉盛、皮热、腹胀、前后不通、闷瞀，此谓五实。脉细、皮寒、气少、泄利前后、饮食不入，此谓五虚。帝曰：其时有生者何也？岐伯曰：浆粥入胃，泄注止，则虚者活；身汗得后利，则实者活。此其候也。瞀，音茂。

［批］五虚五实本属死候，然使浆粥犹可入，泄注犹可已，身汗犹得出，后便犹和，则正虽虚邪虽实，尚无妨也。

注：闷，懑也。瞀者，低目谨视而不明也。实，邪气实，主外感。虚，正气虚，主内伤。要必五实五虚各备，乃可决人生死。若虚实止见一症，仍未可以轻断也。

讲：黄帝因言治之难易而复问于岐伯曰：我闻脉之虚实可以决人之生死，不知虚实之病情若何？今愿闻之。岐伯对曰：虚实病情，各皆有五。但五实者死，五虚者亦死。黄帝曰：愿闻五实五虚之脉症何如。岐伯对曰：心主脉，心实者，邪在心而脉洪大也；肺主皮，肺实者，邪在皮而皮作热也；脾主腹，脾实者，邪在脾而腹满胀也；肾主二便，肾实者，邪在肾而二便不通也；肝生心而主目，肝实者，邪在肝而心为之烦闷，目为之昏瞀也。若此者谓之五实。然究之，凡邪实者脉必盛，实于外则皮必热，实于内则腹必胀。实不得泄，则病为不通；实而上逆，则变为闷瞀。五实之辨至此尽矣。又如心主脉，心虚者，心失所主而脉细弱也；肺主皮，肺虚者，肺失所主而皮作寒也；兼主气，肺虚者，气无所摄，故气短少；肝肾主二便，肾肝虚者失所主，而前后泄利也；［批］肝虚则小便频，肾虚则大便泄。脾主水谷，脾虚者，脾失所主而饮食不得入也，若此者谓之五虚。然究之正虚者，脉必虚；卫外不足者，皮必寒；守中不足者，气必少；气虚不固者，必泄利前后；运化不行者，必饮食不入。五虚之辨至此尽矣，而其他无闻焉。黄帝问曰：当其虚实病成之时，亦有不死而生者，何也？岐伯对曰：胃为五脏之母，设使浆粥得入，泄注可止，是母气犹存。虽有五等之虚者，亦可复活。实仅表里之邪，若身得汗，则脉和热解，而表实去矣。后得利，则胀消便利，而里实除矣。虽有五等之虚者，亦可复活。帝所谓以虚实决生死者，此其候也，又何疑焉。

卷　三

决死生论篇第二十①

此言人统天地，气聚五行，为生为死，决之于脉。脉有三部，部有三候，胜复虚实，各有定也。

［批］此节上旧有“黄帝问曰：余闻九针于夫子，众多博大，不可胜数，余愿闻要道，以属子孙，传之后世，著之骨髓，藏之肝肺，歃血而受，不敢妄泄，令合天道，必有终始。上应天光星辰历纪，下副四时五行，贵贱更立，冬阴夏阳，以人应之，奈何？愿闻其方。岐伯对曰：妙乎哉问也！此天地之至数”云云，共一百零三字，被吴崑删去。然以予观之，亦属闲文。但以先圣遗言，未敢遂置，故谨□简端以志不忘②。

黄帝曰：愿闻天地之至数，合于人形气血，通决死生，为之奈何？岐伯曰：天地之至数，始于一终于九焉。一曰天，二曰地，三曰人，因而三之。三三者九，以应九野。故人有三部，部有三候，以决死生，以处百病，以调虚实而除邪疾。［批］人身共有三部，三部各有三候。穴之所主经气必现，或虚，或实，为内，为外，亦与寸口等也，特未知者不能骤辨耳。

注：至数，至极之数也。始于一而终于九者，谓天地之至数，由一生二，由二生三，至三三而九之，则其数穷矣。虚，正气虚也。实，邪气实也。除，去也。

---

①　决死生论：《素问》作“三部九候论”。新校正云：按全元起本在第一卷，篇名《决死生》。

②　黄帝曰……此天地之至数：《素问》在正文中原有此103字，本书作者以为衍文未在正文收录，仅在眉批中提及。

讲：黄帝问曰：天位乎上，地位乎下，人处其中，其阴阳奇偶之数，与气血升降之数相合而不相悖者矣。然天地之至数有生有成，人身之血气有虚有实，合之遂足以通决其人之死生，为之奈何？窃愿闻之。岐伯对曰：天地之大数，始于太极之一画。于是由一生二而天地位，由二生三而三才立，至三三而九之，则万物育而其数终焉矣。何谓三三而九？盖一曰天，二曰地，三曰人，因天地与人而各三之，是以三其三者为九，以应九州之分野。人禀天地之气以生，其数亦与天地合。故脉有三部，部有九候，用以决断人之死生，用以分处人之百病，用以调济人之虚实，而除去其外邪内疾也。

帝曰：何谓三部？岐伯曰：有上部，有中部，有下部，部各有三候。三候者，有天，有地，有人也。必指而导之，乃以为质。上部天，两额之动脉；上部地，两颊之动脉；上部人，耳前之动脉。中部天，手太阴也；中部地，手阳明也；中部人，手少阴也。下部天，足厥阴也；下部地，足少阴也；下部人，足太阴也。故下部之天以候肝，地以候肾，人以候脾胃之气。帝曰：中部之候奈何？岐伯曰：亦有天，亦有地，亦有人。天以候肺，地以候胸中之气，人以候心。帝曰：上部以何候之？岐伯曰：亦有天，亦有地，亦有人。天以候头角之气，地以候口齿之气，人以候耳目之气。三部者各有天，各有地，各有人。三而成天，三而成地，三而成人。三而三之，合则为九，九分为九野，九野为九藏。故神藏五，形藏四，合为九藏。五藏已败，其色必夭，夭必死矣。上四藏，平声，下一藏，去声。已，上声。

注：导，引也。质，实也，又定也。额，额也，又颐也，颐者，面秀骨即辅骨之颧是。颊，夹也，面旁也，所以夹敛食物也。不尽天年之谓夭。夭，未壮也，又短折也。

讲：黄帝问曰：何以谓之三部？岐伯对曰：三部者，上中下也。三部各有三候，三候者，天地人也。然必一一指而引导之，分其何者为上中下之三部，何者为天地人之三候，乃可以为实而得其一定也。如上部之天，两頞之动脉是也，两额为太阳穴，分主手太阳小肠经脉气之所行，即上部之一候也；上部之地，两颊之动脉是也，两颊为颊车穴，分主足阳明胃经脉气之所行，即上部之二候也；上部之人，耳前之动脉是也，耳前为耳门穴，分主手少阳三焦脉气之所行，即上部之三候也。又如中部之天，手太阴之脉是也，手太阴为寸口穴，分主肺经脉气之所行，即中部之一候；中部之地，手阳明之脉是也，手阳明为合谷穴，分主大肠经脉气之所行，即中部之二候也；中部之人，手少阴之脉是也，手少阴为神门穴，分主心经脉气之所行，即中部之三候。又如下部之天，足厥阴之脉是也，足厥阴为五里穴，分主肝经脉气之所行，即下部之一候也；下部之地，足少阴之脉是也，足少阴为太溪穴，分主肾经脉气之所行，即下部之二候也；下部之人，足太阴之脉是也，足太阴为箕门穴，分主脾经脉气之所行，即下部之三候也。凡此九候，皆有动脉应手，其象亦是虚者不足，实者有余，绝者藏绝，与诊寸口同也。故下部之天，为足厥阴肝脉所行，即以候肝之气；下部之地，为足少阴肾脉所行，即以候肾之气；下部之人，为足太阴脾脉之所行，即以候脾之气，兼取足跗上之冲阳而候胃之气也。黄帝曰：下部如此，中部之三候奈何？岐伯曰：中部亦有所谓天，亦有所谓地，亦有所谓人也。中部之天主手太阴肺脉，即以候肺之气；中部之地主手阳明，即以候胸中之气；中部之人主手少阴心脉，即以候心之气也。黄帝曰：中部如此，上部将何以候之？岐伯对曰：上部亦有所谓天，亦有所谓地，亦有所谓人也。上部之天，主太阳脉穴近头角，即以候头角之气；上部之地，主阳明脉穴近口齿，即以候口齿之气；上部之人，主少阳脉穴近耳目，即以候耳目之气也。是三部者，各有天之处，地之处，人之处也。即三部中之三分而各成为天，三分而各成为地，三分而各成为人者，三而三之合则为九，九分之于天地则为九野，九野之在人身则为九藏。故肝藏魂，心藏神，脾藏意，肺藏魄，肾藏志，候神藏者五；耳藏声，目藏色，口藏味，鼻藏气，候形藏者四，是为九藏。若内之五脏其气已败，则外之形色必不泽而夭，色夭则必死矣。

帝曰：以候奈何？岐伯曰：必先度其形之肥瘦，以调其气之虚实，实则泻之，虚则补之，必先去其血脉而后调之，无问其病，以平为期。度，去声。[批] 调病之法无过于是，此虽以用针言，而用药者可类推矣。

注：候，谓候其虚实。度，量度也。形，形体。调，治也。

讲：黄帝问曰：以三部九候之法，候人之虚实而施其治，当奈之何？岐伯对曰：欲候人脏气之虚实，必先度其形体之肥瘦，然后量其形体之肥瘦，以调其脏气之虚实。如候得形气俱实者，是邪气实也，则从而泻之。如候得形气之俱虚者，是正气虚也，则从而补之。至形肥气虚，形瘦气实者，又必先去其邪气之壅滞于脉道者，而后从而调治之。不必问其病之深浅新故，总以气血均平，阴阳和合为期。

帝曰：决死生奈何？岐伯曰：形盛脉细，少气不足以息者危。形瘦脉大，胸中多气者死。形气相得者生。[批] 必形气相得，乃是长生之验，非然皆属险而难治。

注：形盛脉细少气，形瘦脉大多气者，皆形与症相反，故危而死。惟形瘦脉小，形盛脉大，形与脉气相合者，乃为相得，可许其生。

讲：黄帝问曰：候脉而决断人之死生，奈何？岐伯对曰：亦候之于形气间而已。若形体肥，脉反细弱兼少气不足以息者，是阴有余阳不足也，阳不足，则孤阴无以生长，其病主危。若形体消瘦，脉反洪大兼胸中多气作喘者，是阳有余阴不足也，阴不足，则孤阳不能存留，其病必死。惟形气相得，阴阳无稍偏胜者，乃长生之验也。

参伍不调者病。三部九候皆相失者死。上下左右之脉相应如参舂者病甚。上下左右相失不可数者死。中部之候脉虽独调，与众藏相失者死。中部之候相减者死。目内陷者死。数，上声。藏，去声。[批] 脉宜调和，宜应时，不和反时终属不祥。

注：诸脉皆属于目，故五脏之精入目而结五轮。又太阳之脉注于目上，

少阳之脉注于目侧，阳明之脉承于目下，故目内陷者，是诸经之气皆绝，为必死之候也。

讲：今夫弦钩涩石而缓者，四时之平脉也。如脉来不应四时，兼每部中之所候，各有参差不一，似军之乱其行伍而不调和者，为阴阳杂乱，必主有病。至三部九候皆阳位见阴，阴位见阳，自失其本气者，是阴阳偏胜，必主速死。如上而头，下而足，以及左右两手之脉其相应手指，如秋夏与冬之脉参见于春之类者，是谓邪甚，邪甚者，病必甚。如上而头，下而足，以及左右两手之脉相失其常，至于九至十至以上，兼疾急不可数者，是其正败，正败者病必死。如中部之所候，虽较上下两部而独调，而气与众脏相失者，是不相应而终相克也，必死。如中部之所候，较上下两部而相减不及诸脏之常者，是中气衰而邪气胜也，必死。诸经之脉皆属于目，五脏之精皆注于目，若病者之目内陷，则诸经之气绝，五脏之精败矣，不死何待？所谓决生死者此也。

帝曰：何以知病之所在？岐伯曰：察九候独小者病，独大者病，独疾者病，独迟者病，独热者病，独寒者病，独陷下者病。

[批] 此言九候之中有七诊之注也，世谓七诊难明，以此观之夫何难哉？

注：九候，谓天地人各分为三部也。独小独大数者，谓于九候中独见此七脉也，故病皆不能逃，是为七诊。

讲：黄帝问曰：何以知病所在之处也？岐伯对曰：细察每部天地人九候之中，见有脉独小于众者，病在正虚；独大于众者，病在邪甚；独疾于众者，病在热甚；独迟于众者，病在气虚；独洪于众者，病在热；独紧于众者，病在寒；独陷下而不似众起者，病在里；诸如此类，但独见于某部某候者，即知某病之在某部某候也，所谓七诊者，此也。

以左手足上，上去踝五寸按之，庶右手足当踝而弹之，其应过五寸以上，蠕蠕然者不病；其应疾，中手浑浑然者病，中手徐徐然者病，其应上不能至五寸弹之不应者死。踝，音跨。蠕，音儒。

中，俱去声。[批] 候下部之法，于此尽吐，精而习之无不明之病矣。

注： 庶，摭也，谓以手推物也。蠕蠕，微动也。疾，速也。浑，盛也。浑浑，波相随貌。徐徐，舒缓貌。

讲： 试以其候下部者言之，如医者以左手于病者之足上，上去踝骨五寸，取三阴交会之处而按之，又推右手于病者之足，至当踝骨而弹之，使其脉应过五寸以上，蠕蠕然如虫之行，不急不速，微动而适乎中者，为不病。使其脉应指疾速，而中手浑浑然，如波相随动之太过者病；与中手徐徐然，如风弄柳动而不疾者病；甚至脉之应手，上不能至五寸者，则血气败矣；兼弹之而脉终不应指者，则阳气绝矣，皆必死之候也。

是以脱肉身不去者死。中部乍疏乍数者死。其脉代而钩者，病在络脉。九候之相应也，上下若一，不得相失。一候后则病，二候后则病甚，三候后则病危。所谓后者，应不俱也。察其腑藏，以知死生之期。数，音朔。藏，去声。[批] 九候相应上下，若一应不俱者，必有所失。故察其脏腑，即可以知其死生也。

注： 身不去，谓身不能行也。代，气不接续，脉来止而有常也。应不俱者，言脉失藏象，其至有独后，不能与所候皆相符也，故察脏腑而知死生焉。

讲： 是以形体消瘦而脱去其肉，以至筋弱骨痿不能举步而行者，必死。与中部之脉，乍疏而阴，乍数而阳，为阴阳气绝，欲复不能复者，亦死。至若其脉三五而止，止有常数者，是为代脉。脉代者，气不续，其气必衰。若反见钩脉，必是阳热之气积于络脉，络脉受邪因之经气留滞不能承续，而脉乃代，此病之必在络脉也。虽然九候之相应乎手也，贵上下若一，不得相失，方为阴阳和平，无有偏胜克贼之患。若九候之中，或一部有一候不应而独后，则为有病；有二候不应而独后，则为病甚；至三候俱不应，而在后则病危。至所谓后者，脉之应指，不与众同也。即于其与众不同之后，察其象之应于某腑某脏，并察其部之属于某腑某脏，即可以知其或死或生之期也。

必先知经脉，然后知病脉，真藏脉见者胜死。[批] 未有不知经脉而能知其病脉者，且未有不知经脉而能候其脏脉者，既真脏脉现，遇克乃死。不知经脉，何以知克也？**足太阳气绝者，其足不可屈伸，死必戴眼。**藏，去声。

注：经脉，五脏之经，各有平脉也。足太阳经脉，起目内眦上巅顶，行身后，循股出足外后廉，至小指，故足不可屈伸，死必戴眼上视矣。

讲：然诊脉者，必先知脏腑经常之脉，然后知脏腑受邪之脉。如弦为肝之常脉，盛即为肝之邪实，不弦即为肝之气虚，推之他脏，亦复如是。至真脏脉见，必遇胜已之日乃死。即如足太阳经气绝者，阳气已脱，尤必其足不可屈伸，目上视而戴眼乃死也。

帝曰：冬阴夏阳奈何？岐伯曰：九候之脉皆沉细悬绝者为阴，主冬，故以夜半死。躁盛喘数者为阳，主夏，故以日中死。是故寒热病者，以平旦死。热中及热病者，以日中死。病风者，以日夕死。病水者，以夜半死。其脉乍疏乍数，乍迟乍疾者，日乘四季死。形肉已脱，九候虽调，犹死。数，俱音朔。［批］欲以九候决生死，急于此节细玩。

注：阴阳寒热，死期皆有一定者，以邪之所凑，各从其类也。

讲：黄帝曰：冬病死于阴，夏病死于阳者，奈何？岐伯对曰：以阴遇阴，以阳遇阳，各助其邪，故皆死也。如九候之脉，皆阴胜阳，而沉细悬绝者为阴病，阴主冬甚，若更以阴气助其阴邪，则为重阴，重阴必绝，故以冬之夜半死。如九候之脉，皆阳胜阴，而躁盛喘数者为阳，病阳主夏甚，若更以阳助其阳邪，则为重阳，重阳必亡，故以夏之日中死。是故阴阳交争寒热为病者，以阴阳交际之平旦时死。热郁于中，兼病阳热者，以阳极阴绝之日中死。病风者，肝木伤也，以日夕金旺之时而死。病水者，阴邪胜也，以夜半阴极之时而死。至若其脉之来，乍疏乍数阴乘阳也，乍迟乍疾，阳乘阴也，皆脾绝之脉也，以乘四季土旺之日而死。与夫形肉已脱脾土已败者，即使九候虽调，而五脏失母无所摄养，犹是死之候也。

七诊虽见，九候皆从者不死。所言不死者，风气之病，及经月之病，似七诊之病而非也，故言不死。［批］风气经月之病虽似七诊，而实非七诊也，不得谓之死候。若有七诊之病，其脉候亦败者死矣，必发哕噫。

注：死与不死，既察其脉又视其症，则病之似者见，即病之败者宜见矣，故可以决其生死。

讲：若夫独大、独小、独迟、独疾、独寒、独热、独陷下，七诊之脉也。然七诊虽见而三部之九候，皆顺乎四时而从者，不得谓之死也。其言不死者，如风气之病，头先受之，上部之脉必盛，当独大、独疾、独热也；以及经月之病，血行之余，下部之脉不足，当独小、独迟、独寒、独陷下也，以其脉似七诊之病，而实非也，故言不死。若见七诊之脉，即有七诊之病，则是本脏衰败，阴阳偏胜而其脉候，亦与之同坏，斯为死候。然当其死也，必胃气作声而发哕，心气作声而发噫，阳气外绝，里气内逆，伤其母与主而后死也。

必问其所始病，与今之所方病，而后各切循其脉，视其经络浮沉以上下逆从循之。其脉疾者不病，其脉迟者病，脉不往来者死，皮肤著者死。［批］凡诊病者皆当详此切脉之法，方不自误以误人。

注：必先问而后切脉，则经络浮沉上下逆从，举不能外，而谓施治，犹有不当乎。

讲：然治病者，必先问其致病之源与今所受病之状，而后切循其脉，以视其经络浮沉，而辨其病之或为五风，或为六气，或在脏腑，或在表里，并以审其病属上属下，为从为逆循其实而调治之。若切之而其脉疾者，阳气足也，不为病。若切之而其脉迟者，正气虚也，必主病，与切之而其脉不往来者，元气已绝，及大肉陷下，皮肤著骨而枯者，肾败脾绝，气血已竭，皆必死之验也。

帝曰：其可治者奈何？岐伯曰：经病者治其经，孙络病者治其孙络血，血病身有痛者治其经络。其病者在奇邪，奇邪之脉则缪刺之。留瘦不移，节而刺之。上实下虚，切而从之，索其结络脉刺出其血，以见通之。[批] 诸病刺法各有定所，不知其所，慎勿妄刺。瞳子高者太阳不足，戴眼者太阳已绝，此决死生之要，不可不察也。手指及手外踝上五指留针。[批] 要分可刺不可刺，瞳子高，太阳不足者欲绝而犹未绝也。戴眼太阳已绝者，欲苏而已不能也。至手指及手外踝上五指留针者，专指上部气实之刺法也。余不可执。

注： 脉之直行者谓之经，脉之支横者谓之络，脉之浮于皮肤可见者谓之孙络。节，度也。节刺谓刺之不愈，节而刺之。上实，邪气实也。下虚，正气虚也。切，谓切脉。索，求也。

讲： 黄帝问曰：七诊之脉，其在可治者奈何？岐伯对曰：病在脉理，其行之正经者，则治其正经病；在浮于皮肤之孙络者，则治其孙络血；血病而身有痛者，血滞于经络则治其经络；至其病而在未归经之邪，而为奇邪者，则左病治右，右病治左，而谬刺之。如邪气伏藏而留，形气消削而瘦，以致积久不移者，则度其病势而节刺之，务以病愈为度。如邪实于上而上实，气虚于下而下虚，则切其脉之何部受邪，何部气虚而从其脉病之所在。索其结邪之络脉，刺出其瘀血，然必血见乃通，其邪乃去。又如太阳经脉起目内眦，彼病人瞳子高者，阴气乘阳，阳不足而阴胜故也。病人戴眼上视者，阴绝其阳，阳气绝而阴孤故也。凡如此者，皆决断死生之要法，医之不可不察者也。然而刺病之法，以合度为尚，当于每手指经，与手外踝上为之去病除邪，不可伤其正气。惟于五指之端，久留其针，使邪气从针孔中泄去，则正气不伤而病可愈矣。

经脉别论篇第二十一

此言勇怯动静受病各殊，饮食精气输于五脏，经脉受气，归于权衡，以及三阳与同三阴，为盛为衰，合藏象也。

黄帝问曰：人之居处动静勇怯，脉亦为之变乎？岐伯对曰：凡人之惊恐恚劳动静，皆为变也。恚，音秽。［批］脉肖乎人，变亦因之，不独惊恐恚劳动静为然也。必于平旦气静时诊之，素得其人之常脉，乃可以察其病脉，不然终不知其变也。

注：人之平脉，必饮食未进，气血未乱，乃可诊之，非此则变，况复有外邪内伤乎？

讲：黄帝问曰：人之居处，或形动而劳，或形静而逸，或形壮而勇，或形弱而怯，其脉亦随动静勇怯，而为之变其象乎？岐伯对曰：凡人之神动而惊，心惧而恐，小怒而恚，过作而劳，以及一动一静，无分勇怯，其脉皆为之变其常也，况复有外邪内伤之感也哉？

是以夜行则喘出于肾，淫气病肺。有所堕恐，喘出于肝，淫气害脾。有所惊恐，喘出于肺，淫气伤心。度水跌仆，喘出于肾与骨，当是之时，勇者气行则已，怯者则着而为病也。故曰：诊病之道，观人勇怯骨肉皮肤，能知其情，以为诊法也。［批］此言人之动静勇怯为变之验也。

注：勇可以知有余，怯可以知不足，骨可以知肾，肉可以知脾，皮肤可以知肺，又可以知卫气。而谓病情之由来，不即此可见哉。

讲：是以夜行过劳者，损阴动骨，则肾气上逆，出而为喘。肾脉入肺，其受阴邪之淫气，偏胜为患必舍于肺，而病肺矣。有所堕恐者，损血伤筋，则肝气上逆，出而为喘，肝胜克脾，其郁而未散之淫气，以次相乘，必传于脾，而害脾矣。有所惊恐者，魄散气乱，则肺气上逆出而为喘魄动神越，其乘间而入之淫气，助气伤神，必侮其心而伤心矣。若夫度水而受其湿，跌仆而伤其骨者，水气贯于肾，郁气积于骨，其气逆而发为喘也，则出自肾与骨。然此四者，喘虽各有所主，而当其初有是喘之时，其形壮而勇者，气实于内，虽有淫气为患，久之流行运转，无所归宿而自已。若形弱而怯，则气虚于中，加以淫气乘之，必致凝着一处，留滞不去而为病也。故古之论诊病者，凡诊病之道，必观人之勇怯，以察其盛衰；观人之骨肉，以察其脾胃；并观人之皮肤，以察其肺与卫气，乃能知其病之情，而得其施治之要。治病者，其以此为诊法可也。

故饮食饱甚，汗出于胃。惊而夺精，汗出于心。持重远行，汗出于肾。疾走恐惧，汗出于肝。摇体劳苦，汗出于脾。故春秋冬夏，四时阴阳，生病起于过用，此为常也。［批］前节言喘，主伤气说，此节言汗，主伤血说。

注：五脏受气各有常分，过用而耗其天真，则诸病丛生矣。

讲：人身以气血为主，既有喘以诊其气之淫，而定其受病之处，岂无汗以诊其血之伤，而决其致病之源乎？故饮食过而饱甚者，热蒸于中，胃受其伤而汗出。惊骇过而夺精者，神震失所，心受其伤而汗出。持重过而远行者，骨疲已极，肾受其伤而汗出。疾走过而恐惧者，劳筋动魂，肝受其伤而汗出。摇体过而劳苦者，四肢困惫，脾受其伤而汗出。所以春秋冬夏，四时阴阳之气，感于人而生病，皆起于饮食起居动作营为，一切过用，以耗其天真也。然此犹为受病之常，而非变动为殃者比也。

食气入胃，散精于肝，淫气于筋，食气入胃，浊气归心，淫精于脉。脉气流经，经气归于肺，肺朝百脉，输精于皮毛，毛脉合精，行气于府。府精神明，留于四藏，气归于权衡。权衡以平，气口成寸，以决死生。［批］食入胃以养筋脉，肺朝脉以候脏腑，为虚为实，为外为内，无不立决矣。藏，平声。

注：气口，即寸口。成寸者，谓考其成于寸口地也。平，等也。决，断也。

讲：今夫天生五味，以养五脏，同气相求，各归所喜固已。然五脏之气，必禀于胃，胃也者，纳五味之食气者也，故食气入胃，其气之清而精者，遂由胃而散于肝。肝得其气，乃为之浸淫，以滋养其所主之筋，而荣于筋焉。且食气入胃，其气之重而浊者，遂由胃而归于心，心得其精乃为之浸淫，以滋养其所主之脉，而荣于脉焉。于是诸脉之气，流行于诸经，诸经之气，悉归于肺脏。肺也者，居诸脏之上，为百脉之朝宗，而主皮毛者也，故能转输精气，达之皮毛。必肺之毛脉，合于水谷之精气，乃能行气于阳明胃经，若胃府之精神充足，则留于四脏。使精藏于肾而耳聪，血藏于肝而目明，气藏于肺而鼻利，神藏于心而舌和，其气皆归于权衡，而得其和平矣。权衡之持，以平气口，气口之地，诸脉之大会也。欲知五风六气，以及阴阳虚实，脏腑偏胜，当考其成于寸口焉。如寸口脉来，寸关于尺，三部俱得，则其人之为生为死可立决矣。

饮入于胃，游溢精气，上输于脾，脾气散精，上归于肺，通调水道，下输膀胱。水精四布，五经并行，合于四时，五藏阴阳，揆度以为常也。藏，去声。[批] 食以养阳，饮以养阴，故虽同入于胃，而布散各有不同，然其气皆归于肺，故诊脉必以寸口为宗。

注：饮，饮水也，水为津液逝溢者。水之精气流行，布于诸经也。输，转输。归，归宿。度，审度也。

讲：凡人有食必有饮，饮之入胃，与食有异。何言之？盖食以养阳，饮以养阴者也，故饮之入胃，则游行泛溢，随精气而布于诸经，以为一身之津液者也。其始也，胃得水之精气，上输于脾，至脾得水之精气，上归于肺，至肺行降下之令，则通调水道下输其精气于膀胱，如水之出于江河也。由是上输下输，流行不息，水之精气，遂四面布散，以养诸脏，如天行时雨，万物泽润，五经并行而不悖，分阴分阳，合于四时，以为升降以候虚实。此五脏之阴阳，与天地相应。凡揆度脉象者，当以之为常法也。

太阳藏独至，厥喘虚气逆，是阴不足，阳有余也，表里当俱泻，取之下俞。藏，去声，下同。[批] 表里当俱泻者，以太阳邪实，阴不足而阳有余也，阳邪乘阴，表里俱病，是以俱当泻去其邪也。

注：厥，热厥也。气逆者，热伤气也。泻阳之有余，即所以扶阴之不足也。

讲：太阳者，巨阳也。如太阳脏脉独至，浮而过甚，失其冲和之象。证见身热发厥，息喘不定，兼虚气上冲作逆，皆是少阴之气不足，太阳之气有余，无论表里，当俱泻也。其治宜取之下俞，下俞者何？束骨、大溪二穴是也。

阳明脏独至，是阳气重并也，当泻阳补阴，取之下俞。[批]阳气重并阴虚极也，所以当泻其阳邪之实。以补其真阴之虚也。重，平声。

注：阳过甚，则当泻；阴过弱，则当补。补泻勿失，治斯善矣。

讲：阳明者，二阳也。如阳明脏脉独至，大而见浮，失其冲和之象，是阳经见阳证，为阳气重并也，当泻阳以去其实，补阴以扶其虚也。其治宜取之下俞，下俞者何？陷骨、太白二穴是也。

少阳脏独至，是厥气也。跻前卒大，[批]跻前乃少阳胆脉所循之分，阳过热实，故卒然肿大。**取之下俞。少阳独至者，一阳之过也。太阴脏搏者，用心省真。**卒，猝同。[批]用心审真者，以太阴脉搏，□□为阴中别阳，则属有子，其象为伏鼓悬绝，则属真脏，介在疑似，不可轻意误人也。

注：过，犹甚也。搏，激搏。省，与审同，谓详察也。

讲：少阳者，一阳也。如少阳脏脉独至，滑而见浮，失其冲和之象，是少阳之气胜而厥逆，证见足外踝之跷前卒然肿大，此实热为患也，当泻之。其治宜取之下俞，下俞者何？临泣穴是也。盖少阳独至者，一阳之气太过也，故证治如此。至若太阴脏脉伏鼓以至悬绝而搏者，虽为真脏脉现，而太阴脉搏，又为有子，不可不用心审真，而求其实际也。

五脉气少，胃气不平，三阴也，宜治其下俞，补阳泻阴。[批]补阳泻阴者，补足阳明胃经之不足，以泻其足太阴脾经之有余也。盖胃气复脾邪去，阴阳调和，土旺生金，脉气自不短少矣。

注：五脉，五脏之脉也。不平者，不调和也。三阴，太阴脾经也。

讲：脉以气为主，如五脏之脉，或沉细微弱，而少力气，必胃气有失，不能调和于三阴之脾，以致脾气有伤，殃及于肺，而使寸口之脉亦少气也。宜治其下俞，以补阳之不足，而泻其有余之阴也。下俞者何？陷谷、太白二穴是也。

一阳独啸，少阳厥也，阳并于上，四脉争张，气归于肾，宜治其经络，泻阳补阴。［批］泻阳补阴者，以阳气并上，四脉争张。不泻其有余，则阳气俞甚也。气归于肾，其肾愈亏，不补其不足，则阴难复矣。

注：啸，耳有声也。三阳皆阳盛，一阳独啸者，少阳之脉入耳中也，故耳鸣。即少阳气逆之症也。

讲：少阳脉入于耳，若一阳独啸而耳鸣，乃少阳之气厥逆，逆则阳气并于上。肺、心、肝、脾之四脉皆相争张大。肾水亏虚，阴不敌阳，以致胜气皆归于肾，而贼在肾矣。其病宜治本经浮皮之络，以泻其阳之有余，而补其阴之不足也。

一阴至，厥阴之治也，真虚痛心，厥气留薄，发为白汗，调食和药，治在下俞。痛，音渊。［批］此节止言治在下俞，而不言补泻者，以肝无泻之说，兼其时真虚，则宜补，可知矣，故不复言。

注：治，主治也。真虚，真气虚也。痛，烦郁也，白汗者气为阳。其色白热，则气泄，故汗出而为白也，调和也。

讲：脉沉短者，一阴至也，乃厥阴之所主，治何也？阴气至，阳气退，其证真气虚而心烦郁，兼厥逆之气留滞不散，反与正气相激搏，甚至邪实于里，气虚于表。热极气泄，发为白汗，则当调其饮食之宜，以和其药饵之性，其治宜在下俞。下俞者何？太冲是也。

帝曰：太阳藏何象？岐伯曰：象三阳而浮也。帝曰：少阳藏何象？岐伯曰：象一阳也。一阳藏者，滑而不实也。帝曰：阳明藏何象？岐伯曰：象大浮也。太阴藏搏，言伏鼓也。二阴搏至，肾沉不浮也。藏，俱去声。［批］阴阳之脉象如此，诊阴阳者其谨识之。

注：即藏象以别脉之阴阳，则脉象见。而阴阳不爽，各脏之盛衰，皆燎

如指掌矣。

讲：黄帝问曰：太阳为三阳，其脉象何如？岐伯对曰：太阳为诸阳之首，其脉象天地三阳之气而浮也。帝又问曰：少阳为一阳，其脉象何如？岐伯对曰：少阳为诸阳之始，其脉象天地一阳之气，滑而不实也。帝复问曰：阳明为二阳，其脉象何如？岐伯对曰：阳明为阳气之中，其脉象天地二阳之气，大而浮也。至太阴搏击者，言脉象之伏而鼓也。二阴搏至者，言肾脉之沉而不浮也。此经脉之证象，治病者所宜别也，然而能别者谁乎？

脏气法时论篇第二十二

此言诸脏之气，本于五行生克衰旺，准乎四时。故其为病，治宜法时也。

黄帝问曰：合人形以法四时五行而治，何如而从？何如而逆得失之意？愿闻其事。岐伯对曰：五行者，金木水火土也。更贵更贱，以知死生，以决成败，而定五藏之气，间甚之时，死生之期也。藏，去声。间，去声。［批］四时五行为治病之准，以正气衰旺定病之深浅，以间气之胜复定人之生死，则庶乎其不差矣。

注：五行当旺之时则贵，非旺之时则贱。生为成，死为败。间甚，谓间气已甚。间气甚，则正气必衰，所以为决生死之期也。

讲：黄帝问曰：古之治病者，必合人形之藏象，以法四时之阴阳，五行之衰旺而施其治。不知人形之藏象，何如而谓之从四时五行？何如而谓之逆四时五行？此中得失之深意，必有其可验之事也，窃愿闻之。岐伯对曰：五行，金木水火土也。其气之行于四时者，此衰彼旺，此旺彼衰，周而复始，循环不已。夫固更相贵，而更相贱矣，有贵即有成，有贱即有败，得其贵贱，而死生可以知，成败可以决，即五脏之气亦可定。何也？五脏之气，与四时五行之气同，各以时旺，各以时衰，如非旺而衰之，间气甚于正气之时，即为邪气克贼，定人死生之期也。

帝曰：愿卒闻之。岐伯曰：肝主春，足厥阴、少阳主治，其日甲乙，肝苦急，急食甘以缓之。心主夏，手少阴、太阳主治，其日丙丁，心苦缓，急食酸以收之。脾主长夏，足太阴、阳明主治，其日戊已，脾苦湿，急食苦以燥之。肺主秋，手太阴、阳明主治，其日庚辛，肺苦气上逆，急食苦以泄之。肾主冬，足少阴、太阳主治，其日壬癸，肾苦燥，急食辛以润之，开腠理致津液通气也。长，平声。[批] 细玩此节，便知脏气应时。而治之各有其道也。

注：五脏应时不可太过，使脏气过甚必反自伤。当各随其所苦以治之。

讲：黄帝问曰：五行既更相贵贱矣。然而五脏之病，必有合于四时，而为主治之经者，愿卒闻之。岐伯对曰：肝应木而主春，乃足厥阴肝经、足少阳肝经主治，何也？盖当春之时，其日甲乙，而肝即为乙木，胆即为甲木，二经相为表里，行于足而旺于春故也。但肝主怒，过怒则气急，肝反自伤而苦矣，宜急食甘味，以缓其急之过。心应火而主夏，乃手少阴心经、手太阳小肠主治，何也？盖当夏之时，其日丙丁，而心即为丁火，小肠即为丙火，二经相为表里，行于手而旺于夏故也。但心志主喜，过喜则气缓，心反自伤而苦矣，宜急食酸味，以收其缓之过。脾应土而主长夏，乃足太阴脾经、足阳明胃经主治，何也？盖六月长夏，其日戊已，而脾即为已土，胃即为戊土，二经相为表里，行于足而旺于六月故也。但脾主制水，湿胜则气寒，脾反自伤而苦矣，宜急食苦味，以燥其湿之过。肺应金而主秋，乃手太阴肺经、手阳明大肠主治。何也？盖当秋之时，其日庚辛，而肺即为辛金，大肠即为庚金，二经相为表里，行于手而旺于秋故也。但肺主降下，不下则气上而逆肺，受其伤而苦矣，宜急食苦味，以泄其气之逆。肾应水而主冬，乃足少阴肾经、足太阳膀胱主治，何也？盖当冬之时，其日壬癸，而肾即为癸水，膀胱即为壬水，二经相为表里，行于足而旺于冬故也。但肾主津液，无津则水枯而燥，肾受其伤而苦矣，宜急食辛味以润其燥之胜。夫辛何以润？辛味主散，能开腠理以泄燥，能致津液以润燥，能通真气以化燥也。

病在肝，愈于夏，夏不愈，甚于秋，秋不死，持于冬，起于春，禁当风。肝病者，愈在丙丁，丙丁不愈，加于庚辛，庚辛不死，持于壬癸，起于甲乙。肝病者，平旦慧，下晡甚，夜半静。肝欲散，急食辛以散之，用辛补之，酸泻之。晡，音逋。[批] 自此以下五节，言五脏之病，既可于月日时三者决其生死起复。故治病者，当顺其各脏之所欲，以行其补泻也。

注： 肝病禁风者，以肝主风。虚则邪多凑之，故预禁以避之也。

讲： 病在肝脏者，金为之克贼也。夏月火旺，克去贼木之金，其病必愈。若是夏不愈，移至秋月，金乘旺令，病当更甚。使秋不死，则至冬水旺，木得生气，可以自持。及至于春，旺气临身，得以复起而生矣。但肝主风邪，肝虚而病易于招风，无论何月，俱不可当风坐卧也。由月而论之日，肝病者，愈在能制贼之丙丁日。丙丁不愈，加于胜己之庚辛日。庚辛不死，持于生己之壬癸日，起于自旺之甲乙日。由日而论之时，凡肝病者，平旦寅卯之时，木气当旺，其人爽慧，下晡申酉之时，金气当旺，其病反甚，夜半亥子之交，水气当旺，其人安静。肝脏之病，其所应之月日时如此。然而木之为气也，喜条达而恶抑郁。使肝有时，急而欲散，则又宜食金味之辛，以发散之，其散之者，盖以肝欲散，故用辛散之品，顺其性以补之。若散而不聚，则又宜用木味之酸者，反为之敛以泻之。

病在心，愈在长夏，长夏不愈，甚于冬，冬不死，持于春，起于夏，禁温食热衣。心病者，愈在戊己，戊己不愈，加于壬癸，壬癸不死，持于甲乙，起于丙丁。心病者，日中慧，夜半甚，平旦静。心欲软，急食咸以软之，用咸补之，甘泻之。长，平声。

注： 心病禁温热者，以心主热，虚则邪从其类，故禁之，勿使相凑也。

讲： 病在心脏者，水为克贼也。长夏土旺，克去贼火之水，其病必愈。若长夏不愈，移至冬月，水乘旺令，病当更甚。使冬不死，则至春水旺，火得生气，可以自持。及至于夏，旺气临身，则复起而生矣。但心主热邪，心虚而病，其热易入。无论何月，俱不可温食热衣也。由月而论之日，凡心病者，愈在能制贼之戊己日。戊己不愈，加于胜己之壬癸日。壬癸不死，持于生己之甲乙日，起于自旺之丙丁日。由日而论之时，凡心病者，日中巳午之时，火气当旺。其人爽慧，夜半亥子之交，水气当旺，其病必甚。平旦寅卯之时，木气当旺，其人安静。心脏之病，其所应之月日时如此。然火之为气，喜软而恶缓，使心有时燥而欲软，则又宜食水味之咸，以和软之其软之者，盖以心欲软之。故用咸软之品，顺其性以补之，若软而过柔，则又宜用土味之甘者，反为之缓以泻之。

病在脾，愈在秋，秋不愈，甚于春，春不死，持于夏，起于长夏，禁湿食饱食湿地濡衣。脾病者，愈在庚辛，庚辛不愈，加于甲乙，甲乙不死，持于丙丁，起于戊己。脾病者，日昳①慧，日出甚，下晡静。脾欲缓，急食甘以缓之，用苦泻之，甘补之。昳，音耋。

注：脾病禁湿气者，以脾主湿虚则邪易为患，故预有以禁之也。

讲：病在脾脏者，木为之克贼也。秋月金旺，克去贼土之木，其病必愈，若秋不愈，移至春月，木乘旺令，病当更甚。使春不死，则至夏火旺，土得生气，可以自持，及至长夏旺气临身，得以复起而生矣。但脾主湿邪，脾虚而病易受湿，无论何月，俱不可湿食饱食湿地濡衣也。由月而论之日，脾病者，愈在能制贼之庚辛日，庚辛不愈，加于胜己之甲乙日，甲乙不死，持于生己之丙丁日，起于自旺之戊己日。由日而论之时，凡脾病者，日昳之戊时，土气当旺，其人爽慧；日出之寅卯时，木气当旺，其病反甚；下脯之申酉时，金气当旺，其人安静。脾脏之病，其所应之月日时如此，然土之为气恶燥喜缓，使脾有时，不和而欲缓之，则又宜急食土味之甘者以缓之。至湿非火不能燥，宜用苦味以泻之，惟脾欲缓，故用甘味以补之也。

病在肺，愈于冬，冬不愈，甚于夏，夏不死，持于长夏，起

① 昳（dié 叠）：日落。

于秋，禁寒饮食寒衣。肺病者，愈在壬癸，壬癸不愈，加于丙丁，丙丁不死，持于戊已，起于庚辛。肺病者，下晡慧，日中甚，夜半静。肺欲收，急食酸以收之，用酸补之，辛泻之。长，平声。

注： 肺病禁寒物者，以肺气清冷，虚则寒邪易浸，故禁之惟恐不早也。

讲： 病在肺脏者，火为之克贼也。冬月水旺，克去贼金之火，其病必愈。若冬不愈，移至于夏，火乘申令，病当更甚。使夏不死，则长夏土旺，金得生气，可以自持。及至于秋，旺气临身，得以复起而生矣。但肺恶寒邪，肺虚而病，易于受寒，无论何月，俱不可以寒饮食寒衣服，以干清寒之气也。由月而论之日，凡肺病者，愈在能制贼之壬癸日，壬癸不愈，加于胜巳之丙丁日，丙丁不死，持于生己之戊已日，起于自旺之庚辛日。由日而论之时，凡肺病者，下脯之申酉时，金气当旺，其人爽慧；日中巳午之时，火气当旺，其病必甚；夜半亥子之交，水气当旺，其人安静。肺脏之病。其所应之月与日时如此，然金之为气喜敛恶散，使肺有时气耗而欲敛之，则又宜急食木味之酸者以收之。其收之者，盖肺欲其收，故用酸敛之品，顺其性以补之，若气郁不散，则又宜用金味之辛者，反为之泄以泻之。

病在肾，愈在春，春不愈，甚于长夏，长夏不死，持于秋，起于冬，禁焠烪温热食温炙衣。肾病者，夜半慧，四季甚，下晡静。肾欲坚，急食苦以坚之，用苦补之，咸泻之。焠，音翠。烪，音哀。

注： 肾病禁温热者，以肾气恶燥热，虚则易于助邪也。

讲： 病在肾脏者，土为之克贼也。春月木旺，克去贼水之土，其病必愈。若春不愈，移至长夏，土乘旺令，病当更甚。使长夏不死，至秋金旺，水得生气，可以自持。及至于冬，旺气临身，得以复起而生矣。但肾气恶燥，肾虚而病，其燥易入，无论何月，俱不可以焠烧烪热及温热之食、温炙之衣，助其燥热之气也。由月而论之日，凡肾病者，愈在能制贼之甲乙日，甲乙日不愈，甚于胜己之戊已日，戊已日不死，持于生己之寅辛日，起于自旺之壬癸日。由日而论之时，凡肾病者，夜半之亥子时，水气当旺，其人爽慧；四季之辰戌丑未时，土气当旺，其病必甚；下晡申酉之时，金气当旺，其人安静。肾脏之病，其所应之月与日时如此。然水之为气，喜坚恶软，使肾有时而欲坚，则又宜急食火味之苦以坚之，其坚之者，盖以肾欲坚，乃用苦坚之品，顺其性而补之，若坚太过，则又宜用水性之咸者，反为之软以泻之。

夫邪气之客于身也，以胜相加，至其所生而愈，至其所不胜而甚，至其所生而持，自得其位而起，必先定五藏之脉，乃可言间甚之时，死生之期也。藏，去声。间，去声。［批］邪之客入，必以所胜乘不胜也，故得其五脏应时之真脉者，乃能辨其间病之甚，而明其死生之期也。

注：诊病者，知五脏之平脉，而后察其胜与不胜，则生死可预决矣。

讲：夫四时五风，非时之气，如客自外来而留滞于其身也，必以邪气胜于己之日，乃相加而为病；故至己所生之日，邪为我克，而病必愈；至己所不胜之日，我为邪克而病必甚，至其所生己之日，受气相助，而能自持；至自得其位之日，旺气乘之，而复起矣。诊病者，必先定五脏应时之本脉，现在何部，中在何经，应在何气，主在何时，始可以言病间甚之时，而决其甚起，断其愈持，以指其死生之期也。

肝病者，两胁下痛引小腹，令人善怒，虚则目䀮䀮①无所见，耳无所闻，善恐如人将捕之，取其经，厥阴与少阳，气逆，则头痛耳聋不聪颊肿，取血者。䀮，音荒。［批］此以下五节，言五脏之病各有部分，各有症见，当循其经穴之所主而专治之，不得妄用针石也。

注：此肝之实邪与虚为病，而其见症施治如此也。

讲：如肝志主怒，其脉布两胁入小腹。凡肝之邪实为病者，必两胁下痛引小腹，致令其人悻悻然而善怒，兼胆脉入耳中，至目锐眦。肝脉之入颃颡，

---

① 䀮（huāng 恍）䀮：眼目不明，视物不清的样子。

连目络系，二经相为表里，使其病久而虚，则必目为之不明，䀮䀮然而无所见，耳为之不聪，蠢蠢然而无所闻。兼魂散血枯，惕然善恐，状如有人之将捕而捉也。肝病至此，则当取其本脏之经穴，所谓足厥阴肝与足少阳胆而酌刺之。且肝脉与督脉，会于巅，下颊里，胆脉入耳，循颊车，若病气逆而上行，其邪必实于上，而头为之痛，耳为之聋，颊为之肿也。此又不独取其经，而当取其在经之血者。盖欲泻其实，必以见血为度也。

心病者，胸中痛，胁肢满，胁下痛，膺背肩甲间痛，两臂内痛。虚则胸腹大，胁下与腰相引而痛。取其经少阴太阳，舌下血者。其变病，刺郄中血者。郄，音隙。

注：此心之实邪与虚为病，而其见症施治如此也。

讲：心脉起心中，下膈，出腋下，行心主之后，而循臂内后廉也。至小肠之脉，出肩绕肩胛，入缺盆而上颊也。二经相为表里，故邪实于心而病者。凡经脉所行之处，皆相引为痛也。兼之根肾护心，代心君而受邪者，心主也，其脉下胁循三焦，循胸出胁而抵腋下，故心病久而虚者，其证胸腹大，腋下与腰相为引痛。心疾至此，则当取其本脏之经穴，所谓手少阴心与手太阳小肠而酌刺之，并宜取其舌下之血，以泻其心之实者。至其心之变病，邪在手少阴之郄，则又当取手掌后脉中，去腕五分之郄而刺中其血者。

脾病者，善饥肉痿身重①，足不收行，善瘛脚下痛。虚则腹满肠鸣，飧泄食不化。取其经，太阴阳明少阴血者。瘈，音掣。

注：此脾之实邪与虚为病，而其见症施治如此也。

讲：脾化物主肉而统四肢者也，故邪实于脾者，水谷易消而善饥，肌肤日瘦而肉痿，且身无力而沉重，足纵弛而不收也，兼足抽掣而善瘈，脚根病而下痛。若正气久虚，则又不同其症，当腹为之胀满，肠为之雷鸣并时而飧泄，水谷俱下，食物为之不化矣。脾病至此，当取其本经之穴，所谓足太阴

---

① 善饥肉痿身重：《素问·脏气法时论》作“身重善肌肉痿”。

脾、足阳明胃及足少阴肾，分酌刺之，以出其血者。

肺病者，喘咳气逆，肩背痛，汗出尻阴股膝髀腨胻足皆痛。虚则少气不能报息，耳聋嗌干。取其经，太阴、足太阳之外、厥阴内血者。尻，考平声。腨，音端。胻，音行。

注：此肺之实邪与虚为病，而其见症施治如此也。

讲：邪实于肺而为病者，证见喘息不定，声咳不止，气不下降而上逆也，兼肩皆引痛，身常汗出，以及尾骨之尻，便门之阴，胫本之股，合骨之膝，辅股之髀，踝上之腨，足胫之胫，凡足部以上，皆见痛苦。若病久而虚，则呼吸少气甚至失其接续不能报息，兼见上气衰而耳聋，津液枯而嗌干者，皆太阴肺经、太阳膀胱与厥阴肝经之过。盖太阴肺主气与皮毛，其脉行肩臂，清虚而升清阳者，病则邪实阳陷，宜取其本经而酌刺之。太阳膀胱主尻阴及股膝髀腨胻足之外，兼为诸阳之宗，故亦取太阳于足外廉而泻之。至取厥阴内血者，以足内属厥阴，而且肺邪必传于肝，亦宜刺之以泻其气也。

肾病者，腹大胫肿，喘咳身重，寝汗出憎风。虚则胸中痛，大腹小腹痛，清厥意不乐。取其经，少阴太阳血者。乐，入声。

注：此肾之实邪与虚为病，而其见症施治如此也。

讲：少阴肾脉，上腨内，循腹入肺。故邪实于肾而病者，腹大胫肿而喘咳也，兼肾主骨，司阴而纳气，脉贯膈入肺而入胸中，且络膀胱，循腹里上自幽门，下至横骨，故病则骨痿身重，表疏汗出，以及卫气虚而遇风即憎也，甚至病久而虚则胸中作痛，大腹小腹皆引痛不止焉。且阴盛阳衰，四肢皆清冷厥逆，肾虚心寒，其意皆烦闷而不乐。证见如此，皆宜取其本脏之经，如少阴太阳之血，以泻其实者也。

肝色青，宜食甘，粳米、牛肉、枣、葵皆甘。心色赤，宜食酸，小豆、犬肉、李、韭皆酸。肺色白，宜食苦，麦、羊肉、杏、薤皆苦。脾色黄，宜食咸，大豆、豕肉、栗、藿皆咸。肾色黑，宜食辛，黄黍、鸡肉、桃、葱皆辛。辛散，酸收，甘缓，苦坚，咸软。毒药攻邪，五谷为养，五果为助，五畜为益，五菜为充，气味合而服之，以补精益气。此五者，有辛酸甘苦咸，各有所利，或散或收，或缓或急，或坚或软，四时五藏，病随五味所宜也。藏，去声。［批］五脏各有所宜之味，即各有所宜之药，无论为正虚，为邪实，皆当酌其宜而用之也。

注：五脏有五味，五味各有所宜，能酌其宜，用之不差，则正虚邪实，皆了然心目矣。又何治之不当哉？

讲：五脏之病与虚，其证治固如是已，然五味以养五脏，其食亦各有所宜焉。如肝属木而青，苦急而喜缓者也，宜食土味之甘以养之，彼粳米、牛肉、枣、葵之类，皆甘味也。心属火而色赤，苦缓而恶寒者，宜食木味之酸以养之，彼小豆、犬肉、李、韭之类。皆酸味也。肺属金而色白，苦气逆而喜利泄者也，宜食火味之苦以养之，彼麦与羊肉、杏、薤之类皆苦味也。脾属土而色黄，苦湿而喜下行者也，宜食水味之咸以利之，如大豆、豕肉、栗、藿之类，皆咸味也。肾属水而色黑，苦燥而喜润泽者也，宜食金味之辛以润之，彼黄黍、鸡肉、桃、葱之类，皆辛味也。盖五味之中辛属金而性散，酸属木而性收，甘属土而性缓，苦属火而性坚，咸属水而性软。其在毒药，则用以攻五脏之邪；其在五谷，则用以养五脏之气；其在五果，则用以助五脏之气；其在五畜，则用以益五脏之气；其在五菜，则用以充五脏之气臊焦腥香腐之五气与酸苦甘辛咸之五味，合而食之，以补五脏之精，而益五脏之气。但此肝心脾肺肾之五者，其治有宜辛、宜酸、宜甘、宜苦、宜咸，主治各有利，或有时而当散，或有时而当收，或有时而当缓，或有时而当急，或有时而当坚，或有时而当软。必因四时，审五脏，无论病之为虚为实。第随其五味之所宜而调治之，庶邪可去，而正可复矣。

宣明五气篇第二十三

此言五气不同为患各异，观于五入，以及五病、五并、五恶、五液、五禁、五发、五乱、五邪、五脏、五主、五劳，合之五脉，可晓然矣。

五味所入：酸入肝，辛入肺，苦入心，咸入肾，甘入脾，是谓五入。藏，去声。［批］五味入脏各以气感，宜则养过则伤也。

注：五味各入其脏，虚则能养，过则必伤，故即味之所入，可以辨其病之所在。

讲：天生五味，以养五脏，然其所入，各以类从。彼酸为木味，其于五脏，则同气相求，而入于属木之肝。辛为金味，其于五脏，则同气相求，而入于属金之肺。苦为火味，其于五脏，则同气相求，而入于属火之心。咸为水味，其于五脏，则同气相求，而入于属水之肾。甘为土味，其于五脏，则同气相求，而入于属土之脾。是谓五入。

五气所病：心为噫，肺为咳，肝为语，脾为吞，肾为欠为嚏，胃为气逆为哕为恐，大肠小肠为泄，下焦溢为水，膀胱不利为癃，不约为遗溺，胆为怒，是谓五病。［批］五脏五腑之病，不外五风五气所发，然其传变各有不同，观于此，可以知所从事矣。

注：五脏五腑病各不同，症各有异，随症施治，病无不愈也。

讲：天之五风五气，应乎五脏五腑，然其为病各有见证。彼邪在心，则心气上出，而其病为噫。邪在肺，则肺气上逆，而其病为咳。邪在肝，则肝气委曲，而其病为语。邪在脾，则脾气嗽咽，而其病为吞。邪在肾，则肾气蹐跼①，而其病为欠，与肾气上喷而其病为嚏邪在胃。则胃气逆行，而其病而哕，与肾气乘胃而其病为恐。邪在大小肠，则阴阳之气偏甚，病注下而为泄，邪在下焦，则分注之。气窒碍病，氾溢而为水，至若膀胱邪实，不能利其水道，则气无以行其浊秽，而其病为癃残。下焦气弱，不能约束膀胱，则气无以固其津液，而其病为遗溺。与夫邪在胆，则刚正之气变为激烈，决断之气变为奋击，其病之生也，则又为怒。是之谓五病。

---

① 蹐跼（jījū 机居）：局促。

五精所并：精气并于心则喜，并于肺则悲，并于肝则忧，并于脾则畏，并于肾则恐，是谓五并，虚而相并者也。［批］五精所并必乘其虚，因虚而邪气与胜气乘之，则所并之脏，必有证见也，故分举之。

注：此本气自病也。五精，五脏之精气。并者，合而为一也。五脏之精气，各得其平则无病。若一脏有虚，则七情气动，邪必凑而相并也。

讲：五脏之精气以各平为主，若合并一脏则以胜气乘虚。其病立见如五精，所并其精气独并于心，则心虚邪实，其志必显而为过喜之病。独并于肺，则肺虚邪实，其志必显而为过悲之病。独并于肝，则肝虚邪实，其志必显而为过忧之病。独并于脾，则脾虚邪实，其志必显而为过畏之病。独并于肾，则肾虚邪实，其志必显而为过恐之病。是之谓五并。然所谓并者，以虚之所在邪与胜气，即凑而相并，以助七情之动者也。

五脏所恶：心恶热，肺恶寒，肝恶风，脾恶湿，肾恶燥，是谓五恶。藏，去声。恶，俱去声。［批］五脏之性各有所恶，得其所恶，治之以欲，欲遂而恶去矣。

注：恶者，恶其邪之传已也，能辨其脏之所恶则某脏为某邪，即能去其所恶，而使脏得其安也。

讲：人之五脏，各有所恶，恶者何？谓其伤已而厌之也。如热伤心者也，心脏之所恶，即在乎热。寒伤肺者也，肺脏之所恶，即在乎寒。风伤肝者也，肝脏之所恶，即在乎风。湿伤脾者也，脾脏之所恶，即在乎湿。燥伤肾者也，肾脏之所恶，即在乎燥。是之谓五恶。

五藏化液：心为汗，肺为涕，肝为泪，脾为涎，肾为唾，是为五液。藏，去声。［批］五脏之液。所以养五脏者也。今既变化而出。非邪之为患。即虚之为□□者其善察之。

注：液，津液也。五脏调和，各归其脏，以滋养正气，虚则各因其脏气而变化，实则各随其邪气而发泄，按脏施治投无不利矣。

讲：五脏各有津液，虚则气不固而液出，病则邪有余而液亦出。然五液之出，各有所化。如心脏之液，循血脉之溪会而出，化则为汗。肺脏之液，循肺窍之鼻穴而出，化则为涕。肝脏之液，循肝窍之目孔而出，化则为泪。脾脏之液，循脾窍之口而出，化则为涎。肾脏之液，循肾窍之廉泉而出，化则为唾。是之谓五液。

五味所禁：辛走气，气病无多食辛；咸走血，血病无多食咸；苦走骨，骨病无多食苦；甘走肉，肉病无多食甘；酸走筋，筋病无多食酸。是谓五禁，无令多食。［批］知五味之所禁，即知五味之养，庶不至以仇为恩，认伤我者为生我矣。

注：禁，止也。五味各随其病之所宜，各辨其病之所禁，宜则可以多食，谓其能补正气，禁则无令多食，恐其过伤增病也。

讲：五味虽各有养，然亦各有所禁。如辛味走气分，而泄气者也，凡气弱病者，慎无多食辛味也。咸味走血分，而凝血者也，凡血积病者，慎无多食咸味也。苦味走骨分，而坚骨者也，凡骨重骨痛病者，慎无多食苦味也。甘味走肉分，而助肉者也，凡肉肿肉胀病者，慎无多食甘味也。酸味走筋分，而敛筋者也，凡筋挛筋引病者，慎无多食酸味也。是之谓五禁。禁者何？无使其过食，而复有所伤也。

五病所发：阴病发于骨，阳病发于血，阴病发于肉，阴病发于夏，阳病发于冬，是谓五发。［批］阴病发于骨者，阴胜自伤也。阳病发于血者，阴不胜阳也。阴病发于肉者，阴偏极也。至阴病发于夏，阳病发于冬者，皆正不胜邪，偏胜乘虚之过也。

注：发，发泄也。阴阳偏胜，阴病发阴，阳病发阳，各以气感，是谓五发。

讲：五脏之气，有阴有阳，其均平而无偏胜者，固无所谓病矣。若一有所偏，则胜气相乘，即发为病。然病之所发，必有所始，如阴胜之病，阴胜者自伤，其病必发于肾，所主之骨而在阴。如阳胜之病，阳胜者消阴，其病必发于心，所生之血而在阴。且阴胜之病，偏于阴，而为患于阴，其病必发于脉所行之肉分，而凝滞为殃，发于脾所主之肌肉，而积聚作害也。至若阴虚之病，阳为祸也，一遇夏日火热，亢阳消阴，其邪愈盛，其正愈虚，而病必发。阳虚之病，阴为祸也，一遇冬日气冷，寒水灭火，其正益败其邪益滋，而病必发。是之谓五发。

五邪所乱：邪入于阳则狂，邪入于阴则痹，搏阳则为巅疾，搏阴则为喑，阳入之阴则静，阴出之阳则怒，是谓五乱。［批］五邪之乱不外阴阳，得其邪之阴阳，辨其分之阴阳，任他变乱，皆不难治。

注：邪乱五脏，不外阴阳，当于症所见之部分，以辨其为阴为阳之盛衰，庶治无不中，而乱无不平矣。

讲：五脏正虚，邪即从而乱之，然邪有阴阳之分，如阳邪入并于阳分，谓之重阳，阳主躁动，则令人狂。阴邪入并于阴分，谓之重阴，阴主凝结，则为寒痹。至邪气搏于阳分者，诸阳皆属于头，头部有邪，则为巅顶之疾。邪气搏于阴分者，三阴皆循于喉咽，喉有邪，则为喑哑之证。至阳虚阴实，阳入于内而之阴，则阳虚生外寒。阴实生内寒，内外皆寒，阴甚极矣，阴甚则安而静也。阴虚阳实，阴出于外而之阳，则阴虚生内热。阳实生外热，内外皆热，阳甚极矣，阳极则躁而怒也。此五邪之乱阴阳也，是之谓五乱。

五邪所见：春得秋脉，夏得冬脉，长夏得春脉，秋得夏脉，冬得长夏脉，名曰阴出之阳，病善怒不治，是谓五邪，皆同死不治。［批］五邪之见，必须有邪，方为无害。如无各邪，皆属不治，即间有可治者，要必肝肾两经，犹有生气，脉见和缓。不然，决难复起。

注：五脏病之可治者，必无克害而后能治，若各脏受克，死日可期矣。

讲：五脏各有胜己之邪，其脉见有外感者，固属邪胜。若所见无外感者，如春病而得秋脉，为金克木也；夏病而得冬脉，为水克火也；长夏而得春脉，为木克土也；秋病而得夏脉，为火克金也；冬病而得长夏脉，为土克水也。种种邪脉所见，谓之真脏阴脉，而无阳和胃气，名曰阴出之阳，病不作怒尚有可治，若病而善怒，则肝水已燥，生生之本已亡，定主不治。是之谓五邪，皆同死不治之症也。

五藏所藏：心藏神，肺藏魄，肝藏魂，脾藏意，肾藏志，是谓五藏所藏。五藏，俱去声，余俱平声。[批] 知五脏之所藏即使其藏者不失，则脏气自不外溢矣。

注：《灵枢经》云：两精相搏谓之神，随神往来谓之魂，并精出入谓之魄，心有所忆谓之意，意之所存谓之志，此五脏之所藏也。

讲：五脏各有所藏，如心之为脏，则藏虚灵不昧之神；肺之为脏，则藏人身运动之魄；肝之为脏，则藏人生知觉之魂；脾之为脏，则藏心之所发之意；肾之为脏，则藏意之所存之志，是之谓五脏之所藏也。

五藏所主：心主脉，肺主皮，肝主筋，脾主肉，肾主骨，是谓五主。藏。去声。[批] 五脏既各所主，故失其主者，其外立现，由其外以察其内，其病无不确也。

注：谓之主者，存亡以之，治乱以之，各有所主，以为依归也。

讲：五脏各有所主，如心属火，而脉赖以生，其所主则人身之脉也；肺属金，而皮赖以荣，其所主则人身之皮也；肝属木，而筋赖以养，其所主则人身之筋也；脾属土，而肉赖以实，其所主则在肉也；肾属水，而骨赖以坚，其所主则在骨也。是之谓五主。

五劳所伤：久视伤血，久卧伤气，久坐伤肉，久立伤骨，久行伤筋，是谓五劳所伤。[批] 劳必有伤，伤勿再劳，善养身者，其默识之。

注：劳谓劳神也，劳不可久，久则有伤。伤者，损也，又戕害也。凡视卧坐立行，至于过久，而血气肉骨筋五脏必为之伤损也。

讲：五脏不可过劳，过劳即有所伤。夫五脏何所劳？谓其劳于外，而伤于内也。如久视而劳，则伤其心所生之血；久卧而劳，则伤其肺所主之气；久坐而劳，则伤其皮所主之肉；久立而劳，则伤其肾所主之骨；久行而劳，则伤其肝所主之筋。是之谓五劳所伤也。

五脉应象：肝脉弦，心脉钩，脾脉代，肺脉毛，肾脉石，是谓五脏之脉。［批］五脏应五行，五行通四时之气，故其脉亦各有相应之象，善治病者本此五脉之应象，以诊四时之主气客气，五脏之本病邪病。变而通之，神而明之，罔不见其应如响矣。

注：五脏各有本脉，随四时之旺气以应象，平则相安，过则现证，能因脉象以施其治，则五脏之病，不能逃矣。

讲：五脏之本脉，各有所应之形象。如肝脏之脉，主风木而旺春，其应象也，则端直以长而弦。心脏之本脉，主君火而旺夏，其应象也，则来盛去衰而钩。脾脏之本脉，主湿土而旺四季，其应象也，则软缓相继而代。肺脏之本脉，主燥金而旺秋，其应象也，则轻虚以浮而毛。肾脏之本脉，主寒水而旺冬，其应象也，则沉实以搏而石。是之谓五脏之本脉也。

血气形志篇第二十四

此言诸经血气，有多有少；内外形志，有苦有乐；审其多少，以调阴阳；察其苦乐，以和表里；治无不当，病无不去也。

夫人之常数，太阳常多血少气，少阳常少血多气，阳明常多气多血，少阴常少血多气，厥阴常多血少气，太阴常多气少血，此天之常数。［批］举阴阳各经血气之多少者，正以明人身之常数，即天所生之常数也。

注：常数，定数也。六经血气，虽各有多少不等，要皆天之常数使然也。治之者，当分其经之血气多少，以为之补泻焉。

讲：人之气血，即天之阴阳也，数有一定，无稍乖焉。但阴阳有消长，血气有盈虚不得其数之常。何以知有余不足，为之补正而救偏乎？夫人之生也，其合于天度自然无过者，是为常数。此数之中，加一分不得，减一分不得，最宜留心体察，以详其一定不易之机。如太阳本经，常多血少气；少阳本经，常少血多气；阳明本经，常多气多血；少阴本经，常少血多气；厥阴本经，常多血少气；太阴本经，常多气少血。凡此皆天然之定数也。使以为多而泻之，以为少而补之，皆失其常，而不明其数之机者也。无惑乎，阴阳偏胜气血为之不调矣。有志斯道者，尚其于常数之外，酌其孰过多，孰过少，而补之泻之，则得矣。

足太阳与少阴为表里，少阳与厥阴为表里，阳明与太阴为表里，是为足阴阳也。手太阳与少阴为表里，少阳与厥阴为表里，阳明与太阴为表里，是为手之阴阳也。［批］表里者，内外也。二经相匹，内外合行，故曰相为表里。然三阳主表，三阴主里，无分手足，皆一体也。

注：按《灵枢》十二经络：足太阳膀胱，行足外后廉，下踹出踝，循小指外侧之至阴穴。足少阴肾，行足内后廉，起足小指，下斜趋足心。足少阳胆，行足外廉，下抵绝骨，出外踝，循跗入小指次指之间，其支者，别跗入大指循指歧骨，穿爪甲。足厥阴肝行足内廉，起足大指丛毛之际，去内踝一寸，上踝八寸，交出太阴之后。足阳明胃行足外前廉，循胫足跗中指，其支从中指入大指厉兑之穴。足太阴脾，行足内前廉，起于两足大指之端，循指内侧白肉之际，其上内踝后循胫骨，从后交出厥阴之前。是为足阴阳也。至于太阳小肠行手外后廉，起于小指之端，循手外侧，上腕出踝中。手少阴心行手内后廉，抵掌后锐骨之端，循小指之内。手少阳三焦，行手外廉，起小指次指之端，上出两指之间。手厥阴心包行手内廉，入掌中，循中指，其支别掌中，循小指次指之端。手阳明大肠行手外前廉，起于大指次指之端。手太阴肺行手内前廉，循鱼际，上大指之端，其支从腕后，直出次指内廉。是为手之阴阳也。

讲：六经之血气，既有多少已。而六经之阴阳，尤各有表里，为手为足，可不辨哉？如膀胱为足太阳，与肾为足少阴者，相为表里；胆为足少阳，与肝为足厥阴者，相为表里；胃为足阳明，与脾为足太阴者，相为表里。此六者，是三阴三阳之行于足，而为足之阴阳也。如小肠为手太阳，与心为手少阴者，相为表里；三焦为手少阳，与心主为手厥阴者，相为表里；大肠为手阳明，与肺为手太阴者，相为表里。此六经者，是三阴三阳之行于手，而为手之阴阳也。知此则六经之在表在里，为手为足，对待匹偶，而不失其次也。

今知手足阴阳所苦，凡治病，必先去其血，乃去其所苦，伺之所欲，然后泻有余，补不足。[批] 苦以实邪作痛言，故痛在某经部分，即先刺去某经之恶血，使邪随血出，然后伺其情之所欲，以审其某经之虚实，而补泻之也。

注：苦，谓病也。凡治病者，既知其苦以去邪，复伺其欲以施治，则补泻可无失矣。

讲：今于六经之气血，而议其多少，与六经之表里而明其手足，则病之所苦不独于气血间得之，且早于手之三阴三阳与足之三阴三阳内知之矣。凡治病者，无徒取其经而刺之，必先去其本经凝滞之恶血，使邪随血出，乃能去其所苦，而不为灾。然此特治外之病而不足以治内之病，又必窥伺其情之所欲，以别其内之所伤，然后从而泻其有余之实，补其不足之虚，庶正可扶，邪可去，血气调和，阴阳为之两平矣。

欲知背俞，先度其两乳间，中折之，更以他草度去半已。即以两隅相拄也，乃举以度其背，令其一隅居上，齐脊大椎，两隅在下，当其下隅者，肺之俞也。复下一度，心之俞也。复下一度，左角肝之俞也，右角脾之俞也。复下一度，肾之俞也。是谓五脏之俞，灸刺之度也。[批] 此言欲知五脏之俞而灸刺者，当明其度之之法，而后其俞的灸与刺，乃不爽也。度其背以上度字，俱入声，下一度以下度字，俱去声。拄，去声，音主。

注：拄，支也，谓支分计度，以两隅均分，为三隅也。

讲：六经转输，各有经穴布列，咸在于背。欲知背俞，当先以草度量其两乳之间，从中折为两隅。更以他草度量中折之草，去其半断而止，随即以前中折之两隅，支分相拄，分为三隅。然后乃举三隅之草，以度其背，使其一隅在上，齐脊之大椎穴，两隅在下，度脊之椎骨处由二隅而下度之，当其下隅者，即肺之俞也。由肺复下一度，即心之俞也。由心复下一度，左角即肝之俞也，右角即脾之俞也。由肝脾之中，复下一度，即肾之俞也。是之谓五脏之经穴，灸刺之法度也。

形乐志苦，病生于脉，治之以灸刺。形乐志乐，病生于肉，治之以针石。形苦志乐，病生于筋，治之以熨引。形苦志苦，病生于咽嗌，治之以甘药。形数惊恐，经络不通，病生于不仁，治之以按摩醪药。是谓五形志也。乐，俱入声。咽，音烟。嗌，音益。数，音朔。[批] 形志苦乐，治病之原，凡业医者急宜三复斯言。

注：此言病必究其所以生，而后施治不差，形志乃安也。

讲：凡人之病，外发于形，内见于志。观形察志可以知病之所在，而得其治之原也。如形色光泽，是谓乐也。心志不遂，是谓苦也。形乐志苦者，筋骨无所伤，血脉有所滞，其病主生于脉，宜治之以灸而去寒，治之以刺而去实。与无筋骨之劳而形乐，无血脉之滞而志乐者，阴阳各适，气血咸和，宜无病矣。而不知，过于厚味，变起膏粱，脾受其害，病旋生于肉焉，治之宜以针以石为之去郁而散积也。及形劳而筋力疲苦，志逸而心神安乐者，此血脉无伤而病生于筋者也，宜治之以熨烙导引，宣通气血以营养筋节也。至若万事劳形而形苦，百忧感心而志苦，阴阳两伤，内外为患，非痨嗽喘咳即气血痰饮，皆病之生于咽嗌者也，宜治之以调和阴阳，补益血气之甘药。推之形数惊悸，则气乱可知，形数恐怖，则气下可知，营气结积，经络不通，久之为痺，手足麻木而生不仁之病矣。治之宜以按摩之法，醪药之品，为之外运其气而内行其血也。是之谓五脏之形，五脏之志也。形志明而治不已，得其要哉。

刺阳明出血气，刺太阳出血恶气，刺少阳出气恶血，刺太阴出气恶血，刺少阴出气恶血，刺厥阴出血恶气也。恶，俱去声。[批] 诸经之刺，各有不同。刺者当随其本经血气之多寡，以定其出与恶焉。

注：出之云者，由其天数之多，则宜去之，恐留余邪也。恶之云者，由其天数之少，则不可去，恐败正气也。

讲：三阴三阳之血气，既有多少之不同，则刺之岂可以一律论哉？必也刺阳明一穴，以本经之多气多血，则出其血气，而不使余血余气。刺太阳一穴，以本经之多血少气，则第出其血而恶伤其气。刺少阳一穴，以本经之少血多气，则第出其气而恶伤其血。刺太阴一穴，以本经之多气少血，则第出其气而恶伤其血。刺少阴一穴，以本经之少血多气，则第出其气而恶伤其血。刺太阴一穴，以本经之多血少气，则第出其血而恶伤其气。即此已见出者，去有余，勿遗邪也。恶者，补不足，恐伤正也。血气形志之辨如此，治病者固当熟习，尤宜会通也。

宝命全形论篇第二十五

此言人生形命，天生地成，宜法四时以调血气，为虚为实，有阴有阳，不可偏胜，治之宜精也。

黄帝问曰：天覆地载，万物悉备，莫贵于人。人以天地之气生，四时之法成，君王众庶，尽欲全形，形之疾病，莫知其情，留淫日深，著于骨髓，心私虑之。余欲针除其疾病，为之奈何？岐伯对曰：夫盐之味咸者，其气令器津泄；弦绝者，其音嘶败；木敷者，其叶发；［批］肝木喜条达，但过于升，则肝反自伤，故云木敷者其叶发。**病深者，其声哕。人有此三者，是谓坏府，毒药无治，短针无取。此皆绝皮伤肉，血气争黑。**发，音薄。弦，絃通。

注：发，谓飘发也。府，中宫也。人有上三者之病，则中和之气败绝，故中宫之府坏也。

讲：黄帝问曰：天覆于上，地载于下，一覆一载，人物生焉。期间形形色色，虽万物悉备，而要莫贵于人。人也者，以天地清淑之气而生，以四时阴阳之法而成，虽贵而君王，贱而众庶，悉知宝命，尽欲全形。但形生于世，有勇有怯，有劳有逸，一旦正伤于内，邪感于外，疾病即从此而生。惜乎初生之时，人莫知其受病之由，从之邪留于中，浸淫日深，由表达里，甚且着于骨髓。余也心私虑之，意欲用九针之法，以除其疾病，为之施治，其奈之何？岐伯对曰：病有浅深，时有久暂，针之为用，虽可除病，亦第可施之五脏相济者，而不可用之一脏独乘者也。不见夫盐之为味，本至咸者，其气至阴，贮之能令器中津泄，人身水化独行，亦犹是也。若五脏俱败，惟肾独存，则阴盛阳虚，气必不固，鲜不遗精寝汗，咳血泄泻者矣。又不见琴瑟之有弦，所以播音也，如弦将绝者，其音必嘶，而不足听，亦犹人身肺主听，肺绝则五脏之气俱绝。无论为心，为肝，为脾，为肾，其音之发而为宫商角徵羽者，皆嘶败也。且不见山林有木，不能无叶也，如木已敷者，其叶必发而飘堕，亦犹人身肝主木，肝盛者其阳必偏，无论为金，为火，为水，为土其气之敷布于眼耳鼻舌口者，皆散乱也。此三者俱属偏阴偏阳为患，以故人之病深，其声必哕。哕者，胃气作逆也，胃逆则中败，无异味咸津泄，弦绝声嘶，木敷叶发，何也？盖此三者，是谓坏府，虽有妙药无能为治虽有神针无所用取。况病势至此，皆属绝皮伤肉，形骸已脱，气血争黑，脉色衰败之候乎？

帝曰：余念其痛，心为之惑乱反甚，其病不可更代，百姓闻之以为残贼，为之奈何？岐伯曰：夫人生于地，命悬于天，天地合气，命之曰人。人能应四时者，天地为之父母；知万物者，谓之天子。更，去声。［批］既天地合气，乃命曰人，故人之能应四时，以天地为生我之父母者，明乎万物体之理，而象天以养阳，象地以养阴，阴阳合同，不啻上天之子也。

注：更代者，谓更易时日也。残贼者，谓残忍其死而贼害也。

讲：黄帝曰：味咸津泄，弦绝声嘶，木敷叶发，彼病深声哕者，即类此三者，而谓之坏府，则诚不可以不治矣。第余念其绝皮伤肉，气血争黑，种种痛苦，不觉心为之迷乱昏惑，反有甚于患病者。兼其病不治，即不可以时日更代，命如倒悬，时系须臾，恐百姓闻之，以我坐视不救，谓为残贼不仁之人矣，为之奈何？岐伯对曰：夫人之生也，形成于地，命悬于天，天地合气，立命全形，乃谓之人。故人能应四时，而合其序者，即能以四时调神，而上复其天之气，下食其地之力，风雨晦明，常相交警，而以天地为之父母也。至若能知万物，而得万物之情者，则能参赞位育，上因天时，下行地利，代天行化，而谓之天子矣。

天有阴阳，人有十二节；天有寒暑，人有虚实。能经天地阴阳之化者，不失四时；知十二节之理者，圣智不能欺也；［批］天子者，继天立极者也。人能以其身之十二节，应天之六阴六阳，以其身之气血虚实，应天之寒暑消长。则造化在我，生死在我，虽神明不能欺也，又何惑乱之有哉？**能存八动之变，五胜更立；能达虚实之数者，独出独入，呿吟至微，秋毫在目。**呿，袪，遮切。

注：经，经理。存，存心。八动，八方之风也。变，变病也。五胜，五行之胜气也。立，旺也。达，明达。数，微甚之常数也。

讲：天有六六之阴阳，人有十二节候，天有寒暑消长，人有气血虚实，必能经天地阴阳之造化者，乃能随时调养，不失其春温夏热秋凉冬寒之序。必深知十二节候之至理者，乃能明伦察物，不致为上根上胜，大慧大智所欺。然必能明八风发动之为变者，乃能历五方之胜气，更相生旺，而不为灾。且必能达虚实动静之常数者，乃能探补泻之枢机，独出独入，而无所损。理阴阳，知节候，存八风，达虚实，如此虽卧息而呿，咏叹而吟，一切至微之疾，细如秋毫者，皆朗朗然，如在目前也。

帝曰：人生有形，不离阴阳，天地合气，别为九野，分为四时，月有大小，日有短长，万物并至，不可胜量，虚实呿吟，敢问其方。岐伯曰：木得金而伐，火得水而灭，土得木而达，金得火而缺，水得土而绝，万物尽然，不可胜竭。故针有悬布于天下者五，［批］人身形气皆本乎阴阳五行，然五行不无盛衰。有盛衰，是以有生克。故古人合天地之气，而别野为九，分时为四，考日月之大小短长，著为五针，以治人身五脏之病焉。**黔首共余食，莫知之也**。长，平声。黔，音钳。

注：五行各有胜克之理，万物亦然，此理可以类推，而不可以胜竭也。五针详见下文。黔首，黑发也。余食，犹言其余一切饮食之人也。木得土而达者，达，旁通也，土性坚实，一遇木克，则旁通四达矣。

讲：黄帝问曰：人之生也，虽有形骸，不离阴阳。阴阳者，天地之元气也。此气一合别之而为九野，分之则为四时，然期间有升降，有盈虚，以故一岁之月有大小焉，以候其气一月之日有长短焉，以变其化，气化所施，万物并至，生长收藏，各以其时，纷纷纭纭不可胜量。何以知五脏之虚实，五气之呿吟乎？敢问其方。岐伯对曰：五脏各有胜克，欲知其方，当知其胜，如水克火者也，故火得水而灭；木克土者也，故土得木而达；火克金者也，故金得火而缺；土克水者也，故水得土而绝，此五行相胜之定理，万物尽然，不可胜竭。古人体察至此，特制此至妙至巧之针，以为补泻而治其病，故针之悬布于天下者有五。惜黔首之民，共余于服食之中习焉不察，而莫能知其法之神也。

一曰治神，二曰知养身，三曰知毒药为真，四曰制砭石小大，五曰知藏腑血气之诊。五法俱立，各有所先。今末世之刺也，虚者实之，满者泄之，此皆众工所共知也。若夫法天则地，随应而动，和之者若响，随之者若影，道无鬼神，独来独往。藏，去声。和，去声。［批］此言五针之法，当法天则地，独往独来，不独补虚泻实而已。

注：法天则地，则非末世众工之所知也。道无鬼神者，言其道足以补化工，无复鬼神之能事矣。来者为神，往者为鬼，夫既道无鬼神，则往来者独有我耳。

讲：五针之法，果何谓乎？一曰内治其神，使情欲之所伤者，不为害于里，则志乐矣；二曰外养其身，使形骸之所苦者，不为患于表，则形乐矣；

三曰知毒药，为辨真其气味所伤所入无妄施，明其君臣为佐为使有同用，补泻咸宜，投罔不利矣；四曰制砭石大小，别乎阴阳，宜冬宜夏神其俞，审乎深浅，在肉在骨妙其工，去留合度，治得其神矣；五曰知脏腑血气之诊，则诸经之气血多少，诸脉之脏象部分，为虚为实在表在里，豁然心目，贯以精神治之，抑复何难。五法之悬布于天下者如是，然法虽俱立，各有所先，不得所先，犹是执一。如方今末世之刺也，虚者补而实之，满者泻而泄之，此皆众工之所知也。若夫上法天之阴阳寒暑，下则地之高下燥湿，其施治也，如声之随应而动其效立见，无异和者之若响，随者之若影，至捷至速无俟晷刻，夫岂有鬼神之道行乎其中哉？盖以功参造化，而有独往独来之妙，即视不见听不问，体物不遗之鬼神，亦蔑以加矣。

帝曰：愿闻其道。岐伯曰：凡刺之真，必先治神，［批］此言五针之法，又必以治神为先也。**五藏已定，九候已备，后乃存针，众脉不见，众凶弗闻，外内相得，无以形先，可玩往来，乃施于人。**藏，去声，已，俱上声。

注：真，要道也。先定五脏之脉，备察九候之诊，得其太过不及之差，然后存意于用针之法。玩，玩弄精熟也。往，谓病源。来，谓变病。言必精熟往来，乃可施针于人。

讲：黄帝曰：五针之法，既各有所先已，此其道，窃愿闻之。岐伯对曰：大凡刺之要道，必先治神，以我之神气，求合于病者之神气。务使病者之五脏已定，得其病之所在，刺者之九候已备，审其证之所成。然后乃存神于针，依法详察。如果众脉不见败绝之象，各部弗见凶危之证，外证内脉两两相得，方合至道。慎毋徒以形色为先务，谓形即可以玩已往之病源，与将来之变证，遂乃任意妄行，轻施其治于人也。

人有虚实，五虚勿近，五实勿远，［批］此特举虚实两件，以明针刺之道也。至其当发，间不容瞋①。手动若务，针耀而匀，静意视义，观适之变，是谓冥冥，莫知其形，见其乌乌，见其稷稷，从见其飞，不知其谁，伏如横弩，起如发机。间，去声。瞋，音顺。

注：发，施针也。间，隔也。瞋，目动也。务，专一也。耀，针形光洁也。匀，均也。静，不燥也。义，宜也。适，针气所至也。变，为形气改易。伏，谓植弩未动。横弩，弩将发也。

讲：独是针刺之道，难补易泻，不得其道，残害非浅。盖人之脏府，有虚有实，其实者固无妨泻，若虚而亦泻之，正气岂不伤乎？况补失其宜，邪反留滞，终成厥痹之患。惟遇五脏之正虚者，天真已失，慎勿轻刺而近之。遇五脏之邪实者，客气已胜，慎勿畏刺而远之。故至其发针之时，间不容瞬，即一目动之间，不得间隔，必手与心齐，心动手动，专一若务，方为得势。至所用之针，亦必光耀均匀，无垢无粗，乃为善利。而且方刺之候，尤必静定其意，无使稍有偏侧轻重，以视其针之所宜，以观其形之变易。如是者，谓之针刺于内，已判未判，为补为泻，尚在冥冥之中，而人莫知其形之际也。第见其针之不疾不徐，如乌乌然，见其针之不偏不倚，如稷稷然，且见其举针来刺，其疾如飞，有不知其所以然者。不特此也，当其下针而针气未至，其针之伏，宜如弓弩之横，下针而针气已至，其针之起，宜如机发之速，不然则邪有所留，正有所伤恐致生少，而见危多矣。

帝曰：何如而虚？何如而实？岐伯曰：刺虚者须其实，刺实者须其虚，［批］刺虚须实，实即所以补之也；刺实须虚，虚即所以泻之也。经气已至，慎守勿失，深浅在志，远近若一，如临深渊，手如握虎，神无营于众物。已，上声。

注：深浅在志者，谓肉厚宜深，肉薄宜浅，秋冬宜深，春夏宜浅，病在筋骨宜深，病在经脉皮肤宜浅也。

---

① 瞋：“瞬”的异体字，眨眼。

讲：黄帝曰：五虚既不可近，五实既不可远。然则当何如而治其虚？何如而治其实乎？岐伯对曰：刺虚者当补，必须阳至气，实然后去针；刺实者宜泻，必须邪去气虚，然后去针。至若本经真气已至，衮针最宜慎守，勿使泻失。况刺之浅深在乎志，当于勇怯寒暑别其度，穴之远近归于一，不以四肢腹背异其气。惴惴乎身如临渊，手如握虎，生死存亡之际，正当专注其精神，无使营于众物，而纷驰于外也。

八正神明论篇第二十六

此言八风正气通乎神明，与时相应，内合人身，盈虚沉浮，调治宜慎也。

黄帝问曰：用针之服，必有法则焉，今何法何则？岐伯对曰：法则天地，合以天光。帝曰：愿卒闻之。岐伯曰：凡刺之法，必候日月星辰，四时八正之气，气定乃刺之。［批］气定二字，针刺要法，业医者，其详味之。

注：服，事也。法，法象。则，准则。八正，谓四立，二分，二至，合而为八也。凡此八者为周年正气之时，必候此数者以定其气，气定乃可施刺也。

讲：黄帝问曰：用针之事，微乎妙哉！其中必有法则焉，今问夫子果以何者为法象？何者为准则乎？岐伯对曰：人秉天地之气以生，其病亦感天地之气而发，用针之事，亦法则天地，合以日月星辰之天光而已。黄帝曰：夫子所谓法天地合天光，固已然，其理至微，愿卒闻之。岐伯对曰：大凡针刺之法，必候日月之生满廓空，星辰之躔次度数，四时之寒暑温凉，八正之四立分至，一切阴气阳气，正气间气，气莫不各有旺时，必各得其定，乃刺之也。

是故天温日明，则人血淖液而卫气浮，故血易泻，气易行；天寒日阴，则人血凝泣而卫气沉。月始生，则血气始精，卫气始行；月郭满，则血气实；肌肉坚，月郭空，则肌肉减，经络虚，

卫气去，形独居。是以因天时而调血气也。［批］此言因天时之升降，而调和气血者，必候其日月而酌其寒暖盈虚也。

注：淖，和也。液，汁也。凝，聚也。泣，与涩同。此言天温日明，血得温而淖泽，卫气因之流行而浮也。天寒日阴血得寒而锢蔽，卫气因之凝注而沉也。施治者，其法时焉可也。

讲：刺法如是，所以天气温和，日色晴明之时，则人血脉调和，流畅而淖液，是以卫外之气，悉浮于表，刺之故血易泻，气易行也。若天气严寒日色阴暗之会，则人血脉结聚滞涩而凝泣，是以卫外之气尽沉于里，刺之则正易伤邪难去也，所谓候日者此也。又如月之初生，是为上旬，则人之血气，始从精生，亦如月之哉生明然。卫外之气，初行于表至月郭满时，是为中旬，则人之血气已至充实，亦如月之已到天心然，表之肌肉，各皆坚固。至月郭空陷，是为下旬，则人之肌肉渐至减削，亦如月之渐减清辉然，一身经络，渐次虚耗，谓其卫气已去，形骸独存，岂尚可刺乎？所谓候月者此也，日月之候如此，是以古之针刺者，必因天时之升降，而调和血气也。

是以天寒无刺，天温无疑。月生无泻，月满无补，月郭空无治。是谓得时而调之。因天之序，盛虚之时，移光定位，正立而待之。［批］此复举天之寒温，月之盈亏，以明人身血气盛虚有时，愈见刺之宜慎也。

注：正者，定也。立者，坚也。言用刺者，必当决定坚守以待时，不可有轻肆之意也。

讲：古人候日候月，因天时而调血气如此，是以天时严寒，血气凝滞，切不可刺，天气温和，血气流灌乃无所凝也。又如月始生，血气始精，卫气始行，断无可泻之理。月郭已满血气已实，肌肉已坚，绝无可补之理。至月郭已空，肌肉已减，经络已虚，卫气去而形独居，已非可治之候。刺云乎哉，知此阴升阳降，阳升阴降，一切妙法是谓得时而调之。然所谓得时者，盖因天之序，以法则其盛虚之时，移日月星辰之天光，以定其旺位，位定然后正立而待之，无或差谬则得矣。

故曰①月生而泻，是谓藏虚；月满而补，血气扬溢，络有留血，命曰重宝②；月郭空而治，是谓乱经。阴阳相错，真邪不别，沉以留止，外虚内乱，淫邪乃起。藏，去声。重，平声。[批] 真邪不别，沉以留止外虚内乱，淫邪乃起，皆误刺乱经者，遗之害也。

注：扬，激扬也。溢，满而洋溢也。留血，留止瘀血也。乱经，紊乱经气也。阴阳相错者，以阴为阳，以阳为阴也。真邪不别者，正气与邪气不能分辨也。沉以留止者，邪气沉著，留止不去也。外虚者，卫气虚也。内乱者，真气乱也。淫邪者，邪气浸淫也。

讲：故先师僦贷季曰：使于月生之时而泻之，则正气必伤，脏失其真，虚邪内滞，是谓脏虚。使于月满之时而补之，则气血扬溢，邪难尽出，络有留血，名为重宝。使于月郭空而治之，则气血皆虚，本经不得受治，是谓乱经。经乱，则阴阳相错，邪正不别，甚至邪沉于内而留止。气虚于外而内乱，种种邪气浸淫之病，即因之而起矣，可不戒哉？可不畏哉？

帝曰：星辰八正何候？岐伯曰：星辰者，所以制日月之行也。八正者，所以候八风之虚邪以时至者也。四时者，所以分春夏秋冬之气所在，以时调之也。[批] 此节当与下节合看，总见天忌之当知也。

注：春夏秋冬之气所在者，如正二月人气在肝，三四月人气在脾，五六月人气在头，七八月人气在肺，九十月人气在心，十一二月人气在肾之类也。

讲：黄帝曰：周天二十八宿，躔度次舍各有定数，其与八风正气相应者，将何以候之？岐伯对曰：星辰者，所以制日月之行度，而验其盈虚者也。八正者，所以候八风之虚邪而审其时至者也。四时者，所以分脏气之所在，

---

① 曰：《素问·八正神明论》作“日”，本书义胜。
② 重宝：《素问·八正神明论》作“重实”，义胜。

而以时调摄者也。用针者，必知日月之躔次，然后能候营卫之气舍，必知八风之正间，然后能候虚邪之传变，必知四时之浮沉，然后能候阴阳之升降也。

八正之虚邪，而避之勿犯也。以身之虚，而逢天之虚，两虚相感，其气至骨，入则伤五藏，工候救之，弗能伤也，故曰：天忌不可不知也。藏，去声。

注：两虚之感，深则入骨而伤五脏，惟工知而救治之，则弗能伤甚矣，工不可不救之早也。

讲：八正之气，各有孤虚旺相之时，当其虚而邪气乘之，即为虚邪，人感之者，最易为病，切宜谨避勿稍犯焉。倘或不然，以此身之虚弱，逢天之虚邪，则两虚相感，表里为患其邪必及于骨，久之深入必伤五脏。当此之时，惟精于刺者，候其病之所在而救之，乃不能伤其性也，故语云凡天时八风之当忌者，不可不知也。

帝曰：善。其法星辰者，余闻之矣，愿闻法往古者。岐伯曰：法往古者，先知针经也。［批］自此以下历详针经之义，此言针经首在先知日月寒温虚盛，以候气之浮沉而调和之也。验于来今者，先知日之寒温，月之虚盛，四时气之浮沉，而调之于身，观其立有验也。观于冥冥者，言形气营卫之不形于外，而工独知之，以日之寒温，月之虚盛，四时气之浮沉，参伍相合而调之，工常先见之，然而不形于外，故曰观于冥冥焉。通于无穷者，可以传于后世也，是故工之所以异也，然而不形见于外，故俱不能见也。视之无形，尝之无味，故谓冥冥，若神髣髴。

注：古称医曰工。工者，上下一贯之谓也，故通于无穷，传于后世，所以为异。

讲：黄帝曰：善哉夫子之言乎！其所谓刺必法星辰者，余已闻之详矣。然刺不自今始，愿闻法往古者如何。岐伯对曰：法往古者，先讲问古人之针经而熟习之也，至行刺而考验于来今者，则宜先知夫日之寒温，以定血气，月之虚盛，以决补泻，四时气之浮沉，以辨升降，而调济于病者之身，观其病之应候应气，立有效验也。至针刺于内，莫知其形，而观于冥冥未判之际者，言病之形状气色，在营在卫，皆未形著于外，人所不觉工独知之也。斯时以日之寒温，月之虚盛，四时气之浮沉，参伍相合而调之者，非特他人莫识其用，即病者亦莫测其神。惟精于刺者，常先见之，然而工虽先见，究不曾形著于外，故谓之观于冥冥焉，能观于冥冥，则精神所注，通于无穷，可为法于天下，以传于后世也。惟其如是，此工之所以参造化，决生死，而独标神异也。然而不形见于外，故众人皆不能见其神也。况神于针者，视之而无形可视，尝之而无味可尝，独往独来，妙不可测，故谓之曰冥冥，亦若神之髣兮髴兮，难为象也。

虚邪者，八正之虚邪气也。正邪者，身形若用力，汗出，腠理开，逢虚风，其中人也微，故莫知其情，莫见其形。上工救其萌芽，必先见三部九候之气，尽调不败而救之，［批］此节言必先见三部九候之气，尽调不败，而后救之也。**故曰上工。下工救其已成，救其已败。救其已成者，言不知三部九候之相失，因病而败之也。知其所在者，知诊三部九候之病脉处而治之，故曰守其门户焉，莫知其情而见邪形也。**中，去声。已，上声。

注：当其不败而救之，乃所以救其萌芽也，已成已败，不可救药者也。工不察而治之，无惑乎其多败也。

讲：虚邪者，八正非时之虚邪气也，一中于人，为害最烈，不特工知之，即病者亦自见之。至若八风当旺之气，而为正邪者，凡人之身体形骸，若当用力汗出之后，气通毫窍，腠理开张，偶逢虚风乘之，正气遇邪，其中于人也，为害至微，故人莫知其病情，莫见其病形，惟上等之工治病于未发，救其萌芽。必先见三部九候之脉气，或虚或实，在表在里，一一调剂，不使败坏，而先救之，所以谓之上工。若下等之工，不知先病而治，候气以调，徒就其病之已成，气之已败者而救之。彼救其已成者，言不知三部九候气之相失，则不得其为何气所伤，即不明其为何脏受病，所以因救病，而病反败之也。彼知其病之所在者，无论病之已成未成，气之已败未败，先知诊视夫三部九候，或在天在人在地，一切之病脉处别其阴阳，审其虚实，详其表里从其标本而调治之。使本经之害悉去，他经之证不传严为关防，以谨出入，故曰守其门户焉。宜其人莫能知其病之情，惟彼独见其邪之形也。

帝曰：余闻补泻，未得其意。岐伯曰：泻必用方，方者，以气方盛也，以月方满也，以日方温也，以身方定也，以息方吸而内针，乃复候其方吸而转针，乃复候其方呼而徐引针，故曰泻必用方，其气易行焉。补必用员，员者行也，行者移也，刺必中其营，复以吸排针也。故员与方，非针也。［批］此节以泻必用方，补必用员，申明针刺之要法也。**故养神者，必知形之肥瘦，营卫血气之盛衰。血气者，人之神，不可不谨养。**

注：方，始也。泻，谓泻去邪气。员，均也，员为行者，谓气郁阻滞令其均匀流行也。行为移者，谓移其气至不及之处，令其贯通周身也。

讲：黄帝曰：补虚泻实，余已闻其法矣。但未得其所以补，所以泻之意旨耳。岐伯对曰：泻者，泻其邪之实也，邪必有所始，必用其始，方能泻之，用始者何？以本气之方盛也，以月郭之方满也，以天日之方温也，以此身之方定也。盖气方盛者，时气正旺，月方满者，血气充足，日方温者，卫气外浮，身方定者，经气不乱，以此而刺之，庶邪可去，而正不伤也。然当其刺，尤必以息之方吸而内针，内气始足，及其已刺，乃复候其方吸而转针，则邪气始出，至针得其宜。尤当候其方呼，而缓引其针，无使经气来复，不致邪留于中，气滞不行，则泻实之法得矣。故古语曰：泻必用方，其气易行焉，至于虚者补之，则必用员。员者何行也？行者何移也？盖其法员匀，虽气郁阻滞，均能流行，可移有余之气，以补不足也。独是刺必中其营，经气乃至，然经气虽至，尤必俟其一吸，方可排针而拥人也。故员与方，非论针形，实用针法也，故用针以养神者，必先知人之形体肥瘦，而深浅之，与营卫气血之盛衰而调养之。何也？血气者，人之神也，用针者，不可不谨慎而培养也，使疏忽妄施，贻害非浅？

帝曰：妙乎哉论也！合人形于阴阳，四时虚实之应，冥冥之期，其非夫子，孰能通之。然夫子数言形与神，何谓神？何谓形？愿卒闻之。岐伯曰：请言形，形乎形，目冥冥，问其病由，索之于经，慧然在前，按之不得，不知其情，故曰形。帝曰：何谓神？岐伯曰：请言神，神乎神，耳不闻，目明心开而志先，慧然独悟，口弗能言，俱视独见，适若昏，昭然独明，若风吹云，故曰神。三部九候为之原，九针之论，不必存也。［批］此节状形神之妙，以明针刺之道，微乎危哉！非得其疾之形于不睹之中，得其人之神于不闻之内，不可以言针刺也。

注：人之精神，固有一定，而精神之中，复有神妙不可测者。若不用其神，虽有声而耳不闻也，能专一其神，则心目爽朗，志先慧然而省悟，有妙不可言者，所以众不见而己独见也。

讲：黄帝曰：妙乎哉，夫子补泻方员之论也！但合人形于天地之阴阳，脏腑之虚实与四时之升降相应，冥冥未判之气，其非夫子，孰能通之？然夫子固常言人之形与天地通，人之神亦与天地通矣，但不知何者谓之形？何者谓之神？愿卒闻之。岐伯对曰：今请与帝言形焉。夫所谓形者，以其病之形状，杂见于人之形中也。但其病方伏于形之内，其形未见，此时虽以目力视之，亦冥冥而罔觉，色状未著，则必先问其致病之由，得其始基，然后索之于经脉之间，以审其与症合否。于是慧然在前，燎如指掌，于病之形状可得矣。此精细之事，必精细之人，乃能究其底蕴。不然则其中所以然之理，非按之而可得其实，揣之而可得其情者，何以能知，所以谓之曰形。且请于帝言神焉，神者何？以主宰精神者，复有元神也，此神妙不可测。虽欲听之，而耳不能闻，然当其目明而有视也，豁然心开，虽形若杳杳，而志先慧然独悟者。伊何物也？抑神非语所可解，虽欲传之，而口不能言，然当其俱视而无见也，惟己独见，惟迹似冥冥而心已昭然独明者，伊何物也？独悟独明，恍如风之吹云，云去而光明无蔽，所以谓之曰神。得其神，则病之情状、病之情形可了然矣，况三部九候，复为治病之原，刺者察之，则诸经之寒热虚实，以及表里皆可尽知。至若九针之论特粗迹耳，可不必存矣。

离合真机①论篇第二十七

此言邪之与正不可混杂，为离为合，各有真机也。

黄帝问曰：余闻九针九篇，夫子乃因而九之，九九八十一篇，余尽通其意矣。经言气之盛衰，左右倾移，以上调下，以左调右，有余不足，补泻于荥输，余知之矣。此皆营卫之倾移，虚实之所生，非邪气从外入于经也。余愿闻邪气之在经也，其病人何如？取之奈何？岐伯对曰：夫圣人之起度数，必应于天地，故天有宿度，地有经水，人有经脉。天地温和，则经水安静；天寒地冻，则经水凝泣；天暑地热，则经水沸溢；卒风暴起，则经水波涌而陇起。度，去声。卒，猝同。陇，隆同，下仿此。［批］以天地之经水，喻人身之经脉，理透词明，古人之用心亦苦矣。特后世学者，第知经水之因时变动，而不知经脉之因时变动，可慨也夫！

注：荥，漩澴②也。输，委输也。所溜为荥，所注为输。宿谓二十八宿，度谓三百六十五度。经水，谓泾、渭、湖、沔、江、淮、汝、漯、漳、济、河、海也，以其内合经脉，故名经水。经脉者，手足三阴三阳，十二经脉也。

讲：黄帝曰：余闻针有九法，经有九篇，此古之所定者也。夫子乃充类尽义，因九针九篇所未详者，悉推而九之遂成九九八十一篇，以泄针刺之妙，余固尽通其意矣。至经中所言阴阳之气，各有盛衰左右之间，倾谢迁移，或

---

① 真机：《素问》作“真邪”。
② 澴（huán 环）：水回旋涌起貌。

用上以调其下，或用左以调其右，去有余益不足一补一泻，当于十二经中气血漩澴。所溜之荥，气血宛转所注之输而调济之，此其用余知之矣。然此皆营卫之气偏盛倾移，一虚一实，不得其平之。所生非八风邪气，从外入内，伤及于经者也。余今愿闻邪气之乘虚客入，留滞在经者，其病人之情状何如？治者之去取何如？岐伯对曰：夫圣人之起度数也。必准阴则阳，应合天地，故天有分应之宿度，地有流注之经水，人有应象之经脉。天地与人，虽分三才，其实一也。所以天地温和，则经水流行而安静；天地寒冻，则经水结塞而凝泣；天地暑热，则经水沸腾而洋溢；骤风暴起，则经水波扬滔涌而陇起也。天地经水因时变动如此，则人身之经脉，亦尤是也。岂难知哉？

夫邪之入于脉也，寒则血凝泣，暑则气淖泽，虚邪因而入客，亦如经水之得风也，经之动脉，其至也亦时陇起，其行于脉中輴輴①然，其至寸口中手也，时大时小，大则邪至，小则平，其行无常处，在阴与阳，不可为度，从而察之，三部九候，卒然逢之，早遏其路。中，去声。［批］经脉之有邪也，亦如经水之有风，风动水陇，邪中脉起。无论邪重邪轻，在阴在阳，无不可于脉中察之。但于三部九候，察其某邪在某分者，又当早遏其路，无使别有传移也。

注：邪，五风之邪，其中人也，亦随天地之气寒则凝迟，热则溢速也。况风气善行数变，行无定处，或阴或阳，不可预度。刺之者，当从三部九候察之，早遏其路，以救其萌芽也。

讲：今夫非时而至之邪，其中人而入于经脉也，寒则迟而血凝泣，暑则速而气淖泽，虚邪即因之而入客，亦如经水之得风而有凝泣沸溢，波涌陇起之变也。况十二经之动脉，其至而中指也亦时作陇起，有象可诊，行于脉中，旋运轮转，如车之輴輴然，故其至手之寸口而中指也，时大时小。盖大则为邪实，小则为邪平，其行实无定处，或在阴分或在阳分，不可以为度量也。

---

① 輴（chūn 春）輴：车行貌。

刺之者，从而察之于三部九候之中，骤然逢之，得见其象，即知某气为邪，客于某经，早从而遏止其路，不使传于他经，移于支路，所谓迎而夺之者此也。

吸则内针，无令气忤，静以久留，无令邪布，吸则转针，以得气为故，候呼引针，呼尽乃去，大气皆出，故命曰泻。内，纳同。[批] 此节专言泻者，正以明上节邪中其脉，早遏其路之义也。

注：忤，忤逆。布，布散。引针，引退其针也。大气，大邪也。

讲：针刺之法，必俟病人吸入，气归于内，则纳针刺入，无使针与息气相为逆忤，且静以久留，停止其针，无得妄为转摇，致令邪气布散，泻之不尽也。至若转针，亦必俟病人吸入气归于内，其针乃转，此其故，以经气至而袭针得气为定法也。然针内必出，又必俟其病人呼出，气达于外，然后引退其针，至呼尽其气，乃可去针，而离其穴也。如是则大邪之气皆已出尽，所以谓之泻。

帝曰：不足者补之奈何？岐伯曰：必先扪而循之，切而散之，推而按之，弹而怒之，抓而下之，通而取之，外引其门，以闭其神，呼尽内针，静以久留，以气至为故，如待所贵，不知日暮，其气以至，适而自护，候吸引针，气不得出，各在其处，推阖其门，令神气存，大气留止，故命曰补。抓，姑华切，音爪。内，纳同。[批] 补虚之法最怕伤正，且恐招邪，故必外引其门，以闭其神，然后俟呼尽而内其针，至经气已至，又必俟吸引针，推阖其门，以令神气之存也。

注：扪，摸也。抚，持也。循，执持而顺行之也。切，按也。散，消去也。推，荡也。按，按摩。弹，引也，击也。抓，鼓爪也，亦击也。以，已同。通，顺适也。护，爱护也。阖，谓门户闭塞也。大气者，正气也。

讲：黄帝曰：邪胜而泻者，固如是也。若不足而补之，当奈之何？岐伯对曰：针刺之事，易泻难补，欲补不足，必先询病者之所苦，处得其经穴，用手抚持顺行，扪而循之，节次导引，切而散之，揉荡抚摩推而按之，使其经气散布，不为所伤。然经气虽散，邪气未能即聚，又必于当刺之处，以指弹其肤而使之怒，以爪抓其肌而使之下，俟其掀热肿赤，则他气通，而邪气聚，于是取其穴而刺之，庶无伤于正，而不足者可补矣。其所以为此者，盖外引其致气之门，以闭夫正经往来之神也。至若用针之时，必候病者之气呼出既尽，然后内针，静以久留，待其气至，如气未至，则留之又留，若待贵人，而不知其日暮，然究之总以其气之至为度。至留之既久，经气已至，则又宜顺适自护，慎无摇动，以泄其气。他如去针之法，则候病人吸入气归于内，然后引针而退，针不摇转，自气不得出，各在其处，于是以指扪实其针孔，而推阖其门户，以令神气存注，正气留止也，故谓之曰补。

帝曰：候气奈何？岐伯曰：夫邪去络入于经也，舍于血脉之中，其寒温未相得，如涌波之起也，时来时去，故不常在。故曰方其来也，必按而止之，止而取之，无逢其冲而泻之。［批］候邪之妙在早遏其路，无使邪盛伤正，致有泻邪害真之患。**真气者，经气也，经气大虚，其来不可逢①，此之谓也。故曰候邪不审，大气已过，泻之则真气脱，脱则不复，邪气复至，而病亦畜②，故曰往不可追，此之谓也。不可挂以发者，待邪之至时而发针泻矣，若先若后者，血气已尽，其病不可下，故曰知其可取如发机，不知其取如扣锥，故曰知机道者不可挂以发，不知机者扣之不发，此之谓也。**已，俱上声。

注：不可挂以发者，谓刺之先后，不可差一丝也。机，弩牙也。椎，木槌也。言刺者，知其时之可取而刺之，如发弓弩之速也。不知其时之可取而刺之，如竭力扣槌，病终难去也。

讲：黄帝曰：候邪气之去，正气之复奈何？岐伯对曰：夫邪之寒热不

---

① 其来不可逢：《素问·离合真邪论》作“故曰其来不可逢”。
② 亦畜：《素问·离合真邪论》作“益蓄”。

同，当其来也，从肤客络。久则去络入经，舍于血脉之中。其寒热之气，两不相得，于是为患于血脉者，遂如波之涌起也。时来时去，流行于十二经中，所以无有常在，故曰：方其邪之来也，必按而止之，毋使他适止而取之，刺血以去，但欲去其邪，毋伤其正，必审而后刺，不可逢其真气来冲之处，而又泻之也。真气者何？正气之行于经，而为经气是也。如本经之气太虚，其正气之来，刺者切不可逢，即此虚而勿泻之谓也。故曰：候邪必审其邪气之所在，若不知审，吾恐大邪之气已过，乃从而泻之，则刺逢其冲真气必脱，脱则正气虚败而难复，邪气乘虚而又至矣，而谓其病，不益蓄积乎？故古语云：其邪气过经，而往者不可追刺，即此之谓也。况刺之先后，少差不得，尤之不可挂以发也。夫谓之不可挂以发者，言必待其邪之至时，而即发针以泻之矣。若邪未至而先之，与邪已过而后之者，皆气血已至衰，尽其病决不可降服而下，故先师云：知其时之可取，如发弩牙之机；不知其时之当取，如扣木椎之椎。所以古之论针者曰：知机道者，不可挂以发，不知机者，虽扣不发，即此如发机，如扣椎之谓也。

帝曰：取血[①]奈何？岐伯曰：此攻邪也，疾出以去盛血，而复其真气，此邪新客，溶溶未有定处也，推之则前，引之则止，逆而刺之，温血也。刺出其血，其病立已。已，上声。［批］刺必取血者，以血出则邪随之而去也，故攻邪之法，以出血为度。溶，音容。

注：邪正不容两立，盛血既去，真气自复。逆，迎也。温血，毒血也，毒血既去，其病立除。

讲：黄帝曰：刺必取其血者奈何？岐伯对曰：此攻邪之法也，针宜疾出，以去其所伤之盛血，而复其本经之真气也。盖此非时之邪，新客于身，溶溶然如水之安流，尚未有定处也。用手推之，则邪自前行，用气引之，则病可自已，其必迎而刺之者，盖以去其温暖之毒血也，故刺出其毒血者，邪

---

① 取血：《素问·离合真机论》作“补泻”，本书义胜。

随血出，其病可立止也。

帝曰：善。然真邪以合，波陇不起，候之奈何？岐伯曰：审扪循三部九候之盛虚而调之，察其左右上下相失及相减者，审其病藏以期之。不知三部者，阴阳不别，天地不分，地以候地，天以候天，人以候人，调之中府，以定三部，故曰刺不知三部九候病脉之处，太过且至①，工不能禁也。诛罚无过，命曰大惑，反乱大经，真不可复，用实为虚，以邪为真，用针无义，反为气贼，夺人正气，以从为逆，营卫散乱，真气已失，邪独内著，绝人长命，予人天殃，不知三部九候，故不能久长。因不知合之四时五行，因加相胜，释邪攻正，绝人长命。邪之新客来也，未有定处，推之则前，引之则止，逢而泻之，其病立已。藏，去声。已，俱上声。予，与同。长，俱平声。[批] 此言刺脏腑之偏胜者，又当于三部九候中，审其盛虚，察其左右上下之相失相减者，而调治之也。

注：中府，胃也，土主中宫，故曰中府。调之中府者，言三部九候，皆以冲和胃气调息之。太过者，为实为邪，不及者，为虚为正，是所以定三部也。

讲：黄帝曰：夫子取血之论诚善矣，然真气与邪，本不相合，今既已相合，则必有搏激之患，乃竟波陇不起，是无外见之脉象矣。将奈何以候之？岐伯对曰：真邪合而气血反不见波陇者，此必脏腑有所偏胜，当仔细详审，用手扪循三部九候，以察其孰盛孰虚，为之补泻而调和之，并察其上下左右，脏气之不合而相失，及血气之衰少而相减者，审其病在某脏，以决生死之日，而预期之也。然不知三部者，偏阴偏阳，不能辨别，天清地浊，不能分析，安望其地以候地，而明其足之三部，以候足下之疾，天以候天，而明其头之三部，以候头上之疾，人以候人，而明其手之三部，以候身中之疾，调和中

① 太过且至：《素问·离合真机论》作“虽有太过且至”。

府之胃气，使九候皆具冲和之象，而定三部之脉也哉？故曰用刺者，不知三部九候病脉所在之处者，则凡气之升降浮沉，以及五风六气七伤八损，皆不能明太过之邪，且将随刺而至矣。虽有精于刺之工，亦不能禁其邪之不入也，况不知邪之所在者，即不知正之无伤，一味妄施攻伐，无病受克，何啻诛罚无罪？是谓大惑，且反淆乱大经，令人之真气不可复也。此皆用实为虚，失其补泻，以邪为正，逆其去留，用针无义，反为气之贼，以夺其人之正气，而以顺为逆，致使营卫散乱，真气已失，所受邪气独着于内，谓非绝人长生之命，而与人以不寿之殃乎？即曰非刺者其绝人之命，而不知三部九候，即欲不绝人之命而不得也，所以不能使人长久也。何也？盖刺不知三部九候则病脉未得，因而不知求合于四时五行，故病因加以相胜，且释其邪而不为之泻，攻其正而不为之救，是以绝人长命。惟当其邪来未定之时，推之则能前去，引之则能顿止，乘其可前可止之会，逢邪即泻其病，有不立已者乎？甚矣，三部九候之不可不知也！

通评虚实论篇第二十八

此言正气邪气为阴为阳，其中虚实最宜相知也。

黄帝问曰：何谓虚实？岐伯对曰：邪气盛则实，精气夺则虚。帝曰：虚实何如？岐伯曰：气虚者肺虚也，气逆者足寒也，［批］肺主降下之令，虚则失其节制，故气上逆。气为阳，气并于上，则下之阳气竭矣，故足寒。**非其时则生，当其时则死。余藏皆如此。**藏，去声。

注：精气，正气也。夺，失也。时，谓当旺之时。如夏月气虚，冬月足寒，皆非肺旺之时，故生。若当秋时，正属金旺，乃病气虚足寒，是当旺而衰，故死。

讲：黄帝问曰：夫子所言虚实者，果何谓也？岐伯对曰：非其时而至之邪气盛，则谓之实，天真所化之精气脱则谓之虚。黄帝曰：虚实固如是矣，其证何如？岐伯对曰：肺主气，气虚者，肺虚也。然肺属金，而旺于秋，如夏月火旺，是为盛气克金，气虚者当此之时，其气必逆，气逆者因虚气上逆，而有足寒之疾也。然非其当旺之时，虽有此病犹能生也，若值秋时，设有此气虚足寒等症，是旺而反衰，其病必死。肺脏若此，其余心肝脾肾诸脏亦复如是，可类推矣。

帝曰：何谓重实？岐伯曰：所谓重实者，言大热病，气热脉满，是谓重实。帝曰：经络俱实何如？何以治之？岐伯曰：经络皆实，是寸脉急而尺脉缓也，皆当治之，故曰滑则从，涩则逆也。［批］经络实而见滑脉者，犹能长生，若经络实而见涩脉，定属难治。**夫虚实者，皆从其物类始，故五藏骨肉滑利，可以长久也。**重，俱平声。藏，去声。

注：经者，十二经也。络者，十五络也。虚者，即前精气夺则虚也。实者，即前邪气盛则实也。经为阳，络为阴，故经中亦有属阴者，而以络并之，则经皆为阳；络中亦有属阳者，而以经并之，则络皆为阴。寸部为阳，尺部为阴，急脉为阳，缓脉为阴，滑脉为阳，涩脉为阴，脉热为阳，脉寒为阴。今寸部急而见阳，是经实也，尺部缓而见阴，是络亦实也，所谓经络俱实者此也。必其急缓之脉带滑则为顺而生，带涩则为逆而死也。大凡物类，皆有虚实，必滑泽则生，枯涩则死，非特脉为然也。故五脏骨肉滑利，所以其脉亦滑，可以长久而生也。若五脏涩滞，则其脉亦涩，必不能长久而死矣。何以异于物类也哉？

讲：黄帝问曰：何谓重实？岐伯对曰：所谓重实者，热凑阳邪也。言其时当大热，而病气复热，兼脉且满，是谓热邪重实也。黄帝曰：实有阴阳之分，如脉见直者之经，横者之络，俱有邪实脉象何如？且当何以治之？岐伯对曰：经络皆实，是阴阳俱受邪也，必候阳之寸脉急而候阴之尺脉缓也，皆当急治之。故古语云：脉滑而有余者，脉证相得，则顺而从，脉涩而不足者，脉证相反，则逆而反也。夫虚实者，皆从其物类，而始故物之生也。凡五脏骨肉，皆滑泽活利者，可以长生不死。人亦如之，无庸他求也。

帝曰：络气不足，经气有余，何如？岐伯曰：络气不足，经气有余者，脉口热而尺寒也，秋冬为逆，春夏为从，治主病者。帝曰：经虚络满何如？岐伯曰：经虚络满者，尺热满脉口寒涩也，此春夏死，秋冬生也。帝曰：治此者奈何？岐伯曰：络满经虚，灸阴刺阳；经满络虚，刺阴灸阳。［批］此举经络之一虚一实，以决其死之期，而辨其脉象证治也。

注：此言络气不足，经气有余，是络虚经满也。惟经气有余，故脉口热，惟络气不足，故尺部寒。春夏属阳，合经与寸，秋冬属阴，合络与尺，惟脉口热而尺部寒。故时逢秋冬则阴气盛，而脉口不宜热，热为逆主死。时逢春夏则阳气高，而脉口宜热，尺中宜寒，皆为顺而生，即主病者而治之，何经有余则泻之，何络不足则补之。其有经气不足，络气有余者，即经虚络满也。满者，实也，惟络脉满，故尺部亦热满，惟经脉虚，故脉口亦寒涩，春夏应经与寸，所以寒涩则死，秋冬应络与尺，所以热满而生。然治主病者何如？络为阴，今满则灸之，虚则刺之；经为阳，今满则灸之，虚则刺之。由此以观，大抵灸主于泻，而刺则可补也。

讲：黄帝曰：经为血气周流之道，络乃经脉旁至之原，络阴经阳本不相等也，而其络气不足经气有余，诊治当何如也？岐伯对曰：络气不足，络随气变，阴不足也；经气有余，不随气变，阳有余也。阳有余必寸脉见热象，阴不足故尺脉见寒象，此等脉症在秋冬阴盛之时则为逆证，在春夏阳盛之时则为顺证。治之当察其病为何经所致，而治其主病者焉。黄帝曰：假如经气不足而虚，络气有余而满，其证治又当何如？岐伯对曰：经虚者，阳不足，阴有余也；络满者，阳有余，阴不足也。阴不足，则阳乘之，是以尺脉热而满；阳不足，则阴乘之，是以寸脉寒而涩也。此等脉症，在春夏阳盛之时，则为死证，秋冬阴盛之时，方能得生也。黄帝曰：络满经虚，经满络虚之证如此，当奈何以治之？岐伯对曰：络满经虚者，阴盛而阳弱也，则宜灸以泻阴，刺以补阳。经满络虚者，阳盛而阴弱也，则宜刺以补阴，灸以泻阳。阴阳偏胜之证，治之以此而已，其他无所闻矣。

帝曰：何谓重虚？岐伯曰：脉气上虚尺虚，是谓重虚。帝曰：何以治之？岐伯曰：所谓气虚者，言无常也。尺虚者，行步恇①然。脉虚者，不象阴也。如此者，滑则生，涩则死也。重，具平声。［批］重虚而见滑脉者，犹能久持，若重虚而见涩脉，其命多不保也。

注：如气虚、尺虚、脉虚等证，脉象见滑则生者，以滑则血未亡也，故生；见涩则死者，以涩则无血也，故死。

讲：黄帝曰：何者谓之重虚？岐伯对曰：脉与证皆虚也。以脉气考之，上气不足而虚，以脉象验之，尺亦不足而虚，是以谓之重虚也。黄帝曰：重虚之证将何以治之？岐伯对曰：如虚在气而为气虚者，肺不足也，肺主声，其人懒于言语，故言不节序，每轻微而无常也。如虚在尺而为尺虚者，肾不足也，肾主骨，其人艰于言语，难于行步，故动多恐惧，常恇然却进也。如虚在脉而为脉虚者，血少也，血为阴，有表无里，脉象空浮，不象乎阴也？凡如此者，必脉见滑，方为血气有余而得生，若见涩象，是为少血必死无疑。

帝曰：寒气暴上，脉满而实何如？岐伯曰：实而滑则生，实而逆则死。帝曰：脉实满，手足寒，头热，何如？岐伯曰：春秋则生，冬夏则死。脉浮而涩，涩而身有热者死。［批］寒气脉实者，亦以脉之滑涩，定人生死。

注：此言脉证皆视乎阴阳，阴证见阳脉则生，见阴脉则死；阳脉见阴证则生，见阳证则死。总之，阳胜绝阴，阴胜绝阳，阴阳皆不可偏胜也。

讲：黄帝曰：若有伤于寒邪而为寒气暴上者，其脉满实尺寸俱紧，又当何如？岐伯对曰：彼寒气暴上者，脉虽见实但有滑象，尚属正气无伤，可以得生；若实而逆涩，血气亦败，何能当此大寒？有死而已。黄帝又曰：如脉实而满，证见手足皆寒，头脑独热者，其证何如？岐伯对曰：脉实满，头热，

---

① 恇（kuāng 筐）：虚弱貌。

阳有余也。至手足皆寒，则又阴气盛也。当春秋阴阳分气之时，二气未有定位，犹为应时之证，可以得生。如逢冬夏阴阳极时，阳胜阴绝，阴胜阳绝，一有此证则必死矣。亦有气足而脉浮者，兼见血虚之涩脉，使其身不热，阴气犹未绝也。若脉浮而涩，且身又热者，是阳胜阴绝也，亦属死证，无分四时，皆在不治。

帝曰：其形尽满何如？岐伯曰：其形尽满者，脉急大坚，尺部涩而不应也，如是者，从则生，逆则死。帝曰：何谓从则生，逆则死？岐伯曰：所谓从者，手足温也。所谓逆者，手足寒也。

[批] 此言阳病者，当得阳脉阳证方为顺，若脉阳证阴，鲜有不死者。

注：形谓脉象也。满邪，气实也。寸实尺涩，邪在上部，故手足温者，为阳气尚存，与脉相从，从则生也。手足寒者，为阳气已绝，与脉相逆，逆则死也。

讲：黄帝问曰：脉有邪气充实而为其形尽满者何如？岐伯对曰：其形尽满者，寸脉急而紧洪而大，坚而实，兼尺部之脉滞涩而不应指也。寸实尺涩如此，是谓邪气在上。如是者从则生，逆则死。黄帝问曰：何谓从则生，逆则死？岐伯曰：上实下虚者，阳病也。阳病宜温不宜寒，所谓从者，以手足温暖，阳气尚存，与脉相从故也。所谓逆者，以手足寒冷，阳气已绝，与脉相逆故也。

帝曰：乳子而病热，脉悬小者何如？岐伯曰：手足温则生，寒则死。帝曰：乳子中风热，喘鸣肩息者，脉何如？岐伯曰：喘鸣肩息者，脉实大也。缓则生，急则死。中，去声。[批] 乳子之病，惟此两证俱多，故独举之。即如喘鸣肩息一证，为单中风热者言也，而今世之目为惊风等症者已，指不甚屈，而其他症之杂见者可知矣。

注：乳子而病热，阳证也，而脉反悬小，是阳证见阴脉也。然手足温和，正气犹存，脉虽悬小特未大耳，故可以得生，否则手足寒而死矣。如中风阳证也，脉见实大，必缓乃为邪气渐退，可以得生，如急则邪气愈增，其

病当死矣。

讲：黄帝问曰：如乳下婴孩之子，而病见热证脉反悬小者，何如？岐伯对曰：病热者为阳证，悬小者为阴脉，阳证而见阴脉，正气之虚可知。必手足温暖阳气尚存者乃生，若阳气败绝，手足寒冷，决定死也。黄帝又曰：如乳子而中风邪，病见热证，兼呼吸有声而喘鸣，两肩摇动肩息者，其脉象何如？岐伯对曰：风为阳邪，热亦阳证，其喘息有声，肩息不定者，邪之有余可见，脉必坚实而洪大也。然脉以冲和胃气为主，悬急败绝为忌，若实大之中，兼有缓脉，则胃气犹存，可以得生，而如其无和缓之象，肩见悬急之形，则真脏见矣，死不可治。

帝曰：肠澼便血，何如？岐伯曰：身热则死，寒则生。帝曰：肠澼下白沫，何如？岐伯曰：脉沉则生，脉浮则死。帝曰：肠澼下脓血，何如？岐伯曰：脉悬绝则死，滑大则生。帝曰：肠澼之属，身不热，脉不悬绝，何如？岐伯曰：滑大者生，悬涩者死，以藏期之。藏，去声。[批] 肠澼之证，为凶为吉，此节辨之详矣。其有不合者，必脉证之未的也。

注：澼，谓肠间之水而为泻利也。便血，便下赤利也。白沫，白利有泡者。脓血者，赤白利也。悬者，脉有起象，无去象也。属，类也。以脏为期者，如大肠属金，丙丁即其日也。

讲：黄帝曰：如肠间时下白汁脓血，利而不利，谓之肠澼，与利下色赤，而为便血者，其证何如？岐伯对曰：肠澼便血，皆为阴虚，此病之在里者也。阴虚者，阳必胜，若身反见热，则孤阳外越，里之真阴已绝，阴绝血败，不死何待？惟身常清寒者，营气未绝，阴血犹存，而河望其生全也。黄帝曰：有肠澼之证，利下独见白沫者，何如？岐伯对曰：白沫独下者，里气虚，而阴血不足也，必脉见沉象，方为里气未败，阴血未伤，可以得生，如脉中见浮，则真阴内绝，而虚阳外达矣，此亦必死。黄帝曰：有肠澼之证，利下兼见脓血者，何如？岐伯对曰：脓血并下者，血气虚而色变赤白也。如脉见悬绝，则搏而不和，胃气已失，其人必死，惟脉兼滑大，方是阴阳气存，血气未败，犹可以生。黄帝曰：又如肠澼之属，身不见热，脉不悬绝者，何如？岐伯对曰：如此之类，总以脉兼滑大者，方为血气两足，可决其生，若脉见悬涩，则里阴绝，而真脏见矣，必主于死。然其死也，可以脏气克绝之日期之。

帝曰：癫疾何如？岐伯曰：脉搏大滑，久自已；脉小坚急，死不治。帝曰：癫疾之脉，虚实何如？岐伯曰：虚则可治，实则死。已，上声。［批］癫疾生死虚实之辨，其大旨亦仅此耳，虽变症不一，要必以此为断。

注：癫疾之症，得阳脉虚脉而生者，以癫疾阳证也。搏大滑为阳脉，所以病久自已，若脉小坚急，则得阴脉，故死不治。且脉必于搏大滑中带虚，乃为可治，若带实象，则邪气有余，亦死候也。

讲：黄帝曰：人有患眩仆之癫疾者，何如？岐伯对曰：癫疾以正虚邪甚为忌。若脉来应指，搏手有力，兼见洪大滑利之象，则气血有余，久当自愈也。如脉来应指细小无力，兼见坚实紧急，则正气已败，阴邪已甚，失其冲和，而无胃气之候矣，此死症也，不可以治。黄帝曰：癫疾之脉，有以虚见者，有以实见者，其为虚为实之症何如？岐伯对曰：脉虚者，血气必微，脉实者，邪气必盛。癫疾而见虚脉，则不坚不急，邪气全无，血气虽微，犹可调治。使见实脉，则为坚为急，和缓已失，真脏毕现，邪气之为患深矣，其死也可立而待。

帝曰：消瘅虚实何如？岐伯曰：脉实大，病久可治；脉悬小坚，病久不可治。［批］消瘅之症，其虚实之变，亦不能外此一论。

注：消，善消水谷，多食而饥瘦也。瘅，热也。

讲：黄帝曰：人有多食反瘦，消中而热，谓之消瘅者，其为虚为实，又何如乎？岐伯对曰：胃热甚，故食易化，肉易陷也。必脉象实大，方为脉症相应，真气未漓也，病虽久，犹有可治。若脉悬小，兼见坚象，则元气已败，真脏已现，其病日久必死，不可治也。

帝曰：形度骨度脉度筋度，何以知其度也？岐伯曰：春亟治经络，夏亟治经俞，秋亟治六腑，冬则闭塞。闭塞者，用药而少针石也。亟，音棘。［批］欲知其度，当审其时，明四时气之所主，随其升降，按其部分，而酌治之，则得矣。

注：知度，谓知量度之数也。如春夏气浮宜浅，秋冬气沉宜深之类。俞，五脏之俞穴也。

讲：黄帝问曰：形也，骨也，脉也，筋也，其气之深浅虚实各有不同，何以知其度数而量度之也？岐伯对曰：春气方升，气浮于络，则宜浅刺，而治其经之络。夏时阳极，气溢于经，亦宜浅刺，而治其经之俞。秋日气降，沉于六腑，则宜深刺，而治其六腑。冬时气闭，阳守于中，则当闭塞。夫所谓闭塞者，以寒凝难泻，惟用药饵，乃可攻之，一切针石，不宜多用矣。

所谓少针石者，非痈疽之谓也，痈疽不得顷时回。痈不知所，按之不应手，乍来乍已，刺手太阴旁三痏与缨脉各二。掖痈大热，刺足少阳五，刺而热不止，刺手心主三，刺手太阴经络者大骨之会各三。暴痈筋緛，随分而痛，魄汗不尽，胞气不足，治在经俞。已，上声。痏，音贿。掖，腋同。緛，软同。分，去声。［批］治痈疽之道，虽不能少此针石，然必证的穴的，手与心一，方可行之。若一有未确，不如仍以补虚泻实之品，审其经络部分，酌而用之为犹善也。

注：所，病处也。痏，刺也。旁，经之侧处也。暴痈者，暴患之痈也。随分者，随身之患痛处也。魄汗，阴汗也。胞，精室也。

讲：所谓少针石者，以当冬之时，血凝气滞，门闭户塞，一切杂病，惟药力可治，非针石所能医？夫岂痈疽之谓也哉！盖痈也，疽也，一生于阳，一生于阴，阴阳凝滞为气为血，变化肌肉，最宜速刺，不可顷刻迟回。即如痈之为患也，为阳为气，当其初，不知其所，按之不实，弗能应手，乍来乍已，若有形而又若无形焉，此时不刺，便生他患。则先刺手太阴肺经之侧处三针，与结缨内旁之脉各二针，以除其邪气，邪除则痈自解矣。又如左右两腋间，结而为痈，身发大热，则急刺行于两胁之足少阳胆经，针用五刺，若五刺而其热仍不退，则急刺出于腋下之手厥阴心主三针，并刺出于腋下之太阴肺经亦三针。盖刺手厥阴，与手太阴经络者，以其俱出两腋之下与胆相去不远故也，惟其相去不远，故复刺大骨之会，恐为手阳明之别络，遗热为患，是以各刺三针也。至于暴患之痈，毒出于肝，其筋必软，随身气分，必为隐痛，兼之魄汗不尽，胞气不足，则阴血已亏，精其已虚，太阳失卫，真阴失守是以其痈暴生也，治之宜在本经俞穴，以泄去其邪气也。

腹暴满，按之不下，取太阳经络者，胃之募也，少阴俞去脊椎三寸旁五，用员利针。霍乱，刺俞旁五，足阳明及上旁三。刺痫惊脉五，手太阴各五，刺经太阳五，刺手少阴经络旁者一，足阳明一，上踝五寸刺三针。痫，何间切，音闲。[批] 此举腹暴满，与霍乱、五痫、三症，而明其针刺之穴与法也。

注：腹满，胃病也。按不下者，坚而实也。胃募，中脘也。霍乱者，邪在中官，吐而且泻，手挥霍而目瞭乱也。痫证有风热，有寒邪，然皆间虚与痰也，至小儿有五痫者以五脏各有所属也。

讲：至若胃气为病，腹中暴满，坚而且实，按之不下，则急取太阳经络刺之，以泄其实。其取太阳者，以中脘为胃之募也，太阳与少阴相为表里，犹必于少阴之俞，去背脊大椎骨三寸，两旁之穴，各刺五针，其邪自去，而腹中之暴满，可以去矣。然针刺之时，宜用员利针法，不可如泻之用方也。然邪在中宫吐而且泻，手挥霍目瞭乱者，谓之霍乱，此阳明胃经之病也，则刺本经俞穴之旁五针，兼刺足阳明之穴及手阳明上旁三针，所以和胃而定霍乱也。至于痫惊之证，虽有风热寒邪之不等，必间虚与痰，乃能为患，然治此五痫之症，必循其脉象而刺之者，何也？盖心痫其声如羊，肝痫其声如犬，脾痫其声如牛，肺痫其声如鸡，肾痫其声如猪。发则卒然倒仆，口眼相引，手足抽搦，口吐涎沫，食顷乃苏。以此考验，使见五痫之证，五脏必有所伤，五脏受伤，五风必有所现，五风所现，五脉必然成象，从其脉与证而针刺之，岂有不愈者乎？然刺各有穴，贵得其经。当刺手太阴者，则于手太阴之旁各五针；当刺经太阳者，则于太阳本经刺五针；当刺手少阴者，则于手少阴经络旁各一；当刺足阳明者，则于阳明正经穴各一针；当刺上踝者，则于上踝之五十处，连刺三针。随其气之所在，相其病之所生，酌而刺之，自无不宜然，亦不可太拘也。

凡治消瘅仆击，偏枯痿厥，气满发逆，肥贵人则高梁之疾也。隔塞闭绝，上下不通，则暴忧之病也。暴厥而眬①，偏塞闭不通，内气暴薄也。不从内，外中风之病，故廋②留着也。跖跛，寒风湿之病也。高，膏同。中，去声。跖，音只。跛，音播。[批]此言高梁之变，暴忧之病，内气上薄等症，皆从内生，非若蹠跛等症，为风寒湿三气所致也。

注：扑击，暴扑为物所伤也。痿，痿弱无力。厥，四肢寒也。发逆，气发上逆也。薄，雷风相薄之薄，击荡之谓也。风，动物也，善行而数变，不着于一处。凡病不从内外风邪所致，则廋匿留着，无变异也。

讲：凡治一切消中作热而为消瘅，与为物所伤而为扑击，半身不遂而为偏枯，弱怯支寒而为痿厥，息急粗莽而为气满，喘气上逆而为发逆者，皆是体胖而肥，家实而贵之人，恣其所欲，过于厚味，而高梁因之以致病也。至若膈塞闭绝，上而耳聋目瞑，下而便闭阴塞，则是气郁于中，暴忧因之为病也。以及暴气上逆，耳聋偏枯，上塞下闭，升降不通者，皆内气薄激所致，非从内外中风而为病者可比。所以专着一处，而见廋匿留蓄之患，至病足点步之跖，足偏引之跛，则又风寒湿三气之发病。故为治者，必得其病之原，乃可以奏其治之效，不然，乌足以为工也。

黄帝曰：黄疸暴痛，癫疾厥狂，久逆之所生也。五脏不平，六腑闭塞之所生也。头痛耳鸣，九窍不利，肠胃之所生也。[批]

---

① 眬：《素问·通评虚实论》作“聋”，义胜。

② 廋（sōu 搜）：藏匿。《素问·通评虚实论》作“瘦”。

此以病之生于内者言。

注：久逆者，经气逆也。脏府之脉，互相络属，故六腑闭塞，能令五脏不平。又阳明胃脉，上耳前循发际，至额颅，故头痛耳鸣，为肠胃之所生也。且肠胃之脉或循鼻，或挟鼻，或交人中，或交承浆，或承目下，或过耳前，是上之七窍，皆肠胃之脉所交贯者，若下二阴，则又肠胃传送之道，故九窍不和，皆肠胃之所生也。

讲：黄帝曰：于此可见黄疸暴痛癫疾厥狂等证，皆经气久逆之所生也，五脏相乘为盛为衰，各相克绝其气不平者，盖六腑闭塞之所生也。头痛耳鸣九窍不利等症结，肠胃受伤之所生也。甚矣，人生疾病，各有所生，为虚为实，当详辨之。不然，则补泻失宜，表里失治，鲜不绝其长命，而予人以夭殃者，可不戒哉。

太阴阳明论第二十九

此言脾胃表里阴阳异位虚实从逆，各有不同也。

黄帝问曰：太阴阳明为表里，脾胃脉也。生病而异者何也？岐伯对曰：阴阳异位，更虚更实，更逆更从，或从内，或从外，所从不同，故病异名也。

注：阴阳本有定位，而有时虚实逆从，互相迭易者，以所从不同，故病亦异也。

讲：黄帝问曰：足太阴与足阳明，相为表里者，脾胃脉也，其生病而各有不同者，何故？岐伯对曰：脾脏为阴，胃腑为阳，其位本自不同。如春夏之时，阳明为实，太阴为虚，秋冬之时，太阴为实，阳明为虚，此虚实之互相更代也。春夏之时，太阴为逆，阳明为从，秋冬之时，阳明为逆，太阴为从，此从逆之互相更代也。兼之太阴为阴，脉从乎内，阳明为阳，脉从乎外，所从不同，故二经所受之病亦异名也。

帝曰：愿闻其异状也。［批］此明上节阴阳异位故生病，亦异之义也。岐伯曰：阳者天气也，主外；阴者地气也，主内。故阳道实，阴道虚。故犯贼风虚邪者阳受之；饮食不节，起居不时者，阴受之。阳受之则入六腑，阴受之则入五藏。入六腑则身热不时卧，上为喘呼；入五藏则䐜满闭塞，下为飧泄，久为肠澼。故喉主天气，咽主地气。故阳受风气，阴受湿气。故阴气从足上行至头，而下行循臂至指端；阳气从手上行至头，而下行至足。故曰阳病者上行极而下，阴病者下行极而上。故伤于风者，上先受之；伤于湿者，下先受之。藏，俱去声。

注：从外者，贼风伤人，病从外得；从内者，饮食起居，病从内生。天气，时行之气也，主外；地气五味之气也，主内。

讲：黄帝曰：太阴阳明位置不同，从内从外，所主各异，夫子论之详矣。然所谓其病异名者，必有异状也，愿卒闻之。岐伯对曰：人身一阴阳也，本乎天者亲上，本乎地者亲下，为内为外，亦准乎气。不见阳者天之气乎？天气旺则为正有余，天气衰则为正不足。有余不足之间，贼风遂起，其中人而为病也，主乎外。阴者，地之气也，地气厚，则物味厚而强，地气弱则物味薄而变强，厚薄变之中，必难中节，故其伤人而为病也，主乎内。阳主外，故阳道多实邪，阴主内，故阴道多虚邪也。此所以误犯贼风之虚邪者，病生于外，阳先受之；饮食不节，起居不时者，病生于内，阴先受之。阳受之，则各以内从，邪必入于六腑；阴受之，则各以气求，邪必入于五脏。六腑为阳，阳邪入之，则必发而为身体壮热，寝卧不时，气上而为喘呼等证也，阳证之见于阳分者如此。五脏为阴，阴邪入之，则必积而为胸腹䐜满，闭塞不通，以至下利而为飧泄，且久之而变为肠澼等证也，阴证之见于阴分者如此。所以喉为肺窍，受气于鼻，能纳无形之天气，而主天气也；咽为胃窍，受气于口，能纳有形之地气，而主地气也。然天为阳，故主天气者，易受风气；地为阴，故主地气者，易受湿气。湿气阴也，从地生，所以人身阴气从足上行至头而下行循肩臂，至于指端，所谓足之三阴从足走腹，手之三阴从脏走手者是也。风气阳也，从天至，故人身阳气从手上行至头，而下行寻廉外，至于足端而止，所谓手之三阳从手走头，足之三阳从头走足者是也。故先师傥贷季曰：阳病者阳经受之，证见阳分，必上行至极，而始复下行也；阴病者阴经受之，证见阴分，必下行至极而始复上行也。先师之所云如此，故凡伤于风者，必上先受之，以阳气在上故也；伤于湿者必下行受之，阴气在下故也。观阴阳二经之受病，而脾胃之异状，可以类推矣。

帝曰：脾病而四肢不用何也？岐伯曰：四肢皆禀气于胃，而不得至经，必因于脾，乃得禀也。今脾病不能为胃行其津液，四肢不得禀水谷气，气日以衰，脉道不利，筋骨肌肉，皆无气以生，故不用焉。［批］此明脾之为病多主四肢不用之故。

注：四肢，两手两足也。禀气于胃者，皆赖胃气以养之也。津液，水谷之精气所生也。不用，谓不为我所运用也。

讲：黄帝问曰：脾为阴而主内者也，今脾经受病而在外之四肢，反不能举动而自用者何也？岐伯对曰：人身四肢，以及手指足指，皆禀气于胃者也，然胃不能自至其气，以达于四肢之经，必因脾之运化，乃能将胃中水谷之精气行之各经，使四肢皆得赖胃气以滋养，日为禀受行动自如也。今脾既病，而有腹满闭塞，飧泄肠澼等证，则已不能代胃化其水谷，而行其精液，所以四肢不得禀受水谷所化之气。是以经气日衰，脉道不利，筋骨肌肉皆无精气以生，故软弱厥逆而不能用焉。

帝曰：脾不主时何也？岐伯曰：脾者土也，治中央，常以四时长四藏，各十八日寄治，不独主于时也。［批］脾无专主之时，以属土而寄旺于四季之末故也。**脾藏者常著胃土之精也，土者生万物而法天地，故上下至头足，不得主时也。**长，上声。藏，俱去声。

注：四脏者，心肝肺肾也。寄治者，脾寄于四时季月各旺一十八日，不独主于一时也。著，彰显于外也。

讲：黄帝问曰：肝主春，心主夏，肺主秋，肾主冬，四脏各有专主之时，而脾独无所主者何也？岐伯对曰：脾者土也，主治中央，如金木水火分应四方，而土独运化于其中。然间尝考之历数，土常以立春，立夏，立秋，立冬，四季之月，各于其前，寄旺十八日而并无专治之时。故脾亦常以四时主长四脏，各十八日寄治于心肝肺肾之中，而不独主于一时也。况脾脏者，常将胃土之精彰显而著于外者乎？彼土者，化生万物，具坤静之德，禀乾健之运，而法天地者也。故脾胃二经一统阴气，一统阳气，上至头，下至足，亦如土之贯通五行，所以不得专主一时也。

帝曰：脾与胃以膜相连耳，而能为之行其津液何也？岐伯曰：足太阴者三阴也，其脉贯胃属脾络嗌，故太阴为之行气于三阴。阳明者表也，五藏六腑之海也，亦为之行气于三阳。脏腑各因其经而受气于阳明，故为胃行其津液。四肢不得禀水谷气，日以益衰，阴道不利，筋骨肌肉无气以生，故不用焉。为，俱去声。藏，俱去声。［批］脾行气于各阴，胃行气于各阳，故膜虽不连而能为之行其津液也。

注：此承上文而言脾经行气于各阴，胃经行气于各阳，然脾所以为胃行其津液者也，故脾病者所以四肢不能举也。岂以一膜相连，而谓之不能行其津液哉？

讲：黄帝曰：脾之与胃，以隔膜相连属耳，宜其隔不相通，而竟能为之行其津液者，何也？岐伯对曰：足太阴脾者，以少阴厥阴论之，是人身三阴中之三阴也，其脉贯于胃专属于脾，旁络于嗌，故太阴一经，能代胃而行其气于三阴也。阳明胃经者，从外主太阴之表者也，为仓廪之官，实五脏六府之海也，亦能代脾而行其气于三阳也。故五脏六腑皆得各因，其本经而受气于胃，即此以观，可见脾助胃以消磨水谷，胃代脾以承受水谷，表里相济，阴阳调和，诸脏诸腑，各受其气也。然脏腑之各受其气者，实因乎太阴之脾，而乃得受气于阳明之胃也，故脾也者，为胃行其津液者也，使脾有所病，则胃之津液不行，即脏腑无以受气，是以四肢不得禀水谷气，日以益衰，阴道不利，筋骨肌肉，无气以生，所以不能用也。此太阴阳明之所以异，虚实从逆之所以别，为内为外，阴阳判焉，得其异状，病无难治矣。

阳明脉解篇第三十

此言阳明脉象，悉主于阳，故其为病，皆主乎动也。

黄帝问曰：足阳明之脉病，恶人与火，闻木音，则惕然而惊，钟鼓不为动，闻木音而惊何也？愿闻其故。岐伯曰：阳明者胃脉也，胃者土也，故闻木音而惊者，土恶木也。帝曰：善。其恶火何也？岐伯曰：阳明主肉，其脉血气盛，邪客之则热，热甚则恶火。帝曰：其恶人何也？岐伯曰：阳明厥则喘而惋，惋则恶人。[批] 阳明病之恶火恶人，及喘息厥逆，闻木音而惊者，皆以本经多血多气，一遇热极，是以病之变证如此。帝曰：或喘而死，或喘而生者，何也？岐伯曰：厥逆连藏则死，连经则生。恶，俱去声。藏，去声。

注：惕，惊惧也。钟金之属，土所生也；鼓，革所为，金之同类也。[批]《尚书》：金曰从革。又肺主皮毛，故鼓为金之同类。土恶木者，以木克土故也。厥，气逆也。惋，郁热也。

讲：黄帝问曰：足阳明之脉病者，热邪传入于里，其证恶人之烦扰与火之炎热，及闻木音，则惕然而惊惧。但不知钟鼓声洪，木音声细，彼阳明病者，反闻钟鼓而不为之震动，闻木音而反至惊骇者，何也？愿闻其故。岐伯对曰：阳明者，胃腑之脉也，胃为土，克土者木，土生者金，故闻钟鼓而不动，闻木音而惊也。黄帝曰：善哉，夫子之言乎！然阳明病而畏火者何？岐伯对曰：阳明主肉，土象也，其脉多血多气，邪气客之则郁而作热，热甚故恶火之炎热。黄帝曰：阳明病而恶人者何？岐伯对曰：阳明受病，胃气逆厥则必喘息而惋热也，惋热则心烦燥，所以恶人之搔扰也。黄帝曰：郁热气逆，故发而为喘矣。然或有因喘而死者，有因喘而生者，其故何也？岐伯对曰：阳明血气俱多，所以受病常多喘息。然喘必本于郁热气厥，使厥逆内连五脏，则邪热深入，其病必死。若厥逆外连经脉，则邪热尚浅，犹可生也。喘之或生或死，又何疑焉？

帝曰：善。病甚则弃衣而走，登高而歌，或至不食数日，踰垣上屋，所上之处，皆非其素所能也，病反能者何也？岐伯曰：四肢者，诸阳之本也。阳甚则四肢实，实则能登高也。帝曰：其弃衣而走者何也？岐伯曰：热甚于身，故弃衣欲走也。帝曰：其妄言骂詈，不避亲疏而歌者何也？岐伯曰：阳盛则使人妄言骂詈不避亲疏而不欲食，不欲食故妄走也。［批］此复举阳明病甚之证，以结足上节热甚之义，并发其所未发者，以见其立论之详也。

注：数日不食，热邪在里也。踰垣上屋，火性助阳也。实者，谓四肢之阳邪实也。弃衣者，尽弃其衣，而裸其身也。

讲：黄帝曰：夫子厥喘生死之论，与恶人恶火之分，诚善矣。而亦有阳明为病，甚则弃其衣服而走，登其高处而歌，且或至数日不思饮食，犹能踰垣墙，上屋庐，其所上之处，皆非平素所能，而病间反能者何也？岐伯对曰：手之三阳，从手走头；足之三阳，从头走足。可知人身之四肢，诸阳之根本也。若阳邪过甚，则四肢之邪气必实，邪实所以身轻，而能登高也。黄帝曰：阳气主上而升，邪实四肢，故能登高。彼其弃衣而走者何？岐伯对曰：热邪盛于其身，熏灼不能自安，故尽弃其衣，急欲动作也。黄帝曰：阳明病而证见妄言骂詈不避亲疏，时为歌咏者何也？岐伯对曰：凡人之言出于心，骂出于肝，歌出于肺。今阳明受病，邪热为患，其阳必盛，阳盛则邪气之所入在心，则使人妄言，显论鬼神；在肝则使人骂詈，不避亲疏；在肺则发为歌咏，声音震越。而且本经自伤，不思饮食。夫阳明病，而至于不思饮食，则热极阳盛，谓之重阳。重阳必狂，故善走也。阳明为病如此，得其证而脉可知矣。

热论篇第三十一

此言寒郁为热，变见于外，无论温暑，皆与伤寒传经热邪，同一治也。

黄帝问曰：今夫热病者，皆伤寒之类也，或愈或死，其死皆以六七日之间，其愈皆以十日以上者何也？不知其解，愿闻其故。岐伯对曰：巨阳者，诸阳之属也。其脉连于风府，故为诸阳主气也。人之伤于寒也，则为病热，热虽甚不死；其两感于寒而病者，必不免于死。以，已同。［批］伤寒自足太阳而始者，其传变为热，犹有可汗可泻之时，热虽甚不至死也。若两感于寒者，一日则两经受病，三日则六经受病，表里俱难措手，所以难必其生也。

注：伤寒病热者，寒气薄于肌肤，阳气不得发越，而反拂郁，故为病热。两感者谓一脏一腑，表里俱受寒邪也。

讲：黄帝问曰：今夫热病者，虽异中寒，然皆伤寒之类也。然其病有或旋愈而生，或不治而死，其死者皆以六日七日之间，其愈者皆以九日十日以上者，何也？不知其解，愿闻其故。岐伯对曰：彼足太阳膀胱者，诸经之首，诸阳之所属也。其脉自精明穴而始，上连于督脉经之风府穴，自头项至背至足，一身手足阳经皆宗之，所以为诸阳之主气也。风府一穴，在人脑后，入发际一寸，为邪所入之道。是以人之伤于寒也，始则中于风府，自足太阳膀胱而入，或在本经，或传阳明，递及少阳，久之由腑入脏，传于太阴、少阴、厥阴等分，郁积不散，则为病热，是以死在六七日间也。其不死者，热虽甚，其中必有可汗、可下之证，汗出泻后，邪去正复，其热自退。若汗下俱不可施，以及误汗误下，寒变为热，热极不解者，鲜不死矣。他如两感于寒，一脏一腑，表里俱病者，欲散表，里热已极，欲攻里，表邪未除，此工之所以难于措手，而病之所以不免于死也已。

帝曰：愿闻其状。岐伯曰：伤寒一日，巨阳受之，以其脉经头项循腰脊①，故头项痛，腰脊强。二日阳明受之，阳明主肌肉，其脉夹鼻络于目，故身热目痛而鼻干，不得卧也。三日少阳受之，

---

① 以其脉经头项循腰脊：《素问·热论》原文无此句。

少阳主胆，其脉循胁络于耳，故胸胁痛而耳聋。三阳经络皆受其病，而未入于腑者①，故可汗而已。四日太阴受之，太阴脉布胃中，络于嗌，故腹满而嗌干。五日少阴受之，少阴脉贯肾络于肺系舌本，故口燥舌干而渴。六日厥阴受之，厥阴脉循阴器而络于肝，故烦满而囊缩。三阴经络者，皆受病已入于腑，可下而已。②三阴三阳，五藏六腑皆受病，营卫不行，五藏不通，则死矣。其不两感于寒者，七日巨阳病衰，头痛少愈；八日阳明病衰，身热少愈；九日少阳病衰，耳聋微闻；十日太阴病衰，腹减如故，则思饮食；十一日少阴病衰，渴止不满，舌干已而嚏；十二日厥阴病衰，囊纵少腹微下，太气皆去，病日已矣。强，平声。已，俱上声。藏，平声③。

注：伤寒在表者，则汗之，在里者，则下之。至阴阳脏腑俱病，汗下俱不可施，则死必矣。其不两感于寒者，由七日病势渐退，至十二日，大气去而病已矣。

讲：黄帝曰：伤寒传经之证，除可汗可泻而外者，其死皆以六七日，其愈皆以十日上，至于两感，万无一生。不知其情，愿闻其状。岐伯对曰：风为百病之长，阳先受之。今试以伤寒之邪，行于经脉者言之：如伤寒一日，巨阳受之，巨阳者，足太阳膀胱经之脉也，其脉起于目内眦，上额交巅，从巅络脑下项，循肩挟脊，抵腰，故伤寒一日，巨阳受病，头项俱痛，腰脊皆强也。伤寒二日，则自太阳传于阳明，而阳明受之矣，阳明胃经属土，主肉，其脉挟鼻络目，所以证见身热目痛鼻干而不得卧也。伤寒至于三日，自阳明而入少阳，少阳受之，少阳属木，主胆，其脉循胁络耳，所以胸胁痛而耳聋

① 而未入于腑者：《素问·热论》作“而未入于脏者”。

② 三阴经络者……而已：此十六字《素问·热论》原文中无。

③ 藏平声：本段藏同“脏”，当作“去声”。

不能闻也。然当此之时，三阳之经络虽皆受病，尚属在表，而未入于腑，故汗之而病势可止也。使失于汗，则邪必深入，由表达里，渐及其腑。故至于四日，则由少阳，传至太阴，而太阴受之矣，太阴脾经之脉，布胃络嗌，所以腹满而嗌干也。至于五日，太阴传至少阴，而少阴受之矣，少阴肾脉，贯肾络肺系舌本，故口燥舌干而渴矣。至于六日，由少阴入厥阴，则厥阴受之矣，厥阴肝脉，循阴器络肝，所以烦满而囊缩矣。斯时三阴经络，俱已受病，病已入腑矣，则非表汗所能愈，和解所得已。里热在中，非极清下，病不可得而止。使于此而犹不知所以下之，吾恐三阴三阳，五脏六腑，并受其证热盛消阴，营卫不行，五脏之气，间隔不通，其人必死矣。然此不过六经传变，原非两感于寒者。故至七日而后太阳病衰，头痛等证稍愈矣。至于八日，阳明病衰，身热等证稍愈矣。至于九日少阳病衰，耳聋微闻，胁痛可止矣。至于十日，太阴病衰，腹减如故，饮食有味矣。至于十一日，少阴病衰，非但渴立止，腹不满，且舌之干燥旋已，肺窍通而鼻有嚏矣。至十二日，厥阴病衰，非特肾囊纵，少腹下，且邪之大气皆去，病势退而证自减矣。伤寒之传变如此，可不逐日体察，而详其经之所在乎？三日前，邪在表故可汗而已，三日后，邪入里，故可泻而已。

帝曰：治之奈何？岐伯曰：治之各通其藏脉，病日衰已矣。其未满三日者，可汗而已；其满三日者，可泄而已。藏，去声。已，上声。［批］日后邪入里，故可泻而已。

注：各通脏脉者，分三阴三阳之脏腑经脉也。在表者宜汗，在半表半里者宜和，在里者宜清，入腑者宜下，故汗吐下和四法，当各分其表里以施治也。

讲：黄帝曰，伤寒之传于三阴三阳者，治之当奈之何？岐伯对曰：治之亦各通其脏脉，以分其三阴三阳使病之日衰而已矣。其未满三日，邪犹在表，故可发汗而止之；其已满三日者，邪已入里，则当下泻而已之；至若在半表半里之间，汗之不可，泻之亦不可，则又当和而解之。庶其病自退，而治得其要矣。

帝曰：热病已愈，时有所遗者何也？岐伯曰：诸遗者，热甚而强食之，故有所遗也。若此者，皆病已衰而热有所藏，因其谷气相薄，两热相合，故有所遗也。帝曰：善。治遗奈何？岐伯曰：视其虚实，调其逆从，可使必已矣。帝曰：病热当何禁之？岐伯曰：病热少愈，食肉则复，多食则遗，此其禁也。已，强，俱上声。藏，平声。［批］伤寒热证未尽者，切不可饱食谷，轻食肉，以至病愈而有遗热之患也。

注：遗者，邪热留未尽去也。薄者，侵也，两热相侵而相合也。愈，瘥也。禁，止也。复，反也。

讲：黄帝曰：伤寒一证当热病已愈时，而其间犹有所遗留，未能尽去者何也？岐伯对曰：凡诸邪之遗留者，因热邪盛时，饮食不得而强食之，故邪热有所遗留。若此者，皆其病已衰，邪热未尽，复因谷热之气，从而薄激，两热相合，是以有所遗留也。黄帝曰：夫子之论遗热善矣。然欲治此遗热之证，当奈之何？岐伯对曰：视其证之虚者则补之，邪之实者则泻之，调其气之逆者则顺之，气之从者则和之，庶遗热可去，而病可必已也。黄帝曰：热病之所遗，治固不外视虚实调逆从矣。然与其治之于既遗之后，曷若禁之于未遗之先，凡病热者，又当何以禁止之，乃不至热有所遗也？岐伯对曰：病热少愈，胃气尚虚，肉味厚而性热，若当此而强食大肉，则热病复生，甚至多食，则热病仍遗，此其所当禁者也。夫肉之与谷虽足以滋其津液，充其营卫，而邪热未尽，反以助奸。故伤寒热证未尽，以及尽未全愈者，皆当无饱食谷，无遽食肉也。

黄帝曰：其病两感于寒者，其脉应于其病形何如？岐伯曰：两感于寒者，病一日则巨阳与少阴俱病，则头痛口干而烦满；二日则阳明与太阴俱病，则腹满身热，不欲食谵言；三日则少阳与厥阴俱病，则耳聋囊缩而厥，水浆不入，不知人，六日死。谵，音占。［批］此举上文两感于寒之义，而详其所以不免于死之故。

注： 两感于寒，必六日而乃死者，以邪传三阴三阳，必六日而脏腑之气乃皆绝矣。

讲： 黄帝问曰：伤寒一证，其病有表里俱感于寒者，其脉之应象与其病之形状何如？岐伯对曰：两感之证，多属不治，表里受邪，欲生却难，何言之？盖两感于寒者，当初受病之一日，则太阳与少阴俱病，尺寸两脉，浮中兼沉，证见头痛口干，心烦胸满；受病二日则阳明与太阴俱病，尺寸两脉，长而沉细，证见腹满身热，恶食谵语；受病三日，则少阳与厥阴俱病尺寸两脉，弦而微缓，证见耳聋囊缩，肢体寒厥，而且水浆不入，亲疏莫辨，即此已见表里之邪，皆实脏腑之气皆尽，不过六日之期，阴阳败绝而死矣。

帝曰：五藏已伤，六腑不通，营卫不行，如是之后，三日乃死何也？岐伯曰：阳明者，十二经脉之长也，其血气盛，故不知人，三日其气乃尽，故死矣。凡病伤寒而成温者，先夏至日为病温，后夏至日为病暑。暑当与汗皆出，勿止。藏，去声。已、长，俱上声。［批］暑热之病，汗本常出，然必汗出殆尽，其邪乃尽。若以汗不可过，当热犹未尽之时，止其汗，无论平人不可，即肾虚者亦不可也。

注： 长者，言诸脏腑皆受气于阳明，故为十二经脉之长也。凡伤寒证，郁久而成病温者，必在夏至之先，若过夏至之后，病多中暑也。

讲： 黄帝曰：夫子所言两感于寒者，既期其六日死矣，然亦有两感之证，当其五脏已伤，六腑不通，表里为害，营卫不行，证见水浆不入，不知其人，如是之后，复三日乃死何也？岐伯对曰：阳明者，十二经之长也，其血气最盛，故病至不知其人之后，犹必待后三日，其气乃尽，故死之不必六日矣。伤寒之两感如此，然伤寒之证，发于冬者为正，如积久而发于春夏，则又不得以伤寒名。故凡病伤寒郁积而成温者，必在夏至之先，热泻而为病暑者，必在夏至之后。阴证变阳，即寒郁为热之变见也。然非其时，即无其证，必当其时，乃有其气。中温中暑，虽时气感触，而实则郁寒发泄，即为中暑，热甚于温，汗常自出，然汗出则热出，当令暑热与汗同出，切勿止汗，以至热邪遗蓄，积久为患也。伤寒热论之辨如此，夫岂寻常热患所能比哉？

刺热篇第三十二

此言诸经受邪热病为患，各有证见，宜分刺穴也。

肝热病者，小便先黄，腹痛多卧身热，热争则狂言及惊，胁满痛，手足躁，不得安卧，庚辛甚，甲乙大汗，气逆则庚辛死。刺足厥阴少阳，其逆则头痛员员，脉引冲头也。［批］刺肝热者，宜先察其所见之部分，以诊其脉象，认其经穴，然后乃按日而刺，庶无他患矣。

注：肝脉络阴器，抵小腹循胸过季胁，故病热而见诸证如此。员员者，闷痛也。

讲：今夫五脏之成热病者，岂遽热哉？盖必各有先见之证，发于部分，久之邪正相争，郁而为热。如肝热病者，其证必小便先见黄色，小腹先引痛，多卧身热，及其邪与正争内外俱热，则变而为狂言惊恐，以及两胁满痛手足躁妄，心烦不得安卧。肝热至此，逢庚辛金旺之时，肝木受克，其热必甚，甲乙木旺之时，本气得位，乃可大汗。至若热极气逆，内外邪甚则虚而逢克，庚辛日必死矣。欲治此病当刺厥阴肝经，与少阳胆经二穴，庶表里之邪去而肝经之热病可除矣。今夫肝经者，其脉自舌本，循喉咙之后，上出于额与督脉会于巅顶，所以肝热之病，其气逆者，则头痛员员昏闷而无定处，即其痛处，以见脉引冲顶也。

心热病者，先不乐，数日乃热，热争则卒心痛，烦闷善呕，头痛面赤无汗，壬癸甚，丙丁大汗，气逆则壬癸死。刺手少阴，太阳。乐，入声。［批］此言刺心热之法也。

注：心脉起于心中，其支别者，从心系上侠咽，小肠之脉，直行者循咽下膈抵胃，支别者从缺盆，循颈上颊，至目外眦，故此诸证兼见也。

讲：心热病者，先烦扰而不乐，热伏于中，邪中于外，两相搅扰，神常不安，及至数日，其身乃热。当其邪与正争，则卒然心痛，烦闷善呕，头痛面赤，壮热无汗。此证遇壬癸水旺之时，心火受克，其病必甚，至丙丁火旺之时，本气得位，乃可大汗，若心热病极，而复气上作逆，则虚而遇克，壬癸日必死矣。欲治心热病者，当刺手少阴心经与太阳小肠，庶表里之邪除而心经之，热病可去矣。

脾热病者，先头重颊痛，烦心颜青，欲呕身热，热争则腰痛，不可用俛仰，腹满泄，两颔痛，甲乙甚，戊已大汗，气逆则甲乙死。刺足太阴阳明。［批］此言刺脾热之法也。俛，俯同。

注：脾脉注心上膈侠咽，胃脉起鼻环唇，循颊车，入发际，至额颅，且脾脉入腹，胃脉循颐后，故此诸证兼见也。

讲：脾热病者，其始先头昏重，两颊痛疼，心烦面青，时欲作呕，久之其身变热，热起则邪与正争，腰间发痛，欲用之以俯仰而不可，兼腹满作泄，两颔牵痛。病势至此，一遇甲乙木盛之时，脾土受克，其病转甚。戊已土旺之会，本气得位，方可大汗，使脾热气逆，吾恐虚而逢克，则甲乙日必死矣。治此病者，当刺足太阴脾经与阳明胃经，庶表里之邪去，而脾热可除矣。

肺热病者，先淅然厥，起毫毛，恶风寒，舌上黄身热。热争则喘咳，痛走胸膺背，不得太息，头痛不堪，汗出而寒，丙丁甚，庚辛大汗，气逆则丙丁死。刺手太阴阳明，出血如大豆，立已。恶，去声。已，上声。［批］此言刺肺热之法也。

注：肺脉入喉，肺主皮毛，胸中为肺部，肺脉循肩背，故见诸证如此。

讲：肺热病者，其始先淅然而厥，毫毛皆起，恶风与寒，舌上胎黄。证见于外，其身乃热，热则邪与正争，遂至喘咳交作，痛走胸背，气受其病，即欲太息而不得，兼火气上升头痛不堪，气泄反虚，汗出而寒。病热至此，一遇丙丁火旺之时，肺经受克，其证必甚。庚辛金旺之会，本气得位，乃可大汗，倘气上作逆，虚而受克，则丙丁日必死矣。欲治肺热者，当刺手太阴肺经与阳明大肠，使恶血得出如大豆状，其病可立止矣。

肾热病者，先腰痛胻痠，苦渴数饮身热，热争则项痛而强，

骱寒且痠，足下热，不欲言，其逆则项痛员员澹澹[1]然，戊己甚，壬癸大汗，气逆则戊己死。刺足少阴太阳。［批］此言刺肾热之法也。诸汗者，至其所胜日汗出也。数，音朔。强，平声。［批］五脏热病皆不能无汗出之时，然汗之出也，必至其本脏气胜之日乃可大汗也。

注：肾脉起足下，循内踝廉，入跟中，上腨入腹贯肾，连舌本，膀胱脉从巅络脑，环出下项，故见诸证如此。员员澹澹，微闷痛也。

讲：肾热病者，其始必腰先痛骱先痠，口苦而渴，数常索饮，其身乃热，热则邪与正争，遂至项痛而强，骱寒且痠，足下蒸热，不欲言语，若其气逆甚，更见项之疼痛员员然无定，澹澹然而不甚也。病热如此，一遇戊己土旺之日，肾水受克，其病必甚，壬癸水旺之会，本气得位，乃可大汗，使其气盛作逆，则虚而逢，克戊己之日必死矣。欲治此疾，当刺手少阴肾经与太阳膀胱，庶表里邪去而肾热可除矣。刺五脏之热病者如此，则所谓诸汗出者，必于五脏至其所当旺之日，如肝以甲乙，心以丙丁，脾以戊己，肺以庚辛，肾以壬癸之类，本脏虽病脏气未衰，以之大汗其邪自出矣。

肝热病者，左颊先赤；心热病者，颜先赤；脾热病者，鼻先赤；肺热病者，右颊先赤；肾热病者，颐先赤。病虽未发，见赤色者刺之，名曰治未病。［批］五脏热病莫不各有先见之色发于所主之部，就其部以审其脏，既先刺之，则病自无由起，此古人所以治未病不治已病也。热病从部所起者，至期而已；其刺之反者，三周而已；重逆则死。诸当汗者，至其所胜日，汗大出也。已，俱上声。匝，平声。

注：从部，从五脏之部也。至期，至其所旺之期也。刺反，谓补邪泻虚也。逆，刺反也。重逆者，谓其反之又反也。

讲：今夫五脏热病，皆属于火，其见于面各有部位。如肝热病者，肝属木，主应东方，左颊应之，故左颊先见赤色；心热病者，心属火，主应南方，

---

① 澹澹：《素问·刺热》作“淡淡”。

颜额应之，故颜额先见赤色；脾热病者，脾属土，土应中央，鼻准应之，故鼻准先见赤色；肺热病者，肺属金，主应西方，右颊应之，故右颊先见赤色；肾热病者，肾属水，主应北方，两颐应之，故两颐先见赤色。凡治五脏热病者，其热证虽未发现，但面之部位见有赤色者，即从其色之所见，以审其热之所在，而先刺之，谓之治未病，邪可去而正不伤也。然热病从五脏之各部所起，如肝先左颊类者其治，虽当见色即刺，尤必俟其本气得位之期至，如肝以甲乙日等刺之，而病乃可已。苟不得其宜而刺之反者，补邪泻虚，则正有所伤，邪有所遗，必待六经尽传，由气血之一周以至气血三周，其病方能得愈。若一误再误至于重逆，正气愈衰，邪气愈盛，则不俟六经之传气血之周，而立见其死也。故凡诸脏热病有当汗者，至其本气所胜之日，汗宜大出也。

诸治热病，以饮之寒水，乃刺之，必寒衣之，居止寒处，身寒而止也。［批］饮寒水，衣寒衣，居寒处，俟寒而后止刺者，虽属刺诸热之正法，然正虚者，不可执此一论。

注：刺热用寒者，以阴气易复，故用寒水、寒衣、寒处以胜之也。

讲：独是刺热者，法必用寒，阴气乃复。故治诸热病者，先饮之寒水，乃从其病之所在而刺之，既刺又必衣之以寒衣，居之以寒处，使身寒不热，而后止针病自已也。

热病先胸胁痛，手足躁，刺足少阳，补足太阴，病甚者为五十九刺。热病始手背痛者，刺手阳明太阴而汗出止。热病始于头首者，刺项太阳而汗出止。热病始于足胫者，刺足阳明而汗出止。热病先身重骨痛，耳聋好瞑，刺足少阴，病甚为五十九刺。热病先眩冒而热，胸胁满，刺足少阴少阳。［批］此言热病先见之证，当审其证之所见，而分经以治之也。

注：此言热病各见于诸经，而皆各有分经以治之也。

讲：凡诸热病必有先见之证，于所先而分经治之，其热可立止矣。如胸胁先痛，手足先躁者，此邪实于肝，正虚于脾之过，宜刺足少阳以泻热，补足太阴以培土焉，其病甚者，又当按《灵枢·热病》篇中，详审其穴为之五十九刺，以泻其实热焉。以至热病，而始见手背痛者，肺与大肠之邪也，宜刺手阳明络穴，手太阴井穴，汗出而病自止也。热病始于头首者，膀胱之邪也，宜刺其项之太阳穴，汗出而病自止也。热病始于足胫者，胃经之邪也，宜刺其足阳明穴，汗出而病自止也。以及热病先见身重骨痛，耳聋好瞑者，肾经之邪也，宜刺足少阴穴，汗出而病自止也。病之甚者，则又当如前少阳太阴病甚刺法，为之五十九刺，其实热乃可尽泻。推之热病，先见昏乱而眩，蒙蔽而冒，以及热不可解，胸胁满实，肾与胆之邪也，宜刺足少阴与足少阳之井荥穴，则热去而病愈矣。

太阳之脉，色荣颧骨，热病也，营未交，曰今且得汗，待时而已。与厥阴脉争见者，死期不过三日，其热病内连肾，少阳之脉色也。少阳之脉，色荣颊前，热病也，营未交，曰今且得汗，待时而已，与少阴脉争见者，死期不过三日。已，俱上声。颧，音权。

［批］此单举太阳少阳两经之脉色，以决其热病之生死者，欲人识其难，而明其易，变通自有主也。

注：足太阳，水也；厥阴，木也。水以生木，木盛水衰，故太阳水色见，时有木气争见者，水必死。以其热病连于肾，肾为热伤，故死也。且少阳为木少阴为水，少阳色见之时，有少阴脉争见者，是母胜子，故必死。

讲：太阳膀胱之脉色，起目内眦上循于额若光荣而赤，独现于诸骨之宗，颧骨之处，热病之见于表者的也。其时尚在气分，营犹未交，血未受伤，则当谓病者曰：今且得汗，待本经所胜之时而刺之，病自可已。若外见太阳之赤色，内应厥阴之弦象，两相争见者，则阳证而得阴脉，其气绝，而死之期，不过三日之久矣。至于热病内连肾脏者，必内有骨蒸里热之证，外见少阳胆经之脉色也。夫少阳胆经之脉色循于两颊，若光荣而赤，独见于近鼻两旁，颊车之前，亦热病之见于表也，其时亦仅伤气，而未及血，即谓之曰：

今当取汗，待时而至其热亦可已也。若与少阴脉争见者，皆属表阳里阴，死期亦不能过三日也。即此太阳少阳之脉色观之，则热病之证治可知矣，并即其与厥阴少阴之争见卫之，而热病之死生，愈可决矣。

热病气穴：三椎下间主胸中热，四椎下间主膈中热，五椎下间主肝热，六椎下间主脾热，七椎下间主肾热，荣在骶也。项上三椎，陷者中也。［批］此举热病所发之处，而切指其营刺之穴。

注：首冠以热病气穴四字者，言是热病，则如此刺之，非是热病，则不如此也。脊节谓之椎，椎穷谓之骶，陷中谓之下，所在谓之间，盖谓脊之中行穴法也，脊凡二十四椎，此独刺上之七椎，而不及其下者。盖以上之七椎阳分也，故主热病，下之七椎阴分也，所以主营血，刺之则虚其阴，故曰荣在骶也，有不可伤之意。

讲：热病泻热气之穴，皆在背脊二十四椎骨间，由大椎骨至三椎骨下，其间一穴，名为身柱，主胸中之邪热。至四椎骨下，其间无穴，不可名状，主膈中邪热。至五椎骨下，其间一穴，名为神道，主肝经之邪热。至六椎骨下，其间一穴，名为灵台，主脾经之邪热。至七椎骨下，其间一穴，名为至阳，主肾经之邪热，此皆可刺。惟荣血主背之两臀，热邪而在骶骨之下，不可以刺，至接于项骨以上复有三节椎骨，其骨尽处名为风府。低陷者，即穴之中也，为风邪易入之地，刺之可以除风邪焉。

颊下逆颧为大瘕，下牙车为腹满，颧后为胁痛，颊上者膈上也。［批］此总举面部之色，以征腹内之病，欲人知诸病，且然况热病乎？一遇热病，愈有定见，不致倘恍无据也。

注：此言面部所主，兼形色而论，欲人观外以知内也。

讲：腹中有病，而色可征，不独热病为然也。如色独见于颊之下，而逆行上至目下大骨之颧，则知其为大瘕也。色独见于下牙车之阳明穴，则知其为腹满也。色独见于颧后之少阳穴，则知其为胁痛也。色独见于颊之上者，则知其为膈上也。色之所见，病即形焉，能循其经穴而酌刺之，夫岂有不愈者乎。

评热病论三十三

此言寒郁为热，证各不同为温为暑，各以其时，劳风肾风皆为热邪，脉证随宜，治贵得要也。

黄帝问曰：有病温者，汗出辄复热，而脉躁疾，不为汗衰，狂言不能食，病名为何？岐伯对曰：病名阴阳交，交者死也。[批]汗后复热，脉燥疾而狂言不食者，属阴阳，不分两气交感之证，决定主死。

注：温病汗后复热，兼脉躁狂言，身热不食者，必死无疑矣。

讲：黄帝问曰：人有寒郁为热，至春遇风，病名为温者，汗之本可已也。若汗已出，身辄复热，而脉象躁动，其病不为既汗而衰减，兼证见狂言妄语，不能饮食，病名为何？岐伯对曰：病温脉躁得汗即解，今汗出复热，脉躁不衰，此必阴液交出于阳也，兼狂言不食，又属阳邪交人于阴之证，其病名阴阳不分，两气交感也，交则邪益深，正益败，必死之候也。

帝曰：愿闻其说。岐伯曰：人所以汗出者，皆生于谷，谷生于精，今邪气交争于骨肉而得汗者，是邪却而精胜也，精胜则当能食而不复热。复热者邪气也，汗者精气也，今汗出而辄复热者，是邪胜也，不能食者，精无俾也，病而留者，其寿可立而倾也。且夫《热论》曰：汗出而脉尚躁盛者死。今脉不与汗相应，此不胜其病也，其死也明矣。狂言者是失志，失志者死。今见三死，不见一生，虽愈必死也。[批]此举上节之病，反复言之以详所以必死之故。

注：俾，使也，言精衰无以役使运化，故不能食。失志者，谓志舍于精，精不胜其邪，则志无其居舍而失矣，见此身热不食，脉躁而疾，狂言失志之三等死症也。

讲：黄帝曰：夫子言温病，汗出身热，脉躁狂言不食者，为阴阳交。不知其故，愿闻其说。岐伯对曰：人之所以得汗出者，皆生于五谷之精气也，而五谷之精气又生于人身之精血也。盖人必精气盛，而谷气乃消，谷气消，而汗乃能自出。今邪气交争于骨肉而得汗出者，是邪气却，而精气胜，精气胜邪，其脾自强，脾强则当即能食，汗出而不复作热矣。盖热者，邪气也，汗者，精气也，今汗出复热是邪气胜，而阳尽浮也，汗出不食是精气败，而无能使也。究之汗后病留不去者，其寿可立而倾也。且《热论》有之曰：汗出而脉尚躁盛者，皆死不治，其证至危。今脉不与汗相应，此邪气盛精气衰，正不能胜其病之故，其死明矣。至狂言者，是精气已衰，志不能藏，而失其志之故。志失者，心意不存，邪胜而乱于中也，皆必死。今证见身热不食，脉躁而疾，狂言失志之三死，不见有一生机，无论其死而不愈，虽暂似可愈，终亦必死，不能久生而全愈也。

帝曰：有病身热汗出烦满，烦满不为汗解，此为何病？岐伯曰：汗出而身热者风也，汗出而烦满不解者厥也，病名曰风厥。帝曰：愿卒闻之。岐伯曰：巨阳主气，故先受邪，少阴与其为表里也，得热则上从之，从之则厥也。帝曰：治之奈何？岐伯曰：表里刺之，饮之服汤。［批］风厥证之所由名，与风厥证之所由成，历历详之观，此可以明其证，而得主治之本矣。

注：少阴与太阳为表里，太阳得风热之邪，则少阴本气，必上从太阳之表而气厥也，故刺表以去其风，刺里以去其热，饮汤以调其营卫而病可全愈矣。

讲：黄帝曰：人有病见身热汗出之时，症见烦满，而烦满之症，又不能随汗而解者，此为何病？岐伯对曰，汗出之后，而身有复热者，风气尚在也，汗出之后，而烦满不解者，下气上逆也，其病名为风热，挟气上逆为厥，曰风厥证也。黄帝曰：身热汗出而烦满不解，名曰风厥者，何经受病，愿卒闻之？岐伯对曰：太阳膀胱，为阳主气，风亦气也，为阳邪，同类相感，故风邪之来，巨阳先受，至少阴肾经与太阳相为表里者也。得太阳所受之风热，则本气必上从之，少阴本气，既上逆而从太阳之风热，则风必挟气而为厥也。

黄帝曰：风厥之病，治之奈何？岐伯对曰：亦惟泻太阳之风，补少阴之气，合表里而刺之，兼饮以内服之汤剂，为之调营合卫，庶邪去正复，病可治矣。

帝曰：劳风为病何如？岐伯曰：劳风法在肺下，其为病也，使人强上冥视，唾出若涕，恶风而振寒，此为劳风之病。帝曰：治之奈何？岐伯曰：以救俯仰。巨阳引精者三日，中年者五日，不精者七日，咳出青黄涕，其状如脓，大如弹丸，从口中若鼻中出，不出则伤肺，伤肺则死也。恶，去声。［批］劳风之病证，治微验无不了然，言下知此，可以定生死矣。

注：劳风之病，肺气受伤，或久而不治，或治而不如法，皆是死证。

讲：黄帝曰：人有因劳受风，发而为病者何如？岐伯对曰：凡人劳则阳气外越，内伤其肺，故治劳风，治在肺下。肺也者，居胸中者也，肺既受伤，故其为病，使人胸中䐜满，不能俯首而多强，风热上蒸，常欲冥视而恶明，且津液熏灼唾出如稠涕之状，腠理不密，恶风而振寒，此劳风之所以为病也。黄帝曰：治之奈何？岐伯对曰：劳风伤肺，肺伤则不能俯仰，亦惟去其肺邪，以救其俯仰而已。夫人之俯仰，本乎气也，而气之所生在乎太阳，必使太阳膀胱引精上肺，以清肺热。肺热一除，降令下行，不过三日，气自平和，和则精生矣。在血气过半而中年者，不过五日，与血气衰竭而不精者，不过七日，可使咳出青黄之涕，其状如脓，大如弹丸，从口中吐出，其绵而稠，若或从鼻中出，此劳风之易治而得生者也。使口中咳之，不见青黄之涕出，则必失治，而肺受其伤肺，伤则正不足以制邪，而邪反足以害正，积久为败，皆死候也。

帝曰：有病肾风者，面胕痝①然壅，害于言，可刺不？岐伯曰：虚不当刺，不当刺而刺，后五日其气必至。帝曰：其至何如？岐伯曰：至必少气时热，时热从胸背上至头，汗出手热，口干苦

---

① 痝（máng 忙）：浮肿。

渴，小便黄，目下肿，腹中鸣，身重难以行，月事不来，烦而不能食，不能正偃，正偃则咳，病名曰风水，论在《刺法》中。[批] 此言肾虚中风变而为风水之名者，必有此种外见之证可验也。帝曰：愿闻其说。岐伯曰：邪之所凑，其气必虚，阴虚者阳必凑之，故少气时热而汗出也。小便黄者，少腹中有热也。不能正偃者，胃中不和也。正偃则咳甚，上迫肺也。诸有水气者，微肿先见于目下也。胕本作附，从前文改，音附。痝，莫江切，音痝。

注： 凑，聚也，又竞进也。正偃，仰卧也。仰卧则气上逆，水气迫肺，故咳甚也。

讲： 黄帝曰：劳风之证如此，至有肾虚而受风者，头面足胕皆痝然壅塞，大作肿象，兼害及于言，而欲语不能也，其证亦可刺否？岐伯对曰：肾之受风，肾虚故也，虚则决不当刺，使不当刺而误刺之，虽一时稍愈，而既刺之后五日，其邪气必复至为患。且肾愈虚，而反生他证？黄帝曰：肾风之证，误刺者邪既必复，然其邪至之证，又复何如？岐伯对曰：邪气至时，正气必少，正气少则风气愈甚，风气甚，必时作热，且时而热也。热从胸背之间，上至头面，热极气泄，遂至汗出，汗出不已，则手为之热，口为之干，兼见苦渴，甚至小便色黄，目下肉肿，腹中作鸣，身重难行。且至热伤于血，而月事不来热伤心胃，而烦满不食。病势至此，即欲正卧偃仰，皆所不能，非不能也。盖正仰之间，则气时逆而作咳也。此即肾水受风之病，名曰风水，详论在刺法篇中，兹不重叙也。黄帝曰：病名风水者何？愿闻其说。岐伯对曰：凡邪之凑于阳经者，阳经之气必虚，邪之凑于阴经者，阴经之气必虚。今肾虚即阴虚也，阴虚者，阳邪必凑之，故证见少气，时热而汗出也。小便色黄者，肾脉络于少腹，少腹中有邪热也。不能正偃者，以肾脉注胸胃，胸胃中不调和也。正偃则咳甚者，以肾脉入肺中，邪气上迫于肺也。至目下肿者，以目下主阴，诸水皆属阴，故凡诸有水气者微肿，皆先见于目下也。

帝曰：何以言？岐伯曰：水者阴也，目下亦阴也，腹者至阴之所居，故水在腹者，必使目下肿也。真气上逆，故口苦舌干，卧不得正偃，正偃则咳出清水也。诸水病者，故不得卧，卧则惊，惊则咳甚也。腹中鸣者，病本于胃也。薄脾则烦不能食，食不能下者，胃脘膈①也。身重难以行者，胃脉在足也。月事不来者，胞脉闭也。胞脉者属心而络于胞中，今气上迫肺，心气不得下通，故月事不来也。帝曰：善。［批］此复举上节之证，而详其所以然之故，恐人疑于言下不能明其义也。

注：二节中，俱言月事不来者，似为妇人而论，然男子之肾风诸证与妇人相同，惟此则月事一条，则有异耳。

讲：黄帝曰：夫子所言目肿、便黄、腹鸣、身重等证，果何以也？岐伯对曰：水者阴也，目下亦阴也，至于少腹则又至阴之所居，所以水气积在少腹者，必使目下微肿也。若肾气一虚，为邪客之，则真气无归，迫而上逆，故至口苦而舌干矣。其言卧不得正偃者，盖以卧而正偃，则胃中气逆，必咳而出清水也。所以凡诸水病，皆不得卧，卧则惊惊则咳，转甚而清水愈出矣。其言腹中鸣者，以邪气客于胃中，而肾虚之病，其根本在于胃也。至若邪气与脾两相激薄，则烦而不能食，与食之不能下者，则胃脘中为邪气所隔塞也。其言身重难行者，以胃脉在足故也。其言月事不来者，以胞脉之经闭故也。夫胞脉者，上属于心而下络于胞中也，今真气既上迫于肺，则心气即不得下通，故经气闭而月事不来也。岐伯言此黄帝闻之，不觉倾服而赞叹之曰：善哉，夫子之言乎！

① 膈：《素问·评热病论》作“隔”，义胜。

卷　四

逆调论第三十四

此言天之气逆发则为邪，人之气逆变则为病，天人一理，两相感召，凡遇所逆，当善调摄。

黄帝问曰：人身非常温也，非常热也，为之热而烦满者何也？岐伯对曰：阴气少而阳气胜，故热而烦满也。[批] 病热烦满者，风邪为患也，然亦有真阴气少，真阳气多，属内伤而不专主外感者，不可不知。

注：病热而烦满者，以其阴气少而阳气多也。阴气者，诸阴经之气，谓营气也；阳气者，诸阳经之气，谓卫气也。

讲：黄帝问曰：人有一身之肌肤，非比寻常之温，非比寻常之热，且时为之热极，证见烦躁胀满者，是何气使然也？岐伯对曰：阴寒之气少，而阳热之气多也。阳热主烦热，故外而壮热内而烦满也。

帝曰：人身非衣寒也，中非有寒气也，寒从中生者何？[批] 寒从中生者，风寒湿三气为病也，然亦真阳气少、真阴气多，属内伤而不专主外感者，亦不可不知。岐伯曰：是人多痹气也。阳气少，阴气多，故身寒如从水中出。

注：此言病有寒从中生者，以其阳气少而阴气多也。

讲：黄帝问曰：人有身非衣服之本寒也，中非时有寒气之所积也，忽而身寒从中生来者，是何气使然也？岐伯对曰：是人多邪着已久之痹气也。痹气者何？风寒与湿三气，杂至凝于一处，重着不移，气难流行也。且阳热之气少，阴寒之气多，故其身之寒如从水中出也。

帝曰：人有四肢热，逢风变，如炙如火者，何也？岐伯曰：

是人者，阴气虚，阳气盛。四肢者，阳也，两阳相得，而阴气虚少。［批］人有四肢本热，遇风气传变，而热愈甚者，两阳相得，阴气虚少也。少水不能灭盛火，而阳独治，独治者不能生长也，独胜而止耳，逢风而如炙如火者，是人当肉烁也。长，上声。

注：独治者，独旺也。阳偏胜则阴不能生，阳止独胜，故一遇风邪，而如火如炙也。烁，销也，阳胜则阴消，故令人消瘦肌肉也。

讲：黄帝问曰：人有四肢作热，一遇风气传变，即热如炙火者，何也？岐伯对曰：如是之人者，必其阴气太虚，真气不足，阳气过盛，虚阳外越。四肢者，阳也。热病，阳证也，两阳相得，而阴气虚少，则阳盛阴枯，水遂不能灭火，而阳独旺而治矣。独旺而治者，其阴必不能生长，独阳岂能专胜耶？故一遇风邪，即如火如炙者，是人当阳盛阴消，日见其肌肉消烁而瘦矣。

帝曰：人有身寒，汤火不能热，厚衣不能温，然不冻慄，是为何病？岐伯曰：是人者，素肾气胜，以水为事，太阳气衰，肾脂枯不长，一水不能胜两火。肾者水也，而生于骨，肾不生，则髓不能满，故寒甚至骨也。所以不能冻慄者，肝一阳也，心二阳也，肾孤脏也，一水不能胜二火，故不能冻慄，病名曰骨痹，是人当挛节也。长，上声。［批］骨痹之名，谁不知之，而其所以致病之由与征病之症，人则未必知也，故于此节详言之。

注：冻慄，冷冻战慄也。肾气胜，水气胜也。脂，脂膟膜也。肾主骨髓，为阴中之阳，髓不满故寒甚至骨也。肾主精液，肾脂既枯，则筋失其养，故挛节而筋急也。

讲：黄帝问曰：人有身体寒极，虽沸汤烈火不能使之热，厚暖衣服不能使之温，然却不至畏冻而战慄者，是为何病？岐伯对曰：如是之人者，必平素以来肾气过胜，恃其胜而专以水为事，纵欲任情，以至太阳膀胱之气衰，少阴肾经之脂枯，日见败坏，无所长养，以故一水不能敌两火也。肾即水也，而肾中之真水，却生于肾所主之骨，本阴中之真阳也。肾既不生则髓不能满，真阳虚耗，故寒甚至骨，虽汤火不能热，厚衣不能温也。然其所以不至畏冻战慄者，以肝一阳也，心二阳也，肾孤脏也。一水虽不能胜二火，犹幸得二阳以扶持，故身寒极而不能冻慄也，其病名曰骨痹。盖肾主精液，肾孤则精液败，而筋失其养，其人当必有筋节拘挛之证也，岂特身寒而已哉。

帝曰：人之肉苛者，虽近衣絮，犹尚苛也，是谓何疾？岐伯曰：营气虚，卫气实也。营气虚则不仁，卫气虚则不用，营卫俱虚，则不仁，且不用，肉如故也，人身与志不相有，曰死。［批］肉苛之病，以其营卫俱虚，故心志不应也。

注：苛，麻木不仁也。营，阴血也。卫，阳气也。阴主内，如军之中营，故曰营。阳主外，如军之外卫，故曰卫。不仁，麻木顽痹也。不用，手足痿弱不运用也。

讲：黄帝问曰：人有肌肉麻木而为苛者，虽加以衣絮而其苛犹自若也，是谓何病？岐伯对曰：以其营气虚，而卫气不实故也。盖营主血，血守于中而为阴，营气既虚，则血败，血败则不知寒热痛痒，麻木顽痹而不仁矣。卫主气，气固于外而为阳。卫气虚，则气必不足，气不足则必手足痿弱，虽欲举动作为而不用矣，今营卫俱虚，则阴阳两败，气血为之同朽矣，宜其不仁不用，证见肉苛，虽近衣絮，犹如故也。今夫人之一身，以志为主者也，既身与志两不相有，夫何望其安全，长生而不死哉。

帝曰：人有逆气不得卧而息有音者，有不得卧而息无音者，有起居如故而息有音者，有得卧行而喘者，有不得卧不能行而喘者，有不得卧，卧而喘者，皆何脏使然？愿闻其故。岐伯曰：不得卧而息有音者，是阳明之逆也，足三阳者下行，今逆而上行，故息有音也。阳明者，胃脉也，胃者，六腑之海，其气亦下行，阳明逆不得从其道，故不得卧也。《下经》曰：胃不和则卧不安，此之谓也。夫起居如故，而息有音者，此肺之络脉逆也。络脉不得随经上下，故留经而不行。络脉之病人也微，故起居如故，而息有音也。夫不得卧，卧则喘者，是水气之客也，夫水者，循津液而流也，肾者，水藏，主津液，主卧与喘也。帝曰：善。藏，俱去声。[批] 逆气诸证有关于胃、关于肺、关于肾之不同，故其见证亦异矣。

注：种种气逆之证，各有不同，要必察其为某经某脏，施治乃不差矣。

讲：黄帝问曰：人之逆气诸证，有关于胃者，有关于肺者，且有关于肾者焉，即如人有逆气之疾，证见不得安卧而息有声者，有不得安卧而息出无声者，有起居如常而息出有声者，有得于安卧偶一行动息出发喘者，有不得安卧复不能行而息喘者，有不得安卧卧中而息喘不定者，种种逆气，皆属何脏使然，不得其解，愿闻其故。岐伯对曰：呼吸之气不得周流循环之道，以至不顺作逆，故易使人不得安卧，然不得卧而息有音者，乃足阳明胃经之气逆而上行也。盖足之三阳者，气皆下行，今既逆而上行，故使人息而有音也。况阳明者，胃家脉也。胃者六腑之海，其气亦属下行，既阳明气逆，不得从其流行之道，故使人不得安卧也，《下经》所谓：胃不和则卧不安，此之谓也。若夫人之或卧或行，起居如故，而息有音者，则为肺之络脉逆也，逆则络脉不得循肺之本经，而上下自如，故留滞于本经之中，而不能行之别经也，然络脉之为病，受邪最浅，浅则中人也微，故起居如故，而息有音也。若夫不得安卧，卧则息喘者，是肾家之病，为水气所客也。夫水者，随一身津液而流行也，肾为水脏所，主津液，主卧与喘，故肾虚不能收摄水气，以至水气客入为患，故不得卧，卧即喘也，至若不得卧而息无音者，与得卧行喘，及不得卧，不能行而喘者，又可于胃与肾之中，各究其脏之所伤，以详其气之所逆，而得其要矣，毋庸深辨。黄帝曰：善。夫诚言之至而论之详者也。

疟论篇第三十五

此言疟之为病，时寒时热，虽始于风，当审所并阴阳相移，虚实更作，迟速早暮，于此分也。

黄帝问曰：夫痎疟，皆生于风，其蓄作有时者，何也？岐伯对曰：疟之始发也，先起于毫毛，伸欠乃作，寒慄鼓颔，腰脊俱痛，寒去则内外皆热，头痛如破，渴欲冷饮。痎，音皆。[批] 诸疟始发，皆不外此数症。

注：疟病寒热交作，其症暴厉，来疾去速，故谓之疟。然原其所生，实本于风，彼六气者皆天之风气也，蓄邪气停蓄而伏也，作邪气发动而现也。伸欠，牵引肢体也。寒慄鼓颔，口齿不禁也。

讲：黄帝问曰：夫所谓痎疟者，寒热交作，传变无常，来急去速，暴厉疟疾，真酷症也。然原其所始，无论为寒为温为瘅，固皆生于风。而若论夫邪之伏而停蓄，与邪之发而动作，则各有不同之时者，何也？岐伯对曰：疟之为症，虽有各殊，而疟之始发，必先起于毫毛之孔窍，因肢体牵引而伸欠，即作寒作慄，鼓颔难禁，腰脊为之俱痛，至寒稍去时，亦不过内外皆热，头痛极而如裂破，口渴极而欲冷饮已耳，此外却少他症。

帝曰：何气使然？愿闻其道。岐伯曰：阴阳上下交争，虚实更作，阴阳相移也。阳并于阴，则阴实而阳虚，阳明虚则寒慄鼓颔也。巨阳虚，则腰背头项痛；三阳俱虚，则阴气胜，阴气胜则骨寒而痛，寒生于内，故中外皆寒。阳盛则外热，阴虚则内热，外内皆热则喘而渴，故欲冷饮也。此皆得之夏伤于暑，热气盛，藏于肌肤之内，肠胃之外，此营气之所舍也。此令人汗空疏，腠理开。因得秋气，汗出遇风，及得之以浴，水气舍于皮肤之内，与卫气并居。卫气者，昼行于阳，夜行于阴，此气得阳而外出，得阴而内薄，内外相薄，是以日作。[批] 诸疟不外阴阳两邪相争为患，读此则见其证，即识其邪而病不难除矣。

注：上，谓阳分。下，谓阴分。交争者，邪正相争也。虚者，阳虚则外寒，阴虚则内热。实者，阳实则外热，阴实则内寒。更作者，互相发动也。移者，易也，转也。阴阳相移者，谓阳变为阴，阴变为阳也。并者，合而为一也。阳明脉循上下齿，故鼓颔。太阳脉经头项循腰背，故腰背头项痛。薄，

激薄也。

讲：黄帝问曰：疟疾之类症固如此，何气使然？愿闻其道。岐伯对曰：痎疟之皆始于风者，谓天之六气皆以风名也。风暑火为阳，并于阳则热燥；寒湿为阴，并于阴则寒。热则争上，寒则争下，争上则阳实而阴虚，争下则阴实而阳虚，所以痎疟诸证，皆不外阴阳两邪上下交争，以致虚实更作，阴阳相移，而寒热互见也。盖阳邪入并于阴分，则三阴之邪实而三阳之气虚矣。故虚在阳明则寒慄鼓颔难禁也，虚在太阳则腰背头项俱痛也。至若三阳皆虚，则阴气必胜，阴气胜是以骨寒而痛，其寒生于内，而心中身外皆寒冷也，阳虚阴实之症如此。若阳盛阴虚，则外热必盛，内热必极，内外皆热，所以息喘口渴，急欲饮冷。由此观之，则疟气者，虽天地阴阳之气使然，而亦人身内外之气相通也。然其所以致此疾者，始皆得于夏日，偶伤于暑，阳热之盛藏于肌肤之内，肠胃之外焉。夫此肌肤肠胃之介，即营气之所舍也，暑伏其中，阴血为患，阳气失守，此所以令人之汗空疏，腠理开，因得秋气，汗出遇风，其疾已将发矣。及得之以浴，水气复舍于皮肤之内，与卫外之气而并居一处，其病不愈成乎？夫以暑热伏于营，风寒居于卫，营虽专于内，无自而发，而卫行于外，二邪何难出入？况卫气者，昼则行于手足六阳经二十五度，夜则行于手足六阴经二十五度，此邪之所以得阳而外出，得阴而内薄也。内外相薄，随卫而行，是以疟之为疾，一日一作也。

帝曰：其间日而作者，何也？岐伯曰：其气之舍深，内薄于阴，阳气独发，阴邪内著，阴与阳争不得出，是以间日而作也。

［批］间日发之疟，读此可得到其要矣。

注：间日，谓隔一日也。舍，居也。着，附也。

讲：黄帝问曰：痎疟之为疾，其有间隔一日而乃作者，其故何也？岐伯对曰：以其邪气之所居甚深，内薄于阴分，不得与卫气相会，而阳气独发，是以阴邪附着于内，阴虽与阳相拒而争，不能与阳俱行而出也，是以必间隔一日，而病乃一作也。

帝曰：善。其作日晏，与其日早者，何气使然？岐伯曰：邪气客于风府，循膂而下。卫气一日一夜大会于风府，其明日日下一节，故其作也晏。此先客于脊背也。每至于风府，则腠理开，腠理开则邪气入，邪气入则病作，以此日作稍益晏也。其出于风府，日下一节，二十五日下至骶骨，二十六日入于脊内，注之于伏膂之脉，其气上行，九日出于缺盆之中，其气日高，故作日益早也。其间日发者，由邪气内薄于五藏，横连募原也，其道远，其气深，其行迟，不能与卫气俱行，不得皆出，故间日乃作也。

间，俱去声，上节同。藏，去声。［批］疟发之日，为早为晏，即此论之至详，熟读玩味，其理自明。

注：疟病有浅深，疟发有早晏，要必循其邪之出入治之难易，而或早或晏，乃能预遏其出入之路，以愈病也。

讲：黄帝曰：夫子论疟之间日而作者，固尽善矣，其疟之始发，而日迟一日，与其后之作，反日早一日者，果何气使然？岐伯对曰：盖邪气初客于督脉经穴之风府，自项背循脊两旁，至骶骨处，名曰膂者，渐次而下。盖卫外之气，一日一夜大会于督脉之风府穴，其明日又复下椎骨一节。故其作也，日迟一日。凡此皆邪气先客于脊背，不得与卫气相遇，所以必待卫气至于风府之时而始作。盖卫气每至于风府时，则腠理必开，腠理开则邪气乘之而入，邪气入则病遂，因之而作矣。由此观之，可见邪气不逢卫气，其疟必不能发，邪气必逢卫气，其疟因之乃成。卫气既日下一节，是以疟疾之作，亦日稍益迟也。及其出之于风府也，邪气始时入于风府，连下项骨三椎，日下一节，至二十五日，下至骶骨，二十六日入于脊内，于是注于膂间，所谓伏膂之脉处，由是其气循伏膂之脉，转而上行至于九日，即出于阳明经穴缺盆之中，其气日上而日高，故疟之作也，较之于前日益早也。至其间隔一日而乃发者，由邪气内薄于五脏之中，横连于膈膜之募原也，其道愈行而愈远，其气愈入而愈深，其行愈深而愈迟，不能与卫之气并行，故邪不得与卫外之气同出，所以必间日乃作也。

帝曰：夫子言卫气每至于风府、腠理乃发，发则邪气入，入则病作。今卫气日下一节，其气之发也，不当风府，其日作者奈何？岐伯曰：此邪气客于头项，循膂而下者也，故虚实不同，邪中异所，则不得当其风府也。故邪中于头项者，气至头项而病；中于背者，气至背而病；中于腰脊者，气至腰脊而病；中于手足者，气至手足而病。卫气之所在，与邪气相合，则病作。故风无常府，卫气之所发，必开其腠理，邪气之所合，则其府也。中，俱去声。［批］此因上节有卫气每至风府腠理乃发，发则邪入，入则病作之。论恐人泥其说而不知变通，故此节又以其气之发不当风府，其日亦作者，为据实详辨，以破其疑也。

注：人有虚实之不同，邪从虚入，故中异所，不必尽在风府也。如邪中此，与卫气相会，则病发于此；邪中彼，与卫气相会，则病发于彼。风无常府者，谓风无处不到，凡邪之所居即其府矣。

讲：黄帝曰：夫子所谓卫外之气，每至于风府，则腠理乃开而发，开发则邪气乘之而入，邪入则疟病因之而作，然卫至腠开邪入病作者，此必卫气之虚者也。如今有卫气日下一节，则邪气所发，必去风府已远，去之远则其气之发也，不必尽当风府，而亦日作者，奈何？岐伯对曰：此必邪气客于头项之风府，循脊膂而下，盖卫气所行之分肉，为虚为实各有不同，故邪之所中，亦随虚与实各异其处，则不得尽当其风府也。故邪中于头项者，卫气至头项，邪与卫遇而病，即从头项中发焉；邪中于背者，卫气至背间，邪与卫遇而病，即从背间发焉；邪中于腰脊者，卫气至腰脊，邪与卫遇，而病即发焉；邪中于手足者，卫气至手足，邪与卫遇，而病即发焉。卫气所在之分肉使与邪气相合，则病即发矣。故风之所感无定所，风之所至无定位，卫气之所发必开其腠理。邪气乘虚而合之，则其府也，无论在头在项以及腰脊手足，皆得谓之风府也。此邪之不由风府而入者，其疟亦不尽由卫气之至于风府而始作也。治疟者，其变通之。

帝曰：善。夫风之与疟也，相似同类，而风独常在，疟得有时而休者，何也？岐伯曰：风气留其处，故常在；疟气随经络沉以内薄，故卫气应乃作。［批］风之与疟其相似而不同者，读此可知其故也。

注： 风，外感之风邪也。风独常在者，谓中六气之风，其病归经络而无休止之时也。留其处，谓留于中病之处也。内薄者，内舍也。

讲： 黄帝曰：善哉言乎！独是风证之所感者，风也；疟证之所感者，亦有风也。风之与疟，相似同类，而风证常在，留于其处而不解，疟得有时而休止者，何也？岐伯对曰：六气之风，其为邪而中人也，客于其处，则常留于其处，故常在而无作止之时。至疟随经内入而舍，居出必与卫气相应，其病乃作焉。

帝曰：疟先寒而后热者，何也？岐伯曰：夏伤于大暑，其汗大出，腠理开发，因遇夏气凄沧之水寒，藏于腠理皮肤之中，秋伤于风，则病成矣。夫寒者，阴气也。风者，阳气也。先伤于寒，而后伤于风，故先寒而后热也，病以时作，名曰寒疟。帝曰：先热而后寒者，何也？岐伯曰：此先伤于风而后伤于寒，故先热而后寒也，亦以时作，名曰温疟。其但热而不寒者，阴气先绝，阳气独发，则少气烦冤，手足热而欲呕，名曰瘅疟。藏，平声。［批］疟先热而后寒，先寒而后热，与但热不寒者，各有受病之原，必得其原，乃可言治，不然遗误非浅。

注： 烦，闷懑也。冤，郁而不伸也。烦冤者，烦热不安也。手足热而欲呕者，内外皆热也。瘅，阳亢甚也。

讲： 黄帝问曰：疟之为病，有身先寒冷，而后发热者，何也？岐伯对曰：人当夏日，偶伤于大暑，炎热之气，薰肌灼肤，汗必大出，腠理开发。斯时阳气发泄，卫外不密，因遇夏日伏阴之气，乘而客入，兼热极汗出，暑气中之，复浴以凄沧之冷水，则寒水之湿藏于腠理皮肤之中，积久为患，一遇秋日凉风所伤，则病成矣。夫寒邪者，燥寒湿之阴气也。风邪者，风暑火之阳气也。先伤于燥寒湿之寒邪，而后伤于风暑火之风邪，故疟之作也，先寒冷而后发热病，以时作，名曰寒疟。黄帝曰：疟又有先发热而后寒冷者，何也？岐伯对曰：此先伤于阳邪之风，而后伤于阴邪之寒，故疟之作也，先身发热，而后乃寒冷也，其病亦以时作，名曰温疟。至若止见发热，先后俱不寒冷者，此阴气先已败绝，阳气偏胜，而独发之，则必息短少气，热极不安，烦闷冤郁，疲惫不伸也。兼手足壮热，时欲作呕，其内外皆热，阳亢已极，名曰瘅疟，又非寒疟温疟之可比也。

帝曰：夫经言有余者泻之，不足者补之。今热为有余，寒为不足。夫疟者之寒，汤火不能温也，及其热，冰水不能寒也，此皆有余不足之类。当此之时，良工不能止，必须其自衰乃刺之，其故何也？愿闻其说。岐伯曰：经言无刺熇熇之热，无刺浑浑之脉，无刺漉漉之汗，故为其病逆，未可治也。夫疟之始发也，阳气并于阴，当是之时，阳虚而阴盛，外无气，故先寒慄也。阴气逆极，则复出之阳，阳与阴复并于外，则阴虚而阳实，故后热而渴。夫疟气者，并于阳则阳胜，并于阴则阴胜，阴胜则寒，阳胜则热。疟者，风寒之气不常也，病极则复。至病之发也，如火之热，如风雨不可当也。故经言曰：方其盛时必毁。因其衰也，事必大昌，此之谓也。夫疟之未发也，阴未并阳，阳未并阴，因而调之，真气得安，邪气乃亡。故工不能治其已发，为其气逆也。熇，音稿。漉，音鹿。已，上声。为，俱音谓，义同。［批］治疟之法，当乘其疟气未发之时，阴阳未并，邪气未盛，治之易见其功。观本经，阴未并阳，阳未并阴，因而调之，真气得安，邪气乃亡，数语可知。

注：治疟于未发，善治疟者也。刺疟于已衰，善刺疟者也。

讲：黄帝问曰：经中所言，凡病之有余者，谓之邪实，则当泻之。病之不足者，谓之正虚，则当补之。今其病见热，是为阳有余，其病见寒，是为阳不足。况夫疟之为疾，其有时而寒也，虽汤火不能使之温，及其热也，即冰水亦不能使之寒。由此以观，似皆有余不足之类也。补之泻之，宜无不当，而当此病作之时，良工却不能止其寒热，必待其病之寒热自衰，然后乃从而刺之，其故何也？愿闻其说。岐伯对曰：疟之须衰而后刺者，正经言无刺熇熇然，炽盛蒸极，燔灼如火之热也。无刺浑浑然，离乱无常，起伏如波之脉也。无刺漉漉然，渗出不止，淋漓如水之汗也。盖热极脉乱汗盛之时，病热正盛，刺之则逆其病气，故良工谓其病气有逆，未可遂治，而必须其自衰乃刺也。今夫疟之始发也，阳邪之气，入而并于阴分，当是之时，阳虚而阴盛。阳虚则生外寒，兼阳入之阴气皆并于里矣。并于里，则外无卫气以卫之，而表虚矣。所以先寒慄，寒为阴，阴气逆极，则必复出而之阳，于是阳与阴复并于外，阴并于外，则阴虚而阳实。阴虚则生内热，阳实则生外热，故后热而口渴也。夫疟气并于阳，则阳胜，并于阴则阴胜。阴胜则阳不敌阴，故寒而不热，阳胜则阴不敌阳，故热而不寒，即此可见，疟之为病者，以阳邪之风，阴邪之寒，在表在里，无有常定也。阳极则阴复而生寒，阴极则阳复而生热，不以一发而即止也，且当其病之发也，热如汤火，速如风雨，残疟暴厉，不可当也。故经有言曰：方其盛时而刺之，必毁伤其真气，因其衰也，而始刺，则事必大昌。非即无刺热盛脉乱汗多之谓乎？若夫疟之未发也，阴未并于阳，阳未并于阴，因其邪之所受，正之所虚，从而调和，则正和而真气得安，病去而邪气乃亡。故良工不能治其病于已发之时者，谓其病气正盛，阴阳未循其常而逆也，敢云刺乎？

帝曰：善。攻之奈何？早晏何如？岐伯曰：疟之且发也，阴阳之且移也，必从四末始也。阳已伤，阴从之。故先其时，坚束其处，令邪气不得入，阴气不得出，审候见之，在孙络盛坚而血者，皆取之，此真往而未得并者也。已，上声。［批］此言刺疟之早晚也。

注：阳已伤，正气已伤也。邪从之，邪气从之也。审见孙络，坚者邪必

在坚处，刺去其血，是乘真气他往，未并而刺之，则邪正两无失矣。

讲：黄帝曰：善哉论乎！然则当攻而攻之，其法奈何？或早或晏，当何如也？岐伯对曰：凡疟之将发也，正阴阳之将移也，人身手足之指，谓之四末，为十二经井荥俞经合之所行，阴阳相移，必从此始也。即如手之大指，为手太阴，属肺经，手之次指，为手阳明属大肠，肺经与大肠一阴一阳为之表里。由此类推，诸经皆然。凡阳已为邪所侵而伤者，其证已虚，阴必从之而并，是以邪实，所以必先于未移之时，坚束其四末之处，使邪气之在此经者，不得入于彼，并使在内之阴气不得出于外，于是细审详候，以视其邪之所在。邪若在孙络之至盛且坚有积血之处，即于络坚血积者，皆取而刺之，以出其血而去其邪。如此者，正以乘其正气他往，邪气未得而并者也，夫何忧邪有所未出，而正有所残伤哉！

帝曰：疟不发，其应何如？岐伯曰：疟气者，必更盛更虚，当气之所在也。病在阳，则热而脉躁；在阴，则寒而脉静；极则阴阳俱衰，卫气相离，故病得休；卫气集，则复病也。[批] 卫气离而病得休，卫气集而病仍复，此即疟发与不发之应验也。

注：当气，当邪气所在也。极则阴邪阳邪将尽，邪与卫气相离而不遇，则病得休歇。若卫气行而与邪气遇，则病复作矣。

讲：黄帝曰：疟不发时，其应验何如乎？岐伯对曰：疟气者，阴阳之气为之也。阳入之阴，则阴盛而阳虚，阴入之阳，则阳盛而阴虚。其发也，必更相盛虚，当其邪气之所在，而即发也。如疾在阳经盛，则身热而脉躁动，病在阴经盛，则身寒而脉沉静。极则阴阳之邪，将尽而俱衰，症之寒热，皆渐已也。盖以疟之为疾，始则邪随卫气而出，是以病无已时，至此而邪与卫气相离，故病得以休歇也。若卫气流行，复与邪遇，而聚集于一处，则邪复随卫出而病矣。

帝曰：时有间二日，或至数日发，或渴或不渴，其故何也？岐伯曰：其间日者，邪气客于六腑，而有时与卫气相失，不能相得，故休，数日乃作也。疟者，阴阳更胜也，或甚或不甚，或渴或不渴。间，俱去声。[批] 疟之有间二日数日者，邪与卫气相失也。疟之有渴有不渴者，邪之有甚有不甚也。

注：疟证各有不同，有间二日而发，数日而发，发时必渴，发时不渴者，此皆有其由也。能得其由，何难施治。

讲：黄帝曰：疟之作时，亦有间隔一二日而一发，或间隔至数日而一发，与发之时，而有或渴或不渴者，其故何也？岐伯对曰：疟之相间而发者，以其卫气行周身，邪气客于六腑，而邪气有时不得与卫气相遇，则邪失其正，而不能得出，正不逢邪，而不能得病，所以必休止数日，以至卫与邪会，其疟乃作也。至于疟之或渴或不渴，不过审其邪之或甚或不甚耳。彼夫疟者，阴阳邪气之互胜也，如阴出之阳，则阳胜，阳胜则热，极而渴。阳入之阴则阴胜，阴胜则寒，甚而不渴已，岂难知哉！

帝曰：论言夏伤于暑，秋必病疟。今疟不必应者，何也？岐伯曰：此应四时者也。其病异形者，反四时也。其以秋病者寒甚，以冬病者寒不甚。以春病者恶风，以夏病者多汗。恶，去声。[批] 疟之症，不独秋有，四时皆有发时，但一时有一时之证，当以何气为邪为定，不可妄执一法也。

注：此言疟有四时发者，其症不同，不止于秋时之病疟也。

讲：黄帝曰：生气通天与阴阳应象等论，皆言夏伤于暑，秋必病疟，是疟必以秋而发，而今之疟病，却有不必尽应在秋者，何也？岐伯对曰：夫此疟病者，本乎风暑火燥寒湿之六气，而应乎春夏秋冬之四时者也。所以阴阳气争，寒热交作，时去时来，至速至疟，其有寒热不同，早晏各殊，一切病状病情之大异。又以春当温而不温，夏当热而不热，秋当凉而不凉，冬当寒而不寒，反乎四时之正气也。故邪气有轻重，受病有深浅，阴阳各别，时异而病亦异也。即如其以秋之气而发病者，热在肌肉，热极则寒而寒甚。以冬之气而发病者，阳气伏藏，则不与寒争，而寒不甚。以春之气而发病者，阳气外泄，则腠理开发而恶风。以夏之气而发病者，暑热熏蒸，则液外泄而汗多，病之各异如此。凡治疟者所当察四时审六气，以别夫阴阳之合邪，则要道得矣。

帝曰：夫病温疟与寒疟，而皆安舍？舍于何藏？岐伯曰：温疟者，得之冬中于风，寒气藏于骨髓之中，至春则阳气大发，邪气不能自出，因遇大暑，脑髓烁，肌肉消，腠理发泄，或有所用力，邪气与汗皆出。此病藏于肾，其气先从内出之于外也。如是者，阴虚而阳盛，阳盛则热矣。衰则气复反入，入则阳虚，阳虚则寒矣。故先热而后寒，名曰温疟。舍，去声。何藏，去声。各中，去声。气藏，"藏"平声。病"藏"字，平声。［批］温疟藏于骨髓，舍于肾脏，其气先从内出之外。寒疟藏于皮毛，舍于肠胃之外，其气从外入之于内。此节独言温疟者，以寒疟之证首节已言之详矣。

注：帝以温疟寒疟并问，而岐伯独言风之一症，初无一语及寒者，以首节于寒疟之所舍藏论之已至矣。

讲：黄帝曰：夫病春之温疟与冬之寒疟，而皆安舍不发者，客舍于何脏也？岐伯对曰：春日温疟之病得之于冬，因偶中于冬之寒风。寒与肾应，肾主骨髓，其寒邪因藏于骨髓之中，时至春日，则天地之阳气大发，阴邪之气不能自出，久郁于中，是以变而为热，遇风而即发也。所谓温者此也。至春之郁温积而至夏，因遇大暑之热气燔烁，其脑髓消灼，其肌肉腠理发泄，其病必出。或有所作为而过用其力，汗出而邪气即与之俱出焉，此皆病藏舍于肾，其邪气先从内面而后出之于外者也。如是者，始则阴出而之阳，则阴必虚，而阳必盛，阴虚生内热，阳盛生外热，故病之先热也。然阳盛极必衰，则气必复反而入于阴。阳入于阴，则阳又虚而阴又盛矣，阴盛生内寒，阳虚生外寒，故病之先热而后寒也。温疟之名如此，夫岂有他故哉。

帝曰：瘅疟何如？岐伯曰：瘅疟者，肺素有热，气盛于身，厥逆上冲，中气实而不外泄。因有所用力，腠理开，风寒舍于皮肤之内，分肉之间而发。发则阳气盛，阳气盛而不衰，则病矣。其气不及于阴，故但热而不寒，气内藏于心，而外舍于分肉之间，令人消烁肌肉，故命曰瘅疟。［批］瘅疟者，但热不寒之疟也。帝曰：善。舍，俱去声。藏，平声。

注：瘅疟之义，此节言之已尽。治者得其原委，而肺与心之邪去，自瘅疟可痊愈矣。

讲：黄帝曰：温疟既得所谓矣，敢问瘅疟之义，何如？岐伯对曰：瘅疟者，以其肺经素来有热，气盛于身，以致气厥逆上冲，兼之中气满实，不能外泄，偶因有所用力，大汗一出，腠理忽开，遂使风寒舍于皮肤之内，伤及肉分之间，而热病乃发。发则阳气盛，阳气盛而不衰，则大热之病成矣。兼邪舍于皮肤分肉者，其气不及于阴分，故其为病但热而不寒。此热气者内藏于心肺，而外舍于分肉之间，有阳无阴，其热必盛，热盛则令人消烁肌肉，故名瘅疟。黄帝闻之，于是嘉其论而赞之曰：善哉乎！夫子诸疟之论也。

刺疟篇第三十六

此言疟之为病，虽有不同，然必六气中于六经方能为患，以生寒热，刺而治之，贵得要也。

足太阳之疟，令人腰痛头重，寒从背起，先寒后热，熇熇暍暍然，热止汗出，难已，刺郄中出血。暍，音谒。已，上声。［批］此足太阳疟之症治也。

注：暍暍者，谓伤暑也，又中热也。言足太阳之疟，当随症以施其刺也。

讲：足太阳之脉，即膀胱经也。其脉经头项，循腰脊下股外后廉，入腘中，故是经之疟，能令人腰痛头重，寒从背起矣。其症因先伤于寒，而并于阴分，后伤于热而并于阳分。故每当疟作之时，则先寒后热，其热也，则熇熇然，而气热之盛，暍暍然。而中热之极兼正气不足，邪气有余，必其热已止，而其汗乃出，足太阳疟证至此，真难止之疾也。则当取本经之委中穴，所谓郄中，亦名腘中处者，刺而去其毒血，庶病可得愈矣。

足少阳之疟，令人身体解㑊，寒不甚，热不甚，恶见人。见人心惕惕然，热多汗出，甚刺足少阳。恶，去声。［批］此足少阳疟之症治也。

注：言足少阳之疟，当随症以施其刺也。

讲：足少阳之脉，胆经是也。胆经之疟，则令人身体解㑊而懈惰，邪在半表半里之间，似寒而寒不甚寒，似热而热不甚热，但恶见人，无论亲疏，偶一见之，则心惕惕然，而不自安，且热多而汗出太甚也。宜刺足少阳之本经穴，以去其邪气，则邪去而疟自止矣。

足阳明之疟，令人先寒，洒淅洒淅，寒甚久乃热，热去汗出，喜见日月光火气乃快然，刺足阳明跗上。跗，甫无切，音卢。［批］此足阳明疟之症治也。

注：跗，足背也。言足阳明之疟，当随症以施其刺也。

讲：足阳明脉，胃之经也，胃主肌肉，故其为疟，则令人皮毛疏泄先寒而洒淅。盖阴邪凑于肌肤，是以洒洒然淅沥而寒之甚也，久之寒气郁于肌肤者，变而为热，乃生热症，甚至热去之后，肌肤疏泄，汗出不止，于此已见阴邪之为患也。阴邪者，好热而恶寒者也，阳明既受阴邪，是以喜见日月火光，得其热气，气乃快然，宜刺足阳明跗上之冲阳穴焉。

足太阴之疟，令人不乐，好太息，不嗜食，多寒热汗出，病至则善呕，呕已乃衰，即取之。乐，入声。好，去声。已，上声。［批］此足太阴疟之症治也。

注：言足太阴之疟，当随症以施其刺也。

讲：足太阴脾，土是也，其脉从胃上膈，注心中，兼入腹挟胃，外为三阳，内为三阴，正阴阳出入之界限也。故其为疟，则令人中官之气不运而不乐，兼气郁于中而好太息，甚至邪气薄之，不能助胃以消磨水谷，而病不嗜食。邪气为患，不能辅正以调摄阴阳，而症见寒热，热极则气泄，阴极则郁热，两相为患，是以汗出不止，甚至中气满实，发而为逆。病来则善呕焉，必呕已而其病乃衰。诸如此症，皆脾经传患之疟也，即取其本经穴而刺之。

足少阴之疟，令人呕吐甚，多寒热，热多寒少，欲闭户牖而处，其病难已。已，上声。[批] 此足少阴疟之症治也。

注：言足少阴之疟，当随症以施治之之法也。

讲：足少阴经肾，其脉贯膈注胸，入肺肝而循喉咙。其为疟也，邪气满实，则令人呕吐过甚，以阴脏而遇阳邪乘之，则多寒热。兼之阳乘于阴，则阳胜阴弱，于多寒多热之中，复见热多而寒少。况主闭藏之令者肾也，本经属阴常欲其静，是以欲闭户牖而独处。肾疟至此，其病难以骤止，亦当取本经之穴而刺之。

足厥阴之疟，令人腰痛少腹满，小便不利，如癃状，非癃也，数便，意恐惧，气不足，腹中悒悒，刺足厥阴。数，音朔。[批] 此足厥阴疟之症治也。

注：言足厥阴之疟，当随症以施其刺也。

讲：足厥阴肝经，其脉循阴股，入毛中，环阴器，抵小腹。故其为疟，令人腰痛，腹满，小便为之不利焉。兼便之不利如为癃状，而实却非真癃证，止不利而数便焉，且其意常若有所恐惧。真气不足时，见腹中悒悒不舒，而少安焉，凡此皆肝受邪而虚，肾气不足以生之过也，宜急刺足之厥阴穴，以泻其实焉。

肺疟者，令人心寒，寒甚热，热间善惊，如有所见者，刺手太阴阳明。[批] 此肺疟之症治也。

注：肺疟刺手太阴阳明者，以其表里皆有邪也。

讲：如肺疟之证，其疾则令人心常寒焉，寒过甚则壮热，热稍见则善惊，其惊也，恍如有所见者，其故何哉？以肺居心上，行清虚之令者也。邪胜乘所不胜，是以心中作寒，兼心气不足，肺邪有余，宜其心血为肺之邪热所蒸，以至不镇定而有善惊等证也。则当刺手太阴肺经，与手阳明大肠，以泻其表里之邪焉。

心疟者，令人烦心甚，欲得清水，反寒多，不甚热，刺手少阴。[批] 此心疟之症治也。

注：心疟刺手少阴者，以其邪实于心之过也。

讲：心经之疟，其症则令人烦扰于心者甚，且热过极，常欲得清水为饮，兼之寒乘心火之虚而入，表无肌热，外证反见寒多。若不甚热者，然此邪实于心之过，宜刺手少阴心经之穴也。

肝疟者，令人色苍苍然，大息，其状若死者，刺足厥阴见血。[批] 此肝疟之症治也。

注：肝疟刺足厥阴者，以其病在厥阴本经也。

讲：肝疟证者，则令人面色深青而苍苍然，其气不舒，而太息焉，目瞑筋直，其状若死者，此病在厥阴经也。宜刺厥阴本经出其恶血，而疟自止。

脾疟者，令人寒，腹中痛，热则肠中鸣，鸣已汗出，刺足太阴。[批] 此脾疟之症治也。

注：脾疟刺足太阴者，以其病在太阴本经也。

讲：脾疟之证，则令人身寒冷，腹中痛寒结于脾，中气凝滞，即此已可见矣。久之，中气不足，邪气为患，时而发热，肠中作鸣，兼鸣已而汗即出，于此又见气虚邪乘，邪气因之而达于外矣。宜刺足太阴脾经之穴，以去邪焉。

肾疟者，令人洒洒然，腰脊痛宛转，大便难，目眴眴然，手足寒，刺足太阳少阴。[批] 此肾疟之症治也。

注：肾疟刺足太阳少阴者，以其邪实于表与里也。

讲：肾疟之证，则令人洒洒而恶寒，兼之腰脊皆痛，以至其身宛转与大便皆难，且其目眴眴然，摇动不明，手足四大皆生寒热。宜刺足太阳膀胱与足少阴肾经之穴，庶表里之邪去而其疟可止矣。

胃疟者，令人且病善饥，而不能食，食而肢满腹大，刺足阳

明太阴横脉出血。[批] 此胃疟之症治也。

注：胃疟刺足阳明太阴横脉出血者，以邪实于二经孙络之横脉处也。

讲：胃疟之证，则令人将病之时善饥，而又不能食焉。兼寒热气争，纵有所食，必至四肢满肿，而腹实大也。宜刺足阳明胃经与足太阴脾经二经孙络之横脉，出其恶血，而邪可解也。

疟发身方热，刺跗上动脉，开其空，出其血，立寒。疟方欲寒，刺手阳明太阴、足阳明太阴。空，上声。[批] 此疟证初发，或身方热，或身欲寒之治法也。

注：此言疟发将热，与疟发欲寒之症，各当如法以施其刺也。

讲：此言疟病将发，当身初发热之时，急刺跗上动脉，所谓冲阳穴处，开其一空，以出其血，所谓迎而夺之者，此也。自必热邪去，而立变为寒矣。又如疟已发，身方欲寒之时，虽未发热而热盛将寒矣，则当刺手阳明，与手太阴、足阳明与足太阴，使邪热在脾肺肠胃间者，悉得散去，自阴阳之气，两不相并，疟病无由而作矣。

疟脉满大，急刺背俞，用中针旁伍胠俞各一，适肥瘦出其血也。疟脉小实，急灸胫少阴，刺指井。疟脉满大，急刺背俞，用五胠俞背俞各一，适行于血也。疟脉缓大虚，便宜用药，不宜用针。凡治疟先发，如食顷乃可以治，过之则失时也。[批] 疟之寒热，各有脉象，如脉实证，实可用针刺。使诊得其脉虚后，不似寒热邪盛之象者，正虚已极，决不可刺。

注：疟证有虚实脉象，即可见要必审其证的、脉的，而或施之以刺，或用之以药，自无遗误之虞矣。

讲：如疟之为证，脉象满大而急者，阳盛故也，则宜刺背俞，至大杼穴。又宜用中针以刺其旁之五胠俞，如魄户、神堂、譩譆、鬲关、魂门等穴各一针。然犹当适其人之肥瘦，以酌其深浅，出其恶血，庶太阳之阳气可泻。又如疟证脉见小实而急者，寒甚故也，则宜取足少阴肾经之胫，所谓复留穴，久之以去其寒。且取足少阴之井指踹穴，所谓足太阳膀胱之井穴，与肾为表里处而刺之，以去其血焉。然疟证脉满大而急者，故宜刺背俞，以泻阳分之实热，用中针以刺五胠俞及背俞处各一针，适人之肥瘦，以出其血为度矣。至若疟证脉缓大虚，与脉之满大急小实急者，迥异其象，则非寒热之邪盛可知矣。便宜用调济之药，以大补血气，不宜再用针刺，以伤正气也。总之，凡治疟者，贵在未发之先，如当一饭之顷，即可乘此而早治之，若过此一时，其邪已至，疟气已发，于此用治是谓失时。

诸疟而脉不见，刺十指间出血，血去必已，先视身之赤如小豆者尽取之。已，上声。[批] 疟脉沉而不见者，邪蔽正也，故宜刺。

注：如疟发，诸脏腑之脉，皆沉而不见者，为阴逆已极，邪蔽正气也。

讲：无论寒温，以及诸脏所发之疟，脉沉而不见者，皆邪蔽正气，阴逆已甚之故，则当刺手足，十指间之井穴，以去其血，血去则疟必止矣。又宜先视通身之有，赤色如小豆者，尽取而刺之，出其血以去其邪焉。

十二疟者，其发各不同时，察其病形，以知其何脉之病也。先其发时，如食顷而刺之，一刺则衰，二刺则知，三刺则已，不已刺舌下两脉出血，不已刺郄中盛经出血，又刺项以下侠脊者必已。舌下两脉者，廉泉也。已，俱上声。[批] 此举十二经之疟，而总示以刺之之法也。

注：十二疟，手足三阴三阳，合而为十二经之疟也。必察脉病在何经而刺之，则不同者同矣，且于未发之先而刺之，则不已者已矣。

讲：凡十二经各发之疟证，其发各不同时，治者当细察其病形，以考其为何所传，而为何脉之病也。病得其实，又于其将发之先，如一饭之顷，即取发疟之本经而急刺之，一刺则疟势必衰，再刺则邪之盛衰已知，三刺则病可立止而愈矣。假使三刺以后，其病仍然不止，则又当取舌下两脉而刺其血，刺舌下而其病仍不已，则又宜取太阳膀胱经之委中穴，取其经之盛者，以出其恶血，兼刺其项以下之挟脊，所谓大杼、风门穴，则其病可必止矣。然前所谓刺舌下两脉者，即任脉所经之廉泉穴，肾窍是也。

刺疟者，必先问其病之所先发者，先刺之。先头痛及重者，先刺头上及两额两眉间出血。先项背痛者，先刺之。先腰脊痛者，先刺郄中出血。先手臂痛者，先刺手少阴阳明十指间。先足胫痠痛者，先刺足阳明十指间出血。［批］问其病之所先发而先刺者，使其邪之不他伤也。

注： 先刺先发之处，乃邪先中之所也，邪中即刺，邪自去矣，邪去而疟犹有不止乎？

讲： 凡刺疟证者，必先问其病之所先发者，在何部属何气，循其本经而先刺之，则得其疟所先发之处，即知其邪所先中之经，刺其邪之所先中，自邪不妄传，随针即出，而疟可止矣。如疟发时，先见头痛及重者，宜先刺头上之上星、百会穴，及两额之悬颅穴，两眉间之攒竹穴，以出其血焉；如疟发时先见项背引痛者，宜先刺其项之风池、风府穴，背之大杼神道穴，以出其血焉；如疟发时，先见腰脊引痛者，宜先刺郄中穴，以出其血焉；如疟发时，先见手臂引痛者，宜先刺手少阴心经、手阳明大肠及手十指之井穴，以出其血焉；如疟发时，先见足胫痠痛者，宜先刺足阳明胃经及足十指之井穴，以出其血焉。由此类推，无不可治之疟矣。

风疟者，疟发则汗出恶风，刺三阳经背俞之血者。胻痠痛甚，按之不可，名曰附髓病，必镵针针绝骨，出血立已。身体小痛，刺至阴。诸阴之井无出血，间日一刺。疟不渴，间日而作，刺足太阳。渴而间日作，刺足少阳。温疟汗不出，为五十九刺。恶，去声。已，上声。间，俱去声。［批］此言诸疟为患，当取其邪所在之经穴而酌刺之也。

注： 诸疟之发，皆有经穴，必于经穴邪中之处，审慎施刺，则邪可除而正无伤，疟证立见其愈无难矣。

讲： 疟有风邪为患，谓之风疟者，其疟发时，则汗出而恶风，此证宜刺足太阳膀胱、足阳明胃、足少阳胆三阳经背俞之血者也。与疟疾证见脊后之骱骨痠痛太甚□摩不得，谓之附髓病者，能以头大末锐之镵针针其足少阳胆经之绝骨穴，以出其血，则疟可立止矣。至于疟疾证见身体小痛，则邪之感于太阳，而未深入者也。宜刺足小指外侧之至阴穴，并手足诸阴经之井穴，慎毋出其血焉。盖此身体小痛之证，邪气甚微，不可骤泻，惟间日一刺，以俟其邪气之自泄，而病自愈焉。以及疟疾证见口不干渴，间隔一日而一发者，此里无热也，宜刺足太阳膀胱经，以泻其表邪焉。并证见口渴过甚，间隔一日而发者，此里有热也，宜刺足少阳胆经，以泻其表里之邪焉。若夫证属温疟而汗不出者，邪热过甚，则宜五十九刺，以泻其实邪焉，刺疟之论如是而已。

气厥论三十七

此言气失其常转相移并阴阳偏盛厥为患也。

黄帝问曰：五藏六腑，寒热相移者何？岐伯曰：肾移寒于脾，痈肿少气。脾移寒于肝，痈肿筋挛。肝移寒于心，狂隔中。心移寒于肺，肺消，肺消者饮一溲二，死不治。肺移寒于肾，为涌水，涌水者，按腹不坚，水气客于大肠，疾行则鸣，濯濯如囊裹浆，水之病也。藏，去声。[批] 五脏寒气相移其见症有如是也。

注：气厥之有寒者，以五脏寒气相移为患，故其见证各有不同也。

讲：黄帝问曰：五脏六腑寒热相移者，何故？岐伯对曰：肾主闭藏，而纳气者也，若肾伤于寒，而转移其寒于脾则传所胜己者，土为水所侮，寒必凝于肌肉之间，以致重为痈，轻则为肿，兼脾主中气，肾主下气，既两脏相移则气必败而短少。至脾移其寒于肝，则传所胜己者，木为土侮，卫气必因寒而结，以致肉溃为痈，肉起为肿，兼脾主肉，肝主筋，既两脏相移，则筋必缩而争挛矣。肝移其寒于心，则传所己生者，火得木气，心为寒薄，必致元神乱离而狂，阳为阴间，必致中气闭塞而隔矣。心移其寒于肺，则传所不胜者，金被火刑，肺精燥烁，必致肺气大耗而肺消。肺消者，失其降下之节，致乘其生水之母道，证见饮水一分，即溲溺二分也。病势至此，阳气大败，即死不可活之候也。致肺移其寒于肾，则传所已生者，水以金变，阳气不化，必致水蓄不行，而为涌水矣。涌水者，按之而其腹不实，惟见水气客于大肠之间，偶而疾行，则肠中作鸣，濯濯有声，如以囊裹贮水浆，柔而不坚，此真水之为病也。五脏之移寒如是，治当各别其证焉。

脾移热于肝，则为惊衄。肝移热于心，则死。心移热于肺，传为膈消。肺移热于肾，传为柔痓。肾移热于脾，传为虚肠澼，死不治。衄，音忸。痓，音炽。［批］五脏热气相移，其见证有如是也。

注：气厥之有热者，以五脏热气相移为患，故其见证各有不同也。

讲：肝主惊而藏血，脾以热移之，则风热交作，血为热迫，必致魂不定而惊骇，血沸溢而鼻衄也。心为君主，藏神者也，不宜受邪，如肝以热移之，则心胞先为风热所蒸，木火相燔，犯及君主，元神一去，人必死矣。肺居上而化燥，心以热移之，则热气一盛，膈上焦烦，饮多善消，传变而为膈消之症矣。肾主骨而统津液，肺以热移之，则热及于骨，阴液受蒸，为柔痓多汗之症矣。痓为风病，其证卒口噤，背反张而瘛疭，皆肾受风热之故也。脾为阴脏，肾以热移之则阴为热伤，其血内溢，传变而为肠中泄下汁沫不禁之肠澼矣。肾之与脾皆谓之阴，既为热伤，证见肠澼，则阴绝矣，故死不可治。五脏之移热如此，而治不从可知哉。

胞移热于膀胱，则癃溺血。膀胱移热于小肠，膈肠不便，上为口糜。小肠移热于大肠，为虙瘕，为沉。大肠移热于胃，善食而瘦，又谓之食亦。胃移热于胆，亦曰食亦。胆移热于脑，则辛頞鼻渊，鼻渊者，浊涕下不止也。传为衂①衊②瞑目，故得之气厥

---

① 衂：“衄”的异体字。

② 衊（miè 蔑）：污血。

也。糜，武悲切。虙，伏同。衄，俗衂字。衊，音蔑。[批] 六腑热气相移，其见证有如是也。

注：气厥之有热者，以六腑热气相移为患，故其见证各有不同也。

讲：男之精室，女之血室，皆谓之胞。胞也者，居膀胱之中者也。今既以所受之邪热，移于膀胱，则下焦阴虚，为热所迫，血受其伤，必变而为小便不利之癃，与溲赤遗涩而溺血也。州都之官，津液所存者，膀胱也。膀胱上系于小肠，小肠与心为表里，今膀胱以热移之，则小肠受热，必鬲塞于中，不得便利也。兼小肠之脉，抵胃循咽，火之炎热之性，蒸然上升，则热气发越，必致疮生口内，而为糜烂之症也。至小肠之热移于大肠，则两热相争，血必移而为伏瘕，有形无定，时聚时散。当其痛也，则热极如火，及其痛止，宛如平人，为病最深沉也。至大肠之热移于胃，则阳明受热，水谷易消，虽善食而必瘦，谓之食亦。食亦者，即能食亦瘦之证也。至胃之热移于胆，则甲木与胃土相斗，胆之热气上蒸于胃。胃之热气，益消其谷，虽食亦瘦也，亦名之曰食亦。证至胆之移热于脑，则通于脑之頞，必摄精之气败，而时作辛辣，頞所通之鼻必不收束其气，下泄流为渊泉。鼻渊者，浊涕下而不止也。久之则必传变而为鼻中血出之衄，与血出而微之衊。衄衊者，热伤血也。衄衊不止，则血虚气散，以致目无所养，常瞑然而不欲视也。六腑之移热如此，其治可不慎欤？合之寒热相移之症，以想其寒热相移之故，皆得之气厥也。甚矣！治病者，可不探其原，而握其要哉。

咳论篇三十八

此言咳之为病，本乎五风，盛为六气，微为诸咳，始焉在脏，继则入腑，各部皆有不独肺也。

黄帝问曰：肺之令人咳何也？岐伯对曰：五脏六腑皆令人咳，非独肺也。帝曰：愿闻其状。岐伯曰：皮毛者，肺之合也，皮毛先受邪气，邪气以从其合也。其寒饮食入胃，从肺脉上至于肺则

肺寒，肺寒则外内合邪因而客之，则为肺咳。［批］此言五脏六腑虽皆能成咳，然必肺先受邪，久之乃传于各经也。

注：肺主皮毛，邪从皮毛而入，故邪气从其合，形寒饮冷，则伤肺，皮毛先受邪气，故外内合邪，客于肺也。

讲：黄帝问曰：肺之独使人咳者，何也？岐伯对曰：凡五脏六腑皆使人作咳，不独肺之一脏也。黄帝曰：既五脏六腑皆令人咳矣，其一切受病之状，何如？窃愿闻之。岐伯对曰：肺主皮毛，皮毛者，肺之合也。人身中风中寒，惟皮毛先受其邪气，故邪气之从皮毛而入者，即以之从其所合，而客于肺焉。然必先因寒冷饮食入伤于胃，胃中之寒从肺脉上行，以至于肺。则肺乃寒，肺寒则内之虚邪，与外之贼风相感而合，风寒因而客之于肺，所以成为肺咳矣。

五藏各以其时受病，非其时各传以与之。人与天地相参，故五藏各以时治，时感于寒则受病，微则为咳，甚则为泄为痛。乘秋则肺先受邪，乘春则肝先受之，乘夏则心先受之，乘至阴则脾先受之，乘冬则肾先受之。藏，俱去声。［批］五脏各以四时之气相治，偶感于寒，即受其病，但成为咳者，中寒之气特稍微耳。传变为患以与之肺者，盖诸咳病皆肺主之，无论何经受邪，必传变于肺，其咳乃现也。

注：非时气至，人感而中之，伤于寒则为寒邪，微则在经而为咳，甚则入里而为泄为痛，且五脏各以其当旺之时，受其气而为病也。

讲：五脏者，应五风者也，皆各以其当旺之时受其气而为病。如气至非时，为六气胜邪，则各乘其脏之所虚，传变为患，以与之肺也。盖人之一身，与天地相参其理同，其气同，故五脏与五风各以其时而至，如非时气至，人偶感而中之，则伤于寒即为寒邪，寒邪伤人，其受病微者，则客于经而为咳；受病甚者，则入于里而为泄痛。然所谓五脏各以时受病，与五脏各以时治者，即如邪乘秋而发为凉风者，则肺先受之；邪乘春而发为温风者，则肝先受之；邪乘夏而发为热风者，则心先受之；邪乘至阴而为湿风者，则脾先受之；邪乘冬而为寒风者，则肾先受之之类是也。

帝曰：何以异之？岐伯曰：肺咳之状，咳而喘息有音，甚则唾血。心咳之状，咳则心痛，喉中介介如梗状，甚则咽肿喉痹。肝咳之状，咳则两胁下痛，甚则不可以转，转则两胠下满。脾咳之状，咳则右胠痛，阴阴引肩背，甚则不可以动，动则咳剧。肾咳之状，咳则腰背相引而痛，甚则咳涎。［批］五脏之咳，气各不同，故其为状亦各异也。

注：介，隔也。介介，耿耿也。剧，甚也，增也。五脏咳病之状，各随经络部分以现证，施治者其熟味之。

讲：黄帝曰：五脏异气，咳必有状，敢问何以异之？岐伯对曰：肺主气者也，其受邪为咳之状，则咳而气喘息出有声，甚则肺气受伤，迫血上行，以致血随气逆唾中见血也。至心脉则上挟于咽，其受邪为咳之状，则咳必心胸引痛，喉中介介而不利，有如物梗之状，甚则咽浮而肿，喉痛而痹也。至肝脉则布季胁，其受邪为咳之状，则咳必两胁之下，牵引而痛，甚则胁痛不可以转，转则两胠之下皆满胀矣。至脾居右胁，其受邪为咳之状，则咳必右胠下痛，阴阴然陷微不甚，牵引而至肩背之间，甚则其身不可以动，动则咳愈剧而加增也。至肾脉则入腹挟脊，其受邪为咳之状，则腰与背间相引而痛，甚则咳必涎出，此五脏为咳之异状也。

帝曰：六腑之咳奈何？安所受病？岐伯曰：五藏之久咳，乃移于六腑。脾咳不已，则胃受之，胃咳之状，咳而呕，呕甚则长虫出。肝咳不已，则胆受之，胆咳之状，咳呕胆汁。肺咳不已，则大肠受之，大肠咳状，咳而遗矢。心咳不已，则小肠受之，小肠咳状，咳而失气，气与咳俱失。肾咳不已，则膀胱受之，膀胱咳状，咳而遗溺。久咳不已，则三焦受之，三焦咳状，咳而腹满，不欲食饮，此皆聚于胃，关于肺，使人多涕唾，而面浮肿气逆也。藏，去声。已，俱声。［批］六腑之咳，受之五脏，若久咳不已，则转而移之六腑矣。至六腑久咳不已，则转而移之三焦。然此皆邪聚于胃而关于肺也。

注：六腑咳状，由五脏所移，而久咳则三焦受之，然合五脏六腑之咳而未有不聚于胃、关于肺者也。

讲：黄帝问曰：五脏咳状，既各不同，然则六腑之咳，其状奈何？兼其病必有所受，愿夫子明以教我。岐伯对曰：六腑之咳，由五脏所移，必五脏受邪，其咳日久，乃能移于六腑也。如脾咳不已，则移其邪于胃，而胃受之，胃咳之状，证见气逆作呕，呕甚则胃中之长虫即随之而出矣。如肝咳不已，则移其邪于胆而胆受之，胆咳之状，证见气逆作呕，呕甚则胆中苦汁即随之而下矣。肺咳不已，则移其邪于大肠，而大肠受之，大肠之咳状，证见咳甚则遗其矢，而失传导之常矣。心咳不已，则移其邪于小肠，而小肠受之，小肠之咳状，证见咳甚则失其大便之浊气，而气与咳俱失矣。肾咳不已，则移其邪膀胱，而膀胱受之，膀胱之咳状，证见咳甚，则气虚不禁而遗溺矣。而且六腑邪盛，久咳不已，则移其邪于三焦，而三焦受之。三焦者，水谷之道路，气之所终始，而为六腑之一者也，上焦在心下膈间，当胃之上口也，中焦在胃之下腕，下焦在脐下轮处，当膀胱之上口也。故三焦之咳状，证见咳而腹满不欲饮食，则中焦受邪，不能消谷可知。然此必胃土已虚，以致三焦之虚邪皆聚于胃，而关系于肺之过也。是以使人多鼻涕涎唾，面作浮肿，气上厥逆也。六腑之咳，如得其证而治无难矣。

帝曰：治之奈何？岐伯曰：治藏者治其俞，治腑者治其合，浮肿者治其经。帝曰：善。藏，去声。［批］脏咳治其俞，腑咳治其合，咳而浮肿者，治其脏腑所主之本经。神乎妙哉，几人能识？

注：按《灵枢》云：诸脏俞者，皆脉之所注，由四末数起，阴经第三穴是也；诸府合者，皆脉之所入，由四末数起，阳经第六穴是也。诸经者，皆脉之所起，第五穴，若阴经则在第四穴也。盖一为井，二为荥，三为俞，四为原，五为经，六为合，阴经无原，以俞为原，故在第四。此言刺法也，十二经皆有井荥俞经合，各随穴之浅深以刺之耳。

讲：黄帝曰：五脏六腑咳各不同，治之奈何？岐伯对曰：病各有证治，各有要必得其要乃可临证，如治五脏之咳者，则必治其五脏之俞穴焉，治六腑之咳者，则必治其六腑之合穴焉，至咳而浮肿者，则必治其脏腑之经穴焉，随其受病以循其经络，得其部分，而酌其深浅。神明在我操之，有要自一刺可以奏功，无忧咳之不能已也。黄帝闻之，于是嘉其论曰：善。

举痛论三十九

此言诸痛之证，皆本于邪，邪之所中，各有部分，特举其全详为辨论也。

黄帝问曰：余闻善言天者，必有验于人；善言古者，必有合于今；善言人者，必有厌于己。如此，则道不惑而要数极，所谓明明也。今余问于夫子，令言而可知，视而可见，扪而可得，令验于己，如发蒙解惑，可得而闻乎？岐伯曰：何道之问也？帝曰：愿闻人之五脏卒痛，何气使然？岐伯对曰：经脉流行不止，环周不休，寒气入经而稽迟，泣而不行，客于脉外则血少，客于脉中则气不通，故卒然而痛。藏，去声。卒，猝同。［批］此言诸痛之证，皆本于寒也。

注：扪，手摩也。发蒙，开发蒙蔽也。解惑，解释疑惑也。稽，留也，滞也。迟，缓也，久也。泣与涩同，谓血凝不消也。

讲：黄帝问曰：余闻天与人本一气，故善言天者，必有验于人；古与今同一理，故善言古者必有合于今；人与己属一体，故善言人者必有厌于己。必合天人古今，人己而参观之，方于道无疑惑，而得要数之至也，所谓明明者此也。今余闻诸夫子，欲使此理，言之而即无不可知，视之而即无不可见，扪之而即无不可得，使其道应验于己者，如开发其蒙蔽，解释其疑惑，亦可使余得闻之否乎？岐伯再拜稽首而对曰：帝所谓言而可知，视而可见，扪而可得者，果何道之问也？黄帝曰：无他道也，愿闻人之五脏，骤然而痛，以何气之使然也？岐伯对曰：人之卒然而痛者，皆以经脉流行不止，环周不休，偶遇寒气入经，稽留迟缓，致使血脉泣涩凝而不行，或客于经脉之外，血少而涩，或客于经脉之中，气滞不通，血凝气滞是以骤然作痛也。

帝曰：其痛或卒然而止者，或痛甚不休者，或痛甚不可按者，或按之而痛止者，或按之无益者，或喘动应手者，或心与背相引而痛者，或胁肋与少腹相引而痛者，或腹痛引阴股者，或痛宿昔而成积者，或卒然痛死不知人，少间复生者，或痛而呕者，或腹痛而后泄者，或痛而闭不通者，凡此诸痛，各不同形，别之奈何？间，去声。［批］此举诸痛之不同者，而详其故也。

注：诸痛之证，各有不同，当即其证以察其气也。

讲：黄帝曰：痛之为患不一，彼其骤然而痛者，既得闻矣。然其间有或骤然之间而顿止不痛者，有或痛之过甚，全不休息者，有或痛之过甚，而不可按摩者，有或按而摩之，痛即立止者，有或不按而痛，按之而亦无益者，有或痛见喘息动而应手者，有或心之与背相引而痛者，有或胁肋与少腹相引而痛者，有或腹中作痛，牵引至阴股皆痛者，有或痛因宿昔以来结成积痛者，有或骤然痛死不知人事，少间一刻而复生者，有或痛中作逆而呕者，有或腹痛不休而后见泄泻者，有或痛而便闭二窍不通者，诸如此痛，其形各有不同也，欲辨其气当奈之何？

岐伯曰：寒气客于脉外则脉寒，脉寒则缩绻，缩绻则脉绌急，绌急则外引小络，故卒然而痛，得炅则痛立止，因重中于寒，则痛久矣。寒气客于经脉之中，与炅气相薄则脉满，满则痛而不可按也，寒气稽留，炅气从上，则脉充大而血气乱，故痛甚不可按也。寒气客于肠胃之间，膜原之下，血不得散，小络急引故痛，按之则血气散，故按之痛止。寒气客于侠脊之脉，则深按之不能及，故按之无益也。寒气客于冲脉，冲脉起于关元，随腹直上，寒气客则脉不通，脉不通则气因之，故喘动应手矣。寒气客于背俞之脉则脉泣，脉泣则血虚，血虚则痛，其俞注于心，故相引而痛，按之则热气至，热气至则痛止矣。寒气客于厥阴之脉，厥阴之脉者，络阴器系于肝，寒气客于脉中，则血泣脉急，故胁肋与少腹相引痛矣。厥气客于阴股，寒气上及少腹，血泣在下相引，故腹痛引阴股。寒气客于小肠膜原之间，络血之中，血泣不得注于大经，血气稽留不得行，故宿昔而成积矣。寒气客于五藏，厥逆上泄，阴气竭，阳气未入，故卒然痛死不知人，气复反则生矣。寒气客于肠胃，厥逆上出，故痛而呕也。寒气客于小肠，小肠不得成聚，故后泄腹痛矣。热气留于小肠，肠中痛，瘅热焦渴则坚干不得出，故痛而闭不通矣。炅，音憬。重，平声。中，去声。藏，去声。［批］此承上节诸痛之问，而辨其邪气为患之异，以明其痛之各有不同也，然诸痛皆属于寒，惟痛而便闭一证，乃为热气流于小肠也。

注：历辨诸痛之由，以明其痛之一证，无论某经某脏，为某气所伤，要皆受于寒也，惟便闭而痛乃属热气留于小肠之过。

讲：岐伯对曰：痛之卒然而止者，因寒冷之气，止客于经脉之外，则经脉亦寒，脉寒则筋缩绻，筋缩绻则脉象绌急，脉象绌急，卫气不得流通，则外面牵引小络之脉，所以卒然而痛。偶得汤火之类，以热气炅之，则卫气行于外，痛亦卒然而立止矣。至痛甚不休者，因前中寒冷之气于经脉，而后复中于寒，则痛愈久矣，痛愈久，是以盛不能休也。其痛甚不可按者，亦因寒气客于经脉之中，与内之淫热相遇，寒气与热气两相激薄，则经脉自满，满则脉冲大，血与气乱皆邪实之过也，故痛而不可按焉。其按之而痛止者，以寒气客于肠胃之间，膜原之下，在内之血，因寒凝滞而不得散，内之小络因寒结聚而急引，必须按摩，气血乃散，小络乃缓，故按之而痛立止也。其按之而无益者，亦寒气客于侠脊之脉，则中为督脉，旁为膀胱，寒气客于其中，日深一日，虽按之亦不能及，故按之无益也。其痛至发喘动而应手者，因寒气客于奇经之冲脉，冲脉者，起于脐下三寸之关元穴，随腹直上挟脐循行，至胸中而散者，寒气客于其中，则冲脉不通矣。冲脉不通，则周流循环之正气，因之而不能上行，故喘动应手矣。其心与背相引而痛者，亦寒气客于背俞之脉，背俞者，膀胱经也，五脏六腑之脉，皆属此经。此经受寒，则脉自涩而泣，脉泣则血虚，血虚则引痛，况其俞注于心，故背与心相引而痛，然虽相引而痛，却是阳病行于阴分，能按之则腹中热气自至，热气至则痛亦止矣。其胁肋与少腹相引而痛者，因寒气客于厥阴之脉，厥阴之脉者，循胁络阴器，而系于肝者也。寒气客于肝经之脉中，则血必涩而泣，脉必躁而急，故胁肋与少腹相引而痛矣。其腹痛引阴股者，因寒厥之气客于阴股，致使寒气上抵少腹之中，以至血涩不行，在下相引，故腹痛引阴股也。其痛宿昔而成积者，因寒气客于小肠经膜原之间，络血之中，以致络中之血泣涩，不得流注于直行之大经，是以血气稽留，不得流行，故寒气凝结宿昔而成积矣。其卒痛死不知人，少间而复生者，盖以寒气客于五脏之中，五脏之气厥逆上行，以致吐涌而泻，上泻甚，则真阴之气竭，一时卫外之阳气未入，故骤然痛死，不知人事，必待阳气复反，则可生矣。其痛而呕者，因寒气客于肠胃，肠胃之气厥逆上出，所以痛而作呕也。其腹痛而后泻者，因寒气客于小肠，小肠者，承受之官也，寒邪客之，则不能变化津液，不能变化津液即不能成其结聚之功，以传入于大肠，故后泄而腹痛也。其痛而闭不通者，因热气留滞于小肠，以致肠中作痛，证见下而瘅热，上而焦渴，热郁膀胱则坚实干枯，欲便而便不得出，故痛而便闭不通矣。由此观之则诸痛皆寒，惟便闭不通一证，为有热也。治痛者，其审慎之。

帝曰：所谓言而可知者也，视而可见奈何？岐伯曰：五藏六腑固尽有部，视其五色，黄赤为热，白为寒，青黑为痛，此所谓视而可见者也。帝曰：扪而可得，奈何？岐伯曰：视其主病之脉，坚而血及陷下者，皆可扪而得也。藏，去声。［批］上节即明其言而可知之理，故此节复以视而可见按而可得之义，而分论之。

注：部，部位。坚，谓脉来坚实。寒，紧急也。血所病之处，脉必陷下，脉起为阳，陷下为阴，此手扪可得者也。

讲：黄帝曰：夫子诸痛之论，各以证见，所谓言而可知者，固如是矣。若夫视而可见者，奈何？岐伯对曰：凡人五脏六腑，有诸内必形诸外，夫固各有部分者也，欲知其病先视其色，色何以辨？如土色之黄，火色之赤，两色相兼，则为热证，使非内热则面色必不黄赤矣。金色之白，定为虚寒，若非虚寒，则面必不白矣。木色之青，水色之黑，两色相兼，可知其痛，使非内痛，则面色必不青黑矣。此即所谓视之而可见者也。黄帝曰：扪之而可得者，奈何？岐伯对曰：有一病必有一主，惟视其病在何经、何脏，得其受病之处，以诊其主病之脉，如其脉坚而实，是寒紧急也，或所病之处，脉结为血，是邪所中敢，以及脉陷下者，是脉失其阳，而偏于阴也，凡此皆可以手扪之，而得其病之所在也。

帝曰：善。余知百病生于气也，怒则气上，喜则气缓，悲则气消，恐则气下，寒则气收，炅则气泄，惊则气乱，劳则气耗，思则气结，九气不同，何病之生？岐伯曰：怒则气逆，甚则呕血及飧泄，故气上矣。喜则气和志达，荣卫通利，故气缓矣。悲则心系急，肺布叶举，而上焦不通，营卫不散，热气在中，故气消矣。恐则精却，却则上焦闭，闭则气还，还则下焦胀，故气不行矣。寒则腠理闭，气不行，故气收矣。炅则腠理开，荣卫通，汗大泄，故气泄矣。惊则心无所倚，神无所归，虑无所定，故气乱矣。劳则喘息汗出，外内皆越，故气耗矣。思则心有所存，神有所归，正气留而不行，故气结矣。炅，音憬。［批］此举九气为病之故，而历历言之，以明有病之生于气也。

注：九气生病，见证不同，从可知无病不生于气，而气之为患大矣。

讲：黄帝曰：善哉。夫子言而可知，视而可见，扪而可得之论矣。但余素闻九气于夫子，而知百病之生，皆生于气也，如肝主怒，怒则气上，心主喜，喜则气缓，肺主悲，悲则气消，肾主恐，恐则气下，推之寒则令人气收，炅则令人气泄，惊则令人气乱，劳则令人气耗，思则令人气结，九气之不同如此，何百病即因之而生也？岐伯对曰：怒则气逆者，正以肝主乎怒，怒则厥气上逆，故怒之甚者，气逆必急，或则肝气自伤，不能藏血，反因怒气逼迫而呕血，或则脾为木侮，以致脾不能运化，反见暴注下迫而为飧泄，皆气上逆而使然也，故曰气上矣。喜则气缓者，以喜属于心，喜则气和，气和则志达，营血卫气，两相通利，故曰气缓矣。悲则气消者，以悲主于肺，肺属于心，悲则心系急动，兼肺气为之遍布，肺叶为之张举，隔塞上焦，其气不通，故使内之营气、外之卫气，不能散于表里之间，久而郁积，热气在中，故上焦之大气，为之渐消，故曰气消矣。恐则气下者，以恐主于肾，肾能藏精，过恐则精气却退，不能上行，精不上行，则上焦闭塞，上焦闭塞，则气复下还，气复下还，则气不能上行，而仍在于下，下焦必胀满矣。故曰气不行矣。寒则气收者，盖寒则凝，凝则营卫不通，彼人身中于寒者，其腠理必闭，腠理闭，卫气即不得行之于外而脏腑之气，皆收敛于内也，故曰气收矣。炅则气泄者，盖热则行，行则卫通，卫通则腠理开，营卫相感，内之魄汗，得以大泄于外，汗泄则气泄，故曰气泄矣。惊则气乱者，以心之志为神，神恬静，不宜躁动，如一旦惊赫①，则心无所依着，神无所归宿，虑无所定一，其气因之而乱也，故曰气乱矣。劳则气耗者，以人有所劳役，精力疲惫，其气未有不动者，气动则喘息，喘息则汗出，内气发越，外气随之，内外之气皆越，故曰气耗矣。思则气结者，心之官则思，思必有所寄，心寄于此即神注于此，神注于此，即气注于此，可见心有所存想者，神即有所归宿，即正气亦留蓄而不行，故曰气结矣。由此观之，九气虽有不同，然皆能为病也，帝又何疑乎。

腹中论篇第四十

此言腹中诸病各有证见，为寒为热治宜详辨也。

黄帝问曰：有病心腹满，旦食则不能暮食，此为何病？岐伯

---

① 赫：通"吓"，恫吓。《诗·大雅·桑柔》："既之阴女，反予来赫。"

曰：名为鼓胀。帝曰：治之奈何？岐伯曰：治之以鸡矢醴，一剂知，二剂已。帝曰：其时有复发者何也？岐伯曰：此饮食不节，故时有病也。虽然其病且已时，故当病，气聚于腹也。已，俱上声。［批］治鼓胀病者，当细味此节而详其证之变，治之妙也。

注： 按腹满乃下焦气火大亏，以致胀满无气化也。

讲： 黄帝问曰：人有病心腹满，能旦食不能暮食者，虽缘内胀，不能再食，却不知此证为何证也？岐伯对曰：此症虚大而急，名为鼓胀病也。黄帝曰：鼓胀之病，当奈何以治之？岐伯对曰：旦食不能暮食，是朝宽而暮急也，其病在营血，兼虚大而急，内有蛊虫，非入血杀虫之品不能见效，治之宜以鸡屎为醴，乘热饮之。盖鸡屎者，秽物也，秽从阴化，所以入营血，又悍气也，悍则有力可以杀蛊虫，以此作醴，以治鼓胀。饮之一剂，则知其病之由，而得其效之半，饮之二剂则已，其病之势而获其效之全也。黄帝又曰：既愈之后，亦有因时而复发者，何也？岐伯对曰：愈后复胀者，此必既愈之后，饮食不节，以致脾受其伤，故腹中作胀，因时而复有其病也，然虽是饮食不节，亦缘其病将愈，其时余气未尽，故有当复病之候，而又加以饮食伤脾，是以邪气凑之，复聚于腹，而作胀也。

帝曰：有病胸胁肢满者，妨于食，病至则先闻腥臊臭，出清液，先唾血，四肢清，目眩，时时前后血，病名为何？何以得之？岐伯曰：病名血枯，此得之年少时，有所大脱血，若醉入房中，气竭及伤肝也，肝伤故月事衰少不来也。帝曰：治之奈何？复以何术？岐伯曰：以四乌鲗骨，一藘茹，二物并合之，丸以雀卵，大如小豆，以五丸为后饭，饮以鲍鱼汁，利肠中。［批］治血枯者，当于此节而详其证之变，治之妙也。

注： 藘茹，即茼茹，味苦，气芳，是阴中之阳也。雀卵，益元阳，阳益则能固血。后饭，先药后饭也。利，益也。

讲： 黄帝曰：人有病胸胁支胠俱满者，妨害于食，是病之在肝经也，而其病将至之时，则先闻其腥臊之臭气，是肝脏与肺皆有病也。兼鼻出清冷之液，肺与上气而皆虚，先见唾中之血，肝与虚气而上迫，且见阳气不行于四末，而四肢清冷，肝气不荣于外，窍而其目昏眩，并营卫俱虚，气血两失，阴不守阳不固，时时前后二便，皆出其血，此名何病？因何故以得之也？岐伯对曰，其病名为血枯，此得之少年时，或鼻衄便血吐血，有所大脱其血处，久之枯血，乃生此症。又若酒色未禁，醉入房中，以致阴气损败而气竭，阴血失守而肝伤，则肾不能司其闭藏，肝不能藏其精血，其在男子血多不足固，主精枯液乏，无庸论矣。即在女子，血常有余，当此气竭肝伤亦必偏枯，故有月事衰败短少不来之证也。黄帝曰：血枯之病，治之奈何？又用何方乃可保全？岐伯对曰：欲治此证，当用四分乌鲗骨，取其性涩以止血，一分藘茹草，取其味苦以升阳，将此二物并合为一，然后丸以雀卵之汁，取其味甘温平，可益元阳，但其丸宜大如小豆，每用五丸，为之先服而后用饭，庶药可下行，不致外走。且每日又宜饮以鲍鱼之汁，取其气腐，可以下行，味厚可以益阴，助药就下，而利益肠中也。

帝曰：病有少腹盛，上下左右皆有根，此为何病？可治不？岐伯曰：病名曰伏梁。帝曰：伏梁何因而得之？岐伯曰：里大脓血①，居肠胃之外，不可治，治之每切按之致死。帝曰：何以然？岐伯曰：此下则因阴，必下脓血，上则迫胃脘，生膈，挟胃脘内痈，此久病也，难治。居齐上为逆，居齐下为从，勿动亟夺。论在《刺法》中。齐，脐同。［批］伏梁之症，本阳毒也，然上迫于胃而居脐上者，阳气已伤，其症难治；下居脐下，犹在阴分者，阳尚无损，治之稍易。

注：盛，胀也。有根，有形也。伏，沉也。因阴，阴受病也。动夺，言勿动胃气而夺下之，病不宜下，下之反伤正气也。

---

① 里大脓血：《素问·腹中论》作“裹大脓血”。

讲：黄帝曰：病有少腹胀盛，上下左右皆有痕迹，如物之有根者，此为何病，亦可治否？岐伯对曰：此病有形而伏沉于内，宛如桥梁，谓之伏梁证也。黄帝曰：病必有所因，伏梁之症，何所因而得之也？岐伯对曰：此阳毒也，因里得有大脓血，积居于肠胃之外，不可以刺治者也，若用针治，必用手按，每见此症，外似毒形，但以手切近而按之，立即痛闷致死。黄帝曰：此何故而使然也？岐伯曰：此证下则因乎二阴，所以二便必时下脓血，上则迫于胃脘，所以生膈，侠胃脘内之痈，此日久所积之病，最为难治。盖此疾上升迫胃，而居于脐上，则属阳分，而阳气伤，其痈虽溃脓血难出，是为逆症。惟仍如初时，而居脐下，尚在阴分，不独阳无所损，而且脓血易下，乃为顺症。慎勿轻动急夺，免误下而伤其胃气，逆针以害其正气，则得矣，论在《刺法篇》中，帝其详之。

帝曰：人有身体髀股胻皆肿，环脐而痛，是为何病？岐伯曰：病名伏梁，此风根也。其气溢于大肠而着于肓，肓之原在脐下，故环脐而痛也。不可动之，动之为水溺涩之病。齐，脐同。肓，音荒。著，着同。［批］伏梁之证，切不可动，盖动则风入阴分，变而为水溺涩之病。

注：风根于内之疾，止可升而汗之，不可动而下之也，恐误动而下，则邪必乘虚而为水溺涩之病矣。

讲：黄帝曰：人有身体髀股及胻皆浮大而肿，兼环绕其脐而痛者，是为何病？岐伯对曰：其病亦名伏梁，此风根于中之过也。盖以风气始入于肝，而在表，故身体髀股及胻皆肿也，久之浸溢于大肠，而著实于肓中。肓也者，虽在心上，肺下膈中，无肉空腋之处，而其原却在脐下之脖胦穴，所以风气内溢，环脐而痛也。病势至此，止可升而汗之，不可动而下之也，若误动而下，则风邪行入阴分，必变为水溺滞涩之症矣。

帝曰：夫子数言热中消中，不可服高梁芳草石药，石药发瘨，芳草发狂。夫热中消中者，皆富贵人也，今禁高梁，是不合其心，禁芳草石药，是病不愈，愿闻其说。岐伯曰：夫芳草之气美，石药之气悍，二者其气急疾坚劲，故非缓心和人，不可以服此二者。帝曰：不可以服此二者，何以然？岐伯曰：夫热气慓悍，药气亦然，二者相遇，恐内伤脾，脾者土也，而恶木，服此药者，至甲乙日更论。数，音朔。高，膏同。瘨，与癫同。恶，去声。［批］此言热中消中之病，热在内者也，倘再以急疾坚劲之品治之，则两热相遇，必内伤脾土而反生他证也。

注：高粱，美味也。芳草，芳香之草。石药，煅炼之品，盖石药必经煅炼故也。三者皆足以生内热。

讲：黄帝曰：夫子常言，热中善饮，消中善食之证，不可服食高粱之厚味，及一切芳香之草，与石类之药。谓其石药，足以发多喜之癫，芳草足以发多怒之狂，固矣。夫所谓热中消中者，乃富贵人之疾，今禁其高粱，是不合其病者之心矣，禁其芳草石药，是又无以去其病，而病反不能愈矣，愿闻其说之何谓也？岐伯对曰：芳草之气，至香美也，石药之气，至强悍也，二者皆其气之急疾坚劲者也，所以不是性缓心和之人，决不可轻服此二者焉。黄帝曰：热消二证，不可服此二物者，又何以然？岐伯对曰：热消二证，热在内者也，夫以病之热气慓急悍疾，而所服之药气，亦急疾坚劲，两热相遇恐内伤其脾，而气日败矣。脾者，土也，土之所恶在木，服此药者，至甲乙木旺之日，土逢克贼，其病必变，变则又当别论矣。

帝曰：善。有病膺肿颈痛胸满腹胀，此为何病？何以得之？岐伯曰：名厥逆。帝曰：治之奈何？岐伯曰：灸之则喑，石之则狂，须其气并，乃可治也。帝曰：何以然？岐伯曰：阳气重上，有余于上，灸之则阳气入阴，入则瘖；石之则阳气虚，虚则狂；须其气并而治之，可使全也。瘖，音音。重，平声。［批］此言厥逆之证，必待阴阳气并乃可治也。

注：膺，胸也。在后为项，在侧为颈。微者为厥，甚者为逆。灸，火攻

也。喑者，口不能言也。石，刺也。灸则助火，刺则伤气，二者皆不可轻用也。

讲：黄帝曰：善哉，夫子之论详矣。然亦有病胸前之膺肿大，项侧之颈疼痛，兼见胸满腹胀者，此为何病？何以得之？岐伯对曰：膺颈胸腹皆在上中二焦，证见膺肿颈痛胸腹胀，是下气逆上而为病也，名之厥逆。黄帝曰：厥逆之病，治之奈何？岐伯对曰：是病也，以火攻而灸之则唵然无声而喑，以针泻而石之，则神魂散乱而狂，必须俟其阳气从上而降，阴气从下而升，阴阳二气相并一处，其邪方不外散，乃可用灸用石，酌其宜而调治也。帝曰：何以然？岐伯对曰：阳气厥逆而重上，是阳有余于上，所以肿痛满胀，见于膺颈胸腹。使从而灸之，则阳气必随火而入于阴，入则变为喑矣。使从而石之，则阳气必受伤而益虚，虚则发而为狂矣。所以必须其气并一处，邪有所归，而后治之，或灸或石，乃无喑狂之患，可使两全而无失矣。

帝曰：善。何以知怀子之且生也？岐伯曰：身有病而无邪脉也。[批] 凡孕妇身似有病，脉无邪象者，此怀子将生之候也。

注：妇人怀子，有似于病，问何以别其为胎，且知其将生也。盖孕妇之身，常多不安，故似有病，然却无六气外邪之脉，是以知其有胎并知其将生也。

讲：黄帝曰：夫子之所论厥逆者，善矣。然妇人怀子，亦腹中事也，而世俗所传，多谓妇人怀妊，受胎一月，则阴阳之精，尚未变化，固所难知。至二月精气正变，胎气熏胃，症见恶阻，微有可辨。至于三四月恶阻少止，脉来滑疾，气虽未定，形质正成，显有可诊。五六月后，形质已定，男女以分，疾速之脉亦不见矣。至八九十月，脉象和平如无妊然，兼之妊妇气胜者，自始至终脉皆洪数，并无变象。即此以思，何以知怀子之将生也？岐伯对曰：凡怀子之将生者，身虽不安，如有病然，而一诊其脉，部部和平，无一点六气邪脉，即可知其怀子将生，无有他害也。

帝曰：病热而有所痛者，何也？岐伯曰：病热者，阳脉也，以三阳之动也，人迎一盛，少阳二盛，太阳三盛，阳明入阴也。夫阳入于阴，故病在头与腹，乃䐜胀而头痛也。帝曰：善。［批］阳邪过而入于阴分，则病热者，亦有腹䐜胀而头痛之症也。

注： 病热为阳邪，阳属于左，必从左手之人迎，以候三阳之脉，其脉之动甚者，知其邪在表为头痛也，入阴则腹胀，阳初入阴，表尚未尽，故有头痛腹胀之病也。

讲： 黄帝曰：病热，阳邪也。而有所痛者，何也？岐伯对曰：凡病热者，属于阳脉，以三阳之气鼓动也。阳为左，必从左手寸部之人迎，以候三阳之动脉。如人迎一盛，而躁过于右手，即邪在少阳也；人迎二盛，而躁过于右手，即邪在太阳也；人迎三盛，而躁过于右手，即邪在阳明也。三阳俱盛，必入三阴，夫以阳邪而入于阴分，所以病在头与腹，惟其在头与腹，乃发为䐜胀头痛之症也。病热而有痛者，即此阳入于阴之过也，岂难知哉。

刺腰痛篇第四十一

此言腰痛之症诸经皆有，刺而治之，宜审其症也。

足太阳脉令人腰痛，引项脊尻背如重状，刺其郄中。太阳正经出血，春无见血。尻，考，平声。郄，音隙。［批］此刺膀胱经令人腰痛之法也。

注： 刺膀胱经之法，惟春不可见血，余时不拘。

讲： 足太阳之脉，下项循肩侠脊抵腰贯臀入股，故其受病而使腰痛也，则牵引项脊尻背，凡经脉所过之处皆为之痛，且疲困如负重状，宜急刺委中及太阳正经出血，则痛可止也。但春时木旺水衰，恐伤太阳正气，慎毋见血，其余时不必拘也。

少阳令人腰痛，如以针刺其皮中，循循然不可以俯仰，不可以顾，刺少阳成骨之端出血，成骨在膝外廉之骨独起者，夏无见血。[批] 此刺胆经令人腰痛之法也。

注： 刺少阳经之法，惟夏不可见血余时则不拘。

讲： 少阳之脉行身侧下耳后，循颈入缺盆，兼少阳为火，故其受病而使人腰痛也，则如针刺其皮，循循然，渐进有序，且痛之时，身不可以俯仰，头不可以回顾，宜急刺其少阳正经，及成骨之端出血，则痛可止也。成骨者，阳端穴也，在膝外廉骨之独然高起者是也。但夏时火旺木衰，恐伤少阳正气，慎毋见血，其余时不必拘也。

阳明令人腰痛，不可以顾，顾如有见者，善悲，刺阳明于䯒前三痏，上下和之出血，秋无见血。[批] 此刺胃经令人腰痛之法也。

注： 刺阳明经之法，惟秋不可见血，余时不拘。

讲： 阳明之脉行身前，循颐后下廉出大迎循颊车，其支从大迎前下人迎，循喉咙入缺盆。故其受病而使人腰痛也，则不可以回顾，偶而回顾，宛如有所见者一般，兼之阴胜阳虚，其神不足，而善悲焉。宜急刺阳明正经脉，所行之外廉䯒前，为之三痏，使上下和之以出其血，则痛可立止矣。但秋时金旺土衰，恐伤阳明正气，慎毋见血，其余时不必拘也。

足少阴令人腰痛，痛引脊内廉，刺少阴于内踝上二痏，春无见血，出血太多，不可复也。[批] 此刺肾经令人腰痛之法也。

注： 刺少阴经之法，惟春不可见血，血多难复。

讲： 足少阴脉，上股内后廉行足内踝之上侠脊，故其受病而使人腰痛也，则痛引脊骨之内廉也，宜急刺少阴内踝上之复溜穴，二痏。但足少阴为肾水，属冬主闭藏之令，春为水衰木旺之时，慎毋见血，若出血太多，则腰痛如故，而肾气不可复矣。

厥阴之脉令人腰痛，腰中如张弓弩弦，刺厥阴之脉，在腨踵鱼腹之外，循之累累然，乃刺之，其病令人善言，嘿嘿然不慧，刺之三痏。腨，音端。[批] 此刺肝经令人腰痛之法也。

注： 刺厥阴之法，宜于本经三痏而邪实乃能尽泻焉。

讲：厥阴之脉，自阴股环阴器，抵少腹至肝，其支与太阴少阳结于腰髁下侠脊第三节，四骨空中。故其受病而使人腰痛也，则腰中筋缩如张弓弩之弦，宜急刺厥阴之脉、厥阴之脉，在足腹尽处，所谓腨之下踵之上鱼腹之外是也，循其分肉有血络，累累然者，即邪所凑之地，如波陇起也，乃从而刺之。至其病令人多言，问之又复嘿嘿然不明慧者，皆厥阴之风乘也，宜急刺本经三痏，以泻其邪气焉。

解脉令人腰痛，痛引肩，目𥆧𥆧然，时遗溲，刺解脉，在膝筋肉分间郄外廉之横脉出血，血变而止。𥆧，音荒。[批] 此合下节，皆刺膀胱别脉令人腰痛之法也。

注：刺解脉之法，必候血变为赤，而乃可止其针焉。

讲：太阳膀胱之别脉，谓之解脉，其脉起目内眦，下项循肩挟脊抵腰入膂络肾，属膀胱，故其受病而使人腰痛也，则痛引肩髀，目𥆧𥆧然而不明，且时遗溺溲，宜急刺太阳别脉之解脉，其脉在膝后筋肉相分之间，正郄外廉之横脉，所谓膝后曲节中，腘中之外也，是处有血络横见紫黑而盛满者，即其处也，则刺之以出其血，及见黑血尤必候其血色变赤乃止针也。

解脉令人腰痛如引带，常如折腰状，善恐，刺解脉，在郄中结络如黍米，刺之血射以黑，见赤血而已。已，上声。[批] 解脉令人腰痛有不同之证，故刺法亦异也。

注：复言刺解脉之法，亦如上之血变而止焉。

讲：复有太阳别脉，谓之解脉者，自肩别下侠脊抵腰横入髀外，由后廉下合腘中，故其受病而令人腰痛也。则如以带相牵引而作痛，其痛也，常如折腰之状，兼多恐惧，肾虚可知。宜急刺解脉之在腘中横纹，所谓郄中处，见其结络，如黍米磊累方刺之，使血自射出，久之黑血尽而见赤色之血，乃止焉。

同阴之脉，令人腰痛，痛如小锤居其中，怫然肿，刺同阴之脉，在外踝上绝骨之端，为三痏。[批] 此刺同阴脉令人腰痛之法也。

注：刺同阴之法，惟于发肿之处三痏，以止其痛而已。

讲：三阴会同之别脉，谓之同阴之脉，其脉循髀，出膝下辅骨至绝骨后出外踝循足腹上，故其受病而令人腰痛也。则痛宛如小锤居其中，而怫然发肿，宜急刺同阴之脉，夫同阴脉者，在足外踝上绝骨之端，所谓府阳穴处是也，为之三痏，则痛可立止矣。

阳维之脉令人腰痛，痛上怫然肿，刺阳维之脉，脉与太阳合腨下间，去地一尺所。［批］此刺阳维脉令人腰痛之法也。

注：刺阳维之法，宜辨其与太阳经足腹腨下之处而所刺不差矣。

讲：诸阳交会之处有一奇经，以维持诸阳者，谓之阳维之脉，其脉起于经门，故其受病而使人腰痛也。当其痛时，其痛上引，兼怫然而肿，如郁气怒发而高起然，宜急刺阳维之脉，其脉与太阳经合于足腹腨下之间，去地一尺所，所谓承山穴是也。

衡络之脉令人腰痛，不可以俯仰，仰则恐仆，得之举重伤腰，衡络绝，恶血归之，刺之在郄阳筋之间，上郄数寸，衡居为二痏出血。［批］此刺衡络脉令人腰痛之法也。

注：刺衡络之法，惟在郄阳等穴处二痏以出其恶血而已。

讲：太阳支络，横于身中者，谓之衡络之脉，其络脉自腰中横入髀外后廉下合腘中，故其受病而使人腰痛也，则不可以俯仰，仰则恐仆也。其症得之举执重物，伤损其腰，衡络阻绝，恶血归之也，宜取其脉而急刺之。此脉在郄中外筋之间上郄数寸，衡脉居之，急取其穴，为之二痏，以出其恶血焉。

会阴之脉令人腰痛，痛上漯漯然汗出，汗干令人欲饮，饮已欲走，刺直阳之脉上三痏，在跷上郄下五寸横居，视其盛者出血。已，上声。［批］此刺会阴脉令人腰痛之法也。

注：刺会阴之法，惟视穴络之盛者，以使其恶血尽出而已。

讲：二便之间，即会阴之穴也，其间有脉，谓之会阴之脉。其脉受邪，亦能使人腰痛，当其痛也，气通于上，则漯漯然攒聚而汗出焉。汗液既出，肾必燥，阴必虚，阴虚则阳胜。故汗干之后，即使人欲饮水，饮已，即欲走动也。宜急刺直阳之脉三痏，其脉在阳跷之上，郄中之下，约有五寸，即其的处，上下相伴，若横居然，即于是处，视其穴络之盛者，以出去其恶血焉。

飞阳之脉令人腰痛，痛上怫怫然，甚则悲以恐，刺飞阳之脉，在内踝上五寸，少阴之前，与阴维之会。［批］此刺飞阳脉令人腰痛之法也。

注：刺飞阳之法，惟于少阴之前与阴维相会之穴而刺之则得矣。

讲：足太阴之脉，络别走入少阳者，名为飞阳之脉，其脉从肾入肺循喉侠舌，其别支从肺出络心，注胸中，故其受病而令人腰痛也。其痛引上则怫怫然而不安，兼其肿如有所怒激而忽起焉，且痛甚则悲以恐，悲主肺，气虚可知，恐主肾，阴盛可知，宜急刺飞阳之脉，其穴在内踝上五寸，少阴肾经之前，与阴维脉相合之会，所谓築实穴是也。

昌阳之脉令人腰痛，痛引膺，目䀮䀮然，甚则反折，舌卷不能言，刺内筋为二痏，在内踝上大筋前太阴后，上踝二寸所。䀮，音荒。［批］此刺昌阳脉令人腰痛之法也。

注：刺昌阳之法，惟别其受病之正穴，二痏以去其邪焉。

讲：足少阴经所出之复溜穴，其穴有脉，名曰昌阳，其脉起于少阴络心，注胸循喉侠舌，属目内眦。故其受病而为腰痛也，则痛引胸膺，兼其目䀮䀮然不明，如无所见然，甚则腰痛不能伸，如反折然，舌卷不能言，如喑哑然。宜急刺内筋中之复溜穴，为之二痏，其穴在内踝之上大筋之前，太阴经之后，上踝去二寸所，即其正穴也。

散脉令人腰痛而热，热甚生烦，腰下如有横木居其中，甚则遗溲，刺散脉，在膝前骨肉分间，络外廉，束脉为三痏。分去声。［批］此刺散脉令人腰痛之法也。

注：刺散脉之法，惟于膝前外廉束脉等处，三痏以去其邪焉。

讲：阳明别络之散行者，谓之散脉，其脉至气街而合，下膝膑中，循胫外廉，故其受病而令人腰痛也。则痛急而热，且热甚生烦，腰半以下踝骨空中，如有横木居其中然，甚则遗溲而便数溺淋，宜急刺散脉。其脉在膝前骨肉之分间，其脉之络，浮于外廉结束膝胻之骨，故谓之束脉，即于此处为之二痏也。

肉里之脉令人腰痛，不可以咳，咳则筋缩，急刺肉里之脉，为二痏，在太阳之外，少阳绝骨之后。［批］此刺肉里脉令人腰痛之法也。

注：刺肉里之法，惟于太阳之外，少阳绝骨之后之正穴，二痏以去其邪焉。

讲：分肉之里，少阳经之所行也，其间有脉，谓之肉里，其脉属胆，主筋膜，其受病而令人腰痛也，则不可以咳，若咳则筋遂缩急，相引而痛，宜急刺肉里之脉，为之二痏，其穴在足太阳膀胱经之外，少阴经绝骨穴之后，去足外踝四寸，即正穴也。

腰痛侠脊，而痛至头，几几然，目𥇀𥇀欲僵仆，刺足太阳郄中出血。腰痛上寒，刺足太阳阳明；上热，刺足厥阴；不可以俯仰，刺足少阳；中热而喘，刺足少阴，郄中出血。腰痛上寒不可顾，刺足阳明；上热，刺足太阴；中热而喘，刺足少阴。大便难，刺足少阴。少腹满，刺足厥阴。如折不可以俯仰，不可举，刺足太阳。引脊内廉，刺足少阴。腰痛引少腹控眇，不可以仰，刺腰尻交者，两髁胂上，以月生死为痏数，发针立已，左取右，右取左。中热中字，俱去声。眇，音杪。胂，音申。已，上声。［批］此复举腰痛之证，其有关于各经者，而悉示以刺之之法也。

注：各经腰痛，宜视各经之症，考各经之穴，一一切症与穴而施治之，则不但痛可立止，而病无不全愈矣。

讲：至有腰痛之症，其痛也，有侠脊而痛，上至于头，皆为引痛者，兼痛无已时，几几然而颈有难伸，睆睆然而目无所见，且厌倦不舒，喜欲僵仆，此皆太阳之病也，宜急刺足太阳之郄中穴，而出其血焉。至若腰痛，其痛处髀上，寒而不热者，则宜刺太阳、阳明二穴，以泻其表焉；其痛处髀上热而不寒者，宜刺足厥阴肝经一穴，以泻其里焉。于痛急不可以俯仰者，则刺其足少阳经穴，以泻其实焉。与夫腰痛而证见有中热而喘者，阳盛乘阴虚也，宜刺少阴以泻阴中之阳，并刺郄中穴，而出其血焉。及腰痛而证见上寒不可以顾者，乃寒气中于阳明之过，则宜刺足阳明以泻其寒焉。腰痛而证见上热者，乃阳邪入于太阴，宜刺太阴以泻其里热焉。推之，腰痛证见中热而喘者，则刺足少阴穴；腰痛而证见大便难者，则急刺足少阴以泻其里热；腰痛而证见少腹满者，则急刺足厥阴，以消其胀焉；腰痛而证见如折，不可以俯仰，不可以举动者，则宜刺足太阳经，以去其邪焉；腰痛证见痛引脊骨入内廉者，则急刺足少阴以治其里焉；腰痛证见痛引少腹，及控引季胁下，两旁之虚软处，而不可以仰者，皆阴病也，宜刺脊骨胫处，腰与尻相交之地，所谓腰交尻者，并两足内踝及背脊肉之胂上。其刺也，以月之生死为痏数，如上半月则一日多一刺，象月之生；下半月，则一日少一刺，象月之死。每发一针，立即止针，左痛则取其右，右痛则取其左，即缪刺之法也。腰痛之论，于兹备焉。欲刺之者，当循其证，考其穴，按其经，施其治，无徒止痛云尔。

风论篇第四十二

此言风之为病本自不同，五脏六腑各有形状也。

黄帝问曰：风之伤人也，或为寒热，或为热中，或为寒中，或为疠风，或为偏枯，或为风也，其病各异，其名不同，或内至五藏六腑，不知其解，愿闻其说。岐伯对曰：风气藏于皮肤之间，内不得通，外不得泄，风者善行而数变，腠理开则洒然寒，闭则热而闷，其寒也则衰食饮，其热也则消肌肉，故使人怢慄而不能食，名曰寒热。五藏字，去声。藏，平声。怢，与佚同。[批] 此举风证之名寒热者，而辨其病之所由来也。

注：风邪之中人也，善行而数变，或内或外或寒或热，各随其所现之证而治之，则病了然心目矣。

讲：黄帝曰：风之伤人也，宜无不一，而见证竟有为寒、为热以及为热中、为寒中，甚至积久为疠风、为偏枯，并有别寒、热、疠、枯而各立一门，以为之风也者，其病各异，其名不同，或内而至于五脏六腑，各有传变，各有病名，不知其解，愿闻其说。岐伯对曰：风气之中人也，始则皮肤受之，然其时仅藏于皮肤之间，内不得通，外不得泄，虽受其邪，为患犹小。不知风也者，善行而数变者也。久之，感于阳，腠理一开，风气即乘之而外泄则洒洒然而作寒矣；感于阴，则腠理闭，腠理闭风邪内入，即乘之而内着，则热郁而作闷。且其寒也，阴气凝，胃则少食饮；其热也，阳气伤血则消肌肉。久之，寒热交作，故使人怢焉而忽忘，慄焉而战惧，阴阳两邪交相为患，以至其人不能饮食，故名之曰寒热也。

风气与阳明入胃，循脉而上至目内眦，其人肥则风气不得外泄，则为热中而目黄；人瘦则外泄而寒，则为寒中而泣出。风气与太阳俱入，行诸脉俞，散于分肉之间，与卫气相干，其道不利，故使肌肉愤䐜而有疡，卫气有所凝而不行，故其肉有不仁也。[批]此举风证之为热中、寒中者而辨其病之所由来也。

注：风气入阳明太阳二经，变而为热中、寒中、疡毒、不仁之症，使不明其病之由来，鲜有不误人者。

讲：至若风之邪气，与阳明经入胃，循脉上至目之内眦，在其人之肉厚而肥者，则腠理密风，气不得外泄，久之内郁为热，则为热中而目黄矣。若其人肉薄而瘦，则腠理疏，风气仍复外泄，泄则胃虚而作寒，久之阳虚阴盛，则为中寒而泣出矣。热中、寒中之证，以人肥人瘦定之，更以目黄目泣验之，夫岂有难解者乎？风之邪气有与太阳经俱入者，太阳为诸阳主气，故风中是经，则必自风门而入者，遂以行诸脉俞，是以流行于诸脉之俞分，散于分肉之间，直与卫外之气，两相干犯。其道如不通流，则风寒凝聚于分肉之间，积久为患，故使肌肉愤䐜，疮痈遍体，而有疡毒之患矣。兼卫气为风气所干，即有所凝滞而不行，故其肉亦有麻木不仁之证，虽冷热痛痒皆不知也。

疠者，有营气热胕，其气不清，故使鼻柱坏而色败，皮肤疡溃，风寒客于脉而不去，名曰疠风，或名曰寒热。胕，声扶。[批]此举风证之名疠风或名寒热者，而辨其病之所由来也。

注： 胕，腐同，溃破也。此明风为疠风之故。

讲： 风证之有疠癞者，因营气行于经脉，风气客之，血受其伤，以致邪凝血分，而有营气为热，则血热作肿，其气不清，故使呼吸相通之鼻，纳此不清之气，热毒为患，久之鼻柱塌坏，而面色败恶，皮肤成疮而溃烂如疡，此皆血热挟风，风寒客于血脉，而不能去之过，名曰疠风，然亦有时而发寒热，故或者亦以寒热名之也。

以春甲乙伤于风者为肝风，以夏丙丁伤于风者为心风，以季夏戊己伤于风者为脾风，以秋庚辛中于邪者为肺风，以冬壬癸中于邪者为肾风。风中五藏六腑之俞，亦为藏腑之风，各入其门户所中，则为偏风。风气循风府而上，则为脑风。风入系头，则为目风，眼寒。饮酒中风，则为漏风。入房汗出中风，则为内风。新浴中风，则为首风。久风入中，则为肠风飧泄。外在腠理，则为泄风。故风者百病之长也，至其变化乃为他病，无常方，然致自风气也。中，俱去声。藏，俱去声。长，上声。[批]此历举邪风之类，而辨其病之各有所由起也。然风为百病之长，其气善变，其行至速其变化而生他证，又有不可得而预定者。

注： 五脏之风，各因五方之气而感，他如偏风、脑风等证，随人之起居动静而受邪，不可见风为百病之长，而传变无常乎。

讲： 独是风之感人也，各以其时中于五脏，而风之善变也，各以所受传为奇证。如春日甲乙木旺之时，风自东来谓之温风，以其时而伤于风者，肝先受之，故指为肝风也。夏日丙丁火旺之时，风自南来，谓之热风，以其时而伤于风者，心先受之，故指为心风也。以季夏戊巳土旺之时，风自中来，以其时而伤于风者，脾先受之，故指为脾风也。秋日庚辛金旺之时，风自西来，谓之凉风，以其时而中于邪者，肺先受之，故指为肺风。冬日壬癸水旺之时，风自北来，谓之寒风，以其时而中于邪者，肾先受之，故指为肾风。至四时之风，偶中于五脏六腑之俞穴者，亦为脏腑之风。然为阴为阳，皆各以类感，而各入其门户，无论上下左右，皆各随其脏腑之部分，经络之行度，偏于一处而中之，故其所中，则为半身不遂之偏风。与风气循风府而上，是风入脑户穴也，风入脑则谓之为脑风。风气入系头穴内，是风之伤于目也，风伤目则谓之为目风，其眼必寒。推之，饮酒中风者，则风不得入而在腠理，一遇饮酒，其汗即出，是为漏风。入房中风者，则房劳汗出，其精已耗，一遇风袭，内虚迎之，是为内风。新浴中风者，则水气渍于毫窍，风气袭于腠理，邪中于阳气皆上并，则为首风。久风入中者，则风中已久，传变入里，客阴伤血，水食不分，是为肠风，证见飧泄也。外在腠理者，因内热相拒，不得深入，邪争于外，伤其卫气，是为泄风，证见多汗也。以此观之，故风也者，百病之长也。至其传变化气，乃各为他病，如方向之无常焉，然察其致病之由，无有不自风气始者，养生者，其慎之。

帝曰：五藏风之形状不同者何？愿闻其诊及其病能。岐伯曰：肺风之状，多汗恶风，色皏①然白时咳，短气，昼日则差，暮则甚，诊在眉上，其色白。藏，去声。恶，去声。皏，音骈。差，瘥同。

［批］此举肺风，而详其诊视之法，与病之形能也。

注：肺风之状，其形色病能，各有见端而不同于他脏者，有如是也。

讲：黄帝曰：五脏风证，既各有名，其形状亦必各异，敢问其不同者，何也？愿闻其诊视之法，及其病所现之形能也。岐伯对曰：肺风之状，身常

---

① 皏（pěng 捧）：淡白色。

多汗，不喜见风，其面色皏然，浅白而薄。兼时而作咳，其气短少，昼日阳胜，其病则稍愈而瘥。日暮阴胜，其病则渐进而甚。诊在眉上阳气所居之处，其色多白者，即肺风之症也。

心风之状，多汗恶风，焦绝善怒吓，赤色，病甚则言不可快，诊在口，其色赤。恶，去声。［批］此举心风而详其诊视之法，与病之形能也。

注：心风之状，其形色病能，各有见端，而不同于他脏者，有如是也。

讲：心风之状，身常多汗，不喜见风，气热唇焦，干枯如绝，兼热甚于中，魂惊神乱，多怒多吓，面貌之间，发为赤色，至若风重病甚，则舌不柔和，而言不可快，诊在口唇心脉所主之处，其色多赤者，即心风之症也。

肝风之状，多汗恶风，善悲，色微苍，嗌干善怒，时憎女子，诊在目下，其色青。恶，去声。［批］此举肝风而详其诊视之法，与病之形能也。

注：肝风之状，其形色病能，各有见端，而不同于他脏者，有如是也。

讲：肝风之状，身常多汗，不喜见风，其人心虚而善悲，肝病面色苍，且风热上蒸，喉中嗌干。肝为邪搏，志郁善怒，病发之时，憾见妇女。诊在目下肝脉所属之处，其色多青者，即肝风之症也。

脾风之状，多汗恶风，身体怠堕，四肢不欲动，色薄微黄，不嗜食，诊在鼻上，其色黄。恶，去声。［批］此举脾风而详其诊视之法，与病之形能也。

注：脾风之状，其形色病能，各有见端，而不同于他脏者，有如是也。

讲：脾风之状，身常多汗，不喜见风，其人身体怠堕，四肢不欲动作，面貌之色，薄而微黄。且风邪为患，脾气日虚，虽有美饮嘉食，不嗜食焉。诊在鼻上脾土所居之处，其色多黄者，即脾风之症也。

肾风之状，多汗恶风，面痝然浮肿，脊痛不能正立，其色炲隐曲不利，诊在肌上，其色黑。恶，去声。炲，音台。［批］此举肾风而详其诊视之法与病之形能也。

注：肾风之状，其形色病能，各有见端，而不同于他脏者，有如是也。

讲：肾风之状，身常多汗，不喜见风，面目之间痝然浮肿，兼脊痛不能正立，面色如烟尘之积，骨髓受伤，隐曲为之不利矣，诊在肌上肾气所荣之处，其色多黑者，即肾风之症也。

胃风之状，颈多汗恶风，食饮不下，膈塞不通，腹善满，失衣则䐜胀，食寒则泄，诊形瘦而腹大。恶，去声。[批] 此举胃风而详其诊视之法，与病之形能也。

注：胃风之状，各随其形症病能而治之，则得矣。

讲：胃风之状，惟颈间多汗，然亦不喜见风，每遇饮食滞而不下，若有所障，膈阻塞不和，通利一般，而其腹又常满胀，甚至失衣，则邪凝于腹，风寒相搏，而䐜胀愈甚，食寒则寒入于里，热化不行而泄泻必作，当诊其形之瘦，腹之大而得其胃风之状矣。

首风之状，头面多汗恶风，当先风一日则病甚，头痛不可以出内，至其风日则病少愈。恶，去声。[批] 此举首风而详其诊视之法与病之形能也。

注：首风之状，各随其形症病能而治之，则得矣。

讲：首风之状，惟头面多汗，然亦不喜见风，但此症必当未受风之前一日，阳虚已极，因新浴之时，腠理俱开，湿淫于内，兼阴邪遇之，与湿相搏，为病最甚，头痛不可以出内，至其受风之日，则风能胜湿，热可祛寒，而其病反觉少愈，此首风之状也。

漏风之状，或多汗，常不可单衣，食则汗出，甚则身汗，喘息恶风，衣常濡，口干善渴，不能劳事。恶，去声。[批] 此举漏风而详其病之状也。

注：漏风之状，各随其形症病能而治之，则得矣。

讲：漏风之状，虽因卫气所致，或亦多汗，然卫外不固，却常不可单衣，热积于中，卫虚于外，每当饮食汗即大出，甚则身汗不止，喘息不定见风即恶，衣服常濡，並及口干善渴，偶一动作，即便息喘汗出，不能动劳于事者即漏风之状也。

泄风之状，多汗，汗出泄衣上，口中干，上渍，其风不能劳事，身体尽痛则寒。[批] 此举泄风而详其病之状也。

注：泄风之状，各随其形症病能而治之，则得矣。

讲：泄风之状，本腠理不密，其人多汗且汗出过多泄于衣服之外，口中多干，表里之皆热可知，上渍其风，津液之受伤已见，筋力俱衰，欲劳事而不能，身体尽痛，阳气衰而寒甚，此即泄风之状也。

痹论篇第四十三

此言风寒与湿三气杂至，合邪而为病，久则成痹，在脏在腑各有所别，然必因虚，邪气乃中也。

黄帝问曰：痹之安生？岐伯对曰：风寒湿三气杂至，合而为痹也。其风气胜者为行痹，寒气胜者为痛痹，湿气胜者为着痹也。[批] 痹之为病也，虽由风寒湿三气杂至而生，而三气各胜者，其为痹，亦自有不同也。

注：行痹、痛痹、着痹，三者各感一气，要必合并一处，而其病乃成，诊者其知之。

讲：黄帝问曰：痹之为病，日降日深，有令人不得自如者，但不知此症之从何而生也？岐伯对曰：风寒与湿，三邪之气，错杂而至，其气中人，合并一处，则为痹焉。盖风为阳邪，善行而数变，其风胜者，阳先受之，故其为痹，则走注散移，无有定所，如虫之行于头面四体也，名曰行痹；寒为阴邪，善入而多凝，其寒胜者，阴先受之，故其为痹，则乘于肌肉，浸于筋骨，气留血聚凝而作痛也，名曰痛痹；湿亦阴邪，濡滞而沉著，其湿胜者，至阴受之，故其为痹，则疼痛顽木，重著不移，如物有所着而沉滞难迁也，名曰着痹。三气合至，其气之各胜而为痹者，有如此。

帝曰：其有五者何也？岐伯曰：以冬遇此者为骨痹，以春遇此者为筋痹，以夏遇此者为脉痹，以至阴遇此者为肌痹，以秋遇此者为皮痹。[批] 痹之有五者以时之有五，故风寒湿三气乘虚入脏，各有所中而为病也。

注：五者之痹，各因其时，按时以治之，则诸痹之证可愈矣。

讲：黄帝曰：夫子言风寒湿三气杂至，合而为痹，则痹宜止三也，而其见证，竟有所谓五痹者，何也？岐伯对曰：五痹之证，因五时而成，非于风寒湿三气之外复有五气，以入五脏也。如肾主骨而属冬，设以冬之时，而遇此风寒湿，则三气必乘肾之虚而入骨，即为骨痹；肝主筋而属春，设以春之时而遇此风寒湿，则三气必乘肝之虚而入筋，即为筋痹；心主脉而属夏，设以夏时而遇此风寒湿，则三气必乘心之虚而入脉，即为脉痹；脾主肌肉而属至阴，设以至阴之时而遇此风寒湿，则三气必乘脾之虚而入肌，即为肌痹；肺主皮而属秋，设以秋之时而遇此风寒湿，则三气必乘肺之虚而入皮，即为皮痹。此五痹之所由生也，帝何疑乎。

帝曰：内舍五藏六腑，何气使然？岐伯曰：五藏皆有合病，久而不去者，内舍于其合也。故骨痹不已，复感于邪，内舍于肾。筋痹不已，复感于邪，内舍于肝。脉痹不已，复感于邪，内舍于心。肌痹不已，复感于邪，内舍于脾。皮痹不已，复感于邪，内舍于肺。所谓痹者，各以其时重感于风寒湿之气也。藏，俱去声。已，俱上声。重，平声。痹，音畀。[批] 痹之入舍于内者，以五痹不去三气重感，则内入而舍于所合。

注：凡中邪先感于外，久则内传入里也，舍邪入而居之也，合五风合五脏也。

讲：黄帝曰：痹之在皮脉肌筋骨间者，既如是矣。而痹之内藏于五脏六腑者，又何气使然也？岐伯对曰：五脏皆有所合。五痹之病，感于外者，久而不去，则必传于里，而藏于其所合矣。故骨痹之症，久而不已，使复感于风寒湿之邪，必内舍于所合之肾；筋痹之症，久而不已，使复感于风寒湿之邪，必内舍于所合之肝；脉痹之症，久而不已，使复感于风寒湿之邪，必内舍于所合之心；至肌痹之症，久而不已，使复感于风寒湿之邪，必内舍于所合之脾；皮痹之症，久而不已，使复感于风寒湿之邪，必内舍于所合之肺。夫所谓五脏之痹者，非有他气为之传变，正以此所主之时气，而重感于风寒湿之邪气，两相传舍而为病者也。

凡痹之客五脏者，肺痹者，烦满喘而呕。心痹者，脉不通，烦则心下鼓，暴上气而喘，嗌干善噫，厥气上则恐。肝痹者，夜卧则惊，多饮数小便，上为引如怀。肾痹者，善胀，尻以代踵，脊以代头。脾痹者，四肢解墮，发咳呕汁，上为大塞。肠痹者，数饮而不得出，中气喘争，时发飧泄。胞痹者，少腹膀胱按之内痛，若沃以汤，涩于小便，上为清涕。藏，去声。数，俱音朔。［批］此承上文而详其痹之客于五脏者，其见证有如是也。

注：五脏发痹，症各不同，随症施治，痹自已矣。

讲：凡痹之客舍于五脏者，皆各有外见之症也，即如肺痹病者，症见烦满息喘而作呕焉，以肺脉起中焦，循胃口而主气，故遇风则烦，遇湿则满，遇寒则喘也。心痹病者，症见脉不通利，时而烦也，则心下鼓战，忽而暴至，其气上逆作喘，兼气噫口干，气上为厥，神惊而恐惧焉。以心君之脉，起心中，下膈上络肺经，心胞络之脉，起胸中属心包，下膈络肾，故风胜则烦，而心下鼓，湿胜挟风则暴上气而喘，寒胜则其气厥而恐也，至若嗌干善噫，则又风热之过矣。肝痹病者，症见夜卧则惊，多饮便数且小腹上引作痛，如怀妊状焉，以肝脉绕阴器抵小腹络胆循喉，为阴中之阳，主筋而藏魂者也，故夜卧之时，阳入之阴，阴阳争战，魂散作惊也。兼之风胜则喉咙亡液而多饮，湿胜则水气下行，而便数，寒胜则筋缩急，上下牵引，如有所怀也。肾痹病者，症见胃气不输而善胀，且身体牵拘，足不能伸而令尻以代踵，头不能举，而令脊以代头焉。以肾为胃关而主骨，其脉起足心，上腨内出腘内廉，上股内后廉贯脊其直行者，以肾上贯肝膈入肺循喉咙挟舌本，故湿胜则善胀，风胜则拘挛，寒胜则缩急，交相为患而见种种之症矣。脾痹病者，症见四肢解堕而无力，发咳呕汁而气逆，且上为之大塞不通焉。以脾主四肢，其脉络胃侠咽，故湿气乘之则肢堕，风气乘之则发咳，寒气乘之则作呕，三者为患，脾气愈伤，无以养其肺胃，致肺胃气逆，其上为之大塞不通矣。肠痹病者症见渴而数饮，不得下出中气喘争时，发飧泄焉。以大小肠为传送之官，故内有风热则渴急而数饮，风挟湿邪则气化滞而不得出，且寒挟湿则小肠与胃邪气奔喘，中气是以喘争也。湿挟风则小肠热下，大肠火迫，飧泄必时发矣。胞痹病者，症见少腹膀胱以手按之，其内引痛，若沃以热汤，涩于小便，兼上而鼻中，时为清冷之涕焉。以膀胱在少腹之内，胞在膀胱之内，胞内受风寒湿，故少腹膀胱，按之内痛。兼风热作实，故若沃以汤，寒湿为患，是以涩于便。况精室上通于髓海，精室之邪既胜，则髓海之气必虚，故风寒湿之气乘而客之，逼髓下行泄于鼻中，而为清冷之液涕也。

阴气者，静则神藏，躁则消亡，饮食自倍，肠胃乃伤。［批］阴气不静，肠胃已伤，邪乘虚入，是以成痹。

注：阴气，脏气也，宜静养，不宜躁扰，躁扰则动阳气。阳气盛，故阴消亡。自倍，谓食倍而多也，故伤胃。

讲：脏腑之所以成痹者，阴气未静之过也。今夫阴气者，静而专一，则五脏之神，自各守其脏而伏。脏躁而妄动，则五脏之神必相乘其脏而消亡。兼之静躁则阳盛，阳盛则热中消中，饮食自此而加倍，肠胃随之而受伤矣。是以邪气乘之，客入脏腑，而为痹焉。

淫气喘息，痹聚在肺；淫气忧思，痹聚在心；淫气遗溺，痹聚在肾；淫气乏竭，痹聚在肝；淫气肌绝，痹聚在脾。诸痹不已，亦益内也。其风气胜者，其人易已也。［批］诸痹不已，亦益于内，然三气之中人而成痹也，惟风犹易治焉。

注：淫者，浸淫。随，理也，谓随其脉理而浸渍也。淫气者，气失其平而溢流太过也。聚者，风寒湿三气凝聚也。乏竭者，精神枯竭也。

讲：五脏之痹，虽见于前而痹之在五脏又有不易去者，尤不可不详辨也。如邪气浸淫，喘息不安者，则属风寒湿三气之痹凝聚在肺也；如邪气浸淫，忧思不已者，则属风寒湿三气之痹凝聚在心也；如邪气浸淫，膀胱遗溺者，则属风寒湿三气之痹凝聚在肾也；如邪气浸淫精乏血竭者，则属风寒湿三气之痹凝聚在肝也；如邪气浸淫，肌肉枯绝者，则属风寒湿三气之痹凝聚在脾也。所以诸痹之症，其始治之而不愈者，久之日深一日，亦益入于内也。然痹虽兼风寒湿之三气而以其风气胜者，较之寒湿为患，其人之病，稍易已也，何也？以风胜为行痹，非若寒胜之为痛痹，湿胜之为着痹故耳。

帝曰：痹，其时有死者，或疼久者，或易已者，其故何也？岐伯对曰：其入藏者死，其留连筋骨间者疼久，其留皮肤间者易已。已，俱上声。藏，去声。[批] 此举痹为病，而详其或为死、或为久痛、或为易愈之故也。

注：此言病浅者易已，病深者难已，入脏则伤脏，故死也。

讲：黄帝曰：痹之为病其病时有即死者，有久痛者，有易愈者，其故何也？岐伯对曰：死生病久之异，以病之所受不同耳，如邪气入于内脏者，脏气已绝，故有死也，如邪气留连于筋骨之间者，外不得出，内不得入，伤其血气，故疼久也。如邪气留滞于皮肤之间者，其浅易散，故易已也。

帝曰：其客于六腑者何也？岐伯曰：此亦其饮食居处，为其病本也。六腑亦各有俞，风寒湿气中其俞，而食饮应之，循俞而入，各舍其腑也。中，去声。[批] 六腑之痹亦必先有内伤，而后外邪乃得而乘之也。

注：此言宜慎饮食居处，以善养也。若不慎养而伤腑，三气各中其俞，以饮食伤，而复应之外感，欲邪之不入其腑也，得乎？

讲：黄帝曰：五脏之痹，既以所合而舍，而其客于六腑者，何也？岐伯对曰：六腑之所以成痹者，此亦饮食不节，居处失宜，以为之病根耳。盖六腑亦各有其俞穴者也，当风寒湿三气偶中其俞，而内即以饮食不节而应之，则外感内伤，邪即循俞而入，各以其相感之气舍于受伤之腑，此六腑之痹所以成也。

帝曰：以针治之奈何？岐伯曰：五藏有俞，六腑有合，循脉之分，各有所发，各随其过，则病瘳也。藏，去声。［批］上节言六腑亦有俞，而此乃言五脏有俞，六腑有合者，以上节言邪之客入，故以俞言此，下言治之用针，故以合言也。

注：诸经有俞有合，所注为俞，所入为合，言刺五脏之痹则刺俞，六腑之痹则刺合，随其过者，各随其偏盛之气太过而刺之，则病愈矣。

讲：黄帝曰：五脏六腑之痹如此，而欲以针治之奈何？岐伯对曰：五脏各有所注之俞，六腑各有所入之合，循脏腑经脉所行之分，以审其各有所发病之经，于是各随其太过之气，酌而刺之，则病可痊愈而瘳矣。

帝曰：营卫之气亦令人痹乎？岐伯曰：营者，水谷之精气也，和调于五脏，洒陈于六腑，乃能入于脉也，故循脉上下，贯五脏，络六腑也。卫者，水谷之悍气也，其气慓疾滑利，不能入于脉也，故循皮肤之中，分肉之间，熏于肓膜，散于胸腹，逆其气则病，从其气则愈，不与风寒湿气合，故不为痹。［批］此举营卫之气不令人痹之，故而详辨之也。

注：慓悍之气，其行速，营行脉中，卫行脉外，从无止息，尽夜循环，逆则气凝而为病矣。肓，心上膈下也。膜，肉间膈膜也。不与风寒湿三气合，故不为痹病也。

讲：黄帝曰：内营外卫之气，一主阴，一主阳，其亦能使人为痹疾乎？岐伯对曰：营者，阴气也，本水谷入胃，变化而成之精气也。其气行于手足之六阴经，而能调和于五脏行于手足之六阳经，而洒陈于六腑，乃能入于脉者也。所以其气循行脉中，或上或下，贯五脏而络六腑也。卫者，阳气也，本水谷入胃而成之悍气也。其气慓疾滑利，不能入于脉中，而行于脉外也。所以循皮肤之中，分肉之间，熏于肓膜，散于胸腹也。营气、卫气之所行如此，故逆其气者，则病生焉，顺其气者，则病愈焉，非筋骨肌皮脉与五脏六腑之有形者可比也，不与风寒湿三气相合，所以不能为痹也。

帝曰：善。痹或痛，或不痛，或不仁，或寒，或热，或燥，或湿，其故何也？岐伯曰：痛者，寒气多也，有寒故痛也。其不痛不仁者，病久入深，营卫之行涩，经络时疏，故不痛，皮肤不营，故为不仁。其寒者，阳气少，阴气多，与病相益，故寒也。其热者，阳气多，阴气少，病气胜阳乘阴，故为痹热。其多汗而濡者，此其逢湿甚也，阳气少，阴气盛，两气相感，故汗出而濡也。［批］痹之为病，或痛或不痛，以皮不仁而有为寒、为燥、为湿之不同者，各有其故也，故历辨之。

注：寒甚则凝泣血脉，气不通达，故痛。若营卫之行，迟而涩，痹在皮肤，则血不营，故麻木不仁。阳谓风也，阴谓燥寒湿也。湿胜而又得雨气之感激，故多汗而濡也。

讲：黄帝曰：善哉！夫子营卫之论也。然营卫之气，虽不为痹，而痹之一病，竟有或痛或不痛或不仁，与夫或寒或热或燥或湿，若不仅因风寒湿三气合邪而为病者，其故何也？岐伯对曰：痹病而见痛证者，寒气多也，有寒则凝泣血脉，气不通达，所以作痛也。痹而不见痛证者，以受病日久，则邪气所入日深，营卫之气行迟而涩，经络之脉有时而疏，所以不见痛也。至痹之所以不仁者，以其皮肤之中，少气血以为之营运，所以皮顽不动，麻木不仁也。痹之所以体寒者，以风邪之阳气少，寒湿之阴气多，与病相益，故身寒也。痹之所以体热者，以风邪之阳气多，寒湿之阴气少，病气太胜，阳盛乘阴虚，所以为痹热也。痹病之所以湿者，以遇湿过甚也，风邪之阳气少，寒湿之阴气盛，湿盛而又得两气之相感激，所以汗出而濡也，汗濡则湿矣。由此观之，则痹之所以或燥者，亦可于阴邪阳邪孰胜孰偏之间参观而自得矣。

帝曰：夫痹之为病，不痛何也？岐伯曰：痹在于骨则重，在于脉则血凝而不流，在于筋则屈不伸，在于肉则不仁，在皮则寒，故具此五者，则不痛也。凡痹之类，逢寒则虫，逢热则纵。帝曰：善。［批］此承上节风湿所感为不痛之说，而力详其不痛之义也。

注：寒则助其阴气，故筋挛如虫之蛰，热则助其阳气，故筋纵而放弛不收。

讲：黄帝曰：夫痹之为病，当皆痛也。而夫子独言寒气盛者为痛痹，而于风湿所感，独谓之为行痹，为着痹，而不以为痛者，何也？岐伯对曰：风湿所感，虽不为痛，然亦不能脱然，无累也。如风湿伤在骨者，则身体累重，伤在脉者，则血凝不流，伤在筋，则屈而不伸，伤在肉者，则麻木不仁，伤在皮者，则身体作寒，故痹病具此五者，则不痛也。虽然，大凡痹病之类，逢阴邪盛而寒者，则筋拘挛而不柔和，宛如昆虫之蛰，强执不动也，一遇阳邪热气则精伤血亡，转令其筋放纵不收也。黄帝于是美而称之曰：善哉乎！斯论也。

痿论篇第四十四

此言痿之为病本于五脏，脏气有伤，阴阳偏胜，故其为病各有色症也。

黄帝问曰：五藏使人痿何也？岐伯对曰：肺主身之皮毛，心主身之血脉，肝主身之筋膜，脾主身之肌肉，肾主身之骨髓，故肺热叶焦，则皮毛虚弱急薄，着则生痿躄也。心气热则下脉厥而上，上则下脉虚，虚则生脉痿，枢折挈，胫纵而不任地也。肝气热，则胆泄口苦，筋膜干，筋膜干则筋急而挛，发为筋痿。脾气热，则胃干而渴，肌肉不仁，发为肉痿。肾气热，则腰脊不举，骨枯而髓减，发为骨痿。藏，去声。［批］五脏各有所合，脏热不同，故为痿亦异也。

注：痿，足不用也。急，迫也。薄，侵也。着者，留而不行也。枢，枢

纽也。折，断折也。挈，蹶也，绝也。胫，足胫也。不任地，不能履地也。急，窘也。挛者，拘挛连系之谓也。

讲：黄帝问曰：五脏之病，其能使人足不动而痿者，何也？岐伯对曰：五脏者，各有所主者也，如肺则主一身之皮毛，心则主一身之血脉，肝则主一身之筋膜，脾则主一身之肌肉，肾则主一身之骨髓，为其各有所主如此。故肺气热者，则肺叶皆焦，凡一身之皮毛，尽虚弱而急薄矣，久之血气凝聚，着于一处，则足挛不伸，而生痿躄之证矣。心气热者，其火炎上则在身以下之脉，皆厥逆上从乎心之热矣，脉上从则身半以下之脉皆虚矣，虚则生脉痿之证。脉痿者，宗筋纵弛，带脉不引枢机关节之处，气不运行，直如断折挈蹶然，兼之足胫纵缓，而不能任地也。肝气热者，胆亦热，则胆中之汁，因热过甚，即从口中泄出而口苦，兼筋膜为火气熏蒸而干枯矣。筋膜干则筋急而挛，发为筋痿之症矣。脾气热者，胃亦热，胃热则阴亦枯，而口干作渴也，而且气不营于肌肉，致使不知痛痒，绝其润泽，麻木不仁，而发为肉痿矣。肾气热者，伤及阴髓，阴髓伤则腰脊不能举动，而大肉皆枯，精髓皆减，发而为骨痿之证矣。五脏之使人痿者如此，不已见脏腑之不可或偏哉。

帝曰：何以得之？岐伯曰：肺者，藏之长也，为心之盖也，有所失亡，所求不得，则发肺鸣，鸣则肺热叶焦。故曰：五脏因肺热叶焦，发为痿躄，此之谓也。悲哀太甚，则胞络绝，胞络绝则阳气内动，发为心下崩数溲血也。故《本病》曰：大经空虚，发为肌痹，传为脉痿。思想无穷，所愿不得，意淫于外，入房太甚，宗筋弛纵，发为筋痿，及为白淫。故《下经》曰：筋痿者，生于肝使内也。有渐于湿，以水为事，若有所留，居处相湿，肌肉濡渍，痹而不仁，发为肉痿。故《下经》曰：肉痿者，得之湿地也。有所远行劳倦，逢大热而渴，渴则阳气内伐，内伐则热舍于肾，肾者水脏也，今水不胜火，则骨枯而髓虚，故足不任身，发为骨痿。故《下经》曰：骨痿者，生于大热也。藏，俱去声。长，上声。数，音朔。［批］此举诸痿而虚论其致病之原也。

注： 躄者，两足槃散其行也。胞精，血室也。白淫，白濁也。下经，古经也。使内，入房也。渐，浸也，徐而不速，故谓之渐。内伐，热气内攻也。不任，足不为身用也。

讲： 黄帝问曰：五脏之使人痿者，既由于脏气之热矣，然究何以治之？岐伯对曰：痿躄之证，得于肺者也。夫肺者，五脏之长，心之华盖也。使其人有所失亡，与所求有不得，则必气发于肺，息喘有声。夫至喘发有声，则肺之热已甚，而肺之叶已焦矣。肺热叶焦，则五脏不得清净之气，无以荣其节骨，故先师曰：五脏因肺热叶焦，发为两足槃散，所行不利，名曰痿躄之症，即此之谓也。脉痿之所以得者，以胞脉属于心，而络于胞中者也。若其人悲哀太甚，则上焦不通，热气中存，胞之络脉，必为阻绝，胞络阻绝，则阳气不得外出，必内动而伤其血，血受其伤则心血下注，发为心下崩数溲其血之症。故本病论曰：脱血过多，则大经空虚，血不荣肉，发为肌痹，久之脉滞，传为脉痿，正此之谓也。筋痿之所以得者，以肝主人身之筋膜，使思想无穷，所愿不得，则必怒激，以致其意久淫于外。意淫于外，脾受其伤，脾伤则肝失养矣。又或入房太甚，劳伤其肝，血耗精枯，筋失其养，则宗筋纵弛矣。故其病之生也，亦因肝伤，而血不足以荣筋，故发为筋痿。亦因脾伤，而土不足以胜湿，故发为白淫，所以下经曰：筋痿者，生于肝之亏，复生于入房而使内也。肉痿之所以得者，以其人有渐浸于湿，以水为事，若有所羁留而处于相湿之处，故久之肌肉濡渍，皮顽不仁，发而为肉痿之证也。故下经曰：肉痿证者，其病得之湿地也。骨痿之所以得者，以其人有所远行，劳倦已极之时，忽逢大热，发之为渴。盖渴则阳气内攻其阴气，阳气内攻，则热必舍于肾，肾者，阴分寒水之脏也，今水不胜火，而阴为阳伐，久之则大骨枯，骨髓虚，所以足不为身用，而发为骨痿也。故下经曰：骨痿者，生于大热者也。

帝曰：何以别之？岐伯曰：肺热者，色白而毛败；心热者，色赤而络脉溢；肝热者，色苍而爪枯；脾热者，色黄而肉蠕动；

肾热者，色黑而齿槁。蠕，音儒。［批］此举五脏所合之色，证以别其热而辨其痿也。

注：败，枯败也。溢，外溢也。爪枯者，肝血虚也。蠕，肉微动也。

讲：黄帝曰：夫子所言五脏之痿将何以别之乎？岐伯对曰：亦验之五色五合而已，如肺属金，与毛合者也，肺热病者，其色必白而毛必枯败也。心属火，与脉合者也，心热病者，其色必赤，而脉络必外溢也。肝属木，与爪合者也，肝热者，其色必苍，而爪必干枯也。脾属土，而与肉合者也，脾热病者，其色必黄，而肉必蠕动也。肾属水，与齿合者也，肾热病者，其色必黑，而齿必干枯也。此五痿之色证现于外而可见者，岂难别哉。

帝曰：如夫子言可矣，论言治痿者独取阳明何也？岐伯曰：阳明者，五脏六腑之海，主闰宗筋，宗筋主束骨而利机关也。冲脉者，经脉之海也，主渗灌溪谷，与阳明合于宗筋，阴阳总宗筋之会，会于气街，而阳明为之长，皆属于带脉，而络于督脉。故阳明虚则宗筋纵，带脉不引，故足痿不用也。［批］此辨治痿者，独取阳明之故也。

注：带脉，奇经之一，越人言起于季胁，回身一周如束带，与经旨不合。此言宗筋会气街，皆属于带脉，可见带脉实统宗筋以引血气，宗筋之会于气街，皆属带脉之统摄也。

讲：黄帝曰：如夫子所言之证，则可矣。而古所言治痿病者，必独取阳明胃经，何也？岐伯对曰：凡诸脏腑皆受胃水谷精气，乃能各治其事，故阳明者，五脏六腑之海而主闰宗筋也。宗筋为人身用力之劲筋，所以约束其骨而利机枢关节，使之活动者也。彼冲脉者，奇经之一，而为诸经脉之海也，能以胃中精气，渗浸灌溉，以通一切大会之溪、小会之谷，且能总阳筋、阴筋而与阳明会合于宗筋者也。又人身阴阳总宗筋之大会，同会于气街。气街者，气冲也。所以诸经之脉，会于此而以阳明为之长，然阳明与冲脉皆属于带脉而流于督脉者也。带脉亦奇经之一，能通流宗筋，以引血气者也。宗筋之会于气街，皆属带脉之统摄也。督脉亦奇经之一，起小腹下纂，贯脊络肾。故阳明宗筋，亦络督脉，所以阳明虚不能容受水谷，则宗筋不能禀胃中精气，亦纵弛不收，带脉不能禀胃中精气，不能引动宗筋血气，所以足不通用而痿也。

帝曰：治之奈何？岐伯曰：各补其荥而通其俞，调其虚实，和其逆顺。筋脉骨肉，各以其时受月，则病已矣。帝曰：善。已，上声。［批］各以其时受月者，如肝受病于春，为筋痿；心受病于夏，为脉痿；脾受病于至阴，为肉痿；肺受病于秋，为皮痿；肾受病于冬，为骨痿之类。故治痿者，虽云独取阳明而要，不能不兼取受病之经也。

注：虚实顺逆，皆指气血而言，筋病受于春三月，脉病受于夏三月，骨病受于冬三月，肉病受于长夏月，独不言肺者，以肺为五脏之长，行血气于周身者也。

讲：黄帝曰：治痿独取阳明者，既如是矣。然痿有不同，其治之法当如之何？岐伯对曰：十二经皆有所溜之荥，所注之俞，亦不过各补其荥而通其俞，调其气血之虚实，合其气血之顺逆，使痿病之在筋、在脉、在骨、在肉之内，各以其当四时受病之月，而为之补之、通之、调之、合之，则其病自止矣。虽取阳明而要，必合胃与受病之经而兼治之，方不失其法焉。

厥论篇第四十五

此言厥之为病，皆本气逆，偏阳则热，偏阴则寒，五脏为病各有症见也。

黄帝问曰：厥之寒热者，何也？岐伯对曰：阳气衰于下，则为寒厥；阴气衰于下，则为热厥。［批］厥之寒热于此辨之详矣。盖厥者，逆也。故无论为阴、为阳皆以气之衰于下者为断。

注：厥气，逆也。阳衰则阴胜，故寒阴衰则阳胜，故热。

讲：黄帝问曰：厥者，气逆也，而厥病之有热有寒者，何也？岐伯对曰：如三阳之经气皆衰于下，阳衰者阴必盛，下之阴盛则阴气必上逆也，所以为寒厥。如三阴之经气皆衰于下，阴衰者，阳必盛下之阳盛，则阳气必上逆也，所以为热厥。

帝曰：热厥之为热也，必起于足下者何也？岐伯曰：阳气起于足五指之表，阴脉者集于足下而聚于足心，故阳气胜则足下热也。帝曰：寒厥之为寒也，必从五指而上于膝者何也？岐伯曰：阴气起于五指之里，集于膝下而聚于膝上，故阴气胜则从五指至膝上寒，其寒也，不从外，皆从内也。［批］此举阴阳二气所起之部分，以明厥痛寒热之见端也。

注：表，足外也。足下，足心也。阳盛阴虚，则阳乘阴而生热。里，足内也。阴盛阳虚，则阴乘阳而生寒。寒热之病，各因表里以相从也。

讲：黄帝曰：热为阳邪，热厥之热宜在阳分，而热反必起于足下者，何也？岐伯对曰：人身三阳，如足太阳者，出于足小指外侧之端。足少阳者，出于足小指次指之间。足阳明者，出于足中指之端。是阳气皆取于足五指之表，而上行者也。若肝脾肾三经之阴脉者，则皆集于足指之下，而聚于足心者也。故阳经气盛，则阴经气衰，阴衰则阴不能胜阳，阳易以胜阴，所以热厥之热必起于足也。黄帝曰：寒，阴邪也。寒厥之寒。宜在阴分。而今必从五指而上于膝者，何也？岐伯对曰：人身三阴，如足太阴者，则起于足大指内侧之端；足厥阴者，则起于足大指三毛之中；足少阴者，则起于足小指之下。是阴气皆起于足五指之里，而上行集于膝下之里，而取于膝上之里也。故阴经气胜者，则阳经气衰，阳不胜其阴，是以寒厥之寒，从五指至膝上皆寒也。但内主阴分，故其寒也，不从于外而皆从于内也。

帝曰：寒厥何失而然也？岐伯曰：前阴者，宗筋之所聚，太阴阳明之所合也。春夏则阳气多而阴气少，秋冬则阴气盛而阳气衰。此人者质壮，以秋冬夺于所用，下气上争，不能复，精气溢下，邪气因从之而上也，气因于中，阳气衰，不能渗营其经络，阳气日损，阴气独在，故手足为之寒也。［批］此举寒厥之所失而详其所以致病之原也。

注： 四肢者，诸阳之本，衰则俱衰，故合手足言之也。

讲： 黄帝曰：寒厥之症，因何所失而乃然也。岐伯对曰：外前阴器，谓之前阴者，乃阴毛中横骨上下之直筋，所谓宗筋者之所聚处，为足太阴脾、足阳明胃之所合也。凡人当春夏阳盛阴衰之时，则应天之道，而三阳之气多，三阴之气少；当秋冬阴盛阳衰之时，亦应天之道，而三阴之气盛，三阳之气衰。若此寒厥之人者，必于形质壮时，以秋冬阴盛阳衰之候，多欲纵情夺于所用，则肾气因房劳而亏在下之阴气上逆，而与阳气相争，以致不能复归其经，而精气伤矣。于是精气下溢寒邪之气，因精气虚溢，遂从之而上并于中也。寒气既因依于中，以乘其虚，则阳气愈衰，不能渗营其经络，是以阳气日损，阴气独存，故手足为之皆寒也。

帝曰：热厥何如而然也？岐伯曰：酒入于胃，则络脉满而经脉虚，脾主为胃行其津液者也，阴气虚则阳气入，阳气入则胃不和，胃不和则精气竭，精气竭则不营其四肢也。此人必数醉若饱以入房，气聚于脾中不得散，酒气与谷气相薄，热盛于中，故热遍于身内热而溺赤也。夫酒气盛而慓悍，肾气自衰，阳气独胜，故手足为之热也。为，去声。数，音朔。[批] 此举热厥之所失而详其所以致病之原也。

注： 此言酒之为患如此。络与经不能两实，故络脉满则经脉虚。阴谓五脏之阴，阳谓四肢之阳。精气竭，阴气竭也。营，充养也。

讲： 黄帝曰：热厥之证，又因何为而使然也？岐伯对曰：酒热性也，而善行，凡酒入于胃，则横行之络脉必满，直行之经脉必虚。彼太阴脾经为五脏主，所以代胃而行其津液者也。既酒热入经，其胃之阳必甚。胃之阳甚，则脾之阴气必虚。脾之阴气虚，则外之阳邪必乘虚而入。阳邪之气入，则胃不与脾和。胃不与脾和，则无以化水谷而精气竭。精气已竭，则不能行血而营其四肢也。此热厥之人，必每于酒醉及食饱后，罔识禁避，以入其房，致使酒食之热气，聚于脾中而不得散。久之，酒气与谷气相薄，热盛于中，所以外之热则遍及一身，内之热则溺变而赤也。夫酒之为物也，其气盛而慓悍者也。伤于酒者，肾气必自衰败，肾衰则阳盛。热厥之症，实阳气独胜之过，故手足为之热也。

帝曰：厥或令人腹满，或令人暴不知人，或至半日远至一日乃知人者何也？岐伯曰：阴气盛于上则下虚，下虚则腹胀满，阳气盛于上则下气重上而邪气逆，逆则阳气乱，阳气乱则不知人也。重，平声。［批］厥病而有腹满者，阴气行于上也。厥病而不知人者，阳气盛于上，而阴气又行于上也。

注：重，并也。邪气，气失其常之名也。阳气乱，则神明亦乱，故不知人。

讲：黄帝曰：厥之为病，有使人腹中满胀者，有使人忽不知人者，有忽不知人而近至半日，远至一日，始能知人者，此何故也？岐伯对曰：阴寒之气盛于上，则在下之气必虚。下气一虚，则邪气即乘之而为患，所以腹满胀也。阳热之气盛于上，则在下之气，必并于上而重上，重上则邪气亦随之而上逆，逆则邪与正争，阳气必乱，阳气乱所以忽不知人也。至若时之久暂，非有他故，盖以逆之甚者，厥回迟必待一日，乃能知人，逆之微者，厥回速不过半日，即便知人也。

帝曰：善。愿闻六经脉之厥状病能也。岐伯曰：巨阳之厥，则肿首头重，足不能行，发为眴仆。阳明之厥，则癫疾欲走呼，腹满不得卧，面赤而热，妄见而妄言。少阳之厥，则暴聋颊肿而热，胁痛，胻不可以运。太阴之厥，则腹满䐜胀，后不利，不欲食，食则呕，不得卧。少阴之厥，则口干溺赤，腹满心痛。厥阴之厥，则少腹肿痛，腹胀泾溲不利，好卧屈膝，阴缩肿，胻内热。盛则泻之，虚则补之，不盛不虚，以经取之。好，去声。［批］此举六经之厥状病能而历详其症与治法也。

注：盛，邪气盛也。虚，正气虚也。当泻其实，以安其正经，经穴之所行也。以经者，谓以何经之受病而取之，无妄施治也。

讲：黄帝曰：善哉，夫子之论矣。然六经脉之厥，必有情状形能也，窃愿闻之。岐伯对曰：太阳经脉之厥，膀胱病也，其状与病能则必肿其首而头重，甚两足不能行走，发即为眴而目昏乱，为仆而人颠仆也。阳明经脉之厥，胃家病也，其状与病能则必癫狂，急欲走呼，腹中胀满，不得安卧，面多赤色，而发热时多妄见而妄言也。少阳经脉之厥，胆家病也，其状与病能，则必两耳忽聋，颊车之处肿而发热，兼之胁痛而骱难运动也。太阴经脉之厥，脾家病也，其状与病能，则必腹满膜胀，后便不利，且不思食，食则必呕，常欲引寝，寝不得卧也。少阴经脉之厥，肾家病也，其状与病能则必口中作干，便溺色赤，腹满而心痛也。厥阴经脉之厥，肝家病也，其状与病能则必少腹肿痛，大腹胀满，便如泾水之清溲而不利，且好卧屈膝，下阴缩，肿骱内为之蒸热也。以上等症，凡邪盛者，则宜泻之；正虚者，则宜补之；邪不盛而正不虚者，则宜以所受病之经而取之，切勿妄施治也。

太阴厥逆，骱急挛，心痛引腹，治主病者。少阴厥逆，虚满呕变，下泄清，治主病者。厥阴厥逆，挛腰痛，虚满前闭谵言，治主病者。三阴俱逆，不得前后，使人手足寒，三日死。太阳厥逆，僵仆呕血善衄，治主病者。少阳厥逆，机关不利，机关不利者，腰不可以行，项不可以顾，发肠痈不可治，惊者死。阳明厥逆，喘咳身热，善惊衄呕血。手太阴厥逆，虚满而咳，善呕沫，治主病者。手心主少阴厥逆，心痛引喉，身热死。不可治。手太阳厥逆，耳聋泣出，项不可以顾，腰不可以俯仰，治主病者。手阳明少阳厥逆，发喉痹，嗌肿痓，治主病者。痓，音泾。［批］此复举足六经厥逆之症而详其治也。

注：足六经厥逆之症，在三阴各厥者，固宜各治本经，至若三阴俱厥，与太阳、阳明、少阳并厥者，则有可治不可治之症焉。厥论不详手厥阴经者，

以肝本主风木属人筋节，为诸厥之见端，可不言而喻者矣。

讲：又如足太阴厥逆，证见骱骨急挛，心中作痛，牵引少腹者，宜急治其病之经焉。足少阴厥逆，证见气虚胀满，呕出水谷变化之秽恶，并下泻清利者，宜治其主病之经焉。足厥阴厥逆，证见拘挛，腰痛气虚作胀，前阴闭塞，谵言妄语者，宜治其主病之经焉。然三阴各见厥逆之证，其病皆属可治，若三阴俱逆，大小二便闭塞不通，以至不得前后，使人手足皆寒者，三阴之气已绝矣，不出三日必死。如足太阳厥逆，证见阳并于上而僵仆，阳扰乎阴而呕血善衄者，则宜治其主病之经焉。如足少阴厥逆，证见气并于上，血逆，机关不利。机关不利者，筋节缩急，腰痛不可以行动，项强不可以回顾也。使气血不顺，相并一处，发为肠痈，便不可治，甚而阴盛薄阳，厥而兼惊者，其人必死。如足阳明厥逆，证见喘息咳嗽，身热善惊，兼衄血呕血者，以本经原自多气多血，证虽如此，犹可治也。至于手太阴厥逆，证见虚满而咳，兼多呕沫者，则宜治其主病之经焉。手心主包络，手少阴心经之厥逆，证见中心作痛，牵引及喉，而身复壮热者，虚阳外脱也，则死不可治。手太阳厥逆，证见耳聋不能听，目泪而泣出，项强而不可以回顾，腰痛而不可以俯仰者，宜治其主病之经焉。手阳明与手少阳之厥逆，证见发为喉痹嗌中作痛，兼项强而痉者，亦治其主病之经焉。甚矣，厥逆之可治不可治，不特于经脉中辨之，尤当于证见处详之也。治者当取所论，而细加体贴，详为参悟，自得其治之要，而不为厥所误矣。

卷　五

病能论篇第四十六

此言病之为患，虽有不同，然其见证各有形能也。

黄帝问曰：人病胃脘痈者，诊当何如？岐伯对曰：诊此者当候胃脉，其脉当沉细，沉细者气逆，逆者人迎甚盛，甚盛则热，人迎者胃脉也，逆而盛，则热聚于胃口而不行，故胃脘为痈也。[批] 胃逆热聚，所以成痈。

注：吸门之下，贲门之上，受纳水谷之脘，名曰胃脘。痈，热毒也。诊，诊脉。逆，反常也。人迎，胃经穴也，即结喉两旁动脉应手处是也。聚，积也。[批] 人迎脉在左寸人迎穴在结喉两旁，然穴中亦有应指之脉，若诊左寸不甚，则诊结喉两旁自见。

讲：黄帝问曰：病之为人患也，有为人所及见者，有为人所不及见者，其及见者，固一望而知，而不及见者，究难悉辨也。不即内外之病，以详其能，何能从其证而施之治乎，如人有病患胃脘痈者，诊视之道当何如也？岐伯对曰：痈，毒也。胃脘，胃之上脘也。胃之上脘结毒，必胃之脉气见证，凡诊此胃脘之痈者，当先候其胃之脉焉。今夫胃为水谷之海，其经多气多血，脉见于右关之上，本宜洪盛，若诊得其脉沉细。沉细者，气逆也。是阴气凝于胃口，致使胃气不能运行，而失其常度矣。况胃气过逆者，左寸人迎之脉，必大于右关而甚盛，人迎甚盛则必热聚于中，何也？盖人迎者，胃之脉也，既逆而盛，则是阳热乘胃气之逆，聚于胃口，停滞不散，所以胃脘之中久之结毒为痈也。

帝曰：善。人有卧而有所不安者，何也？岐伯曰：藏有所伤，及精有所寄之则安，故人不能悬其病也。藏，去声。[批] 热伤其脏，阴精失所，故卧不安。

注： 脏，阴也。伤，伤害。寄，寄托。言阳盛损阴，使精无所藏，故夜不得卧，而致病之悬悬然也。

讲： 黄帝曰：病胃脘痈者，既以胃脉沉细，人迎逆盛为断矣，而人有卧而有所不得安者，其故何也？岐伯对曰：此必脏气有所伤，与精气无所寄之过也。盖五脏为阴，各藏其精，一为热气所伤，则阴精不得复归本位，而偏害矣。阴为阳害，是以卧而不安，如欲求安，必须抑扬扶阴，使阴精得所，各归其脏，如物之有所寄托者然，则卧而安矣。彼人之不能悬其病于空际者，皆脏伤精耗之故耳。不然，亦何至悬悬然阴阳偏胜，而其病不绝也。

帝曰：人之不得偃卧者何也？岐伯曰：肺者，藏之盖也，肺气盛则脉大，脉大则不得偃卧，论在《奇恒阴阳》中。 藏，去声。[批] 肺主气，肺中邪实，气必贲逆而促喘，促喘则咳甚，所以不得偃卧。

注： 偃卧，仰卧也。盛，邪气作实也。奇恒阴阳，俱古书篇名，今《灵》《素》皆无此篇，疑岐伯断章取义以引古语耳。

讲： 黄帝曰：卧而不安者，既属热伤脏矣。而人有不得仰卧者，其故何哉？岐伯对曰：肺者，五脏之华盖也，如肺气过盛，其邪必实。邪实则脉未有不大者，脉大则气必促喘，是以不得仰卧。此证前已详论，俱在奇恒阴阳二论之中，帝其参考之。

帝曰：有病厥者，诊右脉沉而紧，左脉浮而迟，不然，病主安生？岐伯曰：冬诊之，右脉固当沉紧，此应四时，左脉浮而迟，此逆四时，在左当主病在肾，颇关在肺，当腰痛也。帝曰：何以言之？岐伯曰：少阴脉贯肾络肺，今得肺脉，肾为之病，故肾为腰痛之病也。 [批] 肺主气，肾纳气，如肾见肺脉，与时相逆，则肾先自病矣，故其症不见喘咳，而见腰痛，然久不治则必移患于肺。

注： 此节辨脉之应逆，以论病之证候，则从脉从证当在临脉临证之时，斟酌而细玩之耳。

讲： 黄帝曰：人之不得仰卧者，既邪实于肺而脉大矣。今有病气逆厥者，诊得右手之脉沉而紧，左手之脉浮而迟，其不同如此。斯病也，主于何部何气所生？岐伯对曰：帝所谓左右脉者，谓两尺也，尺为阴，不宜浮，尺主肾本象，紧然，必冬之三月，诊得右手之脉沉紧，方为应时，若诊得左手浮迟，便属逆时。应时者，顺而易治；逆时者，反而难调。况浮迟之象，在左者，当主其病在肾，然虽在肾，而浮为肺脉，颇有关系于肺焉。夫以肾病而得肺脉，是为子盗母气以自养，其病之形能当属腰痛也。黄帝曰：何以言之？岐伯对曰：足少阴肾经之脉，贯肾络肺，今肾病而得肺脉，非肺脉来见于肾，实肾自为病耳。腰者，肾之府也，故为腰痛。

帝曰：善。有病颈痈者，或石治之，或针灸治之，而皆已，其真安在？岐伯曰：此同名异等者也。夫痈气之瘜者，宜以针开除去之，夫气盛血聚者，宜石而泻之，此所谓同病异治也。已，上声。瘜，音息。［批］大凡治病皆相症施治，不可徒执成法，岂徒颈痈为然哉。

注： 石，砭石，可成为针者。针，铜属，可开疮而去脓者。灸，艾烧也。真，正治之法也。等，等级也。瘜，肉腐将成脓而未溃也。聚，凝聚也。

讲： 黄帝曰：病厥而冬见左脉浮迟者，其病既在肾，其痛既在腰矣。而病又有患颈痈者，本一证也，而治各不同。或以石为针而治之，或以小针而治之，或以艾灸而治之，病皆得已，是治未有定法也。然有一病必有一治，不知真正治法，究安在也？岐伯对曰：此病之名虽同，而治之等有稍异者也。彼夫痈因邪气内积，久之肉腐而将成脓，皮肿而犹未溃，是谓瘜也，宜开针以除去血气，使邪即从针开处而除去之。若夫痈气已盛，既溃成脓，属血聚不散者，则又宜石针以泻血气之聚，使邪之聚者，即随石针而泻去也。经所谓同病异治者，即此也。至若灸之一法，惟除毒一症乃可用之。

帝曰：有病怒狂者，此病安生？岐伯曰：生于阳也。帝曰：阳何以使人狂？岐伯曰：阳气者，因暴折而难决，故善怒也，病名曰阳厥。帝曰：何以知之？岐伯曰：阳明者常动，巨阳少阳不动，不动而动大疾，此其候也？帝曰：治之奈何？岐伯曰：夺其食即已，夫食入于阴，长气于阳，故夺其食即已。使之服以生铁洛为饮，夫生铁洛者，下气疾也。已，俱上声。长，上声。[批] 以夺食治狂，以铁洛治怒者，盖狂怒皆气为之也，故一以衰其气，一以下其气焉。

注：怒狂者，善怒而狂，骂詈不避亲疏。暴，猝暴。折，挫折。决，剖决。怒狂之病，必诊诸阳脉而后知，如阳明动脉，即两颊之巨髎穴，两喉侧之人迎穴，两足趺之冲阳穴也。巨阳动脉，即委中、昆仑二穴。少阳动脉，即悬钟、听会二穴也。生铁洛，生铁用火烧红入水而取汁也。

讲：黄帝曰：治颈痈之法，既可得而闻矣，而人有病怒而作狂者，此病究安生也？岐伯对曰：病怒狂者，病之生于阳者也。黄帝曰：阳之为气，何以使人狂也？岐伯对曰：阳气盛则热，热极则狂，此无容辨也，况阳气主升，使因猝暴之间，有所挫折，必致事有难决，而志不得伸，故三阳之气厥逆上行，而善怒也。怒而作狂，此其病名曰阳厥，以阳气之逆厥使然也。黄帝曰：何以知之。岐伯对曰：欲知此病，先诊三阳，彼三阳之脉，惟阳明者，独常动。巨阳少阳皆不动者也。若不动者而反动之，且动之太疾焉，此即阳盛之候也。亦即怒狂将作之候也。黄帝曰：又当奈何治之？岐伯对曰：亦惟夺其食而已。食夺则气衰，气衰则厥逆之阳自已。今夫食也者，入于太阴脾经，而长气于阳明胃者也，胃本多气，如加以多食，则阳愈盛而狂愈长，所以必减夺其食，其狂乃可即已也。至若怒之为气，肝脏主之，肝属木，非金莫克，故必于夺食之后，使之服以生铁洛汁为饮，自肝平而怒乃可止矣。彼夫生铁汁者，其性镇重，下气至速之物也。兼金属可以制木，故怒狂之病，多用之。

帝曰：善。有病身热解堕，汗出如浴，恶风少气，此为何病？岐伯曰：病名曰酒风。帝曰：治之奈何？岐伯曰：以泽泻术各十分，麋衔五分，合以三指撮为后饭。解，懈同。堕，惰同。恶，去声。[批] 酒后伤风之症，虽变证不一，然其初不过此数者耳。

注：酒为麴糵之热药所成，故酒病令人身热，湿热伤筋，筋纵不收持，故解惰。湿得热而蒸，故汗出如浴，汗多则卫气虚，故恶风。卫虚则食气于里，故少气。术，即苍术。麋衔，即薇衔。合修，合也。三指撮，言用三指撮药煎服也。

讲：黄帝曰：夫子论怒狂之所由生，与怒狂之所以治，诚善矣。然疾又有身热解惰，汗出如浴，兼证见恶风而少气者，此为何病？岐伯对曰：风论之中，曾言饮酒中风，则为漏风，漏风之状，常多汗喘息恶风，不能劳事，今帝所言之病，即所谓酒风是也。盖饮酒过多则阳盛，阳盛则热盛筋痿，故身热解惰，且饮酒过多，则腠理疏而风易入，玄府开而气易泄，故多汗如浴，兼之风气外薄，汗多卫虚，热蒸于肺，肺气必虚，故恶风而少气。黄帝曰：治之奈何？岐伯对曰：欲治此证，宜用泽泻与术各准十分，以利其水，以泻实热，麋衔五分，以治风湿，将此数药修合练一。每日之中，以三指撮之，多令病者先服其药，而后饭焉，则其病可立愈已。

帝曰：善。所谓深之细，摩之切《上经》《下经》，准以《金匮》《揆度》《奇恒》，不知其解奈何？岐伯对曰：①［批］此举古语而历解之也，读者最宜潜玩。所谓深之细者，其中手如针也，摩之切之，聚者坚也，博者大也。《上经》者，言气之通天也。《下经》者，言病之变化也。《金匮》者，决死生也。《揆度》者，切度之也。《奇恒》者，言奇病也。所谓奇者，使奇病不得以四时死也。恒者，得以四时死也。所谓揆者，方切求之也，言切求其脉理也。度者，得其病处，以四时度之也。度，俱音铎。

注：此历举古经篇名，而释其义也。如《上经》《下经》《金匮》《揆度》《奇恒》，俱黄帝断章节取，引之以证经义者。

讲：黄帝曰：夫子历论诸病，罔不尽善，但古语所谓深之细者，摩之切

① “帝曰……对曰”：此三十三字《素问》无。

者，以及《上经》《下经》《揆度》《奇恒》等者，果何义也？愿卒闻之。岐伯对曰：其言深之细者，以脉之中手，如针形也。言摩之切之者，以脉气之聚者，吾知其为坚也，博者，吾知其为大也。其曰《上经》者，言气之上而与天通也。其曰《下经》者，言病之传变而化也。其曰《金匮》者，所以决病之生死也。其曰《揆度》者，言切脉之法度也。其曰《奇恒》者，言非常有之病也。至所谓奇者，必得四时之正，方可言生。恒者，必非四时之旺，乃可言治。使奇病不得四时之旺气，则正衰矣，其病必死。如恒病而得四时之旺气，则邪实矣，亦必死。至所谓揆者，方切求之也，言切求其脉理也。度者，得其病处，遂以四时度之也，观此即知病之形能而不难于治矣。

奇病论篇第四十七

此言病之异常不经四时之邪所伤，从逆为患也。

黄帝问曰：人有重身，九月而瘖，此为何也？岐伯对曰：胞之络脉绝也。帝曰：何以言之？岐伯曰：胞络者系于肾少阴之脉，贯肾系舌本，故不能言。帝曰：治之奈何？岐伯曰：无治也，当十月复。《刺法》曰：无损不足，益有余，以成其疹，然后调之。所谓无损不足者，身羸瘦，无用镵石也。无益其有余者，腹中有形而泄之，泄之则精出而病独擅中，故曰疹成也。重，平声。瘖，音因。[批]无损不足，无益有余，诚哉是言，不独针刺之道，宜终身佩服即行药之主，亦宜铭心也。

注：重身，谓身中有身而怀孕也。瘖，失音也。绝气，不通也。复，通也。疹，疾也。《正字通》：俗呼瘟疮曰疹，又《玉篇》：瘾疹，皮外小起也。镵，针名。石，砭名。

讲：黄帝问曰：凡人之生病，固不外四时之气，旺衰相乘从逆为患已，然亦有不本乎此，而为奇病者。如妇女孕胎，是为重身，宜其形声自若也。乃胎至九月忽焉声哑而瘖，此为何经受病？岐伯对曰：人之受胎，一月则肝养之，二月则胆经养之，三月则心经养之，四月则小肠养之，五月则脾经养之，六月则胃经养之，七月则肺经养之，八月则大肠养之，九月则肾经养之，十月则膀胱养之。先阴后阳，始木终水，以五行之相生为次也。今曰九月而喑，是胞之络脉绝矣。黄帝曰：何以言九月而喑为胞之络脉绝乎？岐伯对曰：胞者，子室也。脏胎之所，其中支脉之络，系于少阴肾经，少阴之脉贯肾系舌本，及胞之络脉阻绝不通，则肾气即不能上系于舌本也，故不能言。黄帝曰：治之奈何？岐伯对曰：此不必强为施治者也。当十月分娩之后，其气自通而复能言矣。故刺法有云，无损其不足，无益其有余，以成其病之形疹，然后从而调之也。所谓无损不足者何如？身体羸瘦之人，切毋镵石以针之也。所谓无益其有余者何如？腹中有胎形，而妄用针以治之，是反以泄之也，泄之则肾之精气必出，胎将随之而损。况徒用针石，正气泄，胎不生，则胞气愈不能通于舌，喑何能去？此病之所以独擅于中也，故曰疹成也，吾之所谓无治者此也。

帝曰：病胁下满气逆，二三岁不已，是为何病？岐伯曰：病名曰息积，此不妨于食，不可灸刺，积为导引服药，药不能独治也。已，上声。［批］息积之症，肺疾也，而曰关于肝胆者，以肺之邪盛，久则以胜乘所不胜，况胁为肝之部分，故症见胁下满也。

注：息积，肺之气息。积，聚也。病不在胃，故不害食。肺积在内，故不可刺。服药而兼导引之术，积气乃可平也。

讲：帝曰：胎妊九月而失声者，既无庸治矣，而人胁下胀满气盛喘逆，延至二三岁而不愈者，是为何病？岐伯对曰：此气息日积使然也，其病名为息积。息积者，肺之气息积聚不舒也。此病仅关于肝胆肺三经，与胃无与，而不害于食者也。不可用火以灸之，用针以刺之。盖灸则火热内灼，刺则气泻经虚，久之反为他患。惟渐次日用引导之功，以调和之药，二者是并行斯病可愈。然止用药物而不用引导之法，亦不能独治也，必药物引导兼而行之，方能收功。

帝曰：人有身体髀股䯒皆肿，环脐而痛，是为何病？岐伯曰：病名曰伏梁，此风根也。其气溢于大肠而著于肓，肓之原在脐下，故环脐而痛也。不可动之，动之为水溺涩之病也。齐，俱同脐。肓，音荒。著，音着。［批］论本重出以其为奇病，故类记之。

注：肿，肉胀起也。环脐，绕脐也。肓，《说文》谓：心上膈下，《左传》：晋景公梦疾为二竖子云：居肓之上，膏之下。

讲：黄帝曰：胁满气逆，久而不愈者，既以引导服药并行矣。人有身体髀股以及足䯒皆见肿大，且环绕其脐而皆痛者，是为何病？岐伯对曰：此病小腹当有形也，名为伏梁。伏梁证者，风根也，以其邪气盈溢于大肠之间，而凝著于肓之上。肓者何？其原即在脐之下也。故其为病，绕脐而痛，少腹为之有形，且其痛时，决不可以动之。盖动之则变而为水溺涩之病也。此段当于《腹中论篇》，互相参阅自得其治之要矣。

帝曰：人有尺脉数甚，筋急而见，此为何病？岐伯曰：此所谓疹筋，是人腹必急，白色黑色见，则病甚。数，音朔。

注：急，劲急。疹筋，病筋也。筋病见白色，主金克木也，肾病见黑色，主脏气脱也。

讲：黄帝曰：人又有两尺之脉，其象数甚，则阴虚可知矣。阴虚者，肾经必有热邪，热则筋宜缓，而反见筋急者，此为何病？岐伯对曰：此所谓疹筋之证也。其病在筋，筋疾则阴不敌阳，腹中之宗筋必虚，宗筋虚，其人之腹亦必急也。筋急腹急，气败水枯矣，然面色未改，犹属易治，若白色黑色同见，则脏气已伤，而病甚矣。

帝曰：人有病头痛以数岁不已，此安得之，名为何病？岐伯曰：当有所犯大寒，内至骨髓，髓者以脑为主，脑逆故令头痛，齿亦痛，病名曰厥逆。帝曰：善。已，上声。［批］凡脑痛齿疼久而不愈之证，多主寒入骨髓之故，虽间有因风而作者，其实皆久受寒邪也。

注：内至骨髓，谓内而至于骨中之髓也，盖人身骨髓以脑为主，故寒逆

于上则头痛，齿为骨属，故齿亦并痛。

讲：黄帝曰：人有头痛之病，积至数年而不愈者，此证因何而得之，当名何病？岐伯对曰：凡久岁头痛者，皆寒入于脑气有所凝之故。病头痛数岁不已者，其人当有所犯大寒，其寒气内至于骨髓也。今夫人身之髓，皆以脑为主宰，故脑曰髓海，既大寒入髓，其寒气必上逆于脑，故使多头痛也。且齿为骨之余，寒既入骨，则齿必受病，其齿亦必痛焉，其病名曰厥逆，皆寒气逆入使然也。黄帝曰：善哉。夫子之言乎。

帝曰：有病口甘者，病名为何？何以得之？岐伯曰：此五气之溢也，名曰脾瘅。夫五味入口，藏于胃，脾为之行其精气，津液在脾，故令人口甘也，此肥美之所发也，此人必数食甘美而多肥也。肥者令人内热，甘者令人中满，故其气上溢，传为消渴。治之以兰，除陈气也。藏，平声。为，去声。［批］口甘为脾瘅，脾瘅由肥美甚，且传变为消渴，人顾可不谨食哉。

注：溢，盈也。瘅，热也。五气，臊、焦、香、腥、腐也。精气，气之精而美者。《灵枢》云：饮食入胃，分为三队，宗气实膻中，悍气行经络，其精微者，入于中焦而为血，其至精微者，而为精糟粕入大肠。

讲：黄帝曰：病有令人口甘者，当名何病，且因何而得？岐伯对曰：此五脏之气，淫溢使然也，其病名曰脾瘅。夫五脏各主一气，肝尚酸，心尚苦，脾尚甘，肺尚辛，肾尚咸，既曰五气之溢，宜不独病口甘也。不知五味入口，藏于胃也，而胃必借脾以行其精气，今津液在脾，脾之窍为口，故令人口甘也，此病之发，皆肥美之所发也。凡病口甘者，其人必数食肥美者也，盖以味之肥者，能令人内热，味之甘者，能令保满，久之热盛满极，其气上溢，则传变而为消渴之症矣。治之者，宜以香草之兰焉。以兰治口甘者何？谓其兰草味辛气平，能利水道，能避不祥，能散胸中痰痞，可以除其肥美陈积之气也。

帝曰：有病口苦，取阳陵泉，口苦者，病名为何？何以得之？

岐伯曰：病名曰胆瘅。夫肝者，中之将也，取决于胆，咽为之使。此人者，数谋虑不决，故胆虚气上溢而口为之苦，治之以胆募俞，治在《阴阳十二官相使》中。咽，音烟。使，去声。[批] 口苦为胆瘅，因胆虚气上，热溢于咽，故作苦也。

注：阳陵泉，足少阳胆经穴名。胆瘅，胆热也。决，谓断也。咽为之使，胆脉行于颈也。谋虑不决，胆气虚弱也。上溢口苦，胆之热气上出，故口苦也。治在阴阳十二官谓《灵兰秘典》所论也。

讲：黄帝曰：病口苦取阳陵泉，名何病，何以得之？岐伯对曰：此乃胆气之热也，名曰胆瘅。今夫与胆为表里者，肝也，肝为将军之官，中之将也，一切谋虑，悉出其中，而其应事，要必取决于胆，何也？以胆为中正之官，决断出焉，故肝必以胆为辅，况肝脉循喉，其络挟咽，咽又为之使也。彼口苦之人，必数来脏腑受热，谋虑不决，以致胆之虚气上溢，而口乃为之苦也。治之者，当取其胆募之俞，胆募为何？日月穴也，俞在脊第十椎下两旁，各一寸五分。其治之法，毋庸他求，亦惟取决于阴阳十二官相使之中也，无稍偏胜，无有乘侮，则其病可立愈矣。

帝曰：有癃者，一日数十溲，此不足也。身热如炭，颈膺如格，人迎躁盛，喘息气逆，此有余也。太阴脉微细如发者，此不足也。其病安在？名为何病？岐伯曰：病在太阴，其盛在胃，颇在肺，病名曰厥，死不治，此所谓得五有余二不足也。帝曰：何谓五有余二不足？岐伯曰：所谓五有余者，五病之气有余也；二不足者，亦病气之不足也。今外得五有余，内得二不足，此其身不表不里，亦正死明矣。格，音格。[批] 五有余二不足之证，本属死证，无从措手，无怪今人难治，即仙师已早论之矣。

注：癃，不得小便也。溲，得小便也。癃而一日数十溲者，由中气虚衰，欲便则气不得传送，出之不尽，少间则又欲便，溲出亦无多也。格，拒也。喘息，息发喘也。气逆，气上也。

讲： 黄帝曰：人有病小便不利而癃者，一日数十溲，似闭非闭，出不尽出，此不足之症也。而身复壮热如炭火，且头与胸膺，如相格拒，不得通畅，兼左手寸口，人迎之脉，三部而躁盛，息喘气逆，似属有余，右手太阴之脉细而如发，又似不足，其病当在何经？亦名何病？岐伯对曰：观气口微细之脉，知脾气虚甚，病在太阴之不足也，观人迎躁盛之脉，知胃中阳盛，其气盛在胃也。至于喘息气逆，又属肺虚邪乘，颇关在肺也。其病名之曰厥，死不可治者，即经所谓五有余，二不足之证也。帝曰：何谓五有余二不足？岐伯对曰：人迎盛于气口者为格，以阳气上逆而阴气不得运于外也。此症殆有合于是者，且曰身热如炭，曰颈膺如格，曰人迎躁盛，曰喘息，曰气逆，得五有余也；曰病癃一日数十溲，曰太阴脉微细如发，此二不足也。所谓得五有余者，病气有余也；所谓得二不足者，正气不足也。即五有余而欲泻之，则其里甚虚，而不能以当夫泻，即二不足而欲补之，则其表甚盛，而不可以施夫补，此其病之在身，而为不表不里也，不亦必死而无疑者乎，臣故曰死不治。

帝曰：人生而有病巅疾者，病名曰何？安所得之？岐伯曰：病名曰为胎病，此得之在母腹中时，其母有所大惊，气上而不下，精气并居，故令子发为巅疾也。［批］初生而病巅疾者，名胎疾，属妊孕时，母有大惊，精气并居所致，此理甚的，所以难治。

注： 惊则气乱，故阴精阳气，并而成疾也。

讲： 黄帝曰：人当初生之时，而即有病巅顶之疾者，此名何病？从何得之？岐伯对曰：凡病之在巅顶者，不独头痛已也，举一切疾生于顶者，皆是属在壮老，则有所亏，若论初生亏何有焉？此必得之胎中也，其病当名之曰胎病。盖以其在母腹中时，母偶有所大惊，则气并于上而不下。气者，精之母也，气并于上，精必从之，精气并居，故令受精气而生之，子感此兼并之精气，结邪于顶，是以初生而即有此巅顶之疾也。

帝曰：有病痝然如有水状，切其脉大紧，身无痛者，形不瘦，

不能食，食少，名为何病？岐伯曰：病生在肾，名为肾风。肾风而不能食善惊，惊已心气痿者死。帝曰：善。已，上声。［批］肾风一证，生全者鲜。盖肾必虚，风乃易入，风入则肝必合邪，以克其胃，久之必胃绝而死。兼肾为胃关，胃虚受邪，其气必不能上升以养其胃，胃失其养，不绝何待。

注：痝然，浮肿貌。肾风，肾受风也。肾主骨，肾病则骨亦病，骨与肉不相保，故痝然浮肿，如有水状。肾风不能食者，邪风伤乎肾之真气，则命门火衰，不足以生胃土，故不食。

讲：黄帝曰：人有病患浮肿，痝然而壅，如有水状。及切其脉，则大而紧，且周身不见有痛处形又不见消瘦，却胀满不能食，虽食亦甚少焉，此名为何病？岐伯对曰：病痝然如水者，肾虚也。脉紧者，寒象也。身不痛者，寒入里也。病不在胃，故形不瘦也。肾虚受风，肝木克土，故不能食，即食亦少也。由此观之，可知病生在肾，名为肾风也。盖肾者，胃之关，关门不利，故聚水成病，肾气不升，故胃无所养，而不能食。夫以肾虚受风，而病至于不能食，则水盛火衰，元神为之丧失，其人必善惊矣。况惊属于肝，肾受风，则肝必为之合邪，肝主惊，其邪甚者，断无不惊。在惊已而心气定者，邪犹未入心经，若惊已而心气痿弱，则心伤神去，其人必死。黄帝曰：善哉论乎！非大神明，曷克语此。

大奇论篇第四十八

此言阴阳偏胜，气败为病，脏腑元神，败绝脉形，至真不易，绝大奇论也。

肝满、肾满、肺满皆实，即为肿。肺之雍，喘而两胁满。肝雍，两胠满，卧则惊，不得小便。肾雍，胠下至少腹满，胫有大小，髀䯒大跛，易偏枯。雍，俱同壅。［批］此举肝肾肺三经之脉满，与肝肾肺三经壅证，而切指之也。

注：满，脉气满于外也。实，脉形实于内也。三脏皆不当满而实，如肝脉弦而和，肾脉软而滑，肺脉浮而涩，此其常也。今谓之满是表实矣，谓之实，是里实矣。阴阳过实，血气两塞之象，故为壅肿。

讲：满者，脉之实象也。诸脉见之，俱为有余。今如主血之肝，主精之肾，主气之肺，俱见满象，上下皆实者，此邪伤气血，其证必见浮肿也。他如肺壅则气盛，气盛则息喘，肺叶布胁，其证必两胁胀满焉。肝壅则气滞，气滞则魂不宁，肝循季胁而藏魂，其症必两胠满胀，卧即善惊焉。盖肝络阴器，抵少腹既壅而作满，则小便亦必为之不得，肾壅则水道不利，骨失其养，兼虚气作逆，反生他患，其证必至胠下与少腹皆作胀满甚，且左右之足胫有时而大，有时而小，自髀至胻肿大为患，久之跛而难行，病至此，必有偏枯之疾矣。治病者其慎之。

心脉满大，痫瘛筋挛。肝脉小急，痫瘛筋挛。瘛，音异。挛，音鸾。

注：心主火，脉满大者，火有余也。痫，癫也。瘛，瘲也。筋挛，蜷局也。心脉满大，肝脉小急，故有痫瘛筋挛之证。

讲：心脉满大，邪实于心也。心中邪实，其神必昏，故发为癫痫纵瘛，蜷局筋挛之证。肝脉小急者，血虚生寒也。虚寒故手足不为之用，而亦有痫瘛筋挛之证焉。夫一证也，在肝、在心之不同，内热外寒之各异，人可不辨哉。

肝脉骛暴，有所惊骇，脉不至若瘖，不治自已。骛，音务。瘖，音因。已，上声。[批] 肝主惊，故察其脉，即可以知其证。

注：骛，驰骛。暴，强暴。骇，惊骇。已，止也。脉不至在诸病为危剧。若其人暴喑失声，则是肝木厥逆，气壅不流，故脉不至耳。

讲：又如肝脉太过，其来也，惊暴而猛急，此必有所惊骇矣。盖惊则气乱而急，故脉之为，象亦驰骤而暴急也。当此之时本经真脏之脉若犹未至，虽口不能言若喑哑者，皆属肝气因惊作逆之故，此不必治久之逆还，其病自当已也。

肾脉小急，肝脉小急，心脉小急，不鼓皆为瘕。瘕，音遐。《说文》：女病也。[批] 瘕脉本急兼急中甚小，又不鼓手，故知其有积瘕在中也。

注：小急，阴象也。不鼓者，无阳也。故皆为瘕，乃寒而气痛之名也。

讲：脉之小而急者，皆寒凝也。如肾肝心三部俱小而急，则寒凝气聚可知，兼脉来空虚，又不击手，则其沉而无热也，又可知。凡如此者，皆阴之病也。瘕，假也，块似有形，而隐见不常，皆寒之为患，故脉之所见有如此者。

肾肝并沉为石水，并浮为风水，并虚为死，并小弦欲惊。[批] 此历举肝肾之脉，苟有相同者，其病亦无或异也。

注：并沉者，肝肾之脉并行肌肉之下也。并浮者，肝肾之脉并行肌肉之上也。并虚者，肝肾之脉并无神气也。至若肝肾之脉，并小而弦，是阴独盛，阴盛则与阳争，故欲惊。欲者，萌而未然之词。

讲：肾脉贯脊中络膀胱，肝脉入阴内，贯小腹，今二脉并沉阴邪结于阴分，必水凝不流坚，聚如石而为石水之证也。肾脏主水，肝脏主风，使二脉并见浮象，是邪结阴分而在表也，必蓄水冒风发为肿胀，而为风水之证也。肾为五脏之根，肝为发生之主，如二脉并虚，则失其生水之原，丧其生气之本，而为必死之候也。至若肝肾两脉，并小而弦则阴盛也，阴盛则与阳争，故时时欲惊为之不安也。

肾脉大急沉，肝脉大急沉，皆为疝。心脉搏滑急为心疝，肺脉沉搏为肺疝。[批] 此言疝之见于各脏者，其脉各有定象也。

注：搏者，阴阳相争之谓也。如心脉搏滑，滑为阳，是阳入于阴，与阴相搏。肺脉沉搏，沉为阴，是阴出之阳，与阳相搏也。

讲：凡脉之大者为邪盛，急者为阴，沉者为里，阴邪隔于里则结而为疝，今肾肝之脉俱大而急沉则必寒气凝聚，或结于少腹，或结于睾①丸，或结于睾丸之上下两旁，是皆为疝病也。但疝之为病，不独于肝肾见之，亦可于心肺征之，如心脉搏击于指而且滑且急，是阳入于阴与阴相搏而为心疝之症。又如肺脉搏击于指，而按之则甚沉，则又阴出之阳，而与阳争名为肺疝之症也。

三阳急为瘕，三阴急为疝，二阴急为痫厥，二阳急为惊。［批］此复举瘕疝之辨，而以太阳、太阴二经之急为断，举痫惊之辨，而以心胃二脉之急为断也。

注：三阳独主太阳膀胱，三阴独主太阴脾，二阳独主阳明胃，惟二阴兼手足少阴心肾者，以水火有相济之道，脉来阴急，则不相济而为患矣，故见痫厥之证。

讲：三阳者，太阳也。如足太阳膀胱之脉，其来甚急，则寒气入于其部，必主膀胱有寒凝而为瘕矣。三阴者，太阴也，若足太阴脾脉，其来甚急，是阴邪入于阴分也，必主脾经受寒聚而为疝也。二阴者，少阴也，若脉来甚急，是寒入心肾也，邪乘心，则寒与血搏而为痫，邪入肾，则寒并其精而为厥矣。二阳者，阳明也，若脉来甚急，则属胃经受寒，阴阳激搏，发而为惊矣。

脾脉外鼓，沉为肠澼，久自已。肝脉小缓，为肠澼，易治。肾脉小搏沉，为肠澼下血，血温身热者死。心肝澼亦下血，二藏同病者可治，其脉小沉涩为肠澼，其身热者死，热见七日死。已，上声。藏，去声。［批］此举肠澼之证而历言之也。

注：澼者，肠中之水也，如肝脉小缓，易治者何？以肠澼之证，多由土弱不能制湿，湿热为患也。倘肝脉大而急，是木胜也，土败木贼，何以能堪？今肝脉小而缓，是肝木柔和，土无贼害，易治明矣。

---

① 睾：原作“睪”，据文义改。

讲：今夫肠澼之证，其脉皆宜沉细，其证俱宜体凉，如诊得脾脉向外而鼓，兼来而沉者，虽邪犹未减，而阳气有出表之象，故其为肠澼也，久之自当愈焉。如诊得肝脉小而兼缓，虽受毒深，而木不能克土，其为肠澼也，亦不难治。如诊得肾脉虚小而搏沉，则为阴虚阳搏，是阳气乘阴，水不胜火，其为肠澼也，必主下血。若血温身热者，里阴已绝，孤阳外越，其人必死。与心肝二经受病，发为肠澼之证者，其证亦必下血。盖心为生血之原，肝为藏血之脏，二经既移热于肠，故其为澼，亦多下血，然必二脏同病，无稍异焉。犹属木火相得，有子母相生之义，其证犹不难治，若诊得其脉小而沉涩者，定属难治。盖以肠澼之脉沉而小，是里气虚也，小而涩是阴血少也。脉至此而身犹不见热者，虽为寒澼，阴犹未绝，若下血而身复热，是阴气内绝，虚阳外脱，其人必死，其死也身见发热，不过七日之期。七日者，何阴之极数，而亦即火之成数也。

胃脉沉鼓涩，胃外鼓大，心脉小坚急，皆鬲偏枯。男子发左，女子发右，不喑舌转，可治，三十日起。其从者喑，三岁起。年不满二十者，三岁死。鬲，与隔同。[批] 此举鬲与偏枯之证，而详其脉证也。

注：沉涩，阴盛而虚也。大，阳盛也。小坚急，亦阴虚也。隔者，阴阳闭绝偏枯，阴阳偏胜也。男子属阳，左亦为阳，发左，偏于阳也。女子属阴，右亦为阴，发右偏于阴也。从谓顺其阴阳。喑，失声也。舌转可治，以邪尚在经，未入脏也。

讲：今夫隔与偏枯，其发也。不无男女左右之分，其为病也，亦有生死久暂之别。如诊得胃脉沉而鼓涩，阴邪乘阳虚阴盛而少火也。胃脉外鼓而大，阳邪乘阳虚，阳盛而为热也，且心脉小而坚急，是阴邪乘阴虚而阴盛也。凡此者，皆能成隔症，何也？胃寒阳虚而少火，食晬时乃出，胃热阳盛而气逆，食入即出，兼以心之阴虚，火不生土，不能舒其结气，皆所以致隔之病也。夫胃为水谷之海，以养五脏，既隔塞不通不能荣其经脉，必至阴阳偏胜，气血败坏，而为偏枯之症矣。是病也，在男子当之，若发于左，则偏于阳矣。女子当之，若发于右，则偏于阴矣。玉板论曰：女子右为逆，左为从，男子左为逆，右为从者，病轻，男病宜右，女病宜左，逆者病重，男病畏左，女病畏右，正所谓重阳死，重阴死也。然症虽逆，其声未哑，舌犹可转者，邪气在经，倘未入里，犹有可治，期以一月，病可起也。若所谓从者，男子发于右，女子发于左，各从阴阳，未至偏绝，难声已失，而症取其顺。纵里虚邪甚，病虽深而不至于死，三年犹可起也。至若年未满二十，而即有偏枯之症者，不问在左在右，喑与不喑，皆属脏腑血气损败已极。其死也，不过三岁之久，尚能长存哉。

脉至而搏，血衄，身热者死，脉来悬钩，浮为常脉。衄，音肉。[批] 血衄二症，以阴为主，若脉搏身热，阴气脱矣，故主必死。

注：不浮不沉，中取而得者谓之悬，如物之悬空，不高不下也。是为胃气之脉，曲者为钩，钩为心脉，浅者为浮，浮为肺脉，皆平人不病之常脉。

讲：血衄之证，脉不宜搏，身不宜热，如诊得脉至而搏者，阳热为患也。血属阴，阴宜静，如脉搏，是阳激阴也。凡一切血衄之证，见得此脉，而身体未热者，犹可延生，若身复大热则阴脱矣，其人必死，何也？盖血衄之证，以脉来悬虚而钩浮者为常脉，钩为心脉，浮为肺脉，悬中得此，表里犹有和缓之象，虽证见血衄之症，犹属无伤。

脉至如喘，名曰暴厥，暴厥者不知与人言。脉至如数，使人暴惊，三四日自已。数，音朔。已，上声。[批] 暴厥之证，气降则愈，暴惊之证，热退即安，皆证之至险，而治之亦易者。

注：喘，息喘。暴，猝暴。惊，惊骇。不知与言者，以气逆而上，则神明皆为壅蔽，故不知与人言也。

讲：暴厥暴惊，脉最难辨，不详论之，人必以为险也，而不肯救，如脉至有出无入，气涌不和，似人之喘息者，然是气之暴逆也，病名曰暴厥。暴厥者，猝然而逆，气无所归，神气俱乱，所以不知与人言也。又以脉至过六七至以上似数而非数者，以气乱无定也。必有热气内动，邪乱肝肺，故使人倉卒惊骇也，病名曰暴惊。暴惊之证，热退则安，气定则愈，不过三四日，其病自愈也，三四日者，以木之生数三，金之生数四也。

脉至浮合，浮合如数，一息十至以上，是经气予不足也。微见九十日死。数，音朔，予与同。［批］凡经不足，已现于脉象者，皆得以死期予之也。

注：微见，始见也。言始见此脉，便期九十日死，若见此脉已久，则不必九十日也。所以必九十日者，时更季易天道变于上，人道亦从之而变也。

讲：脉来应指，虚大无力，似浮浪之合，后至而凌于前焉，非数如数，一呼一吸之间，遂有十至以上者，是五脏六腑之经气皆予以不足也。在始见此脉者，气虽虚，犹能强持，必到衰而复泄，已当休囚之地，乃死。九十日者，正时更季易，旺退衰临之候，复以不足生有余也，如木旺于春，至九十日则交夏火旺矣。火旺木囚，复以休囚之木，生当令之火，是以不足犹生有余也，乌得不死？若见此脉已久，则又属邪盛经衰，为害已深，不过九日而主元气之肺即绝，十日而主五脏之脾即绝，死期当在九日、十日之交，而不必以九、十日为断也。

脉至如火薪然，是心精之予夺也，草乾而死。乾，音干。予，与同。下皆然。［批］此言心之不足，而有脉象死期也。

注：新然，谓火之初然，或明或灭也。夺，取夺，犹失也。干，枯槁也。

讲：脉来应指，前大后小，有起无去，炎然上冲，洪大而甚，如火之新然者是心之精气，发越于外失其和缓之胃气，而予人以夺取之道也。在夏火旺，犹有可支，一交冬令，百草干枯之时，寒水司令，心气全衰，火受其克，病必死矣。

脉至如散叶，是肝气予虚也，木叶落而死。［批］此言肝之不足，而有脉象死期也。

注：散叶，飘零不定之状也，木遇金而败，遇秋而凋，故深秋则死有断然者。

讲：脉来应指，如败叶风散，虚浮不定，失其沉弦之本象者，是肝气全无收敛，而予之以虚也。肝虚者，木虚，春犹可持，若至木叶陨落之候，木气凋谢，金气复克，其病未有不死者。

脉至如省客，省客者，脉塞而鼓，是肾气予不足也。悬去，枣华而死。［批］此言肾之不足，而有脉象死期也。

注：省客者，隐窥其客之动静，而若恐人见之状。塞，闭也。鼓，大而起也。悬，空也。枣至夏而华，肾水休绝之时也。

讲：脉来应指，暂来暂去，不能久留，而有严厉之象，如省客然。夫所谓省客者，脉本闭塞，而复有鼓击于指之时，起似虚大，沉取则空，即今之所谓革脉是也。脉象见此，是肾气虚而精将绝，予以不足之故也。在脉起即去，失举指来疾之象者，是谓悬去。不过夏日，水囚火旺，枣华之时而死也。

脉至如丸泥，是胃精予不足也，榆荚落而死。［批］此言胃之不足，而有脉象死期也。

注：丸泥，湿泥也。榆荚至春深而落，木旺之时也，胃土受伐，故死。

讲：脉来应指，形圆而涩，全无和缓之象，而如湿土所团之泥丸者，是胃土之精气虚而予以不足也。在长夏犹可久持，若至春深，榆荚飘落之时，木旺土囚，其病必不免于死也。

脉至如横格，是胆气予不足也，禾熟而死。［批］此言胆之不足，而有脉象死期也。

注：横，横木。格，拒格。胆属甲木，禾熟于秋，以金旺木囚故也。

讲：脉来应指，滞而不流，长而坚实，失其弦长之象，如横木之格于指下，而为横格者，是胆气太虚，而予以不足也。在春犹可稍持，若至秋深禾熟之时，金旺木囚，其病必不免于死也。

脉至如弦缕，是胞精予不足也。病善言，下霜而死，不言，

可治。[批] 此言胞气不足，而有脉象死期也。

注：必于下霜而死者，以胞为子户，生人之本也，有甲乙之象，故惧霜之陨也。

讲：脉来应指，细而直长，全无柔和，如弓弦之系缕者，是胞之精气虚，而予以不足也。胞在男子为精室，在女子为血室，此脉系于肾上，侠舌本。胞气不足，宜不能言证反善言者，正虚邪盛也，内之真气已绝于肾，而外出于舌也，其病必死于霜下之时。在不言者，其气未绝，犹可治也。

脉至如交漆，交漆者左右旁至也，微见三十日死。[批] 此言阴阳错乱，正气败越，而有脉象死期也。

注：盖月魄之生死，以三十日为盈虚，故阴气衰者，不能过其期也。

讲：脉来应指，有降无升，有出无入，大小不匀，前盛后虚，如交漆然。夫所谓交漆者，其脉失其本位，似漆附物，左右交互而旁至也，属阴阳错乱，正气败越所至。在始见其象者，死犹可期，以三十日之久，俟其月魄生死之期。若其象久见，脏腑虚极，大体弱甚，则不得以三十日拘也。

脉至如涌泉，浮鼓肌中，太阳气予不足也，少气味，韭英而死。[批] 此言太阳气虚，而有脉象死期也。

注：少气，气不足也。少味，液不足也。英，叶也，韭至长夏而英，长夏属土，太阳壬水之所畏也，故死。

讲：脉来应指，有升无降，有出无入，其势滔滔，如泉之涌出，浮鼓于肌肉之中，鼓为阳盛浮而无沉，且在肌中，则阳气失散，可知此属太阳气虚，而予以不足也。太阳之气既虚则气不足以养阳，必阴盛绝阳而少气。且味不能以养阴，亦阳盛绝阴而少味也。病势至此，若过长夏韭英之时，土旺水囚，太阳受其克而死也。

脉至如颓土之状，按之不得，是肌气予不足也，五色先见黑白，垒发死。[批] 此言肌肉气虚，而有脉象死期也。

注：北方黑色主收藏，西方白色主萧杀，故死也。垒者，瘾疹高起也。

讲：脉来应指，松散虚大，状如枯败之土，按之全无者，土主肌肉，是肌肉之气虚，而予以不足也。土贯四旁，而总五行之气，若面部五色先见黑白二色，垒然高起，必死。盖白为气虚黑为阴虚，阴盛凝血，至于垒发，则肌肉之气已不行矣，不死何待。

脉至如悬雍，悬雍者浮揣切之益大，是十二俞之予不足也，水凝而死。［批］此言十二经之俞穴气已虚，传输失常，而有脉象死期也。

注：雍，擁聚也。浮揣，浮摩也。切之，重按也。俞，输同，皆俞也。六阴六阳之气由之转输传送，故名曰俞，是知俞气流行，则生息则死冬而水凝，则经气亦凝而息矣，何以能输，故死。

讲：脉来应指，如物悬于下而擁聚者，此悬雍脉也。悬雍之脉，浮摩之即得，若切而重按之，则愈见其雍大也。是气血滞凝十二俞穴之气，皆失其传送输转之常，而予以不足也，其病至水凝为冰之时而死。盖水感天地极寒之气而凝，水凝则人身之精气亦凝，经气不行是以必死。

脉至如偃刀，偃刀者浮之小急，按之坚大急，五脏菀热，寒热独并于肾也，如此其人不得坐，立春而死。［批］此言寒热之独并于肾者，而有脉象死期也。

注：偃，仆也。刀，锋利之物。急，谓躁急。菀，积也。坐，安也。

讲：脉来应指，仆而不起，降而不升，是谓如偃刀也。夫偃刀之脉，浮取之，则细小而紧急，重按之，则坚大而躁急，是必五脏有菀积之热邪，久而未除，复加以新感之寒，与旧菀之热，独并于肾之一脏也。如此之人，因寒热为患，宜躁扰不安，而不得坐焉。病势至此，不过立春之时，子泄母气而死。

脉至如丸滑不直手，不直手者按之不可得也，是大肠气予不足也，枣叶生而死。［批］此言大肠气虚，而有脉象死期也。

注：丸脉，形如丸。滑，流利也。直，值同。大肠为庚金，枣叶生于夏，火克金也。

讲：脉来应指，其形圆活流利如丸滑而不直手。不直手者，按之空虚，而不可得其实际也。是大肠气虚，而予以不足也。大肠为金，既失其传送之职而虚，则必于夏日枣叶发生之时，旺火克其衰金而死也。

脉至如华者，令人善恐，不欲坐卧，行立常听，是小肠气予不足也，季秋而死。［批］此言小肠气虚，而有脉象死期也。

注：华，美也，与花同，有夭娆柔嫩之象。小肠丙火也，火衰则水乘之，故善恐。丙火，阳火也，喜动，故不欲坐卧。小肠之脉入耳中，故行立常听。季秋死者，金旺水生之时，丙火退熄，故云然也。

讲：脉来应指，夭娆柔嫩，虚弱无本，状如草木之华者，使人常恐惧不安，不欲坐卧，兼或行或立，常有听物之状，是小肠气虚，而予以不足也。小肠为丙火，既气不足而虚，则季秋阴旺之时，正丙火死墓之地也，而谓有不死者乎？

脉解篇第四十九

此言六经之脉，阴阳升降，各以其时传变为病也。

太阳所谓肿腰脽痛者，正月太阳寅，寅太阳也，正月阳气出在上而阴气盛，阳未得自次也，故肿腰脽痛也。脽，音谁。［批］此言太阳气虚，应时而有腰肿脽痛之症也。

注：脽，尻骨也。《博雅》：臀，谓之脽。次，位次。

讲：太阳者，膀胱经也，古之脉论篇有所谓太阳为病，证见腰肿脽痛者，正以正月为三阳，阳气上升，阴气下降，正太阳用事，而建寅也。寅，东方之次也，属木居震而为太阳也。其时阳气虽出于上，而阴气尚盛，太阳之气犹未得其旺时之位次也。是以膀胱之气名盛实虚，兼其脉从腰中下挟脊贯肾入腘中，故其为病，肾府之腰作肿，与尻骨之脽作痛也。

病偏虚为跛者，正月阳气冻解地气而出也，所谓偏虚者，冬寒颇有不足者，故偏虚为跛也。跛，音波。［批］此言太阳偏虚，发则为跛也。

注：冻解，解冻也。太阳脉循行两足，故偏虚为跛。

讲：所谓太阳为病，证见偏虚而为跛者。正以正月三阳用事，阳气渐升，寒冻始解，地气初发而上出也。其时阳气与阴气升降皆不得所，地气虽出而尚虚，是所谓偏虚也。夫所谓偏虚者，以当冬寒水司令之时，肾气颇有不足，肾不足则阴虚，况值此阳气解冻而出，不足之阴气，复与膀胱相合，是肾中之阴阳两衰，故偏虚为跛。

所谓强上引背者，阳气大上而争，故强上也。强，俱平声。[批] 此言阳气太上而与阴复加阳邪为患，故强上引背也。

注：太阳之脉，从脑出，别下项背，今阳气过盛，太上而争，故强上引背也。

讲：所谓太阳为病，证见强上引背者，以膀胱之脉行身后，正月阳气上升，阴气下降，若阳气乘时太过而与阴争，必为患于上部，故上强也。

所谓耳鸣者，阳气万物盛上而跃，故耳鸣也。[批] 此言太阳之气，本盛于上，加以邪气为患，故耳鸣也。

注：肾窍开于耳。膀胱者，肾之府。今既阳盛而上，即邪实于上矣，故耳鸣。

讲：所谓太阳为病，证见耳鸣者，以正月之时，万物随阳气以盛上，阳之动，其勃然升发，若有跳跃之意也。兼膀胱之脉，从巅至耳既旺气不足，邪气有余，故邪中于太阳，其病亦如万物之盛上而跃，发为耳鸣也。

所谓甚则狂巅疾者，阳尽在上而阴气从下，下虚上实，故狂巅疾也。[批] 此言阳并阳，阴即从之，故下虚上实，而见狂巅之疾也。

注：狂，躁也。巅，顶也。狂巅疾者，狂躁而巅顶疼痛，眩冒沉重也。阳气者，膀胱也，其脉自头至足。阴气者，肾气也，其脉自足至胸。正月以后，阳气尽出于上，阴气在下，其下本虚，其上则实，膀胱之脉上额交巅络脑，其别支者，从巅至耳上角，故为狂巅之疾也。

讲：所谓太阳气甚，则有狂巅之疾者，以正月阳气盛而上升，上升则阳并于阳，阳气尽上，则下之阴气必虚，下虚则上从，是即阳尽在上，阴气从下，而为下虚上实之证也。故阳并于阳而为狂，阳并于上而为巅疾也。

所谓浮为聋者，皆在气也。[批] 气闭气虚皆主耳聋。

注：所谓浮为聋者，以膀胱之脉，从巅至耳也，故脉浮则聋，不止于鸣也。

讲：所谓太阳之脉，有浮而为聋者，以膀胱之脉，气与耳应浮则阳并于气矣，两气相争，壅塞气闭，故耳聋也。然亦有阳气虚浮，真气不通于耳而耳聋者，总之太阳脉浮而见聋者，其过皆在气也。

所谓入中为瘖者，阳盛已衰，故为瘖也。内夺而厥，则为瘖俳，此肾虚也，少阴不至者，厥也。瘖，音殷。已，上声。俳，音皮。[批] 阳盛已衰，所以为喑，内夺而厥，所以为并，自此上至首章，皆言太阳所见之症。

注：声为阳，阳盛者声大，阳劣者声微，故阳盛已衰则为喑也。内谓房劳也，夺耗其阴也。俳，阳事痿也，房劳耗其真阴，令虚阳上逆，为喑。阳既厥于上，则下痿矣，此肾虚所致也。

讲：所谓太阳之脉，有入中而为喑者，以膀胱之阳气，由盛极而已衰也，阳衰则阴盛，阴主凝聚，既阴气降于阴中，则挟舌本之肾脉，其气必不相通，故为喑也。然喑病之中，又有所谓俳病者，实因房事内脱，至于精衰而厥，故在上之音失而为喑，在下之阳痿而为俳，凡此皆肾中阳衰所致。此病不独征之太阳膀胱，又宜征之少阴肾经，若阴之脉沉而不至，即为肾气之厥逆也。

少阳所谓心胁痛者，言少阳盛也，盛者心之所表也，九月阳气尽而阴气盛，故心胁痛也。

注：少阳之脉，下胸中循胁里，故心胁痛者，为少阳盛，少阳为木，木能生火，今少阳既盛，则心火因之表著也。且火墓于戌，九月建戌，是阳气

尽而阴气盛也。阳气尽则伤其和，阴气盛则令人痛，此心胁之所以痛，而为阳不敌阴之故也。

讲： 少阳者，胆经之脉也，古所谓少阳为病，有心胁痛者，以少阳主火，而司九月也。九月阳气当降，若当降不降，则少阳之邪气盛也。何谓盛？盖胆之脉行于胁心之脉出于腋，心亦主火，既少阳太盛，则必同类相求。心火亦因之而表著，是少阳邪气之盛，即心之所表也。况九月之时，阳气当尽阴气当盛，若尽者不尽，盛者不盛，是相反也，故胁痛而心亦痛焉。

所谓不可反侧者，阴气藏物也，物藏则不动，故不可反侧也。藏，俱平声。

注： 所谓不可反侧者，正以九月阴气方盛，主于藏物，物藏则不动，今阴盛火衰，故不可反侧，不但心胁之痛而已也。

讲： 所谓少阳为病令人不可反侧者，以九月阳气内藏，阴气外盛，是阴气藏物之时也，阴主静，物藏则必不动，不动故不可反侧也。

所谓甚则跃者，九月万物尽衰，草木毕落而堕，则气去阳而之阴，气盛而阳之下长，故谓跃。长，上声。［批］自此以上三节皆言少阳所见之证也。

注： 之，往也。下，下体也。所谓甚则跃者，胆之脉循髀阳出膝外廉，下入外辅骨之前直，下抵绝骨之端，下出外踝之前，循足跗，今九月万物尽衰，草木毕落而堕，则人身之气，去阳而入阴矣，阳气盛于阴分，而长于下体，故盛则为跳跃耳。

讲： 所谓少阳为病，甚则跳跃者。以九月之时，万物尽衰草木毕落而堕，阳气内伏，阴气上升，是以人身之气亦与天地之气同，悉去阳分而入于阴分也。阳气既入于阴分，则阳气胜于阴分，而阳之在下体者，内盛而下长也，下长则能跃，故谓之跃。

阳明所谓洒洒振寒者，阳明者午也，五月盛阳之阴也，阳盛而阴气加之，故洒洒振寒也。

注：五月阳盛以明，故云阳明，夏至一阴气上，故云加。

讲：阳明者，胃经之脉也，古有所谓阳明为病洒洒振寒者，以足阳明胃经居南方之午位也，午属五月，时逢五月阳极阴生，正盛阳之阴之候也。阳气盛而阴气加之，故胃经得病，热中有寒，常洒洒然而振寒也。

所谓胫肿而股不收者，是五月盛阳之阴也，阳者衰于五月，而一阴气上，与阳始争，故胫肿而股不收也。

注：天之阳气，至五月渐下，而一阴初生，人之阳气，亦至五月而下，而一阴初生，阴气上与阳气相争，故足为阴其病在足所以胫肿而股不收也。

讲：所谓阳明为病，有胫肿而股不收者，亦以五月之时，盛阳之阴之过也。盖胃脉下髀关，抵伏兔，下入膝膑中，下循胫外廉，下足跗入中指内间，又其支别者，下廉三寸，而别下入中指，既天之阳气衰于五月，而一阴之气复渐次而上，以与阳气始相争战，故人身一阴之气，亦上与盛阳之气相争，而为胫肿股不收之病也。

所谓上喘而为水者，阴气下而复上，上则邪客于藏腑间，故为水也。藏，去声。

注：喘气上逆也，为水者，肾为真阴主水，位居乎下，肾既虚而不能收摄其气，故复上而为喘，以致水邪客于肺脏胃腑之间，化为水肿之疾也。

讲：所谓阳明为病，有上喘而为水者以阴气居下，本为下也，因肾虚不能收摄其气，以致其气上行阴气上，则阴邪必客于肺脏胃腑之间矣，故化而为水肿之病也。

所谓胸痛少气者，水气在藏腑也，水者阴气也，阴气在中，故胸痛少气也。藏，去声。

注：胸痛少气者，水为阴邪，肺虚不能行降下之令。胃虚不能以制水，浸淫于中故胸痛少气也。

讲：所谓阳明为病，有胸中作痛而少气者，以水气之邪在肺脏胃腑中也，水者阴气也，阴气既在脏腑之中，则邪气闭塞，胃与肺皆失其令，故胸痛少气也。

所谓甚则厥，恶人与火，闻木音则惕然而惊者，阳气与阴气相薄，水火相恶，故惕然而惊也。恶，俱去声。

注：厥，热逆也。恶人者，厥则喘惋而恶人也。恶火者，阳明血气皆盛邪客则热，热则恶火也。闻木音惊者，阳明属胃土，土畏木克也。

讲：所谓阳明为病，甚则厥逆，至于恶人、恶火，偶闻木音，遂惕然而惊者，以阳气与阴气相薄，如水与火之相恶焉，相恶则必相战，故惕惕然而常惊也。

所谓欲独闭户牖而处者，阴阳相薄也，阳尽而阴盛，故欲独闭户牖而居。

注：阳尽而阴盛者，阳邪去表入里而里盛也。

讲：所谓阳明为病，有欲独闭其门户窗牖而静处者，以阴气与阳气相薄，阳邪尽去，阴邪独盛，阴盛喜静，故欲闭户牖而独居也。

所谓病至则欲乘高而歌，弃衣而走者，阴阳复争，而外并于阳，故使之弃衣而走也。

注：外并于阳者，谓热盛于身故弃衣而走也。

讲：所谓阳明为病，有病至之时，则欲升登其高处而歌舞，舍弃其衣服而急走者，亦以阴气与阳气，反复相争，至阴气衰，而阳皆外并于阳分，阳并于阳必热盛而鼓，故欲登高而歌，弃衣而走也。

所谓客孙脉则头痛、鼻鼽、腹肿者，阳明并于上，上者则其孙络太阴也，故头痛鼻鼽腹肿也。鼽，俱音裘。［批］以上八节，皆阳明所见之证也。

注：头痛鼻鼽，为阳明病在表，腹肿为太阴病在里。鼽，久涕也。言涕久不通，遂至窒塞也。

讲：所谓阳明之邪，客入于孙脉，在头则头痛，在鼻则鼻鼽，在腹则腹肿者，以阳明之气并于上部也，上部者何？则其孙络之太阴脉是也。太阴为脾在里，阳明为胃在表，既阳明之邪上并于太阴，是阳邪并于表里也，故头为之痛，鼻为之鼽腹为之肿也。

太阴所谓病胀者，太阴子也，十一月万物气皆藏于中，故曰病胀。藏，平声。

注：十一月阴气太盛，故云太阴，以其脉属脾，入腹络胃，故病满胀也。

讲：太阴者，脾经之脉也。古有所谓太阴为患，而病胀满者，以足太阴脾经，盛阴也，在人为太阴，在时为子，子属十一月，其时阴极，万物之气皆藏于中焉。太阴之脉，入腹络胃，故病胀也。

所谓上走心为噫者，阴盛而上走于阳明，阳明络属心，故曰上走心为噫也。

注：脾脉络胃，支从胃注心，故阴气循经而升于心，因之胀气上逆而为噫也。

讲：所谓太阴为病，有上走于心而噫者，以脾脉之别支从胃别上膈注心中，故阴气盛，上走于阳明，阳明之络属于心，心为噫，故阴气上走心而为噫也。

所谓食则呕者，物盛满而上溢，故呕也。

注：呕为气逆，如物食之入胃者，盛满太过其气必上逆而为噫，噫则未有不呕者。

讲：所谓太阴为病，有食则呕者，以所食之宿物，蓄于胃者太盛，以致脾失其运化之令邪气满胀而上逆，逆则溢，溢故上呕也。

所谓得后与气则快然如衰者，十一月阴气下衰，而阳气且出，故曰得后与气则快然如衰也。［批］以上四节，乃太阴所见之证也。

注：十一月阳气上升而初复，正阴极下衰之时也，阴极则阳生，故阳气自出而升也。阳升者阴必降，后便为阴窍，得后失气阴从此泄矣，所以快然如衰也。

讲：所谓太阴为病，有得后与气，则快然而安。如病之衰去者，以十一月之时，阴气极而下衰，阳气升而从出也。然阳气初复阴气犹盛，必得后便失气，则阴邪之气乃泄，故曰得后与气，则快然如衰也。

少阴所谓腰痛者，少阴者肾也，十月万物阳气皆伤，故腰痛也。

注：足少阴属肾，肾脉上股内后廉贯脊，十月为孟冬与少阴相应，其时万物之阳气皆以阴气而伤，兼腰为肾之府，肾中之气，既与时应而受伤，所以发为腰痛之证也。

讲：足少阴者，肾经之脉也，古有所谓少阴为病，而患腰痛者，以少阴者肾也，为初阴应十月之候也，其时阴气极盛，阳气久伏于内，而始出万物之阳气，屈抑不伸，如皆伤也。腰为肾之府，肾之阳伤，故腰痛也。

所谓呕咳上气喘者，阴气在下，阳气在上，诸阳气浮，无所依从，故呕咳上气喘也。

注：呕咳上气喘者，以肾脉上贯肝膈入肺中故也。阴气，肾气也；阳气，膀胱之气也。大凡诸经阳气，皆主于浮，惟其膀胱之气上浮，而在下之肾气无所依从，故其气不降，而发为呕咳气喘等证也。

讲：所谓少阴为病，有呕咳上气而喘者，以阴盛伤阳肾中之阴气，在下而盛，致使阳气之上升者，遂不能复归于肾而在上，兼之真阳在上，诸经阳气，亦皆并于上而虚浮，如物之无所依归也，故呕咳上气而喘也。

所谓色色不能久立久坐，起则目𥆧𥆧无所见者，万物阴阳不定未有主也，秋气始至，微霜始下，而方杀万物，阴阳内夺，故目𥆧𥆧无所见也。𥆧，俱音荒。

注：此言肾水不足，目之精衰，故所见色色无常也。𥆧𥆧，昏乱也。兼十月之时，万物之内皆有阴阳，但阴尽阳生，尚未有主耳，秋气肃杀之气也。

讲：所谓少阴为病，有色色然变态无定，不能久立久坐，起则目𥆧𥆧无所见者，以十月之时阳尽阴生，万物之阴阳无有定一，亦无有专主也，惟其无定无主，是以肾衰骨痿之人，欲久立而不能，欲久坐而亦不能。况秋气始至，微霜始下，万物之感天地而生者，亦经秋霜而始杀之，是阴气欲消，阳气欲长，两相攻激，内夺其位之时也，故目𥆧𥆧然，若万物之色色俱呈于前，迷茫莫辨，起视之而无所见也。

所谓少气善怒者，阳气不治，阳气不治则阳气不得出，肝气当治而未得，故善怒，善怒者名曰煎厥。

注：阳气不治者，阳气不舒也。肝气当治而未得者，木性不得条达也。肝志怒，故善怒也。

讲：所谓少阴为病，有其气短少而善怒者，以十月之时，六阴已生而阴盛也，阴盛于中，则气失其和而阳气不治，则少阳之气，必因阴气锢蔽菀结于中而不得出，气不得出，故少气也。且肝气必得阳而后生发，既阳气不治，则肝气亦不能遂其条达之性，亦当治而未得其治，故肝气菀中，变而为善怒也。所谓善怒者，如火之煎热于内，而厥逆也，其证名曰煎厥。

所谓恐如人将捕之者，秋气万物未有毕去，阴气少，阳气入，阴阳相薄，故恐也。捕，音铺。

注：恐，肾志也。捕，捉也。毕，尽也。未有毕去者，言肃杀之秋气，未尽去也。阴气少，肾虚气少也。阳气入于阴中，故两相薄激而恐也。

讲：所谓少阴为病，有恐惧过甚，如有人将捕捉之状者，以肃杀之秋气，在于万物者，犹未尽去也。恐为肾志，其时肾中之阴气少而虚，阳气复入于阴中而客邪，故两相薄激变而为恐也，宣明五气论曰：精气并于肾则为恐者，即此之谓也。

所谓恶闻食臭者，胃无气，故恶闻食臭也。恶，俱去声。

注：胃土赖相火而生，相火既衰，则胃土失其生气，故恶闻食臭也。

讲：所谓少阴为病，有恶闻食臭者，以肾间相火，不足以生胃土，以致胃土失养，衰弱无气，故恶闻食臭也。

所谓面黑如地色者，秋气内夺，故变于色也。

注：秋气杀物者也，秋气内夺万物变色，肾病面黑如地，其象同也。

讲：所谓少阴为病，有面部之色，极其阴惨，黑如地色者，以秋肃杀之阴气，入而内夺于肾。肾夺则虚，虚则肾脏真色毕现于外，故变见于色而黑也。

所谓咳则有血者，阳脉伤也，阳气未盛于上而脉满，满则咳，故血见于多也。［批］以上八节皆少阴所见之证也。

注：咳而有血者，因肾虚生内热，热上蒸肺，肺伤则血外溢，为阳盛激阴，故咳而血见也。

讲：所谓少阴为病，有一咳而即见血者，以肾虚生其内热，上蒸于肺，肺伤则血气外溢，故阳盛激阴也。阳气盛则诸阳之脉必伤，故其气太过于上而逆，上逆则脉必满而洪大，脉大为热，热盛故咳而见血也。

厥阴所谓㿗疝，妇人少腹肿者，厥阴者辰也，三月阳中之阴，邪在中，故曰㿗疝少腹肿也。㿗，音颓。

注：三月阳尽外升，阴尽内降，兼阴邪亦入于内，故㿗疝少腹肿也。

讲：厥阴者，肝经之脉也。古人所谓厥阴为病，有证见㿗疝，妇人少腹肿者，以厥阴之脉络阴器入小腹，属木而应辰也。辰为三月阳中之阴也，其时阳尽在外阴收于内，使阴邪乘之而在中，则肝经受其寒气，必为患于阴分，故证见阴病而有所谓㿗疝少腹肿也。

所谓腰脊痛不可以俛仰者，三月一振荣华万物，一俛而不仰也。俛，俯同。

注：俯，曲也。仰，举首也。振，物性鼓动也。荣华于外，则内虚。肝主筋，故俯不能仰也。

讲：所谓厥阴为病，有证见腰脊隐痛，不可以俯曲举仰者，以三月之时，阳气鼓动而一振万物随之而荣华。其时之人，外荣内虚，筋受其病。肝，主筋者也。腰脊，筋之统宗也。故厥阴为病，一于俯者不能仰，则于仰者，愈可知矣。

所谓癞癃疝肤胀者，由阴亦盛而脉胀不通，故曰癞癃疝也。

注： 癃，小便不利也。由阴挟风邪外盛而客于肝，故脉胀不通，变为肿肤胀诸病也。

讲： 所谓厥阴为病，有癞癃与疝，而肤作胀者，以三月之时，阳气虽盛，阴气亦盛于中也，阴盛则凝结，既阴气尽收于内，而脉气亦满胀而不通，所以有癞癃疝之阴病也。凡此皆阴气收藏，而客于肝之过，所以厥阴为病，有谓为癞癃疝之等证也。

所谓甚则嗌干热中者，阴阳相薄而热，故嗌干也。嗌，音益。［批］以上四节，皆厥阴所见之证也。

注： 厥阴之脉，循喉咙之后，阴阳相薄而热，故令嗌干。

讲： 所谓厥阴气甚，则有嗌干热中者，以三月阳气尽升，正阴衰阳盛之时也。况肝主木，木性温，温盛则阴不胜阳，阳盛于中，以致阴阳相薄为热于内，故嗌干也。由此观之，六经之脉，各有证见，虽不能尽其所现之证，而证之应候而生者，为阴为阳，其形气不外是也。

刺要论篇第五十

此言病有浮沉，刺有浅深，贵得其要，不可过也。

黄帝问曰：愿闻刺要。岐伯对曰：病有浮沉，刺有浅深，各至其理，无过其道。过之则内伤，不及则生外壅，壅则邪从之。浅深不得，反为大贼，内动五脏，后生大病。藏，去声。［批］此举太过不及，以明刺之所以有要道也。

注： 要，要道。理，谓肉分也。过之内伤者，虚其不病之分也。不及生外壅者，益其在表之气也。内伤外壅是谓大贼。下文五伤为病，即后生大病之谓也。

讲： 黄帝问曰：人身之病不一，刺病之法亦不一，然其间必有要道存焉，今愿闻之。岐伯对曰：病有浮而在表者，有沉而在里者，刺即有浅取深取之道，贵各循其深浅之理，不可稍失其路也。若宜浮而浅者，反沉而深之，是病气在表，而过取之里，过之则内伤正气，若病在沉而深者，则浮而浅之，是不及乎里也。不及则中经之邪不得出，徒虚其卫外之阳，阳虚则邪气乘之，而反生外壅矣。外壅既生，循环之经，气皆为之闭塞，内邪既不得出，外邪必从之而入。故针刺之道，不得其深浅之要者，非惟不能去病，而且反生大患也。所谓反生大患者何？盖以刺浅者不过为壅，而刺之深者，则内动五脏之真气，脏气受伤，后必别生他病也。

故曰：病有在毫毛腠理者，有在皮肤者，有在肌肉者，有在脉者，有在筋者，有在骨者，有在髓者。腠，音骤。［批］此引古语，以明首节病有浮沉，刺有浅深之理。

注：毫，毛之长者。腠，毛孔也。理，肌肉之有文理者。

讲：病之有沉浮，刺之有浅深如此，故古语云：病有浮而在毫毛腠理者，有浮而在皮肤肌肉者，有沉而在筋在脉者，有愈沉而在骨在髓者，其沉浮各有不同，故刺当别浅深也。

是故刺毫毛腠理无伤皮，皮伤则内动肺，肺动则秋病温疟，泝泝然寒栗。泝，音素。［批］自此以下，各举部分之浅深，与误刺之生病，而历指其刺之所以贵得要也。

注：肺主皮，皮气被伤，则先秋已丧其真矣。故至秋无以奉收，而病温疟，令人溯溯然而寒栗也。此言刺毫毛腠理者，不可伤皮，盖伤皮则内动肺也。

讲：今以毫毛腠理与皮肤论之，是毫毛腠理为外，而皮肤为内也，故刺毫毛腠理者，宜浅之又浅，无过刺而伤其皮焉。盖皮与肺合，皮伤则内动其肺矣。肺属金，主秋令，若过刺而动其肺气，其肺必虚。肺虚则秋凉之气乘之，必病温疟，溯溯然，战兢而寒栗矣。

刺皮无伤肉，肉伤则内动脾，脾动则七十二日，四季之月，病腹胀烦不嗜食。

注：脾脉从股内前廉入腹，属脾络胃上膈侠咽，连舌本，散舌下，其支别者，复从胃别上膈，注心中，故有腹胀烦不嗜食等病也。

讲：若邪在脾者，与肉无干。盖皮外而肉内也，苟刺皮肤而内伤其肌肉，则必内动其合肉之脾矣。脾属土，每季各旺十八日，若脾动而伤其气，则有七十二日之患在四季之月，而病腹中胀满烦闷而不喜食也。

刺肉无伤脉，脉伤则内动心，心动则夏病心痛。

注：心合脉而旺于夏，脉伤心动则夏月无以奉长，故心痛。

讲：脉深于肉者也，若病在肉分，切不可因刺肉而伤其脉。盖脉与心合，若伤其脉，则必内动其心，心属火而应夏，心动则夏热乘心，必有心痛之病矣。

刺脉无伤筋，筋伤则内动肝，肝动则春病热而筋弛。弛，音驰。

注：肝合筋而旺于春，筋伤肝动，则春月无以奉生，故春病内热而筋纵弛。

讲：筋深于脉者也，若邪在脉分，切不可过刺而伤其筋。盖筋内合于肝，筋受其伤则必内动其肝。肝属木而应春，肝动则筋失其养，春必病热而筋弛长矣。

刺筋无伤骨，骨伤则内动肾，肾动则冬病胀腰痛。

注：肾合骨而旺于冬，骨伤动肾，则冬月无以春藏，而病胀与腰痛矣。

讲：骨深于筋者也，若邪在筋中，切不可过刺而伤其骨。盖骨内合于肾，肾受其伤则必内动其肾。肾属水而主冬，肾动则邪气乘，肾气之伤，至冬必有腹胀腰痛之症矣。

刺骨无伤髓，髓伤则销铄胻酸，体解㑊然不去矣。解，音懈。㑊，音亦。

注：销铄者，骨髓日减，如五金遇火而销铄也。髓不充，故令胻酸。解㑊者，强弱难以名状也。不去，谓不能行步。

讲：髓深于骨者也，若邪在骨间，切不可过刺而伤其髓。盖髓者，骨之充，为阴中之阳，使髓受其伤，则必空虚瘦弱而销铄，足力软痛而骱痠，且身体为之解堕，似强非强似弱非弱，寒热因之无象，若解㑊然，而不能行也。

刺齐论篇第五十一

此言针刺之法当与病齐，病深无浅，病浅无深也。

黄帝问曰：愿闻刺浅深之分。岐伯对曰：刺骨者无伤筋，刺筋者无伤肉，刺肉者无伤脉，刺脉者无伤皮，刺皮者无伤肉，刺肉者无伤筋，刺筋者无伤骨。分去声。[批] 此言刺有浅深之分也。

注：刺骨四句，言自内而之外者也。刺皮三句，言自外而之内者也。

讲：黄帝问曰：夫子所言，病有浮沉，刺有深浅，各至其理，无过其道，是刺实有真一不二之分，今愿闻刺浅深之分焉。岐伯对曰：浅刺者，病在表而浮也，深刺者，病在里而沉也。盖病沉而浅刺之则邪不能去，病浮而深刺之，则内受其伤，刺要论之详矣。然亦有自内而之外者焉，如刺骨者无伤其筋，刺筋者无伤其肉，刺肉者无伤其脉，刺脉者无伤其皮，欲治其内，止及其外，庶内病治而外无伤矣。且有自外而之内者焉，如刺皮者，无伤其肉，刺肉者，无伤其筋，刺筋者，无伤其骨，欲治其外，无伤其内，庶外病治，而内无伤矣。

帝曰：余未知其所谓，愿闻其解。岐伯曰：刺骨无伤筋者，针至筋而去，不及骨也。刺筋无伤肉者，至肉而去，不及筋也。刺肉无伤脉者，至脉而去，不及肉也。刺脉无伤皮者，至皮而去，不及脉也。[批] 此正以解其上文浅深之义。

注：无伤者，无过深也。不及者，刺之可以通其气，针至分际而止也。此谓正刺无太过不及，则内不伤其正气，外不致有邪壅也。

讲：黄帝曰：夫子所谓刺骨无伤筋，刺筋无伤肉，刺肉无伤脉，与刺皮无伤肉，刺肉无伤筋，刺筋无伤骨者，余未知其所谓也，愿闻其解。岐伯对曰：所谓刺骨无伤筋者，以邪在骨，未在筋，宜刺骨不宜刺筋，其要以针止至筋而去，不可深及于骨，庶骨病自治，筋无所伤也，所谓刺筋无伤肉者，以邪在筋非在肉也，则不宜伤其肉，其要以针至肉而去，不可深及于筋，庶筋病自治，而肉无所伤矣。所谓刺肉无伤脉者，以邪在肉，未在脉，其要以针至脉而去，而不可过及于肉也，庶肉病自治而脉无所伤也，所谓刺脉无伤皮者，以病在脉，而未在皮，其要以针至皮而去，不可及于脉分也，庶脉之病自治，而皮无所伤也，凡此刺骨刺筋刺肉刺脉，皆以不及为主，第以针至其分际而止，不可或过也。

所谓刺皮无伤肉者，病在皮中，针入皮中，无伤肉也。刺肉无伤筋者，过肉中筋也。刺筋无伤骨者，过筋中骨也。此之谓反也。后二中，去声。［批］此再举浅深之刺，而详言之，以见刺之所以当齐也。

注：无伤则不留外邪过中，则反伤正气，此刺之所以必齐其病也。

讲：所谓刺皮无伤肉者，以病止在皮中不可深及于肉，故刺入皮中，使邪不外留而已慎毋伤其肉也。刺肉无伤筋者，以邪在肉中刺止及肉，邪即可去，若过肉，即伤其筋也。刺筋无伤骨者，以邪在筋中，刺止及筋，其邪自去，若过筋，则中其骨矣。凡中有所伤，其正必虚，故刺皮刺肉刺筋，皆以不可太过为主，盖太过则与病相反而逆也，刺者尤当深详焉。

刺禁论篇第五十二

此言针刺之法各有当禁，浅深虚实，最宜慎也。

黄帝问曰：愿闻禁数。岐伯对曰：藏有要害，不可不察，肝生于左，肺藏于右，心部于表，肾治于里，脾为之使，胃为之市。膈肓之上，中有父母，七节之旁，中有小心，从之有福，逆之有咎。上藏，去声。下藏，平声。肓，音荒。［批］此举各脏之要以明刺之所以有禁也。

注：心肺部位居上焦，为气血之阴阳，故心为阳父也，肺为阴母也。肺

主于气，心主于血，主宰于身，此膈肓之上，中有父母者，正指心肺而言。

讲：黄帝问曰：针刺之道，既不可或过，尤必以病为齐也，然其间亦有当禁之数，窃愿闻之。岐伯对曰：人生之脏，各有要穴，古人曾言之矣，然古人虽言之而脏中所有不烦之要害，尤不可不详察而明辨矣。如肝属木而应东，为少阳，阳主于生，其气生于左焉。肺属金而应西，为太阴，阴主于脏，其气藏于人身之右焉。心属火，居于膈上，为五脏之部，主司神明而宰物，犹人君之表著于上也，其气则著于人身之表焉。肾属水，居于膈下，主动气内治，作强而技巧能治里以达外也，其气则治于人身之里焉。至脾所以运化水谷，以贯五脏者，如役使然，其气则为人身之使。胃所以纳受水谷，无所不容，如都市然，其气则为人身之市。至膈肓间隔之处，心上肺下，其间空中无物是谓之肓，膈肓之上，乃心之血，肺之气，一阴一阳，聚会之所也，其中则有父母焉。又如人身尾闾之后，由下而上，至第七节椎骨之处，其旁为内肾，其中有一小心，是为心主，能代心君行事者也。各脏之要如此，故得其道而从之者，不以针刺伤其神气，能以针刺去其邪气是谓有福，若不得其道而逆之，非失之浅，而留其邪，即失之深而伤其内，是以有咎也。

刺中心，一日死，其动为噫。中，去声。［批］一日死者，犹云即死而不可待也。

注：心为一身之主，且为阳中之阳，阳性速主上焦，故伤之则一日死动，变动也。

讲：何谓逆之有咎哉，如心为五脏六腑之大主，苟误刺而中其心，不过一日即死也。然中心何以得知？盖噫为心病，误刺而中者则心气散越，其变动为病，必发为噫，噫见即死也。

刺中肝，三①日死，其动为语。［批］三日死者，谓木生于三，肝受其伤则木之生气已失，故死在三日。

---

① 三：《素问·刺禁论》作“五”。

注：语为肝病，木喜条达，肝伤则妄语，所以知其必死也。

讲：误刺而中肝者，不过三日死。然中肝何以得知？盖语为肝病，误刺而中者，肝气受伤，其变动为病，必发为妄语，语见即死矣。

刺中肾，六日死，其动为嚏。［批］六日死者，以水之成数言也。

注：嚏为肾病，肾伤不能收摄水气，故水邪循脉入肺，而嚏作即死矣。

讲：刺中肾者，不过六日死，然其中也。何以得知？盖嚏为肾病，误刺而中者，则肾不能收摄水气，以致水邪循脉入肺，而嚏必作矣，嚏作即死。

刺中肺，四①日死，其动为咳。［批］四日死者，以金之生数言也。

注：咳为肺病，肺主气，肺伤则气逆，故咳见即知其伤肺而必死矣。

讲：刺中肺者四日死，然刺何以知其中肺也？盖咳为肺病，误刺而中者，则肺失其降下之令，其气为逆，故其变动为病发则必咳，咳见即死。

刺中脾，十日死，其动为吞。［批］十日死者，以土之成数言也。

注：吞为脾病，脾主涎漩，脾伤则脾气散为涎出，所以知其必死也。

讲：刺中脾者，十日死。然脾何以知其误中也？盖吞为脾病，若误刺而中，则脾气散越，结为涎漩，故其变动为病，发则为吞，吞见即死矣。

刺中胆，一日半死，其动为呕。［批］一日半死者，以胆为六腑之一，主阳气而运行诸经者也，一日半而周一身，误中者，经气一环即死。

注：呕为胆病，肝胆相连，肝脉挟胃，胆伤则气溢而上逆，故见呕即死矣。

讲：刺中胆者，一日半死，然胆何以知其误中也？盖呕为胆病，误刺而中者，气亦上逆，直犯于胃，其变动为病，必发为呕焉，呕见即死矣。

刺跗上中大脉，血出不止死。跗，音卢。［批］刺跗上中大脉，血出必死者，以其伤胃之大原也。

注：人之所以生者，胃气养之也。若刺跗上大脉，血出不止，则胃气无

---

① 四：《素问·刺禁论》作“三”。

所依附，亦暴绝矣。

讲：刺跗上阳明经穴，误中其大脉者，则伤其胃之原也，胃为五脏六腑之大海，在血出有止时者，脏腑之精气未至大衰，犹可得生。若血出不止，则精气耗矣，精气耗则未有不死者。

刺面中溜脉，不幸为盲。［批］中溜脉，即伤其入目之系也，目系伤则五脏之精明不能上荣于目，故目盲。

注：溜脉，流入于目之脉，刺之不幸，则失其血，无以养目，故令目盲。

讲：刺面部而误中其入目之溜脉者，无论为太阳病，为少阳病，为阳明病，且无论其中太阳脉、中少阳脉、中阳明脉，但一伤其入目之系，即为不幸。不幸者何？以诸脉皆属于目也，况溜脉之气时与目相流通，误刺而中必丧其目而为盲矣。

刺头中脑户，入脑立死。［批］中脑户，入脑则髓海破而真元伤矣，故立死。

注：脑户穴，直通脑中，脑为髓海，宜封闭，不宜疏泄，泄则真阳漏矣，故立死。

讲：刺头而误中督脉经穴之脑户者，髓海之真气，必从之而泄矣。气泄则未有能生者，况脑户虽在枕骨之上窍，实通于脑顶之中，甚至中脑户而直入脑之中者，髓海亦破，真元尽伤，立刻即死，有不俟转瞬者。

刺舌下中脉太过，血出不止为喑。［批］刺舌下中脉太过，血出不止者，伤其声音之户，失其转运之机。

注：舌，声之机也，中脉太过，血出不止，则伤之矣，故为喑。

讲：刺舌下病而失之太过者，任脉受伤。任脉者，上关元，主喉咙，属阴脉之海者也，其络与会厌之脉交，同出于廉泉。会厌穴，本声音之户。今二脉既中之太过，则伤其人之阴，必血出而不止，伤其音之户，声必失而为喑矣。况脉者，血之幕，刺舌下中脉太过，血出不止，则舌先失其转运之机矣，乌得不喑？

刺足下布络中脉，血不出为肿。［批］刺布络中脉血不出者，邪不得散也，故肿。

注：足下象地，浊邪之所归也，刺之者，宜出其血。布络者，浮浅散见之络也。中脉则过于深矣，反引邪入里，致使血不得出而肿见也。

讲：经脉散见之络，是为布络，若刺足下布络之分，误中其正经之脉，而其血又不随刺而出，则必邪不得散，将凝积而为肿矣。

刺郄中大脉，令人仆脱色。郄，音隙。［批］刺郄中大脉者，太阳受伤，故善仆脱色也。

注：刺郄中误中大脉，令人倒仆脱色者，以太阳为诸阳之会，故也。

讲：足太阳之穴，名为委中者，即郄中穴是也，若刺郄中，而误中其正经之大脉，则太阳气耗，其人必倒仆而面色为之脱去矣。

刺气街中脉，血不出为肿，鼠仆。［批］气街在脐下横骨之端，属阳明经穴，故鼠仆作肿。

注：气街，穴名，一名气冲，在少腹两旁去中行四寸动脉应手处。仆，仆也。刺之中脉血不得出，故肿如鼠仆状。

讲：脐下三寸，少腹之地，阳明胃经穴处是为气街，若刺气街而误中其正经之脉，与血不随刺而出者，则血气必凝聚气街之中而为肿于鼠仆之地。鼠仆者何？即世所谓鼠鼷穴，在人身毛脐上，其形如鼠仆之状是也。

刺脊间中髓，为伛。［批］督脉受伤，肾气必泄，肾主骨，故伛。

注：伛，谓伛偻身踡屈也。一说凡刺脊间而中其髓，则精气泄，皆成伛偻，不止脊中一穴而已矣。

讲：脊间者，挟脊穴也，督脉所经之处一名脊俞，使刺此穴而误中其脊中之髓，则督脉之气伤肾中之精，泄其病必屈而不伸，而为伛偻矣。

刺乳上，中乳房，为肿根蚀。蚀，音食。［批］刺乳中而误中乳房者，乳根伤矣，故脓水不干而为蚀。

注：乳上、乳房、乳根，三穴皆属足阳明胃经，使误刺而邪乘之，病当为肿，其下乳根当有脓自蚀，化为脓水，久而难愈也。

讲：乳上之穴名曰乳中，若刺乳上之乳中穴，而误中其乳内之乳房者，则其下之乳根穴，皆受其伤矣，其病必乳为之肿，乳根为之脓水浸淫而蚀矣。

刺缺盆中内陷，气泄，令人喘咳逆。［批］肺主气，刺缺盆而误中横骨之陷则肺气泄矣，故气逆。

注：五脏者，肺为之盖，缺盆为之道，肺藏气而主息，又在气为咳，使误刺则肺气外泄，故令人喘咳而气逆耳。

讲：肩下横骨之缺盆穴，乃肺率五脏之气，而流行一身之道也，盖刺缺盆而误中其横骨之陷中，以至肺气外泄，则必令人喘咳而气逆矣。

刺手鱼腹内陷，为肿。［批］刺鱼腹而误中其陷，则过深伤内，邪气乘之，气血必凝，故肿痛。

注：鱼际之腹，其肉坚厚高起，刺之不幸则反致邪而为肿。

讲：手鱼际上，肉起之处，是为鱼腹若刺此穴，而深中其陷中，则必内伤而生其病也，况气滞血凝，邪气内乱，久必为肿焉。

无刺大醉，令人气乱。无刺大怒，令人气逆。无刺大劳人，无刺新饱人，无刺大饥人，无刺大渴人，无刺大惊人。［批］此历举不可轻刺者，而明其当禁之故也。

注：过酒则气血行疾；过怒则气上；过劳则气耗；新饱之人，谷气未化中气未和，刺之泄其经气，则脾胃不磨反生重病；饥则中气不足；渴则津液衰；惊则气乱。七者皆正气与邪气未有定处，邪正未分，刺则伤其正气，故宜禁也。

讲：前所谓刺肉无伤脉，刺浅无过深者，已略举数端，以为行刺者立之禁已然，人亦有不可轻刺者，不知其禁遗害非浅。如大醉之人，脉数，过度刺之则脉气愈乱；大怒者，气逆，刺之则令人气愈逆；大劳者气耗，刺之则气愈耗；新饱者气满，刺之则气不行；大饥者气虚，刺之则气愈散；大渴者血干，刺之则血愈涸；大惊者气乱，刺之则气愈越也。

刺阴股中大脉，血出不止死。［批］此言刺阴股当禁之实。

注：脾肾肝三脉皆行于阴股，刺者中之，血出不止，皆令人死。

讲：阴股者，脾肝肾三经所循之处也，刺阴股而误中其三经之大脉，以至血出不止者，则脾肝肾皆受其伤，随血出而气败绝矣，不死何待。

刺客主人内陷中脉，为内漏为聋。［批］此言刺客主人当禁之实。

注：内漏，脉气他泄而漏也。聋，耳无闻也，以其脉内入耳中，故刺伤其脉，则脉气他泄而为聋也。

讲：耳前开口有孔处，名为客主人者，少阳胆经之穴也，若刺此穴至内陷中，而误中其少阳之正脉则脉漏气泄，必至耳内为患而漏兼耳失其聪而聋矣。

刺膝膑出液，为跛。膑，音牝。跛，音波。［批］此言刺膝膑当禁之实。

注：犊鼻在膝膑之下，则犊鼻两旁之上为膝膑也，刺之者出液，则液出筋干，当为跛也。

讲：合膝之盖，是为膝膑筋之府也，若刺之太深而出其液则筋失其养，必足不能行而为跛矣。

刺臂太阴脉，出血多立死。［批］此言臂太阴脉当禁之实。

注：臂太阴肺脉，肺主治节，行营卫，通阴阳，今出血过多，则营卫阴阳绝矣，故立死。

讲：手太阴肺经之脉穴，是为臂太阴脉也，肺气流行，必过此处，若刺臂太阴脉出血过多，是刺之过深而伤其气也。气为阳，血为阴，血出气泄，阴阳两伤，营卫为之皆绝矣，其死可立待也。

刺足少阴脉，重虚出血，为舌难以言。重，平声。［批］此言刺足少阴脉当禁之实。

注：足少阴脉循喉咙挟舌本，重虚出血则无水以济火，故舌强而难以

言也。

讲： 少阴之脉，挟舌本使刺之太过，则虚而又虚，是谓重虚，使重虚而复出其血，则舌失其养，舌失其养，必为舌本强直而难以言语矣。

刺膺中陷中肺，为喘逆仰息。 下“中”，去声。［批］此言乳上膺中当禁之实。

注： 刺膺中之穴，误中肺经云门中府，则肺气上泄，故为病喘急而逆，仰首而息也。

讲： 乳上膺中之穴，乃肺气经行之道也。若刺膺中陷而中其肺，则内伤其肺，邪气即乘肺之虚，逆而上喘，其为病也，必急喘气逆，常仰首而长息也。

刺肘中内陷，气归之，为不屈伸。 中，平声。［批］此言刺肘中当禁之实。

注： 肘中尺泽穴，系手太阴肺经刺之而内陷结气归之，则手不能屈伸也。

讲： 尺泽之穴，在人肘中，若刺此穴过深，至于内陷，邪气必乘虚而归之，邪归则气结，其手必不能屈伸自如。

刺阴股下三寸内陷，令人遗溺。 令，平声，下同。［批］此言刺阴股当禁之实。

注： 肝肾之脉，皆循阴股，肝脉过阴器抵小腹，肾脉循膀胱，故刺之伤其经气，则气不固令人遗溺。

讲： 阴股者肝肾两脉之所经行也，深刺则伤经气，经气伤则门户必为之不固，若刺阴股下三寸时当其肝肾交会之处，过深而内陷其脉，必使人遗溺之证也。

刺掖下胁间内陷，令人咳。 掖，腋同。［批］此言刺掖下当禁之实。

注： 肺脉横出掖下，刺内陷而伤之，则令人咳。

讲： 掖下三寸之天府穴，肺脉之所出也，盖肺脉从肺系横出掖下，循于胁间，若刺此而内陷其脉，则肺气伤矣。肺主气，肺气伤，其气必逆，气逆鲜有不令人咳者。

刺少腹中膀胱溺出，令人少腹满。中，去声。[批] 此言刺少腹当禁之实。

注：脐下谓之少腹，刺之中膀胱，则脬气伤而不能固，故溺出，中宫之气乘其败而归之，故少腹满。

讲：膀胱之于少腹各有部分，然膀胱之去少腹究自不达，使刺少腹过深，误中其膀胱，则脬气伤矣，脬气伤即无收摄，必至溺出，且邪气乘胞气之外泄入而客于少腹之中，致使少腹满大而虚胀矣。

刺腨肠内陷，为肿。腨，音端。[批] 此言刺腨腹当禁之实。

注：腨，足腹也，肉厚而气归之不能运散，故为肿。

讲：足肚鱼腹中之承筋穴是为腨腹，使刺之过深，而内陷其脉，则其气必不能流通，停凝蓄滞，久之将变为肿矣。

刺匡上陷骨中脉，为漏为盲。匡，眶同。中，去声。[批] 此言刺匡上当禁之实。

注：匡，目眶也。陷骨，谓眶骨脉，乃目之系也，误中之，则眼系绝，故为漏为盲。

讲：目之系循于目眶上之骨，使刺目眶上，而误陷其骨中之脉，是伤其目之系也。目之系脉伤微者，则泪下不止，脓血时出而为目漏，甚则其明全失，空存目形，而为盲矣。

刺关节中液出，不得屈伸。中，平声。[批] 此言刺关节当禁之实。

注：凡刺手足关节之所，即臂肘股膝之交也，使之液出，则筋膜渐枯，故不分手足，皆不得屈伸耳。

讲：人身一身关节要害之中，即诸经所系之处，亦即诸经所连属之处也，若刺之过深，至于液出，则经气乱矣，筋节伤矣。无论经气不能为之流行，且筋膜为之渐枯必有不得屈伸之证也。

刺志论篇第五十三

此言人有虚实，病有常反，当度其情以为刺也。

黄帝问曰：愿闻虚实之要。岐伯对曰：气实形实，气虚形虚，此其常也，反此者病。谷盛气盛，谷虚气虚，此其常也，反此者病。脉实血实，脉虚血虚，此其常也，反此者病。［批］此统言虚实之要，而以常反别之，且早明常反，而以形气谷气血脉等概之也。

注：形，形体。谷，谓饮食。脉者，血之府也。反者，谓气谷脉与形症相反也。

讲：黄帝问曰：气之与形，皆不无虚实之辨，补之泻之，亦不无虚实之分，今愿闻虚实为病之要焉。岐伯对曰：为虚为实，有其常也，亦有其反也，得其常者，犹不为灾苦，反则未有不为病者，今试以气与形论之，如气实而形亦实，与气虚而形亦虚者，此为形气相称，犹其常也，若气实形虚，气虚形实，与此相反者，即为病也。又以谷与气言之如谷盛而气亦盛，谷虚而气亦虚者，亦属谷气相称，而为常也。若谷盛气虚，气盛谷虚，与此相反者，即为病也。更以脉与血论之，若脉实而血亦实，脉虚而血亦虚者，亦属血脉相称而为常也。若脉实血虚，脉虚血实，与此相反者，亦为病也。虚实之象如此，试推而广之，参而详之，凡症与脉反，人与症异，气与时达，皆作虚实论也。

帝曰：何如而反？岐伯曰：气盛身寒，此谓反也。气虚身热，此谓反也。谷入多而气少，此谓反也。谷不入而气多，此谓反也。脉盛血少，此谓反也。脉小血多，此谓反也。［批］此承帝问而明其相反为病之故也。

注：气盛者，身宜温而今反寒；气虚者，身宜清而今反热；谷多者，气宜多而今反少；谷少者，气宜少而今反多；脉盛者血宜多，而今反少；脉少者，血宜少而今反多。此皆谓之相反也。

讲：黄帝曰：夫子既言反常即为病矣，然所谓反者，果何如而反也？岐伯对曰：即如气盛者，身必热，若气盛身寒，是阳不敌阴，比之谓反也。气虚者身必寒，今气虚身热是阴不胜阳，此之谓反也。又如谷入多者气必多，若谷入多而气反少者，是脾胃强而肝肾弱，此之谓反也。谷不入者气必少，若谷不入而气反多，是脾胃弱而肺受其病，此之谓反也。且如脉盛者血必多，若脉盛而血反少，是阳有余而阴不足，此之谓反也。脉小者血必少，若脉小而血反多，是阴有余而阳不足，此之谓反也。反之大概不过如是，由此推之，可以得所谓矣。

气盛身寒，得之伤寒。气虚身热，得之伤暑。［批］此明其所以相反为病之故，皆不外邪气之所致，此节以寒热断者，承上形与气来。

注：此承上文而究其所以相反之故，寒伤形，故气盛身寒，暑伤气，故气虚身热。

讲：夫所谓相反者，皆邪气之所致也。如气本盛也，而身反见寒，寒为阴，身寒即是形为阴邪所伤，此病之初，必得之伤寒也。如气本虚也，而身反见热，热为阳身见热者，是阳邪伤血，其病之初，必得之伤暑。形气之相反，于此而愈明矣，且由此可推广矣。

谷入多而气少者，得之有所脱血，湿居下也。谷入少而气多者，邪在胃及与肺也。［批］此节以脱血湿居下，邪在胃与肺断者，承上谷气来。

注：有所脱血，则阴虚阳盛，谷入多，则阳热盛而善消。湿居下，则肝肾之相火不壮，故气短而少也。且邪在胃则不能食，故谷入少，邪在肺则息不利，故令气多。

讲：如谷入本多者，而气反短少，是阴虚而阳盛也。阳盛则热而消中，故谷入多，阴虚则血脱而气短，此病得之已久者，必有脱血之症。其见脱血者，以湿居下，肾失收吸之气也，与谷入本少，而气反盛多者，以邪在胃与肺之过也。盖胃本多气多血邪气壅塞于中，故食减而气益盛，兼肺脉循胃口，亦遇邪感，故肺气喘满且凝闭胃气，而使之不能受食。

脉小血多者，饮中热也。脉大血少者，脉有风气，水浆不入，此之谓也。中，去声。［批］此节以饮中热，风气水浆不入断者，承上血脉来。

注：有痰饮者，脉来弦小。有中热者，血出必多。有风气故脉大，水浆不入，则阴失其养，故血少也。

讲：如脉本弱小，而血反多者，是当热饮之时，而为热中也，热中故血为热逼，满溢而多，与脉本实大而血反见少者，则脉有风气水浆不入，脉感于风故大，血失其养故少，此皆反者为病之谓也。然细味之，气盛身寒者，盛为假实，寒为真虚；气虚身热者，虚为真虚热为假实；谷多气少者，多为假实，少为真虚；谷少气多者，少为真虚，多为假实；脉大血少者，大为假实，少为真虚，此虚实之要旨也。然其中有六气为邪之辨，有五风为患之分，或虚或实，尤当斟酌而变通也。

夫实者，气入也。虚者，气出也。气实者，热也。气虚者，寒也。入实者，右手开针空也。入虚者，左手闭针空也。［批］此以寒热辨其虚实，而复示以补泻之法也。

注：实者，乃邪气入而为实。虚者，乃正气出而为虚也。气实为热，气虚乃寒。开闭针孔者，刺法也，入实宜开，入虚则闭。开者，泻之谓也。闭者，补之谓也。

讲：夫所谓实者，非真实也，乃邪气之客入为实也；所谓虚者，实真虚也，以正气泄出而虚也。以故邪气实者，其体必热也，正气虚者，其体必寒也，寒热之间虚实判焉。大凡用针之法，入实宜开，开者泻也，入虚宜闭，闭者补也。然入实者，又必用右手持针，向实处以开其针孔，而后其实乃可泻也；入虚者，又必用左手扪穴向其虚处以开针孔，而后虚可补也。此针刺补虚泻实之要法也。

针解篇第五十四

此举古之针论，详为解释，明其所宜以听用也。

黄帝问曰：愿闻九针之解，虚实之道。岐伯对曰：刺虚则实之者，针下热也，气实乃热也。［批］此言补虚之针宜下热也。

注：针下热者，谓候其阳气隆至针下既热，乃去针也，此补法也。

讲：黄帝问曰：古有九针之法，以补虚泻实，久矣，不知其解，莫明其道愿悉闻之。岐伯对曰：针经所论，皆各有实义也。如所谓刺虚以实之者，此针下宜热之谓也。盖针下热，则寒气乃出，真气乃至，必真气至而实，其虚乃可补，故补虚之针宜下热云者，必真气实乃能热也。

满而泄之者，针下寒也，气虚乃寒也。［批］此言泄实之针宜下寒也。

注：针下寒者，谓候其阴气隆至，针下既寒乃去针也，此泻法也。

讲：《针经》所谓刺满而泄之者，针下寒也，何谓针下寒？盖留其针，使阳邪除尽，邪气之实也，由针而虚邪，虚则针下无热而乃寒也，此刺实之道也。

菀陈则除之者，出恶血也。菀，郁同。［批］此解菀陈则除之义也。

注：菀，积也。陈，久也。络脉中有积久恶血，则宜除之。

讲：《针经》所谓刺菀陈则除之者，以邪气菀积久则血瘀，刺之而欲除此菀陈，必当先去其恶血，恶血出，邪气即随之而去，是除陈者，即出恶血之谓也。

邪胜则虚之者，出针勿按也。［批］此解邪盛则虚之义也。

注：不按针孔者，言出针之时勿按其穴，必使在经之盛邪尽为发泄无遗也。

讲：《针经》所谓邪盛则虚之者，盖以邪气之在诸经者，实而大盛必去其邪之盛，乃可以复其正之弱当出针之时，勿按其穴，必令邪气尽泄，其法乃得。是邪盛则虚者，即出针勿按之谓也。

徐而疾则实者，徐出针而疾按之。［批］此解徐而疾则实之义也。

注：得经气已久乃徐出之，然针既出穴则速按之，故人之正气可不泄而实矣。

讲：《针经》所谓徐而疾则实者，谓徐出其针而疾按闭其针孔，不使正气有伤，庶正气乃实也。是徐疾而实者即速出其针，而疾按之谓也。

疾而徐则虚者，疾出针而徐按之。［批］此解疾而徐则虚之义也。

注：言针既入穴，已至于经脉即疾出之，然针既出穴则徐按之，而人之邪气可泄之而虚矣。

讲：《针经》所谓疾而徐则虚者，谓疾出其针而徐按闭其针孔，使邪气之已去者，不得复客于中以为害。经气之始至者，不至稍泄于外以受伤也。是疾而徐则虚者，即疾出其针而徐按之谓也。

言实与虚者，寒温气多少也。［批］此解实与虚之义也。

注：寒为虚，温为实，气少为虚，气多为实。

讲：《针经》所言，实与虚者，盖寒为阴邪，温为阳邪，阳邪实，阴邪虚，刺者宜分其气之多少也。至若针下寒而气少者为虚，为邪气已去，与针下热而气多者为实，为正气已复，尤当别论。

若无若有者，疾不可知也。［批］此解若有若无之义也。

注：言针下气至若无若有者，气至疾速难于知也。

讲：《针经》所谓若无若有者，盖下针之时，必待其气之来，然气之来也甚徐，恍惚临之似无焉似有焉，其疾犹不可知也，所谓若无若有者，即疾不可知之谓也。

察后与先者，知病先后也。［批］此解察后与先之义也。

注：察，谨察也。先者，辨其病之所治宜先。后者，辨其病之所治宜后也。

讲：《针经》所谓谨察其疾之后与先者，以病有久暂即不无先后也，不知其先而先治之，不知其后而后治之，是失其治之序，而不能去其病之原也。经所谓察先与后者，正欲明知其病之为先为后也。

为虚与实者，工勿失其法。［批］此解为虚为实之义也。

注：言医当实则虚之，虚则实之，勿失补泻之法也。

讲：《针经》所谓实则为之虚，与虚则为之实者，盖以邪实者宜泻法利于虚，正虚者宜补法利于实，行刺之工，贵专守其法而勿失也。

若得若失者，离其法也。［批］此解若得若失之义也。

注：妄为补泻，若有得若有失者，不能守其法而离之也。

讲：《针经》所谓若得其病之实际，若失其病之要害者，皆不得其病之形而妄为施治，失其治之要，而徒存想像，乱其虚实，失其补泻，则不能自守其成法而离之也。

虚实之要，九针最妙者，为其各有所宜也。［批］此解虚实之要，九针最妙之义。为，去声。

注：为虚为实各有其要，九针最妙各随其宜也。

讲：《针经》所谓虚实之要，九针最妙者，盖以泻阳气者宜镵针，泻分气者宜员针，至脉气者宜鍉针，发痼疾者宜铎针，取大脓者宜铍针，取暴气者宜员利针，取痛痹者宜毫针，取远痹者宜长针，泄机关之水者宜大针，其间之补虚泄实各有所宜也。

补泻之时者，与气开合相合也。［批］此解补泻之时之义也。

注：《灵枢》：气当时刻谓之开，已过未至谓之阖。时刻者，水下一刻，人气在太阳，水下二刻，人气在少阳，水下三刻，人气在阳明，水下四刻，人气在阴分，水下五刻，人气得至太阳。水下不已，人气亦循环。谨候其时，人之正气所在，不可刺之，候正气过，邪气来，方可刺之，此谓补泄之时也。

讲：《针经》所谓补泄之时者，以各经脉气之形，自手太阴以至厥阴，昼夜共行五十度其针入之候。若针下气来，谓之开；针下气过，谓之阖。其阖也，宜随而补之；其开也，宜迎而泻之。然气之开阖与针之补泻，宜两相合也，经所谓补泻之时者，正与气开阖相合之时也。

九针之名各不同形者，针穷其所当补泻也。［批］此解九针之名各不同形之义也。

注：《灵枢》：九针者，一曰镵针，长一寸六分，头大末锐，以泄阳气。二曰员针，长一寸六分，针如卵形揩摩分间，不得伤肌肉，以泄分气。三曰鍉针，长三寸半，锋如黍米之锐，主按脉勿陷以致其气。四曰锋针，长一寸六分，刃三隅，以发痼疾。五曰铍针，长四寸，广二分半，末如剑锋以取大脓。六曰员利针，长一寸六分，大如氂，且员且锐中分微大，以取暴气。七曰毫针，长三寸六分，尖如蚊虻喙，静以徐往，微以久留之而养，以取痛痹。八曰长针，长七寸，锋利身薄，可以取远痹。九曰大针，长四寸尖如挺，其锋微员，以泻机关之水也。此九针名形不同，穷极补泻之微也。

讲：《针经》言九针之名，其形各有不同者，非针形之异也。盖以有一针，即有一针之用，有一针之用，即有一针之名，知其名之所命，详其用之所宜，庶于九针之形，可穷究其所以为补，所以为泻也。

刺实须其虚者，留针阴气隆至，乃去针也。［批］此解刺实须其虚之义也。

注：刺实者，谓刺其邪气之实也，必针下寒方去针者，阴气实乃寒也。

讲：《针经》所谓刺实必须其虚者，盖以邪气实留针以候其阴气之全至，针下寒乃去也。

刺虚须其实者，阳气隆至，针下热乃去针也。［批］此解刺虚须其实之义也。

注：刺虚者，谓刺其正气之虚也，必针下热方去针者，阳气实乃热也。

讲：《针经》所谓刺虚须其实者，以正气之虚，须留针以候阳气之全至，针下热乃去也。

经气已至，慎守勿失者，勿变更也。已，去声。［批］此解经气已至慎守勿失之义也。

注：言得各经之气已至，则当谨慎守之勿变更以用他法也。

讲：《针经》所谓本经之气，已至其穴，即当慎守而勿失者，盖言经气已至，不可妄动，惟当谨慎守之，不可更变以用他法，致正气伤，而重病生也。

浅深在志者，知病之内外也。［批］此解深浅在志之义也。

注：病在内，深刺之，病在外，浅刺之，知病之内外，则刺之浅深，皆在志矣。

讲：《针经》所谓刺之深浅，在人之志意而酌量之者，盖以病深则针宜深，病浅则针宜浅，以病之内外，定针之深浅，非臆度无由知也。深浅在志者，即所以知其病之内外也。

远近如一者，浅深其候等也。［批］此解远近如一之义也。

注：四肢孔穴，与胸背之孔穴，虽有远近不同，其浅深取气则一也。

讲：《针经》所谓远近如一者，以四肢之穴虽远，胸背之穴虽近，而刺之深浅则一，然为深为浅，刺者当以气至为期，而其候气之法，相等而无二也。

如临深渊者，不敢堕也。［批］此解如临深渊之义也。

注：如临深渊者，言候气已毕，补泻之法不敢轻怠也。

讲：《针经》所谓当刺之时，如临深渊者，盖以针刺之法，候气为上，为虚为实，补泻最难，况生死反掌，诚不可以轻易行也。其战战兢兢如临深渊者，实不敢轻于下针，有寸步警惕，若临深之恐堕者矣。

手如握虎者，欲其壮也。［批］此解手如握虎之义也。

注：手如握虎者，言持针坚定，欲其壮也。

讲：《针经》所谓手如握虎者，盖针之为物，猛若虎也，沉沉然，凶等噬人，不得其法，遗害非浅。当持针在手之时，则宜精神坚定，如握猛虎，惟恐稍纵即逝者，殆欲其专一而壮也。

神无营于众物者，静志观病人，无左右视也。［批］此解神无营于众物之义也。

注：言肾工之神，静志以观病人，切无左右旁视，以惑乱己之神明。

讲：《针经》所谓神无营于众物者，盖以针刺之时，手必与必一当静其心志，以审病人之形志苦乐，切不可左右瞻视，致使神营于外惑乱不定也。

义无邪下者，欲端以正也。［批］此解义无邪下之义也。

注：义无邪下者，言正指执针，使其出入端正，无令毫厘徧①斜也。

讲：《针经》所谓义无邪下者，言针随指动，痛随针出，指稍不正，其针必斜，针斜则穴必不的，穴不的，又焉能为补为泻，以去其病之所苦也？其云义无邪下者，正言其当以正指执针，欲端以正而无偏斜也。

必正其神者，欲瞻病人目制其神，令气易行也。［批］此解必其神之义也。

注：必正其神者，先正病人之神也，盖医当瞻视病人之目，使之自制其神气，诚心专一，则病人之气易行也。

讲：《针经》所谓必正病人之神者，盖以神定则气定，必使病人之神不乱，而后其病之气乃定，则当以医者之目，视病人之目，使病人亦目不他视，而自制其神气，令其专一。庶病人之经气，易于流行，而补正除邪不难矣。

所谓三里者，下膝三寸也；所谓跗之者，举膝分易见也；巨虚者，跻足骱独陷者；下廉者，陷下者也。［批］此实指三里巨虚等穴之部分也。

注：三里穴有二，此则足三里也。跗者，足上也。跻者，举也。陷上为巨虚上廉。陷下，为巨虚下廉，上下相去二寸。

讲：《针经》所谓三里穴者，乃阳明胃经之穴，在足外廉，下膝三寸之处也。《针经》所谓跗之者，足背是也，乃足阳明胃经冲阳之穴，举膝下三里之分，而重按之，其脉自见，其穴易见也。《针经》所谓巨虚穴者，无论为上

---

①徧：疑当作“偏”。

巨虚，为下巨虚，俱以跷动其足穴骱独陷下处取之，然于此中取之而即得者，是谓巨虚之下廉也。若经所谓巨虚下廉者，则在跻足骱大骨之分，有陷之下者是也。

帝曰：余闻九针，上应天地四时阴阳，愿闻其方，令可传于后世以为常也。岐伯曰：夫一天、二地、三人、四时、五音、六律、七星、八风、九野，身形亦应之，针各有所宜，故曰九针。[批] 此言人与天地相通，故针之所以有九也。

注：方，略也。此详人与天地相参，无非因九针之义，而扩推之也。

讲：黄帝曰：余闻九针之道，上之而与天地之纪理相应，阔之即与四时之阴阳相合，愿闻其略，使九针之法可传之天下后世，以为治病之常规也。岐伯对曰：夫天地与人皆一气耳，然气之所始，各有其数。如贞元之气，其初而动也，为阳为奇，其数为一，一即为天，贞元之气由动而静也，为阴为偶，其数为二，二即地，易所谓天一地二是也。推之由二生三，则有与天地相参之人，由三生四，则有春夏秋冬之时。至于五行并立，则有宫商角徵羽之五音；六气磅礴，则有阴阳清浊之六律；他如七政因乎天，垂光者则有七星；八方准乎时，应候者则有八风；九州分其地，经书者则有九野。数之所定如此，气之所行，亦罔不如是。是以感气而生之人，其身形亦有与之相应者，惟其身形相应。此针之所以各有所宜，而不可以一格论者，故曰九针。

人皮应天，人肉应地，人脉应人，人筋应时，人声应音，人阴阳合气应律，人齿面目应星，人出入气应风，人九窍三百六十五络应野。故一针皮，二针肉，三针脉，四针筋，五针骨，六针调阴阳，七针益精，八针除风，九针通九窍，除三百六十五节气，此之谓各有所主也。[批] 此复举人身之所以相应者，以明针之所以相使也。

注：天地包涵万类，人身一小天地，故与之相应，律有阴阳各六，故人阴阳之气应律，九针各有所应，皆所以通气血，除骨节之积气而各有所主也。

讲： 所谓身形以应之者，即如人身之皮，足以覆被一身，犹天之覆被万物是人之皮，即上应乎天也；人身之肉，敦厚安静，亦犹地之厚德载物，故人身之肉应乎地焉；脉之虚实，本自不常，亦犹人之有盛衰变易也，故人身之脉即应乎人。筋之在体，各有分属，亦犹时序之各有所司也，故人身之筋，即应乎时。声之清浊，各有高下，亦犹五音之各有轻重也，故人之声即应乎音。阴阳之气，不无消长，亦犹六律之有损益相生，故人身之阴阳合气，即应乎六律。齿面与目垂象于头，亦如星之布列于天，故人身之齿面目，即应乎星也。气有升降，亦犹风之有往来，故人身出入之气，即应乎风也。至九窍三百六十五络，亦犹九州，三百六十五经水分布于地上，故人身之孔窍与脉之经络，皆与九野相应也。身形之相应如此，针安得不各有所宜乎？故一针皮者，取其皮应天而与天之数合也；二针肉者，取其肉应地，而协地之数也；三针脉者，取其脉应人，而协人之数也；四针筋者，取其筋应时，而协时之数也；至五针骨者，以五音发于五脏津液通乎骨也；六针调阴阳者，以六阴六阳之气协于阴阳，贵调和也；七针益精者，以人生精液聚于目，荣于面，而余于齿，贵益之而不可损也；八针除风者，以八方之邪应候而来随气而入不除去之，终必为患也；至于九针，则所以通利九窍，以除三百六十五骨节之积气。九针之所谓如此，要皆各有所主也，得其所主，即知身形之所应，与九针相应之方也。

人心意应八风，人气应天，人发齿耳目五声应五音六律，人阴阳脉血气应地，人肝目应之九。九窍三百六十五，人一以观动静。［批］此举其相应者，而推广言之，以示人之当有变通也。

注： 人之心意应八风，八风不常而心意之变化如之。人气应天，天道不息，而人之气如之。人发齿耳目共为六，则应六律。人五声则应五声。人之阴阳十二经及脉血应地，盖地承载万物，而人身无乎不备，与之同象也。

讲： 又况人之心意，随感而动，随应而发，一如八方之风，应变无常也；人身之气，呼吸无间，流行不息，一如天道之无息也；至于发齿耳目，以及五音莫不范乎血气，亦犹五音之准以六律也；人身阴阳之脉象，以及血气亦如地之江河经水也。至人身之肝，开窍于目，九窍之精气，莫不聚会于睛明，九经之脉络莫不同会于任督，以是知木之数难生于三，而肝之窍实应以九。九者何？阳数也。人之眸子，本九阳之精以发亮，具九光之神气以成睛，故九窍三百六十五节，其间精气悉会于人之一目。人即本此天地阴阳之气化，神其一目之用，以观天地人物之动静。

天二，以候五色，七星应之，以候发母泽，五音，一以候宫商角徵羽，六律有余不足应之。［批］此言病本于阴阳二气之有所乘，欲审其乘以辨其病，莫先于声色间求之。

注：天二者，天有阴阳二候也，冬至候阳，夏至候阴，此候阴阳二者之气也。五色，青赤黄白黑也。七星，木火水土金日月也。发者，血之余母，即血也。六律分阴阳，实有阴六律、阳六律之义也。

讲：天本一也，其用则有二，二者何？阴阳也。阴阳二气本无可候，以五色候之，阴阳二气，本无所应，以七星应之，则即此五色之候，七星之应，以候人之血气。而血气在人身中，却又难见，则当以发母候之。发者，血之余，血盛则气盛，使发齿泽润，其气未有不充足者。五音者，天地自然之音籁也；六律者，阴阳节秦之高下也。五音于何候之？其亦以宫商角徵羽候之，若五音之清浊一而不杂，可知脏腑无病。稍有偏不协，六律即是阴阳之气有乖，而脏腑中之有余不足，即从而应之矣。由此观之，故观色闻声，即可以知其病之所在矣。

二地，一以候高下有余，九野一节俞应之，以候关节。［批］此言地者，当以地气应节之候，以定人身应节之关节也。

注：如东方气温而热中，南方地下而阳气盛，西方气收而水土刚强，北方气寒而冰冽，四方各有不同，而阴阳亦异，彼人以脊节脏腑俞应之，可以证候一身之关节矣。

讲：自天而视之，则二曰地焉，是地即天之配也，天为阳，地为阴，以气而论，却有不止于阴者。然地无所候，则以高下有余候之，高者何？气之聚而实者也。下者何？气之泻而虚者也。知高下之有余，即知九野之分区，知九野之分区，则其间之寒暖燥湿，无不了然矣。人身一地之形也，孰高孰下，孰为气聚之所，孰为气泻之乡，亦可由此而静悟焉。一审其节序，观其寒热，察其温凉，可以知其相应否，如节候一到，气即应之，此即以知地气之所在，而明乎四时相应之机。然以节应者，亦不过候其地耳。于人身究何与焉？不知人身亦有此地气，应节之候，于何候之于关节候之，知四时所应之关节，孰当刺，孰不当刺，始可与言针也已。

三人变一分，人候齿泄多血少十分，角之变五分，以候缓急，六分不足三分，寒关节第九，分四时，人寒温燥湿，四时一应之，以候相反，一四方各作解。［批］此言人之一身统乎天地，其阳阳虚实相与为病。皆合有相应之时以明治者之当慎也。

注：齿并也，天地之气变一分，人与天地之气如齿相并，人中其气，刺而泄之，泄虽宜多，而血不可过多也。十分，谓温热凉寒湿五气为五分，五气之来，交节之时，角有兼风为变，气亦有五分，合正与变，则十分矣。皆以候正风邪，风之缓急也。六分谓风暑火燥寒湿之六气也，燥寒湿为阴，阴气不足，故不足三分。寒关节第九者，由下而上至第九节，乃肾俞背脊节，灸之所以去寒也。分四时，谓分春夏秋冬之四时也，一脏各应一气，故四时一应之不知候气，则阴阳相反矣。四时有五气，治各不同，能一一知其四时之阴阳，以各解五气之邪，则刺无妄施，而能尽九针之妙矣。

讲：三才之中，人居其三，故人之一身，有上部以候天，中部以候人，下部以候地焉。然虽有三分，而究其气变时言之，天地之气变一分，人身之气亦变一分，是人与天地同一候也。人既与天地同其候，故中其邪而当刺者邪实本宜泄多，而其所出之血却不可过多。盖伤血则伤气，伤气则病反难愈矣，何也？试即以邪气之十分言之，得其气之正者五，得其气之变者亦不过五，即以其当旺之正气，而揆诸五方之正位，以五方相乘之间气，而审以四隅之兼风，其间之为温、为热、为凉、为寒、为湿，以候正气之孰缓，邪气之孰急，自可知其补泻矣。若风暑火燥寒湿，六分之邪气，偏于一隅，独风暑火急，燥寒湿缓。不足者，尚有三分，则关节必为之寒矣。然阴不足者，病在阴欲知关节又当由下而上，循椎骨之第九节所谓肾俞处，而细诊之。盖病在阴者，此处当必寒冷也，欲刺而去其寒者，此穴诚不可失焉。然却不可执一而论，人身血气应乎四时又当分四时之气，以审其春湿夏火秋燥冬寒，以及四季之湿，如其人身之气，与四时之气一一应之，或生、或克、或旺、或衰，无相差谬，庶得乎四时之顺矣。自可以候四时之相反者，至若四方，则各作一解不在此论，亦可以会通。

长刺节论篇第五十五

此言长于刺者，能审其病，不以浅深误用其针也。

刺家不诊，听病者言。［批］此言刺家之不能诊脉者，当详问以求其病之实与病之所在焉。

注：刺家者，针刺之家也。诊者，诊视其脉也。言刺家不必拘于诊脉，但听病者言其所苦而刺之。

讲：夫病形于脉，凡治病者未有不诊视其脉之虚，实以为补泻也。彼针刺一家，部分穴道为要。病在某经能诊者无论矣，若不能诊，则当听病者之所言，以审其邪之所在，而后刺之乃无失也。

在头，头疾痛，为藏针之，刺至骨病已止，无伤骨肉及皮。皮者道也。已，上声。［批］此言刺头之法也。

注：伤非言损伤，既是刺至骨，何得无伤骨肉及皮乎？盖言无得妄为提按动摇，而伤骨分、肉分、皮分之真气也。道，路也，言皮是刺入之路，无得伤也。

讲：如邪在头发而为头部之病，大作痛苦者，则为藏针之，藏针者何？盖病在脑，脑即骨也，当深入其针，如藏物然，直刺至骨以病已而止，切无伤其骨上之肉，以及肉外之皮焉。皮者，穴道也，乃经脉往来之路，止宜刺邪所在之穴道，而不可伤无穴道之骨肉与皮也。

阴刺，入一旁四处，治寒热。深专者，治本藏①。迫藏刺背，背俞也。刺之迫藏，藏会，腹中寒热去而止。与刺之要，发针而浅出血。藏，俱去声。[批] 此言治寒热之法也。

注：动者为阳，静者为阴，阴刺者，刺入而不摇动旋转。以入一旁四谓，刺百会一，前后两旁相去寸者各一也，皆用阴刺以处治寒热焉。

讲：阴刺之法，则正穴入一针，穴之旁共四针，此其所以处治寒热之在里，深而志着一处者也。如病在本脏，则当刺本脏，以治之。本脏受邪之脏也，邪既迫于其脏，即当审在何脏气所会之背而刺之。背者，五脏之俞也，刺之亦仅迫于其脏之脏会，俟腹中之寒热一去，而即止其针焉。至针刺之要，刺俞宜浅无伤其脏，发针之时，浅而稍出其血焉可也。

治腐肿者刺腐上，视痈小大深浅刺，刺大者多血，小者深之，必端内针为故止。内，纳同。[批] 此言刺腐肿之法也。

注：腐肿，内腐外肿也。大为阳毒，其患浅；小为阴毒，其患深。刺者亦视其小大浅深而刺之也。

讲：如治内而成脓，外而高起之腐肿者，则宜刺其腐上。然此尚属未溃之痈毒，亦着意审视其痈之大小，别其邪之深浅而刺之。如痈过大而高，是阳毒也，刺之宜浅，则宜多出其血，以泻毒。痈之小，而微肿者，阴毒也，刺宜深以中其毒焉。尤必端纳其针，俟病去如故，而后止针也。

病在少腹有积，刺皮骺以下，至少腹而止，刺侠脊两旁四椎间，刺两髂髎季胁间，导腹中气热下已。骺，音括。已，上声。[批] 此言刺少腹有积之法也。

注：骺，骨端也，即肋骨之端，大包穴之分。以下至少腹而止者，则连数穴皆刺，至少腹乃止，盖刺上乃所以安下也。

---

① 治本藏：《素问·长刺节论》作“刺大藏”。

讲： 如病在少腹之间，积而有形者，则刺皮骺之大包穴，以下接连数穴，至于少腹而后止，并刺侠脊两旁四椎间之膏肓穴，且刺两髂髎之居髎穴，季胁肋间之章门穴，导引腹中热气下行而后止。盖四椎两旁乃手厥阴心包络之俞，居髎、章门，乃少阳厥阴肝胆相循之分，与皮骺同刺，庶少腹之病，可以除少腹之积，可以愈矣。

病在少腹，腹痛不得大小便，病名曰疝，得之寒，刺少腹两股间，刺腰髁骨间，刺而多之，尽炅病已。 髁，胡瓦切。炅，炯同。已，上声。［批］此言刺寒疝之法也。

注： 盖寒气凝于厥阴少阳二经，必多刺使气尽热，其寒乃去，其病自已也。

讲： 若病在少腹之间，少腹作痛，以至不得大小便者，其病谓之为疝。盖厥阴少阳之过也，其病得之寒气所致，则当刺少腹两股间之厥阴经，并刺腰髁骨间之少阳经，且刺而多之，使少腹之中，尽热而后已。盖热则寒去，寒去故病愈也。

病在筋，筋挛节痛，不可以行，名曰筋痹。刺筋上为故，刺分肉间，不可中骨也，病起筋炅病已止。 中，去声。已，上声。［批］此言刺筋痹之法也。

注： 分肉之间，筋之界限也，刺筋者无伤骨，故不可中骨。

讲： 筋所以搏束人之一身者，若病在筋，以至拘挛，并筋节疼痛，不可以行者，名曰筋痹。则当刺筋上，以为之复其旧，然刺筋当刺其筋之分肉间，不可误中其骨也。若病已起，筋已热，则病已愈，而可止其针也。

病在肌肤，肌肤尽痛，名曰肌痹，伤于寒湿。刺大分、小分，多发针而深之，以热为故，无伤筋骨，伤筋骨，痈发若变，诸分尽热病已止。 分，俱去声。已，上声。［批］此言刺肌痹之法也。

注： 病在肌肤，而伤筋骨，则太深引邪入内矣，气沉而不散，则痈发而变其常焉。

讲： 肌肉皮肤，所以包附一身之筋骨者也，若病在肌肤甚而至于肌肉皮肤，无处不痛者，是名肌痹。由伤于寒湿两邪，以至血凝气滞，凝结不通，蓄而为患也。则宜刺其肉之大分，与肉之小分，如经中所论溪谷等处，为之多发其针而深刺之，以气至而热。为病复其故，而后去针，然刺虽宜深，却又不可太深，以伤其筋骨。如筋骨受伤，邪气反沉而不散，必致皮肤为痈，其发也若有他邪之传变，而异其常焉。故刺之者，得诸肉小大之分际，尽有热气，则病已愈而可止其针也。

病在骨，骨重不可举，骨髓痠痛，寒气至，名曰骨痹，深者刺无伤脉肉为故，其道大分小分，骨热病已止。 分，俱去声。已，上声。［批］此言刺骨痹之法也。

注： 无伤脉肉者，无得妄为摇动，泄其脉分肉分之真气也。道，刺入之道也。

讲： 骨者，肉所附也。若病在骨，至于骨重不可以举动，兼骨髓酸痛者，是寒气至也，病名曰骨痹。此刺之最宜深者也，然虽宜深，却不可伤其脉与肉焉。盖脉为五脏六腑之气，肉为一身四体之束，一有所伤则脏腑之气乱，而身体之束解矣。故切不可妄施转动，以致损伤，而为之复其故焉。其针刺之道，则以大小肉分间候其骨气尽热，其病乃愈矣，病愈则针可止矣。

病在诸阳脉，且寒且热，诸分且寒且热，名曰狂，刺之虚脉，视分尽热病已止。 分，俱去声。已，上声。［批］此言刺狂病之法也。

注： 辨狂病之因寒因热而致者，必刺之得法，然后病可自已也。

讲： 病有在手足诸阳经之脉者，且寒热互见，至于诸大小肉分，俱发为时热时寒，是邪正交争，其症名曰狂。刺之者即乘其脉之盛而泻之使虚，以视其诸分肉间尽有热气，庶真气流布，病可得愈而止也。

病初发，岁一发，不治，月一发，不治月四五发，名曰癫病，刺诸分诸脉，其无寒者以针调之，病已止。 分，去声。［批］此言刺癫病之法也。

注：癫狂之病，无分阴邪、阳邪俱有。但阴邪乘阳分，其证易见，阳邪乘阴分，其证难明。治癫病者，必先刺诸分诸脉，审其何邪为患，如阳分而无寒邪相乘者，以针调之，其病即愈。

讲：如狂病之始发者，其始也，一岁一发，而不为之早治，积而至于一月一发，复不为之早治，则血气渐衰，势必至于一月之中四发五发，而名为癫狂之病矣。病势至此，血气大坏，宜急刺诸经之分肉，与诸分之经脉，酌其深浅，别其寒热，为之审虚实而补泻之，其病可愈，然此癫疾，多属诸阳为患，又必审其热而无寒者，真阳尚未败绝，用针以调其血气，其病犹易愈也。

病风且寒且热，炅汗出，一日数过，先刺诸分理络脉；汗出且寒且热，三日一刺，百日而已。已，上声。［批］此言刺风症之法也。

注：炅汗出者，寒去独热而汗出也。数过，数次也。汗既出而犹寒热，则邪盛而患深，非可以旦夕除者，必三日一刺，百日始能已也。

讲：如病风而发为时热时寒，兼热汗常出一日数过不止者，阳邪盛也，阳气亦浮，宜先刺诸阳分之腠理及络脉处，以去其表邪焉。若汗随出而仍复时寒时热，是邪盛患深，一刺未能尽除，则用三日一刺，至百日之久，而病可愈也。

病大风，骨节重，须眉堕，名曰大风，刺肌肉为故，汗出百日，刺骨髓，汗出百日，凡二百日，须眉生而止针。［批］此言刺大风症之法也。

注：治大风之病，刺肌肉者，所以泄卫中之风毒。刺骨髓者，所以泄营中之风毒。必待二百日之久，风毒尽去，营卫调和，须眉重生，针乃可止。

讲：如病患疠而为大风者，以周身之骨节隆重面目之须眉堕落，故曰大风也。欲治此大风，须知其血分之有热也，必先刺其肌肉，使风热之凝于血分者，尽去而复其故，然后其证可得而治。故欲复其肌肉之故者，必先刺肌肉，使汗出百日，然后刺其骨髓，且必使汗出百日，积而至于二百日之久，然后其邪乃尽，而肌肉可以复故矣。肌肉既复其故，则面部之须眉亦因风热去营卫和，而渐次重生矣，须眉生，大风已去，而针可去已。

皮部论篇第五十六

此言各经之病脉分阴阳，皆于皮部著其脉色也。

黄帝问曰：余闻皮有分部，脉有经纪，筋有结络，骨有度量，其所生病各异，别其分部，左右上下，阴阳所在，病之始终，愿闻其道。岐伯对曰：欲知皮部以经脉为纪者，诸经皆然。分、度，俱去声。［批］此言皮部皆以经脉为纪，无分何经也。

注：经于上下为经，纪于阴阳为纪。结，曲也。络，统也。诸经皆然者，谓阴阳十二经皆然也，解见下文。

讲：黄帝问曰：余闻人身之皮有十二经之分部也。人身之脉有阴阳之经纪也。人身之筋有曲统周身之结络也。人身之骨有长短大小之度量也，其所生病，亦各不同。治病者，宜别其分部，察其病之在左在右，在上在下，以阴阳二邪所在之处，辨其病之为络为始，不知其道，愿卒闻之。岐伯对曰：诸经各有所主，犹各有分部，欲知皮之分部，必先以本经之脉为纲纪，夫必以经脉之皮部为纪者，诸经皆然，无或殊也。

阳明之阳，名曰害蜚，上下同法，视其部中有浮络者，皆阳明之络也，其色多青则痛，多黑则痹，黄赤则热，多白则寒，五色皆见，则寒热也，络盛则入客于经，阳主外，阴主内。［批］此言手足阳明之皮部也。

注：害，伤也。蜚，厉虫也，南方淫气所生。盖阳明脉应南方，五月正南方午位主事，其时一阴至此而动，上与阳气相争，其害有如蜚虫之厉，故曰害蜚。

讲：即如阳明之阳，在经解则名曰害蜚也，其见于皮之分部，无论上而手阳明，下而足阳明视之皆同一法。凡阳明所属之分，皮部见有浮络者，皆阳明之本经脉也。如诊得浮络其色多青者，主寒盛，寒盛则痛，其色多黑者，主寒凝，寒凝为痹，其色黄赤兼见者，主阳盛。阳盛则热，其色多白者，主气虚，气虚则寒，甚至五色俱见者，主阴阳两盛，则必寒热交作矣。然邪之客入始于皮肤，次伤经脉，若外之络盛则由外达内由浅入深，相继而客于经脉中矣。究之大肠与胃属阳，主外而为表，肺与脾属阴，主内而为里，由此类推则他经可知矣。

少阳之阳，名曰枢持，上下同法，视其部中有浮络者，皆少阳之络也，络盛则入客于经，故在阳者主内，在阴者主出，以渗于内，诸经皆然。［批］此言手足少阳之皮部也。

注：枢，枢机也，持，把持也，《阴阳离合论》谓少阳为枢，即此枢持是也。

讲：少阳之阳，在经解则名曰枢持，其见于皮之分部者，无论上手少阳，下足少阳，视之皆同一法。凡少阳所属之分，见有浮于皮肤之络者，皆少阳本经之络也，其色亦以青主痛，黑主痹，黄赤主热，多白主寒，五色皆见为寒热相兼。至邪之客入始于皮肤，次伤经络，从外达内由浅入深，若外之络盛则入客于本经矣。独是少阳者，居表里之间者也，故在阳主内在阴主出，以渗于内，不独胆与三焦为然也，即肝与心包络诸经亦无不然。

太阳之阳，名曰关枢，上下同法，视其部中有浮络者，皆太阳之络也，络盛则客于经。［批］此言手足太阳之皮部也。

注：太阳主巳午，阴阳至此而分。关，固卫也。枢，枢轴也。少阳枢转阳气，太阳则约束而固卫，其转布之阳气，此所谓为阴阳之关枢也。

讲：太阳之阳在经解则名曰关枢，其见于皮之分部者，无论上而手太阳下而足太阳，视之皆同一法。凡太阳所属之分，见有浮于皮肤之络者，皆太阳本经之络也，其色亦以青主痛，黑主痹，黄赤主热，多白主寒，五色皆见为寒热兼见之病。至邪之客入，始于皮肤，次伤经脉，从外达内由浅入深，若外之络盛，则入客于本经矣。

少阴之阴，名曰枢儒，上下同法，视其部中有浮络者，皆少阴之络也，络盛则入客于经，其入经也，从阳部注于经，其出者，从阴内注于骨。［批］此言手足少阴之皮部也。

注： 儒，当作臑。手少阴之脉，下循臑内后廉。足少阴之脉，上股内后廉。皆柔软肉胜之处，故曰臑枢。臑者，枢机运行于臑，所谓离合，少阴为枢是也。

讲： 少阴之阴，在经解则名曰枢儒，其见于皮之分部者，无论上而手少阴，下而足少阴，视之皆同一法。凡少阴所属之分，见有浮于皮肤之络者，皆少阴本经之络，其色亦以青主痛，黑主痹，黄赤主热，多白主寒，五色皆见，为寒热兼见之病。至邪之客入，始于皮肤，次伤经脉，从外达内，由浅入深，若外之络盛，则入而客于本经矣。然以其入于经而言之少阴之邪不从阴入，必先从阳部而后注于本经，所谓从小肠膀胱而入于经脉者是也。以其自内而出于外者，言少阴之邪，阴不胜阳，出之阳气而不得，故其出也，仍从阴分而内注骨焉。所谓从心肾阴经而注于筋骨者是也，治少阴者，不可不知也。

厥阴之阴，名曰害肩，上下同法，视其部中有浮络者，皆厥阴之络也，络盛则入客于经。［批］此言手足厥阴之皮部也。

注： 肩，并也，比也。厥阴为一阴，其气始于一阴终于一阴，既不能与阴并，又不能与阳比肩也，故曰害肩。

讲： 厥阴之阴，在经解名曰害肩，其见于皮之分部者，无论手厥阴、足厥阴，视之皆同一法。凡厥阴所属之部，有浮于皮肤之络者，皆厥阴之络脉也。其色亦以青主痛，黑主痹，黄赤主热，多白主寒，五色皆见为寒热兼见之病也。至邪之客入始于皮肤，次伤经脉，从外达内，由浅入深，若外之络盛，则入而客于本经矣。

太阴之阴，名曰关蛰，上下同法，视其部中有浮络者，皆太阴之络也，络盛则入客于经。［批］此言手足太阴之皮部也。

注：关，关闭也。蛰，蛰虫也。蛰虫得热始惊，十一月，一阴始生，蛰虫未得阳气，故曰关蛰。

讲：太阴之阴，在经解则名关蛰，其见于皮之分部者，无论上而手太阴，下而足太阴，视之皆同一法。凡太阴所行之部，有浮于皮肤之络者，皆太阴本经之络，其色亦以青主痛，黑主痹，黄赤主热，多白主寒，五色皆见为寒热兼见之病也。至邪之客入，始于皮肤，次伤经脉，从外达内，由浅入深，若外之络盛，则入而客于本经矣。

凡十二经络脉者，皮之部也。故百病之始生也，必先于皮也，邪中之则腠理开，开则入客于络脉，留而不去，传入于经，留而不去，传入于腑，廪于肠胃。已，去声。[批] 百病之生，始于皮部，无论何经皆体也。

注：十二经者，手足各有阴阳，六经脉所行之部分，浮络皆见于皮，故曰皮之部也。廪，舍之谓也。

讲：凡人身手足阴阳十二经之络脉者，皆行于皮之部也。知皮之部，所属何经，即知病之所生在何经，故百病之始生也，必先见于皮部，何以言之？盖邪之中人也，先入于皮毛，入皮毛则腠理必开，腠理开则邪必客入于络脉，久之凝留不去，遂传入于经脉，再凝留不去，则传于六腑而积于肠胃之间矣。邪之由浅入深，自外达内如此，治病者，不可不预知乎。

邪之始入于皮也，泝然起毫毛，开腠理；其入于络也，则络脉盛，色变；其入客于经也，则感虚乃陷下；其留于筋骨之间，寒多则筋挛骨痛，热多则筋弛骨消，肉烁䐃破，毛直而败。䐃，音阃。[批] 此言邪之由皮入络，由络入经，由经入骨，为寒为热，各有症见也。

注：泝，淅同。洒淅，恶寒也。色变，五色改变也。感虚者，因经气虚而客感外邪也。寒则收引，故筋挛兼脉凝滞，故骨痛热则开张，故筋弛。热胜则阴髓竭，故骨消肉烁肉热也。䐃破者，人热盛，则反侧多，肩肘髀厌之皮

必破也。

讲：方其邪之始入于皮也，则泝然畏寒，毫毛为之起立，阳气不密，是以腠理为之不合，而开矣。及其由皮入络，则皮肤所见之络脉，必满而盛，经络所行之皮部，必色变而异常，至于由络入经，势必邪气太实，正气太虚，邪乘正虚，入客于里，其脉为之陷下矣。甚或邪气不传于里，而留滞筋骨之间，阴邪盛而寒多者，血脉凝泣，则有筋挛骨痛之症。阳邪盛而热多者，亢阳消阴则筋必为之弛长，骨必为之消削，肉必为之爆热，䐃必为之立裂，兼津液不足以泽毛发，必为之直立而枯败矣。观此则邪之传于腑，廪于肠胃者可知也。

帝曰：夫子言皮之十二部，其生病皆何如？岐伯曰：皮者脉之部也，邪客于皮则腠理开，开则邪入客于络脉，络脉满则注于经脉，经脉满则入舍于藏腑也，故皮者有分部，不与而生大病也。帝曰：善。藏，去声。［批］此言邪气初感于皮部时，不能分理，久之入内必生大病也。

注：脉之部，谓脉所分之部也。不与，不然也，言皮部初感时，不能分理。大病，即从之而生也。

讲：黄帝曰：夫子所言皮肤络脉，所现之十二部，特其外见者也，而内之脏腑部分，其生病又何如也？未知其要，敢以质之夫子。岐伯对曰：夫所谓皮部者十二经脉之部也，盖邪客于皮，则腠理亦为之不密而开。腠理开则邪必乘之而入，客于络脉矣，络脉满实，则邪必盛而转注于经脉矣，经脉满实，则邪必深入而客舍于腑脏矣。故人身之皮者，内应经络，各有分部，使分部不明，则阴阳杂乱，气血即为之不调。气血不调，邪气乘之，将见应在肺者，病在肺，应在心者。病在心，五气各分五脏之经络，渐次传里而为患。以是知治病者，必分皮部之所属何经，六气之所感何邪，并别五气之阴阳，以调五脏之阴阳，方为得道。不然，不惟不能去其疾，而反生其大病也。治病者，可不慎哉？黄帝闻之，于是嘉其论曰：善。

经络论篇第五十七

此言十二经络，各有五色，知色常变，即得其病也。

黄帝问曰：夫络脉之见也，其五色各异，青黄赤白黑不同，其故何也？岐伯对曰：经有常色而络无常变也。［批］脉络无病，色本有常，至有病即多变而无常色，不似经脉之有一定也。

注：络脉之见五色各异者，谓痛则多青，痹则多黑，热则黄赤兼见，寒则多白，五色俱见，则为寒热等证也。

讲：黄帝问曰：夫子所言络脉之色，多青则痛，多黑则痹，黄赤则热，多白则寒，五色皆见，则为寒热，十二经之见于皮部者，固为此矣。然络脉之见也，十二经各有专主，故其色亦各有异，异者何？青黄赤白黑之不同也，不知其故，愿窃闻之。岐伯对曰：十二经各有不易之常色，而其络脉则异于经而无常也。其于无常者何，以其多变故也。

帝曰：经之常色何如？岐伯曰：心赤，肺白，肝青，脾黄，肾黑，皆亦应其经脉之色也。［批］此明经脉，所以有常之故。

注：经之色有常者，以心主赤，肺主白，肝主青，脾主黄，肾主黑，故经脉之色，与此相应也。

讲：黄帝曰：十二经既有常色矣，敢问其经之独有常色者，何如？岐伯对曰：经之有常色者，以五脏应乎五行者也，如心象火，而其色常赤，肺象金，而其色常白，肝象木，而其色常青，脾象土，而其色常黄，肾象水，而其色常黑。五脏之应乎五色如此，故经脉之色亦应之也。

帝曰：络之阴阳，亦应其经乎？岐伯曰：阴络之色应其经，阳络之色变无常，随四时而行也。寒多则凝泣，凝泣则青黑，热多则淖泽，淖泽则黄赤，五色具见者，谓之寒热。此皆变色，谓之有病。帝曰：善。［批］此明络脉，所以无常之故。

注：阴络之色，与经相应者。如太阴肺经之络，其色赤白；少阴心经，

厥阴心包经之络，其色亦赤；太阴脾经之络，其色亦黄；厥阴肝经之络，其色亦青；少阴肾经之络，其色亦黑，是也。阳络之色变无常，不与经应，随四时而行者，如大小肠胃胆膀胱三焦在春则皆青，在夏则皆赤，在长夏则皆黄，在秋则皆白，在冬则皆黑是也。此乃阴络阳络之常色，无病者如此，若其感邪为病之时，则寒多色青黑，热多色黄赤，寒热相兼则五色俱见矣，所谓络无常而为变者此也。

讲：黄帝曰：经脉之有常色者，以其内应五脏，而合五行之阴阳也，而络脉之阴阳亦准乎五脏者，不知亦应其经否？岐伯对曰：络有阴阳之分，如阴络之脉，其色与经常相应焉。至于阳络之脉，其色则变而无常，随四时而行，不与经相应者也，前所谓多青则痛，多黑则痹，以寒邪多，则气血凝泣，气血凝泣则络脉必变而色青黑矣。前所谓黄赤则热者，以热多则气血流行不止而淖泽，气血淖泽则络脉必变，而色黄赤矣。前所谓五色俱见，则为寒热者，以阴阳之气杂乱为患，故邪气相争，迭为寒热。凡如此者，皆络脉之变色也，变则异常，非阴阳之乘乱，即邪正之相乘，皆谓之有病也。黄帝闻之，于是赞而美之曰：善哉，夫子之论乎。

气穴论篇第五十八

此言人身穴道为气所居，刺当斟酌，不可或紊也。

黄帝问曰：余闻气穴三百六十五以应一岁，未知其所，愿卒闻之。岐伯稽首再拜对曰：窘乎哉问也！其非圣帝，孰能穷其道焉，因请溢意尽言其处。［批］天有三百六十五度，故人身亦有三百六十五骨穴以应之。

注：气，真气。穴，孔穴，即真气流行之道路。卒，尽也。溢意者，谓中所有尽为洋溢不能稍有所留也。

讲：黄帝问曰：余闻人身真气流行之穴，有三百六十五处，以应一岁之度数，未知其穴之所在愿闻之。岐伯于是稽首再拜而对曰：窘乎哉，帝之问也！非神化之圣帝，孰能穷此精微之道，而直揭其本源也。今愿因帝之请，尽溢出其意中之所有，而悉言其穴之所在也。

帝捧手逡巡而却曰：夫子之开余道也，目未见其处，耳未闻其数，而目以明，耳以聪矣。岐伯曰：此所谓圣人易语，良马易御也。[批] 可闻可见者非道，而不闻不见者亦非道，特至道不易闻，不易见耳，非具大见闻者，何克语此。

注：却，止也。开，发也。易语者，谓圣人之语，无费唇舌也。易驭者，谓良马出涂不劳驾驭也。

讲：黄帝不敢当圣帝之名，于是俯首逡巡谦逊焉，而却止之曰：夫子之开发我者以至道也。斯道也，以目视之，而不能见其处以耳听之，而不能闻其数。然其处虽未见得夫子以觉之，而目可以明，虽其数未闻，得夫子以振之，而耳可以聪矣。岐伯曰：此道也，即古所谓神化之圣人，不烦词费，而语已尽知。然圣人之语，非常人所能语也，必圣人乃易语之。所谓有德之良马，不劳驾驭，而自合辙，然良马之驭，非常人所能驭也，必良马乃易驭也，微哉道乎，岂易言乎。

帝曰：余非圣人之易语也，世言真数开人意，今余所访问者真数，发蒙解惑，未足以论也。然余愿闻夫子溢志尽言其处，令解其意，请藏之金匮，不敢复出。藏，平声。[批] 可见轻语高深者，皆未窥其涯际者也，况道不重则师不尊，又何以使天下后世，信任惟专哉。

注：真数者，即《灵枢·刺节》篇，取之有数之数字，必明其真数，始可刺也。发蒙，启发其蒙蔽。解惑，解释其疑惑也。

讲：黄帝曰：余非圣人之易以言语论也，愿夫子以世之常言，则理之真数，开人心意以教万世，使徒以今日之所访问者，就其问而举其数，为之发蒙解惑，犹未足为深论也。盖余之愿闻于夫子者，正夫子所谓溢其志意之所有，尽言其气穴之处，使吾得以解其意之所疑，而申明夫补泻阴阳之道也。今更请以其所论，藏之金匮，实而秘之，不敢复出而轻泄焉，愿夫子明以教我毋以余为不足语也。

岐伯再拜而起曰：臣请言之，背与心相控而痛，所治天突与十椎，以及上纪。上纪者，胃脘也，下纪者，关元也。背胸邪系阴阳左右如此，其病前后痛涩，胸胁痛而不得息，不得卧，上气短气偏痛，脉满起斜出尻，脉络胸胁支心贯膈，上肩加天突，斜下肩交十椎下。尻，考，平声。椎，音槌。[批] 此举皆与胸相控之穴，以明气之有所在也。

注：在后为背，在前为胸，在背为阳，在胸为阴，正以前后胸背之邪，阴阳左右，无不相输应也。

讲：岐伯闻黄帝之言，乃再拜而起曰：帝既欲臣溢志尽言，令解其意，以藏之金匮，臣虽浅见，请尽其意之有者，与帝详言之。如背侠脊之脉也，所法在心，凡脏腑之经，皆入胸中，邪系阳明天突，即阳明经穴也，背与心相引而痛者，所治即在天突之穴，与侠脊自大椎以下，去脊三寸之十椎，即大椎各脏腑之俞，即在其处，兼至上纪穴。上纪者，胃脘是也，在乳下三寸。下椎者，关元是也，在脐下三寸。此皆与胸相控之穴，其有邪系胸背为阴为阳，在左在右，有如此也。故其为病也，前后之气，有不流行，或为痛，或为涩，或为腰胁隐痛而不得息，或为辗转难安而不得卧，或逆而上气，或少而短气，或偏于一隅而隐痛，或邪实于脉而满起。盖以督脉斜出尻骨，络于胸胁，其支者，循心贯膈上，至两肩，交会颈肩结喉三寸之天突穴，又复斜下于肩，交于背十椎之下也，故其为病如此，而治法亦如此。

藏俞五十穴。藏，去声。[批] 此举五脏之俞以明气穴也。

注：肝之五穴，如大敦在足大指外侧，去爪甲韭叶三毛之中，行间在足大指动脉应手陷中，太冲在足大指本节后二寸陷中，中封在足内踝骨前一寸半，曲泉在足膝内辅骨下，大筋上，小筋下，屈膝可得其处。心之五穴，如少冲在手小指内廉端去爪甲如韭叶许，少府在小指本节后骨缝陷中，神门在掌后锐骨端，灵道在掌后一寸半，少海在肘内廉节后，大骨外去肘端五分。

脾之五穴，如隐白在足大指内侧，去爪甲角如韭叶许，大都在大指本节后内侧陷中，太白在足内侧核骨下，商邱在足内踝下微前陷中，阴陵泉在膝下内侧转骨下，伸足能得其处。肺之五穴，如少商在手大指内侧，去爪甲韭叶许，鱼际在手大指本节后内侧，太渊在掌后陷中，经渠在寸口陷中，尺泽在肘中约纹动脉处。肾之五穴，如涌泉在足心，屈心捲指宛宛中，然谷在足内踝前起大骨下，太溪在足内踝后跟骨上动脉处，复溜在足内踝上三寸陷中，阴谷在膝下内跗骨后，大筋之下，小筋之上，按之应手，屈膝而得之。此五五二十五穴，以左右合之，共成五十穴，其手足所指之处，俱无不相符也。

讲：肝、心、脾、肺、肾之五脏莫不各有井、荥、俞、经、合之穴，今总其各脏诸穴之名，即左右而推广之，则略有五十穴焉。如肝之井曰大敦，肝之荥曰行间，肝之俞曰太冲，肝之经曰中封，肝之合曰曲泉，是为五穴。心之井曰少冲，心之荥曰少府，心之俞曰神门，心之经曰灵道，心之合曰少海，亦为五穴。脾之井曰隐白，脾之荥曰大都，脾之俞曰太白，脾之经曰商邱，脾之合曰阴陵泉，亦为五穴。肺之井曰少商，肺之荥曰鱼际，肺之俞曰太渊，肺之经曰经渠，肺之合曰尺泽，亦为五穴。肾之井曰涌泉，肾之荥曰然谷，肾之俞曰太溪，肾之经曰复溜，肾之合曰阴谷，亦为五穴。五五共二十五穴，取之左右，不诚五十穴乎？至若手心主之井曰中冲，荥曰劳宫，俞曰大陵，经曰间使，合曰曲泽，则又不在此五十穴之中，而不可同于此五十穴论也。盖心君不受邪，即受邪亦以心主代之刺心病，不刺心之穴，而刺心主之穴，故脏俞单言之也。

腑俞七十二穴。［批］此举六腑之俞，以明气穴也。

注：胆之六穴，如窍阴在足小指次指之端，去爪甲如韭叶；侠溪在足小指次指皮骨间，本节前陷中；临泣在足小指次指本节后间陷中，去侠溪一寸半；邱墟在足外踝，如前陷中去临泣三寸；阳府在足外踝上四寸，辅骨前绝骨之端去邱墟七寸；阳陵泉在膝下一寸，胻外廉陷中。胃之六穴，如厉兑在足大指次指之端，去爪甲如韭叶；内庭在足大指次指外间陷中；陷谷在足大指次指外间本节后陷中；冲阳在足跗上五寸骨间动脉，去陷谷三寸；解溪在冲

阳后二寸半三里，在膝下三寸骱骨外廉两筋分肉间。大肠之六穴，如商阳在手次指内侧，去爪甲如韭叶；二间在手次指本节前内侧陷中；三间在手次指本节后内侧陷中；合谷在手大指次指岐骨之间；阳溪在腕中上侧两筋间陷中；曲池在肘外辅骨屈肘两骨间，以手拱胸取之。小肠之六穴，如少泽在手小指外端，去爪甲三分；前谷在手小指外侧，本节前陷中；后溪在手小指外侧，本节后陷中；腕骨在手外侧腕前起骨下陷中；阳谷在手外侧腕中锐骨之下；少海在肘内大骨外去肘端五分，屈肘乃得。三焦之六穴，如关冲在手四指之端，去爪甲角四韭叶；液门在手四指间陷中；中渚在手四指本节后陷中；阳池在手表腕上陷中；支沟在腕后三寸两骨间陷中；天井在肘外大骨后一寸，两筋间陷中，屈肘乃得。膀胱之六穴，如至阴在足小指外侧去爪甲如韭叶；通谷在足小指外侧，去本节前陷中；束骨在足小指外侧本节后，赤白肉际陷中；京骨在足外侧大骨下，赤白肉际陷中；昆仑在足外踝腿骨上陷中；委中在腘中央约纹中。此六六三十六穴，以左右合之，共成七十二穴，其手足所指之处，俱无不相符也。

讲：胆胃大小肠及膀胱等之六腑，其井荥俞原经合则有七十二穴焉。如胆之井曰窍阴，胆之荥曰侠溪，胆之俞曰临泣，胆之原曰邱墟，胆之经曰阳府，胆之合曰阳陵泉，是为六穴。胃之井曰厉兑，胃之荥曰内庭，胃之俞曰陷谷，胃之原曰冲阳，胃之经曰解溪，胃之合曰三里，亦为六穴。大肠之井曰商阳，大肠之荥曰二间，大肠之俞曰三间，大肠之原曰合谷，大肠之经曰阳溪，大肠之合曰曲池，亦为六穴。小肠之井曰少泽，小肠之荥曰前谷，小肠之俞曰后溪，小肠之原曰腕骨，小肠之经曰阳谷，小肠之合曰少海，亦为六穴。三焦之井曰关冲，三焦之荥曰液门，三焦之俞曰中渚，三焦之原曰阳池，三焦之经曰支沟，三焦之合曰天井，亦为六穴。膀胱之井曰至阴，膀胱之荥曰通谷，膀胱之俞曰束骨，膀胱之原曰京骨，膀胱之经曰昆仑，膀胱之合曰委中，亦为六穴。六六共三十六穴，以左右合之，则七十二穴焉。

热俞五十九穴。［批］此举刺热之俞以明气穴也。

注：热俞五十九穴，其分寸刺灸之数，俱见水热穴论中。

讲： 刺热之俞总计之则有五十九穴焉，如头上中行，曰上星、囟会、前顶、百会、后顶，则有五穴焉，次两旁之穴曰五处、承光、通天、络却、玉枕，左右亦各五穴焉，又次两旁之穴曰临泣、目窗、正营、承灵、脑空，左右亦各五穴焉，五五则共有二十五穴矣。又如大杼、膺俞、缺盆、风门，左右各四穴，气冲、三里、上巨虚、下巨虚，左右各四穴，又云门、髃骨、委中、腰俞，左右各四穴，三八不共有二十四穴乎？若五俞之旁曰魄户、神堂、魂门、意舍、志室，则又左右共十穴焉。合前后而共计之，则有五十九穴焉。

水俞五十七穴。[批] 此举刺水之俞以明气穴也。

注： 水俞五十七穴，其分寸针灸之数，亦见水热穴论中。

讲： 刺水之俞，统计之，则有五十七穴焉。如中行督脉所发者，有长强、腰俞、命门、悬枢、脊中五穴；次两旁有白环俞，中膂内俞、膀胱俞、小肠俞、大肠俞，左右共十穴；又次两旁有秩边、胞肓、志室、肓门、胃仓，左右共十穴；以及足少阴脉气所发之中注、四满、气穴、大赫、横骨，亦左右共十穴；次侠冲脉，足少阴两旁及足阳明脉气所发之外陵、大巨、水道、归来、气冲，左右亦共十穴；且足少阴阳跷脉气所发之太冲、复溜、阴谷、照海、交信、筑宾，亦左右共十二穴。总计之，不共有五十七穴乎？

头上五行行五，五五二十五穴。[批] 此复以头之二十五穴发明气穴在顶者。行，音杭，下同。

注： 按水热论此二十五穴，亦在热俞之内，特分晰言之，以明五行之见于头部者。

讲： 即如刺热之俞，有在人头上者，凡人之头五行俱备五脏之部分，即于五行中见之，如金木水火土之见于头上者，每行各具五行，每行各有五穴，故五五则二十有五穴焉。按部刺之，自无或爽也。

中脂两旁各五，凡十穴。脂，音赌。[批] 此举中膂两旁之穴，以明气穴之在背俞者。

注： 脂者，脊也，中脂穴，即中脊五脏之俞，左右两旁共成十穴也。

讲：中胆者，五脏之背俞也。其穴在脊间两旁，如第三椎下两旁，肺之俞也；第五椎下两旁，心之俞也；第七椎下两旁，肝之俞也；第十一椎下两旁，脾之俞也；第十四椎下两旁，肾之俞也，每俞左右各有一穴，故约计之，凡十穴焉。

大椎上两旁，各一凡二穴。［批］此举大椎上两旁之穴以明每穴之所在也。

注：按大椎，乃督脉经穴，至腰俞，共二十一椎，其曰二十四椎者，以项骨三椎不算也。今人灸大椎者，俱在顶骨高起之处，误矣。浮白二穴，俱属足少阳胆经脉气所发也。

讲：如人侠项后，毛际中大筋外廉陷中，乃大椎穴也，其上两旁，各有一穴，所谓天柱穴是也，其名虽一，而以两旁视之，则二穴也。

目瞳子浮白二穴。［批］此举目瞳子之浮白穴，以明气穴之所在也。

注：浮白二穴，俱属足少阳胆经脉气所发也。

讲：人耳后入发际一寸，与前瞳子相值之处，是为目瞳子之浮白穴也，其穴一名太阳一名前关，是为二穴合左右两目共论之，则四穴也。

两髀厌分中，二穴。［批］此举两髀厌分中之穴，以明气穴之所在也。

注：髀厌，髀之分也。分中穴，各属足少阳胆经也。

讲：髀骨之分，其分中一穴，名曰髀厌，即环跳穴也，此穴当人身之半，又名髀枢，左右各一，合论则二穴也。

犊鼻二穴。［批］此举犊鼻穴以明气穴之所在也。

注：犊鼻二穴，系足阳明胃经脉气所发也。

讲：人膝下胻上，侠解大筋中，内有一穴，形如牛鼻是为犊鼻穴，此穴屈而不伸左右各一，共计之，则二穴也。

耳中多所闻二穴。［批］此举多所闻穴以明气穴之所在也。

注：多所闻二穴，系手太阳小肠经脉气所发也。

讲：人耳中有一珠子，大如赤小豆者是名听宫穴，又名多所闻穴。凡人听闻皆此穴主之，其穴虽止一也，而以左右计之则有二焉。

眉本二穴。［批］此举眉本穴以明气穴之所在也。

注：眉本二穴，系足太阳膀胱经脉气所发也。

讲：人之眉头陷中，有所谓攒竹穴者，即人之眉本穴也，左右各一，合计之，则有二焉。

完骨二穴。［批］此举完骨穴以明气穴之所在也。

注：完骨二穴，系足少阳胆经脉气所发也。

讲：人之耳后入发际四分处乃完骨穴也，其穴左右各一，合计之则有二焉。

项中央一穴。［批］此举项中央穴以明气穴之所在也。

注：项中央穴，一名风府，一名舌本，系督脉经项后，故名项中央也。

讲：人项后，入发际一寸，大筋宛内所谓项之中央者，即项中央穴也，一名风府，此穴有一无二，刺无或误也。

枕骨二穴。［批］此举枕骨穴以明气穴之所在也。

注：枕骨二穴，乃足少阳胆经脉气所发也。

讲：人耳后发际完骨之上是为枕骨，其穴名曰窍阴，左右取之，则共有二穴焉。

上关二穴。［批］此举上关穴以明气穴之所在也。

注：上关二穴，在耳前起骨上廉开口有空，张口取之，乃得也。

讲：人身自枕骨而下，完骨之上摇动应手处，其中有一空穴，名曰上关，亦名客主人，左右诊之，共有二穴焉。

大迎二穴。［批］此举大迎穴以明气穴之所在也。

注：大迎二穴，乃足阳明胃经脉气所发也。

讲：人曲额前，一寸三分，骨陷脉动处是为大迎穴，左右各一，合而论之则有二焉。

下关二穴。[批] 此举下关穴以明气穴之所在也。

注： 下关二穴，乃足阳明胃经脉气所发也。

讲： 人身上关而下耳前动脉下廉，合口有空，开口即闭处，是为下关穴也，左右各一，合之则有二焉。

天柱二穴。[批] 此举天柱穴以明气穴之所在也。

注： 天柱二穴，乃足太阳膀胱经脉气所发也。

讲： 人侠项后，发际大筋外廉陷中，是名天柱穴也，其穴左右各一，合论之则有二焉。

巨虚上、下廉四穴。[批] 此举巨虚上下廉穴，以明气穴之所在也。

注： 巨虚上、下廉四穴，俱属阳明胃经脉气所发也。

讲： 人身巨虚上廉之穴，在足三里下三寸，名曰上巨虚，巨虚下廉之穴在上廉下三寸，名曰下巨虚，其穴左右各一，合上下左右而统论之则共有四焉。

曲牙二穴。[批] 此举曲牙穴以明气穴之所在也。

注： 曲牙二穴，一名颊车穴，一名机关穴是也。

讲： 人头面耳下，曲颊端垂前陷中，开口有孔处，名曲牙穴，及颊车穴是也。此穴左右各一，合之则有二焉。

天突一穴。[批] 此举天突穴，以明气之所在也。

注： 已前言天突穴者，则以背与心相控而痛，为治病者论之，此则以气穴另言也。

讲： 人头分结喉下，同身寸之三寸中央宛中，名天突穴，此穴有一无二，故背与心相控而痛者，先治此穴也。

天府二穴。[批] 此举天府穴以明气穴之所在也。

注： 天府二穴属手太阴肺经脉气所发也。

讲：人身腋下三寸，臂臑内廉动脉陷中，名为天府穴，其穴左右各一，合之则有二焉。

天牖二穴。[批] 此举天牖穴以明气穴之所在也。

注：天牖二穴属手少阳三焦脉气所发也。

讲：人身头中大筋外缺盆之上，天容以后，天柱以前，完骨以后，发际以上，其中名为天牖穴，其穴左右各一，合之则有二焉。

扶突二穴。[批] 此举扶突穴，以明气穴之所在也。

注：扶突二穴属手阳明大肠经脉气所发也。

讲：人身颈中人迎穴后，一寸五分，仰而取之，即得其穴者，是为扶突，其穴一左一右，合之亦二也。

天窗二穴。[批] 此举天窗穴，以明气穴之所在也。

注：天窗二穴属手太阳小肠经脉气所发也。

讲：人身颈中大筋间，曲颊之下，扶突之后，动脉应手处，微有陷中，是为天窗，天窗穴一左一右，合之亦二也。

肩解二穴。[批] 此举肩解穴以明气穴之所在也。

注：肩解二穴，属足少阳胆经脉气所发也。

讲：人身肩上陷解之中，缺盆上大骨前一寸五分之处，是名肩解穴，其穴一左一右，又名肩井或曰膊井，即此穴也，合之亦二焉。

关元一穴。[批] 此举关元穴，以明气穴之所在也。

注：关元一穴，系任脉经穴，但首为治病而言，此则补气穴之数耳。

讲：人身脐下，同身寸之三寸，微有痕处，是名关元，其穴居中，端应脐轮之下，别无左右上下之混，犹之天突亦止一穴，并无所谓二者焉。

委阳二穴。[批] 此举委阳穴以明气穴之所在也。

注：委阳二穴属足太阳膀胱经脉气所发也。

讲：人身三焦下辅之俞，出于腘中外廉两筋中，扶承穴下一寸六分处，名委阳，其穴左右各一，合之则二也。

肩贞二穴。［批］此举肩贞穴以明气穴之所在也。

注： 肩贞二穴属手太阳小肠经脉气所发也。

讲： 人身两肩曲髀以下，两骨解间，肩顺后陷之中，是名肩贞穴，其穴左右各一，合之则二也。

瘖门一穴。瘖，音殷。［批］此举喑门穴以明气穴之所在也。

注： 喑门一穴，一名亚门，又名舌厌，又名舌横，入与舌本相系者也。

讲： 人身后发际宛中，所谓风府后一寸，入发际五分，在项之中央陷处者，名喑门，仅有一穴，并无所谓二也。

齐一穴。齐，脐同。［批］此举脐一穴以明气穴之所在也。

注： 齐，脐中也，言脐中有神阙，刺家宜禁避之。

讲： 人身脐中，是名气舍，亦仅一穴，而并无所谓二也。

胸俞十二穴。［批］此举胸俞穴，以明气穴之所在也。

注： 按胸中六俞之穴，如俞府在巨骨下，璇玑旁二寸陷中，或中在俞府下一寸六分，神藏在彧中下一寸六分陷中，灵墟在神藏下一寸六分，神封在灵墟下一寸六分，步廊在神封下一寸六分陷中。左右共成十二，无不相符也。

讲： 人胸前之俞，共有十二，如俞府，或中，神藏，灵墟，神封，步廊等穴，左右各六，合而论之，则十二也。

背俞二穴。［批］此举背俞穴，以明气穴之所在也。

注： 背俞二穴，属足太阳膀胱经脉气所发也。

讲： 人身背后之俞，如大椎旁一寸，是名大杼穴，在脊第一椎下，两旁相去各同身寸之一寸五分，其中微有陷处，即背之俞也，左右各有一穴，合之则二焉。

膺俞十二穴。［批］此举膺俞穴以明气穴之所在也。

注： 按云门、中府属手太阳肺经穴，胸乡、周荣、天溪、食窦属足太阴脾经穴。如云门在巨骨下，侠气户旁，二寸陷中，去胸中任脉两旁，相去各

六寸；中府在云门下一寸；周荣在中府下一寸六分，仰而取之；胸乡在周荣下一寸六分陷中，仰而取之；天溪在胸乡下一寸六分陷中，仰而取之；食窦在天溪下一寸六分陷中，举臂取之。左右共成十二穴，无不相符也。

讲： 人身胸之两旁名之为膺俞之穴有十二焉，如云门、中府、周荣、胸乡、天溪、食窦等，左右六穴，合论之则有十二也。

分肉二穴。［批］此举分肉穴以明气穴之所在也。

注： 分肉两穴属足少阳胆经脉气所发也。

讲： 人身足外廉踝上四寸，辅骨之前，绝骨之端，其中三分度之，去邱墟七分处，是为分肉穴，亦名阳辅穴，其穴左右各一，合之则有二焉。

踝上横二穴。［批］此举踝上横穴以明气穴之所在也。

注： 按踝上专主内踝，左右共二穴言，非言内外踝骨，左右共四穴也。

讲： 人身足内踝上二寸之前太阴之后，筋骨之间，阴跷之郄，即交信穴也，其穴横于踝上，左右各一，合之亦二穴也。

阴阳跻四穴。［批］此举阴阳跻穴以明气穴之所在也。

注： 阴跷脉所生者属足少阴肾经穴，阳跻脉所生者，属足太阳膀胱经穴也。

讲： 人身足内跷下一寸，名曰照海，照海穴者阴跻脉之所生也。足外踝下五分，是谓申脉，申脉穴即阳跻脉之所生也。阴阳二跻，穴各有二，合之则共有四穴焉。

水俞在诸分，热俞在气穴，寒热俞在两骸厌中二穴，大禁二十五，在天府下五寸，凡三百六十五穴，针之所由行也。［批］此明水热二俞之义，而并指其寒热之俞以明其气穴之所在也，且示之以禁欲人不妄刺也。

注： 按周天三百六十五度宜穴道亦三百六十五穴，乃脏俞至此，并重复共得四百零七穴，除重复约得三百五十八穴，皆不与周天之度数相合者，非世远残缺。以刺法随气穴所有而针之，即不拘重复，亦不必定合周天也。

讲：所谓水俞五十七穴，皆在诸经分肉之间，藏之阴络水之所容也，所谓热俞五十九穴，皆诸经气会之所，属阳分之穴，诸气之所会也。所谓寒热之俞，其穴则在膝外厌中，阳关之穴，谓两骸之中是也。其中止有一穴，名曰环跳，合之左右，则二穴也。至刺法之所当大禁者，则有二十一五条，尤当参观不可有误，故人之一身其余一岁相应者。统观之，凡有三百六十五穴，重复者，不载其数，皆针刺之所由行也，治病者其知之。

帝曰：余已知气穴之处，游针之居，愿闻孙络溪谷，亦有所应乎？岐伯曰：孙络三百六十五穴会，亦以应一岁，以溢奇邪，以通荣卫，荣卫稽留，卫散荣溢，气竭血著，外为发热，内为少气，疾泻无怠，以通荣卫，见而泻之，无问所会。著，着同，后仿此。［批］此言邪在孙络为患最盛，急宜刺之，以泻其实焉。

注：言孙络亦会于三百六十五穴以应一岁也。奇邪者，不正之邪也，一值此邪，则渐至外发热。内为少气，须当急泻无怠，以通营卫，不必问其所会而始治之也。

讲：黄帝曰：余闻夫子之论，固已知气穴之有定处，行针之有定所矣，不知孙络溪谷，与岁亦有所应否乎？愿窃闻之。岐伯对曰：人之一身，与天地同，不独三百六十五气穴，与一岁相应，即此三百六十五穴会，亦与一岁相应也。何谓穴会？凡孙络之与气穴相会处是也。夫惟孙络与经气同会于穴，故未归经之奇邪逢之，则洋溢于外，亦惟其孙络与正气同会于穴，故统气血之营卫亦得以通。苟邪在孙络，稽留于营卫之间而不行，久之营卫之气散溢失常，不归经气则气必竭而衰，血必凝而著。邪在外者，则为之发热，虚在内者，则为之少气，当此急宜泻实，不可怠慢，以通营卫之气，使经气得以归经可也。凡治孙络者，但见其邪之所在，即从而泻之，无问其所会在何穴也。此治之大法也，帝其详之。

帝曰：善。愿闻溪谷之会也。岐伯曰：肉之大会为谷，肉之小会为溪，肉分之间，溪谷之会，以行荣卫，以会大气。邪溢气壅，脉热肉败，荣卫不行，必将为脓，内销骨髓，外破大腘，留于节凑，必将为败。积寒留舍，荣卫不居，卷肉缩筋，肋肘不得伸，内为骨痹，外为不仁，命曰不足，大寒留于溪谷也。溪谷三百六十五穴会，亦应一岁。其小痹淫溢，循脉往来，微针所及，与法相同。腘音闻。卷，音捲。［批］此言邪之在溪谷肉分间者，为患虽甚，不通寒气洋溢，横而为痹，刺以微针通以常法，亦易收功。

注：溪谷之会，行营卫者也，若邪气溢之则营卫不行久凝必为痈而成脓矣，痈毒既成，内而髓消，外而肉破，凡骨节精液所凑之处，必将败烂也。夫寒积舍于溪谷，气血不行，营卫不通，遂至筋挛不伸，肉著为痹，外为不仁，皆寒凝气血也。溪谷之血亦应天度，小痹寒不在溪谷而微浅者，针亦能泻之，与刺法同也。

讲：黄帝曰：善哉，夫子之言也但溪谷亦与一岁之气相应，其经络之会，不无正邪之辨，窃愿闻之。岐伯对曰：肉之大会为谷，即古所谓合谷、阳谷、阴谷、通谷之类是也。肉之小会为溪，即古所谓解溪后溪、天溪、侠溪之类是也。不可见溪谷，即在分肉之间乎？然分肉之间，溪谷之会，所以行营卫而会大气者，若邪气溢之营卫不行则大气必壅，气壅者，脉必热，热则溃烂而肉败矣。兼之营卫不行，阴阳气聚，气血滞凝，久之必因肉败而为脓，甚或内消其骨髓，外破夫大腘，不又见邪之留于节臻间者，久之必将糜烂而为败乎？兼积寒留舍于溪谷之会，血气不行，营卫为之不守矣。其病必至肉卷筋缩，肋肘拘挛，不得伸，以至在内则为骨痹，在外则为不仁。夫病至骨痹不仁，内外皆亏矣。其病则谓之为不足，皆阴凝气血，大寒留于溪谷之过也。溪谷凡三百六十五穴会，以应一岁之三百六十五度，彼小痹寒不在溪谷而微浅者，不过寒气淫溢，循其脉之所见而往来之。虽微针刺之，运以常法，亦足以达其病而愈其苦，此固人所易及，然究其精微却与至真之要法相同。

帝乃辟左右而起，再拜曰：今日发蒙解惑，藏之金匮，不敢复出。乃藏之金兰之室，署曰气穴所在。岐伯曰：孙络之脉别经者，其血盛而当泻者，亦三百六十五脉，并注于络，传注十二络脉，非独十四络脉也，内解泻于中者十脉。[批] 约而言之，以见此道推之弥广，敛之惟十，得此十脉，诸穴在手矣。

注： 十二经，止有十二络，此云十四络者，兼督任二络而言之也。

讲： 黄帝闻之，于是乃辟去左右之臣，复起而再拜曰：夫子今日，开发我之蒙昧，解释我之疑惑。斯论也，诚宜藏之金匮，不敢轻易复出者也。于是乃藏之金兰之室，封其室而署曰气穴所在。岐伯见其精诚郑重如此，复举其气穴而约之曰：孙络之脉，别其正经而言之也，无论常络，其凡血盛而当泻者，亦有三百六十五脉以应天度，然究其始，邪不过注于一经之络，而传注于手足十二经之络。故总孙络者，其脉不独十四络脉也，然三百六十五脉之内，得解泻脏腑中之病者，传十脉耳。慎毋谓气穴之多，为难精悉而能挥其要，推行亦自不难。

卷　六

气府论篇第五十九

此言各经脉气，交会有府，脉气所发，亦有其穴也。

足太阳脉气所发者七十八穴：［批］此举足太阳脉气所发之七十八穴。以明膀胱之气府也。**两眉头各一，入发至项三寸半，旁五，相去三寸，其浮气在皮中者凡五行，行五，五五二十五，项中大筋两旁各一，风府两旁各一，侠背以下至尻尾二十一节、十五间各一，五藏之俞各五，六腑之俞各六，委中以下至足小指旁各六俞。**藏，去声。

注：凡本经与别经有关于脉气所发者，约计七十八穴，不必尽拘于本经也。

讲：足太阳膀胱，本经与别经交会，其脉气之所发者，则有七十八穴焉。其始则两眉头之攒竹穴各一焉，上脑入发至顶中三寸半许，彼此相旁，则有五行，五行相去各三寸许。其气之浮于头上而在头上之皮中者，亦凡五行，此五行者，每行各有五穴，其中行督脉所发，则有囟会、前项、百会、后顶、强间之五穴，次两行相去寸半；则本经脉气所发，左右各有五处、承光、通天、络却、玉枕之五穴，又次两行，相去三寸；则足少阳胆经脉气之所发。左右各有临泣、目窗、正营、承灵、脑空之五穴，共五五二十五穴焉。至顶中大筋①两旁，则天柱穴是也，左右各一。风府穴两旁，则风池穴是也，亦左右各一。他如侠脊以下，至脊骨尾底，即尻骨之二十一节也，从大椎穴下三寸，至于十五节之间，其间各有一穴，如魄户、膏肓、神堂、譩譆、膈

① 筋：原作“筋”，据文义改。

关、魂门、阳纲、意舍、胃仓、肓门、志室、胞肓、秩边等之十三穴焉。又近脊相去寸半，两行有五脏之俞，肺俞、心俞、肝俞、脾俞、肾俞，左右各五，合成十穴。又六腑之俞，胆俞、胃俞、三焦俞、大肠俞、小肠俞、膀胱俞亦左右各六，共成十二穴。至委穴以下，循足腿外廉，下足外前廉，至足小指之旁，有委中、昆仑、京骨、束骨、通骨、至阴之六穴，左右各一，共十二穴也。以上统计七十八穴，皆足太阳部分所在之穴孔也。

足少阳脉气所发者六十二穴：［批］此举足少阳脉气所发之六十二穴，以明胆经之气府也。**两角上各二，直目上发际内各五，耳前角上各一，耳前角下各一，锐发下各一，客主人各一，耳后陷中各一，下关各一，耳下牙车之后各一，缺盆各一，掖下三寸，胁下至胠八间各一，髀枢中旁各一，膝以下至足小指次指各六俞。**

注：凡本经与别经有关于脉气所发者，约计六十二穴，不必尽拘于本经也。

讲：足少阴胆经与别经交会，其脉气之所发者，则有六十二穴焉。自两额角至天冲、曲鬓两穴，左右各二，合之则四穴也。若直目而上，至于发际五分，为临泣穴，临泣后一寸，为目窗穴，目窗后一寸，为正营穴，正营后一寸半，为承灵穴，承灵后一寸半，为脑空穴，左右各五合之则十也。耳前曲角之上，有颔厌穴，左右各一。耳前曲角之下，有悬钟穴，左右各一。耳前锐发之下，有脉横动应手触为和髎穴①，左右各一。耳前起骨上廉，开口有孔处，为客主人穴，左右各一。耳后尖角陷中，为翳风穴，左右各一。耳前动脉下廉，合口有孔，开口即闭者，为下关穴，左右各一。耳下牙车之后，名颊车穴，亦左右各一。肩下横骨陷下，名为缺盆穴，亦左右各一。至肘下之腋下三寸许，是为胁，胁下至软处无骨者，是为胠，胁入骨也，每骨一间一穴，如腋下起间曰渊液、辄筋、天池三穴，由胁至胠，则日月、章门、带

① 和髎穴：原作“和醪穴”，据针灸穴位名改。

脉、五枢、维道、居窌等穴是也，左右各一，则十八穴也。如股骨之髀纽骨之枢，其中则环跳穴也。如膝以下，从外廉至腿小骨次指，则有阳陵泉、阳辅、印虚、临泣、侠溪、窍阴，左右之各六穴也。以上统计六十二穴，皆足少阳部分所在之穴孔也。

足阳明脉气所发者六十八穴：［批］此举足阳明脉气所发之六十八穴，以明胃气之所在也。**额颅发际旁各三，面鼽骨空各一，大迎之骨空各一，人迎各一，缺盆外骨空各一，膺中骨间各一，侠鸠尾之外，当乳下三寸，侠胃脘各五，侠脐广三寸各三，下脐二寸侠之各三，气街动脉各一，伏兔上各一，三里以下至足中指各八，俞分之所在穴空。**鼽，音求。

注：凡本经与别经有关于脉气所发者，约计六十八穴，亦不必尽拘于本经也。

讲：足阳明胃经与别经交会之脉，其气之所发者，则有六十八穴焉。如额颅发际旁，左右各有悬颅、阳白、头维之三穴，合之则六穴也。颧骨①之下，名面鼽，骨空之地，为四白穴，左右各一。曲领之前一寸三分，骨陷中动脉应指处，即大迎之骨空也，左右各一穴焉。颈侠结喉，动脉应手之处，即人迎穴也，左右各一。两肩伏骨陷中，即天髎穴、缺盆穴也，左右各一。胸之上中为膺中，当脐之中行，去中行三寸，两行骨间，一骨一间，一间一穴，所谓气户、库房、屋翳、膺窗、乳中、乳根等穴是也，合之则十二穴焉。臆前蔽骨之处，是为鸠尾，侠鸠之外，当乳下三寸，去中行各三寸，侠胃脘之处，有不容、承满、梁门、关门、太乙等左右各五穴，合之则十穴也。又侠脐广三寸，较上三寸，相去稍远，又有滑肉门、天枢、外陵等左右各三穴。又平脐而下，相去两寸，侠于中行者有大巨、水道、归来等左右各三穴。又脐下三寸，侠脐两旁，归来穴下，鼠鼷穴上，其中动脉应手处，即气街穴也，

---

① 颧骨：原作“欢骨”，据文义改。

左右各一。膝上髀关之穴，名曰伏兔，其上左右，亦各一穴。足膝外前廉，是为三里穴。自三里穴以下，至于足中指，左右各有穴，上廉、下廉、解溪、冲阳、陷谷、内庭、厉兑等之八穴。以上统计六十八穴，皆足阳明部分所在之穴孔也，至俞分之所，则在穴空之处，而不必别论矣。

手太阳脉气所发者三十六穴：［批］此举手太阳脉气所发之三十六穴，以明小肠之气府也。**目内眦各一，目外眦各一，鼽骨下各一，耳郭上各一，耳中各一，巨骨穴各一，曲掖上骨穴各一，柱骨上陷者各一，上天窗四寸各一，肩解各一，肩解下三寸各一，肘以下至手小指本各六俞。**窗，音腮。

注：凡本经与别经有关于脉气所发者，约计三十八穴，亦不必尽拘于本经也。

讲：手太阳小肠与别经有关会之脉气所发者，则有三十六穴焉。如目内眦即睛明穴也，左右各一。目外眦即瞳子髎穴也，左右各一。顴骨以下，至鼽骨，即顴髎穴也，左右各一。耳郭中间，上擦下开，是为角孙穴，左右各一。耳中珠子大如赤豆者，名耳中听宫穴，左右各一。肩端两叉骨陷中，名巨骨穴，左右各一。手肘外后曲处臑俞穴，即曲掖上骨穴也，左右各一。肩上陷中缺盆上大骨前，即肩井穴，又名柱骨上陷穴也，左右各一。由此上肩入后项之前，上至天窗穴，其间四寸之中，合天窗、窍阴则共四穴。又由秉风穴至于肩解处，亦左右各一穴焉，由肩解而下，三寸之地，各有天宗一穴。由肘以下至于小指之端，又各有小海、阳谷、腕骨、后溪、前谷、少泽之六穴，合之共十二穴也。以上统计三十六穴，皆手太阳部分所在之穴孔也。

手阳明脉气所发者二十二穴：［批］此举手阳明脉气所发之二十二穴，以明大肠之气府也。**鼻空外廉项上各二，大迎骨空各一，柱骨之会各一，髃骨之会各一，肘以下至手大指次指本各六俞。**

注：在后曰项，在侧曰颈，在前曰喉。凡本经与别经有关于脉气所发者，约计二十二穴，亦不必尽拘于本经也。

讲：手阳明大肠与别经关会之脉气所发者，则有二十二穴焉。如鼻之迎香穴下空旁，是为鼻空也，其外廉项上曲颊之下一寸，人迎之后一寸五分，是为项上扶突穴，合之左右各二，共四穴焉。曲颊前一寸五分，名大迎穴，即大迎之骨空也，左右各一穴。颈缺盆之上扶突之后，是名天鼎穴，即柱骨之会也，左右各一穴。膊骨头肩端上两旁，罅间①陷中，即髃骨穴之会也，左右各一。自肘以下，至手大指次指之端，则左右各有三里、阳溪、合谷、三间、二间、商阳之六穴，合共十二穴焉。以上统计二十二穴，皆手阳明部分所在之穴孔也。

手少阳脉气所发者三十二穴：［批］此举手少阳脉气所发之三十二穴，以明三焦之气府也。**鼽骨下各一，眉后各一，角上各一，下完骨后各一，项中足太阳之前各一，侠扶突各一，肩贞各一，肩贞下三寸分间各一，肘以下至手小指次指本各六俞。**

注：凡本经与别经有关于脉气所发者，约计三十二穴，亦不必尽拘于本经也。

讲：手少阳三焦与别经关会之脉气所发者，则有三十二穴焉。如两颊骨下廉，锐骨端之陷中名颧髎穴，即鼽骨是也，其下左右各一。眉后陷中之丝竹穴，即眉后穴也，左右各一。头角上脑空下廉，名颔厌穴，即角上穴也，左右各一。耳后入发际四分，名天牖穴，即下完骨后也，左右各一穴。耳后脑空下发际陷中，足太阳之前，是为风池穴，即项中穴也，左右各一。颈大筋间前，曲侠穴下，扶突穴后，动脉应手之陷中，名为天窗穴，即侠扶突是也，左右各一。肩下两骨解间，肩髃后陷中。乃肩贞穴也，左右各一。自肩贞而下三寸之分，其间左右各有肩髎、臑俞、消铄之穴，左右共六穴。自肘以下，至手小指次指之端，则各有天井穴、支沟、阳池、中渚、液门、关衡之六俞也，左右共十二穴。以上统计三十二穴，皆手少阳部分所在之穴孔也。

---

① 罅（xià 下）间：缝隙。罅，同“罅”。

督脉气所发者二十八穴：[批] 此举督脉气所发之二十八穴，以明督脉所居之气府也。项中央二，发际后中八，面中三，大椎以下至尻尾及旁十五穴，至骶下凡二十一节，脊椎法也。

注： 凡本经与别经有关于脉气所发者，约计二十八穴，亦不必尽拘于本经也。

讲： 督脉与别经关会，其脉气之所发者，则有二十八穴焉。如风府，项后入发际一寸，大筋宛内。疾言则肉起，言休则肉下处，是为哑门穴，即项中央也，有二穴。至发际后中，则有神庭一穴，在鼻上入发际五分。上星一穴，在神庭后，入发际一寸。囟会一穴，在上星后一寸。前顶一穴，在上星后一寸五分。百会一穴，在前顶后一寸五分，俱顶中央，尤天之北极星也。后顶一穴，在百会后一寸五分。强间一穴，在后顶后一寸五分。脑户一穴，在强间后一寸五分。合之则八穴也。鼻柱上端名素髎穴，又名面正穴，即面中穴是也。其中有人中穴、龈交穴、鼻柱穴，共三穴。背脊上第一穴即大椎穴也，自大椎以下，至于尻尾穴及旁，则有大椎、陶道、身柱、神道、灵台、至阳、筋缩、脊中、悬枢、命门、阳关、腰俞、长强，共阴尻骨两旁之会阳穴，则十五穴也。以上统计二十八穴，皆督脉部分所在之穴孔也。自大椎以至于尾骶骨之下，凡二十一节，一节一椎，乃取脊椎骨之法也。然大椎之下有项骨三节，合之则二十四椎，人身之应乎二十四气者此也。

任脉之气所发者二十八穴：[批] 此举任脉脉气所发之二十八穴，以明任脉之气府也。喉中央二，膺中、骨陷中各一，鸠尾下三寸，胃脘五寸，胃脘以下至横骨六寸半一，腹脉法也。下阴别一，目下各一，下唇一，龈交一。齐，“脐”同①。龈，语斤切，音垠。

注： 按任脉部分所在者约计二十八穴，皆关于本脉脉气之所发也。

讲： 任脉之气所发者，则二十有八穴焉。如廉泉，颔下结喉上四寸，是

---

① 齐脐同：文中未见齐字，疑衍。

谓喉中央，其中有廉泉、天突二穴焉。膺中骨陷之中，一骨一穴，入天突下一寸，为璇玑穴。璇玑下一寸，为华盖穴。华盖下一寸六分，为紫宫穴。紫宫下一寸六分，为玉堂穴。玉堂下一寸六分，为膻中穴。膻中下一寸六分，为中庭穴。共六穴焉。臆前蔽骨下略五分，为鸠尾穴。鸠尾下一寸，曰巨阙。巨阙下一寸五分，为上脘。至下三寸则胃脘之穴也。自胃脘以下五寸，皆胃之部位，故胃脘以下至横骨六寸半，皆各有一穴，如鸠尾、巨阙、上脘、中脘、建里、下脘、水分、脐中、阴交、气海、丹田、关元、中极、曲骨等穴，共十四穴，皆腹前之脉法也。阴会之穴，是谓下阴在曲骨下两阴之间，即二阴之交，会阴穴也，故别有一穴焉。至目下之承泣穴，在目下七分，上值瞳子，左右各有一穴。唇棱下陷中，承浆穴，是名下唇，亦有一穴。唇内上齿龈缝、齿根之处，是名龈交，亦有一穴。以上统计二十八穴，皆任脉部分所在之穴孔是也。

冲脉气所发者二十二穴：［批］此举冲脉脉气所发之二十二穴，以明冲脉之气府也。**侠鸠尾外各半寸，至齐寸一，侠齐下旁各五分，至横骨寸一，腹脉法也。**齐，“脐”同。

注：按冲脉部分所在者，约计二十二穴，皆关于本脉脉气之所发也。《灵枢》云：冲为五脏六腑海，五脏六腑所秉气。其气从下而冲上。且十二经有阻血脉之经气而不死者。冲主气街，又云冲气有街，胸气有街，腹气有街，街为别气之道路也。

讲：冲脉脉气之所发者，则二十二穴焉。如侠鸠尾外各半寸许，至脐穴一寸之地，一寸一穴，所谓幽门、通谷、阴都、石关、商曲、肓俞等六穴是也，左右共十二穴焉。由侠脐下两旁，相去各五分许，至横骨处，亦一寸一穴，所谓中柱、髓府、胞门、阴关、下极等，五穴是也，左右共十穴焉。以上统计二十二穴，皆冲脉部分所在之穴孔也。

足少阴舌下，［批］此言足少阴之气府在舌下廉泉穴也。

注：按《刺疟篇》，第二十一节有刺舌下出血，又云舌下两脉者，廉泉

也。此虽系任脉经，而实为肾经脉气所发，故言之。

讲： 足少阴肾经脉气所发之穴，其穴居舌下即廉泉穴是也。

厥阴毛中急脉各一，［批］此言厥阴肝经之气府，在毛中急脉旁之二穴也。

注： 按肝经有急脉，并无穴名，故针法言可灸而不可刺也。

讲： 厥阴肝经脉气所发之穴，是名毛中。盖毛中本无穴名，彼阴髦之中，上引小腹，下引阴丸，寒则为痛其脉甚急，所谓睾丸之系是也。故其穴不在毛中，而在急脉之旁各一焉。

手少阴各一，［批］此言手少阴之气府，在掌后阴郄穴也。

注： 言知少阴心经脉气所发之穴，即知少阴心经部分所在之气府也。

讲： 手少阴心经脉气所发之穴，即阴郄穴是也，在掌后五分，左右各一焉。

阴阳跻各一，［批］此言阴跷之气府在交信穴，阳跻之气府在跗阳穴也。

注： 照海穴在内踝下，申脉穴在外踝下五寸。

讲： 阴跻脉气所发乃足少阴肾经照海穴也，阳跻脉气所发乃足太阳膀胱经申脉穴也。照海在内踝，即阴跻郄，交信穴是。申脉在外踝，为阳跻郄，即跗阳穴是。

手足诸鱼际脉气所发者，［批］此言鱼际总诸脉之气府，以为气府也。**凡三百六十五穴也。**

注： 按手足及诸鱼际，仅有脉气之所发，并无穴名之可指也。

讲： 盖肺为脉之宗，鱼际乃肺行血气之道，手足二阴三阳之经，皆各有血脉所行，是血脉所行之道，莫不从鱼际而发，可见手足诸鱼际，皆诸脉气之所发者也。彼夫天有三百六十五度，岁有三百六十五日，人身与天地相应，其大凡亦有三百六十五穴也。由此推之，人身不亦小天地哉。

骨空论篇第六十

此言人之一身，莫不有骨，骨必有空，空即是穴也。

黄帝问曰：余闻风者百病之始生也，以针治之奈何？岐伯曰：风从外入，令人振寒，汗出头痛，身重恶寒，治在风府，［批］此言伤风而见振寒、汗出、头痛、身重、恶寒等症，均宜取风府穴而治之也。调其阴阳，不足则补，有余则泻。恶，去声。

注：人感风邪，但见振寒、汗出、头痛、身重、恶寒之症，皆取风府穴治之，调其阴阳表里之经，以虚实为补泄焉。

讲：黄帝问曰：余闻风之为邪，百病因之风也者，百病之所由生也，余欲用针以治之，当奈之何？岐伯对曰：风邪在表，从外而入，方其初感为疾，阳气内拒，邪正分争，则振然作寒。且风为阳邪，以类相感，入则伤卫，卫气受伤，汗必常出。兼风邪中入，阳先受之，当其初也，客于三阳之经，或则头痛，或则身重，以至阳气受伤，不能卫外，发为恶寒等证。治之当在项后入发迹一寸，督脉足阳明所会之风府穴，刺之以调和其阴阳焉。夫所谓调和阴阳者，正有不足则补之，邪如有余则泻之，一补一泻，无使其有偏胜云尔。

大风颈项痛，刺风府，风府在上椎。大风汗出，灸譩譆，［批］此言大风之证见颈项痛者，宜刺风府。汗出不止者，急灸譩譆穴也。譩譆在背下，侠脊旁三寸所，厌之令病人呼譩譆，譩譆应手。厌，压同。

注：上椎者，大椎之上也，大椎在项下第一节。譩譆在侠脊相去三寸许。厌之，谓以手按其穴。应手，脉中手也。

讲：大风者，骨节重，须眉堕，与寻常感风伤风等证不同者也。如大风之疾，见有颈项皆痛者，急刺风府穴焉。风府穴者，在大椎之上，上椎是也。有如大风之病，证见汗出不止者，急灸譩譆穴焉。譩譆穴者，系足太阳膀胱经，在背下侠脊第六椎两旁各开一寸五分，共计相去三寸之所，以手压之令病者呼噫嘻，呼时其脉即应手者，是其穴也。

从风憎风，刺眉头。失枕在肩上横骨间，折使榆臂齐肘正，灸脊中。眇①络季胁引少腹而痛胀，刺噫嘻。腰痛不可以转摇，急引阴卵，刺八髎与痛上，［批］刺眉头者，邪在膀胱也。刺肩上横骨间者，邪在手阳明也。灸脊中者，邪在三阳也。刺噫嘻者，邪在侠脊也。刺八髎者，邪在太阳也。八髎在腰尻分间。齐，脐同。眇，音秒。

注：从，自也。憎，恶也。折，折伤。使，役使。胀，胀满。转，辗转。摇，摇动。急，疾也。眇络者，眇间之络。季胁，谓章门之所。

讲：如病从风起而证见恶风者，宜刺眉头之攒竹穴焉，攒竹穴系足太阳膀胱经之所在也。如项不能摇动而为失枕者，宜刺肩尖端上骨穴陷中之巨骨穴焉，巨骨穴系手阳明跷之会，肩上横骨间是也。如其人之身，拘挛若折不为心使，背不柔和如榆树之硬直者，宜于脐上肘下，谅其背脊之正中处而灸之，以疏通其肘背之气焉。盖身不柔和，皆寒气使然，寒凝则三阳之气不通，脊中即三阳络之所经也，灸之则寒易散，而阳易通。他如侠脊两旁空软之处，乃眇络循季胁而贯少腹之所，若证见眇络季胁，牵引少腹作痛、作胀，皆邪实也，宜刺噫嘻穴，以去其侠脊之邪，而季胁少腹之气亦除矣。腰为肾府，若证见腰中作痛，不可以左右转摇急而引于阴卵者，当刺身后太阳经之八髎穴焉。八髎有上髎、次髎、中髎、下髎之分，左右各四，是以名八，其穴在腰之尻分间。

鼠瘘寒热，还刺寒府，［批］寒府穴即少阳胆经之阳关穴。寒府在附膝外解营。取膝上外者使之拜，取足心者使之跪。

注：按鼠瘘在颈腋之间，正属足少阳胆经也。其曰寒府者，大凡人之膝上片骨最寒，兼寒从地起多并于膝，故命名如此。

讲：人有寒气陷于脉中，发而为疾，其形如鼠，久之发为寒热往还者，

---

① 眇（miǎo 秒）：胁肋下虚软处。

以寒从下起，先并于膝，继则循脉上行，发于颈腋之间，宜先刺寒府穴焉。夫所谓寒府穴者，在附膝之外，骨解之营也。然欲取膝上外穴者，必先使人拜，盖拜则外营开，骨解之间，乃可按而得也。取足心之穴者，必先使人跪，盖跪则足心现其穴之所在，亦可按而取之也。

任脉者，起于中极之下，以上毛际，循腹里上关元，至咽喉，上颐循面入目。［批］此举任脉之起止，以明骨穴也。

注：任脉，奇经之一也。中极，少腹穴名。

讲：奇经八脉之中有所谓任脉者，其脉起于脐下四寸，所谓中极之下，会阴之穴是也。会阴在两阴之间，肝脉起于此处。上循曲骨之毛际，由少腹入里，至脐下三寸之上关元穴，由石门、气海等穴而上循廉泉、承浆，至于咽喉中，上①颐，循面，以入于目者也。

冲脉者，起于气街，并少阴之经，侠脐上行，至胸中而散。［批］此举冲脉之起止，以明骨空也。

注：冲脉亦奇经之一也，为十二经之海，始于藏精之胞室。

讲：奇经八脉之中，有所谓冲脉者，乃五脏六腑之所禀气，而为十二经之海者。其脉起于侠脊下三寸两旁相去寸半之气街穴也，与少阴肾脉之经相并，侠脐上行至于胸中而始散也。

任脉为病，男子内结七疝，女子带下瘕聚。冲脉为病，逆气里急。督脉为病，脊强反折。强，平声。［批］此言冲、督、任三脉所主之病也。

注：七疝，解见前。带下，白赤带下也。瘕聚，小腹有形也。热则逆气，寒则里急，气有余则逆，血不足则急。督脉亦奇经也，病脊强反折而不能屈伸者，皆邪气凝经为患也。

讲：任脉，主血者也；冲脉，主气者也。寒气乘于任脉则血凝，寒气乘

---

① 上：原作“工”，据文义改。

于冲脉则气滞。故任脉为病，在男子则内结七疝，在女子则带下瘕聚也。冲脉为病，则气聚腹中而不能散，多有气逆里结，逆气上冲，腹急作痛等证。至若督脉行于脊中血气皆主，一遇寒邪在表中此经脉，则血凝气滞，而生脊强反折之证矣。

督脉者，起于少腹以下骨中央，女子入系廷孔，其孔，溺孔之端也，其络循阴器合篡间，绕篡后，别绕臀，至少阴与巨阳中络者合，少阴上股内后廉，贯脊，属肾，与太阳起于目内眦，上额交巅，上入络脑，还出别下项，循肩髆内，侠脊抵腰中，入循膂络肾；其男子循茎，下至篡，与女子等；其少腹直上者，贯脐中央，上贯心，入喉，上颐，环唇，上系两目之下中央。［批］此举督脉之起止，以明骨空也。**此生病，从少腹上冲心而痛，不得前后，为冲疝，其在女子不孕，癃痔，遗溺，嗌干。督脉生病，治督脉，治在骨上，甚者在齐下营。**臀，音屯。髆，音搏。齐，脐同。

注：督脉与冲、任，一原而三岐。督脉起于胞中，病故不孕，系廷孔，循阴器，故为癃，合篡间，绕篡后，故为痔，其脉并于少阴，故遗溺。少阴之脉，循喉咙，故嗌干也。［批］正文止言督脉为病，在女子有不孕等症，并未言及冲脉，而注独专言冲脉者，以冲举督同。督脉虽主气血，非会于冲不能入胞中，是主孕者，乃冲也。且冲脉病于少阴肾经，故抽出言之。

讲：奇经八脉之中，有所谓督脉者，其脉起于少腹以下，横骨之中央穴。在女子，则入系廷孔穴，廷孔者，溺孔之端也。盖督脉之络循于阴器，合二阴交关之篡间，复绕一阴篡后之肛门外。其别者，分而行之，绕其尻底之臀肉，至若少阴肾，与太阳膀胱之中络者，乃督脉合少阴上股内后廉，贯脊属肾，从下而上也。又督脉之自上而下，与太阳之脉同起于目之内眦，上额入脑，还下项循髆，侠脊抵腰，入膂络肾者，其在男子，则循肾之茎，下至二阴交会之篡，与女子之脉相等也。其从少腹直上者，乃督脉之与任脉贯脐之中央，上循于心，入喉间，上颐环唇，上系于两目，下之中央而止者也。

督脉之所行如此，故其生病也，亦如任脉之病，从少腹上冲于心，皆作隐痛，甚至不得前后而为冲疝也。其在女子，则如任冲之病，而为不孕，甚或小便不利而癃滞，小便不禁而遗溺，并嗌中无津液以泽润而枯干也。督脉之生病若此，治肾脉之病者，所以微则刺其横骨之上毛际之中，《针经》所谓曲骨穴也。甚则取其脐下之营，名曰阴交穴处而刺之也。

其上气有音者治其喉中央，在缺盆中者。其病上冲喉者治其渐，渐者上侠颐也。［批］此举上气之证，以明当刺之穴。

注：侠颐大迎穴，在曲颔前一寸三分骨陷中动脉处，又以口下当两肩，即是穴也。

讲：其气之逆而上息息有音者，宜治其喉中央之天突穴，此穴系任脉本经，在颈结喉下四寸之中，所谓在缺盆穴中者是也。缺盆穴，在肩中横骨陷下之处，天突穴内也。其病上冲于喉虽未及颐，不治则终必及颐，宜先取侠颐之大迎穴而治其渐。渐者，即上侠颐之大迎穴也，其穴兼手足阳明并手足少阳及手太阳五脉也。

蹇膝伸不屈，治其楗。坐而膝痛，治其机。立而暑解，治其骸关。膝痛，痛及拇指，治其腘。坐而膝痛，如物隐者，治其关。膝痛不可屈伸，治其背。内连骺若折，治阳明中俞髎。若别，治巨阳少阴荥。淫泺胫酸，不能久立，治少阳之维，在外上五寸。楗，音健。［批］此举膝痛诸证，以明刺之穴也。

注：按膝痛诸证，各有其当治者。楗、机、骸、关等处，解见下节经文。淫，浸淫。泺，胺泺也。

讲：证有膝痛偃蹇而名蹇膝者，如邪在经，气血凝结，伸而不能屈，则先治其楗，以通利其血气焉。证有每坐而膝痛不能起者，亦邪在经，气血不能流行，宜急治其机焉。证有膝痛而立，其骨解而懈惰者，乃暑邪为患，热畜于骨之过也，宜急治骸关，以去其热。证有膝痛，当痛之时，引及拇指者，寒气凝于筋也，宜急治其腘，以散寒焉。证有坐而膝痛，隐隐然，如有物藏于中者，是邪结也，宜急治其关，以去结邪焉。证有膝痛，而不可以屈伸者，邪中太阳经也，宜急治其背之大杼穴，以除太阳之邪焉。证有膝痛内而连及股间骱骨，状如损折者，邪中阳明也，宜急治足下前廉阳明中俞髎穴，以去阳明之邪焉。若痛而支别者，则太阳之表里俱病也，当急取巨阳荣之通谷穴、少阴荣之然谷穴也，庶太阳表里之邪可以去矣。证有痠痛无力，足胫软痛，以至不能久立者，病在少阳也，宜取少阳之维而治之。少阳之维，名曰光明穴，在外踝上五寸。

辅骨上横骨下为楗，侠髋为机，膝解为骸关，侠膝之骨为连骸，骸下为辅，辅上为腘，腘上为关，头横骨为枕。髋，音宽。骸，音谐。[批] 此举楗、机、骸关、辅骨、腘中、枕骨等穴，而详其所在也。

注：辅骨，膝辅骨。横骨，腰横骨。是楗为股骨也。髋，两股间也。侠髋相接之处为机。膝解，膝之节解也。膝下之外侧，有二高骨，上骨为连骸，下骨为辅。辅骨之上为腘，腘上为关。关者，膝之骸解也。脑后横骨，为枕骨。

讲①：夫所谓楗、机、关、腘等穴者，究安在也？如足之胫骨是为辅骨，辅骨以上，则有横骨，横骨之下，即为楗也。胫之枢纽处，名曰侠髋。侠髋，陷中为机也。膝前之膝解处中有解骨，解骨陷中即为解关。膝两旁之骨，名为侠膝骨，侠膝之骨是为连骸。连骸之下，即为辅骨，辅骨之上机关处即为腘，腘上即为关。至若头上横骨，则为枕。病分寒热，当针当灸，治病者，无误其穴焉。

水俞五十七穴者，尻上五行，行五，伏菟上两行，行五，左右各一行，行五，踝上各一行，行六。菟，音兔，与兔通。[批] 此举水俞之穴而历指之也。

注：注详水热穴论中，此皆是骨空，故并及之。

---

① 讲：原作“注”，据文例改。

讲：至水之俞，共有五十七穴，自尻骨以上，遂分五行，每行各分五穴。如背脊当中，督脉经气所发，有脊中、悬枢、命门、腰俞、长强等穴。次如侠督脉两旁，足太阳脉气所发，有大肠俞、小肠俞、膀胱俞、中膂内俞、白环俞等穴。又次如外侠两旁，足太阳脉所发，有胃仓、肓门、志室、胞肓、秩边等穴是也。又自伏菟穴以上各两行，每行各五，其中行乃任脉也，两旁则有中注、四满、气穴、大赫、横骨等穴。其次，侠足少阴两旁，为足阳明脉气之所发者，则有外陵、大巨、水道、归来、气冲等穴，俱左右各一行，每行各有五穴，在背在腹，俱如是也。至足内外踝之上，每经各有一行，每行亦各有六穴。治病者其细审之。

髓空在脑后五分①，在颅际锐骨之下，一在龈基下，一在项后中复骨②下，一在脊骨上空在风府上。脊骨下空，在尻骨下空。数髓空在面侠鼻，或骨空在口下当两肩，两髆骨空，在髆中之阳。臂骨空在臂阳，去踝四寸两骨空之间。股骨上空在股阳，出上膝四寸。骺骨空在辅骨之上端。股际骨空在毛中动下。尻骨空在髀骨之后，相去四寸。扁骨有渗腠③，无髓孔，易髓无空。龈，音垠。

[批] 此举周身之骨空。而极言之也。

注：按枕穴、风府穴，系督脉经；龈交穴系任脉经；喑门穴、脑户穴、长强穴，俱系督脉经；颧窍④等穴、大迎穴，俱系足阳明胃经。髆中之阳者，谓髆中之外也。臂阳者，亦谓肩臂之外也。肩髎穴系手阳明大肠经，即手少阳三焦经之三阳络穴也。伏兔穴、犊鼻穴，俱系足阳明胃经。曲骨穴系任脉经。

讲：人身之骨空，固属不一，其髓空亦有不一者。有髓空在人脑后五

---

① 五分：《素问·骨空论》作“三分”。
② 复骨：原作“腹骨”，据《素问·骨空论》改。
③ 扁骨有渗腠：《素问·骨空论》作“扁骨有渗理凑”。
④ 颧髎：原作“颧窍”，据文义改。

分，则枕穴是也。在颅际锐骨之下，即项后入发际一寸之风府穴是也。在唇内上齿缝中，龈基之下，即龈交穴是也。在项后之中，复骨之下，即喑门穴是也。在脊骨之上，其中空处，则脑户穴是也，其穴居风府之上。脊骨以下之空，其空在尻骨以下之有空处，名长强穴。更有数处髓空，在人面侠鼻之处，即颧髎、巨髎、禾髎等①，为孔甚小。或有骨空，在口之下者，当两肩处大迎穴是也。至两肩髆之骨空，则在髆中之外。背有两骨，其骨之空，去踝四寸，中为髓空。亦在肩之外，所谓肩髎穴是也。至股骨上之髓空，则在股之外，出上膝四寸，伏兔是也。骱骨之空处，在辅骨之上端，即犊鼻穴是也。股际之骨空，在毛中动脉之下，前阴曲骨穴是也。尻骨之空，在髀骨之后，相去四寸，所谓上髎、次髎、中髎②等穴是也。若圆骨皆有髓空，而尻间扁骨，仅有渗灌之腠，并无髓空之可循。何也？以其髓变易为渗灌之腠，故无空也。

灸寒热之法，先灸项大椎，以年为壮数，次灸橛骨，以年为壮数，视背俞陷者灸之，举臂肩上陷者灸之，两季胁之间灸之，外踝上绝骨之端灸之，足小指次指间灸之，腨下陷脉灸之，外踝后灸之，缺盆骨上切之坚痛如筋者灸之，膺中陷骨间灸之，掌束骨下灸之，脐下关元三寸灸之，毛际动脉灸之，膝下三寸分间灸之，足阳明跗上动脉灸之，巅上一灸之，犬所啮之处灸之三壮，即以犬伤病法灸之，凡当灸二十九处。伤食灸之，不已者，必视其经之过于阳者，数刺其俞而药之。灸，音久。齐，脐同。啮同齧，五结切。已，上声。数，音朔。[批] 此举灸寒热之穴，而悉言之也。

注：按大椎穴，系督脉经。肩髃穴系手阳明大肠经。京门穴、阳辅穴、侠溪穴，俱系足少阳胆经。承筋穴、昆仑穴，俱系足太阳膀胱经。天突穴系

---

① 颧髎巨髎禾髎：原作“颧窌、巨窌、禾窌”，据文义改。
② 上髎次髎中髎：原作“上窌、次窌、中窌”，据文义改。

任脉经。阴郄穴系手少阳三焦经。关元穴系任脉经。气冲、三里穴、冲阳穴，俱系足阳明胃经。百会穴系督脉经。

讲：凡灸寒热之要法，先灸项中复骨下之大椎穴，以病人之年数为壮数；次灸尾穷之橛骨穴，亦以病者之年数为壮数。然后接次视背间诸俞之陷下，宜灸者而灸之。举肩背上之陷，所谓肩髃穴处而灸之，并两季胁之间，所谓京门穴处而灸之。外踝上绝骨之端，所谓阳辅穴处而灸之。足小指次指间，所谓侠溪穴而灸之。腨下陷脉中，所谓承筋穴，又名承山穴处而灸之。外踝之后，所谓昆仑穴处而灸之。更于缺盆骨上切之坚痛如筋者，乃肉间结核也，亦于此处而灸之。膺中陷骨之间，天突穴也，亦于此处而灸之。手掌束骨之下，阴郄穴也。于此处而灸之。脐下关元，三寸之地，即关元穴也。于此而灸之。毛际动脉之处，气冲穴也，于此处而灸之。膝下三寸分间，是为三里穴，亦宜灸之。足阳明跗上动脉处，是为冲阳穴，亦宜灸之。巅顶之上，则百会穴，亦宜灸之。推之犬所啮而发寒热者，古人别有灸法也，即于所伤之处，灸其三壮，至若他处，则以古人犬伤之病法灸之，其所当灸者，凡二十九处，今已失传。然虽失传，却不外此灸寒热之一法也。即为伤食而发寒热者，亦与犬伤之发寒热一也。而其灸之之法，皆如灸寒热之一法，而何疑乎犬伤哉？而何疑乎他病之发寒热哉？然伤食而发寒热者，苟如法灸之，而病仍不愈，则又必视其诸经之过于阳者，数刺其俞，以泄其阳，而后用药以和其阴。如是则阴阳和而寒热去，寒热去而其病愈矣。此治伤食之变法也，而其他亦可推而行之。操斯术者，无固执焉。

水热穴篇第六十一

此言治水治热，各有穴俞，俱有详辨，不可或紊也。

黄帝问曰：少阴何以主肾？肾何以主水？岐伯对曰：肾者，至阴也；至阴者，盛水也；肺者，太阴也；少阴者，冬脉也。故其本在肾，其末在肺，皆积水也。［批］此言风水之病，水于肾而传之肺也。

注：本者，本脏之病。末者，病乘他脏。肾脉贯肝膈，上入肺中，病水则上下俱病。故云本在肾末在肺，皆积水也。

讲：黄帝问曰：少阴之经，何以专主肾脏？肾脏何以专主人身之水也？岐伯对曰：肾居下焦，为阴中之阴，乃至阴也。水为阴，肾亦为阴，所谓至阴者，乃水气盛也。彼肺者，手之太阴经也。肾者，足之少阴经也，少阴经主冬季之脉，水旺于冬，故主水。兼冬脉从肾，上贯于膈入肺中，是其本在肾也。肺行降下之令，其气注于肾，故其末在肺也。二脏虚则肾不能收摄，肺不能降下，故肾气上逆，则水气客于肺。是肾与肺，皆水之所积也。

帝曰：肾何以能聚水而生病？岐伯曰：肾者，胃之关也，关门不利，故聚水而从其类也。上下溢于皮肤，故为胕肿。胕肿者，聚水而生病也。此明肾所以聚水生疾之由。

注：胕肿者，浮肿也。胃纳水谷，肾主二阴，前阴利水，后阴利谷，是肾乃胃之关也。若关门不利，则水不行而聚于下焦，水聚下焦，则以肾属水而从其类也。

讲：黄帝曰：肾何以聚水而生病也？岐伯对曰：肾者，胃之关也，关所以司出入者也。彼肾主下焦，以膀胱为府，以二阴为窍，气化则二阴通，不化则二阴闭，闭则胃上满，胃满则气停，关门为之不利矣。故胃中所纳之水，日积日盛，久之水气泛溢，各从其类，上而肺，下而脾，无不受其泛滥，将见溢于皮肤之外，必为胕肿。胕肿者，因聚水而生病也。

帝曰：诸水皆生于肾乎？岐伯曰：肾者，牝藏也，地气上者，属于肾，而生水液也，故曰至阴。勇而劳甚则肾汗出，肾汗出逢于风，内不得入于脏腑，外不得越于皮肤，客于玄府，行于皮里，传为胕肿，本之于肾，名曰风水。所谓玄府者，汗空也。藏，俱去声。[批] 此明诸水之证皆属于肾之故。

注：牝，阴也。地为阴象，地气上者为水，肾亦属水，故感之而生水

液。逢风则两气相搏内不得入于脏腑，外不得越于皮肤，风乃客于玄府之内，行于皮肉之中，传为胕肿之证。其实本于肾也，故有风，复有水，其名曰风水。

讲：黄帝曰：肾之聚水生病如此，然则诸水之病皆生于肾者乎？岐伯对曰：肾者，阴脏也，凡地之阴气上者，是为湿气，湿气即水，以类感之，皆属于肾。肾属水，亦感其地气而生水液。故古语曰至阴。勇而劳甚则肾汗出，盖肾为至阴，本作强之官也。苟强力入房，至勇而劳劳之甚者，肾中水液，必外溢焉而为汗。使肾汗出时，复与风逢，两气相搏，内不得入于脏腑，外不得出于皮肤，于是客于腠理玄府之中，行于皮肉之里，传为胕肿之证。其病如此，然究之实根于肾也，故病名曰风水。所谓玄府者，皮肤上之汗孔也。盖汗出之孔，虽极细微，却甚立远，名为玄府，正以此耳。

帝曰：水俞五十七处者，是何主也？岐伯曰：肾俞五十七穴，积阴之所聚也，水所从出入也。尻上五行行五者，此肾俞。故水病下为胕肿大腹，上为喘呼、不得卧者，标本俱病。故肺为喘呼，肾为水肿，肺为逆不得卧，分为相输，俱受者水气之所留也。伏菟上各二行行五者，此肾之街也。三阴之所交结于脚也，踝上各一行行六者，此肾脉之下行也，名曰太冲。凡五十七穴，皆脏之阴络，水之所客也。［批］此举肾俞五十七穴，以明治水之处。

注：按尻上五行，此肾之俞。其中行督脉之所发者，有长强、腰俞、命门、悬枢，脊中五穴，次两旁有白环俞、中胆内俞、膀胱俞、小肠俞、大肠俞，又次两旁，有胃仓、肓门、志室、胞肓、秩边，此四行合成二十穴，皆足太阳膀胱脉气所发，合前中行共二十五穴，所以皆谓之肾俞者，以肾主下焦穴亦在下焦故也。至伏兔穴上各二行，每行各有五穴者，皆肾脉所同之街也，有横骨、大赫、气穴、四满、中注五穴。及阳明脉气所发，有外陵、大巨、水道、归来、气冲五穴，左右共成二十穴。兼肾与冲脉，并皆下行于足，合而盛大，故曰太冲，其穴在内踝之上。由太冲而后，各有六穴，如复溜、

交信、筑宾、照海、太冲，左右共合十二穴。凡此五十七穴，皆肾脏之阴络，水之所客处也。

讲：黄帝曰：治水之俞，固有五十七处矣。然此水俞五十七处者，果以何俞为主也？岐伯对曰：肾主水者也，肾水之俞，五十七穴，皆积阴之所聚也，亦即水所出入之处。如尻上总计，共有五行。五行者，此即肾之俞也。故水病为患亦于五行之中，下则为胕肿大腹之证，上则为喘呼而不得卧之证。即此以观，可知标本皆病矣。水病以肺为标，肺主气，故为喘呼；水病以肾为本，肾主水故为水肿。且肺失其降下之令，而为逆，所以不得卧也。兼之二脏之分，相为传输，水之所从由也。肺肾既病，则失其传输之常，水气之所以停蓄而留也。至伏兔穴上各二行，每行各有五穴者，皆肾脉所通之街也。兼少阴、冲脉、阴跷三阴之脉，其所交结者俱在于脚也，推之踝上亦各一行，每行各有六穴，亦肾脉之下行处也，其穴名曰太冲。由太冲而后，各有六穴。统而计之，凡此五十七穴者，皆肾脏之支络，为积阴所聚，水之所客也。故治水者，宜冶此诸穴焉。

帝曰：春取络脉分肉何也？岐伯曰。春者木始治，肝气始生。肝气急，其风疾，经脉常深，其气少，不能深入，故取络脉分肉间。［批］此以春刺络脉分肉之义，而申言之也。

注：疾，劲也。春取络脉分肉者，以春时气浮而在外，不能深入其经之里，故春必有以取之也。

讲：黄帝曰：春时行刺，必取络脉肉分者，其义何也？岐伯对曰：春属木，正木始，当其时而治之日也。肝亦属木，其时脏气始生，虽肝之气甚急，而天之风甚疾，是以肝之间经脉常深而在里，风木之气亦常少，而不能深入其经也，可见春时之气，浮而在外。故刺之者，第取此络脉分肉间也。

帝曰：夏取盛经分腠何也？岐伯曰：夏者火始治，心气始长，脉瘦气弱，阳气留溢，热熏分腠，内至于经，故取盛经分腠，绝肤而病去者，邪居浅也。所谓盛经者，阳脉也。［批］以此夏刺盛经分腠，而申言之也。

注：分腠，肉之分腠也。热伤气，故气弱，夏气浮惟其气浮，则邪亦浮于肤间，故刺浅而泻之也。

讲：黄帝曰：夏时行刺，必取盛经分腠，其义何也？岐伯对曰：夏属火，其时火始，当其时而治也。心亦属火脏，气始生，其脉尚瘦，其气尚弱，斯时之阳气出于外者，留滞泛溢，热熏分腠，且内而至于盛经焉。故行刺之法，独取盛经分腠，绝其肤间之邪，而病即为之去者。以夏之气浮，其邪亦浮于肤间，而所属尚浅也。至所谓盛经者，人身阳经之脉也。

帝曰：秋取经俞何也？岐伯曰：秋者金始治，肺将收杀，金将胜火，阳气在合，阴气初胜，湿气及体，阴气未盛，未能深入，故取俞以泻阴邪，取合以虚阳邪，阳气始衰，故取于合。［批］以此秋刺经俞之义，而申言之也。

注：经在经之俞穴也，当秋阳气微降，阴气初升，阳气在合。合者，在经之穴，所入为合也。斯时阳未深入，其气在俞。俞者，经气所注为俞也。故泻阴邪，必取俞；欲虚阳邪，必取合。

讲：黄帝曰：秋时行刺，必取在经之俞穴者，其义何也？岐伯对曰：秋属金，其时金始，当其时而治也。肺亦属金，当此秋日，肺将应秋气而行收避肃杀之令，故金之凉气，将胜火之热气，而阳气遂微降以合于经穴而在合，阴气遂初升，以乘其旺气而初胜矣。然虽初胜，不过湿气及体，阴气尤未盛也，阳气在所注之俞而未深入，故行刺者，独取经俞以泻阴邪。夫泻阴邪而必取其俞者，殆取其气之所合，以虚阳邪耳。何也？盖其时阳气始衰，欲虚阳邪，故取于合。

帝曰：冬取井荥何也？岐伯曰：冬者，水始治，肾方闭，阳气衰少，阴气坚盛，巨阳伏沉，阳脉乃去，故取井以下阴逆，取荥以实阳气。故曰：冬取井荥，春不鼽衄。此之谓也。鼽，音求。衄，音肉。［批］以此冬刺井荥之义，而申言之也。

注：井荥者，经气所出为井，所溜为荥也。巨阳伏，阳气伏藏也。冬主闭藏，其邪深入，故取井以下达其阴逆，邪方得去，然刺不得过伤，必取荥以实其阳，至春始无病患也。

讲：黄帝曰：冬时行刺必取井荥，其义何也？岐伯对曰：冬属水，以其时水始当令而治也。肾亦属水，脏气始闭，阳气始衰，是以少阴之气，坚实而盛，太阳之气，伏藏而沉。其邪深入，阳脉去表而之里也。故行刺者，独取阴经之井穴以下达。其阴逆，使邪之在里者，得以除去焉。然刺亦不得过伤，故又必取阳经之荥穴，以实其阳气。阳气实，阴邪自不得下逆。故古语曰：冬取井荥，春不鼽衄。正此之谓也。

帝曰：夫子言治热病五十九俞，余论其意，未能领别其处，愿闻其处，因闻其意。岐伯曰：头上五行，行五者，以越诸阳之热逆也。大杼、膺俞、缺盆、背俞，此八者，以泻胸中之热也。气街、三里、巨虚、上下廉，此八者，以泻胃中之热也。云门、髃骨、委中、髓空，此八者，以泻四肢之热也。五脏俞旁五，此十者，以泻五脏之热也。凡此五十九穴者，皆热之左右也。［批］此举治热之五十九俞，而为别其处以详其治也。

注：按中行之上星五穴，俱属督脉。经次两旁之五处五穴，俱属足太阳膀胱经。又次两旁之临泣五穴，俱属足少阳胆经。至大杼穴，系足太阳膀胱经。膺俞穴，系手太阴肺经。缺盆穴，系足阳明胃经。背俞，即风门穴，系足太阳膀胱经。气街，即气冲。三里、上巨虚、下巨虚，俱系足阳明胃经。云门穴，系手太阴肺经。髃骨穴，系手阳明大肠经。委中穴，系足太阳膀胱经。髓空穴，系督脉经。八者，谓左右各一也。五脏俞旁五，谓五脏之俞，旁有五穴，即肺俞之旁有魄户，以肺藏魄；心俞之旁，有神堂，以心藏神也；肝俞之旁有魂门，以肝藏魂也；脾俞之旁，有意舍，以脾藏意也；肾俞之旁，有志室，以肾藏志也。俱系足太阳膀胱经。

讲：黄帝曰：夫子言治热病有五十九俞，余虽能言论其意，而未能领别其处。窃愿闻其五十九俞之处，因并闻其刺五十九俞之意也。岐伯对曰：人头顶之上有五行，每行各有五穴。如中行之上星、囟会、前顶、百会、后顶之五穴，其次两旁之五处、承光、通天、络却、玉枕等各五穴，又次两旁如临泣、目窗、正营、承灵、脑空等各五穴者，所以泻越诸阳之热，逆于巅顶之上者也。至背脊两旁之大杼穴、中府之膺俞穴、肩下横骨之缺盆穴、并热府中之背俞穴，此八穴者，所以泻脑中之热邪也。又气街、三里、巨虚、上下廉，此八穴者，所以泻胃中之邪热也。云门、髃骨、委中、脑空，此八穴者，所以写四肢之邪热也。且背侠脊两旁，相去一寸五分，内有五穴，其一即肺俞之旁，曰魄户，其二即心俞之旁，曰神堂，其三即肝俞之旁，曰魄门，其四即脾俞之旁，曰意舍，其五即肾俞之旁，曰志室。左右各五，共成十穴。此十者，所以泻五脏之实热也。凡此五十九穴者，皆治热之左右穴也。

帝曰：人伤于寒而传为热，何也？岐伯曰：夫寒盛则生热也。[批] 始伤于寒，终变为热者，并非实热，乃寒盛而生虚热之故也。

注：夫热必始于寒，人伤于寒，而传为热者，正以寒盛于表，在表之阳不得宣越，故令生热。乃寒极生热，阴盛则为阳之义耳。

讲：治水治热，既各有穴矣，而人有始伤于寒，终乃传变而为热者，其故何也？岐伯对曰：彼寒盛于表，以致在表之阳，不得宣越，反使寒郁于中，积而生热者，以其人重伤于寒，则寒必盛。寒盛者，阳必虚，阳虚则阳不能制阴，久之寒盛至极，则阴极反生虚阳，是阴盛必生热也。[批] 寒郁为热，是阳虚生寒，阴乘阳也。帝言伤寒传热，即寒盛生热之义也，又何疑焉？

调经论篇第六十二

此言脏气不和，百病丛生，阴阳虚实宜善调也。

黄帝问曰：余闻刺法言，有余泻之，不足补之。何谓有余？何谓不足？岐伯对曰：有余有五，不足亦有五，帝欲何问？帝曰：愿尽闻之。岐伯曰：神有余有不足，气有余有不足，血有余有不足，形有余有不足，志有余有不足。凡此十者。其气不等也。[批] 五虚五实既由于经气之多少不等矣，则经顾可不调哉？

注： 不等，不同也，言神、气、血、形、志之五有余五不足，以脏气为转移，脏气不同，故见症亦异也。

讲： 黄帝问曰：余闻针刺法中，曾言有余者泻之，不足者补之。不知何者谓之有余？何者谓之不足？愿夫子启蒙而解惑焉。岐伯对曰：所谓有余者有五，所谓不足者亦有五，条绪非止一端，见证各有不同。帝果欲何问乎？黄帝曰：愿举此五有余、五不足而尽闻之也。岐伯对曰：有余不足，本乎五脏者也。如心藏神，心不能无虚实之偏，故其为病也，神有时而见为有余，神亦有时而见为不足者焉。肺主气，肺不能无虚实之偏，故其为病也，气有时而见为有余，气亦有时而见为不足者焉。肝藏血，肝不能无虚实之偏，故其为病也，血有时而见为有余，血亦有时而见为不足者焉。脾统形，脾不能无虚实之偏，故其为病也，形有时而见为有余，形亦有时而见为不足者焉。肾主志，志不能无虚实之偏，故其为病也，志有时而见为有余，志亦有时而见为不足者焉。凡此十者，皆以其经气之多少，各有不等故耳。

帝曰：人有精气津液，四肢九窍，五藏十六部，三百六十五节，乃生百病，百病之生，皆有虚实。今夫子乃言有余有五，不足亦有五，何以生之乎？岐伯曰：皆生于五藏也。夫心藏神，肺藏气，肝藏血，脾藏肉，肾藏志，而各成形①。志意通调②，内连骨髓，而成形五藏。五藏之道，皆出于经隧，以行血气，血气不和，百病乃变化而生，[批] 此言人有虚实而生百病，以血气之不和也。是故守经隧焉。五藏，俱去声。心藏，俱平声。

注： 言必志意通调，内连骨髓，无有余亦无不足，自各成其形，以充五

---

① 而各成型：《素问·调经论》作“而此成形”。

② 志意通调：《素问·调经论》作“志意通”，《甲乙经》卷六第三作“志意通达”。

脏，无有虚实百病之生矣。

讲：黄帝问曰：人之一身，有两神相薄，合而成形，常先身生之精焉；有上焦开发，宣五谷味，薰肤充身泽毛，若雾露灌溉之气焉；有腠理发泄，汗出溱溱之津焉；有谷气着藏，注于筋骨渗于空窍之液焉；有两手两足之四肢焉；有阳七、阴二之九窍焉；有心肝脾肺肾之五脏焉；有手足阴阳循行之十六部分焉；有与天地之度数相合，一岁之节候相应者之三百六十五骨节焉，皆足以生百病者也。然百病之生，无论属精气、属津液、在四肢、在九窍、与同五脏、十六部、三百六十五节，要必其经有之虚有实也。今夫子乃言有余而实者有五，不足而虚者亦有五，不知五虚五实之病，果何以生？愿窃闻之。岐伯对曰：臣之所谓五有余、五不足者，皆生于五脏者也。夫人之心藏神者也，人之肺藏气者也，人之肝藏血者也，人之脾藏肉者也，人之肾藏志者也。五脏各以所藏，达之于外而成形。形者，色也。内无所伤，其色各具也，兼志意通调。五脏之气无所累害，则内而连于骨髓，各著华泽之形，以成其五脏之本体焉。由是五脏经络之道，无所壅塞，其脉气皆出于经隧，以行血气。经隧者，经脉前行之路也，使五脏偶乖，血气不和，则有余不足之百病，遂为之变化而生矣。故治病者必守经隧以调虚实焉。

帝曰：神有余不足何如？［批］此举神虚神实之病，而详其证治，并明其心之偶感于邪者焉。岐伯曰：神有余则笑不休，神不足则悲。血气未并，五藏安定，邪客于形，洒淅起于毫毛，未入于经络也，故名曰神之微。帝曰：补泻奈何？岐伯曰：神有余，则泻其小络之血，勿之深斥①，无中其大经，神气乃平。神不足者，视其虚络，按而致之，刺而利之，无出其血，无泄其气，以通其经，神气乃平。帝曰：刺微奈何。岐伯曰：按摩勿释，著针勿斥，移气于不足，神气乃得复。藏、中，俱去声。著，着同。

---

① 勿之深斥：《素问·调经论》作“出血勿之深斥”。

注：此言神有虚实为病者，皆当刺之，而复有刺邪之法也。《灵枢》言：心藏脉，脉舍神者也。神之微，神病之微也。小络，孙络也。斤，刺也。视，察也。勿释，勿已也。勿斤，勿深也。

讲：黄帝曰：心既藏神矣，而神如有实为有余，虚为不足者，其见证当何如也？岐伯对曰：心在声为笑，在志为喜，如神实而有余，是阳盛也，阳盛故喜气入心，证见时笑不止也。神虚不足，则阳弱也，阳弱则阴气乘之，故悲啼不止也。凡喜与悲皆血气已并，所以为虚为实，而成病也。若血未并于气，气未并于血，五脏安定，邪气无由而入，即偶而入之，其邪亦不过偶客于形毫毛之间，有洒淅振寒之状，尚未入于大经大络也，故古人谓之曰神之微，病犹易治也。若证见有余，而笑不休，不足而悲不止，是病之虚实已大见矣。帝曰：补泻当奈之何？岐伯对曰：神有余，是阳盛也，阳盛则气浮，宜泻其小络之恶血焉，然亦不可深刺以伤其肉，不可中其大经以伤其正气，则心神之气，乃可以随泻而得其平也。神不足者，阳弱也，宜详视其络脉之虚者，以手按之，使阳气得致于此，然后浅刺以通利之，经气一通，阳气自复，阴邪为之顿除矣。然又不可出其血，以伤其营，泄其气，以伤其卫。庶经脉通利，心神之气乃平，而无不足之患也。帝曰：神之有余不足、补泻，固如是矣。其邪客于形，而未入于经络之微病，刺之又当奈何？岐伯对曰：夫所谓微病者，其邪尚在毫毛孔窍也，其法当用手按摩病处而勿释，着针其病而勿深，使移气行于不足之虚处，庶神气可得而复矣。

帝曰：善。气有余不足奈何？［批］此举气虚气实之病，而详其证治，并明其肺之偶感于邪者焉。岐伯曰：气有余则喘咳上气，不足则息利少气。血气未并，五脏安定，皮肤微病，命曰白气微泄。帝曰：补泻奈何？岐伯曰：气有余，则泻其经隧，无伤其经，无出其血，无泄其气。不足，则补其经隧，无出其气。帝曰：刺微奈何？岐伯曰：按摩勿释，出针视之，曰我将深之，适人必革，精气自伏，邪气散乱，无所休息，气泄腠理，真气乃相得。

注：此言气有虚实为病者，皆当刺之，而复有刺邪之法也。《灵枢》言：肺藏气，气舍魄者也。曰白气者，盖肺属金，其色白也。经隧，经脉流行之道也。

讲：黄帝曰：善哉言乎！然肺所主之气，亦有有余而实，不足而虚者，其见证又当奈何？岐伯对曰：肺实而气有余，则为喘为咳，兼气逆而上迫也。肺虚而气不足，则一呼一吸，虽见通利，其气必短少矣。然必气血兼并，而后乃有此证也。若血未并于气，气未并于血，五脏安定之时，邪无由入，其病亦无由而生，即间有偶感于邪者，亦不过皮肤之微病已耳，故古人命之曰：肺气之白气微泄也。黄帝曰：皮肤微病，犹不难治，而所谓有余不足者，其补泻又当奈何？岐伯对曰：凡邪实于肺，而属气有余者，邪中于经也，则急于肺气所行之经隧刺而泻之，然不可误伤其正经，妄出其营血，轻泄其脉气也。酌而行之，自肺气平，而无有余之患矣。若肺虚为气不足者，正气弱也，则又宜肺气所行之经隧刺而补之，补肺之法其气宜敛，慎勿泄出其气，庶肺气平而无不足之患矣。黄帝问曰：气之有余不足，其补泻固如是矣，而皮肤微病刺之，又当奈何？岐伯对曰：皮肤之病，本未深也。第用手按摩其病处而勿释，着针其病处而勿深耳。然当每出其针之时，犹必与病者视之曰：我将深其针以刺之。其故何也？盖欲使病者惊恐谨惕，凝聚正气于内也。正气内聚，而后针之，适人乃能恰入皮革，不至深入，且精气自然潜伏于内，而无所传。邪气散乱，无所休息，直从腠理中泄出。邪去正复，真气于焉乃相得矣。

帝曰：善。血有余不足奈何？［批］此举血虚血实之病，而详其证治，并明其肝之偶感于邪者焉。岐伯曰：血有余则怒，不足则恐。血气未并，五藏安定，孙络外溢①，则经有流血。帝曰：补泻奈何？岐伯曰：血有余，则泻其盛经，出其血；不足，则视其虚经，内

---

① 孙络外溢：《素问·调经论》作“孙络水溢”。

针其脉中，久留而视，脉大，疾出其针，无令血泄。帝曰：刺留血奈何？岐伯曰：视其血络，刺出其血，无令恶血得入于经，以成其疾。藏，去声。

注： 此言血有虚实为病者，皆当刺之，而复有刺邪之法也。《灵枢》言：肝藏血，血舍魂者也。脉大者，留针之久，气至而脉渐大也，脉大则不足者平矣，乃疾速出针，无令血泄。恶血者，络之恶血也。

讲： 黄帝曰：善哉夫子之论乎。然肝藏血，有如肝之邪实而为血有余，肝之正虚而为血不足者，其见证当奈之何？岐伯对曰：血有余者，主瘀血停留也，血留则气逆，气逆则热，热则惊张而作怒。血不足者，肝气虚也，气虚则魂无所依附，魂无所依附，则战栗而恐矣。然此血气兼并，交相为患之过。若气血未并，五脏安定，无所为虚，亦无所为实，虽偶感于邪，不过孙络外溢，偶入于经，致使经中稍有留血为病已耳。黄帝问曰：孙络外溢，经有流血特其病之微者耳。若不足当补，有余当泻，其补泻之法，当奈之何？岐伯对曰：血有余者，肝之邪盛也，当审其在肝经之盛者而泻之，以去其大经所留之血。其血不足而正虚者，则视其在肝经之虚而补之。补虚之法，内其针于脉中，久留而视，如待贵人。俟其气至脉大，方疾出其针，无使血泄，庶肝气平而得补泻之道矣。黄帝曰：补有余，泻不足，其法固不外此，然刺留血之法，又当何如？岐伯对曰：留血者，血留在经也，此不过因邪所感，孙络外溢而已。亦第视其留血之络，以刺出其留血，不使恶血内入于经，以成他疾而已。夫何难哉？

帝曰：善。形有余不足奈何？［批］此举形虚形实之病。而详其证治并明其脾之偶感于邪者焉。岐伯曰：形有余，则腹胀泾溲不利；不足，则四肢不用。血气未并，五藏安定，肌肉蠕动，命曰微风。帝曰：补泻奈何？岐伯曰：形有余，则泻其阳经；不足，则补其阳络。帝曰：刺微奈何？岐伯曰：取分肉间，无中其经，无伤其络，卫气得复，邪气乃索。溲，音叟。藏，去声。蠕，音软。中，去声。

注： 此言形有虚实为病者，皆当刺之，而复有刺邪之法也。《灵枢》言：脾藏营，营舍意者也。脾之阳经，足阳明胃。阳络，言足阳明胃也。阳有余则固，故泻其阳，则腹胀除，泾溲利。阳不足，则弱补其阳络而致气焉，则四肢用矣。

讲： 黄帝曰：善哉夫子之论乎。然脾藏形，如邪实于脾，而为形有余，与脾气过虚，而为形不足者，其见证当奈之何？岐伯对曰：形有余者，则运化之气阻，必有腹中作胀，便溺失溲，以至不利等证。形不足者，则流行之气衰，必有四肢不用痿弱偏发，以至麻木等证。然此皆血气兼并，反相为患之过。若血气未并，五脏安定，即偶感于邪，亦不过肌肉之中蠕动，而微有虫行之状已耳。此邪气之始入也，故古人命之曰微风。黄帝曰：微风之证，犹浅也。若夫形不足则当补，形有余则当泻，其补泻之法，又当奈何？岐伯对曰：形有余者，阳有余也，则当取其阳分之经而泻之。形不足者，阳不足也，则当取其阳分之络而补之。庶肿胀除，泾溲利，气血通，四肢活矣。黄帝曰：有余不足之补泻，既以阳经阳络定其法矣，而刺形之微病，又当奈何？岐伯对曰：形之微病，不过偶中于分肉间，而亦第取其脾部所属之分肉，而无中其脾之正经，无伤其脾之浮络，自卫气得以复还，邪气得以索散也。

帝曰：善。志有余不足奈何？［批］此举志虚志实，而详其证治，并明其肾之偶感于邪者焉。**岐伯曰：志有余，则腹胀飧泄，不足则厥。血气未并，五藏安定，骨节有动。帝曰：补泻奈何？岐伯曰：志有余，则泻然筋血者；不足，则补其复溜。帝曰：刺未并奈何？岐伯曰：即取之，无中其经，邪所乃能立虚。**飧，音生。藏、中，俱去声。

注： 此言志有虚实为病者，皆当刺之，而复有刺邪之法也。《灵枢》言肾藏精，精藏志者也。肾脉行于腹里，故腹胀肾有余则寒胜，故飧泄。肾不足则阳胜，阳胜则上逆而为厥。

讲： 黄帝曰：善哉夫子之论乎。然肾藏志，如邪实于肾，而为志有余，与肾之正虚，而为志不足者，其见证当奈之何？岐伯对曰：志有余，则气必并也，气并则不运化，不运不化，则必有腹胀飧泄之证矣。志不足则肾虚，肾虚则气逆，气逆则不流行，不流不行，则必发而为厥矣。然此皆血气兼并交相为患之过也，然血气未并，五脏安定之时，即偶感于邪，亦不过骨节之间，稍有动气已耳。黄帝曰：骨节之动，特微风之始入耳。若不足当补，有余当泻者，其法当奈之何？岐伯对曰：志有余者，邪中少阴经也，宜刺其本经之营，所谓然谷穴处之筋，以出其血焉。志不足者，亦少阴经之气虚也，宜补其本经之经穴，所谓复溜。刺之而毋泄其气焉，庶胀可平，泄可止，厥可去，而志无有余不足之患矣。黄帝曰：补有余，泻不足，既以然谷、复溜为断，而刺邪之未与正并者，其法又当奈何？岐伯对曰：亦即取其邪所中处而刺之也，然不可中其正经。盖正经无伤，经气自足，邪所中之处，必因正气来复，而自立虚而去也。抑可难乎？

帝曰：善。余已闻虚实之形，不知其何以生？［批］虚实之生，生于血气之偏，而血气之偏，在于阴阳之并。故治病者，宜以调经为先也。**岐伯曰：气血以并，阴阳相倾，气乱于卫，血逆于经，血气离居，一实一虚。血并于阴，气并于阳，故为惊狂。血并于阳，气并于阴，乃为炅中。血并于上，气并于下，心烦惋善怒。血并于下，气并于上，乱而喜忘。**已，上声。炅，炯同。惋，读作闷。

注：并，阴阳不和，自为并一也。倾，颓乱也。离居者，血气不相营合也。惊狂，癫狂也。炅中，热中也。

讲：黄帝曰：夫子五脏之论诚善矣。但所言虚实之病形，余已悉闻。不知虚实之生，果何以也？岐伯曰：虚实之生在乎阴阳相并之间而已。彼气并于血，血并于气，是为血气不顺行，失其常度，并于一而为病也。气血已并，则一阴一阳，两相倾颓。于是阴血并于阳分则气乱于卫，而卫气不能循其常度；阳气并于阴分，则血逆于经，而营血不能循其常度。因而气自为气，血自为血，各分而离居也，此一实一虚之所以生焉。不特此也，兼之血并于阴，则两阴相并，是为重阴，重阴必惊；气并于阳，两阳相并是为重阳，重阳必狂，故病之所以发为惊狂也。兼以阴血并于阳，则阳分必寒，阳气并于阴，则阴分必热，故为炅中也。至阴血并于上，是心精为阴所蔽也，阴气入心，心必烦冤。阳气并于下，肝木为阳所炙，阳炙于肝，肝主怒，故有心烦冤及善怒等证也。血并于下，必失其内明之体；气并于上，必扰其虚灵之府；偏于阴者，在下则失其肾之智；偏于阳者，在上则扰其心之邪，所以有乱而善忘之证也。

帝曰：血并于阴，气并于阳，如是血气离居，何者为实？何者为虚？岐伯曰：血气者喜温而恶寒，寒则泣不能流，温则消而去之，是故气之所并为血虚，血之所并为气虚。恶，去声。［批］并于阳则气实而血虚，并于阴则血实而气虚，兼为温为寒，各有证见，岂难知哉！

注：此节离居，与上不同。上言血离其所居而并之于气，气离其所居而并之于血。此则血不并气，是离其并气之所居也；气不并血，是离其并血之所居也。

讲：黄帝曰：血并于阴，是谓重阴。气并于阳，是谓重阳。阴阳之偏胜如是，固谓之气血各离其居矣。然以何者为实？何者为虚？请夫子遂言之。岐伯对曰：夫所谓气血者，属阴属阳，虽各不同，其性则无不同。所同者何？以其喜温而恶寒也。盖寒则气血皆凝泣而不能流通，温则气血皆消释而易流行。是故气之所兼并处，在于阳者，此则气分无血，而为血虚。血之所兼并处，在于阴者，此则血分无气，是为气虚也。知其为虚，即知其为实矣。

帝曰：人之所有者，血与气耳。今夫子乃言血并为虚，气并为虚，是无实乎？［批］此举阴阳定并不并，以详辨其气血之处与实也。岐伯曰：有者为实，无者为虚，故气并则无血，血并则无气。今血与气相失，故为虚焉。络之与孙络，俱输于经，血与气并，则为实焉。血之与气，并走于上，则为大厥。厥则暴死，气复反则生，不反则死。

注：有者，谓相并也，并则实。无者，谓不并也，不并则虚。络，支络。孙络，浮络也。俱输于经者，转输归经也。血气并走于上，而为大厥，则无阳矣，无阳则死，故暴死。气复则阳回，故生；气不复则阴而已，故死。

讲：黄帝曰：人一身之所有者，惟此血与气耳。今夫子乃言血所并者，见血不见气而为气虚，气所并者见气不见血而为血虚，是止有所谓虚，而亦无所谓实矣。夫阴阳血气之并，岂果有虚而无实乎？岐伯对曰：气血之所并者为有，气血之所不并者为无；有者，即其实者也；无者，即其虚者也。故气所并处则有气而无血，是气实而血虚矣；血所并处，则有血而无气，是血实而气虚矣。今如血与气两不相并而相失，所以谓之为虚焉。彼人身支络之与孙络，俱转输于经脉之中，气并于血，其实在气血并于气，其实在血。故血与气，两不相失而相并，则谓之为实焉。由此观之，可知血之与气，并于上则下虚，必发为逆厥之证矣。厥则暴猝而死，必俟其经气复反，乃可得生，使不反焉，则亦有死而已，何望生全。

帝曰：实者何道从来？虚者何道从去？虚实之要，愿闻其故。岐伯曰：夫阴与阳，皆有俞会，阳注于阴，阴满之外，阴阳匀平，以充其形，九候若一，命曰平人。夫邪之生也，或生于阴，或生于阳。其生于阳者，得之风雨寒暑；其生于阴者，得之饮食居处，阴阳喜怒。［批］此言阴阳之经隧，即气血虚实，一往一来之道路也。复举阳经之邪，得之外感；阴经之邪，得之内伤。显示人以摄养之法焉。

注：俞会者，经穴有俞有会也。外阳也，充实也，病阳也，得之外感，因五风六气以中之。病阴者，得之内伤，因七情六欲以耗之也。

讲：黄帝曰：血气之虚实，必有路以为之往来也。既气血相并，以为虚实，然实者究从何道而来？虚者究从何道而去？虚实之要，不无其故，愿悉闻之。岐伯对曰：凡人手足六阴之经，与手足六阳之经，皆有俞穴，以为之交会也。如真阳必得真阴以相成，是阳经注于阴，而与阴会者也。真阴必得真阳乃相生，是阴经满则之外，以与夫阳交者也。必阴阳之气，两相和平，乃足以充实，其形而无病焉。故九候若一，无稍偏胜者，命之曰无病常人。若夫邪之生也，或乘阳之偏而生于阴，或乘阴之偏而生于阳，皆必气血相并，有所谓虚，有所谓实，五风六气，乃得而中之。其所谓生于阳者，得之风雨寒暑之外邪也；所谓生于阴者，得之饮食居处，阴阳喜怒之内伤也。

帝曰：风雨之伤人奈何？岐伯曰。风雨之伤人也，先客于皮肤，传入于孙脉，孙脉满则传入于络脉，络脉满则输于大经脉，血气与邪并，客于分腠之间，其脉坚大，故曰实。实者外坚充满，不可按之，按之则痛。［批］此言阳经外感，而为实证之故，并以脉之坚大按之作痛者示其验也。

注：此言阳经病之实者，凡风雨伤人由浅入深，血气遇邪必相兼并，并则为实，故气实而痛者，不可按也。

讲：黄帝曰：阳经之病，或虚或实，既皆得之外感矣。今以阳经之主实者言之，如风雨之伤人也，其证奈何？岐伯对曰：彼风雨之邪，外邪也。其伤人也，先客于皮肤，其次乃传入于孙脉，孙脉满实，则传入于络脉，络脉满实，则转输于大经之脉。由是血之与气皆与外邪并，客于分腠之间，气血既与邪气兼并，其脉必坚实而大，故曰实也。实者何以其病？外见坚实充满之象，不可以手按之，盖按之则邪正相薄而作痛也。

帝曰：寒湿之伤人奈何？岐伯曰：寒湿之中人也，皮肤不收，肌肉坚紧，荣血泣，卫气去，故曰虚。虚者聂辟气不足，按之则气足以温之，故快然而不痛。中，去声。［批］此言阳经外感而为虚证之故，并以气足而温按之不痛者，示其验也。

注：不收者，肌肤虚浮，不收敛也。聂，皱也。辟，叠也。

讲：黄帝曰：阳经之实者，固如是矣，然亦有所谓阳经之虚者焉。彼寒湿之伤人也，其证奈何？岐伯曰：寒湿者，外之阴邪也。其中人也，皮肤必为邪所胜而不收，肌肉必为寒所胜而坚紧，兼之营血涩而不流，卫气散而他去，此皆邪之所凑而虚也，故曰虚。夫所谓虚者，皮肤皱叠，气不足也。若以手按之，则手中之气，足以散其邪之寒而温之，故其病快然若失，而不觉其痛也。

帝曰：善。阴之生实奈何？岐伯曰：喜怒不节，则阴气上逆，上逆则下虚，下虚则阳气走之，故曰实矣。[批] 阳邪凑阴，故阴实。

注走之，凑之也，言阳气凑阴气则为实，阴气上逆而下虚，下虚则阳邪专凑于下，故为阴实矣。

讲：黄帝曰：夫子所论阳经之为虚为实诚善矣，然阴经亦有所谓虚实焉。不知阴经之生实者奈何？岐伯对曰：凡人一喜一怒，失其节制，则阴气必并于上而上逆，气既上逆，则其下必虚，其下既虚，则阳邪之气必凑于虚，而专走其下，故曰实也。

帝曰：阴之生虚奈何？岐伯曰：喜则气下，悲则气消，消则脉虚空，因寒饮食，寒气熏满，则血泣气去，故曰虚矣。[批] 寒中血凝，阳气消散，阳散脉空，故阴虚。

注：阴气凑阳则为虚。盖悲喜伤气，气属阳，气伤而寒凑之，阳未有不虚者。

讲：黄帝曰：阴之生实，固由阳气凑阴矣，而阴之生虚奈何？岐伯对曰：凡人过于喜，则其气必下；过于悲，则其气必消，气为之伤矣。气伤则阳不足，阳不足则脉空虚。偶因寒饮寒食，必致寒气熏满于中也，寒气既为之熏满，则血必为之凝泣，气必为之散去，故曰虚矣。

帝曰：经言阳虚则外寒，阴虚则内热，阳盛则外热，阴盛则内寒，余已闻之矣，不知其所由然也？岐伯曰：阳受气于上焦，以温皮肤分肉之间，今寒气在外，则上焦不通，上焦不通，则寒气独留于外，故寒栗。已，上声。[批] 此举阳虚生外寒之故，而申言之也。

注：经言，上古经语也。寒栗，振寒也。此明阳虚生外寒之故。

讲：黄帝曰：阳主热，阴主寒，此一定之理也。然经中会言，阳虚过甚，则卫外之气不足而外寒，阴虚过甚，则营中之气不足而内热；以及阳偏胜，则阳越于外而外热，阴偏胜，则阴凝于内而内寒。此其理余已悉闻之矣，而究不知其所以热、所以寒之故也？岐伯对曰：阳虚则外寒者，以阳卫外者也，受气于上焦，故出即可以温其皮肤与同腠肉之间。今寒气在外，以乘其阳气之虚，则阳为阴蔽，而上焦不通，上焦既不通，则卫外之阳气不得出，而寒气独留于外也，寒气独留于外，是外之阴盛也。阴盛故寒栗，所谓阳虚生外寒者此也。

帝曰：阴虚生内热奈何？岐伯曰：有所劳倦，形气衰少，谷气不盛，上焦不行，下脘不通。胃气热，热气熏胸中，故内热。［批］此举阴虚生内热，而申言之也。

注：形气，阴气也。衰少，虚也。此明阴虚生内热，乃内伤之证也。

讲：黄帝曰：经所谓阴虚之证，而反生内热者奈何？岐伯对曰：以其有所劳倦，以致形为之衰，气为之少矣。盖劳倦则阴伤，阴伤则太阴之脾失其养，饮食必为之渐减而谷气不盛也。谷气不盛，所谓生于谷气之精微，而为上焦之宗气者，亦不能流行矣。上焦不行，胃之下脘，其气亦必为之不通矣。胃气不通，由是久郁于中而为热，热气上腾，熏于胸中，故生内热也。所谓阴虚生内热者，即此故也。

帝曰：阳盛生外热奈何？岐伯曰：上焦不通利，则皮肤致密腠理闭塞，玄府不通，卫气不得泄越，故外热。［批］此举阳盛生外热之故，而申言之也。

注：上焦，阳也；外属表，亦阳也。故阳实则上焦与表俱实，且生外热，此外感之证也。

讲：黄帝曰：经言阳邪盛而生外热者奈何？岐伯对曰：人之卫气本于上焦，今外伤寒毒，阳邪反盛，上焦必为之不通利矣。上焦不通，则皮肤皆致密，腠理皆闭塞，玄府皆不得通利，寒邪之锢蔽若此，是以卫外之阳气不得泄越于外，故外体多郁热也。

帝曰：阴盛生内寒奈何？岐伯曰：厥气上逆，寒气积于胸中而不泻，不泻则温气去，寒独留，留则血凝泣，凝则脉不通。其脉盛大以涩，故中寒。［批］此举阴盛生内寒之故，而申言之也。

注：厥，寒厥。上逆，寒气上行也。不泻，不去也。凝，凝滞。泣，与涩同。脉盛大，阴气盛而鼓大也。

讲：黄帝曰：经言阴邪盛而生内寒者奈何？岐伯对曰：以寒气大逆，发为寒厥，以致逆而上行。寒气积于胸中，而不得去，是温不胜寒也。寒胜则热气悉去，寒气独留，寒留则血必因寒而凝泣矣。血既凝泣，则脉亦必因之而不通于外矣。故其在内之脉盛大以涩，如烟起而有缓散之状，故曰中寒。

帝曰：阴与阳并，血气以并，病形以成，刺之奈何？岐伯曰：刺此者，取之经隧，取血于营，取气于卫，用形哉，因四时多少高下。［批］此言取血于营，取气于卫，而详其法也。

注：多少者，谓以月之生死为痏数之多少也。高下者，谓春时俞在颈项，夏时俞在胸胁，秋时俞在肩背，冬时俞在腰股也。

讲：黄帝曰：阴与阳并是血并于气，而为血气以并也。当病形已成之后，必有虚实之分，刺之又当奈何？岐伯对曰：刺此者，亦取之经隧而已。盖经隧之中，皆气血所流行之地。如血有虚实，而宜取血者，营气属阴而主血，即取之营气焉。气有虚实，而宜取气者，卫气属阳而主气，即取之卫气焉。取血于营，取气于卫，必相其人之高矮肥瘦而用其形，兼因其四时之寒热温凉，及月魄之生缺，以为针之多少，以定邪之上下焉。自病可去，而得针刺之法矣。

帝曰：血气以并，病形以成，阴阳相倾，补泻奈何？岐伯曰：泻实者，气盛乃内针，针与气俱内，以开其门，如利其户，针与气俱出，精气不伤，邪气乃下，外门不闭，以出其疾，摇大其道，如利其路，是谓之大泻，必切而出，大气乃屈。内，纳同。［批］此举泻实之法而详其治也。

注：内针，下针也。下，去也。门不闭，使疾出也。大其道，大泻邪也。切指其病而拔出之，虽大邪之气，自屈服也。

讲：黄帝曰：如阴血阳气，以致兼并如一，其病形亦复以成而为阴阳颓乱而相倾者，其当补当泻，又奈何？岐伯对曰：欲泻实者，候其邪气方盛之时，乃令病人吸气以纳针，针与气俱纳，然后开其门，利其户，无令气忤静以久留，无令邪布。吸则转针，以得气为故，候呼引针，呼尽乃去，针与气俱出，精气不伤，邪气乃下。外门不闭以出其疾，摇大其针，如利其路，是谓大泻必切而出，大气乃屈，故命曰泻。

帝曰：补虚奈何？岐伯曰：持针勿置，以定其意，候呼内针，气出针入。针空四塞，精无从去，方实而疾出针，气入针出，热不得还，闭塞其门，邪气布散，精气乃得存，动气候时，近气不失，远气乃来，是谓追之。内，纳同。［批］此举补虚之法，而详其治也。

注：善用针者，在经之近气，不失他经之远气，乃又致之而使来，是谓追而济之也。

讲：黄帝曰：泻实之法，固如此矣。而所谓补其虚者，当奈之何？岐伯对曰：欲补其虚，持针勿置，以定其意，必先扪而循之，切而散之，推而按之，弹而怒之，抓而下之，通而取之。候呼纳针，呼尽纳针，气出针入，针空四塞，精无从去，静以久留，以气至为故。如待所贵，不知日暮。其气已至，适而自护，候呼引针，方实而疾出，针气入，针出气不得出，热不得还，各在其处，推闭其门，闭塞其户，邪气布散，令神气存，精气乃得存，动气候时，近气不失。经气留止，远气乃来，是谓追之，故命曰补。

帝曰：夫子言虚实者有十，生于五藏，五藏五脉耳。夫十二经脉皆生其病，今夫子独言五藏。夫十二经脉者，皆络三百六十五节，节有病必被经脉，经脉之病，皆有虚实，何以合之？岐伯曰：五藏者，故得六腑与为表里，经络支节，各生虚实，其病所居，随而调之。病在脉，调之血；病在血，调之络；病在气，调之卫；病在肉，调之分肉；病在筋，调之筋；病在骨，调之骨。病在筋①，燔针劫刺其下及与急者；病在骨，淬针药熨；病不知所痛，两跻为上；身形有痛，九候莫病，则缪刺之；痛在于左，而右脉病者，巨刺之。［批］此言脏腑虚实之病各有表里，则随其病之所在，而施其治也。必谨察其九候，针道备矣。藏，俱去声。燔，声烦。

注：燔针劫刺者，谓以火烧针，乘热而刺之，此治筋寒而急，故用燔针以煊之耳。阴跻照海穴，出少阴肾经。阳跻申脉穴，出太阳膀胱经也。

讲：黄帝曰：夫子言正虚邪实者，有五合阴阳之数，而共计之，则有十也。其虚实之生，皆本于五脏。五脏者，五脉耳。彼夫手足六阴六阳，十二经之脉，皆能生其病。今夫子独言五脏，何以与十二经相应乎？且夫十二经脉者，皆络于三百六十五骨节者也。凡每一节有病，必连及经脉经脉之病，各有虚实。不知虚实之何以与十二经脉相合也？岐伯对曰：人身之五脏者，故得与六腑相为表里者也。无论大络之经，小经之络，四肢之肢，骨节之节，皆能各生其虚实。惟能各生其虚实，故即其病之所在，随在可以调和其气血。如病在脉也，脉为血之府，脉实则血实，脉虚则血虚，即调之以血焉。如病在血也，血病则络脉必结，即调之以络焉。如病在气也，气属于卫，即调之卫焉。如病在分肉，即肉之部也，则调之分肉。如病在筋也，则调之筋。病在骨也，则调之骨。独是调之筋者何？以火烧针，乘热而刺，所谓燔针劫刺者是也，其针当下至其筋寒而急之处，庶其筋暖而病去矣。调之骨者何？如病在骨，先以火赤其针，而后以药焠之，乃刺。刺毕复以辛热之药，熨贴其上，所谓焠针药贴者是也。庶热气深入，寒痹之在骨者，可以愈矣。如病有不知所痛者，是湿痹而无寒也，则刺两跷上之申脉、照海二穴焉。病有身形

① 病在筋：《素问》中无此三字。

痛，而九候俱莫病者，是身病而脉无病也，则用缪法以刺其络。缪刺者何？如痛在于左，则刺其右；痛在于右，则刺其左。又有痛在于左，而右脉独病者，此经病也，则宜巨刺之法，以刺其经穴焉。但巨刺者，必先察九候，以审其何气为病，并其病在何脏、何腑、何经、何络随其病之深浅而酌刺之。庶虚实无差，补泻合宜，用针之道备而无憾矣。

缪刺论篇第六十三

此言邪客于络法宜缪刺，以左取右，以右取左也。

黄帝问曰：余闻缪刺，未得其意，何谓缪刺？岐伯对曰：夫邪之客于形也，必先舍于皮毛，留而不去，入舍于孙络，留而不去，入舍于络脉，留而不去，入舍于经脉。内连五藏，散于肠胃，阴阳俱感，五藏乃伤。此邪之从皮毛而入极于五藏之次也。如此则治其经焉。今邪客于皮毛，入舍于孙络，留而不去，闭塞不通，不得入于经，流溢于大络而生奇病也。夫邪客大络者，左注右，右注左，上下左右，与经相干，而布于四末，其气无常处，不入于经俞，命曰刺缪。藏，俱去声。［批］此言缪刺之法与正刺所以不同之故。

注：缪刺者，左病刺右，右病刺左，身病刺四肢，缪去病处也。所以行缪刺者，络病而经不病故也。

讲：黄帝问曰：夫子会言缪刺，余已闻之，但未得其意，不知如何而刺，乃谓之缪刺也？岐伯对曰：凡邪之客于形体也，由浅入深，必先舍于皮肤之中，久留不去，次乃入舍于孙络之间，又久留不去，乃入舍于络脉之内，若再久留不去，则入而舍于十二经脉之中。内连五脏，散于肠胃矣。夫邪而至于连五脏，散肠胃，阴经阳经俱感于邪，五脏因之而受伤，此邪之从皮肤而入极于五脏之位次者也。如此则宜专治其经穴焉，是谓正刺。今所谓缪刺者，乃邪之客于皮毛，仅入舍于孙络，停留不去，以致孙络之气闭而不通，其邪不得内入于正经，久之流溢于十五大络之中，而生奇邪之病者也。夫邪之客于十五大络者，左注于右，右注于左，上下左右，虽与正经相干犯其实，不得入于正经而仅布于四肢之末。兼其邪气无有常处，而未入正经之俞，故针刺之法，当以左病者取其右络，右病者取其左络，而名之曰缪刺也。

帝曰：愿闻缪刺，以左取右，以右取左奈何？其与巨刺何以别之？岐伯曰：邪客于经，左盛则右病，右盛则左病，亦有移易者，左痛未已，而右脉先病，如此者，必巨刺之，必中其经，非络脉也。故络病者，其痛与经脉缪，处故命曰缪刺。［批］此举巨刺、缪刺之法。而详辨之也。

注：此言邪轻而客于络者，宜缪刺。邪重而客于经者，宜巨刺也。

讲：黄帝曰：缪刺之说，既与正刺不同，而法必以左取右，以右取左者，其用奈何？窃愿闻之。兼巨刺亦有所谓，取左取右者，亦不知其与巨刺何以别也？岐伯对曰：若邪客于正经，此邪之重者也。故邪重于左，而左盛，则右必病；邪重于右，而右盛，则左必病。且其为病，亦有恒相移易者，若左痛未已，而右脉先病之类。其刺也，必以巨刺之法，取其经脉，而不取其络脉，并取其脏腑之井、荥、俞、经、合等穴而直刺之，此巨刺之法也。故病在络者，其痛与邪中经脉者，病各不同，故刺法亦异，所以别巨刺，而名之曰缪刺也。

帝曰：愿闻缪刺奈何？取之何如？岐伯曰：邪客于足少阴之络，令人卒心痛暴胀，胸胁支满，无积者，刺然骨之前出血，如食顷而已，不已左取右，右取左。病新发者，取五日已。已，俱去声。卒，猝同。［批］此举肾家为病而详其缪刺之注也。

注：食顷，一饭之顷也。病新发，谓新病而无旧疾者。一日知，五日已也。肾经之络穴，即大钟，在足跟后踵中，大骨上两筋间。

讲：黄帝曰：缪刺既不同于巨刺矣，今愿闻缪刺之法奈何？与取而刺之之穴何如？岐伯对曰：如邪客于足少阴肾经之络者，少阴脉从肺络心，注胸中，上贯肝膈，能使人骤然心痛，暴然鼓胀，胸胁四肢，俱见满实。证见如此，本无蓄积，似有蓄积也。其有蓄积者无论矣，若内无蓄积。则刺足内踝前大骨陷中，然骨前之然骨穴，出其恶血，不过半食之顷，而痛自止。如仍不止，则当以痛在左者，取之右然骨穴，痛在右者，取之左然骨穴，用以缪刺之法。在素无病而为邪气暴发者，取之不过五日，而自愈已。

邪客于手少阳之络，令人喉痹舌卷，口干心烦，臂外廉痛，手不及头，刺手小指次指爪甲上，去端如韭叶各一痏，壮者立已，老者有顷已，左取右，右取左。比①新病数日已。已，俱上声。[批] 此举三焦络为痛，而详其缪刺之法也。

注：壮者，气盛，故立已。老者气衰，故顷已。至新病暴发邪气盛而未有定处，故必待数日而后已也。三焦经之络穴，即外关，在腕后二寸两筋间，阳池上一寸。

讲：邪有客于手少阳三焦之络者，则使人有喉痹舌卷，口干心烦，臂外廉痛，手不及头等证，其故何也？以手少阳三焦之脉，循手外廉出臂外，上肩入缺盆，布膻中，散络心包。其支者，从膻中上出缺盆，上项，故其见证如此。宜刺手小指、次指爪甲之上，去端如韭菜叶许之关冲穴，左右各一痏。在气盛而年壮者，病立已。若老而气衰则必少顷一刻，乃得已也。其有不已者，以左取右，以右取左，以缪刺之法行之，比之新病之日数，亦未有不已者也。

邪客于足厥阴之络，令人卒疝暴痛，刺足大指爪甲上，与肉交者各一痏，男子立已，女子有顷已，左取右，右取左。已，俱上声，下同。[批] 此举肝络为病，而详其缪刺之法也。

注：言络病引于经者，男子阳用事，故已速，女子阴用事，故矣稍迟。肝经络穴，即蠡满，在内踝肉前上五寸。

---

① 比：《素问·缪刺论》作“此”。

讲：邪有客于足厥阴肝经之络者，则令人卒疝暴痛，其故何也？以足厥阴肝经之脉，络阴器，入小腹。其支别者，循胫上睾，结于茎，故其见证如此。宜刺足大指爪甲之上，与肉交会之大敦穴，左右各一痏。是病而在男子则以气用事，可立已也；若在女子，以血为本，邪中于肝则伤其血，必稍顷一刻乃能得愈。其刺之之法，亦必以左取右，以右取左焉。

邪客于足太阳之络，令人头项肩痛，刺足小指爪甲上，与肉交者各一痏，立已，不已，刺外踝下三痏，左取右，右取左，如食顷已。［批］此言膀胱络为病，而详其缪刺之法也。

注：膀胱经之络穴，即飞扬也，在外踝骨上七寸。

讲：邪有客于足太阳膀胱之络，则令人头项与肩，相为隐痛，其故何也？以足太阳膀胱之脉，下头项循肩髆，其别交者，从髆内左右别下，又其络，自足下上行，循背上头，故其见证如此。宜刺足小指爪甲之上，与肉交会之至阴穴，左右各一痏，其病可立已也。若犹不已，急刺足外踝下之金门穴、京骨穴、通谷穴，为之三痏，其法亦以左取右，以右取左，缪刺之后，不过如一饭之顷，其病自已也。

邪客于手阳明之络，令人气满，胸中喘息，而支胠，胸中热，刺手大指次指爪甲上，去端如韭叶各一痏，左取右，右取左，如食顷已。［批］此举大阳络为病，而详其缪刺之法也。

注：大肠经之络穴，即偏历也，在腕中后三寸。

讲：邪有客于手阳明大肠之络者，则令人有气满，胸中喘息，以及支胠胸中作热等证，其故何也？盖以阳明之脉，络肺下膈布胸，其支别者，从缺盆中，直上其颈，又别支入胠，故其见证如此。宜取手大指爪甲之上，去指端如韭叶许之商阳穴，左右各一痏，其法亦以左取右，右取左，而缪刺之，不过一饭之顷，其病自愈也。

邪客于臂掌之间不可得屈，刺其踝后，先以指按之痛，乃刺之，以月生死为痏数，月生一日一痏，二日二痏，十五日，十五

痏，十六日，十四痏。[批] 此言阴阳二经受邪为病，而示以刺之之法也。

注：手厥阴脉，由臂下肘入掌中。手少阴脉，下肘循臂抵掌后。既为邪客，不□左右，取当审去腕一寸，陷中之通里穴，在踝后，按痛处刺之。踝者，确坚貌也。月生为痏者，从少增多月死为痏者，从多减少也。

讲：邪有客于臂掌之间，证见不可得屈者，以其阴阳二经皆受邪矣。急循其手之踝后而刺之，然未刺之先，宜以手摩按之，察其病在何部，所受何邪，得其痛处，乃刺之也。至刺之法则又以月之生死为痏数。月生者何？自初一以至十五是也。月死者何？自十六以至三十是也。如刺以月生为痏数，则一日一痏，二日二痏，随日渐加至于十五，则十五痏焉。如刺以月死为痏数，则十六日十四痏，十七日十三痏，随日渐减，不可失也。

邪客于足阳跷之脉，令人目痛，从内眦始，刺外踝之下半寸所各二痏，左刺右，右刺左，如行十里顷而已。[批] 此举阳跷之脉为病，而详其缪刺之法也。

讲：阳跷脉气，上行而营于目，故令人有目痛之证也。

讲：邪有客于足阳跷之脉者，则令人目为之痛，其痛也从目之内眦始，其故何也？以阳跷之脉，在足外踝，上循风府，由顴入眦，兼阳跷者，起于足太阳膀胱经之申脉穴者也。其脉由足上行至头入目内眦，故其见证如此。宜刺足外踝之下半寸许之申脉穴，左右各二痏，以左刺右，以右刺左，以缪法行之。不过如路行十里之倾，其病自止也。

人有所堕坠，恶血留内，腹中满胀，不得前后，先饮利药。此上伤厥阴之脉，下伤少阴之络，刺足内踝之下，然骨之前血脉出血，刺足跗上动脉，不已，刺三毛上各一痏，见血立已。左刺右，右刺左。善悲惊不乐，刺如右方。乐，音洛。[批] 此举恶血为病，而详其刺与缪刺之法也。

注：阳胜则喜，阴胜则悲。厥阴之病，连于肝则惊；少阴之病，逆于膻中，则不乐。故刺法，相侔也。

讲：如人有偶而堕坠，恶血停留于内，以致血气凝滞，腹中满胀，甚且二便闭塞，欲前后而不得者，宜先饮利药，以下其瘀血，使凝滞之气血，得以流行，然后刺之。盖此堕坠者，上伤于厥阴肝经之脉，下伤于少阴肾经之络，二经受伤，以致血无所藏，气无所纳，邪气感之，为病愈甚。欲刺此证，必先取足内踝之下，然骨之前，少阴络分所行处刺之，以出其血，并取足跗上动脉不已处之冲阳穴，三毛以上之大敦穴，各刺一痏，得见其血，其病可愈。若仍不愈则左病右刺，右病左刺，无有不愈者。至若证见善悲、善惊，而不欢乐者，是阴盛也，是阴阳激薄也，是膻中与肝并受其伤也，刺亦如前法，取厥阴少阴之穴，以为之缪刺焉。

邪客于手阳明之络，令人耳聋，时不闻音，刺手大指次指爪甲上，去端如韭叶各一痏，立闻。不已，刺中指系古本①爪甲上与肉交者［批］中指属厥阴心主与手少阳三焦为表里，少阳脉出耳入耳垣，立闻。其不时闻者，不可刺也。耳中生风者，亦刺之如此数。左刺右，右刺左。［批］此举大肠之络令人病耳聋者，而详其刺与缪刺之法也。

注：绝无所闻者为实，不时闻者为虚。虚而刺之，是重虚也，故不时闻者不可刺。

讲：邪有客于手阳明大肠之络者，则令人耳聋，时不闻音之证，其故何也？盖阳明之脉，上颊散络入耳，故其见证如此。刺此证者，急取手大指次指之爪甲上，去端如韭叶许，所谓商阳关冲之穴者，即手少阳之井也，左右各一痏，立即可以闻声而耳不聋矣。如其不愈，则取手中指爪甲上，与肉相交之中冲穴刺之，立即可闻。盖以心主与手少阳为表里也。其有不时而闻者，其人本气虚，虚不可再刺也，更有耳呼号如风生状者，亦刺之如前。邪客于

① 系古本：此三字为文中小字夹注，但上文与《素问》并无差别，疑此三字为衍文。

手阳明者，以左刺右，以右刺左，自实邪可去，而其病旋已也。

凡痹往来行无常处者，在分肉间痛，刺之以月生死为数。用针者，随气盛衰，以为痏数，针过其日数则脱气，不及日数则气不泻。左刺右，右刺左，病已止。不已，复刺之如法。月生一日一痏，二日二痏，渐多之，十五日十五痏，十六日十四痏，渐少之。[批] 此举痹痛之病而详其刺与缪刺之法也。

注：所谓渐多渐少者，视月之盈亏，上半月，一日添一刺，下半月，一月减一刺，总以气之盛衰为准的也。

讲：凡痹痛之病，往来流行，无有常处者，即审其所痛在何经之络，分肉之间，随其痛处而刺之。其刺也，亦以月之生死为针数。用针者，并随其正气之盛衰以为痏数。若针数过其日数，则正气必脱，若针数不及日数，则邪气不泻，此所以必如月之生死为数，气之盛衰为痏，左右取之，病立愈也。若以左刺右，以右刺左，而病仍不愈，必邪未尽，故痛复不止，又当复刺之，如前法焉。夫所谓以月生数为针数者何？即一日一痏，二日二痏，渐多之，十五日十五痏之谓也。以月死数为针者何？即十六日十四痏，十七日十三痏，渐少之，至三十日则止一痏，如初一日焉是也。

邪客于足阳明之络。令人鼽衄上齿寒，刺足中指、次指爪甲上，与肉交者各一痏，左刺右，右刺左。鼽，音求。衄，音肉。[批] 此举胃经之络为病，而详其刺与缪刺之法也。

注：脉之直行者为经，横行者为络，故经之横行者，亦谓之络。此以经病为络病，经之横者也。上齿寒者，以足阳明胃经之络，属于上齿故也。

讲：邪有客于足阳明胃之络者，则令人鼽衄，及齿作寒等证，其故何也？以胃脉起于鼻，交頞中，下循鼻外，入上齿中还出侠口，故其见证如此。刺之者，宜取中指次指爪甲之上，与肉交会之厉兑穴，左右各一痏，自可以泻上部之实邪矣。如不得愈，则左刺其右，右刺其左，以缪刺之法治之，无有不愈者。

邪客于足少阳之络，令人胁痛，不得息，咳而汗出，刺足小指次指爪甲上，与肉交者各一痏，不得息立已，汗出立止。咳者，温衣饮食，一日已。左刺右，右刺左，病立已。不已，复刺如法。已，俱上声，下同。［批］此举胆络为病，而详其刺与缪刺之法也。

注：少阳循胁里，故胁痛，不得息。少阳之气主疏泄，故令咳而汗出。少阳胆经之络，光明穴也。

讲：邪客于足少阳胆经之络者，则令人有两胁作痛不得气息，兼汗随咳出等证，其故何也？以少阳胆经之脉，循胸过季胁，其别支者，合手少阳抵䪼，下加①颊车，下颈合缺盆，循胸贯膈，络肝布胁，故其见证如此。刺之宜取足小指次指爪甲之上，与肉交会之窍阴穴左右各一痏，如是则不得息之证，立愈，汗出之证立愈。至若咳者为寒，宜加以温衣，食以暖食，不过一日之久，其咳亦自已矣。如仍不愈，则左以刺右，右以刺左，以缪刺之法行之，无有不立愈者。倘再不愈，如法复刺，其邪自尽已。

邪客于足少阴之络，令人嗌痛不可内食，无故善怒，气上走贲上，刺足下中央之脉各三痏，凡六刺，立已，左刺右，右刺左。嗌中肿，不能内②唾，时不能出唾者，刺然骨之前，出血立已，左刺右，右刺左。内，纳同。贲，音奔。［批］此举肾经为病，而详其刺与缪刺之法也。

注：嗌痛在中者，刺之各三痏。痛在侧者，取左右缪刺之。

讲：邪有客于足少阴肾经之络者，令人有嗌痛而不可以纳食，与无故善怒，及气上走贲上等证，其故何也？以其少阴之脉从肾，上贯肝膈，入肺中，循喉，侠舌本，故其见证如此。刺之者，宜取足心下中央之脉，所谓涌泉穴，左右各三痏，凡六刺，其病立愈。如不愈，左痛则刺右，右痛则刺左，以缪

① 加：据文义疑衍。
② 内：通“纳”。

刺之法行之。复有嗌中作肿，证见不能纳其饮食，兼唾时并不能出其残唾者，此邪之客于少阴者深，急刺然骨前之然谷穴，以出其血焉，其病立愈。如再不愈，亦复如缪刺之法，左病右刺，右病左刺焉。

邪客于足太阴之络，令人腰痛，引少腹控眇，不可以仰息，刺腰尻之解，两胂之上，是腰俞，以月死生为痏数，发针立已，左刺右，右刺左。胂，音申。[批] 此举脾络为病，而详其刺与缪刺之法也。

注：足太阴脾，土也。脾病者，先注于腰，故腰痛。脾经络脉，公孙穴也，在足大指本节后一寸。眇者，季胁下之空软处也。

讲：邪有客于太阴脾经之络者，则令人有腰痛，痛引少腹控眇，不可以仰息等证，其故何也？盖以足太阴之络，从髀合阳明，上贯尻骨中，与厥阴少阳结于下髎，而循尻骨入腹内，循眇上络于嗌，贯胸中，故其见证如此。刺之者，宜取腰尻之解，两胂之上，所谓腰俞穴处，循其督脉所经之穴，以月魄之生死为痏数，发针之时，其病立愈。如仍不愈，则以缪刺之法行之，左刺其右，而右刺其左焉。

邪客于足太阳之络，令人拘挛背急，引胁而痛，刺之从项始数脊椎挟脊，疾按之，应手如痛，刺之旁三痏，立已。[批] 此举膀胱络脉为病，而详其缪刺之法也。

注：邪客于足太阳之络，则牵引于经，其经侠脊而下，故拘挛皆急。又下贯胂，故引胁而痛也。

讲：邪有客于足太阳膀胱之络者，则令人有拘挛皆急，引胁而痛等证，其脉行身后，经膊内，左右别下，循项贯髀，合腘中，故其见证如此。刺之者，宜从项之大椎骨为始，数其脊椎，各开一寸五分，至侠脊之处，急用手按之，如应手而痛，即视其邪所结处，刺其背脊之旁，左右各三痏，其病自立愈已。

邪客于足少阳之络，令人留于枢中痛，髀不可举，刺枢中以毫针，寒则久留针，以月生死为痏数，立已。[批] 此言胆络为病，而详其刺之之法。

注：枢，中髀枢也，少阳之脉所循者。刺法，寒者留针则热，故久留针焉。

讲：邪有客于足少阳胆经之络者，则令人常留痛于髀枢之中，甚而髀不可举。此其故，以其少阳之脉出气街，绕毛际入髀厌中也。刺之者，急取枢中之环跳穴，以毫针刺之。若寒甚者，则久留其针，以候阳气之至，然后去针，然其刺亦以月魄之生死为痏数，其痛乃可立止也。

治诸经之所过者，不病则缪刺之。耳聋，刺手阳明，不已，刺其通脉出耳前者。齿龋，刺手阳明。不已，刺其脉入齿中者，立已。龋，丘禹切。去，上声。［批］此言邪在经则当以巨刺之法行之，邪在络则当以缪刺之法行之也。

注：商阳穴，在手大指次指之端，去爪甲如韭叶。龋，齿痛也。言刺手阳明，不言穴者，六俞皆能主之，不必拘一穴也。手阳明入下齿中，刺之者，亦取其下齿中也。

讲：至若各经有病，而经所过处，却不见其病形，而邪独在于络者，治之则以缪刺之法行之。如耳聋则刺手阳明大肠经之商阳穴，其病不愈，则刺其过脉，出耳前之听宫穴，其病可立愈也。又如齿朽蠹而龋痛者，则亦刺手阳明大肠经之商阳穴。如再不愈，则刺其阳明脉入齿中者，其病可立愈已。

邪客于五藏之间，其病也，脉引而痛，时来时止，视其病，缪刺之于手足爪甲上，视其脉，出其血，间日一刺，一刺不已，五刺已。藏，去声。间，去声。已，上声。［批］此言邪客五脏之络，而未入于经者，皆当缪刺之法行之也。

注：五脏之间，谓五脏络也。刺手足爪甲之上，即井穴是也。

讲：邪有客于五脏之间者，皆其藏于络，而未入于经者也，故其为病也，脉引而痛，时来时止，当视其病之所在，而缪刺之。先于手足各爪甲上，视其各脏之井穴得其邪之所在，刺出其血。其刺也，间隔一日而一刺，一刺不已，则再刺之，至于五刺，则邪尽去，而病立止已。

缪传引上齿，齿唇寒痛，视其手背脉血者去之，足阳明中指爪甲上一痏，手大指次指爪甲上各一痏，立已，左取右，右取左。［批］此举缪传为病者，而详其缪刺之法也。

注： 缪传者，病本在下齿，今缪传于上齿也，上齿属足阳明，下齿属手阳明。足阳明病，则齿唇热痛。今是手阳明病故，齿唇寒痛。足中指爪上无穴名，乃足阳明支脉所出也。手大指次指爪甲上者，手阳明商阳穴也。

讲： 病有本在此经，而证见他处，名为缪传者。其传也，脉引上齿以至齿唇寒而且痛。如是之证，乃阳明经受寒邪也，宜视其手背阳明经之脉，有血者即刺之，以去其血。又取足阳明中指爪甲之上一痏，手大指次指爪甲之上各一痏，其寒病可立止也。如仍不止，则亦以缪刺之法行之，而左病取右，右病取左焉。

邪客于手足少阴、太阴、足阳明之络，此五络者，皆会于耳中，上络左角，五络俱竭，令人身脉皆动，而形无知也，其状若尸，或曰尸厥。刺其足大指内侧爪甲上，去端如韭叶，后刺足心，后刺足中指爪甲上各一痏，后刺手大指内侧，去端如韭叶，后刺手心主，少阴锐骨之端各一痏，立已。不已，以竹管吹其两耳，鬄其左角之发方一寸，燔治，饮以美酒数杯，不能饮者，灌之立已。鬄，音替。［批］此举五络为病，而示以刺之法也。

注： 凡人之经脉，所以行血气络脉，所以布精神，故络脉竭，而经脉无过，令人身脉皆动，而形无知也。左角，阳气之所在也。取其发燔治，燔烧也，燔治者，用灸法也。美酒俗谓磊花烧酒也。

讲： 如邪客于手少阴心、足少阴肾、手太阴肺、足太阴脾与足阳明胃，五经之络。此五络者，皆会于耳中，上于左耳之额角。若五络俱竭，是寒盛气凝。精神气血，皆阻滞而不能流贯，必令人有身脉皆动，而昏乱迷心。凭人推呼，无有知觉，其状若死尸一般，或有谓之为尸厥证者，即此证也。其证由于邪盛，而中五络，刺之，当取足大指内，侧爪甲上，去指端如韭叶许之隐白穴，后刺足心之涌泉穴，又后刺足中指爪甲上之历兑穴各一痏，又后刺手大指内侧，去指端如韭叶许之少商穴，又后刺手心主之中冲穴，及手少阴锐骨之端，所谓神门穴处左右各一痏，其病可立愈也。若犹不愈，则用两管纳入两耳，用手密压，毋令气泄，左右吹之，令气入耳内，以助五络，庶其气可复也。又鬄其左角之发，内审其与五络之气相通处，方一寸许，燔而治之，复饮病者以美酒数杯，以助其阳其气，乃可复也。如病者不能饮，捉而灌之，其病可立愈也。

凡刺之数，先视其经脉，切而从之，审其虚实而调之。不调者，经刺之；有痛而经不病者，缪刺之；因视其皮部有血络者，尽取之。此缪刺之数也。［批］此总举其刺法之要，而示以审慎之法也。

注：有痛而经不病者，谓身有痛处而其经脉所至之分不皆病者，是为络病，非经病也，则缪刺之。数，犹言节目也。

讲：大凡针刺之数，先审视其经脉之受邪者，切得其实，然后从而治之。犹必审其正虚邪实，相其阴阳而调和之。其有大不调者，则取其经而针刺之。其有身痛而经不病者，则取之左右而缪刺之。独是邪之中人也，先于皮肤，次及经脉。凡用缪刺者，必先因其病之所在，视其皮部中，有血络之浮于外者，是即邪凝于此也。必尽取之，其邪乃能尽去，此乃缪刺之度数也。治病者，其慎行之。

四时逆从论篇第六十四

此言四时之气，有从有逆，凡刺之者宜详辨也。

［批］此举三阴之与四时相从逆者，而以经之虚实，脉之滑涩，病之寒热，内外而详其证也。

黄帝曰：人以藏腑十二经，外应四时，有余不足，皆生大病，

愿闻其气之从逆。岐伯曰①：[批] 黄帝曰三十二字系古本。**厥阴有余，病阴痹；不足，病热痹；滑则病狐疝风；涩则病少腹积气。少阴有余，病皮痹隐轸；不足，病肺痹。滑则病肺风疝。涩则病积溲血。太阴有余，病肉痹寒中；不足，病脾痹；滑则病脾风疝；涩则病积心腹时满。**藏，去声。隐轸，当作瘾疹。

注：痹，病名也。疝证详注在前，后世论疝止以下部，不及五脏又不及妇女者，盖不考《内经》诸篇耳。病狐疝者，以狐夜不得尿，日出方得，人病疝，有昼形夜隐者，与狐相似，故曰狐疝。

讲：黄帝问曰：人身之气，与天地之气相通，故内之五脏六腑、十二经脉，常与四时相应合焉。然四时温热凉寒等气，有与脏腑之经脉相合，而为从者；有与脏腑之经脉相悖，而为逆者。且有先时而至之气，而为有余者，有后时而至之气，而为不足者。人偶感之，即生重病。不知其故，愿得闻之。岐伯对曰：三阴之所谓一阴者，厥阴是也。如厥阴之阴气有余，是阴盛也，阴盛则阳不足，必病阴痹。如厥阴不足，是阴虚也，阴虚则阳乘之，必病热痹。至若厥阴脉滑，是为气盛，微有热也，其气必臊而病狐疝之风。若厥阴脉涩，是为血亏，微有寒也，必病少腹之中有积气也。三阴之所谓二阴者，少阴是也。如少阴有余，热有余也，热则伤肺，肺主皮，必病皮痹，而有隐轸之证。如少阴不足，阴气盛也，阴伤肺，肺恶寒，必病肺痹，而为寒凝之证也。至若少阴脉滑，阳有余也，热上乘肺，则招外感，而肺病风疝矣。少阴脉涩，血虚甚也，寒气乘之，愈成内伤，必病积与溲血矣。三阴之中，所谓三阴者，太阴是也。如太阴有余，阴过盛也。阴过盛则阴气乘脾，脾主肌肉，必外病肉痹，而内病寒中矣。如太阴不足，是为气衰，气衰则阳不胜阴，邪反自乘，必病脾痹之证矣。至若太阴脉滑，则为气分之热有余，热主阳邪，必病而为脾之风疝。若太阴脉涩，血分之寒已甚也，脾脉入心，必脾自病而

---

① 黄帝曰……岐伯曰：此三十二字《素问》无。按作者批注，为作者据所集古本添加。

为积，兼心腹亦时有满胀之证也。

黄帝曰：三阳之有余不足，奈何？岐伯曰①：［批］黄帝曰十五字系古本。**阳明有余，病脉痹，身时热；不足，病心痹；滑则病心风疝；涩则病积，时善惊。太阳有余，病骨痹身重；不足，病肾痹；滑则病肾风疝；涩则病积，时善巅疾。少阳有余，病筋痹胁满；不足，病肝痹；滑则病肝风疝；涩则病积，时筋急目痛。**［批］此举三阳之与四时，相从逆，而以经之虚实，脉之滑涩，病之寒热内外，而详其证也。

注：心肾肝，皆病风疝者，外感之证也。病积时善惊，病积时善巅疾，病积时筋急目痛者，内伤之证也。

讲：黄帝问曰：三阴之有余不足，其为病固如是矣。若夫三阳之经，亦有所谓有余，亦有所谓不足者，其为病又当奈何也？岐伯对曰：三阳之所谓二阳者，阳明是也。如阳明有余，是阳盛也，阳盛则子乘其母，心必受邪。心主脉，其为病也，必主脉痹，而身时热焉。若阳明不足，阳不足也，阳不足，则心气不行。其为病也，必主心痹。至若阳明脉滑，则热有余，必出位乘人，而使心病风疝矣。若阳明脉涩，为血不足，不足则不能消其水谷，必有积聚之证。兼阴气薄阳，时善惊也。三阳中之三阳者，太阳是也。若太阳有余，寒有余也，寒主闭藏，必病骨痹，与同身重之证。若太阳不足，本气衰也。本气衰，则肾不足以纳气，必病肾痹。至若太阳脉滑，则热伤其肾，而肾必病风疝。太阳脉涩，则本经血亏，必病积聚。兼太阳之经，逆于巅顶，亦必时善巅疾也。三阳之中，所谓一阳者，少阳是也。如少阳有余，本气盛也。肝主筋脉布胁下，即气盛则阳胜乘阴，必有筋痹脉满之证。若少阳不足②，肝气虚也，本气自弱，必病肝痹。至若少阳脉滑，有余热也，热则肝必

---

① 黄帝曰……岐伯曰：此十六字《素问》无。按作者批注，为作者据所集古本添加。

② 足：原作“是”，据文义改。

病风疝。若少阳脉涩，血虚有寒也，寒则多病积聚，兼肝主筋，而开窍于目，必时有筋急目痛之证。

是故春气在经脉，夏气在孙络，长夏气在肌肉，秋气在皮肤，冬气在骨髓中。长，平声。［批］四时之气，既各有所在，则十二经之脉安得不与四时相应？

注：四时之气合于人身，当随时以刺其邪也。

讲：三阴三阳之有余不足若是。故春日之气，在乎经脉；夏日之气，在乎孙络；长夏之气，在乎肌肉；秋日之气，在乎皮肤；冬日之气，在乎骨髓也。四时之气各有所在如此；此所以十二经之脉；能与四时相应也。

帝曰：余愿闻其故。岐伯曰：春者，天气始开，地气始泄，冻解冰释，水行经通，故人气在脉。夏者，经满气溢，入孙络受血，皮肤充实。长夏者，经络皆盛，内溢肌中。秋者，天气始收，腠理闭塞，皮肤引急。冬者盖藏，血气在中，内著骨髓，通于五藏。是故邪气者，常随四时之气血而入客也，至其变化，不可为度。然必从其经气，辟除其邪，除其邪则乱气不生。［批］四时之气，既有合于人身。故治病者，宜随时以刺其邪。养生者，亦宜随时以辟其邪也。盖藏，平声。五藏，去声。著，着同。辟，闢同。

注：四时五气，必因当时气盛，随人之虚而客之也。从经气者，随其气之温热凉寒，应经之虚。温热，气浮；凉寒，气沉也。刺者因邪气之浅深，中邪即止，无伤正气，故乱气不生。

讲：黄帝曰：四时之气，既各有所在矣，然余未得其所以在之故，窃愿闻之。岐伯对曰：春气在经脉者，以春之时，天之气始开，地之气始泄，其冻已解，其冰已释，是以经水流行，而人身之经脉，亦流通矣。故人气应之，而在于脉焉。所谓夏气在孙络者何？以夏之时，经脉盛满，经气外溢，入于孙络而受血，是以在外之皮肤皆充实矣。故人气应之，而在孙络焉。所谓长夏气在肌肉者何？以每岁建未之月是为长夏，其时土气用事，土主脾，脾合肌肉，经脉络脉乘时皆盛，俱内溢于肌肉之中也，故人气应之而在肌肉焉。所谓秋气在皮肤者，当秋之时，天气始收，人之腠理渐次闭塞，皮肤肌肉相为引急。故人气应之，而在皮肤焉。所谓冬气在骨髓者，以冬主闭藏，气血自外之内而在中，且著于骨髓之内，通于五脏之间，所以人气应之而在骨髓焉。气之所在如是，故风寒暑湿燥火之邪气者，常随四时之血气盛衰，而入客之。久之，由浅入深，传变为患，不可为度矣。然人必顺从其四时经常之气，辟除其四时不正之邪，方于正无所伤，而邪不能为病也，兼能辟除其邪，一身纯是正气用事，一切乱气亦无从而生。此养生调神者，所以必顺四时而不为之逆也。

帝曰：逆四时而生乱气奈何？岐伯曰：春刺络脉，血气外溢，令人少气；春刺肌肉，血气环逆，令人上气；春刺筋骨，血气内著，令人腹胀。［批］此言刺逆春时之过也。

注：春刺孙络，刺浅邪不去，故正气外溢。泄卫外之气，故少气。刺脾分则深，循环之气至，则逆而上矣。刺筋骨则愈深，故气血内着而腹胀矣。

讲：黄帝曰：人固当顺四时，以辟邪气矣。而如有不能顺四时，而反逆四时，其逆而生乱气者奈何？岐伯对曰：臣所谓从逆者，皆有刺法。彼刺逆四时而生乱气者，如当春之时，气在经脉，宜刺经脉。苟逆其气之所在，而刺其络脉，是春刺夏分矣，不惟邪不能去，且必血气外溢，卫气受伤而令人少气也。与刺及肌肉，是春刺长夏之分矣，长夏之分宜深，春而深刺，无论正有所伤，且使血气之循环者，至此而逆而上行也。与刺及筋骨，是春刺冬分矣。冬宜愈深，刺愈深，则正愈伤，必致气血内著，而腹胀矣，逆春时而生乱气者有如此。

夏刺经脉，血气乃竭，令人解㑊；夏刺肌肉，血气内却，令人善恐；夏刺筋骨，血气上逆，令人善怒。［批］此言刺逆夏时之过也。

注：夏气在络，刺经脉则深而伤循环之经气，故正气竭而懈惰也。夏刺

肌肉，则又深矣。内却者，内虚也，故恐刺筋骨则愈深矣。上逆者，气血逆乱也，故怒。

讲：夏时之气在孙络，本宜刺其孙络也。若刺经脉，是以春时之所刺者，而刺之于夏，则血气必至于竭，转令人生解㑊之证矣。若刺肌肉，是以长夏之所刺者，而刺之于夏，则血气却于内，转令人时生怯惧而善恐矣。若刺筋骨，是以冬时之所刺者，而刺之于夏，则血气必为之上逆，转令人忿激而有善怒之证矣。逆夏时而生乱气者有如此。

秋刺经脉，血气上逆，令人善忘；秋刺络脉，气不外行，令人卧不欲动；秋刺筋骨，血气内散，令人寒栗。［批］此言刺逆秋时之过也。

注：秋刺经脉，伤循环之气血，气血伤，则经脉虚，气至而并于虚，故善忘。秋刺络浅不及，则伤卫外，故气不外行，脉气泻，故不欲动。秋刺筋骨，则甚深矣。内散者，内气虚散也，故寒栗。

讲：秋气在皮肤，宜刺皮肤，若刺经脉，是以春时之所刺者，而刺之于秋，其血气必为之上逆，转令人气虚而有善忘之证也。若刺络脉，是以夏时之所刺者，而刺之于秋，则气不外行转，令人困甚，而卧不欲动也。若刺筋骨，是以冬时之所刺者，而刺之于秋，则气血当为之内散，转令人中气日虚而生寒栗之证也。逆秋时而生乱气者有如此。

冬刺经脉，血气皆脱，令人目不明；冬刺络脉，内气外泄，留为大痹；冬刺肌肉，阳气竭绝，令人善忘。［批］此言刺逆冬时之过也。

注：冬刺经脉，经中循环之气脱，故目不明。刺络则内气从虚而外出，壅滞于经脉之中，留结而为痹矣。脾主肌肉，应于长夏，冬刺之，故伤脾，脾伤则阳气愈不足矣，阳不足而神亡，故善忘。

讲：冬气在骨髓，本宜刺其骨髓，若刺经脉，是以春时之所刺者，而刺之于冬则经中循环之气皆脱，必令人目为之不明矣。若刺络脉，是以夏时之所刺者，而刺之于冬，则内气从虚而外泄，留滞于经脉之中，必结而为大痹矣。若刺肌肉，是以长夏之所刺者，而刺之于冬，则阳气愈不足而竭绝矣，阳绝者神亡，必使人多善忘焉。逆冬时而生乱气者有如此。

凡此四时刺者，大逆之病，不可不从也。反之，则生乱气相淫病焉。故刺不知四时之经，病之所生，以从为逆，正气内乱，与精相薄①，必审九候，正气不乱，精气不转。［批］刺逆四时，既生乱气而成重病。然则行刺者，可不审九候而顺四时乎？

注：此言上四时之刺，与时相违，大逆刺之之法，所以致病也。从，顺也，谓不可不顺时也，反常则生乱气，互相淫泆而为病，故刺必审四时之气，必察病之所生，当顺时而治之。若反时逆治，则血气内乱，邪气乘之，内与真气相激薄。是以必明九候之脉，阳气浮、阴气沉，知何气之为病，顺气酌浅深而刺之，度正气和而不乱，精气固而不变矣。

讲：大凡违此四时之所刺者，是大逆四时之气也。逆则乱气生，乱气生则重病出，此刺病之不可不从四时也。盖不从则反，反则必生乱气，久之交相浸淫，发而为病，故行刺而不知四时经气之所在者，即重病之所由生也。何言之？盖以从为逆，正气内乱，邪气乘之，必与精气相薄，相薄则病生矣。此所以善刺者，必审九候，顺四时，而后正气和而不乱，经气固而不变矣。

帝曰：善。刺五藏，中心一日死，其动为噫；中肝五日死，其动为语；中肺三日死，其动为咳；中肾六日死，其动为嚏欠；中脾十日死，其动为吞。刺伤人五藏必死，其动则依其藏之所变，候知其死也。藏，俱去声。［批］此极言误刺之害，伤在何经，即变见何证，且死在何日，以明刺之不可不慎也。

注：刺伤五脏，谓伤五脏之元气也。所变，谓五脏之气变动为病也。依其脏之变候而详审之，可知其死期矣。

---

① 薄：通“搏”。搏击。《淮南子·兵略》：击之若雷，薄之若风

讲：黄帝曰：善哉夫子之言乎！宜其刺五脏而误中心者，不过一日而死，即不死，而其变动，必发为噫。误中肝者，不过五日而死，即不死而其变动，必发为语。误中肺者，不过三日而死，即不死而其变动，必发为咳。误中肾者，不过六日而死，即不死而其变动，必发为嚏欠。误中脾者，不过十日而死，即不死，而其变动必发为吞也。其所谓变动者，即误刺之外见者也。刺后动变，适知其证虽不能如期而死，终难过期而生。何言之？盖以刺者误伤其人之五脏，五脏受伤，元气必损，故知必死也。且其各脏变动，俱本于各脏元气而发，则依其脏之所变候而审之，孰为生，孰为克，亦可以知其死之期也。甚哉，刺之不可不慎也？四时之从逆，可不辨哉。

标本病传论篇第六十五

此言病之相传，有标有本。凡治病者，当知从逆也。

黄帝问曰：病有标本，刺有逆从奈何？岐伯对曰：凡刺之方，必别阴阳，前后相应，逆从得施，标本相移。故曰有其在标而求之于标，有其在本而求之于本，有其在本而求之于标，有其在标而求之于本。故治有取标而得者，有取本而得者，有逆取而得者，有从取而得者。故知逆与从，正行无问；知标本者，万举万当；不知标本，是谓妄行。［批］病有标本治有从逆，最宜详辨，不可忽也。

注：标者，以邪之感于气言。本者，以病之根于经言。逆，反刺也。从，病在本而刺本，病在标而刺标也。别者，分别病属阴分阳分，辨明其病之所在也。前，谓时未至，而所值之气先至也。后，谓时已至，而所值之气后至也。刺之者，必明时之已至、未至，气之或后或前，考其所至之时，与所值之气相应为天时之本也，察病在何经何气使然，自了然于心目矣。逆，谓反治也。从，谓顺治也。逆从既得，施治无误矣。标本相移者，有时病在标，而治在本，有时病在本，而治在标，或取于标或取于本，互相移易，而无定在也。病在标刺标，在本刺本，从取而得也；在标刺本，在本刺标，逆

取而得也。知病之逆从，刺之自无待问，不知标本，妄行刺法则增病矣

讲：黄帝问曰：凡人之病，莫不各有标本而刺之者，亦莫不各有从逆。然从标从本，莫不各有真谛，其义何也？愿夫子明以教我。岐伯对曰：大凡刺病之始，必先分别刺之所属，或在阳经，或在阴经；与值时之气，或先时而至为前，或过期始至为后，务必与所值之气相应。反而治之之逆，顺而治之之从，务求与证相得，而施其功。感于气而生之标，根于经而发之本，务必病与治宜。或标宜治本，或本宜治标，互相移易，毋执着也。故先师曰：病有其在标即求之于标而乃得者，病有其在本即求之于本而乃得者，亦有其在本必求之于标而乃得者，亦有其在标必求之于本而乃得者。先师之所言如此。故治病者，有取之于标，而病即得愈者；有取之于本，而病即得愈者。有病在本，而求之标；病在标，而求之本；逆其标本而取之，其病有得愈者。亦有病在本，即求之本，病在标，即求之标；从其标本而取之，其病有得愈者。治之从逆如此，故知刺法之逆与从者，自能得其正，而安而行之，无待于问也。知病之标本，万举万当，从心所欲，不逾矩也。彼不知病之标本者，又安知刺之从逆耶？如是之人，谓之妄行而已

夫阴阳逆从标本之为道也，小而大，言一而知百病之害，少而多，浅而溥①，可以言一而知百也。以浅而知深，察近而知远，言标与本，易而勿及。治反为逆，治得为从。[批] 能知标本简而该，约而博，自得从逆之治也。

注：道者，阴阳标本从逆之道也。此其道，真妙矣哉！虽小而寓大，虽少而寓多，虽浅而寓博，言一病而可知百病也，是知即浅以知深，察近以知远，在无失其标本耳。然标与本，虽若易知，究其绝无差缪者，人则弗能及也。故治之者，当审其逆从，而切勿妄刺焉，斯可矣。

讲：今夫经分阴阳刺分从逆，病分标本。斯道也，何道也？乃至真上妙

① 溥：广。《素问·标本病传论》作“博”。

之道也。故其为道也，虽至小而实至大，言一病而百病之害皆知，虽少而有至多者存焉，至浅而有至溥者存焉。真可以举其一端，即可以知其百端者也。因其至浅，即可以知其幽深者也。察其至近，即可以知其元远者也。何言之？盖人之为病，不外标本，得其标本则刺之，或从或逆，不难施治。然第言标与本虽属易知，而究其终极，却实难明。非难明也，人自忽其易，而不求至乎其极耳。若深求之，岂有不明者哉？至于治之，又当审其从逆焉。何者为逆，反其病而治之是也；何者为从，顺其病而治之是也。从逆之说，如是而已。

先病而后逆者治其本，先逆而后病者治其本，先寒而后生病者治其本，先病而后生寒者治其本，先热而后生病者治其本，先热而后生中满者治其标，先病而后生中满者治其标，先中满而后烦心者治其本①，先病而后泄者治其本，先泄而后生他病者治其本。必且调之，乃治其他病。［批］此系古本中满便闭等证，其势甚急，宜先标而后本，病发邪征，正未受克，亦宜先标而后本。至若他病，则治宜先本者多矣。然尤当审其邪正之虚实，而酌用之，不可拘执成法，以误苍生。

注：先本先标治各不同，凡为医者，俱当询其先后，别其从逆，以审夫病之孰急孰缓，而酌治之也

讲：今试以标本之从逆言之，如诊得其人脏腑先已久病，而后复见气上而逆者，此肾不能纳，肺不能降之过也。则宜专治其本，如诊得其人先因气上而逆，后乃复生他病者，此气逆已久，脏腑内乱，不能自治之故也。宜审其何经为病，而治其本焉，且如其人有先寒而后生病者，因寒久而气血凝滞也，宜治其本。先病而后生寒者，病久而阳虚也，宜治其本。先热而后生病者，热久而血气销铄也，宜治其本。至若先已病热，而后乃生中满者，因热极气泄，邪乘虚入内实于中，故中满则宜治其中满之标。先已久病，而后乃

---

① 先病而后逆……其本：此二十二字《素问·标本病传论》此句在“必且调之，乃治其他病”后。

生中满者，因病久中虚，他气乘之，土失运化，郁而不发也，亦宜治中满之标。先已中满，而后乃烦心者，因命门火少，不能熏蒸脾胃，以致脾胃凝滞，不能舒其精气以养脏，故脏虚而心烦也。此病在本者也。宜治其本焉。他如先病而后泄者。泄因病生。非邪为之也。宜治其本。先泄而后生他病者，泄久作病非感邪也，宜治其本。兼泄后生病者，其人正虚已极，不但宜治其本。必且先为之调和肠胃，安其饮食而后乃可治其所生之他病也。标本之治如此虽未尽详，而其大概已可知矣。

人有客气有同气。小大不利治其标，小大利治其本。先小大不利而后生病者治其本①。病发而有余，本而标之，先治其本，后治其标。病发而不足，标而本之，先治其标，后治其本。谨察间甚，以意调之，间者并行，甚者独行。间，俱去声。

注：客气，非时之气，气乘虚入，不应脏也。同气，四时之气应五脏也。小大，二便也。不利，不通也。有余，邪有余也。不足，正不足也。

讲：今夫治之不一者，以人之病各有不同耳。彼人之为病有非当时之主气为殃，而为非时之客气为患者焉；有非不正之邪气相乘，而为四时应脏之同气相胜者焉。气无定，而病亦无常；病无常，而治亦各异。然无论夫客气同气也，但其人有病，而证见小大二便多为不利者，必主邪实，宜先治其标；证见小大二便清利如常者，多属正虚，宜先治其本；证见先小大便不利，而后乃生他病者，邪去正虚之故也，亦宜先治其本；若夫病发而症见有余者，因本气久虚，而标气加之也，宜先治其本而后治其标焉，恐邪去而正脱也；病发而证见不足者，因标入为主，而正气不现也，宜先治其标，而后治其本焉，恐邪胜而正愈伤也。治之从标从本于此亦可推而广之矣。总之，标胜者，治以标为先；本弱者，治以本为急。对症施治，因时酌宜，以调济阴阳也。虽然，病之生也，不外邪正，宜谨察邪与正之相间，以意逆之，审其孰胜孰

① 先小大小利……治其本：此十三字《素问·标本病传论》在下文“甚者独行”后。

偏，而为之调其虚实焉。若邪与正两相间而无过甚者，则辅正除邪，补泻并行。若邪气独甚者，则止去其邪，而独用其泻之一法可也。

夫病传者，心病先心痛，一日而咳，三日胁肢痛，五日闭塞不通，身痛体重，三日不已死，冬夜半，夏日中。［批］此言心病相传之死期也。已，上声。

注：心痛，病传肺，故咳；伤肝则胁满；伤脾中气闭塞，而体重不已。冬为阴邪，夜半阴助邪。夏为阳邪，日中阳助邪。且少阴主子午，当此而复益其邪以助之，则偏绝矣，故皆主死。

讲：夫传其所胜，谓之甚。故病传者，五脏皆然。今试以心言之，如心脏病者，其脏气先通于心，则心必先痛。心痛一日，火来乘金，其邪必传之肺，肺受其邪，则必变而为咳矣。又至三日，则四日矣，金来乘木，其邪必传之肝，肝必变而为胁痛矣。又至五日，则九日矣，木来乘土，其邪必传之脾，脾必变动而为闭塞不通，身痛体重矣。又至三日，则十二日矣，若其病仍不已，亦惟有死而已。但其死也，少阴之脉主子午，在冬者为阴邪，不过夜半阴盛之时而死，其在夏者为阳邪，不过日中阳盛之时而死。

肺病喘咳，三日而胁支满痛，一日身重体痛，五日而胀，十日不已死，冬日入，夏日出。已，上声。［批］此言肺病相传之死期也。

注：传肝则胁满，传脾则身重体痛，传胃则胀。日入日出，阴阳交际，以助邪也。且冬日入申，夏日出寅，寅申主相火，正所以克金也。

讲：如肺病者，肺主气，气自病，必先见喘咳。至于三日，则金来乘木，肺传其邪与肝，肝气变动，必发而为胁支满痛矣。由三日而再加一日，是四日矣，木来乘土，肝中之邪，传于脾，脾必变动而为身重体痛矣。由四日而再加五日，是九日矣，表里相乘，脾传其邪于胃，胃必变动而发为腹胀矣。由九日而再加十日，是十九日矣，若其病不已，无有不死者。然其死也，在冬之日，不过日入为申之时，若在夏日，不过日出为寅之时而已。

肝病头目眩胁支满，三日体重以①痛，五日而胀，三日腰脊少腹痛胫痠，三日不已死，冬日入，夏早食。已，上声。[批] 此言肝病相传之死期也。

注：肝脉布两胁入目上于巅，故目眩，胁支满；传脾，故体重；传胃则胀；传肾则腰脊少腹痛而胫痠。肾脉上足内廉，入少腹，挟脊为病也。冬日入在酉，夏早食在卯，阳明主卯酉，正所以克木也。

讲：又如肝脏自病者，肝脉布胁入目上巅顶，其自病者，必主头痛、目眩、胁支满。至于三日，则木来乘土，肝传其邪于脾，脾之变动，必发而为体重以痛也。由三日而至于五日，则八日矣，表里相乘，脾传其邪于胃，胃必变动而发为腹胀矣。由八日而再加三日，则十一日矣，土来乘水，胃必传其邪于肾，肾必变动而发为腰脊少腹隐痛，以及足胫酸痛也。由十一日而再加三日，则十四日矣，如其病仍不愈亦惟有死而已，但其死也。冬则死于日入，金旺木衰之时，夏则死于早食，木气旺极之候。

脾病身痛体重，一日而胀，二日少腹腰脊痛胫痠，三日背䐢筋痛，小便闭，十日不已死，冬人定，夏晏食。已，上声。[批] 此言脾病相传之死期也。

注：脾传胃则胀，传肾则少腹腰痛胫痠，传膀胱背筋痛小便闭也。冬日昼短夜长，人定在亥，夏晏食在巳，巳亥主风木，正所以克土也。

讲：如脾自病者，脾主肌肉，统乎四肢，必有身痛体重之证。至于一日之久，则其邪传至胃矣，邪传于胃，胃必变动而为胀。由一日而再加二日，则三日矣，土来乘水，其邪传至肾矣，必有少腹腰脊隐痛，以至足胫痠痛等证。由三日而再加三日，则六日矣，肾自传其邪于膀胱，膀胱受邪，必有背䐢筋痛，小便闭塞等证矣。由六日而再加十日，是十六日矣，若其病仍不已，亦惟有死而已。但其死也，冬则在人定，而土不胜水之时，夏则晏食，而为

---

① 以：《素问·标本病传论》作“身”。

木克土之候。

肾病少腹腰脊痛䯒痠，三日背胆筋痛小便闭，三日腹胀，三日两胁支痛，三日不已死，冬大晨，夏晏晡。已，上声。此言肾病相传之死期也。

注：肾病传膀胱，故背筋痛，小便闭也。腹胀，传胃也。两胁支痛，传肝也。冬大晨，辰也。夏晏晡，戌也。土主四季，正所以克水也。

讲：如肾自病者，肾脉行少腹腰脊及䯒等分，其自病也，必有少腹腰脊隐痛，及䯒痠痛之证。至于三日，肾以其邪传至膀胱必有背胆筋痛，小便闭塞之证。由三日而再加三日，是六日矣，膀胱传其邪于小肠，必见少腹胀满矣。由六日而再加三日，是九日矣，小肠传其邪于心脏必见两胁支痛矣。由九日而再加三日，则十二日矣，若其病仍不愈，亦惟有死而已。但其死也，冬则在大晨之候，夏则在晏晡之时。

胃病胀满，五日少腹腰脊痛䯒痠，三日背胆筋痛小便闭，五日身体重，六日不已死，冬夜半后，夏日昳。昳，音迭。[批]此言胃病相传之死期也。

注：胃病腹胀满；传肾少腹腰脊痛，胫痠也；传膀胱，则背胆之筋痛，小便闭也；传脾身体重也。夜半后，丑也。日昳，未也。土固所以克水，而实偏阴遇偏绝也。

讲：如胃自病者，胃脉循腹，其自病也，必多胀满。至于五日，则胃以其邪传之肾矣，必有少腹腰脊隐痛，及足䯒痠痛等证。由五日而再加三日，则八日矣，肾以其邪传之膀胱，则背胆筋痛，小便闭塞矣。由八日而再加五日，则十三日矣，膀胱又以其邪传之脾，必见身体肿痛矣。由十三日而再加六日，则十九日矣，若其病仍不愈，亦惟有死而已。但其死也，冬则在夜半之候，夏则在日昳之时。

膀胱病小便闭，五日少腹胀腰脊痛䯒痠，一日腹胀，一日身体痛，二日不已死，冬鸡鸣，夏下晡。[批]此言膀胱病相传之死期也。

注：膀胱传肾，故少腹腰脊痛胫痠也，传胃则腹胀，传脾则体重。鸡鸣，丑也。下晡，戌也。土旺则克水也。

讲：如膀胱自病者，膀胱为州都之官，津液之所藏也，其气化自能得出。如其自病，小便必为之闭塞。至于五日，膀胱又以其邪传之肾，肾受其邪，发则有少腹作胀，腰脊隐痛，以及足胻痠痛等证也。由五日而再加一日，则为六日，肾复以其邪传之于胃，胃受其邪，中气填实，腹必为之胀矣。由六日而再加一日，则七日矣，其邪由胃传脾，身体必为之重痛矣。由七日而再加二日，则九日矣，若其病仍不愈，亦惟有死而已。然其死也，冬则在乎鸡鸣之时，夏则在乎日晡之候。

诸病以次是相传，如是者，皆有死期，不可刺，间一藏止，及至三四藏者，乃可刺也。藏，俱去声。［批］此言诸脏之病，其相传而甚者，死不治，虽刺无益。间脏而止，其气不伤者，犹有生机，虽危尚可刺也。

注：以次相传者，因虚则传邪，脏虚故不可刺，若间一脏则止，所间之脏未伤也，或间三四脏止者，五脏未周，真气未竭，始可刺也。

讲：诸经之病，各以其相克之次，是相传也。惟其以相克之次，相传如是，故其气之独行者，皆有死期也。此属脏虚邪乘，不必刺，而亦不可刺也。若间病而为相生者，其气并行常间一脏而止，其气不传，与及间三四脏而止，其气不传者，邪气未盛真气未竭，乃可刺也。病之相传如此，刺者可不慎哉？

天元纪大论篇第六十六

此言天地五行与同六气，悉本一元以为纲纪也。

黄帝问曰：天有五行，御五位，以生寒暑燥湿风，人有五脏化五气，以生喜怒思忧恐，论言五运相袭而皆治之，终期之日，周而复始，余已知之矣，愿闻其与三阴三阳之候，奈何合之？鬼

臾区稽首再拜对曰：昭乎哉问也！夫五运阴阳者，天地之道也，万物之纲纪，变化之父母，生杀之本始，神明之府也，可不通乎！

藏，去声。已，上声。[批] 在天为五风，在人为五气，然皆本于五行，以次相承，运行不息，故人与天合而无病，况五运六气主治之要，天地人物悉本于此，不明其义，未足为医。

注：御，临也，五位五方之位袭承也。终期，谓一岁也。盖五运之气，合于三阴三阳者，皆气化也，而实人与天地为一。如天道主阳，地道主阴，明天地之道，即知阴阳之妙用矣。张之谓纲，理之谓纪，彼万物生于地中者，谓纲纪之阴阳是也。知阴阳之纲纪万物，即知五运六气之制乎一身矣。变，更易也。化，气化也。万物之生息，皆阴阳变之、化之，是阴阳之气。阴阳之运，不即万物之父母乎？生，谓物之始，杀，谓物之终。本，犹根也。始，起初也。在气血之属，则有生长壮老已；在形质之属，则有生长化收藏。其生杀也，亦阴阳为之本始也，五运六气，不更可知哉？造化不测谓之神，神之昭著谓之明，众物所聚谓之府。言物之变化生杀，皆在五运六气之中，是阴阳实为神明之府也，其理最微。非易知也。

讲：黄帝问于鬼臾区曰：彼天有金木水火土之五行，统御东西南北中央之五方，以生此寒暑燥湿风之五风。人与天应，则有心肝脾肺肾之五脏，变化焦臊香腥腐之五气，以生此喜怒思忧恐之五志，固不烦言而解已。然岐伯论中，曾言五行之运，各相承袭，无过不及而皆治之。至于运行终期之日，天运一周，其气复始。余已知其义，而得其详矣。但五运者，地之金木水火土，治政令于内者也。而治政令于外者，则风暑火燥寒湿之有三阴三阳。彼五运之相袭而治者，不知其与三阴三阳外治之候，奈何合之？愿得闻焉。鬼臾区承黄帝之问，乃稽首再拜，起而对曰：昭乎哉，帝之问也。自一元气化太极，分而为阴阳，阴阳分而为五行，至五行一分，则各具一阴阳，于是分阴分阳，则有三阴三阳之说。是三阴三阳者，即五行之阴阳也。然五行各主一运，其气布于五行，运从天地，是五运气之阴阳者，即天地之至道也，即万物之纪纲也，即变化之父母也，即生杀之本始也，即神明之玄府也。微乎妙哉！可不通乎？

故物生谓之化，物极谓之变，阴阳不测谓之神，神用无方谓之圣。［批］此节专举变化神圣，而详其义。皆不外乎阴阳五运，所以穷变化而通神圣之功用者，必以此为先务也。

注：化者，自无而有也。变者，自有而无也。神者，妙阴阳之变化，而无端倪可循也。圣者，神阴阳之变化，而无方体可拟也。

讲：五运之阴阳如此，故物之感阴阳而生者，即谓之为化。物之至极而莫可测者，即谓之为变。至阴阳之气，无形无声，变化莫测者，则谓之神。其神之生长收藏，运用无方者，则谓之圣也。夫惟其化而变，故万物无能逃于阴阳五运之中。惟其神而圣，故众妙莫能出其阴阳五运之外矣。

夫变化之为用也，在天为玄，在人为道，在地为化，化生五味，道生智，玄生神。神在天为风，在地为木，在天为热，在地为火，在天为湿，在地为土，在天为燥，在地为金，在天为寒，在地为水，故在天为气，在地成形，形气相感，而化生万物矣。［批］此节极言变化之妙，以明五运六气之相应，虽天地与人无二理也。

注：五味者，春酸，夏苦，长夏甘，秋辛，冬咸也。

讲：今夫变化之为用也，合天地人而皆一。其在天也，则为玄运，其在人也，则为常道，其在地也，则为生化。惟其在地为化，是以形生而五味出。惟其在人为道，是以性具而智慧生。惟其在天为玄，是以莫测而神妙出。若夫神之为用者，妙万物而立体，合三才而通灵，故以四时论之。春在天则为风，在地则为木；夏在天则为热，在地则为火；长夏在天则为湿，在地则为土；秋在天则为燥，在地则为金；冬在天则为寒，在地则为水。五行五气之相应如此。所以在天则为风热凉寒湿之气，在地则成金木水火土之形，天地形气，两相交感，是以氤氲化生，万物即出乎其中矣。惟其万物生于天地之中，故天也，地也，即万物之父母也。

然天地者，万物之上下也。左右者，阴阳之道路也。水火者，

阴阳之征兆也。金木者，生成之终始也。气有多少，形有盛衰，上下相召，而损益彰矣。［批］明此上下左右，徵兆始终之义，以及气之多少，形之盛衰，相召相感，为损为益之理，而五运六气之相合得矣。

注：征，证也。兆，先见也。阴阳不可知，征之水寒火热则可见，金主秋成，故为万物之终。木主春生，故为万物之始。气，六气。形，五行。天之气有多少，地之形有盛衰。上下感召，则凡物生之化，物极之变，损益见矣。何也？盖其气之多，与形之盛，相召为益，益为变之盛。其气之少，与形之衰，相召为损，损为变之虚。且物生之化者，天地之常气在，五运为平气，在六气为常化也。物极之变者，天地之变气，在五运为太过不及，在六气为淫，胜，反胜，相胜也。其变之盛而益者，则五运之太过，六气之淫胜也。其变之虚而损者，则五运之不及，六气之反胜、相胜也。凡五运六气之变化盛虚，而总括为损益者，其理亦彰明较著矣。

讲：然而天在万物之上，地在万物之下。所谓天地者，亦不过万物之上下而已。阴阳之已去为左，阴阳之未来为右。所谓左右者，不过阴阳之道路也。至若阴阳之徵兆，水火是也。生成之始终，金木是也。究之在天之气，不无多少，在地之形，不无盛衰。以上天之气与下地之形两相感召，则其问之多少盛衰，交相为变而损益之，理亦于是彰明而较著矣。是五运与三阴三阳相合之故，岂难知哉？

帝曰：愿闻五运之主时也何如？鬼臾区曰：五气运行，各终期日，非独主时也。［批］五运之气大则各主一岁，小则各旺一时，须有变通不可执一。

注：五运，谓主岁之大运，及五气之客运也主时，谓春夏秋冬，当旺之四时也，各终期日，谓五气运行，各终期年之日也。

讲：帝曰：愿闻五行主岁之大运、客运，其主乎当旺之时者，何如也？鬼臾区曰：五气运行，每岁之中，各主七十二日余七分有二，各以期终。非独专主乎？当旺之时而已也。

帝曰：请问其所谓也？鬼臾区曰：臣积考《太始天元册》文曰［批］此举夫元册者，以明所言之有本，非妄语也。：太虚廖廓，肇基化元，万物资始，五运终天，布气真灵，总统坤元，九星悬朗，七曜周旋，曰阴曰阳，曰柔曰刚，幽显既位，寒暑弛张，生生化化，品物咸章。臣斯十世，此之谓也。

注：《天元册》文，伏羲所著，详言五运六气之书也。太虚，天也。寥廓，言天之大而无际也。肇，始也。基，建也。化元，化工元始也。资始，资生也。五运，金木水火土，五行之推运也。真灵，太虚之精也。易云：大哉乾元，万物资始。至哉坤元，万物资生。天以六气，布其真灵，右旋于外，以加于地。地以五运，左旋于内，以临于天。然天包地，而地随天。则乾元之资始，实所以总统坤元之资生也。故于乾而曰乃统天，坤而曰乃顺承天，正此意也。九星者，天蓬、天芮、天衡、天辅、天禽、天心、天柱、天任、天英也。七曜，日月五星也。幽，暗也。显，明也。往者为弛，来者为张也。

讲：黄帝曰：请问五气运行，各终期日，不独主时者，果何所谓而云然也？鬼臾区曰：臣尝屡考伏羲所著之《太始天元册》，其文有曰：天体之大，空而无际。其始肇端本于化机之元始，万物得此玄元始之三气，于是以育以养，为之资始焉。迄后二气相承，五运迭兴。于是五行之气，运于太虚，流行不息，周而复始，直与周天相始终。故其气上布于真灵之府，下统乎坤元之气，相摩相荡，天地交通。因之九星为之悬象而著明，七曜为之周流而旋转。所谓天之道，曰阴曰阳，地之道，曰柔曰刚。一昼一夜，各定其位，昼夜既分，寒暑往来，为之张弛。五运阴阳，迭相流通，如此所以生生不已，化化无穷，品物为之咸章焉。臣自考册以来，见斯文之传于世者，于斯时已十世矣。帝之所问，正此册中所言之谓也。

帝曰：善。何谓气有多少，形有盛衰？鬼臾区曰：阴阳之气各有多少，故曰三阴三阳也。形有盛衰，谓五行之治。各有太过不及也，故其始也，有余而往，不足随之，不足而往，有余从之，

知迎知随，气可与期。应天为天符，承岁为岁值，三合为治。［批］此言气有多少，形有盛衰之义也。

注：阴阳之气，有多少者，谓阳始一阳、二阳、三阳，由温而大热，阴始一阴、二阴、三阴，由凉而大寒也。五行之治，有太过不及者，谓五运之行，各有盛衰。如土有太、少宫，金有太、少商之类。太者，为太过。少者，为不及也。有余，谓阴阳五行之多与太过也。不足，谓阴阳五行之少与不及也。应天为天符者，谓大运之气，与司天之气相应，如己丑己未之土岁。甲己化土，大运之气也。丑未太阴湿土，司天之气也。两相应而符合，故曰天符。承岁为岁值者，谓大运之气，与年支之气相承。如乙酉之金岁，乙庚化金大运之气也。酉为西方正金，年值之气也，运气与年支承值，故曰岁值。三合为治者，如戊午之太岁，戊癸化火，大运之气也。子午少阴君火，司天之气也。午为南方正火，岁值之气也。三气相合，故曰三合为治。此三者，气有微盛也。至于乙酉、己丑、己未，举一例可以类推。

讲：黄帝曰：善哉言乎！所谓天之气有多少，地之形有盛衰者，果何谓乎？鬼臾区曰：阴阳之气，各有多少不等，所以有三阴三阳之别也。阴阳之形，各有盛衰者，谓五运之治化，各有太过，各有不及也。故以天地阴阳之气而论，其始也，有余者任运而往，不足者，即应运而随之；不足者，任运而往，有余者，即继运而从之。不见夫一岁之中冬至三阴盛而一阳始生，是阴有余也。然阴虽有余，各司其时，至丑寅二月，一阳旺而有余之阴往矣。继而至于卯辰之二月二阳当令，仍不足也，然虽不足，应继其后，至巳午二月，一阳、二阳之不足又往矣。斯时三阳当令，阳气极盛，是有余之阳，又从而司其权矣。然阳虽有余，各主其时。至未申二月，一阴旺而有余之阳往矣。继以酉戌二月，二阴当令，仍不足也。然虽不足，应继其后，而各司其事。至亥子二月，一阴二阴之不足者，又往矣。斯时三阴当令，阴气极盛，是有余之阴，又从而任其事矣。此阴阳五行之盛衰，互相倚伏，周而复始，循环不已者也。能知其三阴三阳之当其时而迎，继其后而随，则温热凉寒之气，或先时而至，或后时而至，自可与之以期而决之矣。若大运之气，与司天之气相应，是为两气相应，而谓之曰天符也。大运之气与年支之气相承，是为运承其岁，而谓之曰岁值也。至若大运之气，与司天之气。岁值之气，三者相合，各有盛衰不同，当随阴年、阳年气之胜复、太过、不及酌量为治则得矣。

帝曰：上下相召奈何？［批］此言上下相感之义也。**鬼臾区曰：寒、暑、燥、湿、风、火，天之阴阳也，三阴三阳，上奉之；木、火、土、金、水、火，**［批］二火谓君火相火。**地之阴阳也，生长化收藏下应之。天以阳生阴长，地以阳杀阴藏。天有阴阳，地亦有阴阳。**①**故阳中有阴，阴中有阳，所以欲知天地之阴阳者，应天之气动而不息，故五岁而右迁，应地之气，静而守位，故六期而环会，动静相召，上下相临，阴阳相错，而变由生也。**长，俱上声。藏，俱平声。

注：生长者，天之道；藏杀者，地之道。天阳主生，故以阳生阴长；地阴主杀，故以阳杀阴藏。天地虽上下不同，而各有阴阳之运用，上谓天干，司天亦是。下谓地支，在泉亦是。相召、相临、相错者，其气循环不已。动静之气，与正气合，则为平气而无病。不合，则为变气而生病也。

讲：黄帝曰：所谓天上之气，地下之形，两相感召者，奈何？鬼臾区曰：上者，天也；下者，地也。寒暑燥湿风火，天之阴阳也，此三阴三阳，上天奉之，以施于下土者也。木火土金水，地之阴阳也，地以生长化收藏，应之于下，天地形气之相感召如此。故天以阳生之，以阴长之，地即以阳杀之，以阴藏之也。即此可见，天，阳也，而阳中亦有阴阳；地，阴也，而阴中亦有阴阳。故凡物之为阳者，阳不尽阳，阳中有阴；凡物之为阴者，阴非纯阴，阴中亦有阳。夫岂徒天地岁时为然哉？即有形有气者，亦莫不皆然也。

---

① 阴阳：此后《素问·天纪元大论》有“木火土金水火，地之阴阳也，生长化收藏”十六字。

所以欲明天地之阴阳者，必求应乎天之气。盖天行健，其气动而不息者也，惟其不息，故五岁右迁。如甲己之岁，甲至巳为五岁，己至甲亦为五岁，从甲迁己是为右迁也。且必求应地之气，地道专静而守位者，故六期而循会。如子午同为君火，自子至午，六年而复会，少阴之类是也。天动地静，其形气两相感召。上天下地，其形气两相如临。故司天在泉，各有不同，亦各有相值。故阴阳之气循环不已，其一动一静，偶而与正气相合，则为平气而无病，稍有不合，则变气由之而生，即百病由之而遂起也。

帝曰：上下周纪，其有数乎？鬼臾区曰：天以六为节，地以五为制。周天气者，六期为一备。终地纪者，五岁为一周。君火以明，相火以位。五六相合，而七百二十气为一纪，凡三十岁，千四百四十气，凡六十岁，而为一周。不及太过，斯皆见矣。［批］此举上下周纪之义，而约言之也。

注：此明六气以应天之阴阳，五行以应地之阴阳。六节者，六气之节也。五制者，五行之制也。六年，天气循环一转谓之一备。五岁，五行迁移皆尽谓之一周。金木水土各一，火独有二者谓君火相火，以应三阴三阳之气，各有部位也。

讲：黄帝曰：上而天，下而地。其阴阳之气，一升一降，同其纲纪者，亦有定数乎？鬼臾区曰：天以六气为节，地以五行为制。故周天气者，必须六年，而气之循环始周，而为一备。终地纪者，必待五年，而五年之迁转始终，而为一周。由是君火得以明，相火有其位，五行六气两两相合，积而至于七百二十气始为一纪。一纪者何？凡三十岁也。又积而至于一千四百四十气，始为一周。一周者何？凡六十岁也。其间相错之阴阳，或有气类过多而益，为太过之盛者，或气类不合而损，为不及之虚者。于斯皆可见矣。

帝曰：夫子之言，上终天气，下毕地纪，可谓悉矣。余愿闻而藏之，使百姓昭著，上下和亲，德泽下流，子孙无忧，上以治民，下以治身，传之后世，无有终时，可得闻乎？鬼臾区曰：至

数之机，迫迮以微，其来可见，其往可追，敬之者昌，慢之者亡，无道行私，必得天殃，谨奉天道，请言真要。藏，平声。迮，音啧。［批］五运六气虽有定数，而一往一来，其机甚微，非深明天道，不足以语此。

注：终、毕，皆尽也。藏，珍藏。昭，昭明。著，显著。至数，天地至极之数也。迫，逼也。迮，起也。敬之，谓顺运气也。慢之，谓逆运气也。

讲：黄帝曰：夫子之言，上尽乎天之元气，下尽乎地之纲纪，可谓无所不备矣。然余愿闻其道，而珍藏之，使此道推而广之，可以统治天下之人，引而近之，可以治理一己之身，且使百姓为之彰明而较著，上下为之和睦而亲爱，其德泽旁流，遗之子孙而无忧，传之后世而无弊，任天下万世气运纷更，此道无有终极之时焉。可使余得闻乎？鬼臾区曰：天地至极之数，机当其迫迮之初，至细微也。然虽细微，而其机之来也可见，其机之往也又可追。故顺其气运，而敬其机者，无有灾患而昌，逆其气运而慢其机者，必多变动而亡。至若不得其道，而私意妄行，则气运为之乖，而其机已早失矣，如是者，必得天殃。臣今者谨奉天元之道，请与帝言至数真要之机。

帝曰：善。言始者，必会于终，善言近者，必知其远，是以至数极而道不惑，所谓明矣。愿夫子推而次之，令有条理，简而不匮，久而不绝，易用难忘，为之纲纪，至数之要，愿尽闻之。鬼臾区曰：昭乎哉问！明乎哉道！如鼓之应桴，响之应声也。臣闻之，甲己之岁，土运统之；乙庚之岁，金运统之；丙辛之岁，水运统之；丁壬之岁，木运统之；戊癸之岁，火运统之。［批］此举五行之统运，而概论之也。

注：简，该也。匮，尽也。久，远也。要，诀也。桴，鼓椎也。阴阳皆起于辰，五运起于角轸①者，亦始于辰也。

---

① 角轸：星宿名，分别为二十八宿之一。

讲：黄帝曰：自来善言其始者，必先会于终；善言近者，必预知其远，夫子之论如是。是则至数之至极，而无以复加，至道之不惑，而无所而疑，诚所谓天下之至明者矣。犹愿夫子推本穷原，而次第指陈，令其有条有理，言简而不匮，历久而不绝，并令天下后世，易为之用，而难为之忘。将此纲纪至数之要诀，历历言之，使余得尽闻焉，则愿足矣。鬼臾区曰：昭乎哉！帝之问也。明乎哉！帝之言也。真如鼓之应桴而起，响之应声而出也。臣也昔时会闻之先师曰：甲己之岁，戊己黅天之气，经于角轸，角属辰，轸属巳，其岁得戊辰己巳，干皆土，故为土运。乙庚之岁，庚辛素天之气，经于角轸，其岁得庚辰辛巳，干皆金，故为金运。丙辛之岁，壬癸玄天之气，经于角轸，其岁得壬辰癸巳，干皆水，故为水运。丁壬之岁，甲乙苍天之气经于角轸，其岁得甲辰乙巳，干皆木，故为木运。戊癸之岁，丙丁丹天之气，经于角轸，其岁得丙辰丁巳，干皆火，故为火运。

帝曰：其于三阴三阳，合之奈何？［批］此言六气合于五运之故也。**鬼臾区曰：子午之岁，上见少阴；丑未之岁，上见太阴；寅申之岁，上见少阳；卯酉之岁，上见阳明；辰戌之岁，上见太阳；巳亥之岁，上见厥阴。少阴所谓标也，厥阴所谓终也，厥阴之上，风气主之；少阴之上，热气主之；太阴之上，湿气主之；少阳之上，相火主之；阳明之上，燥气主之；太阳之上，寒气主之。所谓本也，是谓六元。帝曰：光乎哉道！明乎哉论！请著之玉版，藏之金匮，署曰《天元纪》。**藏，平声。署，音述。

注：上，谓司天。标，犹首也。终，犹尽也。主之者，主宰也。天之六气，实由三阴三阳以为之主宰。六元者，三阴三阳也。本，纲领也。天真元气，虽分为三阴三阳，征其用，止是真元一气，析而为六，故曰六元也。署者，篆也，谓篆其《天元纪》之书名也。

讲：黄帝曰：五运之所统如是，其于天地三阴三阳之气，奈何合之？鬼臾区曰：彼子午之岁，少阴君火也，则上必见少阴。丑未之岁，太阴湿土也，则上必见太阴。寅申之岁，少阳相火也，则上必见少阳。卯酉之岁，阳明燥金也，则上必见阳明。辰戌之岁，太阳寒水也，则上必见太阳。巳亥之岁，厥阴风木也，则上必见厥阴。夫所谓少阴者，即标之谓也。标，犹首也。所谓厥阴者，即终之谓也。终，犹尽也。盖以六甲论之，甲子为首，癸亥为终。所以子午之岁，上见少阴。巳亥之岁，上见厥阴也。至若厥阴之上，则有风气，以厥阴为之主。少阴之上，则有热气，以少阳为之主。太阴之上，则有湿气，以太阴为之主。少阳之上，则有相火，以少阳为之主。阳明之上，则有燥气，以阳明为之主。太阳之上。则有寒气，以太阳为之主。此即所谓本也，是即所谓六元也。彼天真元气，分为三阴三阳，以统坤元，生成之用者，亦此而已。黄帝曰：光乎哉！一元之妙道也。明乎哉！天元之大论也。请以此论，著之玉版，藏之金匮，署之天元册，以纪其论曰《天元纪》。使后世之遵其道而崇其论者，得所宗焉，无敢轻焉。

五运行大论篇第六十七

此言天地阴阳，五运六气，在人在物，各应其时，得位则正，不得则邪也。

黄帝坐明堂，始正天纲，临观八极，考建五常，请天师而问之曰：论言天地之动静，神明为之纪，阴阳之升降，寒暑彰其兆。余闻五运之数于夫子，夫子之所言，正五气之各主岁耳，首甲定运，余因论之。鬼臾区曰：土主甲己，金主乙庚，水主丙辛，木主丁壬，火主戊癸。子午之上，少阴主之；丑未之上，太阴主之；寅申之上，少阳主之；卯酉之上，阳明主之；辰戌之上，太阳主之；巳亥之上，厥阴主之。不合阴阳，其故何也？岐伯曰：是明道也，此天地之阴阳也。夫数之可数者，人中之阴阳也，然所合，数之可得者也。夫阴阳者，数之可十，推之可百，数之可千，推之可万。天地阴阳者，不以数推，以象之谓也。五运之数、夫数、数之可得、不以数推，四“数”字，俱音素。[批] 此言天地之阴阳，与人身之阴阳，有无不同者，有不可拘泥者，须当活看。

注：明堂，布政之所也。天纲，天道也。八极，八荒也。五常，五行常政也。前岐伯与帝所言，皆五脏五风之说，至此问鬼臾区，乃对以五运六气，与前阴阳不符，是明天地气运之道也。若人之阴阳，以五方五风应五脏，可以数推，至天地之阴阳，以温热应三阳，以凉寒应三阴，以气之形色应大运，推之无定，止可以应运之象论之也。

讲：黄帝一日，垂绅端拱坐于明堂之上，始以天元之纪，正定天纲，下临上观，遍及八荒之极，考定建立，发明五常之道。虽得其理，未明其义，因请天师岐伯，而问之曰：古论之中，会言天地之一动一静，皆有不测之神，不蔽之明，以为纲纪。阴阳之一升一降，必因冬月之寒，夏月之暑，以彰其征兆。论之所言，有如是矣。然余自承教以来，又尝闻五运之数于夫子。如夫子所言五运之气，各主于一岁之义耳，其用以六甲定其大运焉。余得夫子之言，执是理以论于鬼臾区，而鬼臾区乃曰：甲己之岁，土主其运；乙庚之岁，金主其运；丙辛之岁，水主其运；丁壬之岁，木主其运；戊癸之岁，火主其运。且曰：子午之上，少阴君火主之；丑未之上，太阴湿土主之；寅申之上，少阳相火主之；卯酉之上，阳明燥金主之；辰戌之上，太阳寒水主之；巳亥之上，厥阴风木主之。鬼臾区所言之阴阳，竟不合于夫子所言之阴阳，其故何也？愿夫子明以教我。岐伯对曰：鬼臾区之言，是明五运六气之道也。此乃天地气运之阴阳，而非人身之阴阳也。若夫一动一静，有数之可得而数者，乃为人身中之阴阳。然人身阴阳，虽变化亦为天地，而其莫测之妙，究未有如天地之神者，故其阴阳之与天合也，以数数之，皆可得而尽者也。惟其数之可得而尽，是以所谓阴阳者，数之可十，推之可百，数之可千，推之可万。至于天地，无形可指，无声可闻，升降运旋，惟一气耳。则其为阴阳，只可以象求，而不以数推。正先师所谓天地之阴阳，不以有常之数推，而只以应运之象论之谓也。

帝曰：愿闻其所始也。岐伯曰：昭乎哉问也！臣览《太始天

元册》文，丹天之气经于牛女戊分，黅天之气经于心尾己分，苍天之气经于危室柳鬼，素天之气经于亢氐昴毕，玄天之气经于张翼娄胃。所谓戊己分者，奎壁角轸，则天地之门户也。夫候之所始，道之所生，不可不通也。［批］此明天地阴阳之所由始，显示人以静悟俯观之法也。

注：始，初也，言五运之气，为化之始初也。经，见也。所谓天地之门户者，以天门在戊亥之间，地户在辰巳之分。《蠡海集》谓：亥为天门，巳为地户。纯阳之位，为开辟之枢，所以关键五行者，亦与此同也。

讲：黄帝曰：天地运气之阴阳既与五风应五脏之阴阳不同，则天地阴阳必有其所始初者，窃愿闻之。岐伯对曰：昭明乎哉！帝之所问也。臣尝览伏羲所著之《太始天元册》，其文有云：言南方丹天之赤气，常经于牛女分野，而在癸丑之界，与赤气所生之戊土寄见于戊，戊为天门，而在天门之戊分焉。此赤气属火，而为戊癸化火之始也。中央黅天之黄气，常经心尾分野，而在甲卯之交，与黄气所成之己土寄见于辰，辰为地户，而在地户之己分焉。此黄气属土，而为甲己化土之始也。东方苍天之青气，常经于危室之分野，而在壬子与柳鬼之分野，而在丁未。此青气属木，而为丁壬化木之始也。西方素天之白气，常经于亢氐之分野，而在乙辰与卯毕之分野，而在庚酉。此白气属金，而为乙庚化金之始也。北方玄天之黑气，常经于张翼之分野，而在丙午与娄胃之分野，而在辛戌。此黑气属水，而为丙辛化水之始也。《天册》之所云如是。然以其言考之，癸丑、甲卯、壬子、丁未、乙辰、庚酉，俱属同宫而化气独取天干者，专以天道论也。至所谓戊己分者，则以六戊为天门，六己为地户。天门在戌亥之间，奎壁之分。地户在辰巳之间，角轸之分。运临角轸，则气在奎壁。气与运，常司天地之门户者也。总之，五气经于分野，各有五色，欲占天道者，此候之所由始，道之所由生，不可不通而晓之也。

帝曰：善。论言天地者，万物之上下，左右者，阴阳之道路，未知其所谓也。岐伯曰：所谓上下者，岁上下见阴阳之所在也。

左右者，诸上见厥阴，左少阴右太阳；见少阴，左太阴右厥阴；见太阴，左少阳右少阴；见少阳，左阳明右太阴；见阳明，左太阳右少阳；见太阳，左厥阴右阳明。所谓面北而命其位，言其见也。[批] 此节合上一节，详辨其上而司天，下而在泉，间左间右之义，以明阴阳之所在也。

注： 岁上下，岁中之上下也，谓一岁之中，上而司天，下而在泉，三阴三阳之升而在上，降而在下也。左右者，间左、间右也。诸上见者，谓凡诸三阴三阳之上，见而司天也。面北命位者，言司天之位，以面北命其左右，为间气也。见者，言间左、间右之各安其位，而相见不爽也。

讲： 黄帝曰：善哉夫子之言乎！前论有云：天位乎上，地位乎下，而万物处乎其中。故天地者，即万物之上下。阳主左往，阴主右来，而道路举不能外，故左右者，即阴阳之道路。然未知果何所谓而云然也，敢以质之夫子。岐伯对曰：一岁之中，阳升阴降，上下判焉。所谓上而司天，下而在泉者，以主岁之上下，不外阴阳循环，不过即上下之说，以见阴阳之有所在也。试以司天之在上者言之，夫上主南政，必面北以命其左右之位。故左右者，凡诸上，见厥阴司天则间于左者，即为少阴君火，间于右者，即为太阳寒水。上见少阴司天，则间于左者，即为太阴湿土，间于右者，即为厥阴风木。上见太阴司天，则间于左者，即为少阳相火，间于右者，即为少阴君火。上见少阳司天，则间于左者，即为阳明燥金，间于右者，即为太阴湿土。上见阳明司天，则间于左者，即为太阳寒水，间于右者，即为少阳相火。上见太阳司天，则间于左者，即为厥阴风木，间于右者，即为阳明燥金。三阴三阳之上而司天，与夫间左、间右之各安其位而相间不差如此。所谓面北而命其位者，正以言其所见之有定也。

帝曰：何谓上下①？岐伯曰：厥阴在上则少阳在下，左阳明右

---

① 何谓上下：《素问·五运行大论》作“何谓下”。本书义胜。

太阴；少阴在上则阳明在下，左太阳右少阳；太阴在上则太阳在下，左厥明右阳明；少阳在上则厥阴在下，左少阴右太阳；阳明在上则少阴在下，左太阴右厥阴；太阳在上则太阴在下，左少阳右少阴。所谓面南而命其位，言其见也。上下相遘，寒暑相临，气相得则和，不相得则病。［批］上为南政，下为北政，一主司天，一主在泉，此节须与上节合看。

注：在下，主在泉而言。面南命位者，言在泉之位，以面南命其左右，为间气也，去者为左，来者为右。如少阳初气，始寒终温，是始间前三阴寒气，终间二阳热气。阳明二气，始间一阳温气，终间三阳热气。太阳三气乃大热，始间二阳热气，终间一阴凉气。厥阴四气，始间三阳热气，终间二阴寒气。少阴五气，始间一阴凉气，终间三阴寒气。太阴终气，始间二阴寒气，终间一阳温气。皆前间前气，后间后气，故为间气。更有六气，于三阴三阳之上气，至则温热凉寒应之。若至而不至，未至而至，皆有移迭失守之患。

讲：黄帝曰：上而司天，既闻之矣。敢问何谓下而在泉乎？岐伯对曰：下主北政，必面南以命其左右之位。如厥阴在上，则必少阳在泉，间于左者即为阳明燥金，间于右者即为太阴湿土。如少阴在上，则必阳明在泉，间于左者即为太阳寒水，间于右者即为少阳相火。如太阴在上，则必太阳在泉，间于左者即为厥阴风木，间于右者即为阳明燥金。如少阳在上，则必厥阴在泉，间于左者即为少阴君火，间于右者即为太阳寒水。如阳明在上，则必少阴在泉，间于左者即为太阴湿土，间于右者即为厥阴风木。如太阳在上，则必太阴在泉，间于左者即为少阳相火，间于右者即为少阴君火。三阴三阳之下，而在泉与夫间左、间右之各有其位，而相见之不乱如此。所谓面南而命其位者，亦正以言其所见之有常也。由此观之，则司天在泉，上与下之相通者，必为之交遘，寒往暑来，左与右之相间者，必为之加临。何言之？盖以上下寒暑之气，必相得相生，乃能调和而无灾害之患。苟不相得相生，而反相胜，则疾病顿起，而有沉疴之虞矣。

帝曰：气相得而病者何也？岐伯曰：以下临上，不当位也。［批］此言气之相得为病者，以下临上，不当其位，而有太过不及之异也。

注： 下临上，谓司天在泉之气逢大运加临，与六气之阴阳会合，气之太过不及，不与四时温热凉寒之正气相合，虽相得，亦不当位而为病矣。

讲： 黄帝曰：人之生病与不生病，固因乎气之相得与不相得矣。然亦有气本相得而反生病者，其故何也？岐伯对曰：阴阳之气虽一，而气之当位与不当位，则各有殊焉。如以下而在泉，上而司天之气，又逢一岁之大运加临，虽与六气之阴阳相会，而气之太过不及要难合乎四时之温热凉寒焉，此气虽相得，亦因不当位，而生重病矣。

帝曰：动静何如？岐伯曰：上者右行，下者左行，左右周天，余而复会也。［批］此言阴阳升降之动静，不外天道左旋，地道右旋，周而复始之义。

注： 动静何如，谓上者右行，右行为动，左者静矣，下者左行，左行为动，右者静矣，此动静之说也。

讲： 黄帝曰：阳动阴静，气运攸关，但不知司天在泉，阴阳升降之动静何如？岐伯对曰：六气上升，由阳以至于阴，故上而司天者，主乎春夏，为之旋右而行焉。六气下降，由阴以至于阳，故下而在泉者，主乎秋冬，为之转左而行焉。由此以观，一左一右，前后循环，运行周天，流而不息。且周天之气，每岁有余，必积而至于五岁，乃复与始初之气相会合也。

帝曰：余闻鬼臾区曰：应地者静。今夫子乃言下者左行，不知其所谓也，愿闻何以生之乎？岐伯曰：天地动静，五行迁复。虽鬼臾区其上候而已，犹不能遍明。夫变化之用，天垂象，地成形，七曜纬虚，五行丽地。地者，所以载生成之形类也。虚者，所以列应天之精气也。形精之动，犹根本之与枝叶也，仰视其象，虽远可知也。已，上声。［批］地体虽静，而其用则有不静者，故特即地与天应之理，备细言之。

注：鬼臾区言应地者静，就其体而言之耳。岐伯谓天地动静，乃五行迁复之气，此变化之妙用也。天垂象，列精气也。地成形，载形类也。形精之动，本属一气，仰观其象，虽远可知也。

讲：黄帝曰：余闻鬼臾区云：地主坤厚，其道静专。凡气之应于地者，无有不静。今夫子乃言下而在泉之气输转五行，夫行则动，动则不与地之静应矣。不知所谓，愿闻动之何以生乎。岐伯对曰：天地阴阳，一动一静互为其根。然究其动之所以静，静之所以动，以及五气之运行，变迁之往复，虽鬼臾区，亦止上候其气于天耳。至若变化之妙用应于地者，则犹不能尽知。彼夫天也者，垂其象于上者也。地也者，成其形于下者也。惟天垂象，故日月五星之七曜，经纬于虚。惟地成形，故木金水火土之五行，附丽于地。其丽于地者，以地之为地，重浊下凝，所以承载形类之生长收成也。其纬于虚者，以太虚之虚，轻清上浮，所以布列应天之真精元气也。由此观之，不可见形类与精气之相随运动，犹根本之与枝叶，同乎一气而不殊哉。故但仰观七曜之象，周旋虽远可知其动之相应而生矣。彼丽地之形，俯察可悟，又何必以应静为疑也。

帝曰：地之为下否乎？岐伯曰：地为人之下，太虚之中者也。帝曰：冯乎？岐伯曰：大气举之也。燥以干之，暑以蒸之，风以动之，湿以润之，寒以坚之，火以温之。故风寒在下，燥热在上，湿气在中，火游行其间，寒暑六入，故令虚而化生也。[批]天地皆六气扛举，则人物可知。但天在人物之上，地在人物之下。六气升降，不无太过不及，胜复兼间，交相为患。故不知避者，易为病耳。故燥胜则地干，暑胜则地热，风胜则地动，湿胜则地泥，寒胜则地裂，火胜则地固矣。干，俱音干。

注：太虚，天也。冯，附也。大气，造化之气。举，扛也，挈也。言地虽在人下，太虚之中，为大气扛举之，实有所冯附也。

讲：黄帝曰：天象周旋，转于地下，而地居其上。夫子乃言下者左行，则地之左行为下，得毋否乎？岐伯对曰：地在人之下，太虚之中，故前有地下之论也。黄帝曰：地居太虚之中，何以冯附而不坠乎？岐伯对曰：充天塞地，造化之大气扛举之也。夫此造化之大气，不外风寒暑湿燥火之六节，磅礴冯附于其间。试即六气之冯附征之：如燥气至，万物必成而干枯；暑气至，万物必长而茂盛；风气至，万物必动而发生；湿气至，万物必润而华泽；寒气至，万物必坚而收藏；火气至，万物必温而畅达。更即身以验之：人身一小天地，肝肾居下，风寒故在下；心肺居上，燥热故在上；脾土居中，故湿亦在中；独火游行三焦，遍乎上下之间，而无专位可指者也。然六气虽各不同，而寒统燥湿，暑统风火，将见此寒暑六入之气，弥纶天地。觉太虚虽虚而不虚，而化化生生之机，充周靡间焉。但六气之化生，不无偏胜。故燥气胜，则地凝而干；暑气胜，则地亢而热；风气胜，则地震而动；湿气胜，则地泞而泥；寒气胜，则地冻而裂；火气胜，则地坚而固矣。此天之六气运行于地，统乎上下，包括无遗也。非大气之举，历历可冯者而何？帝其详参之。

帝曰：天地之气，何以候之？岐伯曰：天地之气胜复之作，不形于诊也。［批］六气正邪中人，各有当旺之时，相应之经，故形证观察，可想而知，不待形于诊也。《脉法》曰：**天地之变，无以脉诊。此之谓也。**

注：候，诊候也。胜复者，如春温气胜而克土，至四季则土旺得位，且生金而为土复仇矣。不行诊，不见于脉也。

讲：黄帝曰：天地六气之运行，息息与人相通。不知人感之而生病者，又将何以候之？岐伯对曰：天地四时之正气，及四时一胜一复之邪气，皆以形证观察，可想而知，不待形于诊脉之法而后知之也。故古之《脉法》有曰：天地六气之变，人中之，则六脉俱变，不应脏腑，无以脉诊。此即不形于脉之谓也。

帝曰：间气何如？岐伯曰：随气所在，期于左右。帝曰：期之奈何？岐伯曰：从其气则和，违其气则病，不当其位者病，迭

移其位者病，失守其位者病，尺寸反者死，阴阳交者危。先立其年，以知其气，左右应见，然后乃可以言死生之逆顺。［批］此举阴阳之间气，与脉气从逆之故，而与以生死之期也。

注：间，左右兼间也。期，求也。从，顺从。违，违逆。迭，更迭。移，转移。失守其位者，言本脉不见于本位，则本位失守矣。

讲：黄帝曰：三阴三阳之正气，余既得而闻之，敢问三阴三阳之间气，又复何如？岐伯对曰：随三阴三阳，当位之正气所在，以期于司天在泉之左右而已。黄帝曰：上下左右，其位不同，期之亦异，将奈之何？岐伯对曰：四时阴阳之气，能顺从而不乖戾者，则调和无疾。倘违悖而滋浸淫者，则变生为病。故温热凉寒，位次多愆。如当温反凉，当热反寒之类，而为不当其位者，则病必为之丛生也。如春夏秋冬，四时当令之气，颠倒前后，更迭移易，乘于他位者，则胜复为患，灾害立至，其病亦不免焉。更有司天在泉，间左、间右之气，要必谨守本位无失其常，而后百脉和平。若乃当时本气不足，他气必来乘侮，而失守其位者，乌能保其病之可逃乎？至若岁当少阴在尺，则尺脉宜不应指，而反应指，寸脉宜应指，而反不应指之类，是为尺寸反也。尺寸反者，病必死。与同太阴司天在泉，则阳宜在左，阴宜在右，而阳反见右，阴反见左；厥阴司天在泉，则阴宜在左，阳宜在右，阴而反见右，阳反见左之类，是为阴阳交也。阴阳交者，病亦危。此所以治病者，必先立其当年之南北二政，辨其主岁之司天在泉，以知六气之盛衰，及左右三阴三阳应见之间气，则少阴君象，端拱无为，宜在所不应矣。此顺之则生，逆之则死，知顺逆，然后乃可以言死生之期也。

帝曰：寒暑燥湿风火，在人合之奈何？其于万物，何以生化？［批］此举五方之气味形色，性用德化政令等，以明六气之通乎天地人物也。岐伯曰：东方生风，风生木，木生酸，酸生肝，肝生筋，筋生心。其在天为玄，在人为道，在地为化。化生五味，道生智，玄生神，化生气。神在天为风，在地为木，在体为筋，在气为柔，在藏为

肝。其性为暄，其德为和，其用为动，其色为苍，其化为荣，其虫毛，其政为散，其令宣发，其变摧拉，其眚①为陨，其味为酸，其志为怒。怒伤肝，悲胜怒；风伤肝，燥胜风；酸伤筋，辛胜酸。

藏，去声。拉，落合切，音菈，读与腊近。

注：东方生风者，东方为生生之始，凡性用德化政令，皆本乎风，而内合人之肝气者也。暄，明也。和，柔也。动，发动。荣，华泽。毛虫，属木。散，气升而散也。宣发者，万物发生也。变，气变也。摧，揸②也，挫也。拉，折也，败也。眚，灾也。陨，坠也。

讲：黄帝曰：天有寒暑燥湿风火之六气，运行不息，与人脏腑内外无不应合者，将奈之何？且于万物生长收藏，生生化化之理并育不害，不知果何所以而能如是乎？岐伯对曰：此寒暑六入之气，循环周流，五方各应，以显生化之权者也。试以东方言之，盖东方之气，发则生风，风动木生，木曲直而作酸，故生酸。酸味入脏，则生肝，肝气发荣，则生筋。筋属木，木为火之母，故筋生心也。然其间有五风、五行、五味、五脏、五气、五色，与夫性用德化政令，以及七情之偏，分应五方而各胜者，则不得不即天地人物而剖论之。彼四时阴阳之气，其在天则为玄运，在人则为常道，在地则为变化，化成则形气，备而生五味。道立则灵明具而生智慧，玄运则影响莫测而生神明，变化则四体成而生形气者也。且东方之神，在天则应天之玄气而为风，在地则象巽之变化而为木，及至于人则道无不该，非但在全体之中而为筋，在气质之间而为柔，在五脏之内而为肝。即其木之性，亦清明而为暄；木之德，亦调和而为柔；木之用，亦发散而为动；木之色，亦深青而为苍；木之化，亦华泽而为荣。更其虫之象乎木也，则为毛，如万物之营养；其政之象乎木也，则为散，如万物之始生；其令之象乎木也，则为宣发，如万物之发荣滋长。其受木气而为变动也，则善摧挫拉败；其感木运而为灾眚也，则善

---

① 眚（shěng 省）：灾难。

② 揸（zhā 扎）：取。

陨坠而落。神之莫测至矣哉！若以化生味论，在味则物由木变而为酸。以道生智论，在志则肝为将军而生怒。但怒者，人之情也。过于怒，则气上并于肝经，而肝反自伤。怒伤肝者，木失其道也，非金无以克制。悲为肺志，则胜怒者，其惟悲乎。风者，天之气也，过于风，则木气乘其玄运，筋为风郁。风伤筋者，木盛故也，非金何以能制？燥为金气，故胜风非燥不可。酸者，地之味也，过于酸，则木味助其风化，而肝难生筋。酸伤筋者，亦是木盛，非金亦无由制。辛为金味，故胜酸，非辛莫能。

南方生热，热生火，火生苦，苦生心。心生血，血生脾。其在天为热，在地为火，在体为脉，在气为息，在藏为心。其性为暑，其德为显，其用为躁，其色为赤，其化为茂，其虫羽。其政为明，其令郁蒸，其变炎烁，其眚燔焫，其味为苦，其志为喜。喜伤心，恐胜喜；热伤气，寒胜热；苦伤气，咸胜苦。藏，去声，下同。

注：南方生热者，南方为盛长之时。凡性用德化政令皆本乎热，而内合人心之气者也。暑，热也。显，明也。躁，动也。茂，繁盛也。羽虫属火。烁，灼也。燔，炙也。焫，烧也。

讲：试以南方言之，盖南方之气发则生热，热为火气，热极则火生。火炎上而作苦，故生苦。苦味入脏则生心，心气发荣，则生血。血属火，火为土之母，故血生脾也。若论其神，在天则应夏之玄气而为热，在地则象离之变化而为火，及至于人亦道无不该，非但在全体之中而为脉，在气质之间而为息，在五脏之内而为心。即其火之性，亦熏蒸而为暑；火之德，亦昭明而为显；火之用，亦烦扰而为躁；火之色，亦深红而为赤；火之化，亦繁盛而为茂。更其虫之象乎火也，则为羽，如万物之飞扬；其政之象乎火也，则为明，如万物之昭宣；其令之象乎火也，则为郁蒸，如万物之荣茂条达。其受火气而为变动也，则善销烁而炙；其感火运而为灾眚也，则善燔灼烧焫。神之莫测至矣哉！若以化生味论，在味则物由火变而为苦；以道生智论，在志则心为君主而主喜。但喜者，人之情也，过于喜，则气缓无以续阳，而心反自伤。喜伤心者，火失其道也，非水无以克制。恐为肾志，则胜喜者，其惟恐乎。热者，天之气也，过于热，则火气乘其玄运，气为火食。热伤气，火盛故也，非水何以能制？寒为水气故胜热，非寒不可。苦者，地之味也，过于苦，则火味助其热化，肺为心克。苦伤气，亦是火盛，非水亦无由制。咸为水味，故胜苦非咸莫能。

中央生湿，湿生土，土生甘，甘生脾，脾生肉，肉生肺。其在天为湿，在地为土，在体为肉，在气为充，在脏为脾。其性静兼，其德为濡，其用为化，其色为黄，其化为盈，其虫倮①，其政为谧，其令云雨，其变动注，其眚淫溃，其味为甘，其志为思。思伤脾，怒胜思；湿伤肉，风胜湿；甘伤脾，酸胜甘。

注：中央生湿者，中央为变化之时，凡性用德化政令皆本乎湿而内合人之脾气者也。充，充实也。静兼者，土性静而兼四时之气也。濡，润泽也。盈，丰盈。倮虫属土。谧，静谧。淫溃，淫雨而土崩溃也。

讲：试以中央言之，盖中央之气发则生湿，湿为土气，润湿则土固。土爰稼穑而作甘，故生甘，甘味入脏则生脾，脾气发荣则生肉。肉属土，土为金之母，故肉生肺也。若论其神，在天则应长夏之玄气而为湿，在地则象艮之变化而为土，及至于人亦道无不该，非但在全体之中而为肉，在气质之间而为充，在五脏之内而为脾。即其土之性，亦镇静而兼四时；土之德，亦润泽而为濡；土之用，亦敷布而为化；土之色，应中央而为黄；土之化，亦丰满而为盈。更其虫之象乎土也，则为倮，如万物之散阜；其政之象乎土也，则为谧，如万物之安静；其令之象乎土也，则为云雨，有膏泽之旁敷。其受土气而为变也，则浸灌而动注；其感土运而为眚也，则淫雨而崩溃。神之莫测至矣哉！至以化生味论，在味则物由土变而为甘；以道生智论，在志则脾

① 倮（luǒ 裸）：赤身。倮虫，身无羽毛鳞甲的动物，古代常用以指人。

主意念而为思。但思者人之情也，过于思，则气郁而意不伸，脾反自伤。思伤脾者，土失其道也，非木无以克制。怒为肝志，则胜思者其惟怒乎。湿者，天之气也，过于湿，则土气乘其玄运，肉为湿淫。湿伤肉者，土盛故也，非木何以能制？风为木气，故胜湿，非风不可。甘者，地之味也，过于甘，则土味助其湿化，而脾难生肉。甘伤肉，亦是土盛，非木亦无由制。酸为木味，故胜甘，非酸莫能。

西方生燥，燥生金，金生辛，辛生肺。肺生皮毛，皮毛生肾。其在天为燥，在地为金，在体为皮毛，在气为成，在脏为肺。其性为凉，其德为清，其用为固，其色为白，其化为敛，其虫介，其政为劲，其令雾露，其变肃杀，其眚苍落，其味为辛，其志为忧。忧伤肺，喜胜忧；燥伤皮毛，热胜燥；辛伤皮毛，苦胜辛。

注：西方生燥者，西方为物收之时，凡性用德化政令，皆本乎燥而合人之肺气者也。成，成实。凉，薄也，薄寒为凉。清，清洁。固，坚固。敛，聚也。介虫属金。劲，刚劲。苍落者，草木黄落也。

讲：试以西方言之，盖西方之气，发则生燥，燥为金气，清燥则金生。金从革而作辛，故生辛。辛味入脏，则生肺，肺气发荣，则生皮毛。皮毛属金，金为水之母，故皮毛生肾也。若论其神，在天则应之玄气而为燥，在地则象兑之变化而为金，及至于人亦道无不该，非但在全体之中而为皮毛，在形气之间而为成，在五脏之内而为肺。即其金之性，亦薄寒而为凉；金之德，亦皎洁而为清；金之用，亦坚实而为固；金之色，应西方而为白；金之化，亦收聚而为敛。更其虫之象乎金也，则为介，如万物之坚确；其政之象乎金也，则为劲，如万物之刚健；其令之象乎金也，则雾露为地气上发之阴液。其受金气而为变也，则阴气过甚而肃杀；其感金运而为眚也，则苍落而草木腐脱。神之莫测至矣哉！至以化生味论，在味则物由金变而为辛；以道生智论，在志则肺主治节而为忧。但忧者，人之情也，过于忧，则气甚而郁抑转甚，肺反自伤。忧伤肺者，金失其道也，非火无以克制。喜为心志，则胜忧者，其惟喜乎。燥者，天之气也，过于燥，则金乘其玄运，皮毛因燥而憔悴。燥伤皮毛，金胜故也，非火何以能制？热为火气，故胜燥非热不可。辛者，地之味也，过于辛，则金味助其燥化，而肺难生其皮毛。辛伤皮毛，亦是金盛，非火亦无由制。苦为火味，故胜辛，非苦莫能。

北方生寒，寒生水，水生咸，咸生肾，肾生骨髓，髓生肝。其在天为寒，在地为水，在体为骨，在气为坚，在脏为肾，其性为凛，其德为寒，其用为藏，其色为黑，其化为肃，其虫鳞，其政为静，其令霰雪，其变凝冽，其眚冰雹，其味为咸，其志为恐。恐伤肾，思胜恐；寒伤血，燥胜寒；咸伤血，甘胜咸。

注：北方生寒者，北方为物藏之时，凡性用德化政令皆本乎寒，而内合人之肾气者也。坚，坚确。凛，凄清也。肃，严肃。鳞虫属水。静者，阴寒主静也。霰雪者，阴气凝滞为雪，阳气薄之不相入，故散而为霰雪也，凝则冰雹，水寒气胜凝结而变也。

讲：试以北方言之，盖北方之气，发则生寒，为水气，寒阴则水生，水润下而作咸，故生咸。咸味入脏则生肾，肾气发荣，则生骨髓。骨髓者属水，水为木之母，故髓生肝也。若论其神，在天则应冬之玄气而为寒，在地则象坎之变化而为水，及至于人亦道无不该，非但在全体之中而为骨，在气质之间而为坚，在五脏之内而为肾。即其水之性，亦凄清而为凛；水之德，亦冻冽而为寒；水之用，亦封固而为藏；水之色，应北方而为黑；水之化，亦严凝而为肃。更其虫之象乎水也，则为鳞，如水体之波合；其政之象乎水也，则为静；而敦艮不迁；其令之象乎水也，则霰雪而凝滞，不为阳薄。其受水气而为变也，则凝冽而坚实；其感水运而为眚也，则冰雹而阴寒。神之莫测至矣哉！至以化生味论，在味则物由水变而为咸；以道生智论，在志则肾主作强而为恐。但恐者，人之情也，过于恐，则气下并于肾经，而肾自伤。恐伤肾者，水失其道也，非土无以克制。思为脾志，则胜恐者，其惟思乎。寒者，天之气也，过于寒，则水气乘其玄运，血因寒而凝涩。寒伤血，阴盛故也，非辛热不能温散。燥之味辛，故胜寒，必取诸燥。咸者，地之味也，过于咸，则水助其寒化，心为肾克。咸伤血，亦是水盛，非土无由制。甘为土味，故胜咸，必取诸甘。

五气更立，各有所先，非其位则邪，当其位则正。［批］五运之气，各有所先，须知当其时者为正，非其时者为邪。

注：更立。更代而立。是以岁时不同。五气各有所先。运气迁次。各有其位。非位为邪。当位为正也。

讲：合而观之，木火金水土之五运，更代而立于天地之中，以各主岁时之气者也。然司天在泉，左右加临之气，岁时固不相同，要其气之至，亦各有所先。倘所至之气，失守其位，与春夏秋冬四时之气相反，则为四时不正之邪气。若所至之气，适当其位，与温热凉寒四时之正气相合，则为四时当旺之正气矣。操斯术者，可不详辨而当察之。

帝曰：病生之变何如？岐伯曰：气相得则微，不相得则甚。［批］正气至，虽病必微；若邪气至，则变而为病，未有不甚者。

注：相得，谓子居母位，虽非其位，子母不相害也。不得位，谓胜己者，居我之位，我居所胜者之位，不相得而相害也。故相得则病微，不相得则病甚。

讲：黄帝曰：阴阳之气，固有邪正之分，而感阴阳之气以受病者，亦有变不变之别。不知病之生变，必何如而后生也？岐伯对曰：病有微甚，变有早暮，要皆以气之相得、不相得分之。如其温热之气，行于春夏，凉寒之气，行于秋冬，是谓气相得也。气既相得，虽有太过不及，其受病也，必轻而微。如其温热之气，行于秋冬，凉寒之气，行于春夏，是谓气不相得也，气既不相得，则为非时邪气，其为病也，必重而甚焉。

帝曰：主岁何如？岐伯曰：气有余，则制己所胜，而侮所不胜；其不及，则己所不胜，侮而乘之，己所胜。轻而侮之。侮反受邪，侮而受邪，寡于畏也。帝曰：善。［批］此举三阴三阳之太过不及，以辨其气之为盛为衰，而定一岁之灾也。

注： 岁有余之胜侮，如太徵阳年，遇少阳司天，则火盛矣。能乘我胜之金，又能侮我所不胜之水，制其金气，而燥化减少，侮其水气，而热化大行也。气不及之胜侮，如少羽阴年，遇太阴司天，则水弱矣。不胜者乘侮而有土，所胜者轻侮而有火，土气胜而湿化流行，火气肆而热化反布矣。

讲： 黄帝曰：阴阳之道大，不知主一岁阴阳之大运，果何如乎？岐伯对曰：三阴三阳，有无过不及之平气，有有余之盛气，有不及之衰气。试言乎气之有余也，无论己之所胜者，能为之挟制，即已所不胜者，亦为之狎侮焉。又言乎气之不及也，无论己所不胜者，欺侮而乘我，即己所能胜者，亦轻忽而侮我焉。至于己所能胜之气，当衰微不及之时，反恃其强盛，不揣势分，妄自乘侮于我，则我之待其气至而胜者，彼必终遇其侮而受邪矣。夫以乘人之衰而侮人，因人之侮而受邪者，皆不能自守其位，无所忌惮，而寡于畏也。黄帝闻之，不禁嘉美而赞叹之曰：善哉，夫子之所言乎！

卷　七

六微旨大论篇第六十八

此言周岁节气，四时分应，阴阳升降，其旨甚微。至于六气，各有标本，两两相从，阴阳互易也。

黄帝问曰：呜呼远哉！天之道也。如迎浮云，若视深渊，视深渊尚可测，迎浮云莫知其极。夫子数言谨奉天道，余闻而藏之，心私异之，不知其所谓也。愿夫子溢志尽言其事，令终不灭，久而不绝，天之道可得闻乎？岐伯稽首再拜对曰：明乎哉，问天之道也！此因天之序，盛衰之时也。藏，平声。［批］天之为道，见于节序，知节序之旦暮从逆，即知人身之气，盛衰反合也。

注：浮云，虚浮无定之云也。深渊，幽深难测之渊也。测，度也。极，尽也。溢志，谓尽溢其志意之所有也。其事指谨奉天道之事。令，犹使也。

讲：黄帝问曰：余闻夫子之言，而后知天之为道也，呜呼远哉！仰而观之，如迎浮云，俯而察之，如视深渊，浩浩茫茫，渺无涯际。然俯以察乎地理，虽视若深渊，犹有理之可测而仰以观乎天道，则迎若浮云而莫知其道之极也。况夫子论及治人之法，动言谨奉天道。余虽闻而藏之金匮，问之予心，隐曲之中，莫测其妙，尝私异之，而不知其所谓也。愿夫子尽溢其志意之所有，以明言其天道为用之事，使天下后世终不能灭，历之久远，此理长存而不绝。不知如此之天道，亦可使余得闻之否乎？岐伯稽首再拜而对曰：明乎哉，帝所问之天道也！夫天之为道，与时相应，其发见于人而为用者，此亦不过因天运之节序，与夫气运一盛一衰之时而已耳。

帝曰：愿闻天道六六之节，盛衰何也？［批］此举阴阳之升降次序，以明天道六六之节，为衰为盛之故也。**岐伯曰：上下有位，左右有**

纪。故少阳之右，阳明治之；阳明之右，太阳治之；太阳之右，厥阴治之；厥阴之右，少阴治之；少阴之右，太阴治之；太阴之右，少阳治之。此所谓气之标，盖南面而待之也。［批］所谓气之标者，标犹表也。谓三阴三阳时至，气至表而出之于外也。故曰：因天之序，盛衰之时，移光定位，正立而待之。此之谓也。

注：六六者，阴三阳三，升六降六也。节，制也。言周年阴阳升降，气至各有其时，上谓气升，下谓气降。位，位次，左谓左间气，右谓右间气。纪，经纪。治，理也。南面而待者，面南而定，以待左右之气也。移光者，移日月之光。定位者，定阴阳之位。此天之阴阳升降，而各有盛衰之时也。

讲：黄帝曰：一岁之中，天运一周，阴阳升降，各有盛衰之时。今夫子言奉天之道，不外因天之序，盛衰之时。愿闻天道六六之节，其为盛为衰何如也？岐伯对曰：六阴六阳之气，如气升司天而上，气降在泉而下者，各有定位，以及兼左兼右，不得正位而为间气者，亦各有经纪也。姑以阴阳升降次序言之，如少阳为一阳，以治初气；阳明为二阳，以治二气；太阳为三阳，以治三气；厥阴为一阴，以治四气；少阴为二阴，以治五气；太阴为三阴，以治终气。上半年三阳，气升则温热，下半年三阴，气升则凉寒。三阴三阳，气升气降，有六气之标，分治于阴阳之中，故三阴三阳之气，乃天地自然升降之气也。如冬至后一阳生，丑寅二月，一阳升，一阴降，温气至；卯辰二月，二阳升，二阴降，热气至；巳午二月，三阳升，三阴降乃大热。夏至后一阴生，未申二月一阴升，一阳降，凉气至；酉戌二月，二阴升，二阳降，寒气至；亥子二月，三阴升，三阳降，乃大寒。旺气各六十日以成岁，初气寅申一阳，巳亥一阴；二气卯酉二阳，子午二阴；三气辰戌三阳，丑未三阴，皆升降相合为上下。后三气巳亥一阴，寅申一阳；子午二阴，卯酉二阳；丑未三阴，辰戌三阳。反观之，阴阳升降，皆相合也，此所谓气之标者，欲定其气，须南面而待之者也。故语曰：因天自左旋右之序，升盛降衰之时，转移日月之光，正定阴阳之位。正立而待之者，即此少阳之右，阳明治之等类，为气之标，当南面而待之谓也。

少阳之上，火气治之，中见厥阴；阳明之上，燥气治之，中见太阴；太阳之上，寒气治之，中见少阴；厥阴之上，风气治之，中见少阳；少阴之上，热气治之，中见太阳；太阴之上，湿气治之，中见阳明。所谓本也，本之下，中之见也，见之下，气之标也。本标不同，气应异象。［批］此举三阴三阳之标本，以明天道六六之节，为衰为盛之理也。

注：上谓三阴三阳之气上升也。治，理也，以六气分治言。中谓三阴三阳之中，兼见表里之气也，本居上，标居下，兼见之气居中。所谓见之下为气之标者，即分治之六气也。标本不同者，谓三阴三阳升降之气，以时而至，则脉和应时，是谓之本；三阴三阳，所属之六气非时而至，则脉变异时，是谓之标。标本不同，故气之相应异象。

讲：又如三阴三阳之气，升者谓之上，分理者谓之治，与表里配合者，谓之中。不知其详，焉知其本，不知其本，焉知其标？本之相应也，今试举其理而详辨之。彼夫少阳气升，则有相火之标气治之，其中兼见配合表里者，厥阴之气也。少阳之右，阳明气升，有燥金之标气治之，其中兼见配合表里者，太阴之气也。阳明之右，太阳气升，有寒水之标气治之，其中兼见配合表里者，少阴之气也。太阳之右，厥阴气升，有风木之标气治之，其中兼见配合表里者，少阳之气也。厥阴之右，少阴气升，有君火之标气以治之，其中兼见配合表里者，太阳之气也。少阴之右，太阴气升，有湿土之标气治之，其中兼见配合表里者，阳明之气也。此即本之谓也，盖所谓本者，以三阴三阳，定其春温夏热秋凉冬寒，值其当旺之时也。有当旺之时气，即不无兼见之邪气，故本之下中气之所见也。中气所见之下，即为标气，是即风寒暑湿燥火六气之标也。标本不同如此，故其应象亦异也。

帝曰：其有至而至，有至而不至，有至而太过，何也？岐伯曰：至而至者和；至而不至，来气之不及也；未至而至，来气有

余也。帝曰：至而不至，未至而至何如？岐伯曰：应则顺，否则逆，逆则变生，变生则病。帝曰：善。请言其应。岐伯曰：物生其应也，气脉其应也。［批］以气之盛衰，辨气之至否，以物之脉气，定时之应否，燎若指掌，人当善会。

注：此言时至气至者，为平和；时至气不至者，为不及；时不至气先至者，为有余也。总之，应时则顺，不应则逆，逆则变生，变生则病起。故四时之气，无论温热凉寒，莫不应象于脉，而可以弦、洪、毛、石、缓征之也。

讲：黄帝曰：天之道，既因天之序，而有盛衰之时矣。则时之至者，气无有不至也，乃其间有时至而气即至者，有时至而气不至者，有先时而至而为气之太过者，其故何也？岐伯对曰：彼夫阴阳之气者，与时为消长，而藏盛衰之机者也。如帝所问，治岁之候，至其气化亦应候而至者，本属阴阳无偏，气与时应而和者也；所谓候至而气化不至者，以阴阳旋来之气衰而不足，故当旺而气不能应其时也，是来气之不及者也；其言候未至而气化先至，而为至之太过乎时者，以旋来之气盛而有余，故阴阳之气，不俟其时之至而先至也，是气之有余者也。黄帝曰：夫子所谓至而至者为和，故与时应矣，而所谓至而不至，为来气之不及，未至而至，为来气之有余，不知其气之相应者为何如？岐伯对曰：至与时应者，阴阳无所偏胜，是谓顺也。若不与时应，是反常也。反常，则气与时逆，逆则胜复随之而变生，变生则灾害因之而病起矣。黄帝曰：善哉，夫子之论诚美已。但不知夫子之所谓应者，其于人物何以征之？请言其详。岐伯对曰：帝欲知气之应乎物，曷观诸物之所以生也。彼春生夏长秋收冬藏，即物之所以应乎气而顺者也，否则逆焉。又如气之与脉，亦其相应者也，使春温夏热秋凉冬寒之气，春弦夏洪秋毛冬石之脉，不与时应，亦属逆而非顺者。不顺，恶得无变？恶得无病？即此物与脉气观之，天道之相应，不已晓然哉。

帝曰：善。愿闻地理之应六节气位何如？岐伯曰：显明之右，君火之位也；君火之右，退行一步，相火治之；复行一步，土气治之；复行一步，金气治之；复行一步，水气治之；复行一步，木气治之；复行一步，君火治之；相火之下，水气承之；水位之下，土气承之；土位之下，风气承之；风位之下，金气承之；金位之下，火气承之；君火之下，阴精承之。［批］此明地理之应六节，以明气位之所以然，而复以气之专主相承，发其流行不息之妙。

注：显明，午位也，即离明之地，前所谓南面而待者是也。盖欲以地理定六节之位，当先从正南午位，定其左右，右为君火者，以地道右旋，故君火以下，或为相火，或为土气，皆从右边退行一步，次第取之。然五行之所以相承者，以天地之气，循环不已，故一盛一衰，相为倚伏，以次相传，无稍间也。君火者，少阴之真火，人身之真阳也。阴精者，天一所生之真水也。

讲：黄帝曰：夫子六气相应之言，固尽善已。而地理之应乎六节六气者，亦必有不易之位，不知其解，愿卒闻之。岐伯对曰：彼正南午位乃离明之地，所谓显明者是也。而其右，则君火所居之位焉。由君火之右，退行一步，以地气推之，则南方相火代君火以出治之所也。就午位复行一步，则为未坤，乃土气治之，以主长夏之令。复行一步，则为申庚酉辛，乃金气治之，以主秋令。复行一步，则为亥壬癸子，乃水气治之，以主冬令。复行一步，则为寅甲卯乙，乃木气治之，以主春令。复行一步，仍复正南，又君火治之，以主夏令。此地理之应乎六节气位也。然天地循环之气，一盛一衰，相为倚伏，固有节次相承，无稍间断者。如五运临角轸，则五气在奎壁，奎属戌，壁属亥也。彼丙丁火运在角轸，则壬癸水气在奎壁，故戊癸火岁，数至奎壁之戌亥者，必壬癸也，是相火之下，水气承之，虽火性甚热，而水性则寒，寒能胜热，是水足以制火也。壬癸水运在角轸，则戊已土气在奎壁，故丙辛水岁，数至奎壁之戌亥者，必戊已也，是水位之下土气承之，虽水主寒咸而土主甘温，甘则能胜咸，是土足以制水也。戊已土运在角轸，则甲乙木气在奎壁，故甲已土岁，数至奎壁之戌亥者，必甲乙也，是土位之下，风气承之，虽土性主湿，而木性主风，风能胜湿，是木足以制土也。甲乙木运在角轸，则庚辛金气在奎壁，故丁壬木岁，数至奎壁之戌亥者，必庚辛也，是风位之下，金气承之，虽木性主风，而金味则辛，辛能散风，是金足以制木也。庚辛金运在角轸，则丙丁火气在奎壁，故乙庚金岁，数至奎壁之戌亥者，必丙丁也，是金位之下，火气承之，虽金性主燥，而火性则热，热能胜燥，是火足以胜金也。君火者，少阴之真火，人之真阳也，阴精者，天一所生之水也，君火不可折，惟补水以配之，故阴精承于君火之下。总之六气各专一令，气常太过，必以所克者承之，乃能防其太过不至亢甚为害也。

帝曰：何也？岐伯曰：亢则害，承迺制，制则生化，外列盛衰，害则败乱，生化大病。迺，乃同。[批] 此举亢则害，承乃制之义，以明六节用承之故。制则生化四句，系一反一覆对说，要承而有制，终得生化，外面始列成盛衰之形，若亢而为害，则败乱正气，生化之机，于此大病矣。吴注：启生化不错。

注：亢，谓亢盛而过其常也。承，谓承袭而继于后也。盖气反常，则乘所胜以侮其不胜，故曰亢则害也。气相袭，则以其所胜，克其所太胜，故曰承乃制。夫防其太过，制之而不使过，剥复相循，生生化化，为盛为衰之形，即可于承袭间见之。不然，过者太过，不惟失其四时之令，且阴阳败乱，六气无专治之，令反生大病矣。

讲：黄帝曰：六节之气各相承袭，其故何也？岐伯对曰：盖此六气，过其常则亢，亢则以所胜，乘所不胜而为害矣。必以位相承，随时应候，乃能制其所亢，而不为害也。故防其亢而制之，气无太过，生机得遂，则万物为之交化，而外列盛衰之形矣。过于亢而害之，气失其常，祸机已伏，则正气为之败乱，而生化于以大病矣。此六节之气，必以相克者相承也。

帝曰：盛衰何如？岐伯曰：非其位则邪，当其位则正，邪则变甚，正则微。[批] 此与运气之正邪，以明其变之盛衰也。

注：盛衰，谓运气之盛衰也。非位者，气来非时也。当位者，气至应候也。气非位则邪故其为变也甚，气当位则正，故其为变也微。

讲：黄帝曰：夫子言制则生化，外列盛衰，夫有所盛，必有所衰，有所衰，必有所盛，不知运气之为盛为衰者，果何如也？岐伯对曰：吾之所谓外列盛衰者，以其位而言也，如运气之当温反清，当热反寒，非其当旺之位而至者，则为胜气相乘之邪也。如运气之当热则热，当寒则寒，值其当旺之位而至者，则为主气临位之正也。邪至则变甚，变甚故气盛，正至则变微，变微故气衰，此运气盛衰之所由分，而亦即五运岁合之所由见也。

帝曰：何谓当位？岐伯曰：木运临卯，火运临午，土运临四季，金运临酉，水运临子，所谓岁会气之平也。帝曰：非位何如？岐伯曰：岁不与会也。帝曰：土运之岁，上见太阴；火运之岁，上见少阳、少阴；金运之岁，上见阳明；木运之岁，上见厥阴；水运之岁，上见太阳，奈何？岐伯曰：天与之会也。故《天元册》曰天符。［批］丁卯戊午，甲辰甲戌，己丑己未，乙酉丙子此八岁，皆岁气与五运之气相合，是谓岁会，乃气平血当位者也。又己丑己未，戊寅戊申，戊子戊午，乙卯乙酉，丁巳丁亥，丙辰丙戌此十二岁，司天与五运之气相会，是谓天符，乃气之太过而为非位者也。

注：岁会，气之平者也，是谓当位。岁不与会，言不与岁运合也，是谓非位。

讲：黄帝曰：气之盛衰，夫子既以非位当位辨之矣。不知其言当位者，果何谓也？岐伯对曰：夫所谓当位者，五运之本气，与太岁之值气相临也，如木运临于丁卯之岁，火运临于戊午之岁，土运临于甲辰甲戌己丑己未之岁，金运临于乙酉之岁，水运临于丙子之岁是也。《天元册》所谓岁会，气之平者此也。黄帝曰：当其位者，固如是矣。而所谓非其位者，又何如乎？岐伯对曰：彼非其位者，以岁不与大运之气相会合故也。黄帝曰：既岁不与运会合，则气必有太过者焉。如己丑己未之岁，是为土运，其上而司天者，必见太阴湿土；戊寅戊申，戊子戊午之岁，是为火运，其上而司天者必见少阳相火；少阴君火，乙卯乙酉之岁，是为金运其上而司天者，必见阳明燥金；丁巳丁亥之岁，是为木运，其上而司天者，必见厥阴风木；丙辰丙戌之岁，是为水运，其上而司天者，必见太阳寒水。不如其义奈何，愿卒闻之。岐伯对曰：如帝所云土运之岁上见太阴等者，司天之气，与大运之气相合也，合则其气相应，故《天元册》谓之为天符也。

帝曰：天符岁会如何？岐伯曰：太乙①天符之会也。帝曰：其贵贱何如？岐伯曰：天符为执法，岁会为行令，太乙天符为贵人。帝曰：邪之中也奈何？岐伯曰：中执法者，其病速而危；中行令者，其病徐而持；中贵人者，其病暴而死。帝曰：位之异也何如？岐伯曰：君位臣则顺，臣位君则逆。逆则其病近，其害速；顺则其病远，其害微。所谓二火也。中，俱去声。［批］此明天符，岁会及太乙天符之所以然，而兼详其贵贱受病之缓急浅深也。

注：天符为执法之臣，法不可假，故邪中天符者，其病速而危，《运气全书》云：假如戊子日，戊为火运，子为火气，亦是天符，此日得病者，困半是也。岁会为行令之臣，令尚有主，故邪中岁会，其病速而持，《运气全书》云：假如甲辰日，甲为土运，辰为土气，乃是岁会，此日得病者缓散是也。太乙天符为贵人，则尊不可犯，故邪中太乙天符者，其病暴而死，《运气全书》云：假如戊午日，戊为火运，午为火支，即太乙天符，此日得病，必死。位之贵贱如此，故君位臣则顺，臣位君则逆，一顺一逆病之远近，害之速微，于此判焉。天师恐人不知，特中举二火以表明之，知二火，即知六气之所以分也。

讲：黄帝曰：夫子会言岁会，而《天元册》又曰天符。不知天符岁会，其三合为治者，果何如也？岐伯对曰：天符岁会所值之年有四，曰乙酉，曰戊午，曰己丑，曰己未，此四年中，天符与岁会相同，三气相为符合，是名太乙。太乙者何？正天符之会也。黄帝曰：天符，岁会太乙之名不同如此，

---

① 太乙：《素问》作“太一”。

其贵贱又何如乎？岐伯曰：天符之岁犹之执法之臣，岁会之岁，犹之行令之臣。太乙天符之会，则君主之位，所谓贵人是也。黄帝曰：天符，岁会，太乙天符，三者之贵贱既各不同，而其邪之中而生病也，其轻重生死奈何？岐伯对曰：贵贱既不等矣，中邪岂犹同乎？如邪中执法之天符者，法不可假，其病甚速而危殆。如邪中行令之岁会者，令犹有主，其病徐缓而可久持也。如邪中贵人之太乙天符者，尊不可犯，其病必猝然而死也。黄帝曰：邪之中于天符岁会，太乙天符者，既不无所异矣。而五行之位，木土水金各位其一，独火有二位者，不知其故，敢问其位之异也，何如？岐伯对曰：木土金水，诸司也；火，君象也。然君火者，少阴也，宜居尊位也；相火者，少阳也，宜守臣位。如少阴君火而位于少阳相火之位，君位臣守，犹为顺也，顺则其病远而害微。若少阳相火，而临于少阴君火之位，以卑临尊，心脉沉而命脉反洪也，其证必逆，逆则其病近而害速。古之所谓二火者，正即此少阴少阳，一君一臣之谓也。

帝曰：善。愿闻其步何如？岐伯曰：所谓步者六十度而有奇，故二十四步积盈百刻而成日也。［批］此详地之六步，以明应天之六节气位也。

注：步，地之六步也，每步各六十度有奇。二十四步，举四岁而言。积盈百刻而成日者，谓积每岁所余之二十五刻有奇，至四岁则百刻有奇，故复成一日。

讲：黄帝曰：善哉，夫子位异之论也！然夫子所谓地理之应六节气者，有位焉，有步焉，不知其步之何如？愿卒闻之。岐伯对曰：所谓步者，每步各六十刻有奇也。地之六步，统周一天，积而至于三百六十五度，乃为一岁之日数。每一日为一度，必六十日余八十七刻半，始为一步，故四岁得二十四步，由周天三百六十五度四分度之一推之，尚余二十五刻，以四岁之余奇，积满百刻，复又成一日。于岁终以为一纪，此即地之六步也，知六步则知所以应天之六节气位也。

帝曰：六气应五行之变何如？岐伯曰：位有终始，气有初中，上下不同，求之亦异也。帝曰：求之奈何？岐伯曰：天气始于甲，地气始于子，子甲相合，命曰岁立，谨候其时，气可与期。［批］此言六气应五行之变，必有所始，知天地之所始，而立之岁，以候其时，则气可明矣。

注：变谓气不相合也。位，即部也。始终，谓气始于某刻，终于某刻也。气，六气也。每部始终之气，不无前后，在前为初气，在后为中气，然天干地支，位有差移，故上下为之不同，而其求之之法，亦与之异焉。天干以甲为首，地支以子为首，甲子相合，天地气交，是以岁立，岁立则时定，故谨候其时而气可与期也。

讲：黄帝曰：地步固如是矣。彼天六节之气，应地五行之气，气有不相合，而为变者，当何如求之？岐伯对曰：所步之位，如天之六气，与地五行之气。同在一步者，相应之数，始于某刻，终于某刻其候，必有始终也。每步之气，前为初气，后为中气，分前分后，各有初中也。且其气应乎天干地支，在天干者为上，在地支者为下，其气相错于位之始终，气之初中者，上下又各不同，于此而欲求其变，其法亦异也。黄帝曰：求之既异，然则欲求其异者，当奈之何？岐伯对曰：欲知变异之法，当知天干以甲为首，地支以子为首，此其位有始终之法也。以甲子论之，甲是土运，子是火气，气至各有不同，既以甲子合气，土气与火气立矣。凡甲子干支相合，其气之至，各候其时，则天气之应，地气者，自可与期矣。

帝曰：愿闻其岁，六气始终，早晏何如？岐伯曰：明乎哉问也！甲子之岁，初之气，天数始于水下一刻，终于八十七刻半；二之气，始于八十七刻六分，终于七十五刻；三之气，始于七十六刻，终于六十二刻半；四之气，始于六十二刻六分，终于五十刻；五之气，始于五十一刻，终于三十七刻半；六之气，始于三十七刻六分，终于二十五刻。所谓初六，天之数也。乙丑岁，初之气，天数始于二十六刻，终于一十二刻半；二之气，始于一十二刻六分，终于水下百刻；三之气，始于一刻，终于八十七刻半；四之气，始于八十七刻六分，终于七十五刻；五之气，始于七十六刻，终于六十二刻半；六之气，始于六十二刻六分，终于五十刻。所谓六二，天之数也。丙寅岁，初之气，天数始于五十一刻，终于三十七刻半；二之气，始于三十七刻六分，终于二十五刻；三之气，始于二十六刻，终于一十二刻半；四之气，始于一十二刻六分，终于水下百刻；五之气，始于一刻，终于八十七刻半；六之气，始于八十七刻六分，终于七十五刻。所谓六三，天之数也。丁卯岁，初之气，天数始于七十六刻，终于六十二刻半；二之气，始于六十二刻六分，终于五十刻；三之气，始于五十一刻，终于三十七刻半；四之气，始于三十七刻六分，终于二十五刻；五之气，始于二十六刻，终于一十二刻半；六之气，始于一十二刻六分，终于水下百刻。所谓六四，天之数也。次戊辰岁，初之气复始于一刻，常如是无已，周而复始。帝曰：愿闻其岁候何如？岐伯曰：悉乎哉问也！日行一周天，气始于一刻，日行再周，天气始于二十六刻，日行三周天，气始于五十一刻，日行四周天，气始于七十六刻，日行五周天，气复始于一刻，所谓一纪也。是故寅午戌岁气会同，亥卯未亥岁气会同，申子辰岁气会同，巳酉丑岁气会同，终而复始。［批］此明六气始终之早晏，与中气之克配司天在泉，而详其并行无间之义也。

注：六气之始终早晏，以步候定之，每步天地之气，各至六十日零八十七刻半，每岁六步积至四岁，则有二十四步其气乃周。如甲子之岁，初之气，天数始于水下一刻，终于八十七刻半。虽乙丑丙寅丁卯岁，各有不同，推至戊辰，天之初气，仍复始于水下一刻，终于八十七刻半也。由此类推，其岁会之气，无不可坐而致也。

讲：黄帝曰：欲知天之六气，应地五行之变者，既在立之岁而谨候其时矣。不知每岁六气之始终，其至也，不知早晏何如，愿卒闻之。岐伯对曰：明乎哉！帝之问也。盖天地二气之始终，有步候之分，其在步候，则一岁六步，每步天地之气，始终各治六十日零八十七刻半。其在岁候，每岁天地之气，各治三百六十五日零二十五刻，其早晏自有定也。如甲子之岁，少阴司天，阳明在泉，中运太宫土气，至于间左间右之太阴厥阴太阳少阳，皆各于所在之步，更胜相应，同治其令者也。故以天数论之，初之气为寒，二之气为风，三之气为热，四之气为湿，五之气为火，六之气为燥，皆各有始终之刻，以定早晏。此初六为天之数，与地同主六十日八十七刻半者也。又如乙丑之岁，太阴司天，太阳在泉，中运少商金气，至于间左间右之少阳少阴厥阴阳明，皆各于所在之步，更胜相应，同治其令者也。故以天数论之，初之气为风，二之气为热，三之气为湿，四之气为火，五之气为燥，六之气为寒，皆各有始终之刻，以定早晏。此二六为天之数，与地同主六十日八十七刻半者也。又如丙寅之岁，少阳司天，厥阴在泉，中运太羽水气，至于左右相间之阳明、太阴、少阴、太阳，皆各于所在之步，更胜相应，同治其令者也。故以天数论之，初之气为热，二之气为湿，三之气为火，四之气为燥，五之气为寒，六之气为风，皆各有始终之刻，以定早晏。此三六为天之数，与地同主六十日八十七刻半者也。丁卯之岁，阳明司天，少阴在泉，中运少角木气，至于左右相间之少阳太阳太阴厥阴，皆各于所在之步，更胜相应，同治其令者也。故以天数论之，初之气为湿，二之气为火，三之气为燥，四之气为寒，五之气为风，六之气为热，皆各有始终之刻，以定早晏。此四六为天之数，与地同主六十日八十七刻半者也。其定六气始终早晏之法，自甲子岁起，癸亥岁止，皆以四岁为一小周，十五岁为一大周，终而复始，刻数因之。即如自丁卯次及戊辰之岁，其岁初之气复与甲子之岁，始于水下一刻者同，其他亦复如是。至戊辰以后四载，亦常如是相推，运行不已，周而复始焉。黄帝曰：六气之始终早晏，固如是矣。至天地于一岁之气，有所谓上而司天者焉，有所谓下而在泉者焉，其主一岁之气为主运者，居中克配，候之何如？

愿闻其详。岐伯对曰：悉乎哉，帝之问也！帝不知气候，何观之日行乎？如日行一周天，气即始于一刻，如甲子岁，初之气，天数始于水下一刻是也；日行再周。天气即始于二十六刻，如乙丑岁初之气，天数始于二十六刻是也；日行三周天，气即始于五十一刻，如丙寅岁初之气，天数始于五十一刻是也；日行四周天，气即始于七十六刻，如丁卯岁初之气，天数始于七十六刻是也；日行五周天，其气复始于一刻，如戊辰岁初之气，复始于一刻是也。此所谓四年而成一纪焉，故每岁气节，必差五日三十刻有奇，每岁六气，其气亦必除甲子一周所余，皆八十七刻半也。由是推之，故寅午、戌亥、卯未、申子、辰巳、酉丑等岁，其岁会之气，皆无往不同也。可知周而复始，循环不已，六气并无相间之时，无相间之时，则岁候亦复何难哉？

帝曰：愿闻其用也。岐伯曰：言天者求之本，言地者求之位，言人者求之气交。帝曰：何谓气交？岐伯曰：上下之位，气交之中，人之居也，故曰：天枢之上，天气主之；天枢之下，地气主之；气交之分，人气从之，万物由之，此之谓也。［批］此举人身中官，以明天地气交之义也。

注：用，谓六气与五运终始之用。本，谓三阴三阳也。言天者求之本，求之于四时温热凉寒也；言地者求之位，求之于四方部位以应五气也。气交者，天地之气，上下相交，人在中也。上下，谓气升降也。天枢，穴名，居人身之半，犹枢纽也。人身身半以上应天，故天气主之；身半以下应地，故地气主之。升降相交，位属中宫，是为气交之分。非独人气从之，即万物亦由之而生化矣。

讲：黄帝曰：六气之始终，既以四岁为准，然求合于人，必有其用，不知六气与五运始终之用何如？窃愿闻之。岐伯对曰：其用亦求之于天地而已。彼夫所谓三阴三阳者，本也。故言天气者，必求诸三阴三阳之本气焉。东南西北者，位也，故言地气者，必求诸东南西北之方位焉。至于善言人气者，则必于天地之中，而求其二气所交之会焉。黄帝曰：夫子谓言人者，必求之气交。气交云者，果何谓也？岐伯对曰：天位乎上，地位乎下，升降之气，交会之中，即人之所居也，故天元册曰：人身天枢穴以上，以应上天，天气主之；天枢穴以下，以应下地，地气主之。然天之气，从上而交于下者也，地之气，从下而交于上者也，一升一降，气所交会之位，是为中宫。中宫者，人所居也，人气即从而应之。然非独人气从之也，即万物亦由之而化生者，正此气交之谓也。

帝曰：何谓初中？岐伯曰：初凡三十度而有奇，中气同法。帝曰：初中何也？岐伯曰：所以分天地也。帝曰：愿卒闻之。岐伯曰：初者地气，中者天气也。［批］此言初气、中气之义也。

注：初，气之初升也。度，一日也，三十度有奇者，谓三十日余四十三刻四分之三，并前气至三十日，前间前气，后间后气，而气易也，中气亦复如此，故云同法。盖天地之气，皆各均平，则于升降之间，各有界分，而应岁步。本位终始之常化，其气先升而后降，故初者为地气，中者为天气也。

讲：黄帝曰：气交之分，人气从之，是人即居乎天地气交之中矣。然气有所谓初焉，有所谓中焉，不知何者为初？何者为中？愿夫子溢志言之。岐伯对曰：初者，初升之气也。凡气初升以三十日余四十三刻四分刻之三，而得三十度有奇，并前气至三十日，前间前气，后间后气，而气易也。所谓初者如此，至于中气亦复如法。黄帝曰：谓之初中，亦同一法，而必谓之为初，谓之为中者何也？岐伯对曰：谓为初中者，所以分天地之气也。黄帝曰：何谓分天地，愿卒闻之。岐伯对曰：天地之气皆各均平，升降之间，各有界分，以应岁步。本位始终常化，其气先从地升，升者即其初也，故谓初者为地气，升之至天而极，然后其气从天而降，降者中也，故谓中者为天气也。

帝曰：其升降何如？岐伯曰：气之升降，天地之更用也。帝曰：愿闻其用何如？岐伯曰：升已而降，降者谓天；降已而升，升者谓地。天气下降，气流于地；地气上升，气腾于天。故高下相召，升降相因，而变作矣。已，俱上声。［批］此言三阴三阳一升一降之妙用也。

注：升降以天地之气言，盖阴阳进退消长之道乃天地迭相更代之妙用也。如阳气自地而升，升极而后降。降者，从天降也，故谓之天，阴气从天而降，降已而后升，升者从地升也，故谓之地。天地之气，互相交盛，所以高下相召，升降相因，变化因之而作起矣。

讲：黄帝曰：气之从地升者，既为初，气之从天降者，既为中矣。敢问天地之气，其一升一降何如？岐伯对曰：气之升降，乃阴阳进退之道，即天地自然之造化更相转移之妙用也。黄帝曰：其妙用何如？愿卒闻之。岐伯对曰：天地相去八万四千里，天以乾索坤而还于地中，其阳负阴而上升，地以坤索乾而还于天中，其阴抱阳而下降。以一岁证之，有四时八节，二十四气，七十二候，三百六十日，四千三百二十辰。十二辰为一日，五日为一候，三候为一气，三气为一节，二节为一时，四时为一岁。一岁以冬至节为始，是时也，地中阳升，凡一气十五日，上升七千里，三气为一节，一节四十五日，阳升共二万一千里，二节为一时，一时九十日，阳升共四万二千里，正到天地之中，而阳合阴位，是时阴中阳半，其气为温而时当春分之节也，过此阳升而入阳位，方曰得气而升。亦如前四十五日立夏，立夏之后，四十五日夏至，夏至之节阳升通前计八万四千里，以到天，乃阳中有阳，其气热，积阳生阴，一阴生于二阳之中，自夏至之节为始。是时也，天中阴降，凡一气十五日，下降七千里，三气为一节，一节四十五日，阴降共二万一千里，二节为一时，一时九十日，阴降共四万二千里，以到天地之中，而阴交阳位，是时阳中阴半，其气为凉。而时当秋分之节也，过此阴降而入阴位，方曰得气而降。亦如前四十五日立冬，立冬之后，四十五日冬至，冬至之节，阴降通前计八万四千里，以到地，乃阴中，有阴其气寒。积阴生阳，一阳生于二阴之中，自冬至之后，一阳复升于前，运行不已，周而复始。所谓升已而降，降已而升，下降则气流于地，上升则气腾于天，上下升降，相召相因，则万物自变化而生矣。

帝曰：善。寒湿相遘，燥热相临，风火相值，其有闻乎？岐

伯曰：气有胜复，胜复之作，有德有化，有用有变，变则邪气居之。[批] 此言升降之中，六气相循，胜复邪正，变化百出也。

注：寒湿阴气也，风火阳气也，燥为阴，热为阳。遘，遇也。临，当也。值，亦当也。间，间断。气当其时而亢盛者为胜，气当其位而复雠者为复。作，犹起也。言六气有胜复，即有德化用变。有德化用变，邪气即从而居之。居，客入也。

讲：黄帝曰：善哉！夫子言升降之用，诚至美而无以复加矣。然天地之气有寒湿焉，有燥热焉，有风火焉，不知一升一降之中，或相遘，或相临，或相值，其气亦有空隙之间而生变乎？岐伯对曰：今夫气也者，有当其时，而其气亢甚者，有当其位，而复雠与胜已者，是为有胜复焉。胜复之作，即有敷和、彰显、溽蒸、清洁、凄沧之德者，有生荣、蕃茂、丰备、紧敛、清谧之化者，有曲直、燔灼、高下、散落、沃衍之用者，有振发、销烁、骤注、肃杀、凛冽之变者，四者之中，惟变则邪气居之，于人为病，而难治也。

帝曰：何谓邪乎？岐伯曰：夫物之生从于化，物之极由乎变，变化之相薄，成败之所由也。故气有往复，用有迟速，四者之有而化而变，风之来也。[批] 邪风相乘，不无盛衰，有盛衰，即有胜复，有胜复，乃有变化，故为福为祸于此判焉。

注：物之始生，自无而有，从乎造化；物之终极，自有而无，由乎变易。是变也，化也，即万物成败之所由来也。然物之成也，根乎气之复，物之败也，根乎气之往。一往一来之用，不无迟速，有迟速，是以有盛衰，有盛衰，是以变化相因，邪风即从中来也。

讲：黄帝曰：夫子言变则邪气居之，所谓邪气者何乎？岐伯对曰：夫物之生于有者，不能终于有，而必复化也，物之化于无者，不能终于无，而必复生也。不可见物之生，从于化乎？况物当盛极之时，必变而为衰，衰极之时，必变而为盛，不又见物之由极而变乎？变也，化也，皆气为之也。此气相薄，成败因之。所以气有往复，用有迟速，往复迟速，四者之所有，即不能无正无变。得其始，则生而化，得其终，则极而变，一变一化，盖邪风之所由来也。

帝曰：迟速往复，风所由生，而化而变，故因盛衰之变耳。成败倚伏游乎中何也？岐伯曰：成败倚伏生乎动，动而不已，则变作矣。［批］成败倚伏，生于六气之动，而六气有过不及，是以变作而病生。

注：倚，犹依也。伏，藏也。游乎中者，谓天道自然循还于迟速往复之中，而不止也。然物之成败倚伏，实生乎六气之动，如六气太过，动而不已，则失其常而灾变起矣。

讲：黄帝曰：夫子言气有往复，用有迟速，一化一变，风之来也。是六气之为迟为速，往而复来，邪风之所由生，万物之变化，即由之而起。所以因其气之盛与衰者，即为之生变耳。然其间有成焉，有败焉，相倚伏藏，循还其中而不已者，其故何也？岐伯对曰：成败倚伏，生乎六气之动者也，六气之动本有常时，若太过而其动不已，是失常也，失常则变作而病生矣。

帝曰：有期乎？岐伯曰：不生不化，静之期也。帝曰：不生化乎？岐伯曰：出入废则神机化灭，升降息则气立孤危。故非出入，则无以生长壮老已；非升降，则无以生长化收藏。是以升降出入，无器不有。［批］升降出入，无器不有，而况人乎？以人治人者，尚其于“升降出入”四字加之意焉。**故器者，生化之宇，器散则分之，生化息矣。故无不出入，无不升降，化有小大，期有远近，四者之有，而贵常守，反常则灾害至矣。故曰：无形无患，此之谓也。**

注：有期者，谓亦有不动之期否，不生不化，即不动之期也。出入，以神之动静言；升降，以气之上下言。灭，绝也。危，殆也。凡物之生长壮老已，本乎神之出入，出入废，是以无生长壮老已。物之生长化收藏，本乎气之升降，升降息，是以无生长化收藏。可见天下有形之物，莫不本此升降出入也。但化有大小，期有远近，人当守其动静之常，以期久远，若动静反常，

失其出入之神、升降之气，则灾生而害必至矣。

讲：黄帝曰：成败倚伏，既生乎六气之动，亦有不动而为静之期乎？岐伯对曰：不生不化，即静之期也。黄帝曰：天地之道，广生大化妙其用，果有不生不化之时乎？岐伯对曰：生化之机，伏于出入升降之间，出入不废，升降不息，则生化常倚之以为转移。若出入废，则神机去而化灭矣；升降息，则气虽立而孤危矣。所以非此六气之一出一入，即无以为生长壮老已之原，非此六气之一升一降，则无以立生长化收藏之本，是以升降出入，大而天地，小而物类，无器不有者也。夫所谓器者，即生生化化之宇器也，若器败而解散，则其器不完，升降出入遂乱，杂而分之矣，是以生化之机息矣。故凡有形质，而具此宇器者，无不同此出入，无不同此升降，以定变化之期。但变有大小之异，期有远近之分，凡有此升降出入之四者，贵守其常而无失焉，苟夫其守而反常，灾害必为之立至矣。故古语云：凡物之无形质者，即可以无患，正此升降出入，无器不有之谓也。

帝曰：善。有不生不化乎？岐伯曰：悉乎哉问也！与道合同，惟真人也。帝曰：善。［批］此举不生不化之理，究极言之，欲使人德合天地，永作不骞不崩之寿也。

注：真人，与天合者也。天地之道，无声无臭，是以不生不化，真人能存无守有，纳阴阳于妙窍之中，所以能离生死之界，得与天地自然之道，相合无间，而与天地同不朽矣。

讲：黄帝曰：善哉。不生不化之论，然人必能逃乎阴阳，免乎生死，造到无始无终之候，乃有此不生不化之妙，是不生不化者，果有之乎？岐伯对曰：悉乎哉，帝之问也！夫所谓不生不化者，一道而已矣。斯道也，未有天地先有此道，高而无上，莫见其首，卑而无下，莫见其基，始而无先，莫见其前，终而无尽，莫见其后。自太极初判而有太始，太始之中，而有太无，太无之中而有太虚，太虚之中，而有太空，太空之中，而有太质。太质者，天地清浊之质也，其质为卵，而立黄之色，乃太空之中，一物而已。阳升到天，太极而生阴，以窈冥抱阳而下降，阴降到地，太极而生阳，以恍惚负阴而上升，此天地之行道也。惟真人与天地合其德，体大道于一身，道不变身亦不变，故能把握阴阳，不生不化，无有终时也。帝闻而赞之曰：真善哉，斯言也！

气交变大论篇第六十九

此言五运阴阳，主运岁气，太过不及，专胜兼并，其气交变，人中则病也。

黄帝问曰：五运更治，上应天期，阴阳往复，寒暑迎随，真邪相薄，内外分离，六经波荡，五气倾移，太过不及，专胜兼并，愿言其始，而有常名，可得闻乎？岐伯稽首再拜对曰：昭乎哉问也！是明道也，此上帝所贵，先师传之，臣虽不敏，往闻其旨。帝曰：余闻得其人不教，是谓失道，传非其人，慢泄天宝。余诚菲德，未足以受至道；然而众子哀其不终，愿夫子保于无穷，流于无极，余司其事，则而行之奈何？岐伯曰：请遂言之。《上经》曰：夫道者，上知天文，下知地理，中知人事，可以长久。此之谓也。帝曰：何谓也？岐伯曰：本气位也。位天者，天文也。位地者，地理也。通于人气之变化者，人事也。故太过者先天，不及者后天，所谓治化而人应之也。[批] 此举上知天文，下知地理，中知人事，以明气交之变，实有所应也。

注：五运更治谓五运相承，更相治化也，上应天期，谓周而复始。上邪，天时也。迭为盛衰曰往复，互为其根曰迎随。真，正气。邪，邪气。薄，激薄也。分离，谓阴阳不相保也。波荡，谓涌起而鼓大也。倾移者，气迭移其位也。专，犹独也。并，兼并。菲德，德薄也。本气，谓三阴三阳，各司其时之气。五星之应乎五行者，为天文；五方之应乎五风者，为地理；五脏之通乎五气者，为人事。太过，谓甲丙戊寅壬之阳年，阳年之气，常先天时而至，故曰太过者先天。不及，谓乙丁己辛癸之阴年，阴年之气，常后天时

而至，故曰不及者后天也。

讲：黄帝问曰：五行大运，以次承袭，更相为治，周而复始，上应天期。其间阴阳之气，寒往则暑来，暑往则寒来，是寒暑即随阴阳之往复，而相为迎随也。但其间，有真气焉，有邪气焉，两气相薄，遂致为内之里，为外之表，各相分离，而不调和。内外不和，表里为奸，手足六经之脉，涌起而大结为波荡，五脏之气，亦相倾败，移易而不得其平。非太过，即不及，非专胜，即兼并，邪之为患如此，不知其何以始，而乃有不易之定名也？岐伯再拜稽首而对曰：昭明乎哉！帝之问也。是欲明天人相感之道也，不知此道乃上帝之所贵重，先师之所传述，臣虽下愚，不甚明敏，往昔从师之时，会得闻其旨趣焉。黄帝曰：余闻昔之人有言曰：凡为师以教人者，得其可教之人而不教，是谓失道，传其不可传之人，是谓漫亵天宝。古言如是，而以余揆之，觉余之德，实菲薄也，诚不足以承授。帝道：然而君临天下，亿万之众，皆吾赤子，吾也哀怜众子恐受此气变之患，不能终其天年。愿夫子示以保爱之道，惠及无穷，俾圣泽之旁施，流于无极。将此所闻之旨，悉以传之于余，使余得专司其事，则而效之，遵而行之，不知夫子肯言之否？岐伯对曰：帝既欲专司其事，以救众生，知而行之，以广大道，讲尽臣往昔所闻，以与帝言之。如《上经》所谓：夫道者，上足以知乎天文，下足以知乎地理，中足以知乎人事，可长可久，传之万世，而无弊者。即此五运更治，上应天期之谓也。黄帝曰：上经所谓上知天，下知地，中知人者，何也？岐伯对曰：如三阳三阴之各司其位者，是为本气也。本气者，有定位者也，如位在天，五星应之，即为天位也；位在地，五方应之，即为地理也；至中通于人，而为中气者。则天地之升降，存乎中，阴阳之动静，存乎中，一消一长，有变有化者也，是为人事也。所以，其气之太过者，气常先天时而至，不及者，气常后天时而至，一先一后，治化见焉。人处气交之中，不能逃乎治化之外。所谓天地治化，而人即应乎其中者此也。

帝曰：五运之化，太过何如？［批］此言气之太过者也。岐伯曰：岁木太过，风气流行，脾土受邪。民病飧泄食减，体重烦冤，肠鸣腹支满，上应岁星。甚则忽忽善怒，眩冒巅疾，化气不政，生气独治，云物飞扬，草木不宁，甚而摇落，反胁痛而吐甚，冲阳绝者死不治，上应太白星。

注： 此承上太过者，先天而言风气木气也，木克脾土受邪。飧泄食减，体重烦冤，肠鸣腹支满等证，皆脾病也，此土虚木克之故。岁星为木星，木气盛，故岁星上应乎天。甚，谓木过而风太甚也，风甚则肝必自病，故有善怒眩冒，巅疾等证。化气，土气也。生气，木气也。胁痛者，病在肝。吐甚者，病在胃。冲阳，胃脉也，人以胃气为主，故冲阳绝者死不治。太白，金星，克木者也。

讲： 黄帝曰：夫子既言太过者，先天而至，不知五运岁化，其气之太过者，为何如也？岐伯对曰：太过则岁气有余，其民病物变星应，各有不同。如六壬之岁，木气太过，木主风，其岁必风气流行，脾土为之受邪矣。故其岁之民，多病脾虚，或飧泄而水谷不化，或食减而饮食少进，或体重而难于运动，证之所见，类如是也。兼脾虚则邪必及于心，而为之烦冤，中气不聚，而为之肠鸣，以及胃气不运，支分捍格，而腹支作满也。病之见于人者如此，即仰望天星，而主木之岁星，亦必光明逆守，而上应乎天也。不特此也，至若木邪有余，肝气太过而甚，则必忽忽然不时多怒，眩冒而巅顶沉重也。况此木胜，则土化之气，不能敷布于万物，而木生之气，独治而生化，将见太虚之中，风动云生，万物为之飞扬，草木为之不宁矣，甚且飘发过甚，物尽摇落，故肝气胜而本脏自病者，必胁痛而吐甚也。然胃脉未绝者，生机尚存，若冲阳已绝，则属死而不治之症，何也？盖以木胜克土，金必为母复其仇，而反而克肝矣，金胜则其星上应太白。故冲阳绝时，细诊其脉，以肝部之上，必见肺脉故也。

岁火太过，炎暑流行，金肺受邪。民病疟，少气咳喘，血溢血泄注下，嗌燥耳聋，中热肩背热，上应荧惑星。甚则胸中痛，胁支满，胁下痛①，膺背肩胛间痛，两臂内痛，身热骨痛而为浸淫。收气不行，长气独明，雨水霜寒，上应辰星。上临少阴少阳，火燔焫，水泉涸，物焦槁，病反谵妄狂越，咳喘息鸣，下甚血溢泄不已，太渊绝者死不治，上应荧惑星。

注：炎，暑热气也。火胜克金，故金肺受邪，金主燥气，金受火克，则金火之气必争，是以病疟。少气咳喘者，火胜而肺气衰也。血溢血泄者，火乘里而伤血也。火性急速，阳胜伤阴，故注下。火气炎上，壮火克金，故嗌燥。耳聋者，火气入少阳也。中热者，火郁中焦也。肩背热者，以肩为胸府，火既郁中而伤肺是以皆热。荧惑火星，甚者火气乘也。火甚则心自病，故胸中痛，胁支满胁痛，膺背肩胛间痛，两臂内痛，皆心病也。身热骨痛者，热入里而水不能制也。收气，金气也。长气，火气也。辰星为水星，盖火气太过，金受其克，水必为母复仇，故辰星上应。太渊，肺脉也。肺气绝，故荧惑星独应。

讲：如六戊之岁，火气太过。火主热，其岁必炎暑流行，肺金为之受邪矣。故其岁之民，多病肺虚，或寒热交争而为疟，或壮火食气而少气，或火乘肺经而咳喘，或火入于里而伤血，与或迫血上行而为溢，逼血下行而为泄泻暴注焉。兼火性炎上，肺系受邪，嗌必为之燥，火入少阳，耳必为之聋，火郁中焦，中必为之热矣。以及肩为胸府背相接近，火既伤肺，而肺部所属之肩背，亦未有不见邪热之游行者。病之所见如此，以故仰望天星，而主火宿之荧惑，亦为之上应而明焉。不特此也，至若火邪有余，心气太过而甚，则凡心脉所过，如胸中，胁支，胁下应背肩胛间，两臂内等处，皆为之满胀而尽痛矣。且火气有余，而身热，水不胜火而骨痛，其痛更流布周身，而为浸淫矣。由是金为火克，而金所主之收气，不能流行火性宣发，而火所专胜之长气，惟见独明焉。火胜至此，金衰极矣，而金所生之水，必为母以复其

① 胁下痛：《素问》作“胁痛”。

仇，将见雨水霜寒之盛，水必起以折盛火，而上应主水之辰星，亦为之光明于天焉。若戊运上临少阴少阳，即为子午寅申之年，必火胜无制，而火燔焫，火胜水干，而泉涸渴，火胜物焚而物焦槁。兼病甚入里，胃经受伤，反成谵言妄语，狂乱飞跃，肺气受邪，亦为虚咳虚喘，呼吸出入之息，鸣而不安矣。不愈见火性急速，下甚必伤血，而血溢泄不已乎。然肺脉未绝，生机尚存，若太渊肺脉已绝，则属死而难治之症。所以上应于天者，独为主火之荧惑星也。

岁土太过，雨湿流行，肾水受邪。民病腹痛清厥，意不乐，体重烦冤，上应镇星。甚则肌肉萎，足萎不收，行善瘈，脚下痛，饮发中满食减，四肢不举。变生得位，藏气伏，化气独治之，泉涌河衍，涸泽生鱼，风雨大至，土崩溃，鳞见于陆，病腹满溏泄肠鸣，反下甚而太溪绝者死不治，上应岁星。

注：雨湿者，土气也，土胜则克水，故肾水受邪。湿为阴邪，湿伤脾，则腹痛。阴气内结，则清厥而意不乐。体重烦冤，皆湿甚之过。然湿甚者，肾必虚，肾虚故亦有体重清厥，大小腹痛，心意不乐等证。镇星，土星也。脾主肌肉，兼主四肢，并纳水谷，既土太过而甚，则脾必自病，而有肌肉萎，足萎不收，行善瘈，脚下痛，饮发中满食减，四肢不举矣。得位，当旺也。藏气，水气也。化气，土气也。泉涌河衍，以及土崩鳞见，皆湿甚也。湿甚则脾土自伤，是以有腹痛溏泄肠鸣等证。太溪，肾脉也。岁星，解见前。

讲：如六甲之岁，土气太过，土主湿，其岁必雨湿流行，肾水为之受邪矣。故其岁之民，多病肾虚，或大小腹痛，或四肢清冷厥逆，意常为之不乐，或身体重而有烦冤抑郁等证。病之见于人者如此，即仰望天星，而主土之镇星，亦光明而上应乎天焉。不特此也，至若土气有余，脾气太过而甚，脾必为之自病，则肌肉解㑊而萎，足萎纵而不收，行善瘈而抽掣，脚下疼痛，水饮疾发，中满作胀，饮食减少，手足四肢，惰而不举矣。土主中宫，其变而生病，变则中宫出其位而以侮人。所以藏气者，水气也。化气者，土气也。土盛水衰，遂至藏气隐伏，而化气独治，使土气独行，而湿气必甚。湿气甚，则泉必涌，腾河必衍溢，虽涸竭之泽，而鱼亦必为之生也。然胜水者土，而胜土者木，土胜水既受克，而水所生之木，必为母以复其仇，故风雨大至，土随崩溃，鳞见于陆也。兼湿伤脾土而脾虚，其病有为腹病为溏泄，为肠鸣为泄下。而反甚者，究之肾脉不绝，生机尚存，若太溪肾脉绝，则属死而不治之症，所以上应于天，必为木克土之岁星焉。故当太溪绝时，而细诊其脉，则脾部之上，必见肝经之脉象也。

岁金太过，燥气流行，肝木受邪。民病两胁下少腹痛，目赤痛眦疡，耳无所闻。肃杀而甚，则体重烦冤，胸痛引背，两胁满且痛引少腹，上应太白星。甚则喘咳气逆，肩背痛，尻阴股膝髀腨胻足皆病，上应荧惑星。收气峻，生气下，草木敛，苍干凋陨，病反暴痛，胠胁不可反侧，咳逆甚而血溢，太冲绝者死不治，上应太白星。

注：燥气，金气也。金胜乘木，故肝木受邪。两胁下少腹痛，及目痛背疡，耳无所闻等证，皆肝病也。肃杀为阴气，燥本阴邪，阴多凝滞，故金太过而肃杀。甚者肺自病而体重烦冤，至若胸痛引背，两胁胀满，痛引少腹者，则又肝受克矣。太白星，解见前。肺主气，故太过而甚者，证见喘咳气逆，及肩背痛，尻阴股膝髀腨胻足皆病。肺之为病如此，故金之收气独大，木之生气下伏也。生气既伏，所以肝木受制，病反暴痛，胠胁不可反侧，兼燥气流行，不特咳逆，甚且血随气溢，太冲肝脉也。

讲：如六庚之岁，金气太过，金主燥，其岁必燥气流行，肝木为之受邪矣。故其岁之民，多病肝虚，或两胁下及腹作痛，或目赤红作痛，两眦生疡，或金气太过，声音贲郁，致使耳无所闻，且至金气肃杀而过甚，燥阴凝滞，则体烦冤而不舒，兼肺气自病，而胸痛引背，肝气受伤，而两胁胀满，虽少腹亦为之引痛，病之见于人者如此。故仰望天星，而主金之太白星，亦光明而上应乎天焉。不特此也，至若金邪有余，金气太过而甚，则必喘息作咳，而气为之上逆，肺系所属之肩背，相为引痛矣。且肺虚则气不能荣下，尻股膝髀腨骱足等处，亦皆为之痛而病焉。当此金胜克木而木所生之火，必为母以复其仇，所以主火之荧惑星，亦上应而光明于天也。他如收气者，金气也，生气者，木气也，金盛木衰，故收气峻大，而生气下伏也。惟收气峻大，则凉气必多，生气下伏，则温气必少，是以草木之类，皆敛之而为苍干凋陨也。且生气受制，必病猝暴作痛，胠胁不可反侧，兼以燥气肆布，不但咳则气逆，甚而血随气上而溢也。然肝脉不绝，生气尚存，若太冲肝脉绝，则属死而不治之症，故上而光应于天者，则为太白之金星焉。

岁水太过，寒气流行，邪害心火。民病身热烦心躁悸，阴厥上下中寒，谵妄心痛，寒气早至，上应辰星。甚则腹大胫肿，喘咳，寝汗出憎风，藏气盛，长气失政①，大雨至，埃雾蒙郁，上应镇星。上临太阳，雨冰雪霜，不时降，湿气变物，病反腹满肠鸣溏泄，食不化，渴而妄冒，神门绝者死不治，上应荧惑、辰星。

[批] 以上五节，皆举五运岁气太过，而各详其民病物变星应之异也。

注：寒气，水气也，水太过则克火，故邪害心火。身热烦心，燥悸阴厥，上下中寒，谵妄心痛皆寒乘心虚之故。辰星解见前。兼水太过而寒甚者，肾必自病，腹大胫肿，谓水甚无火以化气也。咳嗽者，胃脉贯膈入肺，寒邪循脉以入也。寝汗，阴汗。憎，恶也。阳不足故憎风。藏气、长气，解见前。大雨为水气。埃雾为湿气。水太甚惟土足以制之，故上应镇星。太阳谓辰戌之年。水气愈甚，故雨冰雪霜，不时而降，腹满胀肠鸣等证，皆湿伤脾土之过。渴而妄冒者，火将绝而气浮也。神门即心脉。荧惑辰星解见前。

讲：如六丙之岁，水气太过，水主寒，其岁必寒气流行，心火为之受邪矣。故其岁之民，多病心虚，或阳浮于外而身热，或心为寒乘而烦心，或火屈于水而为燥，或火畏夫水而为悸，以及阴气太盛，厥逆上行，致使人身之

---

① 藏气盛长气失政：《素问》无此七字。

上下中，皆为寒伤，而谵言妄语，故凡心气作痛者，必主水盛乘心而为病，宜其寒气早至。上应主水之辰星，而光明于天焉。不特此也，至若水邪有余，水气太过而甚，则火无以生土，气必不化，而为腹大胫肿且寒入肺而喘咳，阴有伤而寝汗，阳不足而憎风，皆肾之自病者然也。由是肾藏之水气既盛，而长气之火政必失，将见大雨时至水气浸淫，而惟土足以制之，故埃雾濛郁之湿气，必为之上升焉。夫湿属土，土所主者，镇星耳，亦光明于上而应乎天焉。若上临太阳，遇辰戌之年，水气愈甚，则冰雪不时而降，湿气必为之变乎物类也。且湿伤脾土，而民反有腹满肠鸣，溏泄食不化之病矣，此皆水来克火，心失其职。如以物自冒而前，而为渴而妄冒之证焉。然心脉不绝，生机尚存，若神门心脉绝，则属死而不治之症，何也？以水胜火，火暗水明，故上应之星，当为荧惑与辰星也，此五运岁化太过之气有然也。

帝曰：善。其不及何如？岐伯曰：悉乎哉问也！岁木不及，燥乃大行，生气失应，草木晚荣，肃杀而甚，则刚木辟着，柔萎苍干，上应太白星。民病中清，胠胁痛，少腹痛，肠鸣溏泄，凉雨时至，上应太白星，其谷苍。上临阳明，生气失政，草木再荣，化气乃急，上应太白镇星，其主苍早。［批］此举木运不及金气相乘之岁，而详其民病物变星应也。

注：此承上不及，以后天而言，如岁木不及金必乘之。生气，木气也。失应，谓不与时相应，故草木晚荣，不应春之温气也。肃杀甚者，凉气乘春也。木之刚者，枝茎辟着，干而不落。木之柔者，萎而苍干。故上应金星也。中清者，腹中清冷。胠胁小腹痛者，金乘木，肝所以病也。肠鸣溏泄，凉气甚也。谷苍者，色青而不实，为金所胜也。金胜则木衰，生气失政，草木后时始荣也。木不及，则土无所畏，故上应太白镇星也。其主苍早者，凡苍色之物，皆早凋也。

讲：黄帝曰：善哉，夫子五运气化之论矣！然有太过，必有不及，其不及者何如？愿夫子详言之。岐伯对曰：悉乎哉，帝之问也！如六丁之年，木不及，则金乘之，金主燥气，是以大行，木主生气，是以失应。其时温气迟，草木之发荣者皆晚。肃杀甚，当春之时反凉也，则见木之刚者，枝茎辟着，干而不落，木之柔者，枝叶萎缩，苍而且干，皆有以上应乎太白金星也。至于民之为病，或腹中清冷，或胠胁隐痛，或痛及少腹，或肠鸣溏泄，凉气之盛如此。故应于天者，凉雨为之不时而至，太白为之非运而明矣。所以其时之谷，亦因金胜而火不能复，其色皆苍然而弗实也。若当司天，位临阳明，岁属卯酉之年者，则金气愈盛也。金气承天，下胜于木，必使木之生气失政，草木为之后时而再荣。又况木不及，则土无所畏，化气为之乃急矣。化气急则土所应之镇星，与金所应之太白星，皆上应于天，二星既应，凡苍色之物，皆主早凋，不可见金愈旺，则木愈衰，土亦为之无制乎？

复则炎暑流火，湿性臊①，柔脆草木焦槁，下体再生，华实齐化，病寒热疮疡疿胗痈痤，上应荧惑、太白，其谷白坚。白露早降，收杀气行，寒雨害物，虫食甘黄，脾土受邪，赤气后化，心气晚治，上胜肺金，白气乃屈，其谷不成，咳而鼽，上应荧惑、太白星。［批］此举金气乘木，火气来复之故，而详其良病物变星应也。

注：复者，子为母复气也，木受金克，火复母气。凡阳年有胜无复，故止言胜气，阴年有胜，必有复，故前节言胜，此则言复。复则热甚，火胜则金衰，金衰则木乘土，故土湿之性，变木气也。柔脆者，柔脆之物。病寒热，金火之气分争也，疮疿痈痤，皆热气也。金胜火复，故应荧惑太白也。谷白坚者，从金气化生，早谷实，白露早降，应秋时气胜也。寒雨害物，岁中土气至也。火复则金受制，木无所畏矣。然其不及之气郁而为虫。食甘黄者，木虫食土食。脾受邪也，赤气后化，火复气至，而化始成也。火甚则金屈，故晚谷不成。咳而鼽者，肺金病也。火复于金，故应金火二星。

讲：独是金为木之仇，火为木之子，金胜克木，则火必为之复仇矣。至

① 臊：《素问》作“燥”。

于火气复金，炎暑流火，凡湿性之物必反燥矣，柔脆之草木，必为之焦槁矣。然上体虽见焦槁，下体犹能再生。凡其间之先开花，先结实者，亦齐承化而皆熟矣。物之感其气者如此，至于人之为病，当此金火分争之候，或病寒热往来，或病疮疡胨溃，或因热气沸腾，燥气固蔽，积而为痱胗痈痤等证，人之为患如此。至若验之天星，则上应主火之荧惑，主金之太白焉。征之于谷，则色白而坚，秀而不实也。考之白露，则寒凉大至，为之湛然早降矣。征之其气，则一派清肃，而收杀之气行，寒雨为之害物矣。推之不及之气，郁而为虫者，则必食其土食，脾土为之受邪矣，所以赤气后时而化生，心气迟旺而晚治。心气以治，则火能胜金，上胜肺金，白气为之乃屈矣，故其时之谷，不能成实。其时之病，多咳而鼽，其时之星，上应荧惑太白焉。

岁火不及，寒乃大行，长政不用，物荣而下，凝惨而甚，则阳气不化，乃折荣美，上应辰星。民病胸中痛，胁支满，两胁痛，膺背肩胛间及两臂内痛，郁冒蒙昧，心痛暴喑，胸腹大，胁下与腰背相引而痛，甚则屈不能伸，髋髀如别，上应荧惑、辰星，其谷丹。[批] 此举火运不及，水，气相乘，而详其民病物变星应也。

注：岁火不及，水必乘之。长政者，夏政也。下，物落而下也。阴盛阳衰，荣美乃折，是水胜而辰星上应也。民病胸中诸证者，皆心病也，郁冒蒙昧，火气被郁，心主自病也。喑，唵然无声也。甚者，寒气太甚也。寒凝于筋，故屈不能伸。髋，两股之间也，髀股也。如别者，其痛如分开也。谷丹者，其谷色赤而不成也。

讲：如六癸之年，火不及则水乘之，水主寒气，故寒大行也。火主长政，故长不用也。阴盛阳衰，将见万物之已荣者，于是落而下。阴气之已凝着，于是惨而甚。至此则阳气不化，荣美之物，皆摧折矣。故验之天星，辰星亦明。考之民病，或为胸中作痛，或为胁支胀满，或为两胁隐痛，或胸膺背肩胛①间及两臂内，皆相与为痛。甚或火之气被郁，而为郁冒矇昧之证，或心主自病，而为疼痛难忍之证，与同猝然无声而喑，胸腹肿胀而大，胁下与腰背之间，两下牵引而痛，皆火不胜水之过也。兼阴气盛极，则寒凝于筋，腰背必为之曲屈而不能伸，髋髀必为之分解而如别列。心受水抑，所以上应之宿，一是荧惑火星，一是水精辰星也。且其时之谷，亦以水胜火，而其色变赤，惟丹而不能成实也。

复则埃郁，大雨且至，黑气乃辱，病鹜溏腹满，食饮不下，寒中肠鸣，泄注腹痛，暴挛痿痹，足不任身，上应镇星、辰星，玄谷不成。［批］此举水气乘火，土气来复之故，而详其民病物变星应也。

注：复，土为母复也。黑气，水气也。辱，屈辱也。鹜，鸭也，鸭之粪必溏。复则湿胜脾土自病也。玄，黑色。玄谷，水谷也。

讲：独是水者火之仇土者，火之子当其水胜克火之时，其土必为火复其仇焉。至于复寒之气至则土来乘水，尘埃必为之郁结，大雨必为之且至矣。由是土气用事，水之黑气必因土克而见辱矣。是以湿气流行，其民之病，必泄下如鸭粪而鹜溏，中气不运化而腹满，兼脾胃自病，而饮食不下也。甚且寒气凝中变而为肠鸣泄注腹痛等证，寒凝于筋，发而为暴挛痿痹，足不任身等证矣，凡此皆土克其水之过。故征之于星，则镇、辰同明，征之于谷，则色玄不成也。

岁土不及，风乃大行，化气不令，草木荣茂飘扬而甚，秀而不实，上应岁星。民病飧泄霍乱，体重腹痛，筋骨繇复，肌肉瞤酸，善怒，藏气举事，蛰虫早伏，咸病寒中，上应岁星、镇星，其谷黅。［批］此举土运不及，木气相乘之故，而详其民病物变星应也。

注：岁土不及，木必乘之。荣茂飘扬而不实，风胜也。民皆病脾，邪实于中，木乘土虚而气郁，故有如是之诸病。繇复，动摇反复也。瞤，肉动也。

① 胛：原作“脾”，据文义改。

伏，藏也。寒中者，寒气病于中也。上应岁星、镇星者，岁星光芒，镇星减曜也。黅，黄色，谓土谷也。

讲：六已之年，土不及则木乘之。木主风气，土主化气，是以风气大行，化气不能司其令也。故当其时，草木虽得荣茂，却秀而不实。验之天星，则上应乎岁。考之民病，则脾土过虚。风邪为变，或为飧泄，或为霍乱，或为体重，或为腹痛，甚或筋骨摇动，反复而繇复，肌肉①动跳，隐痛而瞤酸。以及肝气有余，发为善怒，寒水无畏，藏气举事焉。不特此也，即征之蛰虫，皆早伏而藏；考之众病，悉寒中而病；验之天星，岁、镇同明；祭之五谷黅黄变色也。土气不足之故如此，而其他可知矣。

复则收政严峻，名木苍凋，胸胁暴痛，下引少腹，善太息，虫食甘黄，气客于脾，黅谷乃减，民食少失味，苍谷乃损，上应太白岁星。上临厥阴，流水不冰，蛰虫来见，藏气不用，白乃不复，上应岁星，民乃康。［批］此举木气乘土，金气来复之故，而详其民病物变星应也。

注：复，金气为母复也。金气复则肝受邪，故胸胁痛引小腹，木不得升而郁于土中，故善太息。虫食甘黄，皆肝气内伏而害脾土，所以谷之黄色者，自减也，食少失味者，亦土气之不足也。苍谷属木，凉气复，故苍谷损也。上所应者，当太白光芒，岁星减曜也。上临厥阴，己亥岁也。厥阴温气，故水不冰而蛰虫见藏，气之寒而不用也。白不复者，在泉寅申，秋金气复，临火旺，火旺克金，故金之白气不能复也，则气不偏，岁星之象如常，故民康。

讲：独是木者土之仇，金者土之子，当此木来克土之时，其金必为母复仇而克木，故其复气来时，则收政严峻，肃杀令行，举凡一切名木，皆为之苍凋矣。民之受病者，多主肝经受邪，或胸胁暴痛，或下引少腹，以及善于太息等证也。是以验之昆虫，多食味之甘与色之黄者焉。况邪气客于脾土，

---

① 肌肉：原作“肌内”，据文义改。

谷之黅者，皆为减去，民之所食，亦自减少而失其味矣。故苍色之谷，为之损败，太白金星，为之上应矣。若土不及而司天之运，复临厥阴，是为巳亥矣。其岁温气流行，无论流水不为之冰，蛰虫不为之伏，即寒水之藏气，亦不为之用矣。必寅申在泉，上临旺火，火胜克金，而金之白气乃不能复矣。不复则气不偏，是以上应之岁星，亦复为常，民无病乃为康也。

岁金不及，炎火乃行，生气乃用，长气专胜，庶物以茂，燥烁以行，上应荧惑星，民病肩背瞀重，鼽嚏血便注下，收气乃后，上应太白，荧惑星，其谷坚芒。瞀，音茂。鼽，音求。［批］此举金运不及，火气相乘之故，而详其民病物变星应也。

注：岁金不及，火必乘之。火胜克金，木乃得用。火不务德，气化专胜，所以上应荧惑也。肩背瞀重者，低目俯首曰瞀，言肩背之痛而头难抬也。鼽，久也，涕久不通，遂至窒塞也。嚏，悟解气也，又喷鼻也。月令季秋行夏令，民多鼽嚏，皆火伤肺也。血便者，热伤血，故血溢也。收为金气，火先胜，故收气乃后。上应太白减曜，荧惑光芒也。芒，草端也。其谷坚者，止见其芒，以金气不足，而坚芒早露也。

讲：六乙之年，金不及则火乘之，火为炎气，木为生气，是以炎火流行，生气为之主用已。既生气主用，则火化有根，故司火之长气，得以专胜矣。长气专胜，故万物乘时而畅茂，燥烁因之以大行，故上征天星，则应荧惑。下征民病，则有肩背瞀重，鼽嚏血便注下等证。火胜克金，金失其用如此，故收气为之乃后也。其时仰观天象，则太白减曜，荧惑光芒。星之应于上者如此，无惑乎其谷之芒，坚劲而早露也。

复则寒雨暴至，乃零冰雹霜雪杀物，阴厥且格，阳反上行，头脑户痛，延及脑顶①发热，上应辰星，丹谷不成，民病口疮，甚则心痛。［批］此举火气乘金，水气来复之故，而详其民病物变星应也。

---

① 脑顶：《素问》作“囟顶”。

注： 复则水为母复。零，多貌。水胜，故冰雹霜雪。阴胜格阳，浮阳上干，故脑痛发热。口疮，心痛也。丹谷，赤色谷也。

讲： 独是火者金之仇，水者金之子，既金气不足，火气乘之，则水必为母复仇而克火矣。故当其水气来复之时，寒雨暴至，冰雹雪霜，乃从而零落以杀万物，将见阴气治事，足之三阴，亦厥而且格，足之三阳必反而上行。夫岂徒阴盛格阳浮阳上干已哉，故以其时之民，多病头之脑户作痛，引及脑顶，而火气被郁，反为发热也。至若上征天星，则应乎辰，下验五谷则丹而不熟，中验民病，亦多属口内生疮，甚则心痛不止也。

岁水不及，湿乃大行，长气反用，其化乃速，暑雨数至，上应镇星。民病腹满身重，濡泄寒疡流水，腰股痛发，腘腨股膝不便，烦冤足痿清厥，脚下痛，甚则胕肿，藏气不政，肾气不衡，上应辰星，其谷秬①。上临太阴，则大寒数举，蛰虫早藏，地积坚冰，阳光不治，民病寒疾于下，甚则腹满，浮肿，上应镇星，其主黅谷。 秬，音巨。［批］此举水运不及，土气相乘之故，而详其民病物变星应也。

注： 岁水不及，土必乘之火无所畏，故反用火湿齐化，而暑雨数至也。暑，热气也。雨，湿气也，上应镇星者湿气胜也。湿胜则寒凝气血，故民病腹满诸证，皆土胜克水，藏气失政，肾气不得其平，所以上应辰星减曜，下则秬谷不登也。秬，黑黍也。若上临太阴丑未之岁，阴气益甚，阳光失治，病阴寒腹肿，镇星光芒，黅谷可成。黅，黄色也。

讲： 六辛之年，水不及，则土乘之，土主湿气，是以大行，火无所畏，是以反用，惟其火气反用，故感此湿气，而其化乃速也，故其时，暑雨为之当至，镇星为之上应，民病为之腹满身重，濡泄而大便不秘，疡寒而水流不止与同腰腹疼痛，发为腘腨股膝不便之证，并心不安而烦冤，足痿弱而清厥，

① 秬（jù 据）：黑黍。古人视为嘉谷。

且或足下作痛，甚则胕肿，藏气为之失其政，肾气为之失其平。水亏如此，土旺甚矣，故征之于星，则上应乎辰，验之于谷，则所生者秬也。当此水气不足之岁，司天在上者，复临之以太阴，如辛丑辛未之岁，则阴气益盛，大寒必为之数举，蛰虫必为之早藏，地气必积而成坚水也。兼以其岁太阳在泉，故在天之阳光，不能司其治。民皆病寒疾于下，甚且腹为之胀满而身为之浮肿，宜其星之上应乎天者为镇。谷之更变其色者，主黅也。

复则大风暴发，草偃木零，生长不鲜，面色时变，筋骨并辟，肉瞤瘛，目视䀮䀮，物疏璺①，肌肉疹发，气并膈中，痛于心腹，黄气乃损，其谷不登，上应岁星。［批］此举土气乘水，木气来复之故，而详其民病物变星应也。

注：复则木为母复，木胜风气大行，草仆木落，凡生长二气，皆不鲜明，在人则面色时变也。并辟者，筋骨挛急也。瞤瘛者，肉摇动也。䀮䀮者，目若无所见也。物破未离谓之璺。疏璺者，物为风所裂也。疹，唇疡也，又皮外小起曰疹。肌肉为风所发也，肝气并于膈中而痛及心腹皆木之为病也。土受木侮，故黄气乃损。谷不登者，谓黅谷不实也。所以上应岁星。

讲：独是土为水之仇，木为水之子，既土克其水，则木必为母复仇，而克其土焉。故复气来时，则大风暴发，凡属草木，无不偃仆而飘零，是以生气长气，皆不鲜明也。其时之民，多面色为之时变，筋骨为之挛急，肉为之摇动而瞤瘛，目为之无见而䀮䀮也。又况复气过甚其风愈烈，凡物当之，莫不疏璺而裂也。所以民之为病，肌肉之间，疹疮常发，而且肝气并于膈中，隐痛遂及于心腹。复气为患如此，宜其土受木克，黄气为之日损矣，黅色之谷，亦为之不登也。当此之时，见木不见土，故上天所应之星，惟岁独明焉。

帝曰：善。愿闻其时也。岐伯曰：悉乎哉问也！木不及，春有鸣条律畅之化，则秋有雾露清凉之政，春有惨凄残贼之胜，则

---

① 璺（wèn 问）：裂纹。

夏有炎暑燔烁之复，其眚东，其脏肝，其病内舍胠胁，外在关节。

［批］此举五运不及之脏，有胜则有复，无胜则无复也。无胜无复，是为及时，化政各不相害。若有胜有复，即灾变现于所主之方所应之脏也。

注：其时，谓五行当旺之时。不及者，不足也。鸣条律畅，木未受克也。雾露清凉，金行其政也。惨凄残贼，金乘木之不及也。炎暑燔烁，火为木复而克金也。木主东，故眚见于东。木应肝，故病发于胠胁关节也。

讲：黄帝曰：木旺于春，火旺于夏，金旺于秋，水旺于冬，土旺四季，莫不各有其时也。今夫子言正气不足，则克我之气乘之，我虽当令，不得独主其政，而胜我之气，反乘其时而司其政焉。且我难受克，复有继我而复仇者，是为复气。复气至，则胜我者，亦将受其制矣。不知其不及受克，而复气之至，亦有其专主之时乎？愿卒闻之。岐伯对曰：悉乎哉，帝之问也！如岁木不及，金当来克，如金不克，则春有鸣条律畅之化，兼至秋之时，金司其令，而有雾露清凉之政，是为及时之化，政各不相悖也。如木不及金来克之，则春必有惨凄残贼之胜，由是木所生之火，必为母复仇，起而克金，火既克金，则夏必有炎暑燔烁之复。故考之灾眚则见于东方也，何也？以东方属木。其在人五脏则应乎肝，肝之部分，内在胠胁，外在关节，所以为病，内焉而邪多舍于胠胁，外焉而邪多在于关节也。

火不及，夏有炳明光显之化，则冬有严肃霜寒之政，夏有惨凄凝冽之胜，则不时有埃昏大雨之复，其眚南，其脏心，其病内舍膺胁，外在经络。

注：炳明光显，火未受水克也。严肃霜寒，水无所复也。惨凄凝冽，水乘火之不及也。埃昏大雨，土为火复而克水也。火主南故眚见于南。火应心，故病发于膺胁经络也。

讲：岁火不及，水当来克，如水不克，则夏有炳明光显之化，兼至冬之时水无所复，而有严肃霜寒之政，是为及时之化政，各不相悖也。如火不及，水来克之，则夏必有惨凄凝冽之胜，由是火所生之土，必为母复仇，起而克水，土既克水，则不时即有埃昏大雨之复，故考之灾眚则见于南方也。何也？以南方属火。其在人五脏，则应乎心，心之部分，内在膺胁，外在经络，所以为病，内焉而邪多舍于膺胁，外焉而邪多在于经络也。

土不及，四维有埃云润泽之化，则春有鸣条鼓拆之政，四维发振拉飘腾之变，则秋有肃杀霖霪之复，其眚四维，其脏脾，其病内舍心腹，外在肌肉四肢。

注：埃云润泽，土未受木克也。鸣条鼓拆，木无所复也。振拉飘腾，木乘土之不及也。肃杀霖霪，金为土复而克木也。土主四维，故眚见于四维。土应脾，故病发于心腹、肌肉、四肢也。

讲：岁土不及，木当来克，如木不克，则日在四隅之月。四维有埃云润泽之化，兼至春之时，木无所复，而有鸣条鼓拆之政，是为及时之化政，各不相悖也。如土不及，木来克之，则四维必有发振拉飘腾之变。由是土所生之金，必为母复仇，起而克木，金既克木则秋必有肃杀霖霪之复。故考之灾眚，则见于四维也，何也？以四维属土。其在人五脏，则应乎脾，脾之部分，内在心腹，外在肌肉四肢，所以为病，内焉而邪多舍于心腹，外焉而邪多在于肌肉四肢也。

金不及，夏有光显郁蒸之令，则冬有严凝整肃之应，夏有炎烁燔燎之变，则秋有冰雹霜雪之复，其眚西，其脏肺，其病内舍膺胁，肩背外在皮毛。

注：光显郁蒸，火无所复也。严凝整肃，金未受火克也。炎烁燔燎，火乘金之不及也。冰雹霜雪，水为金复而克火也。金主西，故眚见于西。金应肺，故病发于膺胁肩背皮毛也。

讲：岁金不及，火当来克，如火不克，则夏有光显郁蒸之令。兼至冬之时，水无所复而有严凝整肃之应，是为及时之化政，各不相悖也。如金不及，火来克之，则夏必有炎烁燔燎之变。由是金所生之水必为母复仇，起而克火，水既克火，则秋必有冰雹霜雪之复。故考之灾眚则见于西方也，何也？以西方属金。其在人五脏，则应乎肺，肺之部分，内在膺胁肩背，外在皮毛，所以为病，内焉而邪多舍于膺胁肩背，外焉而邪多在于皮毛也。

水不及，四维有湍润埃云之化，则不时有和风生发之应，四维发埃昏骤注之变，则不时有飘荡振拉之复，其眚北，其脏肾，其病内舍腰脊骨髓，外在溪谷腨膝。

注：湍润埃云，土无所复也。和风生发，水未受土克也。埃昏骤注，土乘水之不及也。飘荡振拉，木为水复而克土也。水主北，故眚见于北。水应肾，故病发于腰脊骨髓，溪谷腨膝也。

讲：岁水不及，土当克水，如土不克，则四维有湍润埃云之化。兼至四维之日，土无所复，则不时即有和风生发之应，是为及化时之化政，各不相悖也。如水不及，土来克之，则四维必发埃昏骤注之变。由是水所生之木必为母复仇，起而克土，木既克土，则不时即有飘荡振拉之复。故考之灾眚，则见于北方也，何也？以北方属水。其在人五脏，则应乎肾，肾之部分，内在腰脊骨髓，外在溪谷腨膝，所以为病，内焉而邪多舍于腰脊骨髓，外焉而邪多在于溪谷腨膝也。

夫五运之政，犹权衡也，高者抑之，下者举之，化者应之，变者复之，［批］五运之政亦犹权衡，或太过或不及，胜复各有一定也。**此生长化成收藏之理，气之常也，失常则天地四塞矣，故曰：天地之动静，神明为之纪，阴阳之往复，寒暑彰其兆，此之谓也。**

注：权衡者，所以称物而知轻重者也。抑，谓抑其高亢之有余也。举，谓举其卑下之不足也。应，谓应乎时。复，谓复其仇。失常，谓失其气之自然。天地四塞者，上下四旁，皆闭塞而不通也。

讲：今夫五气运行之政，阳有胜气，阴有复气，犹权衡之有轻重也。如过高者，则抑而下之；过卑者，则举而升之；顺化者，则应之以时；变常者，必复之以气。此天地生长化成收藏之定理也，而亦即岁气流行之常度也。使失其常度，则生长化成收藏之理，不惟无以应乎万物，而且无以周乎天地。

天地不交则东西南朔之气，皆为之滞塞不通矣。故《阴阳应象大论》及《五运行大论》曰：天地之一动一静，皆有神明以为之纲纪也；阴阳之一往一复，必有寒暑以彰其朕兆也。由此观之，正即五运之政亦有权衡之谓也。

帝曰：夫子之言五气之变，四时之应，可谓悉矣。夫气之动乱，触遇而作，发无常会，卒然灾合，何以期之？岐伯曰：夫气之动变，固不常在，而德化政令灾变，不同其候也。［批］五运之气变动发病各有其期，则变动不难明矣。

注：悉，尽也。动乱者，动无定在也。常会者，言有定期也。卒然灾合，谓骤然之间，变生灾患也。

讲：黄帝曰：五运政行，阳有胜，阴有复，既如权衡矣。由此观之，则夫子言五气之变，四时之应真可谓明且尽矣。独是五运之气，动则多乱，独遇而作，发无常期，人感之者，每骤然灾合，不知其何以期之？愿夫子剖析言之。岐伯对曰：夫五运之气，其变动也，固无常在，而考其为德为化，为政为令，为灾为变，则莫不各本乎时之正气，因乎时之胜气，其候不同其灾亦异，能以四时所主之气各候其四时之变而期之，虽气之变动不常，而骤然灾合了然在目矣。

帝曰：何谓也？岐伯曰：东方生风，风生木，其德敷和，其化生荣，其政舒启，其令风其变振发，其灾散落。［批］此举五方之德化政令灾变，以明其气所运之候也。

注：敷，布也。和，德气温和也。荣，滋荣也。舒，展也。启，开也，谓生发而舒散也。振，怒也。发，出也。变则风甚，风性动也。散落，物去枝叶而飘零散落也。《五运行大论》云：其德为和，其化为荣，其政为散，其令宣发，其变摧拉，其眚为陨，此东方德化政令变灾也。

讲：黄帝曰：夫子所论德化政令灾变，不同其候者何也？岐伯对曰：如东方属木，木生风也，风应乎春，温生木也，故其德主敷布和气，其化主发生滋荣，其政主舒展开启，其令主动而应风，其变则振怒而发出，其灾则飘散而零落，德化政令灾变之见于春，而应于东方者如此。

南方生热，热生火，其德彰显其化番茂，其政明曜，其令热其，变销烁，其灾燔焫。

注：蕃茂者，蕃衍茂盛也。明曜者，光明照曜也。销，镕也。烁，热光也。燔，炙也。焫，烧也。火甚则销烁万物，而燔焫为灾也。《五运行大论》云：其德为显，其化为茂，其政为明，其令郁蒸，其变炎烁，其眚燔焫，此南方德化政令变灾也。

讲：如南方属火，火生热也。热应乎夏，夏主火也，故其德主彰明显著，其化主蕃衍茂盛，其政主光明照曜，其令主火而应热，其变则销镕而炎烁，其灾则燔炎而烧焫，德化政令灾变之见于夏，而应乎南方者如此。

中央生湿，湿生土，其德溽蒸，其化丰备，其政安静，其令湿，其变骤注，其灾霖溃。

注：溽，湿也。蒸，热也。丰，满也。隆，盛也。骤注，急雨也。霖，久雨也。溃，土崩坏也。《五运行大论》云：其德为濡，其化为盈，其政为谧，其令云雨，其变动注，其眚淫溃，此中央德化政令变灾也。

讲：如中央属土，土生湿也，湿应长夏，实主土也。故其德主湿溽热蒸，其化主丰满完备，其政主安舒镇静，其令主土而应湿，其变则疾骤而暴注，其灾久雨而崩溃，德化政令灾变之见于长夏，而应乎中央者如此。

西方生燥，燥生金，其德清洁，其化紧敛，其政劲切，其令燥，其变肃杀，其灾苍陨。

注：紧，缩也。敛，收也。劲，锐也。切，急也。燥，薄寒也。肃杀，气严肃而杀物也。陨，落也。《五运行大论》云：其德为清，其化为敛，其政为劲，其令雾露，其变肃杀，其眚苍落，此西方德化政令变灾也。

讲：如西方属金，金生燥也，燥应乎秋，实主金也。故其德主清凉而凝洁，其化主紧缩而收敛，其政主劲锐而切急，其令主金而应燥，其变则严肃而杀物，其灾则苍色而陨落，德化政令灾变见于秋而应乎西方者如此。

北方生寒，寒生水，其德凄沧，其化清谧，其政凝肃，其令寒，其变凓冽，其灾冰雪霜雹，是以察其动也。有德有化，有政有令，有变有灾，而物由之，而人应之也。

注：凄沧，寒也。谧，静也。肃，中外整肃也。凓冽，寒甚也。冰雪霜雹，寒气凝结，水之变也。《五运行大论》云：其德为寒，其化为肃，其政为静，其令霰雪，其变凝冽，其眚冰雹，此北方德化政令变灾也。

讲：如北方属水，水生寒也，寒应乎冬，实生水也。故其德主凄寒而沧凉，其化主清洁而谧静，其政主凝结而肃杀，其令主水而应寒，其变则寒凓而冻冽，其灾则冰雪而霜雹，德化政令灾变之见于冬，而应乎北方者如此。夫德化政令，气之和也，至于灾变，则气盛而杀物矣。夫惟气盛杀物，故人应之而多病，欲养生以立命者可不防其灾，观其变，而审夫气之德化政令哉？

帝曰：夫子之言岁候，其不及太过，上应五星。今夫德化政令，灾眚变易，非常而有也，卒然而动，其亦为之变乎？岐伯曰：承天而行之，故无妄动，无不应也。卒然而动者，气之交变也，其不应焉。故曰：应常不应卒，此之谓也。帝曰：其应奈何？岐伯曰：各从其气化也。［批］五运本与五星相应，其不应者，以其本气不足，胜复相兼也，即不应而偶有应者，亦从本化而应见于变也。

注：岁，谓一年候节序也。五星解见上。德化政令灾眚变易，俱见前。常，平常。卒，迫卒。各从气化者，谓岁星之化，以风应之；荧惑之化，以热应之；镇星之化，以湿应之；太白之化，以燥应之；辰星之化，以寒应之也。

讲：黄帝曰：夫子所言每岁节候之气，不及与太过，其德化政令灾变，既皆上应乎五星矣。今夫岁候之德化政令，其间之灾眚变易，皆非常气之所得而有者也。必也卒然而动，其气始变。其变也，不知五星，亦骤为之变否乎？岐伯对曰：岁候之气，承天而行，如其岁候之气，与天气相合，故阴阳运化，无有妄动，而星亦无不与之相应也。至于卒然而动者，非四时之正气，乃气之交会为变也。既属气交为变，是以其星不相应焉。故《天元册》曰：岁星应风，荧惑应火，镇星应湿，太白应燥，辰星应寒，各随其气，相与为化。应常而不应卒者，正此之谓也。黄帝曰：其有相应者奈何？岐伯对曰：时至气正，星无不应，气变非时，星卒不应。其不应者，以其有胜复相兼，本气为之不足也。本气不足，则星无所从，无所从，即无所应，其无所应之中，而复有所应者，皆各从其本气之所化，而应其气之变者也。

帝曰：其行之徐疾逆顺何如？岐伯曰：以道留久，逆守而小，是谓省下。以道而去，去而速来，曲而过之，是谓省遗过也。久留而环，或离或附，是谓议灾与其德也。应近则小，应远则大。芒而大，倍常之一，其化甚；大常之二，其眚即也。小常之一，其化减；小常之二，是谓临视，省下之过与其德也。德者福之，过者伐之，是以象之见也，高而远则小，下而近则大，故大则喜怒迩，小则祸福远。［批］此以星之行度，有徐疾顺逆，而辨其岁候太过不及之异，人物与德祸福之应也。

注：道，犹路也，谓五星运行之路。五星运行，有徐有疾有逆有顺者，以其有省下之义，省遗过之义。议灾与德，省过与德之义也。然五星皆有灾德，欲知灾德之大小远近，又当于所应之星，以观其象之大小高下焉。

讲：黄帝曰：岁候之太过不及，上应五星者如此。而星之行度，不应徐疾顺逆，敢问其行之徐疾顺逆，果何如也？岐伯对曰：五星运行，各有其道。如以其道，稽留迟久，而过于应留之日数，又或逆行而守，不过其度，兼无光芒减于平常之星体者，是谓省下。省下者，省其在下之为人君者，有过无过否也。又如不留，久逆守其所行之道而速去，且去之速来，甚或委曲而过其日数者，是谓省遗过也。省遗过者何谓？省其人君之过，始欲稍改，继有所遗，复省之以察其能改否也。又如久留其道，而环绕不去，与或离去本处焉，或依附本处焉，是谓议灾与德也。议灾与德者何？见其有恶，则议其过而灾之，见其有善，则议其德而福之也。五星迟徐顺逆之见象如此，至若灾德征验之应于星者，亦不无所考焉。如应在小而近者，则星亦小，应在远而大者，则星亦大。若夫星之光芒大而倍乎寻常之一分，其气化则已甚而太过；若大而倍乎寻常之二分，则其灾眚必即至而不远也。又如天星之光芒，小乎平常之一分，其气化则已减而不及；与小乎平常之二分，则灾眚渐消。是谓临时审视，再以省察其在下之过与德也，何言之？盖有德则即从而福之，有过则即从而殃之。为祸为福如此，是以星之垂象于天者，当其见也。高而远则星小，星小故祸福之应亦远，如其见也下而近则星大，星大故祸福之应亦大。由此观之，故星大者，喜怒甚迩，星远者，祸福甚远焉。

岁运太过，则运星北越，运气相得，则各行其道。故岁运太过，畏星失色而兼其母；不及，则色兼其所不胜。消者瞿瞿，莫知其妙，闵闵之当，孰者为良，妄行无征，示畏王侯。［批］此举主岁之星，以明其主气之过与不及也。

注：运星，主运之星，如壬运则岁星，戊运则荧惑是也。瞿瞿，惊动貌。闵闵，病也，又伤痛也。

讲：是以主岁之运论之，如岁运之气太过，则主运之星，必北行而越其常度。若岁运之气，无太过不及而相得，则主运之星，亦必各行其道，而躔度不失也。所以岁运之气太过，如木运太过而克土，土运太过而克水之类，则土之镇星，水之辰星，必畏而失其色，且兼见其母之赤色，与母之白色焉。至岁运之不及，又如木运不及，而岁星必兼见其不胜之白色；土运不及，而镇星必兼见其不胜之青色焉，其他星可知矣。故仰观天星，其色之消息，常瞿瞿然，战摇惊动，人视之而莫能知其妙也。且闵闵然如有所伤痛，以为病者焉，人即仰而观之，又孰知其为善也。是以五星妄行，不由常度，无灾德以征验者，以出示天下王侯，使之自畏，而修其德者也。

帝曰：其灾应何如？岐伯曰：亦各从其化也，故时至有盛衰，凌犯有逆顺，留守有多少，形见有善恶，宿属有胜负，征应有吉凶矣。［批］此言以星象占灾异者，当从其岁气之所化也。

注： 时，四时，谓运星当岁运太过之时则盛，运星值不及之时则衰也。凌，浸凌。犯，干犯。留守者，久留其所守之处而不去也。形见，谓星光发见。宿属，三垣五星，二十八宿之属也。

讲： 黄帝问曰：景象既异，其灾应又何如也？岐伯对曰：亦各从其岁气之所化而已矣。故虽有太过不及，则时之至也，亦有盛衰。时有盛衰，则五星之运行亦有右旋凌犯而为顺者，左旋凌犯而为逆者，有灾应见深而留守日多者，有灾应见浅而留守日少者，有形见明润而为善者，有形见怒躁而为恶者，有宿属相助而为胜者，有宿属相克而为负者，种种不一。然以时之盛衰，考星之凌犯留守，形见宿属，或吉或凶，征应自无或爽已。

帝曰：其善恶何谓也？岐伯曰：有喜有怒，有忧有丧，有泽有燥，此象之常也，必谨察之。帝曰：六者高下异乎？岐伯曰：象见高下，其应一也，故人亦应之。［批］此言星之主善主恶，仍以主岁之星光占之也。

注： 喜怒忧丧泽燥，俱指运星之象言。谨察者，谓谨候其星，而察其象之所见何如也。

讲： 黄帝曰：其星之主善主恶者，何谓也？岐伯对曰：星所主之善恶，不于人征之，仍于星察之，星何以察？察其光也，如当夜深之时，见得主岁应候之。星光色圆明，不盈不缩，怡然莹然，是其喜也。如光色勃然，临人芒彩满溢，其象凛然，是其怒也。如光色微曜，乍明乍暗，是其忧也。如光色迥然，不彰不莹，冷冷落落，不与众同，是其丧也。与光色明润者，是其泽；光色枯寂者，是其燥，诸如此类，皆星象之常有者也。常有则必常应，当应则为善为恶，无不验之。为人君者，欲知己身与天下之喜怒忧丧，以及水火之患，必谨取天星，观其所主何如，而察其己之德恶何如，自善恶可晓然矣。黄帝曰：喜怒忧丧燥泽，此六者固象之常矣，最宜谨察。然六者之垂象，不无高下之分，其应验亦有异否。岐伯对曰：星之垂象虽有见高见下之分，而其应验则一也，所以为祸为福，而人亦应之也。

帝曰：善。其德化政令之动静损益皆何如？岐伯曰：夫德化政令灾变，不能相加也。胜负盛衰，不能相多也。往来小大，不能相过也。用之升降，不能相无也。各从其动而复之耳。［批］此言动静损益之见于德化政令者，仍以岁气之胜复验之也。

注：不能相加，言德化政令之灾变同也。不能相多，言胜复之盛衰一也。不能相过，不能相无，言往来之大小有定，盛衰之升降互根也。

讲：黄帝曰：善哉夫子之言乎！但五运之气，其德化政令不无动静损益之分。不知其一动一静之间，为损为益，见于德化政令者，皆何如？岐伯对曰：天地动静，阴阳往复，以德报德，政令灾眚亦然，不能相加也；胜盛复盛，胜衰复衰，不能相多也；胜复之日数，往来多少相同，不能相过也；五行互为升降，盛者自升，衰者自降，不能相无也。各从四时之气，各政其时，有胜而自有复之者矣。

帝曰：其病生何如？岐伯曰：德化者气之祥，政令者气之章，变易者复之纪，灾眚者伤之始，气相胜者和，不相胜者病，重感于邪则甚也。［批］此举德化政令之所以致福生病者，而极言之也。帝曰：善。所谓精光之论，大圣之业，宣明大道，通于无穷，究于无极也。余闻之，善言天者，必应于人，善言古者，必验于今，善言气者，必彰于物，善言应者，同天地之化，善言化言变者，通神明之理，非夫子孰能言至道欤！乃择良兆而藏之灵室，每旦读之，命曰《气交变》，非斋戒不敢发，慎传也。

注：岁候之有德化者，乃气之祥瑞也。岁候之有政令者，乃气之彰著也。岁候之有变易者，乃报复之纪也。岁候之有灾眚者，乃伤物之始也。人气与岁气相胜，则和而不病。苟不相胜，则病生矣，甚或重感于邪，则病愈危。

讲：黄帝曰：所谓德化政令之动静损益，固如是矣。而其生病，又何如乎？岐伯对曰：所谓德化者，气至当时而善应，是气之祥者也。所谓政令者，气至清明而昭著，是气之章者也。所谓变易者，气至而胜，胜则必复，是复之纪者也。所谓灾眚者，气至太过，过则为伤，是伤之始者也。至若五运之气，迭相为胜者，是邪气为正气所制，则病不能生而为和矣。若正气不能胜其邪气，而非时之气反胜于正者，人中其气，鲜不为病。甚或重感于邪，则两邪相并，为患愈甚矣。黄帝曰：善哉言乎！所谓精微光明之论，广大圣神之业，足以宣明无外之大道，上极天文，下极地纪，中极人事，无所不周，无所不备，将举此理而通之，亦通之无可通，实通于无穷者也，举其理而究之，亦究之无可究，实究于无极者也。余闻昔之人有言曰：善言天道者，必有应于人；善言往古者，必有验于今；善言气运者，必有彰于物；善言感应者，必有同乎天地之化；善言变化者，必先通乎神明之理。信斯言也！非夫子孰克当此？且非夫子孰能言至道之妙欤？黄帝言已，于是乃择上吉良辰，将此气交一论，缮订成篇，藏之兰灵之室，每当平旦，凝神静气，取而读之。爰命其名曰《气交变论》，且示之戒曰：凡后世得是论者，非身心齐一，神明静戒者，不敢妄披是篇，亵渎斯文。兼精其业者，即欲广其教授，以为斯人大生全，亦必择其诚信精专者，乃可授受。苟非其人，慎毋传也。黄帝之珍重斯文若是，今之读是书者，顾可忽哉！

五常政大论篇第七十

此言五运常政，三才相并，太过不及，六化五味，各以时应，各有治法也。

黄帝问曰：太虚寥廓，五运回薄，盛衰不同，损益相从，愿闻平气，何如而名？何如而纪也？岐伯对曰：昭乎哉问也！木曰敷和，火曰升明，土曰备化，金曰审平，水曰静顺。［批］此言五运之平气也。

注：太虚，犹太空，谓天地之中。寥廓者，寂寥而空廓也。回，回环。薄，激薄。不同，谓盛衰各异相从，谓损益互根。昭，明也。按此虽问五运，

后文六气继之，实合六气之盛衰，损益而并问也，不然阳为太过，阴为不及，平气何来？敷和升明、备化、审平、静顺等纪，即平气之名也。

讲：黄帝问曰：天地之间，太虚空耳。至寂寥，至空廓，而五行运化之气，偏环绕依薄于其中。竟有为盛为衰之不同，或损或益之相从，不知其故。然其间有所谓平气者、太过者、不及者，今愿闻乎平气之为何如而名、何如而纪也。岐伯对曰：昭明乎哉，帝之问也！夫所谓平气者，以气得其平，无下加，无上临，无阳年之太过，无阴年之不及者也。如木岁平气，名曰敷和，以其能敷布和气也；火岁平气，名曰升明，以其气上升而明显也；土岁平气，名曰备化，以其能备化生之用也；金岁平气，名曰审平，以其气清爽而平正也；水岁平气，名曰静顺，以其气沉静而顺适也。平气之所以名与纪有如是也。

帝曰：其不及奈何？岐伯曰：木曰委和，火曰伏明，土曰卑监，金曰从革，水曰涸流。［批］此言五运不及之气也。

注：阴年为不及，且无加临，故五运之气虽当时，而犹衰。委和、伏明、卑监、从革、涸流之纪，皆因其不及之象而名之也。

讲：黄帝曰：平气之名，既得闻其略矣，其所谓不及者奈何？岐伯对曰：岁气不及之年，如丁癸己辛岁，无下加，无上临，及司天在泉之不合于大运者皆是。盖木岁之气不及，则和无由布，各曰委和；火岁之气不及，则明无由升，名曰伏明；土岁之气不及，则无以行备化之权，谨监守其卑下而已，名曰卑监；金岁之气不及，则无以司审平之政，谨从彼以变革而已，名曰从革；水岁之气不及，则无以成其静顺之性，有流衍为之涸竭者已，名曰涸流。此不及之所由名也。

帝曰：太过何谓？岐伯曰：木曰发生，火曰赫曦，土曰敦阜，金曰坚成，水曰流衍。［批］此言五运太过之气也。

注：阳年为太过，若再逢加临则更盛矣。生发、赫曦、敦阜、坚成、流衍之纪，皆因其太过之象而名之也。

讲：黄帝曰：其不及之名，既得闻矣，而所谓太过者又何谓乎？岐伯对曰：夫所谓太过者，如壬戊甲庚丙岁，阳为太过，再逢加临，则更盛矣。故木之岁气太过，曰生发，以木盛则自能生发也；火之岁气太过，曰赫曦，以火盛则宣赫如烈日也；土之岁气太过，曰敦阜，以土盛则气积而愈厚也；金之岁气太过，曰坚成，以金盛则自能坚刚以成物也；水之岁气太过，曰流衍，以水盛则自能泮衍为流溢也。此太过之所由名也。

帝曰：三气之纪，愿闻其候。岐伯曰：悉乎哉问也！敷和之纪，木德周行，阳舒阴布，五化宣平，其气端，其性随，其用曲直，其化生荣，其类草木，其政发散，其候温和，其令风，其脏肝，肝其畏清，其主目，其谷麻，其果李，其实核，其应春，其虫毛，其畜犬，其色苍，其养筋，其病里急支满，其味酸，其音角，其物中坚，其数八。［批］此举木之平气以明天地之化，人物之变也。

注：三气谓平气、太过、不及也。周行，遍行也。宣，宣扬。平，和平。木曰曲直，生风，应肝，畏金而主筋者也。角，音调而直，物得木气，其中必坚，木之平气所主，有如是也。

讲：黄帝曰：平气、太过、不及之三气，其名既可得闻已，而三气之纲纪于岁者，必有其候，愿得闻之。岐伯对曰：悉乎哉，帝之问也！试以木之平气言之，如敷和之纪，木之德，遍行两间，斯时在天之阳气，赖以舒，在地之阴气，赖以布。凡生长化收藏之五化，无不宣平，言乎其气，则气端正；言乎其性，则性顺从；言乎其用，则曲直之咸宜；言乎其化，则生发而荣美矣。且充其木气之所类则为草、为木，木气之司政则为发、为散，木气之应候则为温、为和。是以主天之令而为风，应人之脏而为肝矣。肝也者，与木相应而畏金者也，其气升发，窍在目也，故其性畏金，其神主目。不特此也，至若木之在五谷也，则为麻；在果品也，则为李；在物实也，则为核；在四时也，则应春；在昆虫也，则主毛；在畜物也，则为犬；宜其着于色而色苍；

论其精则养筋；发为病则为里急支满；以及人物变味则为酸；应物成音则为角；物感其气而中坚；地位其数而成八也。木之平气所主者如此，而其他岂难知哉？

升明之纪，正阳而治，德施周普，五化均衡，其气高，其性速，其用燔灼，其化蕃茂，其类火，其政明曜，其候炎暑，其令热，其脏心，心其畏寒，其主舌，其谷麦，其果杏，其实络，其应夏，其虫羽，其畜马，其色赤，其养血，其病瞤瘛，其味苦，其音征，其物脉，其数七。［批］此举火之平气，以明天地之化，人物之变也。

注：正阳，谓南方。衡，平也。实络者，凡物之实，有络纹也。病形于目为瞤，病形于体为瘈。征，音之和而美者。脉，与络同。物脉，谓物得火以生者，皆有脉理也。火之平气所主有如是也。

讲：试以火之平气言之，如升明之纪，火主南方为正阳，乃正阳而衡治，故火德之所张施者，周备而普遍，凡生长化收藏之五化，无不均衡。言乎其气，则气高明；言乎其性，则性急速；言乎其用，则燔镕而销灼；言乎其化，则蕃昌而茂盛矣。且极其五行之所类，则为火，火气之司政，则为明、为曜，火气之应候，则为炎、为暑，是以主天之令而为热，应人之脏而为心矣。心也者，与火相应，而畏水者也。心为舌本，窍在舌也，故其性畏水，开窍于舌。不特此也，至若火之在五谷也，则为麦；在果品也，则为杏；在物实也，则为络；在四时也，则应夏；在昆虫也，则主羽；在畜物也，则为马；宜其着于色而色赤；论其精则养血；发为病则为瞤瘛；以及人物变味则为苦；应物成音，则为征。物感其气而成形质者，皆有脉理之可循，天位其数而成七也，火之平气所主者如此。

备化之纪，气协天休，德流四政，五化齐修，其气平，其性顺，其用高下，其化丰满，其类土，其性安静，其候溽蒸，其令湿，其脏脾，脾其畏风，其主口，其谷稷，其果枣，其实肉，其

应长夏，其虫倮，其畜牛，其色黄，其养肉，其病否，其味甘，其音宫，其物肤，其数五。［批］此举土之平气，以明天地之化，人物之变也。

注：气协天休，谓天生地成，天覆地载，其气化上协于天之休美也。四政者，土德兼统四时也。否，与痞同，脾病也。宫，音之大而重者。土主肌肉，故物肤土之平气所主，有如是也。

讲：试以土之平气言之，如备化之纪，土为化气，协于天休，兼旺四季，故德流于四政，凡生长化收藏之五化无不齐修。言乎其气，则气平正；言乎其性，则性柔顺；言乎其用，则可高而可下；言乎其化，则为丰、为满矣。且推其五行之所类，则为土，土气之司政，则为安、为静，土气之应候则为溽、为蒸，是以主天下之令而为静，应人之脏而为脾矣。脾也者，与土相应而畏木者也。脾纳于谷，窍在口也，故其性畏木，开窍于口。不特此也，土之在五谷也，则为稷。在果品也，则为枣。在物实也，则为肉。在四时也，则应长夏。在昆虫也，则主倮。在畜物也，则为牛。宜其着于色而色黄。论其精而养肉。发为病，则为否。以及人物变味，则为甘。应物成音，则为宫。物感其气而肤厚，天位其数而生五也，土之平气所主者如此。

审平之纪，收而不争，杀而无犯，五化宣明，其气洁，其性刚，其用散落，其化坚敛，其类金，其政劲肃，其候清切，其令燥，其脏肺，肺其畏热，其主鼻，其谷稻，其果桃，其实壳，其应秋，其虫介，其畜鸡，其色白，其养皮毛，其病咳，其味辛，其音商，其物外坚，其数九。［批］此举金之平气，以明天地之化，人物之变也。

注：收杀，皆金气，金得其平，故不争无犯也。商，音之利而扬者。物外坚，得金气也，金之平气所主，有如是也。

讲：试以金之平气言之，如审平之纪，主收者金气也，主杀者亦为金气，惟气得其平，故收而不争，杀而无犯。凡生长化收藏之五化，无不宣明，言乎其气，则气清洁；言乎其性，则性坚刚；言乎其用，则飘散而零落；言乎其化，则坚实而收敛矣。且扩其五行之所类，则为金，金气之司政则为劲、为肃，金气之应候，则为清、为切，是以主天之令而为燥，应人之脏而为肺矣。肺也者，与金相应，而畏火者也，肺通呼吸，窍在鼻也，故其性畏火，开窍于鼻。不特此也，至若金之在五谷也，则为稻；在果品也，则为桃；在物实也，则为壳；在四时也则应秋；在昆虫也，则主介；在畜物也，则为鸡；宜其着于色而色白；论其精则养皮毛；发为病则主咳；以及人物变味则为辛；应物成音，则为商。物得其气而成形质者，皆得金气而外坚，天位其数而成九也，金之平气所主者如此。

静顺之纪，藏而勿害，治而善下五化咸整，其气明，其性下，其用沃衍，其化凝坚，其类水，其政流演，其候凝肃，其令寒，其脏肾，肾其畏湿，其主二阴，其谷豆，其果栗，其实濡，其应冬，其虫鳞，其畜彘，其色黑，其养骨髓，其病厥，其味咸，其音羽，其物濡，其数六。故生而勿杀，长而勿罚，化而勿制，收而勿害，藏而勿抑，是谓平气。［批］此举水之平气，以明天地之化，人物之变也。

注：藏为水气，水得其平，故气无害。水性下，故治之而自善下也。羽，音之深而和者。濡，润也，凡物得水气者，无不濡润。水之平气所主，有如是也。总之凡生气主岁，则木气宜平，金为收气者，勿纵其杀；长气主岁，则火气宜平，水为藏气者，勿纵其罚；化气主岁，则土气宜平，木为生气者，勿纵其制；收气主岁，则金气宜平，火为长气者，勿纵其害；藏气主岁，则水气宣平，土为化气者，勿纵其抑。斯谓天气平，地气正，五化之气不以胜克为用，而为平气之纪也。

讲：试以水之平气言之，如静顺之纪。藏气者，水气也，惟气之平，故藏而勿害兼水性下，故治而善下。凡生长化收藏之五化，咸各整齐。言乎其气，则气清明；言乎其性，则性卑下；言乎其用，则灌沃而流衍；言乎其化，则严凝而坚固矣；且广其五行之所类则为水，水气之司政，则为流为演；水气之应候，则为凝为肃；是以主天之令而为寒，应人之脏而为肾矣。肾也者，与水相应而畏土者也，肾为胃之关，以出水谷，故其性畏土，其主二阴。不特此也，至若水之在五谷也，则为豆；在果品也，则为栗；在物实也，则为濡；在四时也，则应冬；在昆虫也，则为鳞；在畜物也，则为彘；宜其着于色而色黑；论其精则以养骨髓；发为病，则主厥；以及人物变味，则为咸；应物成音，则为羽。物得其气而成形质者，皆濡而润，地位其数而成六也，水之平气，所主者如此。凡此平气之岁，如木气温和，主生而发，荣气得其平而自勿杀之矣；火气暑热，主长而茂盛，气得其平，而自勿罚之矣；土兼四者之德，主化其气湿而润泽，气得其平，而自勿制之矣；金气清凉，主收而成实，气得其平，而自勿害之矣；水气阴寒，主藏而闭塞，气得其平，而自勿抑之矣。生长化收藏，各成其德，各行其令，不以胜克为用，是所谓之平气也。

委和之纪，是谓胜生。生气不政，化气乃扬；长气自平，收令乃早。凉雨时降，风云并兴，草木晚荣，苍干凋落，物秀而实，肤肉内充，其气敛，其用聚，其动緛戾①拘缓，其发惊骇，其脏肝，其果枣李，其实核壳，其谷稷稻，其味酸辛，其色白苍，其畜犬鸡，其虫毛介，其主雾露凄沧，其声角商，其病摇动注恐，从金化也。少角与判商同，上角与正角同，上商与正商同，其病肢废痈肿疮疡，邪伤肝也。上宫与正宫同，萧飔肃杀则炎赫沸腾，眚于三，所谓复也，其主飞蠹蛆雉，乃为雷霆。［批］此举木之不及，以明天地之化，人物之变也。

注：委和之纪，木运不及，金气乘之，故五果、五谷、五味、五色、五畜、五虫、五音咸相兼也。然燥气伤肝，宜其为病，多主緛戾拘缓，惊骇肢

---

① 緛戾（ruǎnlì 软力）：拘挛收缩。緛，“软”的异体字。

废，痈肿疮疡等症。飋，秋风也。凉气胜，故萧飋肃杀，炎赫沸腾。火气复也，眚于三者，言灾在木，飞虫蛆雉，与夫雷霆之变，皆火复而其变如此也。

讲：又以岁气之不及者言之，如六丁之岁，丁化虽为木运，而丁实阴柔不及之木，所谓委和之纪是也。木不能用事，以司其政，土所主之化气，因无所畏，而为之舒扬。火所主之长气，亦失所生，皆不盛而自平矣。火气平，则金无所克，宜其主收令之金气早至，而凉雨于焉时降，风云于焉并兴，草木于焉晚荣也。甚且苍干零落，物之秀者坚而实，外强中实肤肉泽者内亦充。言乎其气，则气收敛；言乎其用，则用翕聚；言乎其动，则木受金克，多緛戾而拘缓；言乎其发，则肝受凉气，多惊张而恐骇；故其为病也，多主五脏之肝焉。他如其果则枣李，其实则核壳，其谷则稷稻，其味则酸辛，其色则白苍，其畜则犬鸡，其虫则毛介，其主则雾露凄沧，其声则为角、为商。凡如此者，皆因木不及，而金气兼之也，金主燥气，木应肝脏，其为病也，必主燥气伤肝而有动摇注恐之证，何也？盖从金化，不从木化故也。丁巳丁亥之岁，上见厥阴，是司天者少角也，少角为阴木。丁卯丁酉之岁，上见阳明，是上之所见者属商，商为金音，判商则金不胜，故阴木与判金之岁，其运同焉。夫所谓同者，以金乘阴木，木即为金克，故德化政令，不得不同金化也。又如上而司天厥阴风木也，正角主岁，丁化木运也，主运得时，金固不能克旺时之木，即司天之上角亦同丁木化气，运虽不及，得助则旺，亦不畏夫金之克也，是以丁巳丁亥，上角与正角相同焉。至若商为金音，金克木者也，无论上而卯酉，阳明司天，与正商而为金得旺，时值丁卯丁酉二岁，燥金虽不当位，然丁化阴木不及，金亦能克，故上商与正商同也。以岁考之，其病多主四肢残废，痈肿疮疡等证，金胜乘木，而肝受邪也。又若上而丑未，太阴司天，与正官而为土得旺，时值丁丑丁未二岁湿土，虽不当位，然丁化阴，木不及，亦不能克土，故上官与正官同，土愈旺而生其金，故其金胜而逢生，不愈见萧飋肃杀乎？虽然胜极必复，金气至于萧飋肃杀，则木所生之火必炎赫沸腾，因其金之为眚，于木而为母复仇，以克其金。所谓复者此也，复气之来，物变湿热则朽败虫生，所主者为飞虫蠹蛆等物。其他雉化则又专本于离火，其时阴阳相薄两相激感乃为雷而为霆也，木运之不及有如是也。

伏明之纪，是谓胜长，长气不宣，藏气反布，收气自政，化令乃衡，寒清数举，暑令乃薄，承化物生，生而不长，成实而稚，遇化已老，阳气屈伏，蛰虫早藏，其气郁，其用暴，其动彰伏变易，其发痛，其脏心，其果栗桃，其实络濡，其谷豆稻，其味苦咸，其色玄丹，其畜马彘，其虫羽鳞，其主冰雪霜寒，其声徵羽，其病昏惑悲忘，从水化也，少徵与少羽同，上商与正商同，邪伤心也，凌①惨溧冽，则暴雨霖霪，眚于九，其主骤注雷霆震惊，沉黔淫雨。黔，古阴字。[批] 此举火之不及，以明天地之化，人物之变也。

注：伏明之纪，火运不及，水气乘之，故果谷味色，虫畜与音，皆兼见也。然寒气乘心，宜其为病，多主昏惑悲忘，邪客于心之证。凝惨溧冽，寒气胜也。暴雨霖淫，土气复也。眚于九者，言灾在火。骤注，大雨也。沉黔，谓阴云蔽日。淫雨者，苦雨。皆土复而湿气为变也。

讲：如六癸之岁，癸化虽为火运，而癸实为阴柔不及之火，所谓伏明之纪者是也。火不及，则水乘之，故长气为水气所胜，而长气不能以宣，藏气反得以布，兼火衰无以克金，金所主之收气，自用事而司其政，火衰无以生土，土所主之化气，无所恃而令乃平。斯时也，土既不得火以生，而水又不得土以制，故水愈旺而清寒数举，暑令乃薄，水乘火虚矣。然化令犹衡，物生承之，虽能得土以生，而火之长气不宣，物即有生，而亦不长也。惟其生而不长，故成实而犹有稚者，正以遇土化之候，而物已老矣，是以阳气屈伏，蛰虫早藏。言乎其气，则气郁而不显；言乎其用，则用暴而不减；言乎其动，则水火杂见，或彰或伏，变易不常；言乎其发，则心为水伤，其发为心痛；故其为病也，多主五脏之心，他如其果则栗桃，其实则络濡，其谷则豆稻，其味则苦咸，其色则玄丹，其畜则马彘，其虫则羽鳞，其主则冰雪霜寒，其

---

① 凌：《素问·五常政大论》作“凝”。

声则为徵为羽，凡如此者，皆因火不及，而水兼之也。水主寒气，火应心脏，其为病也，必主寒气伤心，而有昏惑悲忘之证，何也？盖从水化，不从火化故也。以及癸化阴火，癸为少徵，虽少羽为阴柔之水，值此火之不及，水必克之，水克则火从水化，而与少羽同也。若夫商音为金，火之所克也，既火不及，则阳明司天而为上商，与金得旺地而为正商者，皆气化相同。金愈旺而生其水矣，其水胜而逢生，不愈见凝惨凓冽乎？虽然，胜极必复，水气至于凝惨凓冽，则火所生之土，必暴雨霖霪，因其水之为眚于火，而为母复仇以克其水焉。土既复仇以克水，则湿变所生，其主骤注，雷霆震惊，沉阴淫雨也，火运之不及，有如是也。

卑监之纪，是谓减化，化气不令，生政独彰，长气整，雨乃愆，收气平，风寒并兴，草木荣美，秀而不实，成而秕也，其气散，其用静定，其动疡涌分溃痈肿，其发濡滞，其脏脾，其果李栗，其实濡核，其谷豆麻，其味酸甘，其色苍黄，其畜牛犬，其虫倮毛，其主飘怒振发，其声宫角，其病留满否塞，从木化也，少宫与少角同，上宫与正宫同，上角与正角同，其病飧泄，邪伤脾也，振拉飘扬则苍干散落，其眚四维，其主败折虎狼，清气乃用，生政乃辱。［批］此举土之不及，以明天地之化，人物之变也。

注：卑监之纪，土运不及，木气乘之，故果谷味色，虫畜与音，皆兼见也。然风湿为患，邪气伤脾，宜其为病，多主疡涌分溃，痈肿飧泄等证。振拉飘扬，风气胜也。苍干散落，燥气复也。眚四维者，土主四维，言灾在土也。虎狼属金，清气谓金，生政指木也。

讲：如六己之岁，己化虽为土运，而己实为阴柔不及之土，所谓卑监之纪者是也。土不及，则木乘之，故化气为木气所胜，而化气已减，化减则土不能司其令，以致木气乘之而独彰。兼土气不及，虽生土之长气即整，亦不能助其正气，而雨为之愆期，且无以生金而金，所主之收气，亦自平矣。况弱土无出克寒冰，而风寒必为之并兴，草木必为之荣美，但弱土之化气不令，虽美而不能成实，纵成实而亦必为粃也。言乎其气，则土受木克而飘散；言乎其用，则土德敦厚而静定；言乎其动，则木邪伤土，而为疡涌分溃痈肿；言乎其发，则凝滞而濡湿；故其为病也，多主五脏之脾焉。他如其果则李栗，其实则濡核，其谷则豆麻，其味则酸甘，其色则苍黄，其畜则牛犬，其虫则倮毛，其主则飘怒振发，其声则为宫、为角，凡如此者，皆因土不及，而木兼之也。木主生气，土应脾脏，其为病也，必主木气伤土而有留满否塞之证，何也？盖从木化，不从土化故也。以及己化阴土，己为少宫，虽少角为阴柔之木，值此土之不及，木不克之，木克则土从木化，而与少角同也。又如上而司天，丑未湿土也，正宫主岁，己化土运也。主运得时，木故不能克旺时之土，即司天之上宫亦同己土化气，运虽不及，得助则旺，亦不甚夫木之克也。是以己丑己未，上宫与正宫相同。至若角为木音，木克土者也。无论上而己亥厥阴司天，与正角而为木得正位，值己巳己亥岁，风木得运则胜，得时则旺，皆能克土之不及，故上角与正角亦同焉。且其为病，土虚木侮，则为飧泄，所伤之脏为脾也，木胜既能乘土，不愈见振拉飘扬乎？虽然胜极必复，木气至于振拉飘扬，则土所生之金，必苍干散落，因其木之为眚于土，金为母复仇，以克其木焉。金既复仇以克木，则燥变所生，其主败折虎狼，清气乃用，生政乃辱也，土运之不及有如是也。

从革之纪，是谓折收，收气乃后，生气乃扬，长化合德，火政乃宣，庶类以蕃，其气扬，其用躁切，其动铿禁瞀厥，其发咳喘，其脏肺，其果李杏，其实壳络，其谷麻麦，其味苦辛，其色白丹，其畜鸡羊，其虫介羽，其主明曜炎烁，其声商徵，其病嚏咳鼽衄，从火化也，少商与少徵同，上商与正商同，上角与正角同，邪伤肺也，炎光赫烈，则冰雪霜雹，眚于七，其主鳞伏彘鼠，岁气早至，乃生大寒。［批］此举金之不及，以明天地之化，人物之变也。

注：从革之纪，金运不及，火气乘之，故果谷味色，虫畜与音，皆见也。然火气入肺，宜其为病多主嚏咳鼽衄，邪伤于肺之证矣。炎光赫烈，火

气胜也。冰雪霜雹，水气复也。眚于七者，言灾在金。鳞伏彘鼠，皆水之属。岁气，谓藏气，即水气也。水气早至，故大寒生焉。

讲：如六乙之岁，乙化难为金运，而乙实为阴柔不及之金，所谓从革之纪者是也。金不及，则火乘之故，收气为火气所胜，而收斯折已。收折则金气乃后，而失其政，以致木之生气乃扬，而无所制。兼火之长气，土之化气，雨相合德，而火政乃宣，庶类以蕃矣。故言乎其气，则火性升发而飞扬；言乎其用，则金随火用而躁切；言乎其动，则铿禁瞀厥；言乎其发则咳而兼喘；其为病也，亦多主五脏之肺焉。他如其果则李杏，其实则壳络，其谷则麻麦，其味则苦辛，其色则白丹，其畜则鸡羊，其虫则介羽，其主则明曜炎烁，其声则为商、为徵，凡如此者皆因金不及而火兼之也。火主长气，金应肺脏，其为病也，必主火气伤肺，而有嚏咳鼽衄之证，何言之？盖从火化不从金化故也，以及乙化阴金，乙为少商，虽少徵为阴柔之火，值此金之不及，火必克之，火克则金从火化，而与少徵同也。又如上而司天，卯酉燥金也，正商主岁，乙化金运也，主运得时，火固不能克旺时之金，即司天之上商，亦同乙金化气，运虽不及，得助则旺，亦不畏夫火之克也，是以乙卯乙酉上商与正商亦同焉。若夫角音为木，金之所克也，既金不及，则厥阴司天而为上角，与己亥岁运而为正角者，皆气化相同，反愈旺而生其火矣，虽主运旺时之金，尚不能克，况从革为金气之不及乎？此盛火乘夫衰金，邪则伤乎肺焉。且火胜而逢木生，不愈见炎光赫烈乎？虽然胜极必复，火气至于炎光赫烈，则金所生之水，必冰雪霜雹，因其火之为眚于金，而为母复仇，以克其火焉。水既复仇，以克火，则寒变所生，其主鳞伏彘鼠，岁气早至，乃生大寒也，金运之不及，有如是也。

涸流之纪，是谓反阳，藏令不举，化气乃昌，长气宣布，蛰虫不藏，土润水泉减，草木条茂，荣秀满盛，其气滞，其用渗泄，其动坚止，其发燥槁，其脏肾，其果枣杏，其实濡肉，其谷黍稷，其味甘咸，其色黅玄，其畜彘牛，其虫鳞倮，其主埃郁昏翳，其声羽宫，其病痿厥坚下，从土化也，少羽与少宫同，上宫与正宫同，其病癃閟，邪伤肾也，埃昏骤雨则振拉摧拔，眚于一，其主毛显狐貉，变化不藏。故乘危而行，不速而至，暴疟无德，灾反及之，微者复微，甚者复甚，气之常也。[批] 此举水之不及，以明天地之化，人物之变也。

注： 涸流之纪，水运不及，土气乘之，故果谷味色，虫畜与音，皆兼见也。然土气伤肾，宜其为病，多主痿厥坚下，前癃后閟等证。癃，谓小便不得。閟，谓大便不通。埃尘骤雨，湿气胜也。振拉摧拔，风气复也。眚于一者，言灾在水。毛虫，木属。狐貉，毛虫之温暖者也，木为水复，故毛显狐貉。土主变化，水主闭藏，土胜克水，故变化不藏也。乘危者，乘彼之气不足也。不速而至，言胜气之来无定时也。

注： 如六辛之岁，辛化虽为水运，而辛实为阴柔不及之水，所谓涸流之纪者也。水不及则土乘之，既藏气受克，阴气不足而阳气反乘，故水气不举而失其令，土气乃昌而形其胜，兼水衰无以克火，火所主之长气，乃宣扬而散布。斯时也，长气助土，土愈克水，故蛰虫为之不藏，土为之更润，泉为之更减，草木为之条茂，且荣秀而满盈焉。言乎其气，则气凝滞；言乎其用，则用渗泄；言乎其动，则水受土克，而坚止；言乎其发，则寒受湿气而燥槁；宜其为病，多主五脏之肾焉。他如其果则枣杏，其实则濡肉，其谷则黍稷，其味则甘咸，其色则黅玄，其畜则彘牛，其虫则鳞倮，其主则埃郁昏翳，其声则为羽为宫。凡如此者，皆因水不及而土兼之也。土主化气，水应肾脏，其为病也，必主之土气伤肾，而有痿厥坚下之证，何言之？盖从土化，不从水化故也。以及辛化阴水，辛为少羽，虽少宫为阴柔之土，值此水之不及，土必克之，土克则水从土化，而与少宫同也。至若宫为土音，土克水者也，无论上而丑未太阴湿土，与正宫而为土得正位，值辛丑辛未岁，湿土得运，则胜得时则旺，皆能克水之不及，故上宫与正宫亦同焉。且其为病，水虚土侮，则为癃閟，所伤之脏为肾也。土胜既能乘水，不愈见埃昏骤雨乎？虽然，

胜极必复，土气至于埃昏骤雨，则水所生之木，必振拉摧拔，因其土之为眚于水，而为母复仇，以克其土焉。木既复仇，以克土，则风变所生，其主毛显狐貉，变化不藏也，水运之不及有如是也。由此观之，故木之火土金水五气之不足，皆为金木水火土五胜之气，乘其不足之危而遍行，且其至也，非时而至，如不速之客。然究之胜气太过，至于暴虐无德，复气必与相亢，灾反及之。至若胜复为灾，微甚初无或爽，胜微者复微，胜甚者复甚，自然循环，气之常也。

发生之纪，是谓启敕，土疏泄，苍气达，阳和布化，阴气乃随，生气淳化，万物以荣，其化生，其气美，其政散，其令条舒，其动掉眩巅疾，其德鸣靡启折①，其变振拉摧拔，其谷麻稻，其畜鸡犬，其果李桃，其色青黄白，其味酸甘辛，其象春，其经足厥阴少阳，其脏肝脾，其虫毛介，其物中坚外坚，其病怒，太角与上羽同②，［批］此举木之太过，以明天地之化，人物之变也。木气太过之岁，色见青黄白，味见酸甘辛者，以木胜则木不务德而克土，土受其克，则土生之金，必为母而复其仇，故色味之兼见有如此也。上羽系古本。**上徵则其气逆，其病吐利，不务其德，则收气复，秋气劲切，甚则肃杀，清气大至，草木凋零，邪乃伤肝。**敕，古陈字。

注：发生之纪，木胜克土，金气复之，故政令德化物变民病，或因木不务德而克土，土生之金为母复仇，皆兼见金土之变也。怒，肝胜自病也。吐利者，火升而与木之大运合气也。邪肝者，金气复木，反受邪也。

讲：今又以其岁运之太过者言之，如六壬之纪，是为发陈，为时阳刚太过，木胜克土，土气为之疏泄也，木专其政，苍气为之上达矣。兼少阳之气，发生于万物之表，而阳和布化。厥阴之气，营运于万物之中，故阴气乃随，

① 折：《素问·五常政大论》作“坼”。

② 上羽：《素问》作“少商”，据眉批则推知其为作者根据所藏古本而改。

是以木所主之生气于焉，淳化万物，滋之以荣美也。言乎其化，则化生；言乎其气，则气美；言乎其政，则主发散；言乎其令，则主条舒；言乎其动，则为掉眩、为巅疾；言乎其气之布而为德也，则为鸣靡，为启折；至若其变，则振动而摇拉，摧折而拔出焉。兼之少阳与厥阴并胜，其时之见于谷者，有麻与稻；见于畜者，有鸡与犬；见于果者，有李与桃；见于色者，有青黄白；见于味者，有酸甘辛也。推之其象则应乎春，其经则属乎厥阴、少阳，其脏则应乎肝之与脾，其虫则主乎毛之与介，其所成之物则中外俱坚，其病则总以木气之太过而善怒焉。然而太角者，木之统运也。上羽者，上见太阳也。彼木之主运既胜，而当壬辰壬戌之年，则必寒水司天也。不可见六壬太角之岁，与上羽太阳司天之气化同乎？上徵者，司天少阴君火、少阳相火也，如壬子壬午之岁，上见少阴，壬寅壬申之岁，上见少阳，火运气升与木之大运合气，气盛则未有不逆者，兼火性急速，其病亦未有不吐且利者。使其时木不务德，乘其胜而克土，则土所生之金，以主收气者，其气必为之复也。金应秋，金气既复，秋气必严，劲而凄切矣，甚则为之肃杀，清凉之气，为之大至焉。清气大至，金气胜矣。金胜则木受金克，前番克土之木，至是而受金之克，将见草木为之凋零，邪气转为之伤肝矣，木之太过有如是也。

赫曦之纪，是谓蕃茂，阴气内化，阳气外荣，炎暑施化，物得以昌，其化长，其气高，其政动，其令明显①，其动炎灼妄扰，其德喧暑郁蒸，其变炎烈沸腾，其谷麦豆，其畜羊彘，其果杏栗，其色赤白玄，其味苦辛咸，其象夏，其经手少阴太阳，手厥阴少阳，其脏心脉，其虫羽鳞，其物脉濡，其病笑疟疮疡血流狂妄目赤，上羽与正徵同，其收齐，其病痓，上徵而收气后也，暴烈其政，藏气乃复，时见凝惨，甚则雨水霜雹切寒，邪伤心也。［批］此举火之太过，以明天地之化，人物之变也。

---

① 明显：《素问》作“鸣显”。

注：赫曦之纪，火胜克金，水气复之，故政令德化物变民病，咸因火不务德而克金，金生之水，为母复仇，皆兼见金水之变也，笑疟疮疡血流狂妄目赤等证，皆火胜为病也。痓，谓风病，其证有卒口禁背反张而瘛疭者，皆火盛克金复兼寒水之化。

注：如赫曦六戊之纪，是谓蕃茂，为时阳刚之火，专司其令，少阴之气，从内而化，少阳之气，从外而荣，是以火所主之长气于焉，施化万物得之以昌盛也。言乎其化，则化长；言乎其气，则气高；言乎其政，则主动；言乎其令，则主明显；言乎其动，则为炎灼，为妄扰；言乎其德，则为暄暑，为郁蒸；言乎其变，则为炎烈，为沸腾焉。兼之少阴与少阳并胜，其时之见于谷者，有麦与豆；见于畜者，有羊与彘；见于果者，有杏与栗；见于色者，有赤白玄；见于味者，有苦辛咸也。推之其象，则应乎夏，其经则属乎手少阴太阳、手厥阴少阳，其脏则应心脉，其虫则主乎羽鳞，其所成之物则主乎脉濡，其病则因火气之太过，而为笑疟，为疮疡，为血流，为狂妄目赤等证焉。然而上羽者，上见太阳也。正徵者，火得旺时也。彼火之主运虽胜，而当此寒水司天之时，亦必有以制之也，不可见上羽司天之化与正征升明之气化同乎？所以火务其德，不出位以侮金，而金所主之收气，得以齐其化焉。且发其病，则为强痓，而兼寒水之化也。上徵者，司天少阴君火，少阳相火也。至于戊子戊午之岁，上见少阴，戊寅戊申之岁，上见少阳，是为火气太过，必乘其胜以克金，而金气不及，故收气为之后也。使其时火恃其强而暴烈，则其政大张，金虽退处于后，而金所生之水，必为母以复仇，而藏气为之乃复也。水应冬气，必严凝而惨凄矣，甚则水气大行，或为雨水，为霜雹，以至于凄切大寒，水气胜矣。水胜则火受水克，前番克金之火，至是而受水之克，虽欲邪之不伤其心，得乎？火之太过有如是也。

敦阜之纪，是谓广化，厚德清静，顺长以盈，至阴内实，物化充成，烟埃朦郁，见于厚土，大雨时行，湿气乃用，燥政乃辟，

其化圆，其气丰，其政静，其令周备，其动濡积并穑①，其德柔润重淖，其变震惊飘骤崩溃，其谷稷麻，其畜牛犬，其果枣李，其色黅玄苍，其味甘咸酸，其象长夏，其经足太阴阳明，其脏脾肾，其虫倮毛，其物肌核，其病腹满四肢不举，大风迅至，邪伤脾也。

穑，音畜。［批］此举土之太过，以明天地之化，人物之变也。

注： 敦阜之纪，土胜克水，木气复之，故政令德化物变民病，咸因土不务德而克水，水生之木，为母复仇，皆兼见水木之变也。腹满四肢不举，湿气胜而土自病也。邪伤脾者，木气复，土反受邪也。

讲： 如敦阜六甲之纪，是谓广化，为时阳刚之土专司其令，土德本厚，故顺长而物丰盈，土性至阴，故内实而物充成，兼敦阜成象，厚重不迁，故烟埃矇郁见于厚土。斯时也，土润泽敷大雨时行，土有以彰其令，故土所主之湿气乃用。土既生金，故金所主之燥政，乃辟而明矣。言乎其化，则化圆；言乎其气，则气丰；言乎其政，则政静；言乎其令，则主周备；言乎其动，则为濡积，为并蓄；言乎其德，则为柔润为重淖；言乎其变，则为震惊，为飘骤，为崩溃焉。兼之太阴与阳明并胜，其时之见于谷者，有稷与麻；见于畜者，有牛与犬；见于果者，有枣与李；见于色者，有黅玄苍；见于味者，有甘咸酸也。推之其象，则应乎长夏，其经则属乎太阴阳明，其脏则应乎脾之与肾，其虫则主乎倮之与毛，其所成之物则不外肌核，其湿气之胜而自为病也，则为阴凝腹痛，手足四肢皆为之懈惰而不举焉。然土胜克水，民病既兼乎水土之化，而胜极必复，则水所生之木，以主大风者，其气必为之复也。木复则土受木克，前番克水之土，至是而受木克，将见大风为之迅至，邪气转为伤脾矣，土之太过有如是也。

坚成之纪，是谓收引，天气洁，地气明，阳气随阴治化，燥行其政，物以司成，收气繁布，化洽不终，其化减，其气削，其

---

① 穑：同“蓄”，积蓄。

政肃，其令锐切，其动暴折疡疰，其德雾露萧飔，其变肃杀凋零，［批］此举金之太过，以明天地之化，人物之变也。其谷稻黍，其畜鸡马，其果桃杏，其色白青丹，其味辛酸苦，其象秋，其经手太阴阳明，其脏肺肝，其虫介羽，其物壳络，其病喘喝，胸凭仰息，上徵与正羽同，［批］正羽①系古本。其生齐，其病咳政暴变则名木不荣，柔脆焦首，长气斯救，大火流，炎烁且至，蔓将槁，邪伤肺也。

注：坚成之纪，金胜克木，火气复之，故政令德化物变民病，咸因金不务德而克木，木生之火，为母复仇，皆兼见木火之变也。暴折疡疰，木为金克也。喘喝胸凭仰息者，燥甚而肺自病也。咳亦肺病也。

讲：如坚成六庚之纪，是谓收引，为时阳刚之金，专司其令，上而天气顺乎秋而洁净，下而地气，同乎金之清明，由是阳和之气，皆随阴以治其化，而燥气为之专政，万物因之以有成也。兼收为金气，化为土气，收代其化，故当令之金气繁布，而生金之土化不终也。言乎其化，则化减；言乎其气，则气削；言乎其政，则政肃；言乎其令，则主锐切；言乎其气之动而为病也，则为暴折，为疡疰；言乎其气之布而为德也，则为雾露，为萧飔；至若其变则严凝而肃杀，飘散而凋零焉。兼之少阴与阳明并胜，其时之见于谷者，有稻与黍；见于畜者，有鸡与马；见于果者，有桃与杏；见于色者，有白青丹；见于味者，有辛酸苦也。推之其象则应乎秋，其经则属乎太阴阳明，其脏则应乎肺之与肝，其虫则主乎介之与羽，其所成之物则为壳络，其病则总以金气之太过，而为喘喝为胸凭仰息焉。然而上徵者，火之主运也。正羽者，水之正位也。所以庚子、庚午、庚寅、庚申与庚辰、庚戌，六庚之年，金气过胜。不可见太过之金，得上徵之火气以治之，而乃得与正羽之气化同乎？所

① 正羽：《素问·五常政大论》作“正商”，据眉批推知作者据其所藏古本改。

以金务其德，不害乎木，而木所主之生气，得以齐其化焉。且发其病，则为咳而主自病也。倘其时金专布政而暴变，则金胜木，名木不荣，柔脆焦首，而木所生之火，必为母以复仇，长气斯为之相救焉。由是火气宣布，大火西流，甚且炎烁，并至蔓草将槁，火气胜矣。火胜则金受火克，前番克木之金，至定而受火克，虽欲邪之不伤其肺得乎？金之太过有如是也。

流衍之纪，是谓封藏，寒司物化，天地严凝，藏政以布，长令不扬，其化凛，其气坚，其政谧，其令流注，其动漂泄沃涌，其德凝惨寒雰，其变冰雪霜雹，其谷豆稷，其畜彘牛，其果栗枣，其色黑丹黅，其味咸苦甘，其象冬，其经足少阴太阳，其脏肾心，其虫鳞倮，其物濡满，其病胀，上羽而长气不化也，政过，则化气大举，而埃昏气交，大雨时降，邪伤肾也。［批］此举水之太过，以明天地之化，人物之变也。**故曰：天恒其德，则所胜来复，政恒其理，则所胜同化。此之谓也。**

注：流衍之纪，水胜克火，土气复之，故政令德化物变民病，咸因水不务德而克火，火生之土，为母复仇，皆兼见木火之变也。漂泄沃涌，水胜故也。胀者，土气克水而为病也。

讲：如流衍六丙之纪，是谓封藏。为时阳刚之水，专司其令，万物之化，皆寒气司之。无论上而天，下而地，莫非严凝之气以弥纶，兼水胜克火，而水所主之藏气以布，而火所主之长令不扬矣。言乎其化，则化凛；言乎其气，则气坚；言乎其政，则政谧；言乎其令，则主流注；言乎其气之动而为病也，则为漂泄，为沃涌；言乎其气之布而为德也，则为凝惨，为寒雰；至若其变，则为冰雪，为霜雹焉。兼之少阴与太阳并胜，其时之见于谷者，有豆与稷；见于畜者，有彘与牛；见于果者，有栗与枣；见于色者，有黑丹黅；见于味者有咸苦甘也。推之其象，则应乎冬；其经则属乎少阴太阳，其脏则应乎肾之与心；其虫则主乎鳞之与倮；其所成之物则为濡满；其病则总以水气之太过，而为胀焉。然而上羽者，上见太阳也，彼丙辰丙戌之岁，本为天符寒水太过，为水胜克火，而上羽司天之气化独布，故火所主之长气不化也，使其时兼不务德，乘其胜以克火，则火所生之土以主化气者，必为母复仇，而其气大举焉。化气既为之大举，土气胜矣，土胜则水受土克，前番克火之水，至是而受土之克，将见埃昏气交，大雨时降，邪气转为之伤肾矣，水之太过有如是也。合而观之，故曰凡木火土金水之五气，恃己阳刚之有余，以凌阴柔之不足，是谓不常其德。则五气阴柔之不足者，虽不能遽胜阳刚之有余，而五气所生之子必乘当胜之时，以为母复其仇焉。如五气各安其政，不肆威刑，是谓政常其理，将见四时之气，当时而至，既无太过，亦无不及，凌犯俱泯，何有胜复之变。虽间有所胜者，皆同乎五气之正化以为化，此岁运岁气，司天在泉，生克制化各当其时，各安其位之谓也。

帝曰：天不足西北，左寒而右凉，地不满东南，右热而左温，其故何也？岐伯曰：阴阳之气，高下之理，大小①之异也。东南方，阳也，阳者其精降于下，故右热而左温。西北方，阴也，阴者其精奉于上，故左寒而右凉。是以地有高下，气有温凉，高者气寒，下者气热，故适寒凉者胀，适温热者疮，下之则胀已，汗之则疮已，此凑理开闭之常，太少之异耳。［批］此因地之高下，以明其气之不同，病之各异，而治之亦非一法也。

注：左右，以坐西北，面东南而言。西北地高，阴气常在，然正北为左，故气寒，正西为右，故气凉。天不足西北者，以天之气为阳，而寒凉却见于西北也。东南地下，阳气常在，然正东为左，故气温，正南为右，故气热。地不满东南者，以地之气为阴，而温热却见于东南也。且惟天之气为阳，东南方下，阳精下降，故南热而东温。惟地之气为阴，西北方高，阴精上升，故北寒而西凉。不可见地有高下，高者得阴，气以为凉，而其气常寒，下者得阳气以为温，而其气常热。独是凉寒则气收，故适高为凉寒之地者，腠理

① 大小：《素问》作“太少”。

密而不疏，邪之中也，多内瘖为胀。温热则气泄，故适下为温热之地者，腠理疏不密，邪之中也，多外泄为疮。胀宜下，疮宜汗。此治病者，所以当审其地之凉寒温热，而辨其气之甚不甚也。

讲：黄帝曰：五运之气，其平气与太过不及者，既得闻其详矣。然天下之地势，各有不同，岂其为病，亦无异乎？今以一方言之，如天之气，常不足于西北，而在左之正北，其气常寒，在右之正西，其气常凉。又如地之气，恒不满乎东南，而在右之正南，其气常热，在左之正东，其气常温。一方且如是矣，而况天下之大势乎？久矣，不知其何故也？愿卒闻之。岐伯对曰：所谓寒凉热温者，皆不外此阴阳之气也，所谓东西南北者，皆不外此高下之理也。试以阴阳之气，高下之理，为帝言之。今夫天气为阳，西北方高，东南方下，故天之阳精下降，南常热而东常温；地气为阴，东南方下，西北方高，故地之阴精上升，北常寒而西常凉。且地之高者，得阴气以为凉，而其气常寒；地之下者，得阳气以为温，而其气常热。由此推之，不无大小之异也。彼一方之中，东南方，阳位也，凡居阳位者，其天之阳精，常降于下，故正南之右常热，正东之左常温；西北方，阴位也，凡居阴位者，其地之阴精，常奉于上，故正北之左多寒，正西之右多凉。所以地有高下之分，气有温凉之别，何也？盖高者其气寒，下者其气热也。寒凉则气收，故适当其寒凉之地者，腠理密而不疏，阴气凝滞，受邪必主内瘖而为胀。适当其温热之地者，其气多开而少闭，阳气发泄，受病必主外泄而为疮。证之不同如是，治法岂能强同？必也以下法治胀而胀乃可消，以汗法治疮而疮乃可已。此腠理开闭之常也，治病者当审其地之寒凉温热，或盛或不盛，以别其大小之不同焉，可也。

帝曰：其于寿夭何如？岐伯曰：阴精所奉，其人寿；阳精所降，其人夭。［批］此因地势之高下，以别人生之寿夭也。

注：奉，与也，又承也。阴精固则阳不妄泄，正气坚守故人寿，阳太过则气易耗散，发泄无度故人夭。

讲：黄帝问曰：寒热温凉既有高下大小之异矣。而东南西北之区，竟有天年永享而得寿，与寿命短促而为夭，却不因阴阳之气，而为灾福者，其故何也？岐伯对曰：人之年寿，或修或短，一本乎阴阳而已。如阴精坚固，绝无妄泄则精足，自足以生气，气足自足以养神，神足自五脏无所亏，百体无所累，正气充周。虽不能与天地同其寿，亦可与造化争其权，是阴精所奉，其人必寿也。若不知守精，一任相火用事，则欲动情生，情盛心昏，心昏则气浊，气浊则神乱，神乱则气无所统摄，将见命门火起，淫欲无度，阳气即随之而发泄，阳精即因之而漏遗。无论天不与之以年，即寿注永久而精气不充，亦难保躯壳之长存，是阳精所降，其人必不寿而夭也。

帝曰：善。其病者，治之奈何？岐伯曰：西北之气散而寒之，东南之气收而温之，所谓同病异治也。故曰：气寒气凉，治以寒凉，行水渍之。气温气热，治以温热，强其内守。必同其气，可使平也，假者反之。［批］此言治病者，虽宜察其地气之寒凉温热以施治。然病有相反，又宜反治，不可拘守成说也。

注：西北之气，阴在外，故宜散；阳在内，故宜寒。东南之气，阳在外，故宜收；阴在内，故宜温。然必察其地气果寒，乃可治之以寒，以下其内之实热；地气果凉，乃可治之以凉，以清其内之余热；地气果温，乃可治之以温，固其气而微温之；地气果热，乃可治之以热，补其气而大热之。若假寒假热，似阳而实非阳，似阴而实非阴者，则又宜反以治之，不可拘执一法也。

讲：黄帝曰：夫子寿夭之辨，诚善矣。然其有病者，治之将奈之何？岐伯对曰：西北之气阴在外，而阳在内，宜用散以发其在表之阴气，用寒以下其在里之阳气焉。东南之气，阳在外而阴在内，宜用收以固其表之阳气，用温以祛其在里之阴气焉。所谓东南西北，同得一病，治之当随其高下之宜，而异其法者，正此之谓也。故先师曰：气寒之地，热气在内治，宜以寒下之；气凉之地，有热不甚，治宜以清和之。其所谓以寒下，以清和者，谓行水以泄其内热之故也。地气温者，气不大泄，宜温补以固其气；地气热者，外大泄而里寒，宜温热以补其气。其温补温热者，正以强其内守，使气之得其和平也。至若假寒假热，外似热而内阴，外似寒而内阳，则又宜以寒治寒，以热治热，而反其治焉。四方之为病，其治法又如是也。

帝曰：善。一州之气，生化寿夭不同，其故何也？岐伯曰：高下之理，地势使然也。崇高则阴气居之，污下则阳气治之，阳胜者先天，阴胜者后天，此地理之常，生化之道也。帝曰：其有寿夭乎？岐伯曰：高者其气寿，下者其气夭，地之小大异也，小者小异，大者大异。故治病者，必明天道地理，阴阳更胜，气之先后，人之寿夭，生化之期，乃可以知人之形气矣。［批］此举一州之生化夭寿，而悉辨之也。

注：一州，地之至小者也，然不无高下之分。高下势异，故阴阳气殊而生化之道有不同也，生化不同，是以寿夭各别，即不尽然。而治病者，要不可不明天道，察地理，审阴阳之更胜而辨其气之先后也。

讲：黄帝曰：夫子言治病之法固诚美已，而地有不极乎东西南北之遥，气有不免乎寒热温凉之异。如一州之区焉，其气之所应，或生或化，或寿或夭，亦有所不同者，其故何也？岐伯对曰：气之盛衰，以地之高下定之。盖高则气寒，物生而晏，后天之至也；下则气温，物生而早，先天之至也。至若寿夭，亦在其中，虽不尽然，亦罔不如是。是生化寿夭之不同者，阴阳为之也，而阴阳之气一升一降，莫不随地之高下以应其时，可知高下之理地势使然也。盖崇高之地，则阴气居之，污下之地，则阳气治之，阳胜者，先天为用也，阴胜者，后天为用也，此即地理之一成不易者，亦即生化之自然难强者也。黄帝曰：高者阴居，下者阳治，地理之常，生化之道，既于此辨，而人之居其中者，其亦有寿夭之辨否乎？岐伯对曰：高者阴居，阴精之所奉也，其气常寿；下者阳治阳精之所降也，其气常夭，此即地之大小有不同也。然地之小者，寿夭则小异之；地之大者，寿夭则大异之，何也？盖寒则气收，热则气泄，寿夭因之，此固然矣。然亦有热在外而寒收于内，气固而人寿者，亦有热不致伤气，气不因热泄，正气无所耗散，而人寿者。即此以观，可见人之不寿而夭，虽因热而气泄不固，亦有因寒而气结不解者矣。此大小之所以不同也。故治病者，必上明夫天之道，下察夫地之理，知阴阳之更胜，明岁气之先后，以四方高下之气，酌用温补发下之法，自人之寿夭可以定，生死可以期，而明乎人之形气矣。

帝曰：善。其岁有不病，而脏气不应不用者何也？岐伯曰：天气制之，气有所从也。［批］此举岁不病，而脏气不应不用之义也。

注：其岁有不病，谓天干大运，与主客会合也。脏气不应不用者，值时之脏气，不应与当旺之时而用事也。天气，司天之气。制，辖制也。气有所从，谓值时之脏气因有所制，故不应时用事而直从天干大运，与主客之气也。

讲：黄帝曰：善哉，夫子寿夭之论矣！然其岁，亦有天干大运，与主客会合，不相为病，而人之脏气竟不相应而为之用者，其故何也？岐伯对曰：以司天之气，与天干大运，及主客之运相反，而司天之气有以制之，故脏气亦不应不用，因其所制，而有以从之矣。盖天干之五化，即地支之五行，地支之三阴三阳，即天干之六气也，司天之气，既与四时正气相合，而其气盛，盛则政令大彰。举凡值时之脏气，莫不畏而从之，故虽天干大运与主客运气相值，而脏气亦不应不用也。

帝曰：愿卒闻之。岐伯曰：少阳司天，火气下临，肺气上从，白起金用，草木眚，火见燔焫，革金且耗，大暑以行，咳嚏鼽衄鼻窒，疮疡①寒热胕肿，风行于地，尘沙飞扬，心痛胃脘痛，厥逆膈不通，其主暴速。［批］此举少阳司天，火气下临，以明天气制之，气有所从也。

注：少阳相火司天，其气不临，金所畏也，故肺气从之，白起金运用事，故木为灾。夏月火胜克金，故革而且耗，金受火克，故咳嚏鼽衄鼻窒也。

---

① 疮疡：《素问》作“曰疡”。

寒热者，金火气争也。肺主皮毛，故疮疡胕肿。风性动，故尘沙飞扬，肝脉贯膈，挟胃注肺，故心与胃脘痛，气逆则膈不通，疾莫如风故病主暴速。

讲：黄帝曰：夫子所谓制之气有所从者，不知其故，愿卒闻之。岐伯对曰：如寅申之岁，少阳相火司天，火气下临，克彼肺金，故肺气畏而上从，是金运得起而用事也。金胜则克木，草木有不为之灾眚者乎？兼之火见燔焫，革金且耗金受火克，大暑为之行，而民病肺矣。其时之证，多主为咳为嚏，为鼽为衄为鼻窒，为疮疡为寒热胕肿等患。且少阳司天则厥阴风木在泉，故大风行于地上，尘沙为之飞扬，民感之者，多主心与胃脘作痛，心逆而膈塞不通，木胜克土，可于民病见之矣。况风之为象，甚迅，宜其病之来也多主暴速。

阳明司天，燥气下临，肝气上从，苍起木用而立，土乃眚，凄沧数至，木伐草萎，胁痛目赤，掉振鼓栗，筋痿不能久立。暴热至，土乃暑，阳气郁发，小便变，寒热如疟，甚则心痛，火行子槁①，流水不冰，蛰虫乃见。［批］此举阳明司天，燥气下临，以明天气制之气有所从也。

注：阳明燥金，司天其气下临，木所畏也，故肝气从之，苍起木运用事，故土为灾。秋月金胜克木，故木伐草痿。木受金克，故胁痛目赤。风性动，故掉振鼓慄。肝主筋，故病筋痿不能久立。终气同在泉二气相合，则火盛而土干，故流水不冰，蛰虫乃见也。

讲：如卯酉之岁，阳明燥金司天，金气下临，克彼肝木，故肝气畏而上从，是以木运得起而用事。木胜则克土，土有不为之灾眚者乎？兼之金胜克木，木伐草萎，木受金克，而民病肝矣。其时之症，多主为胁痛，为目赤，为振掉，为鼓慄，为筋痿，不能久立等患。且阳明司天，则少阴君火在泉，故暴热至，土乃暑，但燥金司天，则火郁于下，郁极而发，故小便变也。然

① 子槁：《素问》作“于稿”。

君火在泉，与司天燥金分争，故为之寒热如疟，甚则自病，而心痛矣。且火克金，金生水，水为肺之子，火行则子枯，故流水不冰，蛰虫乃见也。

太阳司天，寒气下临，心气上从，而火且明，丹起金乃眚，寒清时举，胜则水冰，火气高明，心热烦，嗌干善渴，鼽嚏，喜悲数欠，热气妄行，寒乃复，霜不时降，善忘，甚则心痛。土乃润，水丰衍，寒客至，沉阴化，湿气变物，水饮不稸，中满不食，皮痛肉苛，筋脉不利，甚则胕肿，身后痈。痛，音顽。稸，音畜。

［批］此举太阳司天，寒气下临，以明天气制之，气有所从也。

注：太阳寒水司天其气下临，火所畏也，故心气从之。而火且显明，丹起火运用事，故金为灾，水盛，故清寒时举，胜则凝结而为冰。火明者，因寒胜火浮，其气上达而显明，所以心烦嗌干，鼽嚏悲欠，皆热气妄行也。至寒气复，则霜降不时，善忘心痛，皆寒气乘之也。稸，聚也。中满者，脾不运化也。痛，痹也，谓手足麻痹也。苛，重也，谓身体沉重也。以及胕肿身痈，一切皆湿气为病也。

讲：如辰戌之岁，太阳寒水司天，寒气下临，克彼心经，故心经畏而上从，是以火气为之显明，丹运得起而用事，火胜则克金，金有不为之灾眚者乎？惟水布化，故清寒时举，胜则凝结而为冰，因之寒胜火浮，火气上达而显明，故火受水克，而民病心矣。其时之证，多主为心热烦，为嗌干善渴，为鼽嚏，为喜悲数欠等患。此皆热气妄行，寒未来复之故，若寒气既复，则霜不时降，民病善忘，甚则寒气乘心而心痛。且太阳司天，则太阴湿土在泉，故土乃润水丰衍，湿气客而寒生，沉霾化而阴甚，则湿气能不为之变化万物乎？是以民感之者，皆湿气受病，为水饮不蓄，为之满不食，为皮痛肉苛，筋脉不利，甚则胕肿身痈，种种土水太过之灾见矣。

厥阴司天，风气下临，脾气上从，而土且降，黄起水乃眚，土用革，体重肌肉痿，食减口爽，风行太虚，云物摇动，目转耳鸣。火纵其暴，地乃暑，大热消烁，赤沃下，蛰虫数见，流水不

冰，其发机速。［批］此举厥阴司天，风气下临，以明天气制之气，有所从也。

注：厥阴风木司天，其气下临，土所畏也，故脾气从之。黄起土运用事，故水为灾。革，更也，木胜则土变易。爽，失也，谓失其味也。体重肉痿，食减口爽者，皆湿土之为病也。厥阴在上，风行太虚，物皆动摇，上部之耳目亦应其转鸣也。赤沃下者，迫血下行也。

讲：如巳亥之岁，厥阴风木司天，风气下临，克彼脾土，故脾气畏而上从，是以脾运得起而用事。土胜则克水，水有不为之灾眚者乎？兼木胜则土变易，而民病脾，其时之证，多主为体重，为肌肉痿，为食减口爽等患。况风之为象主动，既厥阴在上，则风行太虚，万物皆为之摇动。民受其气，凡上部之耳目，皆转鸣而生其病矣。且厥阴司天，则少阳相火在泉，故火纵其暴，地乃暑，大热消烁。民感之者，多主赤沃下血之证。验之于物，蛰虫数见，火胜水温，流水不冰，且火性急疾，故其发之也，亦如机之速焉。

少阴司天，热气下临，肺气上从，白起金用，草木眚，喘呕寒热，嚏鼽衄鼻窒，大暑流行，甚则疮疡燔灼，金烁石流。地乃燥①，凄沧数至，胁痛善太息，肃杀行，草木变。［批］此举少阴司天，热气下临，以明天气制之，气有所从也。

注：少阴君火司天，其气下临金所畏也，故肺气从之，白起金运用事，故木为灾。喘呕寒热，嚏鼽鼻塞，皆肺受火气也。疮疡燔灼，金烁石流者，皆火胜克金也。肝木受克，故胁痛善太息。金气肃杀，故草木变。

讲：如子午之岁，少阴君火司天，火气下临克彼肺金，故肺气畏而上从，是以金运得起而用事。金胜则克木，草木有不为之灾眚乎？兼之火胜克金，肺受火气而民病肺。其时之证，多主为喘为呕，为寒为热，为嚏为鼽，为衄为鼻塞等患。此皆金火交争，两相为克，而不相济者也。然少阴既为司

① 地乃燥：《素问》作“地乃燥清”。

天，独布其政，将见大暑为之流行。民感之者，火邪居多，甚则为疮疡，为燔灼。且火胜克金，而金烁石流也。然少阴司天，则必阳明燥金在泉，故地乃燥，凄沧为之数至，民病胁痛，善太息。金气肃杀之令，遍行宇内，草木皆为之改变矣。此金胜克木者然也。

太阴司天，湿气下临肾气上从，黑起水变，埃冒云雨，胸中不利，阴痿气大衰而不起不用。当其时反腰脽痛，动转不便也，厥逆。地乃藏阴，大寒且至，蛰虫早附，心下痞痛，地裂冰坚，少腹痛，时害于食，乘金则止水增，味乃咸，行水减也。［批］此举太阴司天，湿气下临，以明天气制之，气有所从也。

注：太阴湿土司天，其气下临，水所畏也，故肾气从之，黑起而水运用事也。水变者，寒气变甚，故埃冒云雨。阴痿，气大衰者，土克肾水也。当肾旺之时，水寒自病，故腰脽痛。厥逆者，寒甚也。寒乘心故，心痞痛。下行，故少腹痛。咸，水味也。至若行水，则水去而不止，而自见其减矣。

讲：如丑未之岁，太阴湿土司天，土气下临，克彼肾经，故肾气畏而上从，是以水运得起而用事。夫水寒为变，则始而克水者，终必两相会合。民感其气，多病寒湿之灾，故埃冒云雨，或为胸中不利，或为阴痿气衰不起不用等患。且当其时，肾受土克，反有腰脽痛，动转不便，厥逆诸证矣。然太阴司天，则必太阳寒水在泉，故地乃藏阴，大寒且至，蛰虫早附，兼寒气乘心，故心下痞满而痛。寒胜则地裂，故地裂余坚，水性下行，故少腹为之作痛，寒凝不运，故时害于食。寒气乘金，则金愈生水，故止水为之增焉，且水味属咸，故味乃咸，行水不止，宜行水为之减也。

帝曰：岁有胎孕不育，治之不全，何气使然？岐伯曰：六气五类，有相胜制也，同者盛之，异者衰之，此天地之道，生化之常也。故厥阴司天，毛虫静，羽虫育，介虫不成；在泉，毛虫育，倮虫耗，羽虫不育。［批］此举厥阴司天之岁，以明六气之胜制，而见五类之胎孕不育也。

注：治，治化也。治之不全者，谓岁气所治，胎孕有不能全也。六气，三阴三阳。五类，五行所属之虫类。胜制者，各相为胜，各相为制也。六气五类，气之同者，则胎孕盛；气之异者，则胎孕衰，此天地生化之常也。毛虫，木属。《礼·乐记》：毛者孕鬻。《正义》曰：羽，鸟也；毛，兽也。是兽为毛虫，凡貂狐貒貉之属，皆缛毛者也。又，麟为毛虫之长。虫非一类。静，安静无恙也。羽虫火属。《月令》：其虫羽。羽为火者，火主文明，其性飞扬。凤为羽族之长，身备五彩，有文明之象。羽，翼也，鸟舒翼而飞舞，象火性之飞扬。育，生育也。介虫金属秋令，肃杀严正，故虫介。介者，坚确不拔，象金之坚刚也。又，龟为介虫之长。倮虫土属，月令中央土，其虫倮倮，赤体也，人为倮虫之长。耗者，或无、或减、或虚、或败，皆谓之耗也。厥阴司天，毛虫同气，故静；羽虫火属，木能生火，故育；介虫金属，为天气所制，故不成。厥阴在泉，毛虫同气，故育；倮虫为在泉之气所制，故耗；羽虫火属，厥阴为风木，木本生火，奈居非其地，而不能生火也，故羽虫不育。

讲：黄帝曰：其岁不病，而脏气不应不用者，固如是矣。若夫岁有胎孕，不能养育，治化不能完全者，不知何气使然也？愿夫子历历言之。岐伯对曰：彼胎孕不育，治之不全者，以三阴三阳之六气，与五行所属之物类，有各相为胜，各相为制也。故六气五类，气之相同者，则胎孕盛焉；六气五类，气之相异者，则胎孕衰焉。此天地自然之道，而亦生化不易之常者也。故厥阴风木司天，则丁巳丁亥之岁，属木之毛虫，同司天之气，皆安静而无恙也；属火之羽虫，得风木之气，皆孕育而生长也；属金之介虫，受制胜己之气，皆衰败而不成也。至若厥阴在泉之岁，则为风木之气化，属木之毛虫，亦同在泉之气而孕育；属土之倮虫，受制在泉之气而虚耗；属火之羽虫，因木衰气微而不育矣。厥阴之胎孕不育，其治化有如此也。

少阴司天，羽虫静，介虫育，毛虫不成；在泉，羽虫育，介虫耗不育。［批］此举少阴司天之岁，以明六气之胜制，而见五类之胎孕不育也。

注：少阴司天，羽虫同气故静。庚临子午，介虫同气，故育；毛虫乃属

司天之退气，故不成。少阴在泉，羽虫同气，故育；介虫为在泉之气所制，故耗而不育也。

讲：少阴君火，司天之岁，如戊子戊午之年，属火之羽虫同司天之气，皆安静；而属金之介虫同正商庚运，皆孕育而生长也；属木之毛虫因生火以泄气，皆衰败而不成也。至若少阴在泉之岁，则为君火之气化，属火之羽虫，亦同在泉之气而孕育；属金之介虫受制在泉之气，为火克而不育；少阴之胎孕不育，其治化有如此也。

太阴司天，倮虫静，鳞虫育，羽虫不成；在泉，倮虫育，鳞虫不成。［批］此举太阴司天之岁，以明六气之胜制，而见五类之胎孕不育也。

注：太阴司天，倮虫同气，故静；辛临丑未，鳞虫同气，故育；羽虫乃属司天之退气，故不成。太阴在泉，倮虫同气，故育；鳞虫为在泉之气所制，故不成也。鳞虫，水属，生于庶鱼中，龙为鳞族之长。凡水族有甲者，皆谓之鳞。

讲：太阴湿土司天之岁，如己丑己未二年，属土之倮虫，同司天之气，皆安静而无恙也；属水之鳞虫，同正宫辛运，皆孕育而生长也；属火之羽虫，因生土以泄气，皆衰败而不成也。至若太阴在泉之岁，则为湿土之气化，属土之倮虫，同在泉之气而孕育；属水之鳞虫，受制在泉之气，为土所克而不育矣。太阴之胎孕不育，其治化有如此也。

少阳司天，羽虫静，毛虫育，倮虫不成；在泉，羽虫育，介虫耗，毛虫不育。［批］此举少阳司天之岁，以明六气之胜制，而见五类之胎孕不育也。

注：少阳司天，羽虫同气，故静；一阳气升，毛虫得气，故育；倮虫因司天之气太过，故不成。少阳在泉，羽虫同气故育；介虫为在泉之气所制，故耗；毛虫为在泉退气，且木从火化，故不育。

讲：少阳相火，司天之岁，如戊寅戊申二年，属火之羽虫，同司天之气皆安静而无恙；属木之毛虫，得少阳之气，皆孕育而生成也；属土之倮虫，因火炎而土燥，皆衰败而不成也。至若少阳在泉之岁，则为相火之气化，属火之羽虫，亦同在泉之气而孕育；属金之介虫，受制在泉之气而虚耗；属木之毛虫，因火气太过而不育矣。少阳之胎孕不育，其治化有如此也。

阳明司天，介虫静，羽虫育，介虫不成；在泉，介虫育，毛虫耗，羽虫不成。［批］此举阳明司天之岁，以明六气之胜制，而见五类之胎孕不育也。

注：阳明司天，介虫同气，故静；羽虫火属，气主所生，故育；复言介虫不成者，以阳明居非其地，故不能生成也。阳明在泉，介虫同气，故育；毛虫为在泉之气所制，故耗；羽虫火属，阳明在泉，金旺火衰，兼金生水，而水复克火，故不成。

讲：阳明燥金司天之岁，如乙卯乙酉二年，属金之介虫，同司天之气，皆安静而无恙也；属火之羽虫，因火得旺气，皆孕育而生长也；属金之介虫，因司天失其位，皆衰败而不成也。至若阳明在泉之岁，则为燥金之气化，属金之介虫，亦同在泉之气而孕育；属木之毛虫，受制在泉之气而虚耗；属火之羽虫，因金盛火弱而不育矣。阳明之胎孕不育，其治化有如此也。

太阳司天，鳞虫静，倮虫育；在泉，鳞虫育，羽虫耗，倮虫不育。［批］此举太阳司天之岁，以明六气之胜制，而见五类之胎孕不育也。

注：太阳司天，鳞虫同气，故静；土能胜水，倮虫得气，故育。太阳在泉，鳞虫同气故育；羽虫为在泉之气所制，故耗；倮虫虽克在泉之气，而在泉之气既胜，水胜而土自崩溃也，故不育。

讲：太阳寒水司天之岁，如丙辰丙戌二年，属水之鳞虫同司天之气而无恙也；倮虫土属能克司天之气，皆孕育而生长也。至若太阳在泉之岁，则为寒水之气化，属水之鳞虫，亦同在泉之气而孕育；属火之羽虫，受制在泉之气而虚耗；属土之倮虫，虽克在泉寒水，而寒水时当旺地，水胜侮土，凡属倮虫皆不育。此太阳之胎孕不育，其治化有如此也。

诸乘所不成之运，则甚也。故气主有所制，岁立有所生，地气制己胜，天气制胜已，天制色，地制形，五类衰盛，各随其气之所宜也。故有胎孕不育，治之不全，此气之常也，所谓中根也。根于外者亦五，故生化之别，有五气五味五色五类五宜也。［批］此因乘所不成，而特举根中、根外二义，以发明之也。

注：上言司天在泉，气有同异盛衰之分，此则专言克制之运乘之也。乘者，克也。不成者，谓为五运所克，而孕育不成也。气，六气主者，谓六气各有所主，而制其所胜也。岁立，谓每年立其司天之气而气各有所生育之类也。地气，在泉之气。天气，司天之气。色系于天，天为气，故制以色。形附于地，地为质，故制以形五类、五属也。衰，谓不育不成而耗也。盛，谓育而成也。是皆各随其气之盛衰，物因随其气之所宜。故胎孕不育，治之有不全者，此气化之常也。中根者，谓血气之属，随天地之气，潜根于中也。根外者，谓形质之类，如水火木金土，有生而无知，假外气以为生也。生化各别者，谓气味色类宜之不一也。五气，臊、焦、香、腥、腐也。五味，酸苦甘辛咸也。五色，青、赤、黄、白、黑也。五类，毛、羽、倮、介、鳞也。五宜，风、火、湿、燥、寒也。生化之类不齐，皆各随其天地之气也。

讲：司天在泉之气，有同盛异衰之分如此，则克制之乘运可知矣。如水乘火则羽虫不成，火乘金则介虫不成，金乘木则毛虫不成，木乘土则倮虫不成，土乘水则鳞虫不成。凡诸所乘不成之运者，悉少孕育，则胎孕之不成，更有甚也。故六气主有所制，岁立主有所生，惟在泉之地气，独制己之所胜。如厥阴在泉，木胜克土之类，与司天之气，独制所胜于己者，如厥阴司天，金来克木之类是也。然司天之气，其所制者以色见也，在泉之气，其所胜者以形见也。是以五行化生之类，或同而盛，或异而衰，皆各随其气之所宜。故有胎有孕，有不育治之不全如此，皆气化之常也。《元始天纪》所谓：天地之气，根于形身之中，而为中根者此也。然气亦有不独根于形身之中者，今试以其根于外者言之，其成形成质。本乎五行者，是为五类，故凡化生之各以类别者，有臊、焦、香、腥、腐之五气，有酸、苦、甘、辛、咸之五味，有青、赤、黄、白、黑之五色，毛、羽、倮、介、鳞之五类，风、火、湿、燥、寒之五宜也。

帝曰：何谓也？岐伯曰：根于中者，命曰神机，神去则机息。根于外者，命曰气立，气止则化绝。［批］神去机息，气止化绝，妙哉！化机神气而已。**故各有制，各有胜，各有生，各有成，故曰：不知年之所加，气之同异，不足以言生化。此之谓也。**

注：所谓根于中者，谓血气之属，有神以主中，凡一切知觉运动，皆神明之机所发，若神去，则生机息矣。所谓根于外者，谓形质之属，假气以成立，凡一切生长收藏，皆造化之气所成，若气止，则化机绝矣。故凡制胜生成，皆各随其气也。年之所加者，谓六气加临也。气之同异者，谓同盛异衰也。

讲：黄帝曰：夫子所谓根中根外者，何谓也？岐伯对曰：其言根于中者，以气血之属，其生机皆发于身中，虽有知觉运动，无一不有神以主之，所谓神机是也。若神去而散，则生机未有不息者。其言根于外者，以形质之属，皆见于外貌，虽有生长收藏，无一不假气以成之，所谓气立是也。若气止而息，则化机未有不绝者。故凡制胜生成，根中根外，莫不各随其气而有自然之制，各随其气而有自然之胜，各随其气而有自然之生，各随其气而有自然之成也。故先师曰：不知每岁六气之所加，五运常气之同异，皆不足以言生化之道。正此根中根外之谓也。

帝曰：气始而生化，气散而有形，气布而蕃育，气终而象变，其致一也。然而五味所资，生化有厚薄，成熟有多少，终始不同，其故何也？岐伯曰：地气制之也，［批］生化之有厚薄，成熟之有多少，皆在泉之气制之也。**非天不生，地不长也。**长，上声。

注：始，初也。散，发也。布，敷陈也。终，死也。周年，皆是生长蕃变，本一致也。不同，谓五味化生，有厚薄多少之殊也。地气，在泉之气也。

制之者，为所克制，非天地不生长也。

讲：黄帝曰：万物之生化者，气之发始也。及其气之流行布散，以孕以育，而万物于是有形，又及其气之敷陈广布，大生广生，而万物于是蕃育。若夫气极而终，或收或藏，成败分而变象著矣。可见物之自始至终，虽各不同，而其所致，究何尝外乎一气哉？然五味所资，为生为化，各有厚薄之分，为成为熟，各有多少之异，其始而生化终而成熟，有所不同者，其故何也？岐伯对曰：彼厚薄多少之不等者，在泉之地气，有以制之也。岂天之不生乎？以地之不长故也。

帝曰：愿闻其道。岐伯曰：寒热燥湿，不同其化也。故少阳在泉，寒毒不生，其味辛，其治苦酸，其谷苍丹。［批］此举少阳在泉，以明地气制之之义也。

注：道，地气所制之道也。六气各有其化，故凡五味、五治、五色，皆各随其气也。少阳，相火也，火在泉则热，故气化之寒毒不生。火盛克金，金从火化，故味辛。苦，火味也。酸，木味也。相火上临风木，故其治化，酸以收之，苦以泄之也。苍，木色。丹，火色。其谷亦应司天在泉之气也。

讲：黄帝曰：生化厚薄成熟多少，既属地气制之矣。不知地气所以制之之道，究安在也？愿得闻之。岐伯对曰：寒热燥湿气各不同，故地亦不同其化也。不同其化，则生化收成，又安得同乎？如少阳相火在泉，火在地中，寒毒之物，必不生也。兼火制金气，而金从乎火，故其味辛。少阳之气，上奉厥阴而其治化，宜用苦以泄其热气，宜用酸以收其阴气。至若其谷则上应司天之气而色苍，下应在泉之气而色丹也。

阳明在泉，湿毒不生，其味酸，其气湿，其治辛苦甘，其谷丹素。［批］此举阳明在泉，以明地气制之之义也。

注：阳明，燥金也，燥盛则地干，故气化之湿毒不生。金盛克木，木从金化，故味酸。湿者，土气也。其治辛苦甘者，辛属金，苦属火，甘属土，燥金上临君火，火盛克金，中间以土而化克，所谓间气是也，故其治宜辛苦

甘也。丹，火色。素，金色。其谷亦应司天在泉也。

讲：如阳明燥金在泉，燥在地中，湿毒之物，必不生也。兼金制木气，而木从乎金，故其味酸。湿为土气，金为土生，子兼母气，故其气湿也。阳明之气，上奉少阴，而其治化，宜用辛以助其本气，宜用苦以顺其火气，宜用甘以资其生气。至若其谷，则上应司天之气而色丹，下应在泉之气而色素也。

太阳在泉，热毒不生，其味苦，其治淡咸，其谷黅秬。［批］此举太阳在泉，以明地气制之之义也。

注：太阳，寒水也。水在泉则寒，故气化之热毒不生。水盛克火，火从水化，故味苦。淡者，甘之薄味也。咸者，水之正味也。寒水上临湿土，故其治淡咸。黅，土色。秬，水色。其谷应司天在泉之气也。

讲：如太阳寒水在泉，寒在地中，热毒之物必不生也。兼水制火气，而火从乎水，故其味苦。太阳之气，上奉太阴，而其治化，宜用淡以顺其土气，宜用咸以助其水气。至若其谷则上应司天之气，而色黅；下应在泉之气，而色秬也。

厥阴在泉，清毒不生，其味甘，其治酸苦，其谷苍赤，其气专，其味正。［批］此举厥阴在泉，以明地气制之之义也。

讲：厥阴，风木也，其性温，温能胜清，故气化之清毒不生。木盛克土，土从木化，故味甘。风木上临相火，故其治酸苦。谷色苍赤，应司天在泉之气也。且苍禀地气，赤禀天气，地气与天气相生，得气之专，而无间气，专而味自正，无有相制相胜，而间于他味也。

讲：如厥阴风木在泉，温在地中，清毒之物，必不生也。兼木制土气，而土从乎木，故其味甘。厥阴之气，上奉少阳，而其治化，宜用酸以顺其木气，宜用苦以候其火气。至若其谷，以上应司天之气而色赤；下应在泉之气，而色苍。且厥阴在泉之气，少阳司天，水火相合气化专一，味亦纯正，故曰：其气专、其味正，而无有他气他味之相间也。

少阴在泉，寒毒不生，其味辛，其治辛苦甘，其谷白丹。［批］此举少阴在泉，以明地气制之之义也。

注：少阴，君火也，在泉则热，故气化寒毒不生。火盛克金，金从火化，故味辛。君火上临燥金，故治辛、苦，其复杂以甘者，以土之气间于中而化克也。谷色白丹者，应司天在泉之气也。

讲：如少阴君火在泉，热在地中，寒毒之物必不生也。兼火制金气，而金从乎火，故其味辛。少阴之气，上奉阳明，而其治化，宜用辛以顺其金气，宜用苦以侯其火气，宜用甘以助间气所生之土气。至若其谷，则上应司天之气而色白，下应在泉之气而色丹也。

太阴在泉，燥毒不生，其味咸，其气热，其治甘咸，其谷黅秬。［批］此举太阴在泉，以明地气制之之义也。

注：太阴，湿土也，湿胜则地泥，故气化之燥毒不生。土盛克水，水从土化，故其味咸，其气热也。湿土上临寒水，故其治既宜以甘，又宜以咸也。

讲：如太阴湿土在泉，湿在地中，燥毒之物，必不生也。兼土制水气，而水从乎土，故其味咸。热，火气也。子兼母气，故其气热也。太阴之气，上奉太阳，而其治化，宜用甘以顺其土气，宜用咸以资其水气。至若其谷，则上应司天之气而色秬，下应在泉之气而色黅也。

化淳则咸守，气专则辛化而俱治，故曰：补上下者从之，治上下者逆之，以所在寒热盛衰而调之。故曰：上取下取，内取外取，以求其过。能毒者以厚药，不能毒者以薄药。此之谓也。［批］此举化淳则咸守，气专则辛化之旨，而备细言之也。

注：此二句括上三阴三阳。凡味咸者，性皆寒，寒主固守，化淳则咸守其阴。凡味辛者，性皆热，热主舒散。气专则辛化其阳。此六气生五味、五治、五色，气化之阴阳，各从类而俱治之也。上下，谓司天在泉也。补上下者，谓从其气而补之也。治上下者，谓逆其气而治之也。所谓上下内外取之者，六气有升有降，有在表在里之殊，求其过者，审察病在何处也。能毒者，

谓病甚体壮，药则取气味之厚。不能毒，谓病轻体弱，药则取气味之薄。此施治之法也。

讲：由此观之，寒主固守故化淳者，宜用咸以治其阴；热主舒散，故气专者，宜用辛以治其阳，何也？盖六气所生之五味、五色、五治，俱本乎气化之阴阳，故治之俱宜各从其类。古语云：司天在泉，其气不及，而有宜补者，则察其气之所在，从其气而补之；司天在泉，其气之太过，而有宜治者，则察其病之所在，逆其气而治之。为补为治如此，究不外以病所在之处，视其寒热盛衰而调和之。所以六气有升而宜上取者，有降而宜下取者，有在里而宜内取者，有在表而宜外取者，皆无非详察其病之过。谅其病甚体壮，能受毒药者，则以厚药治之；病微体弱，不能受其毒药者，则以薄药治之。施治之法如此，正此化淳则咸守，气专则辛化，而俱治之之谓也。

气反者，病在上，取之下；病在下，取之上；病在中，旁取之。治热以寒，温而行之；治寒以热，凉而行之；治温以清，冷而行之；治清以温，热而行之。故消之削之，吐之下之，补之泻之，久新同法。［批］此举六气之反者，详申其治也。

注：气反，六气之至，反其常时也。病在上者，如风性上升，则为巅顶之疾，风善行数变，伤风之甚，则反热而入里。取之下者，当取其下而泄之也。病在下者，如中湿则湿气下行，寒应四末。取之上者，当取其上而汗之也。中者，脾胃也，如木乘土位，则中病。风应肝，肝主筋，四肢为筋之所束，故旁取之。皆权其反而治之也。寒以治热，热以治寒，清以治温，温以治清，此固正法也。而服药之时，则有活法以行之。必须温行凉行，冷行热行，不使其过寒过热，过清过温，则不逆其味而适其病矣。消，消其积也。削，削其坚也。吐，吐其上焦之邪也。下，下其中焦之滞也。补，补其不足也。泻，泻其有余也。不问病之新久，皆以此法治之，无余蕴也。

讲：上取，下取，内取，外取，以求其故，先哲之论，固如是已。然亦有反其气而治者焉。如六气之治，反其时而治者，病在上，则宜取其下而泻之；病在下，则宜取其上而汗之；病在中则宜旁取之；以及治热以寒，而服药必须温以行之；治寒以热，而服药必须凉以行之；治温以清，而服药必须冷以行之；治清以温，而服药必须热以行之者，皆以顺其病而使之易受也。然亦不可过寒、过热、过温、过清，而反助其病焉、故消其积，削其坚，吐其上焦之邪，下其中焦之滞，补其正之所不足，泻其邪之所有余。不问病之为新为久，皆同此一法以治之也。

帝曰：病在中而不实不坚，且聚且散奈何？岐伯曰：悉乎哉问也！无积者求其脏，虚则补之，药以祛之，食以随之，行水渍之，和其中外，可使毕已。［批］病在里，而无坚实可按，及聚散无常者，治其失法，万难取效。

注：病在中，在里也。不坚不实，聚散无常，非实邪也。在里无积，求其何脏之受病，不足则补之，药以祛其有余之邪，邪去食进以调正气，又外用药之汤水以浸渍之，则药食调其中，汤水治其外，使中外气和病必已矣。

讲：黄帝曰：治病之法固如是已，然有病在里，按之不实不坚，且或聚或散，而无常者，治之奈何？岐伯对曰：悉乎哉问也！其不实不坚者，以其内无积也。其且聚且散者，以其病无定位也。凡遇此证，当求其病在何脏，邪属何气，审其脏气之不足而虚者则从而补之，见其脏之为邪所克者，则用药以祛之。且顺其欲而与之以食，使食随药进，以养胃气，更外用行药之汤水以渍之。庶能调和其中外，可使中外气和，而病为之尽愈已。

帝曰：有毒无毒，服有约乎？岐伯曰：病有久新，方有大小，有毒无毒，固宜常制矣。大毒治病，十去其六，常毒治病，十去其七，小毒治病，十去其八，无毒治病，十去其九，谷肉果菜，食养尽之，无使过之，伤其正也。不尽，行复如法，必先岁气，无伐天和，无盛盛，无虚虚，而遗人夭殃，无致邪，无失正，绝人长命。［批］治法方宜虽各不同，然必需从此论，斟酌行之，而不失其邪正虚实，乃不绝人长命也。

注： 有毒无毒之药，服有定制否也？病有不同，用药亦异，病之甚者方大，病之微者方小，此有一定之常制也。又当视其大毒常毒有毒无毒治之者，或去其六七，或其八九。则当用谷肉果菜以养之，即《脏气法时论》所谓毒药攻邪，五谷为养，五果为助，五畜为益，五菜为充是也。如法，如前治之法也。且每岁有六气之分，当岁之气有偏胜，人病因之治之者，因气治病，无妄伐天真冲和之元气也。无盛盛者，谓邪盛不宜再固，再固则邪气愈盛矣。无虚虚者，谓正气不宜再攻，再攻则正气愈衰矣，夭殃岂能免乎？所谓致邪者，谓盛者再盛，是致其邪也。所谓失正者，谓虚者再虚，是失其正也。命乌能长保乎？此深言治病邪正不得宜，皆治者之咎。

讲： 黄帝曰：凡药之有毒无毒，服之亦有定制否乎？岐伯对曰：病有新久之不同，为病久而甚者方宜大，病新而微者方宜小。其有毒无毒，用药之方，夫固有常制矣。如大毒之药，十分之病，一方可以去其六；常毒之药，十分之病，一方可以去其七；小毒之药，十分之病，一方可以去其八；无毒之药，十分之病，一方可以去其九。然究不可过用也，以大毒之药，治病药性太烈，为伤必多，病去其六，即可止而勿服矣。常毒之药，较大毒而稍减其性焉，病去七分，亦可止而勿服矣。至若小毒之药，则性和平病去八九分，皆可服之，亦必病去八九分，乃可去之。治病者，宜斟酌也。至若用毒药以攻其邪，则必用五谷以为养，五畜以为益，五果以为助，五菜以为充，食之养之，随其所欲而尽之，然亦无使之太过，以伤其正也。在药食既久，病已全愈者，固不必言已，若病犹未尽，是不得不再为调治，其行药之功，复如前法，正气决不可伤。必先知六气所在，与主岁之气为何如，从而调之，无伤天真冲和之气焉。凡邪盛者，无使再盛，凡正虚者，无使再虚，慎毋于补泻之中而遗人以夭殃也。无邪者无致其邪，正虚者无失其正，慎毋昧虚实而绝人长命也。

帝曰：其久病者，有气从不康，病去而瘠，奈何？岐伯曰：昭乎哉圣人之问也！化不可代，时不可违。夫经络以通，血气以从，复其不足，与众齐同，养之和之，静以待时，谨守其气，无使倾移，其形乃彰，生气以长，命曰圣王。故《大要》曰：无代化，无违时，必养必和，待其来复，此之谓也。帝曰：善。［批］病久而气从不康，病去而弱不强者，皆正气未复之故，宜依此论培养之。

注：气从不康者，谓气顺犹不安。病去而瘠者，谓病去犹痿弱也。化者，天地自然之气化，人之所以为生者，不可以人力代之，必俟其时之自至，而切勿违天也。养生之道，既经络流通，血气顺从，其不足之脏，必须复之，与他脏之足者等，摄养调和，静以待其时。至守其不足之气，毋倾移而败之，则形自彰而不瘠，生气得以长久也。

讲：黄帝曰：人有其病已久者，已顺其气而犹不安康，已去其病而犹见瘠弱者，奈何？岐伯对曰：昭乎哉，圣人之问也！此天地自然之气化，不可以人力代之者也，必俟其时之自至，其病自愈，切不可自逞聪明，反其天地成败之时，而过以违用也。况夫久病而不康，病去而犹瘠者，其经络已无复有邪之凝滞而通矣。其血气已无复有邪之亢害而从矣，不过正气不足，犹未复耳。斯时也，亦第举其本脏之不足者与同诸脏，同为摄养，同为调和，静以待其时之至谨守其不足之气，无使倾移耗败，则其形体自渐次而乃彰矣，其生气亦渐次而以长矣。如是摄生非愚贱所能，非上根贤者之圣王不能也。所以《养生大要》曰：无以人功，强代造化，无以私智，强违天时，必养其不足，必和其众气，以待其真气之来复。正此之谓也。黄帝曰：善哉言乎！蔑以加矣。

卷　八

六元正纪大论第七十一

此举三阴三阳、过与不及、胜复相同，而正其纪也。

黄帝问曰：六化六变，胜复淫治，甘苦辛咸酸淡，先后余知之矣。夫五运之化，或从天气，或逆天气，或从天气而逆地气，或从地气而逆天气，或相得，或不相得，余未能明其事。欲通天之纪，从地之理，和其运，调其化，使上下合德，无相夺伦，天地升降，不失其宜，五运宣行，勿乖其政，调之正味，从逆奈何？岐伯稽首再拜对曰：昭乎哉问也！此天地之纲纪，变化之渊源，非圣帝孰能穷其至理欤！臣虽不敏，请陈其道，令终不灭，久而不易。［批］五运之化或从司天，或从在泉，或逆司天，或逆在泉等语，后篇已分年立论，学者详之。

注：从，顺也。逆，反也。乖，乱也。陈，敷陈。灭，没灭。易，变易也。

讲：黄帝问曰：如三阴三阳之为变为化、为胜为复、为淫为治之气，与夫为甘为苦、为辛为咸、为酸为淡之味，孰先孰后，余得夫子之论断而知之矣。若夫五行大运之化，或从司天之气，或逆司天之气，或从司天之气而逆在泉之气，或从在泉之气而逆司天之气。其从也，其气之相合而得者也；其逆也，其气之相反而不相得者也。或相得，或不相得，余未能洞悉其事，余欲得夫子一言而通乎司天之纪，从乎在泉之理，和其五行之运，调其六化之气，使上而天，下而地，合其德而不相夺伦。天地之气，一升一降，皆不失其自然之宜。金木水火土，五行之大运，皆宜通流行，而不乖其政令。与夫肝用酸，肺用辛，从治之类，辛胜酸，苦胜辛，逆治之类，皆得正其位而调和之，为之奈何？愿夫子恺切言之。岐伯稽首再拜而对曰：昭明乎哉！帝之问也。斯问也，此天地之纲纪，变化之渊源，非神明至极之圣帝，孰能穷究其至精至微之理欤？臣虽天资愚鲁，不甚明敏，请于帝前，敷陈其五运六气之道，令终而不能没灭，久而不能变易，以永垂万古也。

帝曰：愿夫子推而次之，从其类序，分其部主，别其宗司，昭其气数，明其正化，可得闻乎？岐伯曰：先立其年，以明其气，金木水火土，运行之数，寒暑燥湿风火，临御之化，则天道可见，民气可调，阴阳卷舒，近而无惑，数之可数者，请遂言之。卷，与捲同。可数，数字，上声。［批］先立五运之年，以明六化六变之气，自天道人事阴阳消长，明若列眉矣。

注：次，次第。序，节序。卷，卷藏。舒，舒布。遂言者，尽言也。

讲：黄帝曰：此五运六气之道，久矣不知所谓已。愿夫子逐一推详而类次之，从其运行之类，而列以先后之节序。于其当旺之时，而分其司事之部主；于其统运之化，而别其分部之宗司。并昭其六气之数，明其正运之化，可得备闻之乎！岐伯对曰：如帝之所云，则当先立其五运之年，以明其孰为初气，孰为终气，并金木水火土五运流行之数，寒暑燥湿风火六气临御之化，则天道于是可见矣，民气于是可调矣。阴阳二气之卷藏舒布，虽极诸九州六合而外，而近而求之，应朗若列眉而无惑，且如数之有可数者焉。臣请尽与帝言之。

帝曰：太阳之政奈何？岐伯曰：辰戌之纪也。

太阳　太角　太阴　壬辰　壬戌　其运风，其化鸣紊启拆，其变振拉摧拔，其病眩掉目瞑。拉，摺同。

太角　少徵　太宫　少商　太羽［批］此举壬辰壬戌之岁以明主客之气也。

注：辰戌为岁运，每运五岁。纪，犹岁也。太阳寒水辰戌所化，主司

天。太角阳木居中为统运，即壬所化，太阴湿土丑未所化，主在泉，余仿此。鸣，风声也。紊，紊乱。启，开启。拆，摧拆。振，摇也。拉，扑也。摧，折去枝叶。拔，拔其根蒂。目瞤曰眩，头摇曰掉，目闭曰瞑。太角、少徵，以周年分五运也。运有主客之分，起主运，每年以木为首，阳年太角，阴年少角。起客运，则以当年大运，即起客之初运，俱次第推之。如壬辰戌年，丁壬化木，即以木为初运，次癸为二运，次甲为三运，乙为四运，丙为终运。本年主客同运，其余则殊。太少者，甲丙戊庚壬为太，乙丁己辛癸为少，后仿此。[批] 辰戌为岁运，必五岁方易。太角为统运，所统少徵、太宫、少商、太羽各管七十二日。壬化阳木为大运，通主一年。

讲：黄帝曰：夫子既言先立其年，以明其气矣，如太阳司政之岁奈何？岐伯对曰：太阳者，寒水也，其司政则在五辰五戌之年，如上而太阳司天，中而太角统运，下而太阴在泉，则壬辰壬戌之岁也。是岁，壬木统运，风气盛行，风司其运，其化必应乎风而鸣紊启拆，其变必应乎风而振拉摧拔，其病亦必应乎风而眩掉目瞑也，故以五运之分于周年者考之。壬辰壬戌之年，主客同令，何言之？盖丁壬化木，壬为太角，是太角为主之初运，而亦即客之初运也。木生火，其运在癸，戊癸化火，癸为少徵，是少徵为主之二运，而亦即客之二运也。火生土，其运在甲，甲己化土，甲为太宫，是太宫为主之三运，而亦即客之三运也。土生金，其运在乙，乙庚化金，乙为少商，是少商为主之四运，而亦即客之四运也。金生水，其运在丙，丙辛化水，丙为太羽，是太羽为主之终运，而亦即客之终运也。壬辰壬戌二年，太阳司天之政，有如是也。

太阳　太徵　太阴　戊辰　戊戌　同正徵　其运热，其化暄暑郁燠，其变炎烈沸腾，其病热郁。燠，音郁。

太徵　少宫　太商　少羽　太角 [批] 此举戊辰、戊戌之年，以明主客之运也。

注：暄，温也。暑，热也。燠，暖也。《说文》谓：热在中也。沸腾者，水得火熏蒸而上起也。郁，郁结，不得发越也。

讲：如上而太阳司天，中而太徵统运，下而太阴在泉，则戊辰、戊戌之年也。其年以太徵为统运，火当时而旺，兼戊为阳火，虽受司天之克，得统运以助之，不为大衰，气化与正徵同，故火气盛行。其运主火而多热，其化暄暑而郁燠，其变炎烈而沸腾，其病热郁而不能发。是年因戊火临运，故太徵为客气之初运，为主气之二运。火生土，故少宫为客气之二运，为主气之三运。土生金，故太商为客气之三运，为主气之四运。金生水，故少羽为客气之四运，为主气之终运。水生木，故太角为客气之终运，为主气之初运也。戊辰戊戌二年，太阳司天之政，有如是也。［批］为客气之初运，为主气之二运等句，似气运不分，然不知此气字乃五运化气之气，非言六气也，下可类推，读者慎勿执疑。

太阳　太宫　太阴　甲辰岁会　甲戌岁会又为同天符**其运阴埃，其化柔润重泽，其变震惊飘骤，其病湿下重。**

太宫　少商　太羽　少角　太徵［批］此举甲辰、甲戌之年，以明主客之运也。

注：甲辰、甲戌岁会者，谓甲所化之太宫统运，又与辰戌之岁运岁相会也，其为同天符者，以甲化太宫统运，而下加太阴在泉之湿土，亦与司天符合相同也。阴埃，昏暗不明也。柔润重泽者，五运行大论云：其在天为湿，其德为濡，其令云雨皆土之化也。震，震动。惊，惊恐。飘，风飘。骤，雨骤下。重者，土主湿，湿性下流，故病下体重也。［批］甲辰、甲戌、甲巳化土，辰戌为四隅正土，故为岁会。

讲：如上而太阳司天，中而太宫统运，下而太阴在泉，则甲辰、甲戌之年也。其年以太宫为统运，运临值岁之位曰岁会，又为同天符，故土气盛行，其运阴埃而昏暗不明，其化柔润而重泽，其变震惊而飘骤，其病主湿而下体重。是年因甲土临运，故太宫为客气之初运，为主气之三运。土生金，故少商为客气之二运，为主气之四运。金生水，故太羽为客气之三运，为主气之终运。水生木，故少角为客气之四运，为主气之初运。木生火，故太徵为客气之终运，为主气之二运也。甲辰、甲戌二年，太阳司天之政，有如是也。

太阳　太商　太阴　庚辰　庚戌　其运凉，其化雾露萧飋，其变肃杀凋零，其病燥，背瞀、胸满。瞀，音茂。

太商　少羽　太角　少徵　太宫［批］此举庚辰、庚戌之年，以明主客之运也。

注：雾露，秋之阴气也。萧飋者，谓秋风萧条也。燥，秋气也。背，《玉篇》谓：背脊。瞀，闷也。燥气应肺，肺附脊第三椎，配胸中，故病胸满也。

讲：如上而太阳司天，中而太商统运，下而太阴在泉，则庚辰、庚戌之年也，其年以太商为统运，故金气盛行，其运主金，为多凉，其化雾露而萧飋，其变肃杀而凋零，其病主感燥气而背瞀闷胸满。是年因庚金临运，故太商为客气之初运，为主气之四运。金生水，故少羽为客气之二运，为主气之终运。水生木，故太角为客气之三运，为主气之初运。木生火，故少徵为客气之四运，为主气之二运。火生土，故太宫为客气之终运，为主气之三运也。庚辰、庚戌二年，太阳司天之政，有如是也。

太阳　太羽　太阴　丙辰天符　丙戌天符　其运寒，其化凝惨凓冽，其变冰雪霜雹，其病大寒留于溪谷。

太羽　少角　太徵　少宫　太商［批］此举丙辰、丙戌之年，以明主客之运也。

注：丙辰、丙戌天符者，谓丙所化之太羽统运与太阳司天之寒水相符合也。凝，凝结。惨，阴惨。凓冽，寒盛貌。冰雪霜雹，皆寒凝而成也。溪谷者，肉会之分也。

讲：如上而太阳司天，中而太羽统运，下而太阴在泉，则丙辰、丙戌之年也。其年以太羽为统运，与司天之气相合符，故水气盛行，其运主水，为多寒，其化凝惨而凓冽，其变冰雪而霜雹，其病主感大寒而留于溪谷之间。是年因丙水临运，故太羽为客气之初运，为主气之终运。水生木，故少角为客气之二运，为主气之初运。木生火，故太徵为客气之三运，为主气之二运。火生土，故少宫为客气之四运，为主气之三运。土生金，故太商为客气之终运，为主气之四运也。丙辰、丙戌二年，太阳司天之政，有如是也。

凡此太阳司天之政，气化运行先天，天气肃，地气静，寒临太虚，阳气不令，水土合德，上应辰星镇星，其谷玄黅，其政肃，其令徐。寒政大举，泽无阳焰，则火发待时。少阳中治，时雨廼涯，止极雨散，还于太阴，云朝北极，湿化廼布，泽流万物，寒敷于上，云动于下，寒湿之气，持于气交。民病寒湿，发肌肉痿，足痿不收，濡泻血溢。黅，居吟切。廼，倶乃同。[批] 此统举太阳司天之政，气化运行，而以天地民物之变验之也。

注：肃，严肃。静，镇静。玄，黑色。黅，黄色。北极，雨府也。敷，敷布。动，行动。持，交持。痿，痿弱也。

讲：凡此太阳寒水司天之政，无论为壬辰、壬戌，为戊辰、戊戌，为甲辰、甲戌以及庚辰、庚戌、丙辰、丙戌，皆主太过之岁。诸太统运，其当年气化运行，皆先天时而至，即如天之气以寒水司天而先肃，地之气以湿土在泉而先静，肃则气寒，是以寒临太虚，静则气闭，是以阳气不令也。辰戌之纪，司天之寒水，与在泉之湿土合德。仰观天星，则辰镇同明；下验五谷，则玄黅合色。言乎其政，则应水而清肃；言乎其令，则应土而舒徐，寒政大举。泽无阳焰，则火气已为寒郁，而发必待时，故少阳相火，止居中以自治焉。其时寒水加之，湿土应之，天气降而时雨乃涯，地气升而止极雨散。司天以水气还于太阴，在泉以土气朝于北极，水土气并而湿气乃布，泽流万物也。司天之寒气敷于上，在泉之湿气动于下，如此所以一寒一湿，雨相交持于气交之中，而民中之者，即病寒湿，发肌肉萎、足痿不收，濡泻血溢等证也。

初之气，地气迁，气廼大温，草廼早荣，民厉，温病廼作，身热头痛呕吐，肌腠疮疡。二之气，大凉反至，民廼惨，草廼遇寒，火气遂抑，民病气郁中满，寒廼始。三之气，天政布，寒气行，雨廼降。民病寒及热中，痈疽注下，心热瞀闷，不治者死。四之气，风湿交争，风化为雨，廼长廼化廼成。民病大热，少气，肌肉萎、足痿，注下赤白。五之气，阳复化，草廼长廼化廼成，民廼舒。终之气，地气正，湿令行，阴凝太虚，埃昏郊野，民廼惨凄，寒风以至，反者孕廼死。故岁宜以苦燥之温之，必折其郁气，先资其化源，抑其运气，扶其不胜，无使暴过而生其疾，食岁谷以全其真，避虚邪以安其正。适气同异，多少制之，同寒湿者燥热化，异寒湿者燥湿化。用寒远寒，用凉远凉，用温远温，用热远热，食宜同法。有假者反常，反是者病，所谓时也。廼，俱与乃同。长，俱上声。[批] 此统举太阳司天之六气，而详其证治也。

注： 迁，易也。抑，郁抑。注下，泻下也。舒，安舒。反者，与时相反也。孕，胎孕。折，去也。资，资养。适，顺也。食，谓饮食。假，借也。

讲： 至若太阳司天之纪，六气分应，各有证见，虽初之主气，仍是厥阴风木，而初之客气，则少阳相火也，系前在泉之地气逆迁至此。风火和气，是以验之气，而气乃大温，验之草，而草乃早荣，验之民，而厉温之病乃作也。兼风火相搏，民之为病，多主身热头痛、呕吐、肌腠疮疡等证。由初之气以推二之气，主则君火，客为燥金。虽金不胜火，而司天寒水助其母气，火必郁而难发，是以大凉之气，为之反至，而民乃惨而不舒矣。草乃遇寒而枯矣，水气遂抑而郁矣。其民亦病气郁中满，而一切寒变之证，遂从此而乃始矣。由二之气以推三之气，主则湿土，客为寒水。虽土能克水，而客与司天同气，司天之政，必随客气而遍布，是以寒气行而雨乃降，寒湿为之交淫矣。久之，民感此气，郁积于中，遂病寒及热中、痈疽注下、心热瞀闷等证。究之寒湿皆阴邪也，阴盛阳必衰，若在不善治者，伤其阳气，助其阴气，则偏阴绝阳，鲜不死矣。由三之气以推四之气，主则相火，客为风木。木虽克土，而相火生之，加以太阴在泉主政，木气不能胜乎土气，故风湿交争，风反化为雨，而物为之乃长、乃化、乃成也。然物虽有生长化成之验，而民中相火之气者，必大热少气；中湿土之气者，必病肌肉萎，兼湿气多下行，必病足痿；中相火与湿土交淫之气者，必湿热为患而病注下赤白也。由四之气以推五之气，主则燥金，客为君火，其时阳气复化，草则为之乃长、乃化、乃成，民亦为之乃舒而无病，何也？以在泉之土气主化，五之主气主成复之，阳气主长皆各成其德故也。由五之气以推终之气，主则寒水，客为湿土，加以太阴在泉，是以地气正，湿令行，阴气凝于太虚，埃昏遍于郊野，民之为病，乃惨凄而不乐也。兼主气寒水上并司天太阳，寒风亦以时而大至，则与时相反之物，虽受胎孕，终必不育而死也。六气之分应如此，故太阳司天、太阴在泉之岁，有湿热者，宜用苦以燥之，有寒热者，宜用苦以温之也，尤必折去其郁结之气，先资其生化之源，抑其运气之太过，扶其主气之不胜，无使六气暴过而生其重病。且取岁气所产之谷，食之以全其真，岁虚所乘之邪避之，以安其正，顺其司天在泉之气，或同于大运，或异于大运，悉酌其多少而制之。若大运之气，有与司天同其寒，与在泉同其湿者，则宜以燥热之品，而去其在泉之湿、司天之寒也。若大运之气有与司天异其寒，与在泉异其湿者，则宜以燥湿之品，胜其在泉之湿、司天之寒也。然岁气之寒凉温热各有其时，而用药之寒凉温热犹当避其岁气。如岁气已寒，不可再用寒，以助其寒；岁气已凉，不可再用凉，以助其凉；岁气已温，不可再用温，以助其温；岁气已热，不可再用热，以助其热。虽饮食之微，亦宜同此远寒远热之法，方无遗误。彼世有假寒以治寒，假热以治热，假温凉以治温凉者，是反乎常也，反常者必病。古所谓时不可违，正此义也。

帝曰：善。阳明之政奈何？岐伯曰：卯酉之纪也。

阳明　少角　少阴　清热胜复同，同正商。丁卯岁会，丁酉，其运风清热。

少角　太徵　少宫　太商　少羽 [批] 此举丁卯、丁酉之年，以明主客之运也。丁壬化水，卯为东方正木，故为岁会。

注：丁年为少角木运，卯酉阳明燥金司天，必子午少阴君火在泉清金

气，热火气，金胜少角之不及，火气复之也。同者，谓清胜少角，热复清气。凡诸少统运，胜复皆相同也。同正商者，谓金恃其强而侮木，木之子火，为母复仇，金胜亦不能过，故与正商之无太过不及同也。岁会解见前。

讲：黄帝曰：夫子言太阳之政，诚善矣。而运属阳明，又当奈何？岐伯对曰：阳明为燥金，属五卯五酉之纪也，如上而阳明司天，中而少角统运，下而少阴在泉。是岁司天者金，其气多清，在泉者火，其气多热，中为木运，金气胜之，火气复之。然胜甚者复亦甚，胜微者复亦微。丁卯、丁酉之岁，大运虽受司天之克，而金气又受火气之复，兼运属阴年，气属阴化，其气俱为不及。清热胜复皆同。惟其同，是以无太过，无不及，气化政令亦与正商同也。何言之？盖丁卯之年为岁会，丁酉异之。二岁之政，大运风胜，司天清胜，在泉热胜也。况丁所化之少角为初运，戊所化之太徵为二运，己所化之少宫为三运，庚所化之太商为四运，辛所化之少羽为终运，主客亦复同令乎！阳明之政，见于丁卯、丁酉者，如是，而其他可推矣。［批］如丁木属阴年，少角属阴化，兼复气亦微，故云三气不及，余可类推。

阳明　少徵　少阴　寒雨胜复同，同正商。癸卯同岁会　癸酉同岁会　其运热寒雨。

少徵　太宫　少商　太羽　少角［批］此举癸卯、癸酉之年，以明主客之运也。

注：同正商，解见前。癸卯、癸酉同岁会者，谓癸化少徵，统运而下加少阴在泉之君火，亦与岁会同也。

讲：如上而阳明司天，中而少徵统运，下而少阴在泉，是岁以癸火所化之少徵为统运，故火受克者水，其气寒，火所生者土，其化雨，寒既有以胜之，雨必为之复也。然胜甚者，复亦甚，胜微者，复亦微。癸卯、癸酉之岁，大运虽受寒水之克，而寒水又受湿土之复，兼运属阴年，气属阴化，三气俱为不及，寒雨胜复皆同惟其同，是以无太过，无不及，气化政令亦与正商等也。何言之？盖癸卯之年为同岁会，癸酉应之，此二岁之政，大运则热胜，相克者寒胜，相生者湿胜也。其年因癸火临运，故少徵为客气之初运，为主气之二运。火生土，故太宫为客气之二运，为主气之三运。土生金，故少商为客气之三运，为主气之四运。金生水，故太羽为客气之四运，为主气之终运。水生木，故少角为客气之终运，为主气之初运也。阳明之政，见于癸卯、癸酉者，如是也。

阳明　少宫　少阴　风凉胜复同。己卯　己酉　其运雨风凉。

少宫　太商　少羽　太角　少徵［批］此举己卯、己酉之年，以明主客之运也。

注：风，木气，胜土。凉，金气，为母复仇也。

讲：如上而阳明司天，中而少宫统运，下而少阴在泉，是岁以己土所化之少宫为统运，故土受克者木，其化风，土所生者金，其气凉，风既有以胜之，凉必为之复也。然胜甚者，复亦甚，胜微者，复亦微。己卯、己酉之岁，大运虽受风木之克，而风又受凉金之复，兼运属阴年，气属阴化，三气俱为不及风凉，胜复皆同也。何言之？盖己卯、己酉二岁之政，大运则湿胜，相克者风胜，相生者凉胜也。其年因己土临运，故少宫为客气之初运，为主气之三运。土生金，故太商为客气之二运，为主气之四运。金生水，故少羽为客气之三运，为主气之终运。水生木，故太角为客气之四运，为主气之初运。木生火，故少徵为客气之终运，为主气之二运也。阳明之政，见于己卯、己酉者，如是也。

阳明　少商　少阴　热寒胜复同，同正商。乙卯天符　乙酉岁会　太乙天符其运凉热寒。

少商　太羽　少角　太徵　少宫［批］此举乙卯、乙酉之年，以明主客之运也。

注：热，火气胜金。寒，水气为金复仇也。天符、岁会，解见前。太乙天符者，如阳明司天，燥金乙化少商，金运兼值年支之酉，为西方正金三气合同，则天符之中，复见天符，是名太乙天符。

讲：如上而阳明司天，中而少商统运，下而少阴在泉，是岁以乙金所化之少商为统运，故金受克者火，其气热，金所生者水，其化寒，热既有以胜之，寒必为之复也。然胜甚者，复亦甚，胜微者，复亦微。乙卯、乙酉之岁，大运虽受热火之克，而热火又受寒水之复，兼运属少商，气属阴化，然得司天相助，热寒胜复故同。惟其司天是以无太过，无不及，气化政令，亦与正商等也。何言之？盖乙卯之年为天符，乙酉之年为岁会，太乙天符，此二岁之政，大运则凉胜，相克者热胜，相生者寒胜也。其年因乙金临运，故少商为客气之初运，为主气之四运。金生水，故太羽为客气之二运，为主气之终运。水生木，故少角为客气之三运，为主气之初运。木生火，故太徵为客气之四运，为主气之二运。火生土，故少宫为客气之终运，为主气之三运也。阳明之政，见于乙卯、乙酉者，如是也。

阳明、少羽、少阴，雨风胜复同，少宫同。辛酉、辛卯，其运寒雨风。少羽，太角，少徵，太宫，少商。［批］此举辛酉、辛卯之年，以明主客之运也。

注：雨，湿气胜水。风，木气为水复仇也。

讲：如上而阳明司天，中而少羽统运，下而少阴在泉，是岁以辛水所化之少羽为统运，故水受克者土，其化雨，水所生者木，其气风，湿既有以胜之，风必为之复也。然胜甚者，复亦甚，胜微者，复亦微。辛卯、辛酉之岁，大运虽受湿土之克，而湿土又受风木之复，兼运属阴年，气属阴化，其气俱为不及，雨风胜复皆同也。其土虽克水，又生司天之气，以化其暴，则乘之必不能大过，木之复之者又为司天所制，亦第与少宫相同，必不能为已甚之，何言之？盖辛酉、辛卯二岁之政，大运则寒胜，相克者雨胜，相生者风胜。其年因辛水临运，故少羽为客气之初运，为主气之终运。水生木，故太角为客气之二运，为主气之初运。木生火，故少徵为客气之三运，为主气之二运。火生土，故太宫为客气之四运，为主气之三运。土生金，故少商为客气之终运，为主气之四运也。阳明之政，见于辛卯、辛酉者，如是也。

凡此阳明司天之政，气化营运后天，天气急，地气明，阳专其令，炎暑大行，物燥以坚，淳风乃治，风燥横运，流于气交，多阳少阴，云趋雨府，湿化乃敷。燥极而泽，其谷白丹，间谷命大者，其耗白甲品羽，金火合德，上应太白荧惑。其政切，其令暴，蛰虫乃见，流水不冰，民病咳嗌塞，寒热发，暴振慄癃闭，清先而劲，毛虫乃死，热后而暴，介虫乃殃，其发暴，胜复之作，扰而大乱，清热之气，持于气交。间，去声。[批] 此统举阳明司天之政，气化运行，而以天地民物之变验之也。

注： 淳，清也。风，气也。白，金色。丹，火色。命，称也。耗，耗败。甲，鳞属。品，谓众庶蛰藏也。慄，战慄。癃闭，火气郁而不通也。殃，害也。扰，动也。

讲： 凡此阳明燥金司天之政，无论为丁卯、丁酉，为癸卯、癸酉，为己卯、己酉，以及乙卯、乙酉、辛酉、辛卯，皆主不及之岁。诸少统运，共当年气化运行，皆后天时而至，即如天之气以燥金司天而先急，地之气以君火在泉而先明。明则气热，是以阳专其令炎暑大行，急则气切，是以物燥以坚，淳风乃治也。兼丁卯、丁酉化为风木大运，而司天燥金横流于二气之交，风为阳，燥为阴，风主一岁，燥仅半年，宜其阳多而阴少也。且己卯、己酉，土气之大运相逢，与金气合，故云趋雨府，湿化乃敷。土生金，金又生水，宜其湿化燥极而润泽矣。卯酉之纪，下验五谷，则白丹合色，虽禀左右相间之谷，亦独得气之厚而称大。至若耗物之虫，其甲白，而应司天之金，其品羽而应在泉之火焉。所以司天之燥金，与在泉之君火合德，仰观天星，则太白荧惑同明。言乎其政，则应金而清切，言乎其令，则应火而暴烈。由是金衰火盛，蛰虫为之乃见，流水为之不冰。斯时也，金敷于上，火动于下，一金一火，两相交并，而民中之者，即病咳嗌塞、寒热发暴、振慄、癃闭等证也。不特民病，物亦可征。试观燥金之清气，先司天而动君火之热气，后在泉而暴，故属木之毛虫遇金克而死，属金之介虫，遇火胜而殃。谓非木不及而金胜之，金相克而火复之乎！宜其发暴胜复之作，扰而大乱，清热之气，流于夏末秋初，二气交持而相争也。

初之气，地气迁，阴始凝，气始肃，水乃冰，寒雨化。其病中热胀，面目浮肿，善睡、鼽衄、嚏、欠、呕，小便黄赤，甚则淋。二之气，阳乃布，民乃舒，物乃生荣。厉大至，民善暴死。三之气，天政布，凉乃行，燥热交合，燥极而泽，民病寒热。四之气，寒雨降。病暴仆，振慄谵妄，少气嗌干引饮，及为心痛痈肿疮疡疟寒之疾，骨痿血便。五之气，春令反行，草乃生荣，民气和。终之气，阳气布，候反温，蛰虫来见，流水不冰，民乃康平，其病温。故食岁谷以安其气，食间谷以去其邪，岁宜以咸以苦以辛，汗之清之散之，安其运气，无使受邪，折其郁气，资其化源。以寒热轻重少多其制，同热者多天化，同清者多地化，用凉远凉，用热远热，用寒远寒，用温远温，食宜同法。有假者反之，此其道也。反是者，乱天地之经，扰阴阳之纪也。[批] 此统举阳明司天之六气，而详其证治也。

注：病中热者，风为阳，湿为阴，风气欲升，为湿所郁，故热胀浮肿也。善睡，阴气也。鼽衄，阳郁迫血妄行也。嚏欠呕，阳气升，不得发越也。小便黄赤，淋者，风气应肝，肝脉络阴器也。

讲：至若阳明司天之纪，六气分应，各有证见。虽初之主气，仍是厥阴风木，而初之客气则太阴湿土也，系前在泉之地气，逆迁至此，燥湿合气，是以验之阴而阴始凝。验之气而气始肃，验之水而水乃冰，验之寒雨而寒雨为之乃化也。兼风湿相搏，民之为病多主中热胀、面目浮肿、善睡、鼽衄、嚏欠、呕、小便黄赤，甚则为淋等证。由初之气以推二之气，主则君火，客为相火，二气相交，故阳乃为之布矣，民乃为之舒矣，物乃为为之生长而发荣矣。是以民感火气，厉病为之大至，且火性急速，受其邪者，多善暴死。由二之气以推三之气，主则湿土，客为燥金。惟土能生金而司天，燥金助其客气，故天布政，凉乃行，兼燥气与司天相同，主气湿土，正值夏热之时，所以燥热为之交合也。然燥热既为之交合，则金为火化而生水，宜其燥极而泽，民病寒热之证焉。由三之气以推四之气，主则相火，客为寒水，其时寒水用事，而寒雨降。然主气相火加以在泉君火，二火相济多病暴仆，兼主火克水，二气交争，不免时发振慄焉。且水不胜火，时见谵妄少气、嗌干引饮及为心痛痈肿、疮疡等证。究之阳极阴复，水盛火必衰，故生疟寒之疾，甚至寒水伤肾，属肾之骨必作痿而弱，肾伤则肾必虚，肾虚阳胜，必肾不固而遏血下便也。由四之气以推五之气，主则燥金，客为风木，正当金旺之时，而春令反行者，以少阴君火在泉，能助温气，又值客运风木，主发生荣茂，阳和宣畅，宜其草乃生荣，民气和畅也。由五之气以推终之气，主则寒水，客为君火，加以少阴在泉，由是阳气布，候反温，蛰虫为之不见，流水为之不冰，斯时之民，乃康平而无事也。即感此气而为病者，亦必温热而非寒水之患矣。六气之分应如此，故阳明司天，少阴在泉之岁，取岁气所产之谷，食之以安其正，取间气所产之谷，食之以去其邪。且每岁之中，宜用咸以润燥，苦以清热，辛以温燥。如热在表者，则汗之；热在里者，则清之；抑郁不能发越者，则散之。必安顺其流年大运之气，无使受邪而浸害之，则得矣。尤必折去其郁结之气，先资其生化之源，顺其司天在泉之气，寒热轻重，悉酌其少多而制之。若大运之气有与在泉同热者，则多用司天清肃之化以治之；若大运之气有与司天同清者，则多用在泉温热之化以治之也。然岁气之寒凉温热，各有其时，而用药之寒凉温热，犹当避其岁气。如岁气已凉，不可再用凉以助其凉；岁气已热，不可再用热以助其热；岁气已寒，不可再用寒以助其寒；岁气已温，不可再用温以助其温。虽饮食之微，亦宜同此远凉远温之法，方无遗误。彼世有假凉以治凉，假热以治热，假寒温以治寒温者，是反乎常道也。反是者，则为乱天地之经，扰阴阳之纪也。

帝曰：善。少阳之政奈何？岐伯曰：寅申之纪也。

少阳　太角　厥阴　壬寅同天符　壬申同天符　其气风鼓，其化鸣紊启折，其变振拉摧拔，其病掉眩支胁惊骇。

太角　少徵　太宫　少商　太羽［批］此举壬寅、壬申之年，以明主客之运也。

注：寅申，少阳，相火司天，必巳亥厥阴风木在泉，且壬寅、壬申、太角下加厥阴，凡甲、丙、戊、庚、壬，阳年为太过，如是加者，名曰同天符。壬为阳木，故风鼓荡而胜也，其化、其变，俱解见前。风气伤肝，肝病，故支胁痛而惊骇也。

讲：黄帝曰：夫子言阳明之政诚善矣，而运属少阳，又当奈何？岐伯对曰：少阳为相火，属五寅五申之纪也。如上而少阳司天，中而太角统运，下而厥阴在泉，其岁则壬寅、壬申也。是岁壬木大运，风气盛行，故其气风鼓。是以其化必应乎风而鸣紊启折，其变必应乎风而振拉摧拔，其病亦必应乎风而掉眩支胁惊骇也。试以五运之分于周年者考之，壬寅、壬申之年，主客同令。何言之？盖丁壬化木，太角为主之初运，而亦即客之初运也。木生火，其运在癸，戊癸化火，癸为少徵，是少徵为主之二运，而亦即客之二运也。火生土，其运在甲，甲己化土，甲为太宫，是太宫为主之三运，而亦即客之三运也。土生金，其运在乙，乙庚化金，乙为少商，是少商为主之四运，而亦即客之四运也。金生水，其运在丙，丙辛化水，丙为太羽，是太羽为主之终运，而亦即客之终运也。壬寅、壬申二年，少阳之政，有如是也。

少阳　太徵　厥阴　戊寅天符　戊申天符　其运暑，其化暄嚣郁燠，其变炎烈沸腾，其病上热郁、血溢、血泄、心痛。

太徵　少宫　太商　少羽　少角［批］此举戊寅、戊申之年，以明主客之运也。

注：天符，解见前。暄嚣，火啸之象也。上热郁者，上而司天，相火郁结也。血溢、泄、心痛，皆火气入里为病也。

讲：如上而少阳司天，中而太徵统运，下而厥阴在泉，则戊寅、戊申天符之年也。盖戊癸化火，是岁以太徵为统运，上而与司天相火符同，故曰天符。兼二火相济，火气盛行，宜其运多热而为暑。其化暄嚣郁燠，其变炎烈而沸腾，其病上热郁而为血溢、血泄、心痛等疾。且因戊火临运，故太徵为客气之初运，为主气之二运。火生土，故少宫为客气之二运，为主气之三运。土生金，故太商为客气之三运，为主气之四运。金生水，故少羽为客气之四运，为主气之终运。水生木，故太角为客气之终运，为主气之初运也。戊寅、戊申二年，少阳之政，则然也。

少阳　太宫　厥阴　甲寅　甲申　其运阴雨，其化柔润重泽，其变震惊飘骤，其病体重、胕肿、痞饮。

太宫　少商　太羽　少角　太徵［批］此举甲寅、甲申之年，以明主客之运也。

注：其化、其变，俱解见前。胕，足也。体重、胕肿，湿气也。痞，气隔不通。饮，谓痰涎水病，脾主湿，湿甚气不交泰也。

讲：如上而少阳司天，中而太宫统运，下而厥阴在泉，则甲寅、甲申之年也，其年以太宫为统运，故土气盛行，其运主湿而阴雨，其化柔润而重泽，其变震惊而飘骤，其病体重胕肿而痞饮。且因甲土临运，故太宫为客气之初运，为主气之三运。土生金，故少商为客气之二运，为主气之四运。金生水，故太羽为客气之三运，为主气之终运。水生木，故少角为客气之四运，为主气之初运。木生火，故太徵为客气之终运，为主气之二运也。甲寅、甲申二年，少阳之政，有如是也。

少阳　太商　厥阴　庚寅　庚申　同正商　其运凉，其化雾露清切，其变肃杀雕零，其病肩背胸中。

太商　少羽　太角　少徵　太宫［批］此举庚寅、庚申之年，以明主客之运也。

注：其化、其变、其病，俱解见前。

讲：如上而少阳司天，中而太商统运，下而厥阴在泉，则庚寅、庚申之年也，盖乙庚化金，是岁为太商统运。凡言正者，皆无太过不及，少阳司天，金为火克而庚属阳金，又为统运，其令必太过，有司天之相火以平之，不使其太过，故与正商同也。兼金运盛行，其气多清而为凉，其化雾露而清切，其变肃杀而雕零，其病多主肩背胸中。且因庚金临运，故太商为客气之初运，为主气之四运。金生水，故少羽为客气之二运，为主气之终运。水生木，故太角为客气之三运，为主气之初运。木生火，故少徵为客气之四运，为主气之二运。火生土，故太宫为客气之终运，为主气之三运也。庚寅、庚申二年，少阳之政，有如是也。

少阳　太羽　厥阴　丙寅　丙申　其运寒肃，其化凝惨慄冽，其变冰雪霜雹，其病寒浮肿。

太羽　少角　太徵　少宫　太商［批］此举丙寅、丙申之年，以明主客之运也。

注：其化、其变，俱解见前。病寒浮肿，以寒甚气血凝滞之过也。

讲：如上而少阳司天，中而太羽统运，下而厥阴在泉，则丙寅、丙申之年也，其年以太羽为统运，故水气盛行，其运主水而寒肃，其化凝惨而慄冽，其变冰雪而霜雹，其病寒而浮肿。且因丙水临运，故太羽为客气之初运，为主气之终运。水生木，故少角为客气之二运，为主气之初运。木生火，故太徵为客气之三运，为主气之二运。火生土，故少宫为客气之四运，为主气之三运。土生金，故太商为客气之终运，为主气之四运也。丙寅、丙申二年，少阳之政，有如是也。

凡此少阳司天之政，气化运行先天，天气正，地气扰，风乃暴举，木偃沙飞，炎火乃流，阴行阳化，雨乃时应，火木同德，上应荧惑岁星。其谷丹苍，其政严，其令扰。故风热参布，云物沸腾，太阴横流，寒乃时至，凉雨并起。民病热中，外发疮疡，内为泄满。故圣人遇之，和而不争。往复之作，民病寒热、疟泄、聋瞑、呕吐，上怫肿色变。［批］此统举少阳司天之政，气化运行，而以天地民物之变验之也。

注：扰，动也。暴，猝暴也。丹，火色。苍，木色。政严者，火气也。

令扰者，木气也。

讲：凡此少阳相火司天之政，无论为壬寅、壬申，为戊寅、戊申，为甲寅、甲申，以及庚寅、庚申、丙寅、丙申，皆主太过之岁。诸太统运，其当年气化运行，皆先天时而至，即如天之气，以相火司天而天气正，地之气，以风木在泉而地气扰。在泉气盛，是以风性暴举，木偃沙飞。司天气盛，是以炎火乃流。然厥阴一阴，风木属阳，是以阴行阳化，时雨为之乃应也。寅申之纪，司天之相火与在泉之风木合德，仰观天象，则荧惑岁星同明；下验五谷，则丹苍合色；言乎其政，则应火而严明；言乎其令，则应木而扰动。且在泉与司天之气相交，而风热参布，云物沸腾，阳胜者阴必复，是以太阴横流，寒水加之，寒乃时至，凉雨并起也。司天之火气敷于上，在泉之木气动于下，如此，所以一火一木，两气交并。而民中之者，即病热中或外发疮疡，内作泄满。在常人不善调摄，鲜不感此木火之气，惟圣人顺时序，慎起居，节饮食，虽遇之而独能致和，不相乖侮。况火令大行，寒气仇之，往复之作，寒热交争，其民未有不病寒热，以及疟泄、聋、瞑、呕吐等证者，甚且寒不敌热，火性上升，怫郁作肿而变色，病之不一。如是治者，可不详审而细诊哉！

初之气，地气迁，风胜乃摇，寒乃去，候乃大温，草木早荣。寒来不杀，温病乃起，其病气怫于上，血溢目赤，咳逆头痛，血崩胁满，肤腠中疮。二之气，火反郁，白埃四起，云趋雨府，风不胜湿，雨乃零，民乃康。其病热郁于上，咳逆呕吐，疮发于中，胸嗌不利，头痛身热，昏愦脓疮。三之气，天政布，炎暑至，少阳临上，雨乃涯。民病热中，聋瞑血溢，脓疮咳呕，鼽衄渴嚏欠，喉痹目赤，善暴死。四之气，凉乃至，炎暑间化，白露降，民气和平，其病满身重。五之气，阳乃去，寒乃来，雨乃降，气门乃闭，刚木早凋，民避寒邪，君子周密。终之气，地气正，风乃至，

万物反生，霿①雾以行。其病关闭不禁，心痛，阳气不藏而咳。抑其运气，赞其不胜，必折其郁气，先取化源，暴过不生，苛疾不起。故岁宜咸宜辛宜酸，渗之泄之，渍之发之，观气寒温以调其过，同风热者多寒化，异风热者少寒化，用热远热，用温远温，用寒远寒，用凉远凉，食宜同法，此其道也。有假者反之，反是者病之阶也。间，去声。藏，平声。[批] 此统举少阳司天之六气，而详其证治也。

注：气门，腠理也，所以发泄荣卫之气，故曰气门也。

讲：至若少阳司天之纪，六气分应，各有证见。虽初之主气，仍是厥阴风木而初之客气，则少阴君火也，系前在泉之地气，逆迁至此。风火和气，是以验之风而风胜寒去，验之候而候乃大温，验之草木而草木早荣，寒来不杀，验之民而历温之病乃起也。兼风火相搏，民之为病，多主气怫与上，血溢目赤，咳逆头痛，血崩胁满，肤腠中疮等证。由初之气，以推二之气，主则君火，客为湿土，火不胜湿，火反被郁而湿土用事，白埃四起，云趋雨府，且在泉风木，不能制其客气，是以风不胜湿，雨乃零濡，民多平安而康矣。若民之感病，多主热郁于上，咳逆呕吐，疮发于中，胸嗌不利，头痛身热，昏愦脓疮，一切热变之证，因主气致之，而非湿土为患也。由二之气以推三之气，主则湿土，客为相火，以客之相火，而与司天同气，司天之政，必随客气而遍布炎暑为之乃至也。是以司天少阳临于上，主气太阴运于中，一火一土，阴阳激搏，时雨为之乃涯矣。究之土不敌火，民感其气多病热中，聋、瞑、血溢、脓疮、咳呕、鼽衄、渴、嚏、欠、喉痹、目赤诸证。兼火性急速，故善暴发而死也。由三之气以推四之气，主则相火，客为燥金，火不胜金，而金令独行，是以凉气为之乃至，虽炎暑间于其中而自化矣。斯时白露降，暑气消，民气得其和平，然所以犹病胀满身重者，皆客气相感，而燥邪乘之

① 霿（méng 蒙）：昏暗。

也。由四之气以推五之气，主则燥金，客为寒水，时则客气用事，阳为之去，寒为之来，雨为之降也。兼寒水司令，气门乃闭，虽属阳木，因寒气运行，阳光尽减，刚木为之早凋。众民兆庶，当禁避寒邪，以卫身形，至于君子，则居室周密，善为调护焉。由五之气以推终之气，主则寒水，客为风木，加以厥阴在泉，是以地气正风，乃至万物反生，霿雾以行矣。然风主发泄，寒主关闭，民感为病，多主关闭不禁也。兼主气寒水，邪乘于心，心必为之抑郁而痛，客气风木，邪乘于肺，阳必为之不藏而咳矣。六气之分应如此。故少阳司天，厥阴在泉之岁，如大运与司天在泉之气相助，太过者则抑之，无使其亢，大运与司天在泉之气相扶，不胜者则赞之，无使受害。且大运兴，司天在泉之气，有克郁而不能发泄者，必折去之，以使其舒。大运与司天在泉之气，有限制而不能生成者，必先取其生化之源，使母益子气，而不足者足矣。治之者果能抑赞如法，折取无失，则既无太过之弊，亦无不及之偏。夫何有暴过之生，苛疾之起哉！故岁当少阳司天，厥阴在泉，一主火一主风，宜用咸从水化，以胜火。辛从金化，以平木。酸主收敛，以抑风。火之发越，且渗之泄之，以利其二便，渍之发之，以安其表里。更必观大运与司天在泉之气，寒者温之，温者清之，以调其寒温之过焉。其中大运与司天在泉，有同风热者，则多寒化之品以治之。有异风热者，则少寒化之品以治之也。然岁气之寒凉温热，各有其时，而用药之寒凉温热，犹当避其岁气。如岁气已热，不可再用热以助其热；岁气已温，不可再用温以助其温；岁气已寒，不可再用寒以助其寒；岁气已凉，不可再用凉以助其凉。虽饮食之微，亦宜用此远热远寒之法，方无遗误，彼世有假热以治热，假温以治温，假寒凉以治寒凉者，是反乎常道也。反常道者，必病之阶而与时相达也。

帝曰：善。太阴之政奈何？岐伯曰：丑未之纪也。

太阴　少角　太阳　清热胜复同，同正宫。丁丑　丁未　其运风清热。

少角　太徵　少宫　太商　少羽［批］此举丁丑、丁未之年，以明主客之运也。

注：丑未太阴，湿土司天，必辰戌太阳，寒水在泉。清热胜复同，讲义见前。

讲：黄帝曰：夫子言少阳之政诚善矣，而运属太阴又当奈何？岐伯对曰：太阴为湿土，属五丑五未之纪也，如上而太阴司天，中而少角统运，下而太阴在泉。是岁丁木少角，风气不及，金行清令以胜之，清胜太过，则风木之子火热必为之来复。然胜甚者，复亦甚，胜微者复亦微，是以胜复同也。兼少角之木阴化虽属不及，而太阴湿土司天，同气相助是以少角不足以制之，则土不受克，故同于正宫也。且丁丑丁未二岁之政，大运风木有清以克之，即有热以复之。而况丁所化之少角为初运，戊所化之太徵为二运，己所化之少宫为三运，庚所化之太商为四运，辛所化之少羽为终运，主客亦复同令乎。太阴之政，见于丁丑丁未者如是，而其他可推矣。

太阴　少徵　太阳　寒雨胜复同。癸丑　癸未　其运热寒雨。

少徵　太宫　少商　太羽　少角［批］此举癸丑、癸未之年，以明主客之运也。

注：癸化少徵统运，寒雨胜复，俱解见前。

讲：如上而太阴司天，中而少徵统运，下而太阳在泉，是岁司天者，土气化为雨，在泉者，水气化为寒，中为癸化不及之火运，在泉者胜之，司天者复之。然胜甚者复亦甚，胜微者复亦微。彼癸丑癸未之岁，火岁虽受水气之克，而水气又受土气之复，兼运属阴年，气属阴化，其气俱为不及，寒雨胜复皆同也。何言之？盖癸丑癸未二岁之政，大运热胜，在泉寒胜，司天雨胜也。况癸火所化之少徵，为客气之初运，为主气之二运；火生土，故太宫为客气之二运，为主气之三运；土生金，故少商为客气之三运，为主气之四运；金生水，故太羽为客气之四运，为主气之终运；水生木，故少角为客气之终运，为主气之初运乎！太阴之政，见于癸丑癸未者，有如是也。

太阴　少宫　太阳　风清胜复同，同正宫。己丑太乙天符　己未太乙天符　其运雨风清。

少宫　太商　少羽　太角　少徵［批］此举己丑、己未之年，以明主客之运也。

注：己化少宫统运，风清胜复，及丑未之太乙天符，俱解见前。

讲：如上而太阴司天，中而少宫统运，下而太阳在泉，是岁己土少宫湿气主运。风行木令以胜之，木胜既过，则土生之子燥金必为之来复。然胜甚者复亦甚，胜微者，复亦微，故曰胜复同也。所以同者以无太过、无不及也。少宫之土虽属不及，而木不得令土不受其克，又得司天湿土扶其不及，以使风木之气不至太过，故云同于正宫也。且甲己化土，而太阴司天，少宫统运，又值己丑己未正土，与司天岁运相符，故谓之为太乙天符。二岁之政大运湿雨风以克之，清以复之。而况己土所化之少宫，为客气之初运，为主气之三运；土生金，故太商为客气之二运，为主气之四运；金生水，故少羽为客气之三运，为主气之终运；水生木，故太角为客气之四运，为主气之初运；木生火，故少徵为客气之终运，为主气之二运乎！太阴之政，见于己丑己未者，有然也。

太阴　少商　太阳　热寒胜复同。乙丑　乙未　其运凉热寒。

少商　太羽　少角　太徵　少宫［批］此举乙丑、乙未之年，以明主客之运也。

注：乙化少商统运，热寒胜复同，俱解见前。

讲：如上而太阴司天，中而少商统运，下而太阳在泉，是岁乙化少商，金气不及，火行热令以胜之，热胜既过，则金生之子，寒水必为之来复。然胜甚者复亦甚，胜微者复亦微，故曰胜复同也。何言之？盖乙庚化金，为少商统运，故乙丑乙未二岁之政，其运凉胜，克气热胜，复气寒胜也。而况乙所化之少商为客气之初运，为主气之四运；金生水，故太羽为客气之二运，为主气之终运；水生木，故少角为客气之三运，为主气之初运；木生火，故太徵为客气之四运，为主气之二运；火生土，故少宫为客气之终运，为主气之三运乎！太阴之政，见于乙丑乙未者，有然也。

太阴　少羽　太阳　雨风胜复同，同正宫。辛丑同岁会　辛未同岁会　其运寒雨风。

少羽　太角　少徵　太宫　少商［批］此举辛丑、辛未之年，以明主客之运也。

注：辛化少羽统运，雨风胜复及正宫等，俱解见前。

讲：如上而太阴司天，中而少羽统运，下而太阳在泉，是岁辛化少羽，寒气不及，湿行土令以胜之，土胜既过，则水生之木，风木必为之来复。然胜甚者复亦甚，胜微者复亦微。故曰胜复同也。以少羽之水阴化虽属不及，然与在泉同气，土之来复必不能太过，故云与正宫同也。何言之？盖辛丑辛未二岁之政，大运寒胜，克气雨胜，复气风胜也。而况辛所化之少羽，为客气之初运，为主气之终运；水生木，故太角为客气之二运，为主气之初运；木生火，故少徵为客气之三运，为主气之二运；火生土，故太宫为客气之四运，为主气之三运，土生金；故少商为客气之终运，为主气之四运乎。太阴之政，其见于辛丑辛未者，有然也。

凡此太阴司天之政，气化运行后天，阴专其政，阳气退辟，大风时起，天气下降，地气上腾，原野昏霧，白埃四起，云奔南极，寒雨数至，物成于差夏。民病寒湿，腹满身䐜愤胕肿，痞逆寒厥拘急。湿寒合德，黄黑埃昏，流行气交，上应镇星辰星。其政肃，其令寂，其谷黅玄。故阴凝于上，寒积于下，寒水胜火，则为冰雹，阳光不治，杀气乃行。故有余宜高，不及宜下，有余宜晚，不及宜早。土之利，气之化也，民气亦从之，间谷命其大也。辟，与避同。间，去声。［批］此举太阴司天之政，气化政行，而以天地民物之变验之也。

注：南极，雨府也。差夏者，夏末秋初之时也。黅，土色。玄，水色。间谷，讲义见上。命，犹称也。

讲：凡此太阴湿土司天之政，无论为丁丑丁未，为癸丑癸未，为己丑己未，以及乙丑乙未、辛丑辛未，皆主不及之岁。诸少统运，其当年气化运行，皆后天时而至。其至也，气因湿土司天，寒水在泉，阴专其令，阳气为之退避矣。兼土属不及，则风胜之，大风必为之时起。司天之湿气下降，在泉之寒气上腾，将见原野昏霿，白埃四起，云奔南极，寒雨数至焉。差夏者，立秋后十日之久，岁气既胜，至此而万物皆成矣。斯时也，司天则有湿气，在泉则有寒气，一湿一寒二气相交，故民感为病，多因中此寒湿之气发而为腹满，为身䐜愤，为胕肿痞逆，寒厥拘急等证也。丑未之纪，司天之湿气与在泉之寒水合德，黄黑埃昏之气，上下流行，交相蒙蔽，仰观天星，则辰镇同明。言乎其政，则应水而清肃；言乎其令，则应土而寂静；下验五谷，则黅玄合色。是以湿土司天，阴凝于上，寒水在泉，寒积于下，甚至寒水胜火，则气变而为冰雹，阳光为之不治，肃杀之气，为之乃行矣。倘阴寒之气有余，则宜高宜晚，乃能任其寒。若阴寒之气不及，则宜下宜早，谓不能任其寒也。然高下早晚，虽土性之所宜，而实气化之所变迁也。夫土化如是，而况民气乎！亦惟从有余不及之气，而不能外也，至于禀左间右间之气，而为间谷者，或苍或白，皆得间气之厚，以称其大也。

初之气，地气迁，寒乃去，春气至，风乃来，生布万物以荣，民气条舒，风湿相薄，雨乃后。民病血溢，筋络拘强，关节不利，身重筋痿。二之气，大火正，物承化，民乃和，其病温厉大行，远近咸若，湿蒸相薄，雨乃时降。三之气，天政布，湿气降，地气腾，雨乃时降，寒乃随之。感于寒湿，则民病身重胕肿，胸腹满。四之气，畏火临，溽蒸化，地气腾，天气痞隔，寒风晓暮，蒸热相薄，草木凝烟，湿化不流，则白露阴布，以成秋令。民病腠理热，血暴溢疟，心腹满热胪胀，甚则胕肿。五之气，惨令已行，寒露下，霜乃早降，草木黄落，寒气及体，君子周密，民病皮腠。终之气，寒大举，湿大化，霜乃积，阴乃凝，水坚冰，阳光不治。感于寒，则病人关节禁固，腰脽[①]痛，寒湿持于气交而为疾也。必折其郁气，而取化源，益其岁气，无使邪胜，食岁谷以全其真，食间谷以保其精。故岁宜以苦燥之温之，甚者发之泄之。不发不泄，则湿气外溢，肉溃皮拆而水血交流。必赞其阳火，令御甚寒，从气异同，少多其制也，同寒者以热化，同湿者以燥化，异者少之，同者多之，用凉远凉，用寒远寒，用温远温，用热远热，食宜同法。假者反之，此其道也，反是者病也。已，上声。间，去声。［批］此举太阴司天之六气而详其证治也。

注：远近咸若者，谓远近相同也。溽，湿暑也，月令土润，溽暑是也。腹前曰胪，胪胀者，腹膨胀也。胕肿，足肿也。皮腠者，谓皮毛腠理也。假，借也。

讲：至若太阴司天之纪，六气分应，各有证见。虽初之主气仍是厥阴风木，而初之客气，亦厥阴风木也，系前在泉之地气，逆迁至此，主客同令。木主温风，故寒乃去，春气至，风乃来，万物为之发生敷布荣茂矣。其时阳和温暖，民气条畅而舒和，兼主客与司天风湿相薄，风气过胜，雨为之乃后也。民感为病，或则风热而为血溢，或主客风气所伤而为筋络拘强，关节不利，且或司天气胜，脾土中病而为身重筋痿也。由初之气以推二之气，主则君火，客亦君火，君得君位，故大火为之正。是以验之物，而万物承之以化；验之民，而民乃和；验之病，而温厉之作乃大行，且无分远近，咸若一焉。兼湿土司天，得火以蒸，而湿烝激薄，时雨为之乃降也。由二之气以推三之气，主则湿土，客亦湿土，加以司天湿土布政，故湿气下降地气上腾，时雨为之乃降矣。湿为寒类，寒乃从之，将民之感此寒湿而为病者，或为身重胕肿，或为胸腹满胀等证。由三之气以推四之气，主则相火客亦相火，火与火济，故畏火相临，兼湿土司天，寒水在泉，中得二火以临之，则湿暑之溽，

---

① 腰脽（shuí 谁）：臀部。

为之相烝而化也。然地气属寒，既为上胜，天气属土，否隔不化，且寒风发于晓暮，与主客相火两相交争，必为之烝相激薄矣。由是阳不敌阴，草木之烟凝滞不散，湿化之政，抑郁不行，则白露阴布，以成秋月之令矣。斯时之民受其病者，感于阳则为腠理热血暴溢之证，感于阴则为寒热疟、心腹满及热腹前膨胀，甚则湿气太过而为胕肿之疾也。由四之气以推五之气，主则燥金，客亦燥金，金主肃杀，故惨令已行，寒露时下，霜乃早降，而草木皆为之黄落矣。是以金令大布，寒气及于一身，君子当此，惟塞向墐户，而周密保护焉。民感其气，多病皮腠，何也？盖寒则气收，皮毛腠理皆受其伤，此金气太过，肺经自病也。由五之气以推终之气，主则寒水，客亦寒水，加以寒水在泉，寒必为之大举，湿土司天，湿必为之大化，兼寒湿同气纯阴无阳，故霜乃降，阴乃凝，水坚冰，而阳光为之不治矣。斯时之民，感于寒者，寒主闭藏，则病人关节禁固，腰脽痛，甚或寒湿合气中于一身，有必两相交持而为病也。六气之分应如此，故太阴司天，太阳在泉之岁，如大运与司天在泉之气有克郁而不能发泄者，必折去之，以使其舒。大运与司天在泉之气，有限制而不能生成者，必先取其生化之源，使母益子气而不足者足矣。兼岁气不及，必补益之，无使司天在泉之邪气以相胜，且取岁气所产之谷，食之以全其真，取间气所产之谷，食之以保其精。然燥能去湿，温能去寒，故太阴司天，太阳在泉之岁，有湿气者，宜用苦以燥之，有寒气者，宜用苦以温之也。又其甚者，则发散之，渗泄之，若不发不泄，则湿气外溢，肉必为之溃，皮必为之折，而水血交流。湿证如此，寒已可知，故必赞助阳火，以使御止其甚寒，顺其司天在泉之气，或异于大运，或同于大运，悉酌其多少而制之。若大运之气，有与在泉同其寒者，则宜以热化之品而去在泉之寒。若大运之气有与司天同其湿者，则宜以燥化之品，而去司天之湿。更其中大运，与司天在泉有异其寒湿者，则少用温燥之品以治之；有同其寒湿者，则多用温燥之品以治之也。然岁气之寒凉温热，各有其时，而用药之寒凉温热，犹当避其岁气。如岁气已凉，不可再用凉以助其凉；岁气已寒，不可再用寒以助其寒；岁气已温，不可再用温以助其温；岁气已热，不可再用热以助其热。

虽饮食之微，亦宜用此远凉远温之法，方无遗误。彼世有假凉以治凉，假寒以治寒，假温热以治温热者，是反乎常道也。然既假借以反乎常道，断未有不生病者也。

帝曰：善。少阴之政奈何？岐伯曰：子午之纪也。

少阴　太角　阳明　壬子　壬午　其运风鼓，其化鸣紊启折。其变振拉摧拔，其病支满。

太角　少徵　太宫　少商　太羽。［批］此举壬子、壬午之年，以明主客之气也。

注： 子午少阴君火司天，必卯酉阳明燥金在泉，其化其变，俱解见前。其病支满者，以风气自伤肝经也。

讲： 黄帝曰：夫子言太阴之政，诚善矣。而运属少阴，又当奈何？岐伯对曰：少阴为君火，属五子五午之纪也，如上而少阴司天，中而太角统运，下而阳明在泉，其岁则壬子壬午也。是岁壬木大运风气盛行，故其气风鼓，是以其化必应乎风而鸣紊启折，其变必应乎风而振拉摧拔，其病亦必应乎风而支胁胀满矣。试以五运之分于周年者考之，如壬子壬午之年，主客同令，盖丁壬化木，太角为主之初运，而亦即客之初运也。木生火，其运在癸，戊癸化火，癸为少徵，是少徵为主之二运，而亦即客之二运也。火生土，其运在甲，甲己化土，甲为太宫，是太宫为主之三运，而亦即客之三运也。土生金，其运在乙，乙庚化金，乙为少商，是少商为主之四运，而亦即客之四运也。金生水，其运在丙，丙辛化水，丙为太羽，是太羽为主之终运，而亦即客之终运也。壬子壬午二年，少阴之政有如是也。

少阴　太徵　阳明　戊子天符　戊午太乙天符　其运炎暑，其化暄曜郁燠，其变炎烈沸腾，其病上热血溢。

太徵　少宫　太商　少羽　太角［批］此举戊子、戊午之年，以明主客之运也。

注： 戊化太徵统运，凡戊子天符，戊午太乙天符，其化其变俱解见前。

其病上热血溢者，以火热迫血妄行也。

讲：如上而太阴司天，中而太徵统运，下而阳明在泉，则戊子戊午一为天符，一为太乙天符之年也。盖戊化阳火，是岁以太徵为统运，上而与司天君火符同，故曰天符。且戊午年，戊化阳火子午少阴君火，司天午位，南方正火与太徵统运三合太过，故曰太乙天符也。兼火与火济，火气盛行，是以其运炎热而为暑，其化暄曜而郁燠，其变炎烈而沸腾，其病上热而生血溢等证，此因戊火临运。故太徵为客气之初运，为主气之二运。火生土，故少宫为客气之二运，为主气之三运。土生金，故太商为客气之三运，为主气之四运。金生水，故少羽为客气之四运，为主气之终运。水生木，故太角为客气之终运，为主气之初运也。戊子戊午二年，少阴之政有然也。

少阴　太宫　阳明　甲子　甲午　其运阴雨，其化柔润时雨，其变震惊飘骤，其病中满身重。

太宫　少商　太羽　少角　太徵［批］此举甲子、甲午之年，以明主客之运也。

注：甲化太宫统运，凡甲子甲午之年，其化其变，俱解见前。其病中满身重者，以湿气为患也。

讲：如上而少阴司天，中而太宫统运，下而阳明在泉，则甲子甲午之年也。其年以太宫为统运，故土气盛行，其运主湿而阴雨，其化柔润而时雨，其变震惊而飘骤，其病主湿中满而身重焉。此因甲土临运，故太宫为客气之初运，为主气之三运。土生金，故少商为客气之二运，为主气之四运。金生水，故太羽为客气之三运，为主气之终运。水生木，故少角为客气之四运，为主气之初运。木生火，故太徵为客气之终运，为主气之二运也。甲子甲午二年，少阴之政，有如是也。

少阴　太商　阳明　庚子同天符　庚午同天符　同正商　其运凉，其化雾露萧瑟，其变肃杀凋零，其病下清。

太商　少羽　太角　少徵　太宫［批］此举庚子、庚午之年，以明主客之运也。

注：庚化太商统运，凡庚子庚午，及同正商等，俱解见前。其病下清者，以金气为患，而足下清冷也。

讲：如上而少阴司天，中而太商统运，下而阳明在泉，则庚子庚午之年也。盖乙庚化金，是岁为太商统运。凡言正者，皆无太过不及。少阴司天，金为火克，而庚属阳金又为大运，金为得位，兼与在泉同气，司天之君火不能相克，故与正商同也。兼金运盛行，其气多清，而为凉，其化雾露而萧瑟，其变肃杀而凋零，其病多主下体清冷，此因庚金临运。故太商为客气之初运，为主气之四运。金生水，故少羽为客气之二运，为主气之终运。水生木，故太角为客气之三运，为主气之初运。木生火，故少徵为客气之四运，为主气之二运。火生土，故太宫为客气之终运，为主气之三运也。庚子庚午二年少阴之政，有如是也。

少阴　太羽　阳明　丙子岁会　丙午　其运寒，其化凝惨凛冽，其变冰雪霜雹，其病寒下。

太羽　少角　太徵　少宫　太商［批］此举丙子、丙午之年，以明主客之运也。

注：丙化太羽统运，凡丙子岁会，及丙午化变等，俱解见前。其病寒下者，以水气为患，而足下寒冷也。

讲：如上而少阴司天，中而太羽统运，下而阳明在泉，则丙子丙午之年也。其中丙化阳水，丙为太羽统运，运临值岁之位曰岁会，故水气盛行，其运多水而寒肃，其化凝惨而凛冽，其变冰雪而霜雹，其病主足下寒冷，此因丙水临运，故太羽为客气之初运，为主气之终运。水生木，故少角为客气二运，为主气之初运。木生火，故太徵为客气之三运，为主气之二运。火生土，故少宫为客气之四运，为主气之三运。土生金，故太商为客气之终运，为主气之四运也。丙子丙午二年，少阴之政，有如是也。

凡此少阴司天之政，气化运行，先天地气肃，天气明，寒交

暑，热加燥，云驰雨府，湿化乃行，时雨乃降，金火合德，上应荧惑太白。其政明，其令切，其谷丹白。水火寒热持于气交而为病始也，热病生于上，清病生于下，寒热凌犯而争于中，民病咳喘，血溢血泄鼽嚏，目赤眦疡，寒厥入胃，心痛腰痛，腹大嗌干肿上。鼽，音求。［批］此统举少阴司天之政，气化运行而以天地民物之变验之也。

注：明，火政也。切，金令也。丹，火色也。白，金色也。

讲：凡此少阴君火司天之政，无论为壬子、壬午，为戊子、戊午，为甲子、甲午以及庚子、庚午、丙子、丙午，皆主太过之岁。诸太统运，其当年气化运行皆先天时而至，即如地之气以燥金在泉而先肃，天之气以君火司天而先明，寒交暑者，以往岁丑未终之客气属寒水，今岁子午同天之气属君火，是以太阳之寒而交少阴之暑也，热加燥者，以今岁少阴君火在上，阳明燥金在下，燥极而泽，故云驰雨府，湿化为之行而时雨为之降也。子午之纪，司天之君火与在泉之燥金合德，仰观天星，则荧惑太白同明。言乎其政，则应火而光明；言乎其令，则应金而清切；下验五谷，则丹白合色。兼水火交持气变寒热，即所以为病之始也。故君火司天，热病生于上，燥金在泉，清病生于下。金燥而寒火暑而热，凌侮冒犯而争于中焉。斯时也，民中为病，多因感此一寒一热之气，发而为咳喘、血溢、血泄、鼽嚏、目赤、眦疡，寒厥入胃，心痛、腰痛、腹大、嗌干、肿上等证也。

初之气，地气迁，热将去，寒乃复，蛰复藏，水乃冰，霜复降，风乃至，阳气郁，民反周密，关节禁固，腰脽痛，炎暑将起，中外疮疡。二之气，阳气布，风乃行，春气以正，万物应荣，寒气时至，民乃和。其病淋，目瞑目赤，气郁于上而热。三之气，天政布，大火行，庶类蕃鲜，寒气时至。民病气厥心痛，寒热更作，咳喘目赤。四之气，溽暑至，大雨时行，寒热互至。民病寒热，嗌干黄瘅，鼽衄饮发。五之气，畏火临，暑反至，阳乃化，万物乃生乃长乃荣，民乃康，其病温。终之气，燥令行，余火内格，肿于上，咳喘，甚则血溢。寒气数举，则霿雾翳，病生皮腠，内舍于胁，下连少腹而作寒中，地将易也。必抑其运气，资其岁胜，折其郁发，先取化源，无使暴过而生其病也。食岁谷以全真气，食间谷以辟虚邪。岁宜咸以耎之，而调其上，甚则以苦发之，以酸收之，而安其下，甚则以苦泄之。适气同异而多少之，同天气者以寒清化，同地气者以温热化，用热远热，用凉远凉，用温远温，用寒远寒，食宜同法。有假则反，此其道也，反是者病作矣。藏，平声。长，上声。格，格同。[批] 此统举少阴司天之六气，而详其证治也。

注： 格，拒格。病生皮腠者，寒乘肺也。内舍胁下连少腹者，寒乘肝也。

讲： 至若少阴司天之纪，六气分应，各有证见。虽初之主气仍是厥阴风木，而初之客气则太阳寒水也，系前在泉之地气，逆迁至化。热将去者，以主气风木之热将蔽也。寒乃复者，以今岁客气，寒水复而司令。是以验之蛰而蛰为之藏，验之水而水为之冰，验之霜而霜为之降也。兼风乃至，为初之风气用事，风属阳，故阳气始伏于下，郁而未升，加以客气寒水，阳为阴蔽，故民反周客而居室也。是以为病或关节禁固，腰脽疼痛等证。又少阴君火司天，二之主气亦为君火，两气交感，发而为疾，则见炎暑将起，中外疮疡之患也。由初之气以推二之气，主则君火，客为风木，风火合气，是以阳气布风乃行，春气因之以正，万物为之应荣矣。但司天之火气太过，而在泉燥金所生之复气必乘，是以寒气时至，民乃和平，兼复不敌胜，火气为灾，其病见淋，目暝目赤，气郁于上而热等证也。由二之气以推三之气，主则湿土，客为君火，加以君火司天，助其客气，故天政布，大火行，庶类蕃茂而滋鲜，是谓之天气明也。且火胜则寒气来复，民感为病者，必气厥心痛，兼客气相火，与司天君火相济，又临以燥，金生水之复气，此寒热更作，病见咳喘目赤也。由三之气以推四之气，主则相火，客为湿土，火湿交争，此溽暑润至而大雨为之时行也。兼主气相火加以司天火气，火与火并，故热且合燥金生水之复气，故寒是以寒热互至，而民亦因之病寒热也。不但此也，主火客土，民感为病，多中此火湿之气，或为嗌干，或为黄疸，或为鼽衄，饮发等证焉。由四之气以推五之气，主则燥金客为相火，金畏火临，兼客并司天余气，秋行复令，故暑反为之至，阳乃为之化，万物乃为之生长荣茂，而民乃为之康乐焉。即感此火气以成病者，不外温热之证焉。由五之气以推终之气，主则寒水，客为燥金，加以在泉同气，故燥令为之名焉。余火内格者，以五气相火未尽，被终气寒水克之，抑郁于内，与燥金拒格，其发之为病，或则肿上咳喘，兼少阴君火司天，火气久郁，甚则伤血，而为血溢之证。且主气寒水当令，客气与在泉燥金复生其寒，是以寒气数举，霿雾为之成翳焉，甚至寒乘于肺，病生皮腠之间，寒乘于肝，内舍胁下连少腹而作寒中之疾。久之在泉之气将迁，而地亦必为之更易也。六气之分应如此，故少阴司天、阳明在泉之岁，若运气之太过者，必抑之使归于平。若岁气之所胜者，必养之无伐其生，尤必折去其郁结之气，先取其生化之源，无使六气暴过而生其重病，且取岁气所产之谷食之以全其真，取间气所产之谷食之以辟其邪。又如司天君火在上，宜从水化之咸以软之，而调其在上之火。倘火甚则以苦发之，以酸收之，而安其在下之金，无使火盛相克，更或苦发不能，甚而愈甚，则以苦泄之下之。适或有同于大运，有异于大运，悉酌其多少而制之。若大运之气，有与司天君火同气者，则宜以寒清之品化之，而去其天气之热。若大运之气，有与在泉燥金同气者，则宜以温热之品化之，而去其地气之寒也。然岁气之寒凉温热各有其时，而用药之寒凉温热犹当避其岁气。如岁气已热，不可再用热以助其热；岁气已凉，不可再用凉以助其凉；岁气已温，不可再用温以助其温；岁气已寒，不可再用寒以助其寒。虽饮食之微，亦宜同此远热远温之法，方无遗误。彼世有假热以为热，假凉以为凉，假寒温以为寒温者，是反乎常道也，然既反乎常道，病必因之而作矣。

帝曰：善。厥阴之政奈何？岐伯曰：巳亥之纪也。

厥阴　少角　少阳　清热胜复同，同正角。丁巳天符　丁亥天符　其运风清热。

少角　太徵　少宫　太商　少羽［批］此统举丁巳、丁亥之年，以明主客之运也。

注： 巳亥厥阴风木司天，必寅申少阳相火在泉，凡清热胜复同正角，以及丁巳丁亥之天符，俱解见前。

讲： 黄帝曰：夫子言少阴之政，诚善矣。而运属厥阴，又当奈何？岐伯对曰：厥阴为风木，属五巳五亥之纪也。如上而厥阴司天，中而少角统运，下而少阳在泉。是岁丁木少角，风气不及，金行清令以胜之，清胜太过，则风木之子，火热必为之来复。然胜甚者复亦甚，胜微者复亦微，故曰胜复同也。兼少角之木，本属不及，又同司天之气，虽金气来乘，亦不能太过，故与正角同也。且丁所化之木上而与司天之气相符，故二岁之政，大运风木，清以克之，热以复之。而况丁所化之少角为初运，戊所化之太徵为二运，己所化之少宫为三运，庚所化之太商为四运，辛所化之少羽为终运，主客亦复同令乎！厥阴之政，见于丁巳丁亥者如是，而其他可推矣。

厥阴　少徵　少阳　寒雨胜复同。癸巳同岁会　癸亥同岁会　其运热寒雨。

少徵　太宫　少商　太羽　少角［批］此举癸巳、癸亥之年，以明主客之运也。

注： 癸化少徵统运，凡寒雨胜复，俱解见前。

讲： 如上而厥阴司天，中而少徵统运，下而少阳在泉，是岁以癸火所化之少徵为统运。故火受克者水，其气寒，火所生者土，其化雨，寒既有以胜之雨必为之复也。然胜甚者复亦甚，胜微者复亦微，癸巳癸亥之岁，大运少徵虽属不及，然与在泉同气为同，岁会火运既胜，水必来乘土又复之，故寒雨胜复同也。且癸巳、癸亥二岁之政大运，则热胜相克者寒胜，相生者雨胜也。其年因癸火临运，故少徵为客气之初运，为主气之二运。火生土，故太宫为客气之二运，为主气之三运。土生金，故少商为客气之三运，为主气之四运。金生水，故太羽为客气之四运，为主气之终运。水生木，故少角为客气之终运，为主气之初运也。厥阴之政，见于癸巳、癸亥者然也。

厥阴　少宫　少阳　风清胜复同，同正角。己巳己亥　其运雨风清。

少宫　太商　少羽　太角　少徵［批］此举己巳、己亥之年，以明主客之运也。

注：己化少宫统运，凡风清胜复，俱解见前。

讲：如上而厥阴司天，中而少宫统运，下而少阳在泉，是岁以己土所化之少宫为统运。故土受克者木，其化风土，所生者金，其气清风，既有以胜之清必为之复也。然胜复甚者复亦甚，胜微者复亦微。己巳、己亥之岁，大运少宫土为不及，而风木来克，燥金复之，兼运属阴年，气属阴化，其气俱为不及，风清胜复皆同。惟其同，是以无太过无不及，其气化政令，亦与正角等也。何言之？盖己巳、己亥二岁之政，大运则雨胜，相克者风胜，相生者清胜也。其年因己土临运，故少宫为客气之初运，为主气之三运。土生金，故太商为客气之二运，为主气之四运。金生水，故少羽为客气之三运，为主气之终运。水生木，故太角为客气之四运为主气之初运。木生火，故少徵为客气之终运，为主气之二运也。厥阴之政，见于己巳己亥者有如是也。

厥阴　少商　少阳　热寒胜复同，同正角。乙巳　乙亥　其运凉热寒。

少商　太羽　少角　太徵　少宫［批］此举乙巳、乙亥之年，以明主客之运也。

注：乙化少商统运，凡热寒胜复，俱解见前。

讲：如上而厥阴司天，中而少商统运，下而少阳在泉，是岁以乙金所化之少商为统运。故金受克者火，其气热，金所生者水，其化寒，热既有以胜之寒，必为之复也。然胜甚者复亦甚，胜微者复亦微。乙巳、乙亥之年大运，少商金为不及，不能克制风木，反受火热相乘，寒水必来复之，其气俱为不及，热寒胜复皆同。况少商主运春夏木旺，金衰秋冬为在泉所制，木为得位，故可与正角同也。何言之？盖乙巳、乙亥二岁之政大运，则凉胜相克者热胜，相生者寒胜也，其年因乙金临运，故少商为客气之初运，为主气之四运。金生水，故太羽为客气之二运，为主气之四运。水生木，故少角为客气之三运，为主气之初运。木生火，故太徵为客气之四运，为主气之二运。火生土，故少官为客气之终运，为主气之三运也。厥阴之政，见于乙巳乙亥者，如是也。

厥阴　少羽　少阳　雨风胜复同。辛巳　辛亥　其运寒雨风。

少羽　太角　少徵　太宫　少商 [批] 此举辛巳、辛亥之年，以明主客之运也。

注： 辛化少羽统运，凡雨风胜复俱解见前。

讲： 如上而厥阴司天，中而少羽统运，下而少阳在泉，是岁以辛水所化之少羽为统运。故水受克者土，其气雨，水所生者木，其化风，土既有以胜之木必为之复也。然胜甚者复亦甚，胜微者复亦微。辛巳、辛亥之岁大运少羽，水为不及而湿土来乘，风木复之，兼运属阴年气属阴化，其气俱为不及，雨风胜复皆同。盖辛巳、辛亥二岁之政，大运则寒胜相克者雨胜，相生者风胜也。其年因辛水临运，故少羽为客气之初运，为主气之终运。水生木，故太角为客气之二运，为主气之初运。木生火，故少徵为客气之三运，为主气之二运。火生土，故太宫为客气之四运，为主气之三运。土生金，故少商为客气之终运，为主气之四运也。厥阴之见于辛巳、辛亥者然也。

凡此厥阴司天之政，气化运行后天，诸同正岁，气化运行同天，天气扰，地气正，风生高远，炎热从之，云趋雨府，湿化乃行，风火同德，上应岁星荧惑。其政挠，其令速，其谷苍丹，间谷言大者，其耗文角品羽。风燥火热，胜复更作，蛰虫来见，流水不冰，热病行于下，风病行于上，风燥胜复形于中。[批] 此统举厥阴司天之政，气化运行而以天地民物之变验之也。

注： 挠，木政也。速，火令也。耗，耗虫也。文角，秉木气而生，品羽从火气而化者也。

讲： 凡此厥阴风木司天之政，无论为丁巳、丁亥，为癸巳、癸亥，为己巳、己亥，以及乙巳、乙亥、辛巳、辛亥，皆主不及之岁。诸少统运，其当年气化运行，皆后天时而至，所谓正岁者，无太过，无不及。凡诸同正岁，其气化运行，同于天干大运不克也，即如天之气以风木司天而先扰地之气，以相火在泉而先，正扰则性动，是以风生高远，正则气旺，是以炎热从之也，兼火生土，土主湿，故云趋雨府，湿化乃行焉。巳亥之纪，司天之风，木与在泉之相火合德仰观，天象则岁星荧惑同明。言乎其政，则应风而动扰；言乎其令，则应火而急速下；验五谷，则苍丹合色。且玄黅白三者之间，谷皆气足充完，而称其大也；更有耗败粢盛之虫，如木气所化之文角，火气所化之品羽焉。至若司天之风木，惟燥能胜，胜风之燥金，惟热能复，此风燥火热胜复更作，而蛰虫为之来见，流水为之不冰。斯时也，民感为病，因相火在下，热病即行于下，风气在上，风病即行于上，由是风以胜之，燥以复之，风燥胜复，上下相争，而亦必为之形于中焉。

初之气，寒始肃，杀气方至，民病寒于右之下。二之气，寒不去，华雪水冰，杀气施化，霜乃降，名草上焦，寒雨数至，阳复化，民病热于中。三之气，天政布，风乃时举，民病泣出耳鸣掉眩。四之气，溽暑湿热相薄，争于左之上，民病黄瘅而为胕肿。五之气，燥湿更胜，沉阴乃布，寒气及体，风雨乃行。终之气，畏火司令，阳乃大化，蛰虫出见，流水不冰，地气大发，草乃生，人乃舒，其病温厉。必折其郁气，资其化源，赞其运气，无使邪胜。岁宜以辛调上，以咸调下，畏火之气，无妄犯之。用温远温，用热远热，用凉远凉，用寒远寒，食宜同法。有假反常，此之道也，反是者病。［批］此统举厥阴司天之六气而详其证治也。

注： 病右下者，以肺属金而居右，肺自为病也。下者，金性重而下

沉也。

讲：至若厥阴司天之纪，六气分应，各有证见，虽初之主气，仍是厥阴风木而初之客气，则阳明燥金也。然金位秋而初之客气临之，兼金性寒，令主肃杀，此寒姑肃杀，其气方至。民感为病，多中燥金客气，证见右胁之下阴寒凝结而沉重也。由初之气以推二之气，主则君火客为寒水，其时火不敌水，火为水制，故寒不能去，华雪水冰，杀气施化，霜乃为之降，虽名草亦因寒凋，而上焦且寒，雨为之数至矣，纵主气君火用事，阳气化复而阳不敌阴，火被水郁民感为病，多主热中之证也。由二之气以推三之气，主则湿土，客为风木，加以司天之气相同，故天政敷布风乃时举，民感为病，则火因风动，风应肝，肝热而泣出，兼耳鸣掉眩诸风之证，从此见矣。由三之气以推四之气，主则相火，客为君火，两火相并，临于长夏土旺之时，火主热，土主湿，火湿熏蒸，故溽暑湿热相为激薄，而土不敌火，且火性炎上，位属于左，故争于左之上焉。兼湿土司令，湿为火郁，是以民感为病或为黄疸，或为胕肿之疾焉。由四之气以推五之气，主则燥金，客为湿土，燥湿更胜皆属阴寒，此沉阴遍布寒气所以及体也，但相火在泉，足以制燥，惟司天风木与客气湿土得伸其鼓舞之化，所以风雨为之乃行也。由五之气以推终之气，主则寒水，客为相火，加以在泉地气，二火相济，虽属水旺之时，却畏火司其令，兼一水不敌二火，阳乃大化而盛，是以蛰虫为之出见，流水为之不冰，地气为之大发，草得其阳而乃生，人得其阳而乃舒矣，且民感其气而为病也，则主温厉之证焉。六气之分应如此，故厥阴司天少阳在泉之岁，必折去其郁结之气，先资其生化之源，以赞助其主运不及之气，无使司天在泉之邪气有以胜之。且风木在天，相火在泉之岁，宜从金化之辛，以调平在上风木，宜从水化之咸，以调平在下相火，兼相火气热，宜以清化。至若畏火之气，毋得复以热化妄犯之也。然岁气之寒凉温热各有其时，而用药之寒凉温热犹当避其岁气，如岁气已温，不可再用温以助其温；岁气已热，不可再用热以助其热；岁气已凉，不可再用凉以助其凉；岁气已寒，不可再用寒以助其寒。虽饮食之微，亦宜用此远温远凉之法，方无遗误。彼世有假温以治温，假热以治热，假凉寒以治凉寒者，是反乎常道也，然既反乎常道，断未有不生病者也。

帝曰：善。夫子之言可谓悉矣，然何以明其应乎？岐伯曰：昭乎哉问也！夫六气者，行有次，止有位，故当以正月朔日平旦视之，睹其位而知其所在矣。运有余，其至先，运不及，其至后，此天之道，气之常也。运非有余非不足，是谓正岁，其至当其时也。［批］六气应时，有方有位，依次辨之，岁候自见。

注：六气，谓风暑火燥寒湿之六气也。次，次序也。位，方位也。

讲：黄帝曰：善哉，夫子立年明气之言，可谓详且尽矣。然气之应时，又将何以明之乎？岐伯对曰：昭乎哉帝之问也。夫六气之为主为客者，每岁行有其行之次，止有其止之位。所以欲知主客之升降，当于正月初一日平旦之候审而视之。盖此时为日时之首，可以占一岁之兆，为之察其云色，听其风声，审其阴阳晦明，按方位而辨别之，则岁候自见，而知其应之所在矣。如诸太统运之有余者，其气必盛，盛则先平旦而至。诸少统运之不及者，其气必衰，衰则后平旦而至，此天道自然运旋之道，而亦即六气流行之常也。如运非有余非不足者，此为平气，是谓正岁，气之平者，则当其时而至无所先，亦无所后也。由此推之，则气之应时可知矣。

帝曰：胜复之气，其常在也，灾眚时至，候也奈何？岐伯曰：非气化者，是谓灾也。眚，音省［批］非气化者，是谓气变，变则灾眚时至。

注：胜，克气。复，子气。胜甚则复甚，胜微则复微也。

讲：黄帝问曰：胜复之气此固有其常在可考而知者，至于灾眚之至，变生不测，其至之时当奈何以候之？岐伯对曰：凡气之非有关于司天在泉之气化，而为非其时而至者，即其气之变者也，变则为灾，是以谓之灾也。

帝曰：天地之数，终始奈何？岐伯曰：悉乎哉问也！是明道也。数之始，起于上而终于下，岁半之前，天气主之，岁半之后，

地气主之，上下交互，气交主之，岁纪毕矣。故曰：位明气月可知乎，所谓气也。［批］此举天地之数，而明其为始为终之义也。

注：始，初也。终，末也。始于上，谓天之数也。终于下，谓地之数也。

讲：黄帝曰：司天在泉之纪数终始奈何？岐伯曰：终之所以始，始之所以终，在天在地之数，其始也起于天之数，而终于地之数者也。即以一岁推之岁半之前，则司天之气主之，岁半之后，则在泉之气主之。岁半前后，相交之际，司天之气降于下，在泉之气升于上，则有互相交错而为中气，所谓气交者主之也。知此则一岁之纪数备矣。故先师曰：能明司天在泉，与夫六气之部位，则每月之节气中气皆可知矣，所谓一岁所主之气是也。

帝曰：余司其事，则而行之，不合其数何也？岐伯曰：气用有多少，化洽有盛衰，盛衰多少，同其化也。帝曰：愿闻同化何如？岐伯曰：风温春化同，热曛昏火夏化同，胜与复同，燥清烟露秋化同，云雨昏暝埃长夏化同，寒气霜雪冰冬化同，此天地五运六气之化，更用运气之常也。［批］此举天地五运六气之化，更用盛衰之常以明数异化同之道也。

注：不合其数者，谓不合五运六气之数也。多气太过也，少气不及也。气之更用本自有异，盛气相合也，衰气相异也，化之所洽实自有殊。然气之多为盛，先至而速者气之少为衰，后至而迟者，盛衰多少虽不同，而皆同天地之化也。所谓同化者，温气春化同，热气夏化同，变气胜复同，凉气秋化同，湿气长夏化同，寒气冬化同。此天地五运六气之化，更用运气之常也。

讲：黄帝曰：余也司掌其事，亦会以司天在泉之气则而行之，而竟不合于五运六气之数者，何也？岐伯对曰：其不合者，正以气化之用，有多少气化之洽有盛衰，故其数有合有不合也。然多少盛衰，要皆同其天地之化也，化同其数，夫焉有不合者？黄帝曰：夫子言气之盛衰多寡而皆同于天地之化，不知其义，愿得闻之。岐伯对曰：所谓同化者，气化同也，如气化有和风解冻，是温气也，温主春，而与春时之化同。如气化有热曛昏火，是热气也，热主夏，而与夏时之化同。如气化有太过相乘，是为胜气，胜者必复，而与复气之化同。如气化有燥清烟露，是凉气也，凉主秋，而与秋时之化同。如气化有云雨瞑埃，是湿气也，湿主长夏，而与长夏之化同。如气化有霜雪坚冰，是寒气也，寒主冬，而与冬时之化同。此天地五运六气之化，更用盛衰之常也。

帝曰：五运行同天化者，命曰天符，余知之矣。愿闻同地化者何谓也？岐伯曰：太过而同天化者三，不及而同天化者亦三，太过而同地化者三，不及而同地化者亦三，此凡二十四岁也。［批］此言五运流行化同天地之数也。

注：天符解见前，太过谓阳年也，不及谓阴年也，同天化地化，详下文。

讲：黄帝曰：五运流行之气而与天时同其化者，是与天合其德，命之曰天符，余已知之矣，不知五运流行之气，而与地同其化者，其谓之何？愿卒闻之。岐伯对曰：如太过之年，而与天同其化者有三；不及之年，而与天同其化者亦有三；至若太过而与地同其化者有三；不及而与地同其化者亦有三。凡此五运至与天地同其化者，四六则有二十四岁焉。此二十四岁者，欲穷天地之化，以辨气运之同者，皆不可不知者也。

帝曰：愿闻其所谓也。岐伯曰：甲辰甲戌太宫下加太阴，壬寅壬申太角下加厥阴，庚子庚午太商下加阳明，如是者三。癸巳癸亥少徵下加少阳，辛丑辛未少羽下加太阳，癸卯癸酉少徵下加少阴，如是者三。戊子戊午太徵上临少阴，戊寅戊申太徵上临少阳，丙辰丙戌太羽上临太阳，如是者三。丁巳丁亥少角上临厥阴，乙卯乙酉少商上临阳明，己丑己未少宫上临太阴，如是者三。除此二十四岁，则不加不临也。［批］此承上节而申明其太过不及，化同天地之年也。

注：下加者，大运下同在泉。上临者，大运上同司天。如甲为太宫土，辰戌年太阴在泉之类，三者运与在泉同化，阳年为同天符也，癸为少徵火，巳亥年少阳在泉之类，三者运与在泉同化，阴年为同岁会也。戊为太徵火子午年少阴司天之类，三者运与司天同化，阳年为同①天符也。丁为少角木，已亥年厥阴司天之类，三者运与司天同化，阴年为岁会也。

讲：黄帝问曰：五运流行之气，其太过不及，而与天地同其化者，既有二十四岁矣，不知其所谓二十四岁者，果何谓也？窃愿闻之。岐伯对曰：其中有大运下同在泉而为下加者，有大运上同司天而为上临者。如甲己化土，土主宫音，是甲所化之土，为太宫辰戌之岁，本太阳寒水所司之纪，其下则丑未太阴在泉，故甲辰甲戌之岁，太宫土气，下加在泉之太阴。如丁壬化木，木主角音，是壬所化之木，为太角寅申之岁，本少阳相火所司之纪，其下则巳亥厥阴在泉，故壬寅壬申之岁，太角木气下加在泉之厥阴。如乙庚化金，金主商音，是庚所化之金为太商，子午之岁，本少阴君火所司之纪，其下则卯酉，阳明在泉，故庚子庚午之岁太商金气，下加在泉之阳明。如是者太过，三运皆与在泉同化，所谓阳年为同天符者此也。如戊癸化火，火主徵音，是癸所化之火为少徵，巳亥之岁，本厥阴风木所司之纪，其下则寅申少阳在泉，故癸巳、癸亥之岁少徵火气，下加在泉之少阳。如丙辛化水，水主羽音，是辛所化之水，为少羽丑未之岁，本太阴湿土所司之纪，其下则辰戌，太阳在泉，故辛丑辛未之岁少羽水气，下加在泉之太阳。如戊癸化火火主徵音，是癸所化之火为少徵，卯酉之岁本阳明燥金所司之纪，其下则子午少阴在泉，故癸卯、癸酉之岁少徵火气，下加在泉之少阴。如是不及者，三运皆与在泉同化，所谓阴年为同岁会者此也。又如戊癸化火，火主徵音，是戊所化之火为太徵，子午之岁，本少阴君火司天，其下则卯酉阳明在泉，故戊子戊午之岁，太徵火气，上临司天之少阴。如戊癸化火，火主徵音，是戊所化之火为太徵，寅申之岁，本少阳相火司天，其下则巳亥厥阴在泉，故戊寅戊申之岁，

---

① 同：原无，据文例补。

太徵火气上临司天之少阳，如丙辛化水，水主羽音，是丙所化之水为太羽。辰戌之岁，本太阳寒水司天，其下则丑未，太阴在泉，故丙辰丙戌之岁，太羽水气上临司天之太阳。如是太过者三运，皆与司天同化，所谓阳年为天符者此也。如丁壬化木，木主角音，是丁所化之木为少角，巳亥之岁，本厥阴风木司天，其下则寅申，少阳在泉，故丁巳、丁亥之岁少角木气，上临司天之厥阴，如乙庚化金，金主商音，是乙所化之金为少商。卯酉之岁本阳明燥金司天，其下则子午少阴在泉，故乙卯、乙酉之岁少商金气，上临司天之阳明。如甲己化土，土主宫音，是己所化之土为少宫丑未之岁，本太阴湿土司天，其下则辰戌太阳在泉，故己丑、己未之岁，少宫土气上临司天之太阴。如是不及者，三运皆与司天同化，所谓阴年为岁会者此也。至若巳丑、巳未、戊午、乙酉等岁皆谓之太乙天符，除此二年四岁外则不下加不上临也。

帝曰：加者何谓？岐伯曰：太过而加同天符，不及而加同岁会也。帝曰：临者何谓？岐伯曰：太过不及，皆曰天符，而变行有多少，病形有微甚，生死有早晏耳。[批] 此言下加上临之义也。

注： 同天符、同岁会以及天符俱解见上。

讲： 黄帝曰：所谓加者，何谓也？岐伯对曰：加之云者，正以其太过之年，统运与在泉之气相合，犹大运与司天之气相合也，故谓之同天符。其不及之年，统运与在泉之气相合，犹大运与岁运相合也，故谓之同岁会。所谓下加之义，有如此也。黄帝曰：所谓临者，何谓也？岐伯对曰：临之云者，无论太过之阳年，不及之阴年，大运与司天相符，皆谓之天符焉。但气变运行太过者变常多，不及者变常少，而人之中其气者，其病之形能亦以变气之多少而分微甚焉。甚至为生为死，亦以变气之多少而定早晏焉，岂难知哉！

帝曰：夫子言用寒远寒，用热远热，余未知其然也，愿闻何谓远？岐伯曰：热无犯热，寒无犯寒，从者和，逆者病，不可不敬畏而远之，所谓时兴六位也。[批] 用寒远寒，用热远热，于此论之详矣。至若用温用凉，岂有他道哉。

注：时，谓四时。六位，六气也。

讲：黄帝曰：下加上临，余已知之矣，而夫子所言用寒宜远寒，用热宜远热者，余未知其所以然也，愿闻其何以谓之远焉？岐伯对曰：远者，避而去之之谓也。盖既用夫热，切不可反用而误犯，夫热既用夫寒，切不可反用而误犯夫寒也。何言之？盖从而顺之，方得其和而无病，若逆而反之，邪气愈增，未有不发而为病者，此诚不可不敬畏而远避之也。古语所谓四时之气，寓于六气之位者，此也。

帝曰：温凉何如？岐伯曰：司气以热，用热无犯，司气以寒，用寒无犯，司气以凉，用凉无犯，司气以温，用温无犯，间气同其主无犯，异其主则小犯之，是谓四畏，必谨察之。［批］四畏所在必谨察之，有味斯言，慎勿忽也。

注：同其主，谓以间气所加之客气，与主同也。异其主，谓以间气所加之客气，与主异也。

讲：黄帝问曰：用寒远寒，用热远热，既宜审其时与气已，而气之见于时，有为温为凉者，当何如也？岐伯对曰：如司天在泉之气，以热而用热者，切不可犯其热；如司天在泉之气，以寒而用寒者，切不可犯其寒；如司天在泉之气，以凉而用凉者，切不可犯其凉；如司天在泉之气，以温而用温者，且不可犯其温。至若岁司之左右则为间气，若间气所加之客气，同于主气，则气必盛而亦不可犯也；若间气所加之客气，异其主气，则气必衰可小犯之，然终不可过焉。是谓四畏所在，治之者，必当谨慎而详审之也。

帝曰：善。其犯者何如？岐伯曰：天气反时，则可依时，及胜其主则可犯，以平为期，而不可过，是谓邪气反胜者。故曰：无失天信，无逆气宜，无翼其胜，无赞其复，是谓至治。［批］同其主者，固不可犯，即异其主而可小犯者，犹必以平为期，而不可过其哉，四畏之宜察也。

注：天信者，四时之正气当令，则旺而不爽，千载不易之天信也。气宜

者，如治温宜清、治寒宜热之类是也。胜复者，谓乘不及而胜之，因其胜而必复之也。

讲：黄帝曰：善哉，言乎其不可犯者，固无论矣。至夫子所云，异其主则小犯之者，其犯之又当何如也？岐伯对曰：如司天在泉之气，与四时之温热凉寒相反，则可依其四时之正气，及司天在泉之气，胜乎四时之温热凉寒之主气，则可犯也。如夏寒甚则可以热犯热，寒不甚则不可犯。由此类推，无二理焉。但其犯也，当以和平为期，不可稍过。盖过则反生他病，所谓邪气反胜正气者是也。故刺法曰：无失其天之常信，无逆其气之当然，无羽翼其邪之胜，无赞助其邪之复，是为得至极之治法也。

帝曰：善。五运气行主岁之纪，其有常数乎？岐伯曰：臣请次之。甲子甲午岁，上少阴火，中太宫土运，下阳明金，热化二，雨化五，燥化四，所谓正化日也。其化上咸寒，中苦热，下酸热，所谓药食宜也。［批］此次甲子、甲午之数，以明气化生成而详其药食之宜也，衰从生数，盛从成数。

注：热，子午少阴之火气也。雨，甲化太宫之土气也。燥，卯酉阳明之金气也。

讲：黄帝曰：善。彼夫五运六气，其流行也，固各有主岁之纪，不知运气之行应四时，以主一岁之纪者，亦有常数乎？岐伯对曰：五运之流行也，各有其时，即各有其次。臣请推其运而次序之。如甲子、甲午之岁，上而司天，则子午少阴君火，中而主运，则甲所化之太宫土运，下而在泉则卯酉阳明燥金。是岁也，热化则地二所生之火，雨化则天五所生之土，燥化则地四所生之金，所谓正气所化之时日者此也。故其化上而君火为病，宜用味之咸者以泻其热，性之寒者以胜其热；中而湿土为病，宜用味之苦者以燥其湿，性之热者以除其湿；下而燥金为病，宜用味之酸者以收金气，性之热者以胜凉气也。所谓甲子、甲午二岁，上中下三气为病，药食之所宜者，如此也。

乙丑乙未岁，上太阴土，中少商金运，下太阳水，热化寒化

胜复同，所谓邪气化日也。灾七宫。湿化五，清化四，寒化六，所谓正化日也。其化上苦热，中酸和，下甘热，所谓药食宜也。

［批］此次乙丑、乙未之数，以明气化生成，而详其药食之宜也。

注：甲丙戊庚壬，阳年为太过胜甚，复甚乙丁巳辛癸，阴年为不及，不及则胜微复微。如本年乙为不及，则火热乘而胜之，寒水为金复其仇，是以有胜复之气也。灾者阴年不及，胜气乘己之虚也，谓之灾宫者。《洛书》：戴九履一，左三右七，中为五宫。宫即位也，凡灾宫必同大运，本年少商主中，故灾七也，后仿此。湿，丑未太阴之土气也。清，乙化少商之金气也。寒，辰戌太阳之水气也。［批］九紫火，一白水，三震木，七兑金。

讲：乙丑、乙未之岁，上而司天，则丑未太阴湿土，中而主运，则乙所化之少商金运，下而在泉，则辰戌太阳寒水。是岁也，气为不及，胜气乘之，复气间之，胜甚则复甚，胜微则复微。既金为火克，水为金复，故热化寒化，胜复之气相同。胜复者，不正之气得气则起，得位则甚，所谓邪气化于时日之盛者，此也。故其为灾也，火来克金，见于七宫，兼上而丑未太阴司天，土气得中，而湿化居其五；中而少商主运，金气不及，而清化居其四；下而辰戌太阳在泉，水气得位而寒化居其六。所谓湿化、清化、寒化者，皆正气所化之日也。其年灾化之见于上者，属司天之气，宜用味之苦、性之热，以燥湿而去其阴邪。灾化之见于中者，属主运之气，宜用味之酸、性之和，以收气而和其中。灾化之见于下者，属在泉之气，宜用味之甘、性之热，以温其中而胜其寒也。所谓乙丑、乙未二岁，上中下三气为病，药食之所宜者，如此也。

丙寅丙申岁，上少阳相火，中太羽水运，下厥阴木，火化二，寒化六，风化三，所谓正化日也。其化上咸寒，中咸温，下辛温，所谓药食宜也。［批］此次丙寅、丙申之数，以明气化生成，而详其药食之宜也。

注：火，寅申少阳之热气也。寒，丙化太羽之水气也。风，巳亥厥阴之

木气也。

讲：丙寅、丙申之岁，上而司天，则寅申少阳相火；中而主运，则丙所化之太羽水运；下而在泉，则巳亥厥阴风木。是岁也，热化则地二所生之火，寒化则地六所成之水，风化则天三所生之木，所谓正气所化之时日者，此也。故其化上而相火为病，宜用味之咸者以泻其热，性之寒者以胜其热。中而寒水为病，宜用味之咸者以行其水，性之温者以制其寒。下而风木为病，宜用味之辛者以散风邪，性之温者以养木气也。所谓丙寅、丙申二岁，上中下三气为病，药食之所宜者，如此也。

丁卯丁酉岁上阳明金，中少角木运，下少阴火，清化热化胜复同，所谓邪气化日也。灾三宫。燥化九，风化三，热化七，所谓正化日也。其化上苦小温，中辛和，下咸寒，所谓药食宜也。

［批］此次丁卯、丁酉之数以明气化生成，而详其药食之宜也。

注：燥，卯酉阳明之金气也。风，丁化少角之木气也。热，子午少阴之火气也。

讲：丁卯、丁酉之岁，上而司天，则卯酉阳明燥金；中而主运，则丁所化之少角木运；下而在泉，则子午少阴君火。是岁也，气为不及，胜气乘之，复气间之，胜甚则复甚，胜微则复微。既木为金克，火为木复，故清化热化，胜复之气相同。胜复者不正之气，得气则起，得位则甚，所谓邪气化于时日之盛者，此也。故其为灾也，金来克木，见于三宫，兼上而卯酉阳明司天，金气得位，而燥化居其九。中而少角主运，木气不及，而风化居其三。下而子午少阴在泉，火得成数，而热化居其七。所谓燥化、风化、热化者，皆正气所化之日也。其年灾化之见于上者，属司天之气，宜用味之苦、性之小温，以行燥而去其清邪。灾化之见于中者，属主运之气，宜用味之辛、性之和，以散风而和其中。灾化之见于下者，属在泉之气，宜用味之咸，性之寒，以补其水而胜其火也。所谓丁卯丁酉二岁，上中下三气为病，药食之所宜者，如此也。

戊辰戊戌岁，上太阳水，中太徵火运，下太阴土，寒化六，热化七，湿化五，所谓正化日也。其化上苦温，中甘和，下甘温，所谓药食宜也。［批］此次戊辰、戊戌之数，以明气化生成，而详其药食之宜也。

注：寒，辰戌太阳之水气也。热，戊化太徵之火气也。湿，丑未太阴之土气也。

讲：戊辰、戊戌之岁，上而司天，则辰戌太阳寒水；中而主运，则戊所化之太徵火运；下而在泉，则丑未太阴湿土。是岁也，寒化则地六所成之水，热化则天七所成之火，湿化则天五所生之土，所谓正气所化之时日者此也。故其化，上而寒水为病，宜用味之苦者以泻水气，性之温者以制其寒。中而太徵为病，宜用味之甘者以泻火气，性之和者以平火德。下而湿土为病，宜用味之甘者以补土气，性之温者以去阴邪也。所谓戊辰、戊戌二岁，上中下三气为病，药食之所宜者，如此也。

己巳己亥岁，上厥阴木，中少宫土运，下少阳相火，风化清化胜复同，所谓邪气化日也。灾五宫。风化三，湿化五，火化七，所谓正化日也。其化上辛凉，中甘和，下咸寒，所谓药食宜也。［批］此次己巳、己亥之数，以明气化生成，而详其药食之宜也。

注：风，巳亥厥阴之木气也。湿，己化少宫之土气也。火，寅申少阳之热气也。

讲：己巳、己亥之岁，上而司天，则巳亥厥阴风木；中而主运，则己所化之少宫土运；下而在泉，则寅申少阳相火。是岁也，气为不及胜气乘之，复气间之，胜甚则复甚，胜微则复微。既土为木克，金为土复，故风化清化，胜复之气相同。胜复者，不正之气，得气则起，得位则甚，所谓邪气化于时日之盛者，此也。故其为灾也，木来克土，见于五宫，兼上而巳亥厥阴司天，木得其气，而风化居其三。中而少宫主运，土气不及，而湿化居其五。下而寅申少阳在泉，火气得位，而火化居其七。所谓风化、湿化、火化者皆正气所化之日也，其年灾化之见于上者，属司天之气，宜用味之辛、性之凉，以散风而清其温邪。灾化之见于中者，属主运之气，宜用味之甘、性之和，以补土而和其中。灾化之见于下者，属在泉之气，宜用味之咸，性之寒，以泻其火而胜其热也。所谓已巳、己亥二岁，上中下三气为病，药食之所宜者，如此也。

庚午庚子岁，上少阴火，中太商金运，下阳明金，热化七，清化九，燥化九，所谓正化日也。其化上咸寒，中辛温，下酸温，所谓药食宜也。［批］此次庚午、庚子之数，以明气化生成，而详其药食之宜也。

注：热，午子少阴之火气也。清，庚化太商之金气也。燥，卯酉阳明之金气也。

讲：庚午、庚子之岁，上而司天，则子午少阴君火；中而主运，则庚所化之太商金运；下而在泉，则卯酉阳明燥金。是岁也，热化则天七所成之火，清化则天九所成之金，燥化亦天九所成之金，所谓正气所化之时日者，此也。故其化，上而君火为病，宜用味之咸者以泻其热，性之寒者以胜其热。中而燥金为病，宜用味之辛者以散其凉，性之温者以制其凉。下而燥金为病，宜用味之酸者以润其燥，性之温者以平其燥也。所谓庚午、庚子二岁，上中下三气为病，药食之所宜者，如此也。

辛未辛丑岁，上太阴土，中少羽水运，下太阳水，雨化风化胜复同，所谓邪气化日也。灾一宫。雨化五，寒化一，所谓正化日也。其化上苦热，中苦和，下苦热，所谓药食宜也。［批］此次辛未、辛丑之数，以明气化生成，而详其药食之宜也。

注：雨，丑未太阴之土气也。寒，少羽太阳之水气也。

讲：辛未、辛丑之岁，上而司天，则丑未太阴湿土；中而主运，则辛所化之少羽水运；下而在泉，则辰戌太阳寒水。是岁也，气为不及，胜气乘之，复气间之，胜甚则复甚，胜微则复微。既水为土克，木为土复，故雨化风化，胜复之气相同。胜复者，不正之气，得气则起，得位则甚，所谓邪气化于时日之盛者，此也。故其为灾也，土来克水，见于一宫，兼上而丑未太阴司天，土气得中，而湿化居其五。中而少羽主运，水气不及，而寒化居其一，所谓雨化、寒化者，皆正气所化之日也。其年灾化之见于上者，属司天之气，宜用味之苦、性之热，以燥湿而去其阴邪。灾化之见于中者，属主运之气，宜用味之苦、性之和，以平水而和其中。灾化之见于下者，属在泉之气，宜用味之苦、性之热，以泻其水而胜其寒也。所谓辛未、辛丑二岁，上中下三气为病，药食之所宜如此也。

壬申壬寅岁，上少阳相火，中太角木运，下厥阴木，火化二，风化八，所谓正化日也。其化上咸寒，中酸和，下辛凉，所谓药食宜也。

［批］此次壬申、壬寅之数，以明气化生成，而详其药食之宜也。

注：火，寅申少阳之热气也。风，太角厥阴之木气也。

讲：壬申、壬寅之岁，上而司天，则寅申少阳相火。中而主运，则壬所化之太角木运。下而在泉，则巳亥厥阴风木。是岁也，热化则地二所生之火，风化则地八所成之木，所谓正气所化之时日者，此也。故其化，上而相火为病，宜用味之咸者以泻其热，性之寒者以胜其热。中而太角为病，宜用味之酸者以泻木气，性之和者以平木气。下而厥阴为病，宜用味之辛者以散风邪，性之凉者以胜风邪也。所谓壬申、壬寅二岁，上中下三气为病，药食之所宜者，如此也。

癸酉癸卯岁，上阳明金，中少徵火运，下少阴火，寒化雨化胜复同，所谓邪气化日也。灾九宫。燥化九，热化二，所谓正化日也。其化上苦小温，中咸温，下咸寒，所谓药食宜也。［批］此次癸酉、癸卯之数，以明气化生成，而详其药食之宜也。

注：燥，卯酉阳明之金气也。热，少徵少阴之火气也。

讲：癸酉、癸卯之岁，上而司天，则卯酉阳明燥金。中而主运，则癸所化之少徵火运。下而在泉，则子午少阴君火。是岁也，气为不及，胜气乘之，复气间之，胜甚则复甚，胜微则复微。既火为水克，土为火复，故寒化雨化，胜复之气相同。胜复者不正之气，得气则起，得位则甚，所谓邪气化于时日之盛者，此也。故其为灾也，水来克火，见于九宫，兼上而卯酉阳明燥金，金气得助，而燥化居其九中而少徵主运，火气不及而热化居其二，所谓燥化、热化者，皆正气所化之日也。其年灾化之见于上者，属司天之气，宜用味之苦，性之小温，以泻燥气而去其凉邪。灾化之见于中者，属主运之气，宜用味之咸、性之温，以清热而留其火气。灾化之见于下者，属在泉之气，宜用味之咸、性之寒，以泻其热而胜其热也。所谓癸酉、癸卯二岁，上中下三气为病，药食之所宜者，如此也。

甲戌甲辰岁，上太阳水，中太宫土运，下太阴土，寒化六，湿化五，所谓正化日也。其化上苦热，中苦温，下苦温，所谓药食宜也。［批］此次甲戌、甲辰之数，以明气化生成，而详其药食之宜也。

注：寒，辰戌太阳之水气也。湿，太宫太阴之土气也。

讲：甲戌、甲辰之岁，上而司天，则辰戌太阳寒水。中而主运，则甲所化之太宫土运。下而在泉，则丑未太阴湿土。是岁也，寒化则地六，所成之水，湿化则天五，所生之土。所谓正气所化之时日者，此也。故其化，上而寒水为病，宜用味之苦者以发其寒，性之热者以胜其寒。中下湿土为病，宜用味之苦者以燥湿气，性之温者以除阴邪也。所谓甲戌、甲辰二岁，上中下三气为病，药食之所宜者，如此也。

乙亥乙巳岁，上厥阴木，中少商金运，下少阳相火，热化寒化胜复同，所谓邪气化日也。灾七宫。风化八，清化四，火化二，正化度也。其化上辛凉，中酸和，下咸寒，药食宜也。［批］此次乙亥、乙巳之数，以明气化生成，而详其药食之宜也。

注：风，巳亥厥阴之木气也。清，乙化少商之金气也。火，寅申少阳之热气也。

讲：乙亥、乙巳之岁，上而司天，则巳亥厥阴风木。中而主运，则乙所化之少商金运。下而在泉，则寅申少阳相火。是岁也，气为不及，胜气乘之，复气间之，胜甚则复甚，胜微则复微。既金为火克，水为金复，故热化寒化胜复之气相同。胜复者，不正之气，得气则起，得位则甚。所谓邪气化于时日之盛者，此也。故其为灾也，火来克金见于七宫，兼上而巳亥厥阴司天，木气得位而风化居其八。中而少商主运，金气不及而清化居其四。下而寅申少阳在泉，火非其位而火化居其二。所谓风化、清化、火化者，皆正气所化之度也。其年灾化之见于上者，属司天之气，宜用味之辛、性之凉，以散风而去其热邪。灾化之见于中者，属主运之气，宜用味之酸、性之和，以收气而和其中。灾化之见于下者，属在泉之气，宜用味之咸、性之寒，以泻其热而胜其热也。所谓乙亥、乙巳二岁，上中下三气为病，药食之宜者如此。

丙子丙午岁，上少阴火，中太羽水运，下阳明金，热化二，寒化六，清化四，正化度也。其化上咸寒，中咸热，下酸温，药食宜也。［批］此次丙子、丙午之数，以明气化生成，而详其药食之宜也。

注：热，子午少阴之火气也。寒，丙化太羽之水气也。清，卯酉阳明之金气也。

讲：丙子、丙午之岁，上而司天，则子午少阴君火。中而主运，则丙所化之太羽水运。下而在泉，则卯酉阳明燥金。是岁也，热化则地二所生之火，寒化则地六所成之水，清化则地四所生之金，皆正气所化之度也。故其化上而君火为病，宜用味之咸者以泻其热，性之寒者以胜其热。中而寒水为病，宜用味之咸者以行其水，性之热者以胜其寒。下而燥金为病，宜用味之酸者以收金气，性之温者以胜凉气也。所谓甲子、甲午二岁，上中下三气为病，药食之宜者，如此。

丁丑丁未岁，上太阴土，中少角木运，下太阳水，清化热化胜复同，邪气化度也。灾三宫。雨化五，风化三，寒化一，正化度也。其化上苦温，中辛温，下甘热，药食宜也。［批］此次丁丑、丁未之数，以明气化生成，而详其药食之宜也。

注：雨，丑未太阴之土气也。风，丁化少角之木气也。寒，辰戌太阳之水气也。

讲：丁丑、丁未之岁，上而司天，则丑未太阴湿土。中而主运，则丁所化之少角木运。下而在泉，则辰戌太阳寒水。是岁也，气为不及，胜气乘之，复气间之，胜甚则复甚，胜微则复微。既木为金克，火为木复，故清化、热化胜复之气相同。胜复者，不正之气，得气则起，得位则甚。所谓邪气化盛之度者，此也。故其为灾也，金来克木，见于三宫，兼上而丑未，太阴司天，土气得中而雨化居其五。中而少角主运，木气不及，而风化居其三。下而辰戌太阳在泉，水气得位而寒化居其一。所谓雨化、风化、寒化者，皆正气所化之度也。其年灾化之见于上者，属司天之气，宜用味之苦、性之温，以燥湿而去其阴邪。灾化之见于中者，属主运之气，宜用味之辛、性之温，以散风而助其木气。灾化之见于下者，属在泉之气，宜用味之甘，性之热以温其中而胜其寒也。所谓丁丑、丁未二岁，上中下三气为病，药食之宜者，如此。

戊寅戊申岁，上少阳相火，中太徵火运，下厥阴木，火化二，风化三，正化度也。其化上咸寒，中甘和，下辛凉，药食宜也。

［批］此次戊寅、戊申之数，以明气化生成，而详其药食之宜也。

注：火，少阴太徵之热气也。风，巳亥厥阴之木气也。

讲：戊寅、戊申之岁，上而司天，则寅申少阳相火。中而主运，则戊所化之太徵火运。下而在泉，则巳亥厥阴风木。是岁也，上中热化，则地二所生之火，风化则天三所生之木，此正气所化之度也。故其化上而君火为病，宜用味之咸者以泻其热，性之寒者以胜其热。中而太徵为病，宜用味之甘者以泄火之气，性之和者以缓火之速。下而风木为病，宜用味之辛者以散其风，性之凉者以胜其风也。所谓戊寅、戊申二岁，上中下三气为病，药食之宜者，如此。

己卯己酉岁，上阳明金，中少宫土运，下少阴火，风化清化

胜复同，邪气化度也。灾五宫。清化九，雨化五，热化七，正化度也。其化上苦小温，中甘和，下咸寒，药食宜也。［批］此次己卯、己酉之数，以明气化生成，而详其药食之宜也。

注：清，卯酉阳明之金气也。雨，己化少宫之土气也。热，子午少阴之火气也。

讲：己卯、己酉之岁，上而司天，则卯酉阳明燥金。中而主运，则己所化之少宫土运。下而在泉，则子午少阴君火。是岁也，气为不及，胜气乘之，复气间之，胜甚则复甚，胜微则复微。既土为木克，金为土复，故风化、清化胜复之气相同。胜复者，不正之气，得气则起，得位则甚。所谓邪气化盛之度者，此也。故其为灾也，木来克土，见于五宫，兼上而卯酉阳明司天，金为非位，而清化居其九。中而少宫主运，土气不及，而雨化居其五。下而子午少阴在泉，火气得助而热化居其七。所谓清化、雨化、热化者，皆正气所化之度也。其年灾化之见于上者，属司天之气，宜用味之苦、性之小温，以泻燥而温其金气。灾化之见于中者，属主运之气，宜用味之甘、性之和，以补土而和其中。灾化之见于下者，属在泉之气，宜用味之咸、性之寒，以泻其热而胜其热也。所谓己卯、己酉二岁，上中下三气为病，药食之宜者，如此。

庚辰庚戌岁，上太阳水，中太商金运，下太阴土，寒化一，清化九，雨化五，正化度也。其化上苦热，中辛温，下甘热，药食宜也。［批］此次庚辰、庚戌之数，以明气化生成，而详其药食之宜也。

注：寒，辰戌太阳之水气也。清，庚化太商之金气也。雨，丑未太阴之土气也。

讲：庚辰、庚戌之岁，上而司天，则辰戌太阳寒水。中而主运，则庚所化之太商金运。下而在泉，则丑未太阴湿土。是岁也，寒化则天一所生之水，清化则天九所成之金，雨化则天五所生之土，皆正气所化之度也。故其化上而寒水为病，宜用味之苦者以泻其寒，性之热者以胜其寒。中而太商为病，宜用味之辛者以散燥邪，性之温者以暖金气。下而湿土为病，宜用味之甘者以补其土，性之热者以助其土也。所谓庚辰、庚戌二岁，上中下三气为病，药食之宜者，如此。

辛巳辛亥岁，上厥阴木，中少羽水运，下少阳相火。雨化风化胜复同，邪气化度也。灾一宫。风化三，寒化一，火化七，正化度也。其化上辛凉，中苦和，下咸寒，药食宜也。［批］此次辛巳、辛亥之数，以明气化生成，而详其药食之宜也。

注：风，巳亥厥阴之木气也。寒，辛化少羽之水气也。火，寅申少阳之热气也。

讲：辛巳、辛亥之岁，上而司天，则巳亥厥阴风木。中而主运，则辛所化之少羽水运。下而在泉，则寅申少阳相火。是岁也，气为不及，胜气乘之，复气间之，胜甚则复甚，胜微则复微。既水为土克，木为水复，故雨化风化胜复之气相同。胜复者，不正之气，得气则起，得位则甚。所谓邪气化盛之度者，此也。故其为灾也，土来克水，见于一宫，兼上而巳亥厥阴司天，木气得位，而风化居其三。中而少羽主运，水气不及，而寒化居其一。下而寅申少阳在泉，火非其位，而火化居其七。所谓风化、寒化、火化者，皆正气所化之日也。其年灾化之见于上者，属司天之气，宜用味之辛、性之凉，以散风而去其热邪。灾化之见于中者，属主运之气，宜用味之苦、性之和，以制水而和其中。灾化之见于下者，属在泉之气，宜用味之咸、性之寒，以泻其热而胜其热也。所谓辛巳、辛亥二岁，上中下三气为病，药食之宜者，如此。

壬午壬子岁，上少阴火，中太角木运，下阳明金，热化二，风化八，清化四，正化度也。其化上咸寒，中酸凉，下酸温，药食宜也。［批］此次壬午、壬子之数，以明气化生成，而详其药食之宜也。

注：热，子午少阴之火气也。风，壬化太角之木气也。清，卯酉阳明之金气也。

讲：壬午、壬子之岁，上而司天，则子午少阴君火。中而主运，则壬所化之太角木运。下而在泉，则卯酉阳明燥金。是岁也，热化则地二所生之火，风化则地八所成之木，清化则地四所生之金。所谓正气所化之度者，此也。故其化上而君火为病，宜用味之咸者以泻其热，性之寒者以胜其热。中而风木为病，宜用味之酸者以泻木气，性之凉者以胜木气。下而燥金为病，宜用味之酸者以收金气，性之温者以胜凉气也。所谓壬午、壬子二岁，上中下三气为病，药食之宜者，如此。

癸未癸丑岁，上太阴土，中少徵火运，下太阳水，寒化雨化胜复同，邪气化度也。灾九宫。雨化五，火化二，寒化一，正化度也。其化上苦温，中咸温，下甘热，药食宜也。［批］此次癸未、癸丑之数，以明气化生成，而详其药食之宜也。

注：雨，丑未太阴之土气也。火，癸化少徵之热气也。寒，辰戌太阳之水气也。

讲：癸未、癸丑之岁，上而司天，则丑未太阴湿土。中而主运，则癸所化之少徵火运。下而在泉，则辰戌太阳寒水。是岁也，气为不及，胜气乘之，复气间之，胜甚则复甚，胜微则复微。既火为水克，土为火复，故寒化、雨化胜复之气相同。胜复者，不正之气，得气则起，得位则甚。所谓邪气化度之盛者，此也。故其为灾也，水来克火见于九宫，兼上而丑未太阴司天，土气得中而雨化居其五。中而少徵主运，火气不及，而火化居其二。下而辰戌太阳在泉，水气得位，而寒化居其一。所谓雨化、火化、寒化者，皆正气所化之度也。其年灾化之见于上者，属司天之气，宜用味之苦、性之温，以燥湿而去其阴邪。灾化之见于中者，属主运之气，宜用味之咸、性之温，以泻火而助其火气。灾化之见于下者，属在泉之气，宜用味之甘、性之热，以温其中而胜其寒也。所谓癸未、癸丑二岁，上中下三气为病，药食之宜者，如此。

甲申甲寅岁，上少阳相火，中太宫土运，下厥阴木，火化二，

雨化五，风化八，正化度也。其化上咸寒，中咸和，下辛凉，药食宜也。［批］此次甲申、甲寅之数，以明气化生成，而详其药食之宜也。

注：水，寅申少阳之热气也。雨，甲化太宫之土气也。风，巳亥厥阴之木气也。

讲：甲申、甲寅之岁，上而司天，则寅申少阳相火。中而主运，则甲所化之太宫土运。下而在泉，则巳亥厥阴风木。是岁也，热化则地二所生之火，雨化则天五所生之土，风化则地八所成之木。所谓正气所化之度者，此也。故其化上而相火为病，宜用味之咸者以泻其热，性之寒者以胜其热。中而湿土为病，宜用味之咸者以润土气，性之和者以平土气。下而厥阴为病，宜用味之辛者以散风气，性之凉者以胜风气也。所谓甲申、甲寅二岁，上中下三气为病，药食之宜者，如此。

乙酉乙卯岁，上阳明金，中少商金运，下少阴火，热化寒化胜复同，邪气化度也。灾七宫。燥化四，清化四，热化二，正化度也。其化上苦小温，中苦和，下咸寒，药食宜也。［批］此次乙酉、乙卯之数，以明气化生成，而详其药食之宜也。

注：燥，阳明少商之金气也。热，子午少阴之火气也。

讲：乙酉、乙卯之岁，上而司天，则卯酉阳明燥金。中而主运，则乙所化之少商金运。下而在泉，则子午少阴君火。是岁也，气为不及，胜气乘之，复气间之，胜甚则复甚，胜微则复微。既金为火克，水为金复，故热化、寒化胜复之气相同。胜复者，不正之气，得气则起，得位则甚。所谓邪气化度之盛者，此也。故其为灾也，火来克金，见于七宫，兼上而卯酉阳明司天，金气不及，而燥化居其四。中而少商主运金气不及，而清化居其四。下而子午少阴在泉，火非其位，而热化居其二。所谓燥化、清化、热化者，皆正气所化之度也。其年灾化之见于上者，属司天之气，宜用味之苦、性之小温，以去燥而除其阴邪。灾化之见于中者，属主运之气，宜用味之苦、性之和，以泻金而和其不及。灾化之见于下者，属在泉之气，宜用味之咸、性之寒，以泻其热而胜其热也。所谓乙酉、乙卯二岁，上中下三气为病，药食之宜者，如此。

丙戌丙辰岁，上太阳水，中太羽水运，下太阴土，寒化六，雨化五，正化度也。其化上苦热，中咸温，下甘热，药食宜也。[批] 此次丙戌、丙辰之数，以明气化生成，而详其药食之宜也。

注：寒，太阳太羽之水气也。雨，丑未太阴之土气也。

讲：丙戌、丙辰之岁，上而司天，则辰戌太阳寒水。中而主运，则丙所化之太羽水运。下而在泉，则丑未太阴湿土。是岁也，寒化则地六所成之水，雨化则天五所生之土。所谓正气所化之度者，此也。故其化，上而寒水为病，宜用味之苦者以泻其寒，性之热者以胜其寒。中而太羽为病，宜用味之咸者以行其水，性之温者以制其寒。下而湿土为病，宜用味之甘者以补其土，性之热以去其湿也。所谓丙戌、丙辰二岁，上中下三气为病，药食之所宜者，如此也。

丁亥丁巳岁，上厥阴木，中少角木运，下少阳相火，清化热化胜复同，邪气化度也。灾三宫。风化三，火化七，正化度也。其化上辛凉，中辛和，下咸寒，药食宜也。[批] 此次丁亥、丁巳之数，以明气化生成，而详其药食之宜也。

注：风，厥阴少角之木气也。火，寅申少阳之热气也。

讲：丁亥、丁巳之岁，上而司天，则巳亥厥阴风木。中而主运，则丁所化之少角木运。下而在泉，则寅申少阳相火。是岁也，气为不及，胜气乘之，复气间之，胜甚则复甚，胜微则复微。既木为金克，火为木复，故清化、热化胜复之气相同。胜复者，不正之气，得气则起，得位则甚。所谓邪气化度之盛者，此也。故其为灾也，金来克木，见于三宫，兼上而巳亥厥阴司天，木气不及，而风化居其三。中而主运，与司天等。下而寅申少阳在泉，火非其位，而火化居其七。所谓风化、火化者，皆正气所化之度也。其年火化之见于上者，属司天之气，宜用味之辛、性之凉，以散风而制其阳邪。灾化之见于中者，属主运之气，宜用味之辛，性之和，以散风而平木气。灾化之见于下者，属在泉之气，宜用味之咸、性之寒，以泻其火而胜其火也。所谓丁亥、丁巳二岁，上中下三气为病，药食之宜者，如此也。

戊子戊午岁，上少阴火，中太徵火运，下阳明金，热化七，清化九，正化度也。其化上咸寒，中甘寒，下酸温，药食宜也。［批］此次戊子、戊午之数，以明气化生成，而详其药食之宜也。

注：热，少阴太徵之火气也。清，卯酉阳明之金气也。

讲：戊子、戊午之岁，上而司天，则子午少阴君火。中而主运，则戊所化之太徵火运。下而在泉，则卯酉阳明燥金。是岁也，上中热化，则天七所成之火，清化则天九所成之金。所谓正气所化之度者，此也。故其化上而君火为病，宜用味之咸者以泻其热，性之寒者以胜其热。中而太徵为病，宜用味之甘者以缓火气，性之寒者以制火热也。下而燥金为病，宜用味之酸者以收金气，性之温者以胜凉气也。所谓戊子、戊午二岁，上中下三气为病，药食之宜者。如此。

己丑己未岁，上太阴土，中少宫土运，下太阳水，风化清化胜复同，邪气化日也。灾五宫。雨化五，寒化一，正化度也。其化上苦热，中甘和，下甘热，药食宜也。［批］此次己丑、己未之数，以明气化生成，而详其药食之宜也。

注：雨，太阴少宫之土气也。寒，辰戌太阳之水气也。

讲：己丑、己未之岁，上而司天，则丑未太阴湿土。中而主运，则己所化之少宫土运。下而在泉，则辰戌太阳寒水。是岁也，气为不及，胜气乘之，复气间之，胜甚则复甚，胜微则复微。既土为木克，金为土复，故风化、清化胜复之气相同。胜复者，不正之气，得气则起，得位则甚。所谓邪气化于时日之盛者，此也。故其为灾也，木来克土，见于五宫，兼上而丑未，太阴司天而雨化居其五，主运与司天等。下而辰戌太阳在泉，水气得位，而寒化居其六，所谓雨化、寒化者，皆正气所化之度也。其年灾化之见于上者，属司天之气，宜用味之苦、性之热，以燥湿而去其阴邪。灾化之见于中者，属主运之气，宜用味之甘，性之和，以补土而和其中气。灾化之见于下者，属在泉之气，宜用味之甘、性之热，以温其中而胜其寒也。所谓己丑、己未二岁，上中下三气为病，药食之宜者，如此。

庚寅庚申岁，上少阳相火，中太商金运，下厥阴木，火化七，清化九，风化三，正化度也。其化上咸寒，中辛温，下辛凉，药食宜也。［批］此次庚寅、庚申之数，以明气化生成，而详其药食之宜也。

注：火，寅申少阳之热气也。清，庚化太商之金气也。风，巳亥厥阴之木气也。

讲：庚寅、庚申之岁，上而司天，则寅申少阳相火。中而主运，则庚所化之太商金运。下而在泉，则巳亥厥阴风木。是岁也，热化则天七所成之火，清化则天九所成之金，风化则天三所生之木。所谓正气所化之度者，此也。故其化，上而相火为病，宜用味之咸者以泻其热，性之寒者以胜其热。中而太商为病，宜用味之辛者以去其燥，性之温者以暖金气。下而风木为病，宜用味之辛者以散其风，性之凉者以制其木也。所谓庚寅、庚申二岁，上中下三气为病，药食之宜者，如此。

辛卯辛酉岁，上阳明金，中少羽水运，下少阴火，雨化风化胜复同，邪气化度也。灾一宫。清化九，寒化一，热化七，正化度也。其化上苦小温，中苦和，下咸寒，药食宜也。［批］此次辛卯、辛酉之数，以明气化生成，而详其药食之宜也。

注：清，卯酉阳明之金气也。寒，辛化少羽之水气也。热，子午少阴之火气也。

讲：辛卯、辛酉之岁，上而司天，则卯酉阳明燥金。中而主运，则辛所化之少羽水运。下而在泉，则子午少阴君火。是岁也，气为不及，胜气乘之，复气间之，胜甚则复甚，胜微则复微。既水为土克，木为土复，故雨化、风化胜复之气相同。胜复者，不正之气，得气则起，得位则甚。所谓邪气化度之盛者，此也。故其为灾也，土来克水见于一宫，兼上而卯酉阳明司天，金气多歉而清化居其九。中而少羽主运，水气不及而寒化居其一。下而子午少阴在泉，火非其位，而热化居其七。所谓清化、寒化、热化者，皆正气所化之度也。其年灾化之见于上者，属司天之气，宜用味之苦、性之小温，以制燥而暖其金气。灾化之见于中者，属主运之气，宜用味之苦、性之和，以胜水而平其水气。灾化之见于下者，属在泉之气，宜用味之咸、性之寒，以泻其热而胜其热也。所谓辛卯、辛酉二岁，上中下三气为病，药食之宜者如此。

壬辰壬戌岁，上太阳水，中太角木运，下太阴土，寒化六，风化八，雨化五，正化度也。其化上苦温，中酸和，下甘温，药食宜也。［批］此次壬辰、壬戌之数，以明气化生成，而详其药食之宜也。

注：寒，辰戌太阳之水气也。风，壬化太角之木气也。雨，丑未太阴之土气也。

讲：壬辰、壬戌之岁，上而司天，则辰戌太阳寒水。中而主运，则壬所化之太角木运。下而在泉，则丑未太阴湿土。是岁也，寒化则地六所成之水，风化则地八所成之木，雨化则天五所生之土。所谓正气所化之度者，此也。故其化上而寒水为病，宜用味之苦者以制其寒，性之温者以胜其寒。中而太角为病，宜用味之酸者以泻其木，性之和者以平其木。下而太阴为病，宜用味之甘者以补其土，性之温者以去其湿也。所谓壬辰、壬戌二岁，上中下三气为病，药食之宜者，如此。

癸巳癸亥，上厥阴木，中少徵火运，下少阳相火，寒化雨化胜复同，邪气化度也。灾九宫。风化八，火化二，正化度也。其化上辛凉，中咸和，下咸寒，药食宜也。［批］此次癸巳、癸亥之数，以明气化生成，而详其药食之宜也。

注：风，巳亥厥阴之木气也。火，少徵少阳之热气也。

讲：癸巳、癸亥之岁，上而司天，则巳亥厥阴风木。中而主运，则癸所化之少徵火运。下而在泉，则寅申少阳相火。是岁也，气为不及，胜气乘之，复气间之，胜甚则复甚，胜微则复微。既火为水克，土为火复，故寒化、雨化胜复之气相同。胜复者，不正之气，得气则起，得位则甚。所谓邪气化度之盛者，此也。故其为灾也，水来克火见于九宫，兼上而巳亥厥阴司天，木气得位，而风化居其八。中而少徵主运，火气不及而火化居其二，在泉与中等。所谓风化、火化者，皆正气所化之度也。其年灾化之见于上者，属司天之气，宜用味之辛、性之凉，以散风而制其水气。灾化之见于中者，属主运之气，宜用味之咸、性之和，以制火而平其火气。灾化之见于下者，属在泉之气，宜用味之咸性之寒以泻其热而胜其热也。所谓癸巳、癸亥二岁，上中下三气为病，药食之所宜者，如此。

凡此定期之纪，胜复正化，皆有常数，不可不察。故知其要者，一言而终，不知其要，流散无穷，此之谓也。［批］此言胜复正化，皆有常数，虽定期有纪，不可不察也。

注：此总结上文胜复正化，其期有定，其数有常，其要当知也。

讲：由甲子以至癸亥观之，凡此定期之纪，无论胜气复气，以及正化，皆有一定不易之常数，治病者不可不细加详察也。故古语云：知其要者，一言而尽；不知其要者，则失其统宗，流散无穷。正此定期之纪，胜复正化，皆有常数之谓也。

帝曰：善。五运之气，亦复岁乎？岐伯曰：郁极乃发，待时而作也。［批］郁极必发，气之常也，然亦必待其胜过之时气乃发也。

注：五运天干，大运也，亦复岁者，谓每岁复气，皆如是否。郁极乃发，谓五运之气，为司天在泉所郁，必郁之极乃发泄也。待时而作，谓待气过之时，复气乃作而发也。

讲：黄帝曰：善哉！夫子之言乎。气有胜必有复固已，不知此五行天干大运之气，其复气亦每岁皆如是否？岐伯对曰：气无郁者，顺时而至，无太过，亦无不及，是以无复。若五运之气，或为司天所郁，或为在泉所郁，大运不及，加临太过久之郁极，其气必发，然其发也，亦必待胜气过时，子为母复而其气乃作也。

帝曰：请问其所谓也？岐伯曰：五常之气，太过不及，其发异也。帝曰：愿卒闻之。岐伯曰：太过者暴，不及者徐，暴者为病甚，徐者为病持。[批] 五常之气，有太过不及，故郁气之发，有暴徐之分，为病有甚持之别也。

注：五常，谓五行也。太过，谓阳年气胜。不及，谓阴年气微。暴，暴虐也。徐，徐缓也。甚，过甚也。持，久持也。

讲：黄帝曰：夫子言郁极乃发，待时而作，不知所谓，敢请问之。岐伯对曰：诚非无谓也。盖此五常之气，有太过有不及，故其郁气之发，各有不同也。黄帝曰：其太过不及者奈何？愿卒闻之。岐伯对曰：彼太过者，其气常胜，气胜发必暴。不及者，气常微，气微发必徐。故太过之岁，感暴气而得病者，危殆而甚也。不及之岁，感徐气而得病者，久缓而持也。

帝曰：太过不及，其数何如？岐伯曰：太过者其数成，不及者其数生，土常以生也。[批] 太过者，其数成。不及者，其数生。千古不易之定论，人当谨识，无以土常以生而疑之也。

注：数，五常更用气化之数也。数成、数生者，即易所谓天一生水，地六成之，地二生火，天七成之，天三生木，地八成之，地四生金，天九成之之谓也。土常以生，谓土之数常五，以土主长生，故以生不以成也。

讲：黄帝问曰：太过者暴，不及者徐，其为病固有甚持之别，不知此六十年定期之纪，或为太过，或为不及，其五常更用运化之数，又何如乎？岐伯对曰：数也者，有生有成者也，但太过之岁，当以其数之成者推之；不及之岁，当以其数之生者推之。金木水火，值运固如是已。若夫土运值岁，无论太过不及之年，常以生数定之，而不得以成数数也。

帝曰：其发也何如？岐伯曰：土郁之发，岩谷震惊，雷殷气交，埃昏黄黑，化为白气，飘骤高深，击石飞空，洪水乃从，川流漫衍，田牧土驹。化气乃敷，善为时雨，始生始长，始化始成。

故民病心腹胀，肠鸣而为数后，甚则心痛胁䐜，呕吐霍乱，饮发注下，胕肿身重。云奔雨府，霞拥朝阳，山泽埃昏，其乃发也，以其四气。云横天山，浮游生灭，怫之先兆。［批］此举土郁之发，而详其气化民病也。

注：两山中曰谷。殷，雷声也。《易》：雷出地奋。正土郁之发，所以山谷震动，湿气交持，尘埃昏而不明也。黄土气黑湿气白气，山岚也，土主雨，故风飘雨骤，击石飞空，郁极而发也。化气，土之正气也，先土郁不能遂其化，至此而万物始生长化成也。民感湿土为病，故心腹胀，湿气应脾，脾主腹，脉络心也。肠鸣数后，湿胜濡泻，后数利下也。呕吐霍乱，阴湿凝其中气也。饮发脾，病停饮也。胕肿身重，湿气下流也。当郁之时，太阴之雨府，云气奔驰，平旦之朝阳，霞雾拥塞，以及高山低泽，皆尘埃为之昏蔽也。四气属四季，土气主之，故其发正当其气也。方其始时，天山云横，一切浮云游气起伏靡常，是土怫之气先兆也。怫，郁也。

讲：黄帝曰：其郁气之发也，何如？岐伯对曰：即如土郁之发。凡高崖深谷，悉皆震惊雷声，殷殷湿气交作，无论上而天，下而地，皆为之有声也，兼尘埃逼起，昏蔽不明，黄黑之气化，为白气复气见也。由是风飘雨骤，无分乎地之高下，在地之石，皆击搏飞空，胜气为灾，无惑乎洪水横流川泽为之漫衍，水失其治，生灾贾祸，田土尽为牧驹之场，而化气乃敷布也。化气敷布，正土之待时而作，故常为时雨，万物为之始生焉，始长焉，始化而始成焉。土郁既发化气乃敷如是，故民之感其气而为病者，微则心腹作胀，肠鸣数后，甚则心痛、胁䐜、呕吐、霍乱，以及为饮发而上出为注下，而下泄为胕肿，身重而下体不安，肌肉见证也。不特民病如是，且发郁之候征之于云，则云奔雨府；考之于霞，则霞拥朝阳；验之山泽，亦尘埃昏蔽而清明无时。其故何哉？盖土郁之发，以每岁之四季土气主之，发而为云，则上横于天，下横于山，一浮一游，随生随灭，靡有定在，能从此处窥来，便知土气怫郁之先兆也。

金郁之发，天洁地明，气清气切，大凉乃举，草树浮烟，燥气以行，霿雾数起，杀气来至，草木苍干，金乃有声。故民病咳逆，心胁满引少腹，善暴痛，不可反侧，嗌干面陈色恶。山泽焦枯，土凝霜卤，怫乃发也，其气五。夜零白露，林莽声怆，怫之兆也。卤，音鲁。[批] 此举金郁之发，而详其气化民病也。

注： 天洁地明，金之白色也，气清气切，金气凉也。霿，重雾也。浮烟，霿雾，皆燥气致之也。杀气，金气肃杀，故草木苍干，秋风为之作声也。咳逆，燥气自入肺也。心胁少腹不可反侧者，燥气乘肝也。嗌，喉也。陈，尘也。色恶者，面色枯而惨也。焦枯霜卤者，燥胜地干，土凝白卤，凉气胜也，五气属阳明，燥金主之零落也。怆凄怆兆，朕兆。

讲： 金郁之发，天皎洁地明净，气清切。由是金令遍布，大凉乃举，草树浮烟，燥气以行，无论烟浓之霿，烟淡之雾，数起交作，兼杀气来至，草木苍干，金皆为之有声也。金郁既发，燥气为灾如是，故民之感其气而为病者，或为咳逆，或为心胁满引少腹，或为善暴，痛不可反侧，或为嗌干，面陈色恶等证。不特民病然也，且发郁之际征之山泽，皆焦枯而无繁盛之象，凡地土皆凝霜而上白卤之色，其故何哉？盖金郁之发，以阳明之燥金五气主之正。金气当令，所以夜雾白露林声凄怆，秋景满目，人物其应，能得此中消息，便知金气怫郁之先兆也。

水郁之发，阳气乃辟，阴气乃举，大寒乃至，川泽严凝，寒雰结为霜雪，甚则黄黑昏翳，流行气交，乃为霜杀，水乃见祥。故民病寒客心痛，腰脽痛，大关节不利，屈伸不便，善厥逆，痞坚腹满。阳光不治，空积沉阴，白埃昏暝，而乃发也，其气二火前后。太虚深玄，气犹麻散，微见而隐，色黑微黄，怫之先兆也。[批] 此举水郁之发，而详其气化民病也。

注： 阳气退辟，阴寒乃至，故川泽之地，寒气结为霜雪。黑，本水色。黄黑者，水被土郁也。霜杀，寒之甚也。水乃见祥者，谓为五运之正气所化

也。民感寒水为病，寒人心，故心痛寒客于筋，故腰脽关节不利，屈伸不便。善厥逆，寒凝四肢也。痞坚腹满者，寒气逆于里也。二火前后者，二月春分日交，君火之气；四月小满日交，相火之气。君火之后，相火之前，六十日有奇也。

讲：水郁之发，阴胜于阳，故阳气乃辟，阴气乃举，兼寒当旺时，大寒乃至，凡川泽之间，严寒凝结，寒雰悉成。霜雪甚则黄黑昏翳，郁气流行，敷布交加，而肃杀之令遍地皆是矣。然此为五运之正气所化，故水乃见祥，而无胜复之灾焉。所以民之感其气而为病者，或为寒客心痛，或为腰脽痛，或为关节不利，屈伸不便，厥逆痞坚腹满等证，皆寒水之气为之也。不特民病有然，且发郁之时，阳光不治，沉阴之气积于空中，白埃之气为之昏蔽而暝蒙也，此其故何哉？盖水郁之发，以君相二火之气，前后主之。然其治也，水生于天一，本于无形，太虚深玄而黑黯，其气若麻之散，微见而隐焉。色黑微黄者，黑为水色，黄为土色，土胜乘水，水郁必发，即此色象考察，便知水气怫郁之先兆也。

木郁之发，太虚埃昏，云物以扰，大风乃至，屋发折木，木有变。故民病胃脘当心而痛，上支两胁，膈咽不通，食饮不下，甚则耳鸣眩转，目不识人，善暴僵仆。太虚苍埃，天山一色，或为浊色，黄黑郁若，横云不起，雨而乃发也，其气无常。长川草偃，柔叶呈阴，松吟高山，虎啸岩岫，怫之先兆也。［批］此举木郁之发，而详其气化民病也。

注：风木为病，肝脉挟胃，故胃脘当心痛。肝脉布两胁，贯膈，循喉咙，故饮食不下。胆脉入耳，故耳鸣。肝脉上颃颡入目，故眩转不识人。善暴僵仆者，振拉摧拔之象也。雨，土气也。虎啸，谓风从虎也。

讲：木郁之发，尘埃昏蔽于太虚，云物皆为之动扰，甚则大风乃至，屋必发，木必折，且屋发折木，木必有振拉摧拔之变焉。木郁既发，气变无定如是，故民之感其气而为病者，微则胃脘当心而痛，上支两胁，膈咽不通，饮食不下，甚则耳鸣眩转，目不识人，善暴僵仆等证，皆风木之气为之也。不特民病有然，且发郁之候，太虚之中苍埃尘起，无论上而天，下而山，色皆相同而如一，且或为浊色，或为黄黑，如云之横而不散，必逢已胜之雨而郁，若之木气乃发者，此其故何哉？盖木郁之发，其风之善行而数变，其气无一定之常期耳，故其始发之时，长川之草，为之偃仆，呈阴之叶，为之翻飞，甚至吟高山者则有松，啸岩岫者则有虎风发之象变动不常能于此处验来，便知木气怫郁之先兆也。

火郁之发，太虚肿翳，大明不彰，炎火大行，大暑至，山泽燔燎，林木流津，广厦腾烟，土浮霜卤，止水乃减，蔓草焦黄，风行惑言，湿化乃后。故民病少气，疮疡痈肿，胁腹胸背，面首四支，䐜愤胪胀，疡怫呕逆，瘛疭骨痛，节乃有动，注下温疟，腹中暴痛，血溢流注，精液乃少，目赤心热，甚则瞀闷懊侬善暴死。刻终大温，汗濡玄府，其乃发也，其气四。动复则静，阳极反阴，湿令乃化乃成。华发水凝，山川冰雪，焰阳午泽，怫之先兆也。

注：肿，钟也，寒热气所钟聚也。翳，障蔽也。大明，日月也，彰显也，燔炙也。燎，纵火焚也。流津者，热炙汗出也。腾烟者，暑气上烝也。土浮，土干上浮为尘也。霜卤，谓白卤。水减草枯，谓火甚也。风行惑言，谓风声不清，如惑乱之言也，湿化后者，湿土居君火之后也。少气，火伤气也，疮疡痈肿，䐜愤胪胀疡怫，火气行于表也。火上升，故呕逆；火伤筋，故瘛疭；火伏骨节，故骨痛支节动。至若注下温疟，腹暴痛，血溢流注，液少心热、瞀闷、懊侬等证，皆火气行于里也。

讲：火郁之发，太虚之表，皆曛热蒙昧而蔽翳。虽大明之日月，悉为之不彰焉。由是炎火大行，大暑乃至，无论山泽燔燎焚炙，即此林木，亦流津汗出，兼至升腾之烟，及于广厦，上浮之土飞，若霜卤，推之止水为之减少，蔓草为之焦黄，且风因火动，火气熏蒸，风气鼓荡，听言不明，而有所惑乱。

此亢阳独盛，阴雨难布，湿化所以乃后也。斯时也，民之感火气而为病者，或为少气，或为疮疡痈肿，或为胁腹胸背，面首四肢，瞋愤胪胀，疡怫呕逆，瘛疭骨痛，节乃有动，注下温疟，腹中暴痛，血溢流注，精液少，目赤心热等证，甚则瞀闷、懊侬，善暴死者，皆火热之为病也。不特民病如是，且发郁之时，阳气用事，刻漏将终，天气大温，腠理之际，名为玄府者，皆汗甚而濡湿，此其故何哉？盖火郁之发也，以少阳之四气，相火主之，兼火主阳为动。土主阴为静，天道之常动，复则静，阳极反阴，湿令居火之后，至此而乃化、乃成焉。方其始发之征，草木之叶凝脂，山川之雪为冰，焰阳当午，而润泽能从此景辨来，便知火气怫郁之先兆也。

有怫之应而后报也，皆观其极而乃发也，木发无时，水随火也。谨候其时，病可与期，失时反岁，五气不行，生化收藏，政无恒也。［批］五郁之发各有其期，岁木无定时，水随乎火，而怫之先兆，要未始不可谨候也。

注：此结上文五常之气，而以有复必报，明其郁极而发之故也。

讲：由此观之，必有怫郁之应，而后乃有复气为报也。凡此皆所以观其郁极而乃发也，但火郁、土郁、金郁之发各有定期，惟此风木善行数变，发无定时。寒水能制火热，其发亦无常候，而每随乎二火之前后也。故治病者，必谨候此郁气当发之时，得其朕兆，明其变动，病乃可与期矣。若失其当发之时，反其气立之岁，则五气不能运行，举凡生化收藏，皆失其用，而五常之政，反无常也，求斯道者其知之。

帝曰：水发而雹雪，土发而飘骤，木发而毁折，金发而清明，火发而曛昧，何气使然？岐伯曰：气有多少，发有微甚，微者当其气，甚者兼其下，征其下气而见可知也。［批］水兼土气，故发而雹雪；土兼木气，故发而飘骤；木兼金气，故发而毁折；金兼火气，故发而清明；火兼水气，故发而曛昧。凡此皆发之甚者也，故兼下气微者详之。

注：兼其下征，其下气者，如水位之下，土气承之，土位之下，木气承

之，木位之下，金气承之，金位之下，火气承之，相火之下，水气承之。以五气亢甚为害，推所承之气能制也。

讲：黄帝曰：五郁之发，既必郁极而乃发矣。然吾观水郁而发，遂为冰雹，为雨雪。土郁而发，遂为飘风，为骤雨。木郁而发，遂为毁伤，为摧折。金郁而发，遂为清凉，为明净。火郁而发，遂为曛灼，为暗昧。不知何气使然，愿夫子明以教我。岐伯对曰：太过之岁气多，不及之岁气少。气少则其发也微，气多则其发也甚。其发之微者，不过仅当其四时已旺之本气而已。若发之甚者，则必兼其承下之气焉。欲知何气使然，先当征其承下之气，自郁气之发见，可晓然而知也。

帝曰：善。五气之发，不当位者何也？岐伯曰：命其差。帝曰：差有数乎？岐伯曰：先后皆三十度而有奇也。［批］此言五郁之气，发不当时者，皆岁令之度数有差也。先度二字系古本。

注：不当位，谓不当其时也。命，犹令也。差，错也，谓愆其期。数，度数三十度而有奇，言五运部位，虽有差错，不过三十度零四十三刻七分半而已也。

讲：黄帝曰：善哉言乎！而五气之发，又有不当于本位而失其时者，何也？岐伯曰：其不当位者，以岁令之愆期而有所差耳。黄帝曰：岁令之差，亦有常度否乎？岐伯曰：胜复之作，动不当位，或先时而至，或后时而至。其差也，虽无一定之数，然不当其位，而有先后之差者，其大约皆不过三十度而有奇也，岂难知哉！

帝曰：气至而先后者何？岐伯曰：运太过则其至先，运不及则其至后，此候之常也。帝曰：当时而至者何也？岐伯曰：非太过非不及，则至当时，非是者眚也。帝曰：善。气有非时而化者何也？岐伯曰：太过者当其时，不及者归其己胜也。［批］观此则气之先至，气之后至，与气之反时为灾，非时而化皆晓然矣。

注：非时而化，谓非四时之本气，气至时化也，故太过之运。当其时而

化行，不及之运，则归己所胜之气而亦来侮我矣，如春见湿气、夏见燥气、秋见温气、冬见热气，皆为归己胜也。

讲： 黄帝曰：五气之发，其所差之先后，既不过此三十度而有奇已，而气至之有先后者，果何故也？岐伯对曰：岁运为之也，如五运太过之年，其气常盛，气盛则其至必先五运不及之年；其气常衰，气衰则其至后此气候一定之常度也。黄帝曰：阳年多主太过，阴年多主不及，宜其非先至即后至，非后至即先至也，而气又有当时而至者，其故何也？岐伯对曰：所谓当时而至者，非有阳年之太过，亦非有阴年之不及，无加临，无胜复，气得其平，所以气之至也，不为之先不为之后，而适当其时焉。气至当时，人物咸亨，德化政令，皆无所变，使有所变，而反是者则灾眚生而病作矣。黄帝曰：善夫！夫子所谓非是者灾，则必当其时而后可，而气又有非时而化者，何也？岐伯对曰：所谓非时而化者，如五运太过之年，则当其时而化，五运不及之年，则归其己之所胜者而化，由此观之，不难辨也。

帝曰：四时之气，至有早晏高下左右，其候何如？岐伯曰：行有逆顺，至有迟速，故太过者化先天，不及者化后天。帝曰：愿闻其行何谓也？岐伯曰：春气西行，夏气北行，秋气东行，冬气南行。故春气始于下，秋气始于上，夏气始于中，冬气始于标。春气始于左，秋气始于右，冬气始于后，夏气始于前。此四时正化之常。故至高之地，冬气常在，至下之地，春气常在，必谨察之。［批］此言四时之气，至有早晏高下左右之不同也。

注： 四时之气，春温、夏热、秋凉、冬寒也。早晏者，气之盛衰为之也。高下者，气之升降之妙也。左右者，气之行度有顺逆也。东南地下，其气常温，故春气始于下，其气自下而升也；西北地高，其气常凉，故秋气始于上，其气自上而降也。夏气始中者，气无高下，其气由中而长也。冬气始标者，冬阳在内，寒气为标也。面南而定，以东之春为左，夏之南为前，秋之西为右，冬之北为后，前后左右之气各随其方而始，乃四时之正化也。故

高峰阴岩，夏月积雪，冬气常在，阴之升也；卑湿下泽冬月草生，春气常在，阳之降也。必谨察之而始知也。

讲：黄帝曰：气之先后，既得闻已，而四时之气，有至之独速而早者焉，有至之独迟而晏者焉，有至之而高下之各殊，左右之各别者，其候验又当何如也？岐伯对曰：天地之运行，有逆有顺，阴阳之气至，有迟有速。所以太过之岁，气化常先天时而至，不及之岁气化常后天时而至。黄帝曰：夫子言行有顺逆，因之至有迟速，敢问其行何谓也？岐伯对曰：春夏属阳，主东南，故春之气常自冬而西行，夏之气常自南而北行。秋冬属阴，主西北，故秋之气常自西而东行，冬之气常自北而南行。所以春主升，其气常始于下，秋主降，其气常始于上。至若夏气不升不降，而始于中，冬气不内不里而始于标且也。春气西行而始于左，秋气东行而始于右，冬气纯阴而始于后，夏气纯阳而始于前也，此四时正化之常道。无或异者所以至高之地，严寒之冬气常在，至下之地，温暖之春气常在。欲知四时之气至孰早孰晏、孰高孰下、孰左孰右者，必于此而谨察之。

黄帝曰：善！五运六气之应见，六化之正，六变之纪何如？岐伯曰：夫六气正纪，有化有变，有胜有复，有用有病，不同其候，帝欲何乎？帝曰：愿尽闻之。岐伯曰：请遂言之。夫气之所至也，厥阴所至为和平，少阴所至为暄，太阴所至为埃溽，少阳所至为炎暑，阳明所至为清劲，太阳所至为寒雾，时化之常也。

［批］此举四时气化之常者而言也，世本经文多六字少一字，此从古本。

注：应见者应时而发见也，六化之正者，常气也，六变之纪者，变气也，化变胜复用病。此六候者，有六化之正应见，有六变之纪应见，各不相同也。和平，温气也，暄暖气也。埃溽，湿气也。炎暑，火气胜而大热也。清劲，凉气胜而坚贞也。寒雾，寒气胜而为雾也。

讲：黄帝曰：善哉！夫子四时气至，早晏、高下、左右之论也。然五运六气之应时发见，化变胜复用病，六化之正候，与同六变之纪应各有不同，又何如也？岐伯对曰：夫风、暑、火、燥、寒、湿之六气，或为六化之正，或为六变之纪，其应见也，有化、有变、有胜、有复、有用、有病，皆不能同其候焉。帝之所问，果欲何乎？黄帝曰：愿举化变胜复用病而尽闻之也。岐伯对曰：帝既欲尽闻之，臣请尽言之。今夫六气之至也，各有不同，如厥阴之气所至，温气也，则为和平；少阴之气所至，暖气也，则为暄；太阴之气所至，湿气也，则为埃溽；少阳之气所至，热气也，则为炎暑；阳明之气所至，凉气也，则为清劲；太阳之气所至，寒气也，则为寒雰。凡此六节气至，各至其时，为当时之气所化，而为正化之常也。

厥阴所至为风府、为璺启，少阴所至为火府、为舒荣，太阴所至为雨府、为员盈，少阳所至为热府、为行出，阳明所至为司杀府、为庚苍，太阳所至为寒府、为归藏，司化之常也。璺，音问。藏，平声。[批] 此举司化之常而言也。

注：璺，启者，微裂而开也。春风温而主生，故万物皆有兴发开启之象。舒荣者，夏气热而主长，故万物舒展而荣美。员盈者，物茂于长夏，长夏土主化，凡物承土而化质其形皆员盈无亏缺也。行出者，热化运行，至此而极，万物悉出于外也。司役者，秋气凉而主肃杀，为成物之候。庚，更也，物之苍者，至此更代而化也。归藏者，冬气寒而主闭藏，万物归根皆隐而伏也。

讲：如厥阴之气所至，风木也，故为风府，为璺启。少阴之气所至，君火也，故为火府，为舒荣。太阴之气所至，湿土也，故为雨府，为员盈。少阳之气所至，相火也，故为热府，为行出。阳明之气所至，燥金也，故为司杀府，为庚苍。太阳之气所至，寒水也，故为寒府，为归藏。凡此六节气至，各司其职，为当时之气所化，而为正化之常也。

厥阴所至为生、为风摇，少阴所至为荣、为形见，太阴所至为化、为云雨，少阳所至为长、为蕃鲜，阳明所至为收、为雾露，太阳所至为藏、为周密，气化之常也。[批] 此举气化之常而言也。

注：木主风，风性动摇。温气至，则物生而鼓动；热气至，则物敷荣而形见；湿气至，则布化而施云雨；火气至，则物茂盛而鲜明；凉气至，则物收敛而雾露；寒气至，则物闭藏而密固也。

讲：如厥阴之气所至，木化也，故为生为风摇。少阴之气所至，火化也，故为荣为形见。太阴之气所至，土化也，故为化为云雨。少阳之气所至，热化也，故为长为蕃鲜。阳明之气所至，金气也，故为收为雾露。太阳之气所至，水化也，故为藏为周密。此三阴三阳之运行，皆四时之正气所化，而为正化之常也。

厥阴所至为风生，终为肃；少阴所至为热生，中为寒；太阴所至为湿生，终为注雨；少阳所至为火生，终为蒸溽；阳明所至为燥生，终为凉；太阳所至为寒生，中为温。德化之常也。［批］此举德化之常而言之。

注：少阴、太阳独云中，厥阴、太阴、少阳、阳明皆云终者，以少阴为心主，太阳主肾窍，阳中有阴，阴中有阳，故其气皆从中化也。厥阴、太阴、少阳、阳明等，以第相承，非终气之相克，即终气之相生，故不云中而云终也。

讲：如厥阴之气所至，为风木，其始也，发则风生，终之气，必见肃杀，是木以风生，以金克也。少阴之气所至，为君火，其始也，发则热生，中之气，必见寒水，是热因火生，以水克也。太阴之气所至，为湿土，其始也，发则湿生，终之气，必变注雨，是土以湿化，旋以雨成也。少阳之气所至，为相火，其始也，发则火生，终之气，必见烝溽，是相代君令，水火交济，以烝以溽，其德乃宣也。阳明之气所至，为燥金，其始也，发则燥生，终之气，变为大凉，是金本坚劲而为燥，金能生水，而气大凉也。太阳之气所至，为寒水，其始也，发则寒生，中之气，必见为温，是水主闭藏，而冱寒，木从水生而气反温也。六气德化之常，见于天地之气者，又如是也。

厥阴所至为毛化，少阴所至为翮化，太阴所至为倮化，少阳

所至为羽化，阳明所至为介化，太阳所至为鳞化，德化之常也。［批］此举德化之常而言也。

注：毛虫，木属。翮虫，火属。倮虫，土属。羽虫，火属。介虫，金属。鳞虫，水属。六族所化，皆得运气而自生也。

讲：如厥阴之气所至，属木，毛虫亦属木，故为毛化。少阴之气所至，属火，翮虫亦属火，故为翮化。太阴之气所至，属土，倮虫亦属土，故为倮化。少阳之气所至，属火，羽虫亦属火，故为羽化。阳明之气所至，属金，介虫亦属金，故为介化。太阳之气所至，属水，鳞虫亦属水，故为鳞化。此六族化生各应其气，而为德化动物之常者也。

厥阴所至为生化，少阴所至为荣化，太阴所至为濡化，少阳所至为茂化，阳明所至为坚化，太阳所至为藏化，布政之常也。［批］此举布政之常而言也。

注：得温化而万物资生，得暄化而万物荣秀，得湿化而万物濡泽，得热化而万物繁茂，得凉化而万物成实，得寒化而万物闭藏也。

讲：如厥阴之气所至，主资生，故为生化。少阴之气所至，主荣秀，故为荣化。太阴之气所至，主濡泽，故为濡化。少阳之气所至，主繁茂，故为茂化。阳明之气所至，主坚实，故为坚化。太阳之气所至，主闭藏，故为藏化。此六气之政各当其时，而为布政之常也。

厥阴所至为飘怒大凉，少阴所至为大暄寒，太阴所至为雷霆骤注烈风，少阳所至为飘风燔燎霜凝，阳明所至为散落温，太阳所至为寒雪冰雹白埃，气变之常也。［批］此举气变之常而言之。

注：飘怒，风木之气也。大凉，燥金之气也。大暄，君火之气也。寒，寒水之气也。雷霆骤注，湿土之气也。烈风，风木之气也。飘风燔燎，相火之气也。霜凝，寒水之气也。散落，燥金之气也。温，火气也。寒雪冰雹，寒水之气也。白埃，湿土之气也。

讲：若夫三阴三阳之气，有常必有变，有生必有克。如厥阴风木，凉气克之，故厥阴之气所至，为飘怒，又为大凉。少阴君火，寒气克之，故少阴之气所至，为大暄又为寒。太阴湿土，风气克之，故太阴之气所至，为雷霆骤注，又为烈风。少阳相火，寒水克之，故少阳之气所至，为飘风燔燎，又为霜凝。阳明燥金火气克之，故阳明之气所至，为散落又为温。太阳寒水，湿气克之，故太阳之气所至，为寒雪冰雹，又为白埃。气此六者，克气相乘，而为气变之常也。

厥阴所至为挠动、为迎随，少阴所至为高明焰为曛，太阴所至为沉阴、为白埃、为晦暝，少阳所至为光显、为彤云、为曛，阳明所至为烟埃、为霜、为劲切、为凄鸣，太阳所至为刚固、为坚芒、为立，令行之常也。［批］此举令行之常而言也。

注：挠动迎随，物从风木之令也。焰，光也。曛，日入余光，君火之令而未大热也。沉阴，霿雾昏暗。白埃，山风云气。晦，昧也。暝，夜也。湿，土之令也。光显，阳光显赫。彤云，赤色灿烂。热气正盛，相火之令也。烟埃色黑而昏，劲切凄鸣，肃杀气惨，燥金之令也。刚固坚芒为立者，其气刚劲坚固而封藏，万物坚持而成立，寒水之令也。

讲：且夫三阴三阳之气，各有当旺之令，气至物从一定不易也。如厥阴风令性动荡，故厥阴之气所至，为挠动，为迎随。少阴火令，火性宣明，故少阴之气所至为高明焰，为曛。太阴湿令，湿性沉晦，故太阴之气所至，为沉阴，为白埃，为晦暝。少阳火令，火性光昭，故少阳之气所至，为光显，为彤云，为曛。阳明燥令，燥性清切，故阳明之气所至，为烟埃，为霜为劲切，为凄鸣。太阳寒令，寒性刚坚，故太阳之气所至，为刚固，为坚芒，为立。此六者，各司其令而为令行之常者也。

厥阴所至为里急，少阴所至为疡疹身热，太阴所至为积饮否隔，少阳所至为嚏呕、为疮疡，阳明所至为浮虚，太阳所至为屈伸不利，病之常也。［批］此举正虚，木脏自病之常而言也。

注：肝主筋膜，受风则筋急而牵引，故令里急。心主血脉，受热则血行

而出外，故令疮疡身热。太阴脉行腹里，阴气至，则土能克水，故饮积否隔不通。相火流行三焦，火性炎上，炎上则嚏呕。阳明主肌肉，其气清，清则凝滞气血，故令浮虚。太阳行身后，寒凝于经，故屈伸不利。此乃正气既虚，六气自乘其经也。

讲： 又如三阴三阳之气，有当时而至者，有非时而至者。人中之皆能致病，亦视乎人之正气何如耳。正气盛则邪不能入，正气衰则六气之邪，无论当时非时皆足以生疾。试以脏虚而自受邪者言之，如厥阴属肝脏，肝主筋膜，厥阴之邪气所至为风。人感风邪，入于筋膜，必筋急而牵引，故厥阴所至为里急。少阴属心脏，心主血脉，少阴之邪气所至为热。人感热邪，入于血脉，必血行而出外，故少阴所至为疡疹身热。太阴属脾脏，脾脉行腹里，太阴之邪气所至为湿。人感湿邪，入于腹里，湿为阴上土必克水，故太阴所至，为积饮否隔。少阳属三焦，三焦上下相通，少阳之邪气所至为火。人感火邪，游行三焦，且火性炎上，故少阳所至为嚏呕，为疮疡。阳明属肺脏，肺主肌肉，阳明之邪气所至为燥。人感燥邪，入于肌肤，必凝滞气血，故阳明所至为浮虚。太阳属肾脏，肾为寒水，太阳之邪气所至为寒。人感寒邪，入于经络，必骨痿而筋缩，故太阳所至，为屈伸不利。此正气虚，而本脏自病之常也。

厥阴所至为支痛，少阴所至为惊惑恶寒，战栗谵妄，太阴所至为蓄满，少阳所至为惊躁瞀昧暴病，阳明所至为鼽尻阴股膝髀腨骱足病，太阳所至为腰痛，病之常也。［批］此举正气虚，他邪为病之常而言也。

注： 肝脉布两胁，支持也，病则两胁相持而痛。心为神明之府，受邪则神乱，故惊惑谵妄。受寒则恶寒战栗，谵妄者妄言也。太阴脉入腹布胃中，脾主运化，受邪则失其运化，故蓄满。少阳主胆，故惊。又属火，火性动，故躁。且火外阳而内阴，故瞀昧。阳明脉行身前，起于鼻鼽清涕也，尻阴臀阴之厚肉也，其脉下髀关抵伏兔下膝膑中，循胫外廉，走足跗，故股膝髀腨髓足俱病也。太阳行身后，挟脊抵腰，故腰痛也。

讲：试以正虚中他邪言之，如厥阴风邪之气所至，为两胁相持而痛。少阴热邪之气所至，或为惊惑，或为恶寒战栗，或为谵妄等病。太阴湿邪之气所至，为蓄积胀满而难安。少阳火邪之气所至，或为惊躁，或为瞀昧暴病诸疾。阳明燥邪之气所至，或为鼽，或为尻阴股膝髀腨胻足病等证。太阳寒邪之气所至，为挟脊抵腰而痛，此正虚他邪为病之常也。

厥阴所至为软戾，少阴所至为悲妄衄衊，太阴所至为中满霍乱吐下，少阳所至为喉痹耳鸣呕涌，阳明所至为胁痛皴揭，太阳所至为寝汗痉，病之常也。痉，音敬。［批］此举六气各中本脏为病之常而言也。

注：肝主筋，风伤筋，故手足软缓乖戾而无力也。心藏神，神乱故时而含悲，时而躁妄，衄鼻血也。衊血之污者，此火甚迫血上行也。土主中宫，病则中隔气不流行，故上吐下泻，甚则挥霍瞭乱也。三焦脉入胃，循喉，上耳中，故喉痛耳鸣。呕涌者，火炎上而气逆，故饮食不下而呕涌也。燥金主事，则肝木被克，故胁痛。且燥甚则干，故皮肤干涩，甚至皮裂而皴皮起而揭也。寝汗，寐汗也。寒胜乘太阳经，故项背腰脊强直而为痉也。

讲：试以本脏中六气之邪言之，如厥阴之气所至，风伤肝脏，故为软缓，为乖戾。少阴之气所至，热伤心脏，故为悲妄，为衄衊。太阴之气所至，湿伤脾脏，故为中满，为霍乱吐下。少阳之气所至，火伤三焦，故为喉痹为耳鸣，为呕涌。阳明之气所至，燥伤肺脏，故为胁痛，为皴揭。太阳之气所至，寒伤肾脏，故为寝汗，为项背腰脊强直而痉。此六气各入本脏，为病之常也。

厥阴所至为胁痛呕泄，少阴所至为笑语，太阴所至为身重胕肿，少阳所至为暴注瞤瘛暴死，阳明所至为鼽嚏，太阳所至为流泄禁止，病之常也。瞤，如匀切，音犉。瘛，音掣。［批］此举脏气各盛为病之常而言也。

注：肝脉挟胃，胃气逆则呕，气下则泄，火有余则笑，湿盛则身重、胕

肿也，火盛则大肠失燥，金收敛之化，故大便暴注而下，瞤目动也。瘛，瘛疭也。瞤瘛者，谓动掣也。此皆火盛脾热而瞤动，火盛乘金而筋掣也。嚏，喷鼻也。《月令》：民多鼽嚏。燥气为之也。流泄禁止，阴寒盛则气凝不续，故时而禁止也。

讲：试以脏气各盛为病言之，如厥阴风气之所至，肝盛自病也，故为两胁疼痛，为上呕下泄之证。少阴热气之所至，心盛自病也，故为欢乐之笑，为答述之语。太阴湿气之所至，脾盛自病也，故为身重为胕肿。少阳火气之所至，胃盛自病也，故为大便暴注，为动掣瞤瘛，为猝然暴死。阳明之燥气所至，肺盛，自病也，故为鼻血之鼽，鼻喷之嚏。太阳之寒气所至，肾盛自病也，故为气凝不续，而流泄禁止。此脏气各盛为病之常也。

凡此十二变者，报德以德，报化以化，报政以政，报令以令，气高则高，气下则下，气后则后，气前则前，气中则中，气外则外，位之常也。故风胜则动，热胜则肿，燥胜则干，寒胜则浮，湿胜则濡泄，甚则水闭胕肿，随气所在，以言其变耳。[批] 此举六气胜复之所在，以言其变也。

注：十二变者，谓前德化政令，病变十二节之候，非主客当年正位而至者，则属气变而为胜复也。凡胜复气至，其胜气变德，则报复以德；变化，则报复以化。政令亦然，其气不相移也，高下前后中外者，谓气所见之位也。风主飘飖，故胜则掉眩而动也。火主疮疡，故胜则痈疽而肿也。燥主干涩，故胜则皮肤皴揭也。推之寒胜则坚痞腹满，故因而为虚浮也。湿胜则土不制水，故因而为濡泄也。若湿胜太过，则水道闭塞而为胕肿矣。谨熟十二经络，六气脉象，则各随气之所在，可知其变而生病也。

讲：故凡此德化政令，病变十二节候之变见者，皆报德以德，报化以化，报政以政，报令以令。并不得于德化政令外，而别有所报也兼之。所变之气，居高则报复之气亦高；所变之气居下，则报复之气亦下；所变之气居后，则报复之气亦后；所变之气居前，则报复之气亦前；所变之气居中，则报复之气亦中；所变之气居外，则报复之气亦外。此位之常，无或异者。故其为病也，风木气胜，则必变而为动；火热气胜，则必变而为肿；燥金气胜，则必变而为濡为泄，且湿气过甚，则必变为水闭，变为胕肿。凡如此者，皆随其六气胜复之气所在，以言其变者，耳学者其善观之。

帝曰：愿闻其用也。岐伯曰：夫六气之用，各归不胜而为化，故太阴雨化，施于太阳；太阳寒化，施于少阴；少阴热化，施于阳明；阳明燥化，施于厥阴；厥阴风化，施于太阴。各命其所在以征之也。［批］此以各归不胜为化，而言六气之用也。

注：雨化施于太阳，土克水也。寒化施于少阴，水克火也。热化施于阳明，火克金也。燥化施于厥阴，金克木也。风化施于太阴，木克土也。

讲：黄帝曰：六气正纪，其间之变化胜复用病既如是已，不知其用，愿卒闻之。岐伯对曰：夫六气之为用也，无论风暑火燥寒湿，皆各归其己之所不胜而为化耳。故太阴湿土之气，则以雨化施于太阳；太阳寒水之气，则以寒化施于少阴；少阴君火之气，则以热化施于阳明；阳明燥金之气，则以燥化施于厥阴；厥阴风木之气，则以风化施于太阴。由此观之，皆各以其己所能胜者施之，己所不胜者归之。欲知病之所在，当谨候六气之脉象，以察其己身受病之脏，庶能随其气之所在，以征其病之所在，而为之施治也。

帝曰：自得其位何如？岐伯曰：自得其位，常化也。帝曰：愿闻其所在也。岐伯曰：命其位而方月可知也。［批］南面以定其所治之位，位得而所司之方与月亦得矣。

注：自得其位常化者，如厥阴之岁，则太阴自得于西者，当五之气，而本位施其雨化。太阳自得于东西，当二之气，而本位施其寒化。少阴自得于西南，当四之气，而本位施其热化。少阳自得于正者，当终之气，而本位施其火化。阳明自得于东北，当初之气，而本位施其燥化。厥阴自得于正南，当三之气，而本位施其风化之类是也。由此推之，凡诸岁气之所在者，为方为月，概可知矣。

讲： 黄帝曰：六气之用，既各归不胜，而为化能命其所在之位，固可以征之矣。若夫六气分应六节，而自得其位者又何如乎？岐伯对曰：六气各有其位，既自得其位，则为常化矣。黄帝曰：自得其当旺之位者，固为常化，而位必有所在也，原窃闻之。岐伯对曰：凡气所在之位次，必有所主之方隅，所应之月令，能由南面而命其所在之位。位不失，自所司之方，所值之月，了然在目，岂难知哉。

帝曰：六位之气盈虚何如？岐伯曰：太少异也，太者之至徐而常，少者暴而亡。［批］此以岁运之太少，明六气之盈虚也。

注： 六气盈虚谓阳年之太为盈，阴年之少为虚也。胜气逢大运之太，太为阳有余而气盈。气盈者，虽胜气乘之而可支，故人中之病至徐。而常胜气逢大运之少，少为阴不及而气虚。气虚者，当胜气乘之而难受，故人中之病至暴而亡也。

讲： 黄帝曰：六气分应六位，其中不无消长进退，敢问其气之或盈或虚，果何如也？岐伯对曰：六元正纪，阳年太过者，为太阴年不及者，为少如丁壬化木而有太角少角之分也。太少分，故六气之盈虚即于此异焉。盈虚异，故人当岁运之太者其气当盈，难胜气乘之病由至徐，而可常人当岁运之少者，其气常虚。若愚胜气乘之，病必暴而亡也，为盈为虚之辨。如此，帝何疑焉。

帝曰：天地之气，盈虚何如？岐伯曰：天气不足，地气随之，地气不足，天气从之，运居其中而常先也。恶所不胜，归所同和，随运归从而生其病也。故上胜则天气降而下，下胜则地气迁而上，胜多少而差其分，微者小差，甚者大差，甚则位易气交易，则大变生而病作矣。《大要》曰：甚纪五分，微纪七分，其差可见。此之谓也。［批］此举司天在泉之气，而详其盈虚也。

注： 天地之气盈虚，谓司天在泉与大运合为盈，相克为虚，司天受克而气不足，则在泉之地气，必随运气而上升。在泉受克而气不足，则司天之气，

必从运气而下降。然升不遽升必俟居中之运气而先升之也，降不遽降必俟居中之运气而先降之也，恶不胜者以其克己也，归同和者，以其合己也。

讲： 黄帝曰：司天在泉之气为盈为虚又何如也？岐伯对曰：如司天之气不足，则在泉之气必随之而升。在泉之气不足，则司天之气必从之而降。所谓下胜，则地气迁而上；上胜，则天气降而下者，此也。然一升一降，皆以大运为主彼。大运者，居其中而升常先升，降常先降者也。凡于己所不胜者，是其克己者也，则恶之。凡于己所同和者，是合己者也，则归之。然一恶一归，尤必以四时之正气为断。若第随大运之气而归从，其不足则是不与正气相得，而与邪气相凑，未有不生其病者也。故上而司天之气胜，而天气必降而下，下而在泉之气胜，则地气必迁而上。然气之胜也，有太过而多征，过而少胜，有多少是以差有等分。如气少而微者，不过稍差而已，如气多而胜者，则大有差矣。甚且胜之太过，至于差之已甚。则气交之际，其位必易，将见当温不得温，当热不得热，当凉不得凉，当寒不得寒。位易气变，则大变必生，而民病必作矣。故《针法大要》曰：岁太过而为甚纪者，上下之气差仅五分，岁不及而为微纪者，差必七分。其差之可兑如此，正此微者，稍差，甚者，大差之谓也。

帝曰：善。论言热无犯热，寒无犯寒。余欲不远寒，不远热奈何？岐伯曰：悉乎哉问也！发表不远热，攻里不远寒。帝曰：不发不攻而犯寒犯热何如？岐伯曰：寒热内贼，其病益甚。帝曰：愿闻无病者何如？岐伯曰：无者生之，有者甚之。帝曰：生者何如？岐伯曰：不远热则热至，不远寒则寒至，寒至则坚否腹满，痛急下利之病生矣。热至则身热，吐下霍乱，痈疽疮疡，瞀郁注下，瞤瘛肿胀，呕鼽衄头痛，骨节变，肉痛，血溢血泄，淋闭之病生矣。帝曰：治之奈何？岐伯曰：时必顺之，犯者治以胜也。[批]此重举前篇热无犯热等语，而详其义也。

注： 表不远热，辛以散之。里不远寒，苦以下之。不发不攻，谓之本

病。与表有殊，则宜补阳配阴。补阴配阳，若以寒热助其胜，则病愈甚。故无病者，当谨之，不可使之生。有病者，当去之，不可使之甚。若犯寒则寒至，寒至则寒病至；犯热则热至，热至则热病至。其见有如此者，时谓四时顺之者。顺四时之正气，而不可使之相反，自无偏胜之弊。若其有犯之者，温宜治以凉，热宜治以寒，凉宜治以温，寒宜治以热，以病气之所胜治之，则胜者平矣。

讲：黄帝曰：善哉！夫子天地之气为盈为虚之辨也。然本病之中，曾言热无犯热，寒无犯寒，余欲无犯热中而不远其热，无犯寒中而不远其寒，其法当奈之何？岐伯对曰：悉乎哉！帝之问也。如邪郁于表而不得出，宜用热药以发之，此不远热之谓也。热积于里而不得解，宜用寒药以攻之，此不远寒之谓也。黄帝曰：若不发不攻，而误犯其寒，误犯其热者何如？岐伯对曰：非发表而误犯其热，则热贼内而热反甚。并攻里而误犯其寒，则寒贼内而寒反甚。寒热内贼，无论不足以治病，且反助其胜而病益甚焉。黄帝曰：有病者病固甚已，其在无病者何如？岐伯对曰：若无病而误犯寒热者，则反足以生其病，岂仅有病误犯者焉？病益甚哉。黄帝曰：有者甚之，固不待言矣，彼无病而生之者，又何如乎？岐伯对曰：不远热是犯热也，犯热则热必至。不远寒是犯寒也，犯寒则寒必至。寒至则寒证见，而坚否腹满痛、急下利之病生矣。热至则热证见，凡身热吐下、霍乱痈疽、疮疡瞀郁注下、瞤瘛、肿胀、呕、鼽衄、头痛、骨节变、肉痛、血溢血泄、淋闭之病生矣。黄帝问曰：无者生之，固如是已，然治之又当奈何？岐伯对曰：温热凉寒四时之气，凡时宜温必顺之以温，时宜热必顺之以热，时宜凉必顺之以凉，时宜寒必顺之以寒，庶得其正气，而无偏胜之弊。如气不当时，而有所谓犯者，则宜以凉治温，以寒治热，以温治凉，以热治寒，以病气之所胜者治之，庶得其平，而病可以解也。

黄帝问曰：妇人重身，毒之何如？岐伯曰：有故无殒，亦无殒也。帝曰：愿闻其故何谓也？岐伯曰：大积大聚，其可犯也，衰其大半而止，过者死。重，平声。［批］孕妇而中六气者，当体此以施治，勿妄用而伤生也。

注： 重身，谓怀孕也。毒之，谓以毒药攻其病，恐有碍乎胎也。有故，谓有病也，毒药治病，病受无殒于胎且无殒于母也。大积大聚，谓病气之甚者。病甚可犯其气，但病去大半而止，过之则伤胎而殒正气，母与子则难存矣。

讲： 黄帝问曰：妇人妊孕，谓之重身，一旦有病欲用毒药以攻之，其法又当何如？岐伯对曰：重身之妇，最忌攻伐，若不得已，而必用毒药以攻之者，必内实有此病，可以当此毒药者，用之而病受其治，不惟在内之胎，可保而无殒，即孕妇之命，亦可保而无殒矣。黄帝曰：夫子言有故，不知其故之何谓也？原窃闻之。岐伯对曰：有故者，内有病也，若其大积大聚，则病气已甚，是其可用毒药以犯之者也。然虽可犯，亦只宜衰其病之大半而止，若过用毒药，真气反败，子与母未有不死者也。

帝曰：善。郁之甚者，治之奈何？岐伯曰：木郁达之，火郁发之，土郁夺之，金郁泄之，水郁折之，然调其气，过者折之，以其畏也，所谓泻之。［批］五郁之发甚者，当依此治。

注： 木喜条达，则疏利之，使其条达也。火喜发越，则升散之，使其发越也。土喜疏通，则夺取之，使其疏通也。金喜清利，则温泄之，使其清利也。水喜就下，则曲折之，使其就下也。调其气，谓不使之有偏胜也。若调其气而复有太过者，则折之以所畏，木畏辛，火畏咸，土畏酸，金畏苦，水畏甘，是即所谓泻之也。

讲： 黄帝曰：善哉！夫子之论乎。至若人有病，郁之甚者，无论为木、为火、为土、为金、为水，治之又当奈何？岐伯对曰：木郁者，肝病也，宜吐而达之。火郁者，心病也，宜汗而发之。土郁者，脾病也，宜下而夺之。金郁者，肺病也，宜解其表，利其小便而渗泄之。水郁者，肾病也，宜治其冲逆而折抑之。然治其病，尤贵调其气。若调之而病气有太过者，则折之以其所畏也。所畏为何？即木畏辛，火畏寒之类，所谓泻之者，是也。

帝曰：假者何如？岐伯曰：有假其气，则无禁也。所谓主气不足，客气胜也。[批] 假治之法，危乎微哉！非精明六气之主客者不能。

注： 假其气，假借其非时之气而病也。虽犯寒热则无所禁，盖以其本气不足，客气乘虚而胜之也。

讲： 黄帝曰：治病而有假借之法者，其法何如？岐伯对曰：假借者，谓人之患病，先假其非时之气而为病也。病既假其非时之气，则治病者，亦不得不假其寒热温凉之气，以扶主气而应客气也，故病有假其气者。虽犯寒、犯热皆不得执远寒、远热之说，而禁止之也。所谓主气不足，客气胜之者，此也。

帝曰：至哉圣人之道！天地大化运行之节，临御之纪，阴阳之政，寒暑之令，非夫子孰能通之！请藏之灵兰之室，署曰《六元正纪》，非斋戒不敢示，慎传也。

注： 此帝赞此论之妙，而珍重以藏之也。示，与视同，师古注，汉书多以视为示，古字通用。

讲： 黄帝曰：至极而无以复加哉，此圣人之道也。举凡天地之大化，运行之节序，临御之纪岁，以及一阴一阳之政，一寒一暑之令，无不悉备。非夫子孰能会而道之哉！请以是论藏之灵兰之室，署其篇曰《六元正纪》。自藏之后，非斋戒诚切不敢披示，慎毋容轻传，以泄至宝也。

刺法论篇第七十二①

此言天地之气，与人相应，补虚泻实，刺有定法也。

黄帝问曰：五运迭胜，六气相乘，胜复为变，余知之矣。夫气有虚实，病有浅深，地有高下，形有勇怯，欲以九针之用合上

① 刺法论篇第七十二：此篇与《本病论》本已亡佚，作者言发现《素问》古本内容完整，从而补充了这两篇。

中下而一治之，其法奈何？岐伯对曰：无刺熇熇之热，无刺漉漉之汗，无刺浑浑之脉，无刺病与脉相逆者，上经下经，揆度奇恒，得其病处，以月期也。［批］此言针刺之法，当明禁畏也。

注：上以司天之气言，中谓统运，下谓在泉，九针解见前。熇熇，热盛貌。漉漉者，汗甚多也。浑浑者，脉不清也。

讲：黄帝问曰：如金、木、水、火、土，五行之运，更相迭胜，风、暑、火、燥、寒、湿，六化之气，互相乘侮，孰为胜气，孰为复气，其太过不及之变而为灾，余得夫子之论断，已知之矣。若夫天地之气，有不及而为虚者，有太过而为实者。生人之病，有中在皮肤而为浅者，有中在筋骨而为深者。且地势有居西北而为高者，有居东南而为下者，形体有属强盛而为勇者，有属衰弱而为怯者。种种不一，实难调和。今欲以九针之用，合上而司天，中而统运，下而在泉之气，无论下加上临，胜复间正，而一以针刺统治之，不知其法之何如也？岐伯对曰：针刺之法，先明禁畏。凡热甚盛而熇熇者，不可刺也，汗甚多而漉漉者不可刺也，脉来清而浑浑者不可刺也，且邪盛之时，病势与脉气两不相合而逆者，愈不可刺。兼上而合于司天之经气，下而合于在泉之经气，或奇焉，非时而至，或恒焉。当时而旺，均当揆其虚实，度其浅深，得其病所在之处，而后以月之盈亏定针之补泻，则得矣。

帝曰：法四时，奈何？岐伯对曰：人魂在肝，阳中少阳，气应乎春，名曰育启，宜养生也。其神在心，阳中太阳，气应乎夏，名曰英成，宜养长也。其魄处肺，阳中太阴，气应乎秋，名曰坚实，宜养收也。其精处肾，阴中少阴，气应乎冬，名曰伏闭，宜养藏也。故春刺络脉分肉，夏刺盛经分腠，秋刺经俞，冬刺井荥，无损不足益有余，以成其疹，然后刺之，手如握虎，惴惴乎心无敢肆。长，上声。藏，平声。［批］此言刺必法时之义也。

注：育，生也。启，开也。英，英华。成，犹茂也。坚实者，物坚强而成实也。伏，藏也。闭，闭塞。络脉分肉及经俞、井荥等，俱解见前。惴惴，

恐惧貌。

讲：黄帝问曰：针刺之道，必取法乎四时者奈何？岐伯对曰：所谓法四时者，以人身之魂在乎肝，肝脏为阳中之少阳，与四时之春气相应，古人名为育启之脏，主一身之生气者也。凡刺肝脏，宜养其生。人身之神在乎心，心脏为阳中之太阳，与四时之夏气相应，古人名为英成之脏，主一身之长气者也。凡刺心脏，宜养其长。人身之魄处乎肺，肺脏为阳中之太阴，与四时之秋气相应，古人名为坚实之脏，主一身之收气者也。凡刺肺脏者，宜养其收。人身之精处乎肾，肾脏为阴中之少阴，与四时之冬气相应，古人名为伏闭之脏，主一身之藏气者也。凡刺肾脏，宜养其藏。所以用针之法，当春日木旺之时，肝气始生，其气急，其风疾，脉深气多，不能深入止取络分肉之间，而刺之足矣。夏日火旺之时，心气用事，其脉瘦其气弱，阳气流溢，热薰分腠，且内至于经，必取盛经之分腠而刺之，乃可也。当秋日金旺之时，肺气值令，阴阳未能深入，第取经气所注之俞，则阴邪可以泻，而阳邪可以虚也。当冬日水旺之时，肾气方闭，阳衰阴盛，阳脉内伏，必取井乃可以下阴，取荥乃可以实阳也。法时之妙如此。然身羸瘦而为不足者，慎毋用针石以损其正气也。腹中有形而为有余者，慎毋泄之以益其邪气也。盖泄之则精出，而病独擅中，反以成其疹之病也。疹成然后酌其有余者而刺之，此持针者，手如握虎，惴惴乎恐惧自矢，此心未敢稍肆也。

帝曰：五藏气有相移者，奈何？岐伯曰：有余泻之，不足补之。酌其寒热，勿予重强。藏，去声。予，与同。重，平声。［批］此明脏气相移之治法也。

注：相移者，谓此脏之气转移彼脏而相并也。有余泻之，不足补之，如肝气转移于心之类，则宜补心之不足，以泻其肝之有余也。酌，斟酌寒热，以相移之气言。勿者，禁止之辞。重强，谓重益其强，如肝木热有余，而复刺以热之肝本寒，有余而复刺以寒之是也。

讲：黄帝曰：夫子言五脏之刺，必法四时如此，然时有专旺之气，而脏不无相移之候。若五脏之气见有相移者，刺之又当奈何？岐伯对曰：凡脏气之相移，多以有余乘不足也。或乘所胜，如肝气之移于脾；或乘所不胜，如心气之移于肾。类皆审其有余者，刺而泻之，不足者，刺而补之，并斟酌其所移之气，或为寒，或为热，务使邪去正复，阴阳调和，慎勿以寒益寒，以热益热，不知泻有余之强，而重予之也。

帝曰：知经知时以决从逆，标本相移，余备方员得以悉当，其有病同法俱治之若失者奈何？岐伯曰：察色与音，合其形气，知病所在，治罔有遗。当，去声。[批] 此言病同法俱者，尤必察色音形气乃无失也。

注：经，谓十二经。时，谓四时。从，顺也。逆，反也。标本，解见前。方员者，补泻之针法也。察色与音，如风木应肝，色青音角之类。形气，以虚实言人之一身，外有经络，内有脏腑。病之所在，罔不应也，故曰病所。罔，无也。遗，失也。

讲：黄帝曰：知十二经之气血多少，知四时之阴阳盛衰以决断其病之为从为逆，或标病而移之本，或本病而移之标，余备用方针员针之法，从其证而补泻之固，无有不当其病者矣。然有病无他异法，无他更治之而竟有不愈者，其故何哉？岐伯对曰：病之为患，不外贼风虚邪，人于中者，无不应于外也，苟能察其色之属于何气，与音之主于何脏，而后以色音之所著，合之于行，求之于气，自可得其病之所在矣。知病之所在，从而治之，即异病亦可同功，岂同病而犹有遗失乎。

故液以养筋，因有湿热风寒食气，血涩不行，停胸聚隔，结为痰癖，手足以弱。粗工不知而为痿，八痉五痫，治不同法。[批] 此言病有名同实异，状似本非者，不可不察，尤不可不慎也。

注：寒湿食气，固能凝血，热气发泄，风气善行，何以血亦因之不行？不知风热气郁，即着一处而为殃。胸，胸胃隔①上，隔手足以弱者，血不营筋

① 隔：通“膈”。

故也。痿，解见前。八疟者，疟有风，寒、暑、热、食、湿、瘴邪之八种。又久疟腹中有块者，为疟母；热而不寒者，为瘅疟；发无定候者，为鬼疟；独寒不热者，为牡疟；独热不寒者，为牡疟；先寒后热者，为寒疟；先热后寒者，为温疟。五痫者，谓痫有风、热、惊、邪与痰之五症。又声如羊者，病在心；声如犬者，病在肝；声如牛者，病在脾；声如鸡者，病在肺；声如猪者，病在肾。然无论风热惊邪，皆因虚痰为患也。

讲：是故五脏之液，所以养一身之筋者也。苟因湿气、热气、风气、寒气以及食与气之有所伤，则血遂为之滞涩不行，久之停于胸胃，聚于上膈，郁而不化，结为痰癖之症。血愈不能营养其筋，必变为手足无用而弱矣。粗工不知其故，误以为痿而刺之，虽其法不失，终无一济。至若病之相同者，无如疟之与痫，而考其真实，疟则有入，痫则有五，皆各有内伤外症之不同，使概执一法而同治之，亦未有能愈者矣。

天地之道，正化有恒，变化无据，治病亦如之。直候时气，技未极也，当取其神志。［批］此言治病当取神志也。

注：正化、变化，以天地生物之气，言恒常也无据。犹，无定也。直，但也。候时气者，候四时分应之六气也。技，技艺。极，尽也。神志，谓病者之元神五志也。

讲：今夫人之为人，与天地参，不知人，曷观天地乎！彼天地之为道也，以四时之正化，而论春温、夏热、秋凉、冬寒，其气固有恒矣。若以四时之变化而观，当温反凉，当寒反热，其气却无可据。天地且然，何况于人。从可知病之生也，亦有正化、变化之别，有常无据之分，治之乌可执一哉。使第候其四时之衰胜、六气之主客而未能审其变，以穷其不变，明其正以辨其不正，其技犹未精也，几何不为病误，而误人之病也。惟治一病，即留一心。凡形声、脉色之可得而详其症者，尤常取其病者治元神，以观其能镇定否也。凡形声、脉色之不可得而详其症者，更当取其病者之五志，以观其有感召否也。盖人之有神志，如天地之有气化，天地泰则气化无愆，天地否则气化必塞。故人之有病，其神志未有能如其常者，不此之取，则病之隐而未现，卒然欲绝之类，不将坐视而无治也。

帝曰：取神志奈何？岐伯曰：观变也。求之冥，冥以与经期，经所不得，逆之以意，从其欲，反其恶，不测之机，机于此矣。［批］此言取神、取志之法也。

注：经，谓十二经也。经所以内外之行度部分言。逆，迎也。逆之以意，谓以医者之意，迎合病者之意也。从其欲者，以病有所亏，则神志因不足而思有以补之也。反其恶者，以病有所胜，则神志因太过，而思有以去之也。不测，不知也，言病之数变，无常而不能得其治法者，即于此中求之，可以观其变，而治之无失也。

讲：黄帝曰：夫子今言当取神志，不知其所以取神、取志治法奈何？岐伯对曰：神志者，善变而无常者也，治病必取其人之神志，所以观其病之变也，其法无他。第以我之神志，求病者之神志，于冥冥之中，得其神志之所在，然后举其所苦，以与十二经脉相期合。如十二经脉所在，脉络部分，迥不与神志相符，而不得其病之情状，则又逆之以意，而微窥其好恶如何。无论饮食起居，动静寒热，悉须留意。凡病者，神志有所好而欲，即知其为不足也，则从其欲而补之；病者神志有所苦而恶，即知其为太过，则反其恶而泻之。如是以治病，虽遇至变之症莫测其机，而不测之病机，亦可于此而得其蕴也。夫何有病同法，俱而治之若失者哉。

帝曰：善。岁之加临气之同异，可不用乎？岐伯曰：制胜生成，根岁与气，不可失也，求之不得，乃取神志。帝曰：昭昭五类衰盛，中外各别，上下互陈，亦用是否。岐伯曰：精慎愈当，神机气息，此奇恒之本也。［批］此言取神、取志乃治法奇恒之根本也。

注：加临，以岁运司天在泉之气言。同异，以六位主客间化之气言。制胜生成，解见前。昭昭，犹明明也。五类者，五运五风之类。中外，即表里也。上下，谓人身半以上、身半以下也。神机者，不测之枢机。气息者，气化之消息也。

讲：黄帝曰：夫子言取神、取志，其法诚善矣。若夫岁气之加临，六气之同异之病者，可不必尽用其法乎？岐伯对曰：盈虚消长，天之道也，长养收藏，地之道也，其间气化推迁，不无制胜，制胜乘除，乃有生成，有生成，即有得失，有得失，即有正变。人感之者，莫不为灾，是百病之生，鲜有不因乎岁运之加临，六气之同异者，斯诚治病之要法也，决不可失特求之而不得其为加、为临、为同异。病情隐晦病状难名者，无从攻伐，乃专取神志以窥其受病之原，审其为病之处耳。黄帝曰：诚如夫子所言，则昭昭然而洞悉夫五类之衰盛，以及中外各列之症，上下互陈之形者，亦用此取神取志之法否？岐伯对曰：若既得其病，而复能精以求之，慎以审之，不致冒昧以从事，则愈当矣。何也？盖取神取志者，考其元神之枢机，探其六气之消息，此变病奇治，正病恒治之根本也，可不慎欤？

帝曰：刺之奈何？岐伯曰：得脉者刺以脉，得色者刺以色。脉色不得，刺以神志。用天之道，象地之形，专其人事，一而刺之，不可或过也。[批] 此言用刺之法，不外脉色神志妙合三才而已。

注：得脉刺脉，随其脉之所见而刺之也；得色刺色，随其色之所呈而刺之也。至于形声，罔不如是。若脉与色，俱不可得，则审其神与志而刺之。用天道者，慎时也。象地形者，分经也。专人事者，别强弱也。一谓天时经穴强弱无乘也，不或过者，恐有伤也。

讲：黄帝曰：其法固当如是，然则刺之又将奈何？岐伯对曰：凡病之因切脉而得者，则所刺即以脉为主；病之因观色而得者，则所刺即以色为主。无论贼风虚邪，种种变症，皆以此法。至有求之脉色，俱不能得其病者，其神志无不可得也，则即以神之所在，志之所发，而酌刺之。然神之与志，非易刺也，必用天之道，以时之寒热，应病者之寒热；象地之形，以经之深浅，应病者之轻重；专其人事，以体之强弱，定针之补泻。三者合而后刺之，自正可复，而邪可去。然又不可过刺，恐有所伤，反生他患也。

阳病狂怒者生，阴病狂怒者死，其有不生，失治也，阳气外动，阴气内守，静而不静，神志失守也。[批] 此言阴阳两邪各发狂怒之故也。

注：阳气多燥妄，狂怒其顺症也，故言生。阴气本安静，狂妄则反常也，故言死。阳病有不生者谓治失法也，阴病有不死者，谓治得法也，何也？寒气入心，亦有郁而作狂者，治得其法则生也。阳气为卫，本在表而常动，阴气为营，本在里而静守，阴本静而忽不静，是阳胜阴绝，神志内乱而失其守也。

讲：今夫神志者生死之关键也，亦阴阳之见端也，即如阳病而症见狂怒者，则以类相应，虽危可生。如阴病而症见狂怒者，则非类为灾，其人多死，以失其治，故死也。如阳病狂怒，本不至死，亦有不得其生而死者，必医之，失其治也，何也？盖阳气行乎身外而常动，稍有所逆气不得升，神志为阳气所迫，即发为狂怒之症，善治者取其经去其邪，从而升之，即愈已。若阴气则行乎身内而守中，本镇定神志而常静者也，苟症见狂怒，是静而不静矣，阴为阳绝，神志无所依附，而失其守也，不死何待？

帝曰：病有形，刺之不得者，奈何？岐伯曰：神乎哉问也。夫伏梁者，视之有形，不可以动，动则为灾，众工茫茫无以为治，臣取肠胃，出大脓血而已。盖风者，百病之长，风气积于大肠，客于胃幙，久裹脓血，发则秃起，横绕脐腹，脐腹者肠胃之外候也，凡诸有形必有所积，知其积得刺所矣，若夫积息，则不可以刺。已，上声。长，上声。[批] 此伏梁、积息两证，以明病之有形者，有可刺而亦有不可刺者也。

注：有形，谓外有形迹可验也。不得，言不可刺也。伏梁，病名，隐伏，如硚梁之形也。动，按也，刺也，言下之也为灾者，反见他证也。众工，众医也。茫茫，无知貌。取肠胃者，取阳明经穴也。秃起者，高起也横绕脐腹，谓其形横起环绕于当脐之腹间也。知其积者，知其为何气所积，与积于何经也。积息者，息气内积也。

讲：黄帝曰：有如病在于中，形见于外，非痈非疽，块然有象，欲针刺而治之，却又不得其所以刺者，奈何？岐伯对曰：神妙乎哉，帝之所问也！彼夫病之有形而难刺者，孰有过于伏梁症乎。自外视之，则有形可睹，欲按而刺之，则又痛而欲绝，不可以动而下之，苟强刺而动下之，即虚其便，犯其水，而为溺涩等患也。众工当之，茫然莫辨，欲降以下之，则因乎阴而下虚，欲升而上之，又迫于胃而损中，无所措手，而皆不能以为治。臣也独取肠胃之经穴，而酌刺之，大便下时，出大脓血，其病遂愈而已焉。非臣之别有功用也，盖风也者，百病之长也，伏梁之症，因风气积于大肠之外，客于胃脘之幞，兼久已裹有脓血在中，渐积内溃，一旦毒发，外遂秃起而有形，上下俱有根可验，横绕与脐腹之间，痛不可当。盖脐腹者，肠胃之外候，是以知之。然此病，脐上脐下，皆不易刺，必要胃气强，大便实者，方可施针，不然则遗误非浅。况此有形之症，其中必有所积，知得所积之气，与所积之经，即得所刺之穴，与所刺之法矣。然又不得谓有形为积，凡有积者，俱可直刺也。若夫气郁于中，积久未发，因之成块而为积息症者，则决不可以有形而用其刺也。

帝曰：经言五脏之道，出于经隧，守其经隧，病弗能廋[①]，今有肾风，名曰风水者，奈何得之？岐伯曰：得之使丙，醉饱入房，阳越汗下，风气乘之，阴虚阳凑，变则少气，热从胸背上于头泚[②]颡，肿浮目下，甚则面胕，身重，腹中鸣。帝曰：何经使然？岐伯曰：责在少阴。帝曰：何以刺之？岐伯曰：补阴泻阳，先取太阴。［批］此明肾风名风水之故，并所以刺之之法也。

注：经隧者，经气流行之道也。廋，匿也，言病不能逃也。酒食气热，故醉饱入房，阳气即为之外越。汗本精血所化，然非阳气迫灼，则不得出。

---

① 廋（sōu 搜）：隐藏。
② 泚（cǐ 此）：汗出貌。

汗出窍通，故邪风即乘之而客人。阴虚，肾虚也。阳凑者，阳邪凑合也。少气者，肾纳气，肾虚故气短也。热从胸背上于头者，肾邪凌心也。泚，汗出貌。顋，额也。目下，阴位也，肾属水，水亦阴也，水气上溢，故浮肿胕肿也。面胕者，肾风并于上也。身重，胃气不足也。腹鸣者，病入胃也。

讲：黄帝曰：经言，五脏流行之道，出于六阴六阳之经隧，能确守其经隧而不失，自百病晓然而弗能廋固矣。今有肾虚受风，名为肾风足矣。而又名曰风水者，其风水之名，奈何而得之也？岐伯对曰：此盖得之使内也，若人当大醉大饱之时，酒食气盛，而复乘之以入房，则房劳之下，阳气因食热气助，必发越于外。阳越则精血随化，汗亦与之俱下矣，当此阴虚于内，阳凑于外，腠理不密，毛窍开张，邪风即从而乘之矣。今夫邪之所入，其气必虚，真阴既虚，阳邪安得不凑，久之积中生变，或少气，或热从胸背之间上于头顶，或其顋有泚，目下浮肿，甚或面胕，身重，腹中作鸣种种，土亏水溢之证作矣。盖风为木，克土者也，风为阳，性热者也，且风数行而善变，既入于肾，则水亦因风而为患矣，故曰风水。黄帝曰：风水为病，何经使然？岐伯对曰：因肾而受风，即责在少阴肾也。黄帝曰：责在肾，而肾复至虚，又介在可刺不可刺之间，然则将何以刺之乎？岐伯对曰：真阴虚者宜补其阴，阳邪实者，宜泻其阳，此定法也。然欲补其子先益其母，欲除其贼先擒其王。肺即水之母也，脾即风之主也，宜先取太阴之穴而酌刺之。

帝曰：病有新故刺有定法乎。岐伯曰：新者刺其表，固其里，故者刺其里，固其表，气过气至，有必严也。五脏之气，心肾不重伤，诸筋骨分勿复痏，取阳避阴，取上远下，四时寒热，各从政令，勿予反也。圣人之道，尽通之九州而皆准。行之万世而无敝。帝曰：神明之论，括乎万有，譬之秘典犹宝焉。当藏之金匮，以为刺法。重，平声。[批] 此统举刺法而切要言之也。

注：不重伤，言不可复刺也。复痏，与重伤同。取阳避阴者，刺阳分无伤阴分也。取上远下者，刺上经，勿中下经也，反谓不从四时寒热之政令，

而逆刺之也。予，与同。敝，坏也。括，犹包也。万有，举一切治法而言。犹，更也。宝，贵也。金匮，藏书之柜也，解见前。

讲：黄帝曰：凡人之病，有初发而为新者焉，有久发而为故者焉，不知针刺之道，亦有一定之法则否。岐伯对曰：刺以除病，亦随乎病而为变通者也。但新病者，邪犹在表，未至入里，法宜谨刺其表，而严固其里焉。至若故病，则病在其里，久而未出，虽内已受伤，不刺而邪无由出，此刺之所以必远乎里也。然里病者，外多不实，又当实固其表，不可使外邪之再入也，且若经气之或过或至固有所必严。而五脏之中，心为身主，肾为命原，尤不可以重伤。一身上下筋隧骨分，病有在所当刺者，亦中病而止，切勿复痏，以取祸。他如阴阳不无偏胜，上下不能俱实，有时病宜取乎阳也，则当避其阴，宜取乎上也，则当远其下，推之取阴取下之法，可以相观而悟矣。然四时之气寒热不等，必以病者之气，迎合于四时之气，顺而从之刺乃无患，苟反其政令而妄行之，鲜有不为之夭殃者矣。古圣人明天察地，尽人养生之道，于此尽泄。无论施之一人而立效，即通之九州而皆准。无论用之一时而同钦，即行之万世而无敝。黄帝曰：夫子此论，真神明变化之论也，可以括尽天下古今种种治法之妙。比之秘典，犹贵重焉，是宜藏之金匮之中，以为亿世针刺之成法也。

本病论篇第七十三

此言百病之生必有所本，得其所本，治无难也。

黄帝坐，雷公侍。岐伯燕见。黄帝进而问之曰：阴阳五行，造化基也，余读其论，明其理验之时物，政令德化胜衰往复，悉予气契，庸治反霄壤，迷乎如重墙之阻步，五色并呈，罔识趋取，其故何也？［批］此为专执古书、不知变通者发。

注：燕见，私见也。论，谓五常政，及阴阳大论等篇。时物者，四时万物也。政令德化等，解见前。悉，皆也。予，与同。气契者，谓与六气相契

合也。庸治，用以治病也。反霄壤，犹云如有天渊之隔也。迷，乱也。重墙阻步，言不可行也。五色并呈，言不能辨其是也。

讲：黄帝一日向明而坐，其臣雷公侍立于侧。时天师岐伯就帝燕坐处请见，则其无朝事也可知。黄帝乃召之进前而问曰：今夫阴阳升降，五行叠运之气，实大造化生万物之根基也。余读夫子之论断，已能明辨其理矣。朝夕之下，亦当验之于时，验之于物。凡论中所言之德化政令，胜衰往复，皆与天地流行之气，契合无间，宜其本，此以出治无不当也，及至余用以治病，则反有霄壤之别，此心散乱，迷乎如重墙之阻步，欲行之而无径可行。如五色之并呈，欲辨之而无物可辨，几莫能定其趋向，决其弃取，又安除邪辅正，补偏救弊，以全万姓之生哉，不知其故，窃愿闻之。

岐伯曰：失其本也，阴阳者，天地之本，血气者，脏腑之本，阴阳乖，则天地失和，血气偏，则脏腑易位，五风六气，感其虚乘其过，不能贼强中。［批］感虚乘过致病之原，必得于此乃可焉治。

注：失本，谓失血气之本原也。乖，忤也，乱也。失和者，言气不应时也。偏，偏胜。易位，谓出位乘侮，不自守其本位也。五风六气，解见前。贼，害也。强，强壮。中，谓气血和平也。

讲：岐伯对曰：如帝所言，是失血气之本原也。彼夫一阴一阳者，天地之根本也；一血一气者，脏腑之根本也。苟阴阳乖乱，则升者不升，降者不降。天地之气，必不能应时，而失其和矣。血气偏胜，则多者益多，少者益少。脏腑之气，必为之乘侮而易其位矣。虽病之生也，本乎五风六气，而五风六气之为患，并感其脏腑之虚而为殃，即乘其脏腑之过而助虐，决不能贼其脏之不虚而强，不过而中者也。甚矣哉，本之不可失也。

三合为治，贵贱攸分，少阳司令，民病不应，取之阳明，阳明不应，取之厥阴，厥阴不应，取之太阳，其俱不应者，则反之本。察虚与过，气必类从，充类以尽其余，是曰圣功。［批］分时应气必求之经，经不合气审其虚实。

注：三合者，天符、岁会、太乙天符也，为治言治病当合此三者之气也。贵贱攸分，言天符犹执法之臣，岁会犹行令之臣，太乙天符犹君主之贵人。其病中何气，当详辨也。少阴君火也，阳明燥金也，厥阴风木也，太阳寒水也，皆以时气言，不应谓病不与气合也。反之本，反而求之脏腑之本气也。气必类从，如风入肝、燥入肺之类。充，扩充也。其余指阳明、太阳、厥阴、太阴等司令之时。言圣功者，圣人造化之功用也。

讲：今夫天符、岁会、太乙天符，是为三合，本此三合以为治者，其间有病速而甚危者焉，有病徐而可持者焉，有病暴而必死者焉。为贵为贱，当攸分也。如少阳相火司令，其民病热咳，喘嗌燥，血泄胸臂内痛，谵妄狂越等病。其病不应，而反见他证，即取之阳明。盖阳明者，居少阳之右，或其气先至，其民必有眦疡、胁满气逆、股膝惭痛、咳逆血溢等病。若其病不应，而反见他证，即取之厥阴。盖厥阴者，与少阳为表里，或其气中见，其民必有惊播、体重、飧泄、忽怒肱冒、胁痛吐甚等病。若其病不应，而反见他证，即取之太阳。盖太阳者，少阳之复也，或火胜水，复其气加临，其民亦必有病可征。如俱不应，其病则为时化司令之气所克明矣。当此务必反求其脏腑之本气，以窥其孰为虚、孰为过。其有虚者，气必感之，其有过者，气必乘之，何也？盖天地之气，与人身之气以类相从者也。如肝之本气虚，则风气易人；肝之本气过，则风气亦助。甚至他脏他腑，亦有因虚而不克任当时之正气，与非时之邪气俱不免于为灾。由此，少阳触类旁通，以尽概其余，则造化在我，亦与圣人之功用同也，即其功不必合于圣人，而亦可以圣功名之。

诸血、恶热、汗出、时噫时喜、面赤神倦者，病本于心。诸气、外寒、涕下、悲咳者，病本于肺。诸湿涎涌，肉痿色黄减食，四肢不举，而多畏者，病本于脾。诸骨痛志乱、歉嚏烦喘、唾甚惕然恐者，病本于肾。诸筋痛、惊语，目眩，多泪者，病本于肝。诸哕本于胃，诸泄本于肠。诸狂本于阳，诸痹本于阴，诸阳本于阳明，诸阴本于太阴，如是之谓本。［批］此专举诸病之本，而以阳明、太阴结之者，言治病当分经之阴阳，更勿妄损脾胃也。

注：阳明为胃，太阴为脾，二者相为表里，以行气于三阴三阳，故为诸阴、诸阳之本也。

讲：如诸血病，证见恶热汗出、时而气噫、时而喜笑、面多赤色、其神昏倦者，皆病之本于心也。如诸气病，证见外寒涕下、悲咳、时形者，皆病之本于肺也。如诸湿病，证见痰涎涌出、肌肉痿弱、面色黄、饮食减以及四肢不举、而多畏惧者，皆病之本于脾也。如诸骨痛，证见心志无定、欷嘘交作，其气烦喘，且痰涎过甚惕然惊恐者，皆病之本于肾也。如诸筋痛，证见惊骇多语、其目眩而时泪者，皆病之本于肝也。至若诸哕之病，皆本于胃。盖胃为仓廪之官，中寒故哕，即中热气逆，亦作哕也。诸泄之病，皆本于肠。盖肠为变化传送之所，偏于寒固泄，偏于热亦泄也。诸狂之病，皆本于阳。以阳气至动也，故阳邪而入阳分者，是为重阳，重阳安得不狂。诸痹之病，皆本于阴。以阴气多凝也，故阴邪而入阴分者，是为重阴，重阴所以成痹。然诸阳经之阳，又本于阳明一经，诸阴经之阴，又本于太阴一经。病之所本者，其殆如是之谓乎？推而广之，比而同之，夫岂有不可求之本哉。

帝曰：诸瘿奈何？岐伯曰：水气之积也，肉色不变者，发于脾；筋脉太露者，发于肝；色赤脉络交互者，发于心；消长无常者，发于肺；坚实不移者，发于肾。[批] 此言诸瘿之本也。

注：瘿，婴也，谓疾之在婴喉颈分者。水之积者，言为水气所积而成也。脾主肌肉，故瘿发而肉色如常者，病本在脾。肝主筋脉，故瘿发而筋脉大现者，病本在肝。心色赤而主血，故瘿发色赤而脉络交互者，病本在心。肺主气，故瘿发而时消时长，无常在者，病本在肺。肾主寒，寒则凝固，故瘿发而坚实不移者，病本在肾也。

讲：黄帝问曰：诸血与气及诸阴阳，其所本固如是矣，然则病诸瘿者，其本奈何？岐伯对曰：诸婴之病，皆水气所积而本于水者也。然其所发，各本于脏。如证见肉色如常，不因病瘿而有变者，此水积于脾，而瘿从脾发也。

如证见筋脉高起，现于瘘所者，此水积于肝，而瘘从肝发也。如证见肉色纯赤，脉络交互于瘘间者，此水积于心，因伤血从心发也。如证见消长不一，兼移动无常者，此水之积于肺，因感气而从肺发也。如证见坚实异常，且不动移者，此水之积于肾，因感寒而从肾发也。瘘之所本如是，而其他可知矣。

帝曰：诸痈何如？岐伯曰：血气稽留，荣卫不通也，察气与经，足以释之。帝曰：诸瘰何如？岐伯曰：本乎少阳。帝曰：伏瘕何如？岐伯曰：热之搏也，本乎小肠。［批］此言痈、瘰、伏瘕之本也。

注：痈，恶毒也。察气者，察其在外之六气也。与经，犹云并察其痈之发于何经也。瘰，瘰疬，筋结病也，发则有核，累累然不一而足者。本乎少阳，谓手少阳三焦、足少阳胆经也。伏瘕，病名，言伏藏腹中，块然有形，聚散无定也。热之搏者，热气相激搏也。

讲：黄帝曰：诸瘘之证，予得其本矣，敢问诸痈之本又复何如？岐伯对曰：彼诸痈邪虽不一，然皆不外血之与气，稽留不行，以致内外闭塞，荣卫不能交通之故。能察其邪之所感者，为何气与位之所次者为何经，遂足以得其病之本原，而焕然释矣。黄帝曰：诸瘰之本何如？岐伯对曰：病之发于少阳者也。但耳后、颐后、缺盆诸分，宜取之三焦。若在胸与胸侧，则属之胆矣。黄帝曰：伏瘕之本何如？岐伯对曰：伏瘕者，小肠之热移入大肠，以致两热相搏血溢，为殃之过也，其病之本原，则在乎小肠焉。

帝曰：亦有变乎？岐伯曰：邪者，变恒者常也。帝曰：肺病唾血奈何？岐伯曰：色不青脉必洪也。帝曰：其有唾血过多者何如？岐伯曰：脉必洪滑，大经空虚，发为肌痹，甚则传为脉痿。面黄赤者死不治，五脏相移，天地自然之道未足为变。［批］此专举肺病，以明邪者变，恒者常之义也。

注：邪，谓病之感于六气者。恒，谓病之根于脏腑者。唾血者，唾中见血也。

讲： 黄帝曰：亦有反乎本而变者何如？岐伯对曰：凡病之为患，必感于邪而发者，方有变症。其变也，皆邪为之也，非脏腑亦有所变。若因气血有亏而为恒者，则有色可征，有脉可切，日常如是，而不变者也。黄帝曰：今有肺病，验之于常，本无血证，而今反唾血，非其变乎？岐伯对曰：血生于心，而藏于肝者也，肺病见血，非肝气侮肺，而面色见青者，即火来克金而脉必洪也。黄帝曰：肺病唾血，固如是矣，其有过多者，又复何如？岐伯对曰：此火盛也，脉必洪滑，兼之唾血过多，则经失其养而大经空虚，血不荣肉而发为肌痹，甚则脉滞，传为脉痿。当此之时，如证见面色黄赤者，心胃气绝故死不治。由此推之，诸脏皆然，况五脏外应五行，生克乘侮互相移易，乃天地流行造化自然之道也。虽视之似变，而究之不得以变论也。

帝曰：不变则不化，是无出入升降，器乌以守。岐伯曰：言病也，若夫神机成败倚伏游于中，故曰五利以动，洽于上下。[批]此言病不变而气有变之道也。

注： 天地者，万象之器也。人身者，脏腑之器也。必有出入升降于天地人身中者，其器乃可长保也。神机，神化运动之机。成败，犹生死也，成者败之本，败者成之原，故曰倚伏游于中，言循环无已。五利以动，言五行之利用，在乎动也，洽于上下者，谓与天地同也。

讲： 黄帝曰：夫子言病之发于脏腑者，气无所变，是脏腑之气皆不变矣。然不变动，即不化生。不化生，是无出入升降，又安能长守其脏腑之气，而不失乎？岐伯对曰：臣言不变者，是言脏腑本气之病也，岂神机之谓哉。若夫神之为机也，脏腑之气，一天地之气也，其间或寒湿相加，或风火相当，或燥热相接，胜复盈虚之变，亦有所谓成、所谓败者，迭为倚伏而游于其中。故《天元册》曰：人身五内之利，用而不败者，以其机常动，周而不息，与上天下地气相合也。

帝曰：针灸毒药汤液醪酒，所治不同，何也。岐伯曰：所治不同，同所治，故同归于治。帝曰：愿卒闻之。岐伯曰：论在阴阳应象，详于六微至真。帝曰：余不敏，请要言之。岐伯再拜稽首而对曰：其道至微，变化无穷数之可千，推之可万，广大悉备，未可以终日言，守经达气，通乎天地，勿失其主客，而反强弱则万举万当之道也。［批］此统举诸治要法而约言之也。

注：针灸、毒药、汤液、醪酒等，治解见前。阴阳应象、六微至真，皆本经篇名。敏，明也。要言者，切要言之也。未可以终日言者，谓竭终日之力以言之，尚不能尽其治法也。守经者，专守十二经也。达气者，通达四时五运之六气也。通乎天地，谓以人身上下阴阳之气，通于天地寒暑之气也。主客，不专指六气兼邪正说强弱虚实也。

讲：黄帝曰：病必有所本如是则有一病当必有一治也，而古人竟有用针灸者、用毒药者、用汤液、用醪酒者，所治不同如此，其故何也？岐伯对曰：所治之法，虽各不同，而用寒用热，以及补泻要，无不同其所治之病也。故或施针灸，或施毒药等法，其所治之病，莫不同归全愈。黄帝曰：夫子言所治不同，同所治，余未明其所以同也，愿夫子尽言其义，使余得悉闻其旨也。岐伯对曰：治之大同者，前已于《阴阳应象》《六微旨》《至真大要》诸篇条论而详辨之矣。帝岂未之闻乎？黄帝曰：余性心不敏，虽得其理，未握其要，请夫子按治之本而切要言之。岐伯于是承帝之问，乃再拜稽首而对曰：治病之道微乎深哉！其变化无有穷尽，真所谓数之可千，推之可万者也。苟欲广大悉备而无证不举，无治不明，未可以终日之力而能言其意者也。至于其要则亦易耳，能守一身之经，能达四时之气，能通天地之加临复，慎而行之，勿失其病之主客，反其气之强弱，则万举万当之道，岂有他术哉！

帝曰：其有不应者奈何？岐伯曰：经失气郁上下有所制，有余不足，神形血气志以彰阴阳，并邪合者，无能外。［批］此言经气不应者，当求之神、形、血、气、志五者，以审其病之所在也。

注：经失者，经失其象也。气郁者，气郁于中也。上下，以天地言。所制者，司天不足，在泉制之，在泉不足，司天制之之类。有余者，邪实也。

不足者，正虚也。神应心，形应脾，血应肝，气应肺，志应肾，五者分验，虚实立见，五者合验，邪正益明。故曰以彰。阴阳，谓外而阴邪、阳邪，内而阴分、阳分也。阴邪入阳分，谓之阴并于阳；阳邪入阴分，谓之阳并于阴。邪合者，无能外言邪之所合，不外此阴阳之兼并也。

讲：黄帝曰：夫子言，守经达气通乎天地者，即能万举万当固已，而如其有病不应经而无经可守，病不应气而无气可达，求之司天在泉不应奈何？岐伯曰：此必经为邪闭，而经失其象也，气为时郁，而气闭于中也，兼上而司天，下而在泉，气有偏胜而克制也。然邪实者，常有余，正虚者，常不足。百病之生，本于五脏，五脏受病，必发于外。彼人之一身有神焉、有形焉、有血、有气与志焉，凡此五者，根于五脏，可分观，亦可合验者也。病之所在，无不彰著，况阴阳者。天地之蒂，人身之本也。如或阴并于阳，阳并于阴，与阳并于阳，阴并于阴，而为邪之所合者，亦不能出此五者之外也。使精以求之，则不应之中，亦可得其必应者矣。

帝曰：其生而脉不应者奈何？岐伯曰：父精母血禀受然也，清浊厚薄，脉实象之，不以形色区病则反也。［批］此举人生之脉，外不应时，内不应脏者，以明其诊视之道也。

注：生而脉不应者，谓初生以来，其脉之本象，遂不与时应也。清浊厚薄，以禀受之气言。脉实象之者，脉实因禀受之气，以成象也。形，五形。色，五色。区，别也。病则反者，言有病之时，顿异其象，而反乎常也。

讲：黄帝曰：其人自有生以来，而脉遂不与时应，兼不与脏应者，奈何？岐伯对曰：此盖本之先天，因父精母血，强弱苦乐之不等，当禀受时，其气已然也。彼气有清浊之分，厚薄之异，故得其清者脉亦清，得其浊者脉亦浊，得其厚与薄者，脉亦与之为厚薄。是脉实象乎，禀受之气者也，此决不得以外之五形、五色同一区别者也。然不应者，其常也，一至有病，则清者不清，浊者不浊，厚者反薄，薄者反厚也，即于此反者而求之，究未有不与时应，不与脏应者矣。

帝曰：其色独昭，食独嗜，不病者，奈何？岐伯曰：混沌未剖，气先受之，精以合之，阴阳盛衰，早客者主，色从气化，强者独越，食从精化，弱者独贫，反常则为病，当求之于所兼。［批］此举食色，生有独偏，而不为病者，以明其有病诊视之道也。

注：色独昭者，谓其色独黄、独青之类。食独嗜者，谓五味之中，独好一味也。不病，犹云无病也。混沌未剖，指形质未兆时言。早客者主，即先人为主之义也。兼，谓兼见之色，兼嗜之食也。

讲：黄帝曰：五色、五味内应五脏，病之所在，食色俱呈。今有其人，生而面色独黄赤，迥与人异，生而饮食嗜咸嗜苦，非人所同。以经验之，宜有病也，而竟不见其为病者，奈何？岐伯对曰：人当形质未兆之先，亦如混沌未剖之世也。其无行无声，惟气先受之，气聚而后精乃合之。然精气者，五行之阴阳也，其中有盛焉，有衰焉，不能一致，无论其为金气、为木气、为水精、为火精，但先乎众而入客于其中者，色食即以之为主，何也？人生之色，或黄或白，随五行之气而化。其气先入而强于众气者，是有余也，有余则独发，故其色之独昭也。人之食或苦或甘，随五行之精而化，其精先入而弱于众精者，是不足也，不足则独贫，故其食之独嗜也。皆所禀之气，所受之精使然，安有所谓病哉。若夫色之与食，忽反乎生平之常，而见为独昭独嗜。与常本独昭独嗜，而反不昭不嗜者，非脏有所亏，即气有所感也，则又为有病之外候。欲知亏者何脏，感者何气，为虚谓实，当求夫色之兼见，食之并嗜者也。

帝曰：何谓五太五少，气同上正。岐伯曰：气有盈虚，以次推也。［批］此明五运太少、气同上正之义也。

注：五太，谓太角、太徵、太宫、太商、太羽之类。五少，即少角、少徵、少宫、少商、少羽也。气同上正者，气化同于上角正商之属。

讲：黄帝曰：《天元册》所谓气有五太、五少之分，与气有同上同正之别者，其气何也？岐伯对曰：五运司天、在泉之气，有太过而为盈者焉，有不及而为虚者焉。其太过而盈者，无论何气主之，皆谓之太；其少而虚者，无论何气当之，皆谓之少。至气盈而为太者，有气以制之，而盈者不盈，气虚而为少者，有气以复之。而虚者不虚，则气得其平，与正化等同也，故谓之同于正。若夫上者，司天之谓也，气本不与天合，而化实与天齐者，故谓之天符不得而直，谓之曰同上也。然气不常盈，亦不常虚，太少相承随时立政正上互见，因气定名，可次第而推者也，岂难知哉。

帝曰：太乙天符何如？岐伯曰：水临太阳，天符位也，土临太阳，是为岁会同天符焉，三合阳明，太乙天符。［批］此明太乙天符之义也。

注：与司天同气者，为天符。与岁气合气者，为岁会。同天符，谓与司天同气之令相合也。三合者，三气合同也。此专举太阳、阳明以括其余也。

讲：黄帝曰：言太乙天符为贵人，中其气者，病危而疾不知其义之安在也。岐伯对曰：今且以太阳司政言之，彼太阳者寒水也，寒水司天而复遇丙辛之水气临之，是气与天合也，则为天符之位，名曰天符。太阳辰戌也，辰戌为土，而复遇甲己之土气临之，是气与岁合，而又与天合也，则名之为岁会，为同天符也。至若阳明司天，而值乙酉之纪，是谓三气同合。则天符之中，复见天符，是为太乙天符。其气至过，其令甚速，故中其气者，病危而疾也。由此旁通，无不明矣。

帝曰：内外何如？岐伯曰：内者不外，外者不内，内外盛者夺其盛，内外不交者，反其本，强弱寒热归于权衡。［批］此明内外证治之要也。

注：内外，以病之为内、为外言。强弱，虚实也。权衡者，审轻、重而酌其平者也。

讲：黄帝曰：病之生也，有本于内者，有本于外者，其治当何如乎？岐伯对曰：彼病之本于内而生者，其责在内，不得以外有证见，而先治其外也。病之本于外而生者，其责在外，不得以内恐有伤，而先治其内也。至病本于内有证见于外，而外反盛于内，病本于外，有入伤于内，而内反盛与外，如是等证，则又不得先内、先外之说，而必以夺其病之盛者为要也。他如内之病不与外交、外之病不与内交，两相间隔，各为一气者，此必有所偏也，则当反求其本，以审脏腑之孰虚、孰实，用治之宜寒、宜热，酌而调之，以归于权衡之一致，而无所偏胜，则得矣。

夫人为病，其机早发，知病机者，弗以病愚，故曰彰往察来，无与众同，工巧治而不治，不治而治，神明之道，不测之机。此之谓也。帝曰：善。［批］终举病机者，言病必有所本治之当先求其本也。

注：病机者，病根也。早发者，先动也。弗以病愚，言不得为病所蒙混也。

讲：今夫人之为病也，必有其机，当其未病之先，或邪有所感，或正有所亏，为内为外，其机必早为之发动治病，而能洞悉其病机之所在，则为阴为阳，为实为虚，各有主治，自不得临症蒙惑，而为病所愚矣。故古语曰：明其气之往而为虚，审其气之来而为盈。孰有余、孰不足，相其经脉时气以为补泻，不与众人同其工巧。而人云亦云，乃善治病者也。盖众人之所谓不可治者，乃我所不待治，而自能愈者也；众人之所谓不可治者，亦我之用其治，而无不治者也，此其中有神明之道焉，有不测之机焉。夫所谓神明不测者，即此审其病机之谓也，岂有他道哉。于是黄帝闻之不觉赞而美之曰：善哉，夫子本病之论乎。

卷　九

至真要大论篇第七十四

此言天地与人至真要道，各有从逆，当审其机也。

黄帝问曰：五气交合，盈虚更作，余知之矣。六气分治，司天地者，其至何如？岐伯再拜对曰：明乎哉问也！天地之大纪，人神之通应也。帝曰：愿闻上合昭昭，下合冥冥奈何？岐伯曰：此道之所主，工之所疑也。更，平声。［批］此六气司天在泉，分治四时之大要也。

注：五气，五常之气。阳常太过加以主运客运凑合者为盈，阴常不及而与司天在泉相反者为虚。六气解见前。纪，绪也。昭，明也。冥，幽也。主，宗也。

讲：黄帝问曰：五常之气有太过、有不及，即不胜复淫克而其气之交合也，为盈为虚更相代作，余已知其故矣。若夫六气分治四时，或上而司天，下而在泉者，其气至之时，又何如也？岐伯再拜稽首而对曰：明乎哉，帝之问也！彼六气之分治以司天地者，乃天与地之大纪，人与神之通应者也。黄帝曰：六气虽为天地之大纪，人神之通应，而其上合于昭昭以为司天之化，下合于冥冥以为在泉之化者，奈何？愿卒闻之。岐伯对曰：夫所谓上合昭昭下合冥冥者，此阴阳气化之道所主，非至圣神明莫测其机，故工之所以难精而疑也。

帝曰：愿闻其道也。岐伯曰：厥阴司天，其化以风；少阴司天，其化以热；太阴司天，其化以湿；少阳司天，其化以火；阳明司天，其化以燥；太阳司天，其化以寒。以所临藏位，命其病者也。帝曰：地化奈何？岐伯曰：司天同候，间气皆然。帝曰：间气何谓？岐伯曰：司左右者，是谓间气也。帝曰：何以异之？岐伯曰：主岁者纪岁，间气者纪步也。藏，去声。间，俱去声。［批］此六气司天在泉之化，以及间气相异之道也。

注：化，气化。三阴三阳之气化，在天则为风热湿火燥寒之六气。脏位，谓五脏之部位。地化六气，在泉之化也。司左右者，谓司天在泉左间右间之气也。纪，计也。岁，谓三百六十五日四分度之一也。步，谓六十日余八十七刻半也。

讲：黄帝曰：夫子言上合昭昭下合冥冥，为道之所主，不知其道，窃愿闻之。岐伯对曰：如厥阴司天，其气化则以风；少阴司天，其气化则以热；太阴司天，其气化则以湿；少阳司天，其气化则以火；阳明司天，其气化则以燥；太阳司天，其气化则以寒。但司天之气于人各有所主之脏：风应肝，火应心，湿应脾，燥应肺，寒应肾。以六气所临某脏，或太过，或不及，因其盈虚而命其病者也。黄帝曰：六气司天之化，固如是矣，而其在泉之地化奈何？岐伯对曰：地与天应亦与司天同其候耳，至若间气无不皆然。如厥阴在天之化为风，而在泉之地化与左右之间气，亦犹是也。由此推之，则三阴三阳不辨自明。黄帝曰：夫子言间气，不知间气者何谓也？岐伯对曰：司天在泉之左右者，是谓间气。黄帝曰：夫子言司天同候，间气皆然，其气宜无或异也，而竟有异之者，不知其果何以乎？岐伯对曰：其气之异者，以主岁与纪步，各有不同耳。彼司天在泉是谓主岁，主岁者，所以计三百六十五日有奇之岁也。司左司右是谓间气，间气者，所以计六十日余八十七刻半之步也。

帝曰：善。岁主奈何？岐伯曰：厥阴司天为风化，在泉为酸化，司气为苍化，间气为动化。少阴司天为热化，在泉为苦化，不司气化，居气为灼化。太阴司天为湿化，在泉为甘化，司气为黅化，间气为柔化。少阳司天为火化，在泉为苦化，司气为丹化，间气为明化。阳明司天为燥化，在泉为辛化，司气为素化，间气为清化。太阳司天为寒化，在泉为咸化，司气为玄化，间气为藏化。故治病者，必明六化分治，五味五色所生，五脏所宜，乃可以言盈虚病生之绪也。藏化，“藏”字平声。［批］此言主岁气化，以及间气之化。

注：风热湿火燥寒，气也。酸苦甘辛咸，味也。苍黅丹素玄，色也。动灼柔明清，藏化也。君火以尊不主气，故曰不司气化而曰居气也。

讲：黄帝曰：善哉，夫子之论矣！而所谓岁主者奈何？岐伯对曰：夫所谓岁主者，以纪岁者也，如巳亥之岁，厥阴司天，其在天之化则为风；寅申之岁，厥阴在泉，其在地之化则为酸；厥阴之岁，司週年之六气，见于色则为苍。至于丑未之岁，厥阴为在泉之左间；子午之岁，厥阴为司天之右间；辰戌之岁，厥阴为司天之左间；卯酉之岁，厥阴为在泉之右间。凡属厥阴间气，偏生左右，其化为动摇也，皆各主六化分治五味五色等。知厥阴之气味色化，则少阴司天之岁所以为热化，在泉之岁所以为苦化，少阴君火分尊，所以不司气化，故值居气之岁，所以为灼化。太阴司天之岁，所以为湿化；太阴在泉之岁，所以为甘化；太阴司气之岁，所以为黅化；太阴间气之岁，所以为柔化。少阳司天之岁，所以为火化；少阳在泉之岁，所以为苦化；少阳司气之岁，所以为丹化；少阳间气之岁，所以为明化。阳明司天之岁，所以为燥化；阳明在泉之岁，所以为辛化；阳明司气之岁，所以为素化；阳明间气之岁，所以为清化。太阳司天之岁，所以为寒化；太阳在泉之岁，所以为咸化；太阳司气之岁，所以为玄化；太阳间气之岁，所以为藏化者，概可知矣。六气之司天在泉司气间气如此，故凡治病者必先明夫司天之六化，在泉之五味，司气之五色，间气之动灼柔明清藏，以察其病之所生与五脏之所宜，乃可以言太过而盈，不及而虚，以及病生之端绪也。

帝曰：厥阴在泉而酸化先，余知之矣。风化之行也，何如？岐伯曰：风行于地，所谓本也，余气同法。本乎天者，天之气也，

本乎地者，地之气也，天地合气，六节分而万物化生矣。故曰：谨候气宜，无失病机。此之谓也。［批］此言天地合气之妙，以明司天在泉之气化也。

注：本，从也。如厥阴司天则风从天化，厥阴在泉则酸从地化之类。是天地合气者，如在天为风，在地为酸之类是也。

讲：黄帝曰：如厥阴风木在泉，味从木化而为酸化之类者，余已知之矣。但夫子所谓厥阴在泉，风化之行于地也，何如？岐伯对曰：前言厥阴司天，其化以风，是风本天气也。又曰：司天同候。可知地化亦与天同也，何言之？盖厥阴司天风行于天，厥阴在泉则风行于地，乃本于地之气而为风之化也，所谓本者，此也。其余少阴在泉则热行于地，太阴在泉则湿行于地，阳明在泉则燥行于地，太阳在泉则寒行于地，诸气皆同此法也。可知本乎天而化者，即为风暑火燥寒湿之天气；本乎地而化者，即为酸苦甘辛与咸之地气也。天地不诚合气哉？惟此天地合气，是以阴阳升降六节攸分而万物化生矣。故古语曰：谨候气之所宜，无失生病之机。正此之谓也。

帝曰：其主病何如？岐伯曰：司岁备物，则无遗主矣。帝曰：先岁物何也？岐伯曰：天地之专精也。帝曰：司气者何如？岐伯曰：司气者主岁同，然有余不足也。帝曰：非司岁物何谓也？岐伯曰：散也，故质同而异等也，气味有薄厚，性用有躁静，治保有多少，力化有浅深，此之谓也。［批］此言主病之义而以司岁备物发明其司岁与非司岁之道焉。

注：司岁备物者，如厥阴司岁则备酸物，少阴少阳司岁则备苦物，太阴司岁则备甘物，阳明司岁则备辛物，太阳司岁则备寒物之类是也。先岁物者，谓先岁司天在泉所化之物能制当岁之胜气，宜先备也。司气，谓司六气。主岁同者，与司岁备物相同也。非司岁物，言非其本岁气化所生之物也。

讲：黄帝曰：气化固如是已，其治病者又不可无所主，不知其主病者又当何如？岐伯对曰：每岁各有所司，必因其司岁者以备药物则病无遗主矣。

黄帝曰：夫子言司岁备物而物必取乎先岁者何也？岐伯对曰：每岁司天在泉物从其化，先岁之物乃得天地之专精者也，故备之不可不先。黄帝曰：先岁之物，气聚力厚能制后岁当旺之胜气，故宜先备。而一岁有一岁之司气而所谓司气者，又何如也？岐伯对曰：夫所谓司气者，司一岁之六气者也，与主岁司天在泉之气同。然司气为有余，异气为不足，其气不无增减也。黄帝曰：其有所谓非司岁之物者何谓也？岐伯对曰：当司岁之物，得气精专，物肥力厚，而非司岁之物，则不得其精气而力薄，是气之散者也。故同一物也，其质本体虽同，而精有完全，气有偏散等，分为之各殊焉，何也？以其得天之气、地之味有厚薄之分，故其物之性、物之用有躁静之别。推之治邪气、保正气，其功有多少之殊，力所至、化所治，其效有浅深之异。此司岁备物，先圣早有是论也。

帝曰：岁主藏害何谓？岐伯曰：以所不胜命之，则其要也。帝曰：治之奈何？岐伯曰：上淫于下，所胜平之，外淫于内，所胜治之。藏，去声。[批] 岁主五脏有害，即木气淫则脾不胜，火气淫则肺不胜，土气淫则肾不胜，金气淫则肝不胜，水气淫则心不胜，以所不胜命之，则知害脏之要也。

注：上淫于下者，谓司天气胜，淫虐于下而脏病生也。外淫于内者，谓表邪过甚入淫于内而脏病生也。

讲：黄帝曰：岁气在天，五脏在人，而岁所主之气脏受之而即为害者，果何谓也？岐伯对曰：六气内淫五脏，若人之脏气一虚，不能当夫邪气之胜，则在天之邪气，必乘之而入，而人身之脏气必因虚而受，以是知岁主脏害者，以己不胜者命之也。知己之所不胜，即知其邪之所以胜我，知邪之所以胜我，则知岁之所生为何气，邪之所害为何脏，而得其要也。黄帝曰：治之又当奈何？岐伯对曰：如司天之气淫于下而脏病生，则以所胜者平之，如风证用金之类是也。如在外之邪淫于内而脏病生，则以所胜者治而去之，如寒胜用甘之类是也。亢害承制即此义也。

帝曰：善。平气何如？岐伯曰：谨察阴阳所在而调之，以平为期，正者正治，反者反治。［批］此以调和阴阳寒热从反明治每岁平气为病之义也。

注： 平气谓气之无太过无不及者也。谨察阴阳，谓细审其阴气阳气之偏胜也。正治谓补阴配阳、补阳配阴之类。反治如阳虚阳气外浮似火，反补以阴而热自除。阴虚阳陷于里恶寒，反补以阴，里足阳还而寒自止也。

讲： 黄帝曰：夫子之论诚善矣。至若岁气之平而亦有所病者，何如？岐伯对曰：阴阳者，治病之关键也，如主岁气平无上淫外淫之偏而亦有所病者则当谨察其阴气阳气之所在而调其有余不足。使之无偏无胜而以平和为期焉。但调之之法，当审其病之正与反也。如阴虚而阳不乘阳虚而阴不乘是谓正病。病正者，即阴虚补阴，阳虚补阳，从而正治之。若阴虚而阳反乘，阳虚而阴反乘，是为反病，病反者即抑阳扶阴，抑阴扶阳，从而反治之。

帝曰：夫子言察阴阳所在而调之，论言人迎与寸口相应，若引绳小大齐等，命曰平，阴之所在寸口何如？岐伯曰：视岁南北，可知矣。帝曰：愿卒闻之。岐伯曰：北政之岁，少阴在泉，则寸口不应；厥阴在泉，则右不应；太阴在泉，则左不应。南政之岁，少阴司天，则寸口不应；厥阴司天，则右不应；太阴司天，则左不应。诸不应者，反其诊则见矣。帝曰：尺候何如？岐伯曰：北政之岁，三阴在下，则寸不应；三阴在上，则尺不应。南政之岁，三阴在天，则寸不应；三阴在泉，则尺不应。左右同。故曰：知其要者，一言而终，不知其要，流散无穷。此之谓也。［批］此言诊寸口以尺之法，而以少阴君火明之也。

注： 论言，即《灵枢经》论中之言也。《禁服篇》有云：寸口主中，人迎主外，两者相应，俱往俱来。若引绳大小齐等，春夏人迎微大，秋冬寸口微小，若是者，名曰平人。此言脉各归本位则脉平和矣。若少阴之在寸口，何以候之？言视岁之南北二政可知也。三阴，太、少、厥也。

讲： 黄帝曰：夫子言谨察阴阳所在而调之，以平为期。是必诊之于脉而后能得阴阳之偏胜也。然《灵枢·禁服》论中曾言：人迎主外，寸口主中，两脉相为呼应，一往一来，大则当大，小则当小，若引绳之大小齐等者，乃曰平脉。即如少阴君火也，其脉之在寸口者，当何如候之？岐伯对曰：人君者，南面而听政者也。欲候少阴于寸口必视岁之南北二政，乃可以知其少阴之所在也。黄帝曰：愿卒闻之。岐伯对曰：五运以甲己土运为尊，六气以六气少阴君火为尊，如甲己土运是为南政，其余乙丙丁戊庚辛壬癸俱为北政。北政者，臣位也。故北政之岁，少阴君火移于在泉，即属人身之寸口也，故寸口之脉不应。至若厥阴、太阴在泉之岁，则少阴移于左右之间，故厥阴在泉而右不应，太阴在泉而左不应也。至若南政司天之岁，君临正位其时，少阴司天，论之人身即在寸口也，故寸口不应。厥阴司天则少阴在右寸，故右寸不应。太阴司天则少阴在左寸，故左寸不应。诸不应者，则脉不应指又不应病，其何以知之？必也取南北政而反诊之，在寸取尺，在尺取寸，则病机自可得而见矣。黄帝曰：尺候何如？岐伯对曰：北政之岁，如少阴在泉则在寸之脉不应，少阴司天则在尺之脉不应。南政之岁，如少阴司天则在寸之脉不应，少阴在泉则在尺之脉不应，其在左在右，无不皆同也。故《六元正纪》云：知其要者，一言而终，不知其要，流散无穷。正此之谓也。

帝曰：善。天地之气，内淫而病何如？岐伯曰：岁厥阴在泉，风淫所胜，则地气不明，平野昧，草乃早秀。民病洒洒振寒，善呻①数欠，心痛支满，两胁里急，饮食不下，膈咽不通，食则呕，腹胀善噫，得后与气，则快然如衰，身体皆重。［批］此言厥阴在泉，风气内淫之病也。

注： 天地之气，谓司天在泉之胜气淫虐于五脏之部位而生病也。风胜则扬尘，故气昏而野昧。木气温，故草早秀。洒洒振寒者，恶风之貌。呻，呻

---

① 呻：《素问》作“伸”。

吟也，风性上升，病呻吟使气上出乃快也。欠，伸引肢体，风伤筋，伸则气流行也。手厥阴心脉起心中，下膈出腋下，布两胁，故心痛支满两胁里急。肝脉挟胃贯膈，循喉咙，故饮食不下，膈咽不通，食则呕吐。风胜乘胃土，土主太阴，太阴行腹里，故腹胀。噫，心病也，风乘心为噫，故善噫。得后与气者，谓木气实得大便与失气则快然如衰也。肝主筋，筋气弱故身体皆重也。

讲：黄帝曰：夫子言外淫于内所胜治之固善矣。然司天在泉之气，内淫而为病者何如也？岐伯对曰：如寅申之岁，乃厥阴在泉也，厥阴为风木，其岁风淫所胜，则木胜克土，风胜湿，地气为之不明，平野为之暗昧，百草为之早秀也。至于民病，则洒洒然而振寒，或为善呻，或为数欠，或为心痛，或为支满，两胁里急，饮食不下，膈咽不通，遇食则呕，甚且腹中作胀，气逆而噫，得后与气快然如衰，身体皆重等证。皆因风淫气胜，自病而传他经者也。然他脏为病要皆经脉之所过也。

岁少阴在泉，热淫所胜，则焰游川泽，阴处反明。民病腹中常鸣，气上冲胸，喘，不能久立，寒热皮肤痛，目瞑齿痛頔肿，恶寒发热如疟，少腹中痛，腹大，蛰虫不藏。藏，平声。恶，去声。

［批］此言少阴在泉，热气内淫之病也。

注：君火在泉，故火焰游于川泽，阴暗之处反明。腹中常鸣者，热伤气，中气衰也。火气上升乘肺，故喘。火灼阴精而伤骨，故不能久立。寒热者，火乘金，金火气争也。皮肤痛者，火乘肺，肺主皮毛也。目瞑，火乘精明也。齿痛頔肿，阳明脉循上下齿，手少阳脉入頔，火乘二经也。恶寒发热，火克金，金气清，金火交战，凉热分争也。少阴脉络小肠，故少腹中痛。火性阳而鼓，故腹大。蛰得阳则惊，故不藏。

讲：如卯酉之岁，乃少阴在泉也，少阴为君火，其岁热淫所胜则火焰浮游川泽，阴处为之反明矣。至于民病，或为腹中常鸣，或为气上冲胸，或为息喘，或为不能久立，甚且寒热皮肤痛，目瞑齿痛頔肿，恶寒发热如疟，少腹中痛，腹大等证。况君火在泉，物得其气而动，故蛰虫为之不藏焉。此皆火淫气胜，自病而兼传他经者然也。

岁太阴在泉，草乃早荣，湿淫所胜，则埃昏岩谷，黄反见黑，至阴之交。民病饮积，心痛，耳聋浑浑焞焞①，嗌肿喉痹，阴病血见，少腹痛肿，不得小便，病冲头痛，目似脱，项似拔，腰似折，髀不可以回，腘如结，腨如别。焞，音暾，亦音屯。[批] 此言太阴在泉，湿气内淫之病也。

注：湿土主润泽，得四时正气，故草早荣。胜则地气升，故岩谷尘昏，黄土色黑，水色。土为阴中之至阴，水土同见，是至阴之交合其气也。饮积，水蓄不行也。心痛，湿乘于心也。耳聋，湿客于肾也。浑，浑浊也。焞焞，不明也。皆湿胜蓄饮气不往来也。太阴之脉，挟嗌连舌本，故嗌肿喉痹。阴病见血者，湿变热而动血，血淋、血泄之类也。湿热注于膀胱，故少腹痛肿，不得小便。湿逆于上，故病头冲痛。湿邪伤于太阳之经，故令目脱项拔腰折，髀不可以回，腘结，腨别也。

讲：如辰戌之岁，乃太阴在泉也。太阴为湿土，土者，万物之所资生，故草乃早荣。其岁湿淫所胜，则埃气昏蔽，岩谷黄反为之见黑，至阴为之交合也。至于民病，或为饮积，或为心痛，或为耳聋如浑浑焞焞之象，或为嗌肿喉痹，阴病血见，少腹痛肿，不得小便，甚且病冲头痛，目似脱，项似拔，腰似折，髀不可以回，腘如结，腨如别等证。此皆湿淫气胜，自病而兼传太阳经者然也。

岁少阳在泉，火淫所胜，则焰明郊野，寒热更至。民病注泄赤白，少腹痛溺赤，甚则血便。少阴同候。[批] 此言少阳在泉，火气内淫之病也。

注：火胜故阳气焰明于郊野。寒热，火燥分争也。注泄，火在里而下利

---

① 焞（tūn 吞）焞：暗弱。

也。热伤血则注泄赤，热伤气则注泄白。火入下焦，故少腹痛溺赤血便。皆火甚伤里，余病与少阴君火同候。

讲：如巳亥之岁，乃少阳在泉也。少阳为相火，其岁火淫所胜，则火焰明于郊野，寒热为之更至焉。至于民病，或为注泄赤白，或为少腹痛，溺且赤，甚而或为血便等证。其余诸病，皆与少阴君火同候，无他法也。

岁阳明在泉，燥淫所胜，则霿雾清瞑，民病喜呕，呕有苦，善太息，心胁痛不能反侧，甚则嗌干面尘，身无膏泽，足外反热。霿，音梦。［批］此言阳明在泉，燥气内淫之病也。

注：燥，清气也。霿雾者，天气下地不应曰霿，地气发天不应曰雾。清瞑者，气之昏暗不明也。燥气入胃故呕，入于胆故口苦太息，心胁疼痛而不能转侧也。燥甚则津液枯竭，故嗌干面尘色脱而无膏泽也。阳明脉行足外廉，足外反热者，清气凝里虚阳外出也。

讲：如子午之岁，乃阳明在泉也。阳明为燥金，其岁燥淫所胜，则霿暗之气不分如雾，清气为之昏瞑也。至于民病，或为喜呕，或为呕有苦，善太息，或为心胁痛，不能反侧，甚则或为嗌干面尘，身无膏泽，足外反热等证。此皆燥淫气胜，自病而兼传胆经者然也。

岁太阳在泉，寒淫所胜，则凝肃惨慄。民病少腹控睾引腰脊，上冲心痛血见，嗌痛颔肿。睾，音高。［批］此言太阳在泉，寒气内淫之病也。

注：肃，静也。惨慄，寒甚战慄也。少腹，手太阳小肠部位。睾，肾丸也。足太阳脉挟脊抵腰循膂，故少腹控睾引腰脊。寒乘心，故心痛。血见者，寒凝于经脉，急血无所施行也。手太阳脉循咽上颇，接于颧，寒在表，故嗌痛颔肿也。

讲：如丑未之岁，乃太阳在泉也。太阳为寒水，其岁寒淫所胜，则凝结肃静，而惨慄焉。至于民病，或为少腹痛控睾，或引腰脊，上冲心痛，以至火畏水克而血见，且嗌痛颔肿等证。此皆寒淫气胜，自病而兼传心经者然也。

帝曰：善。治之奈何？岐伯曰：诸气在泉。风淫于内，治以辛凉，佐以苦甘，以甘缓之，以辛散之。［批］此言厥阴在泉，风淫于内之治法也。

注： 不务德谓之淫。风淫于内，自外而入淫于内也。风为木气，金能胜之，故治以辛散风也，治以凉。风为阳也，佐以苦泻热也。风胜土，甘益脾也，木性急，故以甘缓之。木喜条达，故以辛散之。

讲： 黄帝曰：善夫六气在泉，淫胜为病，既如是已，治之又当奈何？岐伯对曰：诸气在泉，皆各有一定之治法也。如风淫于内，木气胜也，治之则当知风性喜温而恶清，是宜以辛凉治之，以苦甘佐之，何也？盖肝苦急，宜食甘以缓之，肝欲散，宜食辛以散之也。其用凉者，取金气克木。佐苦者，随其所利之谓也。

热淫于内，治以咸寒，佐以甘苦，以酸收之，以苦发之。［批］此言少阴在泉，热淫于内之治法也。

注： 热属火，咸寒属水，水胜火也。佐以甘苦者，甘以暖火之太急，苦以泄热之有余也。热甚则伤阴，以酸收之，热结而不散，以苦发之。

讲： 如热淫于内，火气胜也。治之则当知火性喜热而恶寒，是宜以咸寒治之，以甘苦佐之，何也？盖心苦散，宜食酸以收之，心多郁，宜食苦以发之也。其用寒者，取水气克火，佐苦者，取其气之相同也。

湿淫于内，治以苦热，佐以酸淡，以苦燥之，以淡泄之。［批］此言太阴在泉，湿淫于内之治法也。

注： 湿为阴邪，苦热从火化，能燥湿者也，故治以苦热。酸从木化，能制土者也，故佐以酸，然必酸淡者，淡能利窍故也，使酸而非淡，则味厚滋湿，非所宜矣。湿热之湿，以苦燥之，湿濡而肿，以淡泄之。泄，谓散出也。

讲： 如湿淫于内，土气胜也，治之则当知土性喜阴而恶阳，是宜以苦热治之，以酸淡佐之，何也？盖脾苦湿，宜食苦以燥之，湿性下，宜食淡以泄之也。其用热者，取阳能克阴。佐淡者，取其气之相符也。

火淫于内，治以咸冷，佐以苦辛，以酸收之，以苦发之。［批］此言少阳在泉，火淫于内之治法也。

注：火胜惟咸冷可治，水胜火也。所谓心欲软，急食咸以软之。佐以苦辛者，苦泻热，以制其有余，辛发火郁，以散其标也。

讲：如火淫于内，热气胜也，治之则当知火性喜热而恶冷，是宜以咸冷治之，以苦辛佐之，何也？盖火多散，宜食酸以收之，火多郁，宜食苦以发之也。其用冷者，取水气制火，佐苦。

燥淫于内，治以苦温，佐以甘辛，以苦下之。［批］此言阳明在泉，燥淫于内之治法也。

注：燥，凉邪。苦温，属火，火胜金也。佐以甘者，苦温伤气，用甘缓以补之。佐以辛者，燥为清邪，用辛温以散之。以苦下者，所谓肺苦气逆，急食苦以下而泄之也。

讲：如燥淫于内，金气胜也，治之则当知金性喜清而恶温，是宜以苦温治之，以甘辛佐之，何也？盖肺行降下之令，宜食苦以下之也，其用温者，取火气克金，佐辛者，取其气之相类也。

寒淫于内，治以甘热，佐以苦辛，以咸泻之，以辛润之，以苦坚之。［批］此言太阳在泉，寒淫于内之治法也。

注：寒属水，甘从土化，热从火化，土能胜水，热能胜寒也。佐以苦辛者，所谓肾苦燥急，食辛以润之，肾欲坚，急食苦以坚之。以咸泻之者，咸能软坚也。

讲：如寒淫于内，水气胜也，治之则当知水性喜寒而恶热，是宜以甘热治之，以苦辛佐之，何也？盖肾苦热，宜食寒以泻之，肾苦燥，宜食辛以润之，肾欲坚，宜食苦以坚之。其用甘者，取土气克水。佐辛者，取其辛而散寒也。

帝曰：善。天气之变何如？岐伯曰：厥阴司天，风淫所胜，则太虚埃昏，云物以扰，寒生春气，流水不冰。民病胃脘当心而

痛，上支两胁，膈咽不通，饮食不下，舌本强，食则呕，冷泄腹胀，溏泄瘕水闭，蛰虫不出，病本于脾。冲阳绝，死不治。［批］此言厥阴司天，风淫所胜之变与病也。

注：司天风胜，故太虚昏云雾扰。寒生春气者，水生木也，木主湿风，故水流而不冰。肝脉入腹，挟胃贯膈布肋循喉。及两肋痛者，风自胜也。胃脘痛，膈咽不通，饮食不下，肝乘胃也。太阴脉入腹中，络胃上膈，挟咽散舌下，所以舌强食呕。冷泄腹胀、溏泄，为脾虚受邪。瘕者，腹中积块而有物形。水闭者，水道不通。蛰虫伏，阴初降寒未去，故不出。此皆肝乘脾也。冲阳，胃脉也，在足跗上，绝则胃气绝矣，故不治。

讲：黄帝曰：善。六气在泉，淫胜为病，既各有当治之法已。而司天之气，淫胜为变而生病者，又复何如？岐伯对曰：前言上淫于下，所胜平之，如已亥之岁，厥阴司天。厥阴为风木，风淫所胜，则风必自天行，将见太虚埃昏，风动飘荡，云雾以扰。兼水生木，而寒生春气，木主温风，而流水不冰也。至于民病，或为胃脘当心而痛，或为上支两肋，膈咽不通，饮食不下，或为舌本强，或为食则呕，或为冷泄腹胀，或为溏泄，或为泄为瘕，或为水闭不通等证。民病如是，则蛰虫伏于土中而不出，又何待言？独是木胜克土，凡民之有病者，皆本于脾。脾，土也，以木来胜土故也。故冲阳者，足阳明胃经之穴也，在足跗上五寸，去陷谷中三寸，此中有脉，若此处脉气一绝，则胃气绝矣。胃气绝者，死不治。

少阴司天，热淫所胜，怫热至，火行其政。民病胸中烦热，嗌干，右胠满，皮肤痛，寒热咳喘，大雨且至，唾血血泄，鼽衄嚏呕，溺色变，甚则疮疡胕肿，肩背臂臑及缺盆中痛，心痛肺䐜，腹大满，膨膨而喘咳，病本于肺。尺泽绝，死不治。胕，音扶，作肿解。［批］此言少阴司天，热淫所胜之变与病也。

注：司天热甚，故怫热至，火政行。火胜伤金，肺脉起中焦，行少阴心主之前，从肺系之喉，横出腋下，故胸中烦热嗌干，右胠满。右胠者，肺居

右也。肺主皮毛，故皮肤痛。金火分争，故寒热而咳喘也。况逢大雨且至，溽暑交蒸，其热益甚，热甚而伤阳络，则为唾血，为衄血，轻则为鼽嚏，热甚而伤阴络则为血泄。热气上逆，则为呕，热气下行于里，则为溺色变也。甚则疮疡胕肿者，热气外出而为患也。肺与大肠为表里，手阳明脉循臂上廉，入肘下廉，上臑外前廉，上肩，出髃骨之前廉，下入缺盆，络肺下膈，属大肠，故肩背臂臑及缺盆中痛也。心痛，热胜自病也。䐜，起也，大也。膨，胀也。《集韵》谓："膨脝，大腹。"肺䐜腹大，膨膨而喘咳者，皆火伤肺为病也。尺泽，肺脉也，在大指后，动脉应手，绝则肺气绝矣，故不治。

讲：如子午之岁，少阴司天，少阴为君火，热淫所胜，则怫热不免，是以火行其政。民病中之，或为胸中烦热，或为嗌干，或为右胠满，或为皮肤痛，或为寒热咳喘。兼其时大雨且至，溽暑交蒸，其热愈炽，或为唾血血泄，鼽衄嚏呕，或为溺色变，甚则为疮疡胕肿，肩背臂臑以及缺盆中痛，心痛肺䐜，腹大满，膨膨而喘咳等证。独是火胜克金，凡民之有病皆本于肺。肺，金也，以火来胜金故也。故尺泽者，手太阴肺经之穴也，在肘内廉大纹中冲脉应手处，若此处脉气一绝，则肺气绝矣。肺气绝者，死不治。

太阴司天，湿淫所胜，则沉阴旦布，雨变枯槁。民病胕肿骨痛阴痹，阴痹者按之不得，腰脊头项痛，时眩，大便难，阴气不用，饥不欲食，咳唾则有血，心如悬，病本于肾。太溪绝，死不治。胕，音肤，作足解。[批] 此言太阴司天，湿淫所胜之变与病也。

注：司天热甚，故沉阴旦布，雨多则物枯槁。胕，足也。肾脉从小指趋足心，出然谷内踝，故胕肿。肾主骨，故骨痛。阴痹者，潜伏不移，皆寒湿为患。肾脉贯脊与膀胱为表里，足太阳脉络脑下项，挟脊抵腰，故腰脊头项痛。时眩者，目昏而眩。此皆湿在表也。肾主津液，液亡故大便难。肾主阴，受湿为土所克，故气衰而不用。饥不欲食者，肾水亏而虚水盛，则腹中常饥，湿气甚而自病，脾气弱而又不欲食也。肾主唾，精衰无以济火，则虚阳上乘，唾而有血。肾藏气，肾衰不能纳气，则阴气上冲，心虚如悬，即经络所谓心

悬若饥是也。此皆湿伤于肾而为病也。太溪，肾脉，在足内踝后跟骨上，绝则肾气绝矣，故不治。

讲：如丑未之岁，太阴司天，太阴为湿土，湿淫所胜，则沉阴为之遍布，雨必变而为枯槁矣。至于民病，或为胕肿，或为骨痛阴痹，而至于按之不得，或为腰脊头项痛，或为时眩，或为大便难，阴气不用，饥不欲食，咳唾有血，心如悬等证。独是土胜克水，凡民之有病皆本于肾。肾，水也，以土来克水故也。故太溪者，足少阴肾经之穴也，在足内踝后跟骨上动脉应手处，若此处脉气一绝而肾气绝矣。肾气绝者，死不治。

少阳司天，火淫所胜，则温气流行，金政不平。民病头痛，发热恶寒而疟，热上皮肤痛，色变黄赤，传而为水，身面胕肿，腹满仰息，泄注赤白，疮疡咳唾血，烦心胸中热，甚则鼽衄，病本于肺。天府绝，死不治。［批］此言少阳司天，火淫所胜之变与病也。

注：司天火甚，温气流行，金失其政。病见头痛，火性上炎也。寒热而疟，燥火分争也。皮肤痛，肺主皮毛也。色变黄赤，热蒸于里也。传而为水，肺行降下之令，肺病不能降下，火蒸外溢，故身面胕肿也。腹满，热在中也。仰息，热伤气，必仰息始快也。泄注赤白，热伤气血也。咳唾血，热伤肺也。烦心，胸中热，肺之部位也。鼽，久也，涕久不通，遂至窒塞也。衄，鼻中血也。此皆火胜伤肺之病也。天府，肺脉也，在臂臑内兼下腋三寸，绝则肺气绝矣，故不治。

讲：如寅申之岁，少阳司天，少阳为相火，火淫所胜，则温热之气必为之流行，且火胜克金，是以金政不平也。至于民病，或为头痛，或为发热恶寒而疟，或为热上皮肤痛，或为色变黄赤，或为传变水病，以至身面胕肿，或为腹满仰息，泄注赤白，或为疮疡咳唾血，烦心胸中热，甚则鼽衄等证。独是火胜克金，凡民之有病者，皆本于肺。肺，金也，以火来胜金故也。故天府者，手太阴肺金之穴也，在臂臑内兼下腋三寸动脉应手处，若此处脉气一绝则肺气绝矣。肺气绝者，死不治。

阳明司天，燥淫所胜，则木乃晚荣，草乃晚生，筋骨内变。民病左胠胁痛，寒清于中，感而疟，大凉革候，咳，腹中鸣，注泄鹜溏，名木敛，生菀于下，草焦上首，心胁暴痛，不可反侧，嗌干面尘腰痛，丈夫㿗疝，妇人少腹痛，目昧眦，疡疮痤痈，蛰虫来见，病本于肝。太冲绝，死不治。［批］此言阳明司天，燥淫所胜之变与病也。

注：司天燥甚，故木晚荣，草晚生。燥甚则凝血，筋骨失其养，故内变。肝脉布胁，其位居左，故左胠痛。燥气清，肝气温，温清分争，故相感为疟。革，更也，改也。大凉则失常候，乘肺则咳，肺络大肠，则腹鸣，甚则注泄，如鹜之溏也。金主收，故名木敛，其有萌蘖之生皆者菀积于下，虽草尚丛生，燥气甚而皆焦其上也。心痛不可反侧者，燥胜伤肝也。嗌干面尘腰痛者，燥伤肝经之气血也。㿗疝腹痛者，以肝脉绕阴器，抵小腹，肝受燥邪凝滞气血为病也。肝脉系目系，与胆为表里，胆脉起两目锐眦，故目昧眦间。疡疮痤痈者，以木受金克，血凝而气不流也。阳明司天，与二阳合气，二阳，阳气至也，故蛰虫来见，此皆燥甚伤肝而为病也。太冲，肝脉也，在足大指本节后二寸动脉应手处，绝则肝气绝矣，故不治。

讲：如卯酉之岁，阳明司天，阳明为燥金，燥淫所胜，金专其令，则木乃为之晚荣，草乃为之晚生，筋骨为之内变矣。至于民病，或为左胠胁痛，或为寒清于中感而成疟，大凉革候，或为咳，腹中鸣，注泄鹜溏。且燥气大行，名木为之收敛。萌生者，菀积于下，百草皆焦枯其上首。兼燥气中人，或为心胁暴痛不可反侧，或为嗌干面尘腰痛，或为丈夫㿗疝，妇人少腹痛，或为目昧眦间，疡疮痤痈等证。民病如是，则蛰虫得气之先而来见，又何待言？独是金胜克木，凡民之有病者，皆本于肝。肝，木也，以金来胜木故也。故太冲者，足厥阴肝经之穴也，本足大指本节后二寸动脉应手处，若此处脉气一绝，则肝气绝矣。肝气绝者，死不治。

太阳司天，寒淫所胜，则寒气反至，水且冰，血变于中，发为痈疡，民病厥心痛，呕血血泄鼽衄，善悲时眩仆，运火炎烈，雨暴乃电，胸腹满，手热肘挛腋肿，心澹澹大动，胸胁胃脘不安，面赤目黄，善噫嗌干，甚则色炲，渴而欲饮，病本于心。神门绝，死不治。所谓动气，知其脏也。［批］此言太阳司天，寒淫所胜之变与病。

注：司天寒甚，故寒气至，水且冰。血得寒则凝泣而为痈疡。寒凝故四肢厥冷。寒乘心故心痛。太阳从本从标，始中为寒，菀久则热，故血溢寒气迫于经，故衄血。寒气乘于肺，肺主悲，故善悲。肺主气，气伤故眩仆。运火，谓戊辰戊戌也，则从本。火暑炎烈，大雨时行，故雨暴乃电。寒气甚而克水，火菀于中，故胸腹满。火入于经，故手热。寒客于络，故肘挛。心脉出腋下，遇寒客之则腋肿。澹澹者，摇动之貌也。火为水克，故动连胸胁胃脘而不安也。内热则病见于外，故面赤目黄，善噫嗌干也。若火太甚，则色炲而黑，渴欲饮水。此皆寒伤于心而为病也。神门，心脉也，在掌后锐骨之端动脉应手处，绝则心气绝矣，故不治。

讲：如辰戌之岁，太阳司天，太阳寒水，寒淫所胜，则寒气反为之至，水且凝结为冰，血变于中，发为痈疡之疾矣。至于民病，或为厥心痛，或为呕血血泄，或为鼽衄，或为善悲，或为时眩仆。且戊戌之岁，火气炎烈，水火交争，则雨暴乃电，其气中人，或为胸腹满手热，或为肘挛腋肿，或为心澹澹大动，或为胸胁胃脘不安，或为面赤目黄，或为善噫嗌干，甚则色为之炲，渴而欲饮等证。独是水胜克火，凡民之有病者，皆本于心。心，火也，以水来胜火故也。故神门者，手少阴心经之穴也，在掌后兑骨之端动脉应手处，若此处脉气一绝则心气绝矣。心气绝者，死不治。合而观之，欲所以知其死不治者，皆当悉察其动脉之有无，以辨其脏气之存亡也。

帝曰：善。治之奈何？岐伯曰：司天之气，风淫所胜，平以辛凉，佐以苦甘，以甘缓之，以酸泻之。［批］此言厥阴司天，风淫所胜之治法也。

注： 风胜平以辛凉者，风为热邪，辛散风，凉助阴去热也。佐以苦甘者，苦泄热，甘缓急也，风为木气，以酸敛阴，而实泻肝热也。

讲： 黄帝曰：夫子所论天气之变，诚善矣。然治之又当奈何？岐伯对曰：凡司天之气，风淫所胜，则宜平以克木胜风之辛味凉气，佐以木生木克之甘味苦味，尤宜以甘味缓其肝之急，以酸味泻其肝之热也。

热淫所胜，平以咸寒，佐以苦甘，以酸收之。［批］此言少阴司天，热淫所胜之治法也。

注： 热胜平以咸寒者，水能克火，且使相济也。佐以苦甘者，苦泻热，而甘缓也。以酸收者，收阴气能去浮热也。

讲： 热淫所胜，则宜平以克火胜热之咸味寒气，佐以泻热缓火之苦味甘味，尤宜以酸味收其阴气，使浮热为之尽去也。

湿淫所胜，平以苦热，佐以酸辛，以苦燥之，以淡泄之。湿上甚而热，治以苦温，佐以甘辛，以汗为故而止。［批］此言太阴司天，湿淫所胜之治法也。

注： 湿为阴邪，邪胜而平以苦热者，苦能燥湿，热能行湿也。佐以辛酸者，酸辛为风药，风胜湿也。以淡泄者，能利水去湿也。湿上甚，伤于上而湿在表也。上甚而热者，中湿必兼风邪，风性上升，又为热也。治以苦温者，苦以燥湿，温以散湿。佐以甘辛者，甘以培土，辛以散风。虽上甚而热，有苦温甘辛以发汗，解去在表之湿邪，汗之则病愈，而汗可止也。

讲： 湿淫所胜，则宜平以燥湿行湿之苦味热气，佐以克土散湿之酸味辛味，尤宜以苦味燥其湿之热，以淡味泄其湿之水也，兼湿下注，今上甚而热，则宜治以燥湿利湿之苦味温气，佐以补土散湿之甘味辛味，俟药行汗出则知湿气外泄而药物可止矣。

火淫所胜，平以咸冷，佐以苦甘，以酸收之，以苦发之，以酸复之。热淫同。［批］此言少阳司天，火淫所胜之治法也。

注： 火胜平以咸冷者，咸软坚，冷胜热也。佐以苦甘者，苦下热，甘缓

急也。以酸收者，热伤阴，酸敛阴也。以苦发者，发表热也。表里热去，以酸复阴气也。

讲：火淫所胜，则宜平以克火胜热之咸味冷气，佐以泻热缓火之苦味甘味，尤宜固其越气以酸味收之，升其郁气以苦味发之，兼火胜水制表里热去之时，仍以酸味收其阴气。热淫与此相同也。

燥淫所胜，平以苦湿，佐以酸辛，以苦下之。［批］此言阳明司天，燥淫所胜之治法也。

注：燥胜平以苦湿者，苦火化而性热，热胜燥也。湿属土而味甘，甘，温燥也。佐以酸辛者，酸以敛肺气，辛以散燥气也。以苦下者，燥气应肺，燥邪凝肺，以苦下气故也。

讲：燥淫所胜，则宜平以克燥润燥之苦味湿气，佐以敛燥散燥之酸味辛味，尤宜以苦味下其燥邪，以燥甚伤气，非下之不能平也。

寒淫所胜，平以辛热，佐以苦甘，以咸泻之。［批］此言太阳司天，寒淫所胜之治法也。

注：寒胜平以辛热者，辛能散寒，热能回阳。佐以苦甘者，苦泄气以去凝，甘胜寒以和中。以咸泻者，寒郁为热，以咸胜热也。

讲：寒淫所胜，则宜平以散寒回阳之辛味热气，佐以胜寒克水之苦味甘味，尤宜以咸味泻其寒变为热之热气，而邪之在里者乃去也。

帝曰：善。邪气反胜，治之奈何？岐伯曰：风司于地，清反胜之，治以酸温，佐以苦甘，以辛平之。热司于地，寒反胜之，治以甘热，佐以苦辛，以咸平之。湿司于地，热反胜之，治以苦冷，佐以咸甘，以苦平之。火司于地，寒反胜之，治以甘热，佐以苦辛，以咸平之。燥司于地，热反胜之，治以平寒，佐以苦甘，以酸平之，以和为利。寒司于地，热反胜之，治以咸冷，佐以甘辛，以苦平之。［批］此言六气在泉，不能淫胜他气，而反为邪气所胜者之治法也。

注：反胜，谓当至者不主其事，胜己之气至非时，故谓之邪气反胜也。风司于地，清反胜者，胜己气也。治以酸温者，酸收木气，温胜清气。佐苦以下气，佐甘以缓急，更以辛热制清也。热司于地，寒反胜者，治以甘热，甘热能胜寒，佐苦以泄气，佐辛以去寒，寒久为热者，以咸胜之也。湿司于地，热反胜者，治以苦冷，苦冷能胜热，佐咸以去热，甘以退热，苦以平热也。火司于地，与热司于地同。燥司于地，热反胜者，治以平寒，以抑其热，佐苦以泻实热，佐甘以泻虚热，更以酸敛阴而收余热，以和为利而不过也。寒司于地，热反胜者，治以咸冷，抑其阳而扶其阴，佐甘以退热，佐辛以散热，更以苦平未尽之余热也。

讲：黄帝曰：夫子言治天气之变者，诚善矣。彼夫六气在泉，不能淫胜于他气，而反为邪气所胜，治之又当奈何？岐伯对曰：如五寅五申之岁，则厥阴在泉，风司于地，不能胜土，而反为金气之清者胜之，宜治以酸温，佐以苦甘。至邪气既退，正气尚虚者，则宜以辛而平之。五卯五酉之岁，则少阴在泉，热司于地，不能胜金，而反为水气之寒者胜之，宜治以甘热，佐以苦辛。至邪气既退，正气尚虚者，以咸而平之。五辰五戌之岁，则太阴在泉，湿司于地，不能胜水，而反为风热胜之，宜治以苦冷，佐以咸甘。至邪气既退，正气尚虚者，以苦而平之。五巳五亥之岁，则少阳在泉，火司于地，不能胜金，而反为水气之寒者胜之，治法宜与热司于地尽同也。五子五午之岁，则阳明在泉，燥司于地，不能胜木，而反为火气之热者胜之，宜治以平寒，佐以苦甘。至邪气既退，正气尚虚者，以酸而平之。盖燥之性恶热而畏寒，故其治法如此，而以和平为顺利也。五丑五未之岁，则太阳在泉，寒司于地，不能胜火，而反为湿热胜之，宜治以咸冷，佐以甘辛。至邪气既退，正气尚虚者，以苦而平之。

帝曰：其司天邪胜何如？岐伯曰：风化于天，清反胜之，治以酸温，佐以甘苦。热化于天，寒反胜之，治以甘温，佐以苦酸辛。湿化于天，热反胜之，治以苦寒，佐以苦酸。火化于天，寒反胜之，治以甘热，佐以苦辛。燥化于天，热反胜之，治以辛寒，佐以苦甘。寒化于天，热反胜之，治以咸冷，佐以苦辛。［批］此言六气司天，反为邪气所胜者之治法也。

注：此六气司天，与上六气司地，大同小异，间有不同者，其义亦解见前，不必逐节复解也。总之，六气为病，不拘司天在泉，或主气客气，间气变气，及非时之气，皆各因其气而治之。或以辛味散而解表邪，或以热味厚而回真阳，甘缓中以补正气，淡渗泄以利湿寒，助阴以除热也。用以酸者，或收敛其气，或收敛其血，敛阴则泻热，敛气则补阳也。用以苦者，苦燥湿，苦下气，苦泻热，苦发散火邪也。用以咸者，咸能软坚，或软本气，或软热结，或软气痞也。六气，风暑火为阳邪，燥寒湿为阴邪，各随胜气中人，各以所胜者治之，治六气之法不外是矣。

讲：黄帝曰：六气在泉，反为邪气所胜者，既有治之之法已，假如六气司天反为邪气所胜者，又当何如？岐伯对曰：凡巳亥之岁，风化司天，反为金之清气所胜，当治以酸温，佐以甘苦，与风司于地者同，然彼则又以辛平之也。凡子午之岁，热化司天，反为水之寒气所胜，当治以甘温，佐以苦酸辛，与热司于地者同。然彼治以甘热，而此以甘温，彼佐以苦辛，而此以苦酸辛，彼以咸平之而此则不用也。凡丑未之岁，湿化司天，反为火之热气所胜，当治以苦寒，佐以苦酸。彼湿司于地者，当治以苦冷，佐以咸甘，以苦平之，则大有异也。凡寅申之岁，则火化司天，反为水之寒气所胜，当治以甘热，佐以苦辛，与火司于地，治以甘热，佐以苦辛者同，而彼则有以咸平之也。凡卯酉之岁，则燥化司天，反为火之热气所胜，当治以辛寒，佐以苦甘，与燥司于地，治以平寒，佐以苦甘者小异，而彼则有以酸平之，以和为利也。凡辰戌之岁，则寒司于天，反为火之热气所胜，当治以咸冷，佐以苦辛，与寒司于地，治以咸冷，佐以甘辛者小异，而彼则又以苦平之也。

帝曰：六气相胜奈何？岐伯曰：厥阴之胜，耳鸣头眩，愦愦欲吐，胃膈如寒。大风数举，倮虫不滋，胠胁气并，化而为热，

小便黄赤，胃脘当心而痛，上支两胁，肠鸣飧泄，少腹痛，注下赤白，甚则呕吐，膈咽不通。［批］此言厥阴司天，气胜之过也。

注：厥阴，风木也，与胆为表里，胆脉入耳，故耳鸣。肝脉上入颃颡①与督脉会于巅，故头眩。愦愦，慌乱也。肝脉挟胃贯膈，风性动而上升，故欲吐。厥阴主风，故大风数举。木克土，故土属之虫不生。气并者，并于一处而不散也。风为热邪，故小便黄赤。胃脘痛连两胁，风入于里，循经而病，故肠鸣飧泄，少腹痛，注下赤白，甚则气逆，故为呕吐，为膈咽不通也。此每岁六节之气，与大运司天在泉合气，气合则胜而为病也。

讲：黄帝曰：六气相胜，不无天时民病之验，其治又当奈何？岐伯对曰：如巳亥之岁，则厥阴司天，故其气之相胜也，民中之则为耳鸣，为头眩，为愦愦欲吐，为胃膈间如有寒气。兼其时大风数举，土属之倮虫不滋，况厥阴属木，内应肝脏，木胜克土，伤及脾胃，故其时之民，又或病而为胠胁，气并化而为热，及为小便黄赤，胃脘当心而痛，上支两胁，肠鸣飧泄，少腹痛，注下赤白，甚则呕吐，膈咽不通等证。凡此皆厥阴气胜之过也。

少阴之胜，心下热善饥，齐下反痛，气游三焦。炎暑至，木乃津，草乃萎，呕逆躁烦，腹满痛，溏泄，传为赤沃。齐，脐同。［批］此言少阴司天，气胜之过也。

注：少阴，君火也，其脉起心中，下膈络小肠，故心下热。善饥者，火能消物故也。脐下反痛者，热入小肠也。心包络之脉，历络三焦，故其气亦因之游行也。斯时炎暑至，木津草萎，热气上行，故为呕逆，为躁烦。热郁腹中，故为腹满而痛。热气下行，则传为便血也。

讲：如子午之岁，则少阴司天，故其气之相胜也。民中之则为心下热，为善饥，为脐下反痛，为气游于三焦。兼其时炎暑至，木乃津、草乃萎，故其时之民，又或病而为呕逆，为躁烦，为腹满痛溏泄，传为赤沃等证。凡此

---

① 颃颡（hángsǎng 航嗓）：喉头和鼻咽部。

皆少阴气胜之过也。

太阴之胜，火气内郁，疮疡于中，流散于外，病在胠胁，甚则心痛热格，头痛喉痹项强，独胜则湿气内郁，寒迫下焦，痛留顶，互引眉间，胃满，雨数至，湿化乃见①，少腹满，腰脽重强，内不便，善注泄，足下温，头重足胫胕肿，饮发于中，胕肿于上。疡，移章切，音阳。［批］此言太阴司天，气胜之过也。

注：太阴，湿土也，标本皆阴，本是寒邪，今为火气者，以土贯四旁，内见兼气，或兼风，兼火兼气胜者皆热，反以热郁于中，而疮疡流散于外也。兼厥阴，则病胠胁。甚而心痛者，以脾支别胃注心也。兼太阳，则热格头痛喉痹项强也。若不兼见他气，使其独胜，则湿气内郁，寒迫下焦。湿气乘于清扬，则痛留于顶，交引眉间。湿甚自病而胃腹满也。土主注雨，故雨数至，湿化乃见。湿入里，故少腹胀满，腰脽体重而直强也。内不便者，阴寒凝也。湿内胜则注泄。水泄于外，故胕肿。足温头重者，阴阳巅倒，阴在上，阳在下也。饮发于中，脾虚停水也，至于胕肿于上，皆湿甚自伤而为病也。

讲：如丑未之岁，则太阴司天，故其气之相胜也。民中之则为火气内郁，疮疡于中而流散于外也，且其为病则在胠胁，甚则为心痛，为热格，为头痛喉痹项强，此湿热之传他经者有然。至于湿气独胜，则湿气必为之内郁，为寒迫下焦，为痛流巅顶，互引于眉间，为胃中胀满，不能饮食，兼其时在天则雨数至，在物则湿化乃见，又或湿气下流，民感为病则为少腹满，为腰脽重强，为内不便，为善泄，足下温，头重，足胫胕肿，饮发于中，胕肿于上等证。凡此皆太阴气胜之过也。

少阳之胜，热客于胃，烦心心痛，目赤欲呕，呕酸善饥，耳痛溺赤，善惊谵妄，暴热消烁，草萎水涸，介虫乃屈，少腹痛，

① 湿化乃见：《素问》作“躁化乃见”。张介宾《类经》云：“当做湿”。“湿”字义胜。

下沃赤白。［批］此言少阳司天，气胜之过也。

注：少阳，相火也，火热甚无处不到。客于胃则上熏心，故烦心、心痛。入锐眦，故目赤。入中焦，故欲呕。酸者，木之味也。火主消物，故善饥。入听宫，故耳痛。入毛际，故溺赤。入于胆，故善惊谵妄。木遇火，故暴热。火得木而焰甚，故消烁。斯时之物，草死水涸，属金之介虫，皆畏热而为之屈伏也。入下焦，故少腹痛。入大肠，下沃赤白。沃，盛也。此皆相火之为病也。

讲：如寅申之岁，则少阳司天，故其气之相胜也，民中之则为热客于胃，为烦心，心痛，为目赤，欲呕，呕酸，为善饥，耳痛溺赤，善惊谵妄，暴热消烁，兼其时在物则草为之萎，水为之涸，介虫为之乃屈。又或民感其气，病而为少腹痛，下沃赤白等证。凡此皆少阳气胜之过也。

阳明之胜，清发于中，左胠胁痛溏泄，内为嗌塞，外发㿗疝，大凉肃杀，华英改容，毛虫乃殃，胸中不便，嗌塞而咳。［批］此言阳明司天，气胜之过也。

注：阳明，燥金也，燥为清气，清气入肝，故左胠胁痛。清气胜而胃自伤，故溏泄。金之德敛而体刚，敛则阴凝气滞，内为嗌塞，坚则恃强克肝，外发㿗疝也。故其时，肃杀甚而物革改容。木属之虫，皆受其殃。且燥气应肺，肺居胸中，本脏不足为邪所伤，故喉干而咳，此皆燥气为病也。

讲：如卯酉之岁，则阳明司天，故其气之相胜也，金专其令清冷发于其中，民中之则为左胠胁痛，为溏泄，且在内则为嗌塞，在外则发㿗疝，兼其时在天则大凉肃杀，在物则华英改容，木属之毛虫乃殃，更或民感其气，病而为胸中不便，为嗌塞而咳等证。凡此皆阳明气胜之过也。

太阳之胜，凝溧且至，非时水冰，羽乃后化，痔疟发，寒厥入胃，则内生心痛，阴中乃疡，隐曲不利，互引阴股，筋肉拘苛，血脉凝泣，络满色变，或为血泄，皮肤否肿，腹满食减，热反上行，头项巅①顶脑户中痛，目如脱，寒入下焦，传为濡泻。[批] 此言太阳司天，气胜之过也。

注： 太阳，寒水也，寒胜则凝溧至，水冰非时。水胜火，故火化后也。痔，后病也，太阳脉挟脊贯臀，邪客之，故为痔。寒水乘火，水火分争，故为疟。寒厥入胃，心痛，阴中疡，俯仰不利，阴股痛，筋肉挛，血凝络满，血泄肤肿，腹满以及传为濡泻，此皆寒气胜而循经入于里也。热上行，头项巅顶脑户痛，目如脱，此皆本气胜而邪在表也。

讲： 如辰戌之岁，则太阳司天，故其气之相胜也，寒政大行，凝溧为之乃至，水冰为之非时，属火之羽物，为之后化焉。民中之则为痔疟，发为寒厥入胃，兼内生心痛，为阴中乃疡，为隐曲不利，互引阴股，筋肉拘苛血脉凝泣，络满色变，又或为血泄，皮肤否肿，腹满食减，热反上行，头项巅顶脑户中痛，目如脱，寒入下焦，传为濡泻等证。凡此皆太阳气胜之过也。

帝曰：治之奈何？岐伯曰：厥阴之胜，治以甘清，佐以苦辛，以酸泻之。少阴之胜，治以辛寒，佐以苦咸，以甘泻之。太阴之胜，治以咸热，佐以辛甘，以苦泻之。少阳之胜，治以辛寒，佐以甘咸，以甘泻之。阳明之胜，治以酸温，佐以辛甘，以苦泄之。太阳之胜，治以甘热，佐以辛酸，以咸泻之。[批] 此言六气司天相胜之治法也。

注： 此六气胜之至，皆先以不胜者治之，治之恐本气实而未能易治，故复后泻其不尽之胜气也。厥阴木胜则土败，治之以甘，益土也，治之以清，平木也，余解类推。

讲： 黄帝曰：凡此六气相胜之证，治之又当奈何？岐伯对曰：凡此六胜之治，皆先以不胜者治之，而后泻其不尽之胜气也。如厥阴风木之气胜，则宜治以味之甘、气之清，佐以味之苦与辛，而复以味之酸者泻其厥阴之胜气

---

① 巅：《素问》作“囟”。

焉。少阴君火之气胜，则宜治以味之辛、气之寒，佐以味之苦与咸，而复以味之甘者泻其少阴之胜气焉。太阴湿土之气胜，则宜治以味之咸、气之热，佐以味之辛与甘，而复以味之苦者泻其太阴之胜气焉。少阳相火之气胜，则宜治以味之辛、气之寒，佐以味之甘与咸，而复以味之甘者泻其少阳之胜气焉。阳明燥金之气胜，则宜治以味之酸、气之温，佐以味之辛与甘，而复以味之苦者泻其阳明之胜气焉。太阳寒水之气胜，则宜治以味之甘、气之热，佐以味之辛与甘，而复以味之咸者泻其太阳之胜气焉。六气相胜，治之如此，自无不得其法矣。然治与佐，皆先以不胜者治之，而其所谓泻者，实所以后泻其不尽之本气也。

帝曰：六气之复何如？岐伯曰：悉乎哉问也！厥阴之复，少腹坚满，里急暴痛，偃木飞沙，倮虫不荣，厥心痛，汗发呕吐，饮食不入，入而复出，筋骨掉眩清厥，甚则入脾，食痹而吐。冲阳绝，死不治。［批］此言土胜克水，木气来复之物变、民病也。

注：复，气复也，气胜必有复，不复则偏胜，偏胜则偏绝，故曰不复则害，是复气亦天道自然之循环不已者。此因土气胜而克水，水之子木，为母复仇但复气胜，亦生病。肝脉抵小腹，有余则少腹坚满。肝主筋膜，气胜故里急暴痛。偃木飞沙者，风气胜也。倮虫不荣者，土被木克也。脾脉别胃注心，汗①为心液，心痛汗发呕食。食入复出，甚则食痹而吐，皆肝伤脾也。筋骨掉眩清厥，风胜肝自病也。冲阳，解见前。

讲：黄帝曰：夫子屡言凡有所胜必有所复，是复气为患，亦不无天时民病之变也。彼六气之复何如？岐伯对曰：悉乎哉，帝之问也！如土胜克水，而厥阴风木之气来复，其时之民必病少腹坚满，里急暴痛，观之于物，则偃木飞沙，而倮虫不荣。其风气甚，而木来侮土，已可见矣。况其病，又有为厥心痛，为汗发呕吐，及饮食不入，入而复出，筋骨掉眩清厥等证。甚则邪

---

① 汗：原作“肝”，据文义改。

气入于脾，脾土受邪，发而为食痹，兼吐不止之证。病势至此，冲阳之脉气未绝生气犹存，尚可施治，若冲阳已绝，则死候矣，决不可治。

少阴之复，燠热内作，烦躁鼽嚏，少腹绞痛，火见燔焫，嗌燥，分注时止，气动于左，上行于右，咳，皮肤痛，暴喑心痛，郁冒不知人，乃洒淅恶寒，振慄谵妄，寒已而热，渴而欲饮，少气骨萎，隔肠不便，外为浮肿哕噫，赤气后化，流水不冰，热气大行，介虫不福①，病痱胗疮疡，痈疽痤痔，甚则入肺，咳而鼻渊。天府绝，死不治。［批］此言金胜克木，火气来复之物变、民病也。

注：少阴，君火也，复则热气内作，故烦燥鼽嚏。少阴脉络小肠，小肠居少腹，故少腹绞痛。火见于外，故身燔焫，嗌燥。分注者，小便不利，大便注泄，时作时止而无定也。心气左行，故气动于左。肺居右而位上，故火熏则上行于右也。肺被火灼，故咳，皮肤痛。暴瘖，不能言也。心痛不知人者，火胜自伤也。恶寒振慄谵妄，寒已而热，金火气争也。渴饮少气骨萎，隔肠不便，火伤津液而阴气消耗也。外浮肿，气虚也。哕噫，气逆也。赤气后化，火之母先为金克，子气后来复仇也。斯时水不冰，热气行，金属之虫，受克而不福矣。痱胗疮疡，痈疽痤痔，火乘皮肤也。咳而鼻渊者，火甚入肺也。渊，浊涕不止也。

讲：如金胜克木，而少阴君火之气来复，其时之民，必病燠热内作，烦躁鼽嚏，小腹绞痛，火越于外，身见燔焫嗌燥，分注时止，气动于左，上行于右，咳，皮肤痛，暴瘖心痛，郁冒不知人，乃洒淅恶寒，振慄谵妄，寒已而热，渴而欲饮，少气骨萎，隔肠不便，外为浮肿哕噫，赤气后化等证。观之于物，则流水不冰，热气大行，介虫不福，其火气甚，而火来侮金，已可见矣。况其病，又有为痱胗疮疡，痈疽痤痔，甚则入肺，咳而为鼻渊之证。病势至此，天府之脉气未绝，生气犹存，尚可施治，若天府已绝，则死候矣，

① 介虫不福：《素问》作“介虫不复”。

决不可治。

太阴之复，湿变乃举，体重中满，食饮不化，阴气上厥，胸中不便，饮发于中，咳喘有声，大雨时行，鳞见于陆，头顶痛重，而掉瘛尤甚，呕而密默，唾吐清液，甚则入肾，窍泻无度。太溪绝，死不治。[批] 此言水胜克火，土气来复之物变民病也。

注：太阴为湿土，故体重。湿甚自伤脾，故中满。食不化，湿为阴气，上逆于胸，故胸不快利。脾虚湿胜，故饮发于中。脾湿则痰生，故喘咳。雨时行，鳞见陆，此太阴之行令也。湿甚于上而在表，故头顶痛重。掉瘈者，头摇肢动，湿兼风也。密默者，土主静也。唾吐清液者，湿甚于内，而饮动于中也。入肾窍泻无度者，湿甚克水，关失其守也。

讲：如水胜克火，而太阴湿土之气来复，湿变乃举，其时之民，必病体重中满，食饮不化，阴气上厥，胸中不便，饮发于中，咳喘有声。验之于天，则大雨时行，观之于物，则鳞见于陆。其湿气甚而土来侮水，已可见矣。况其病，又有为头顶痛重，而掉瘛尤甚，呕而密默，唾吐清液，甚则入肾，窍泻无度之证。病势至此，太溪之脉气未绝，生气犹存，尚可施治，若太溪已绝，则死候矣，决不可治。

少阳之复，大热将至，枯燥燔爇，介虫乃耗，惊瘛咳衄，心热烦躁，便数憎风，厥气上行，面如浮埃，目乃瞤瘛，火气内发，上为口糜呕逆，血溢血泄，发而为疟，恶寒鼓慄，寒极反热，嗌络焦槁，渴引水浆，色变黄赤，少气脉萎，化而为水，传为胕肿，甚则入肺，咳而血泄。尺泽绝，死不治。爇，如悦切。[批] 此言金胜克木，火气来复之物变民病也。

注：少阳为相火，复则大热，故枯燥燔爇，金属之虫乃耗也。火性动摇，故惊瘛。火乘肺，故咳衄。火乘心，故心热烦躁。火乘肾，水道不调，故便数。火得风而焰益甚，故憎风。热气上行，故面色槁如浮尘也。少阳脉入目锐眦，故目瞤瘛。火气内发，上为口糜，为呕逆。血溢血泄者，火迫血妄行

也。凡邪阴胜则恶寒，阳盛则恶热，因金火之气相争，故寒热往来，发而为疟。所以恶寒振慄，寒极反热也。热甚故嗌络焦槁，渴饮水浆。热在脾，故色黄。热在心，故色赤。热伤气，故少气。热伤血，故脉萎。化水为胕肿者，热伤肺，失降下之令。热伤肾，则膀胱水道不利，故传为胕肿也。咳而血泄，火甚伤肺，血不归经，故因咳而泄也。

讲：如金胜克木，而少阳相火之气来复，火气专令，故大热将至，枯燥燔爇。观之于物，则介虫乃耗。其火气甚，而火来侮金，已可见矣。其时之民必病惊瘛咳衄，心热烦躁，便数憎风，厥气上行，面如浮埃，目乃瞤瘈，火气内发，上为口糜呕逆，血溢血泄，发而为疟，恶寒鼓慄，寒极反热，嗌络焦槁，渴饮水浆，色变黄赤，少气脉萎，化而为水，传为胕肿，甚则入肺，咳而血溢等证。病势至此，尺泽之脉气未绝，生气犹存，尚可施治，若尺泽已绝，则死候矣，决不可治。

阳明之复，清气大举，森木苍干，毛虫乃厉，病生胠胁，气归于左，善太息，甚则心痛否满，腹胀而泄。呕苦咳哕烦心，病在膈中头痛，甚则入肝，惊骇筋挛。太冲绝，死不治。［批］此言木胜克土，金气来复之物变民病也。

注：阳明为燥，金复则清气大举，森木苍干，木属之虫乃病也。肝脉布胠胁，气行于左。遇金相克，故病太息者，肝气郁不得伸也。手厥阴脉起胸中护心，燥气克之，故心痛。否胀者，燥为阴气，阴主凝而气不行，故否满腹胀而泄也。阳明克甲木，胃气与胆气相搏，故呕苦咳哕烦心也。病膈中者，阳明脉下膈属胃，气郁不行，故病膈中也。头痛者，阳明脉起鼻，交頞中，循颊车，至额颅，故头痛也。甚则入肝者，谓燥金气甚乘肝，则惊骇而筋挛也。

讲：如木胜克土，而阳明燥金之气来复，验之于气，则清气大举，观于物，则森木苍干，毛虫乃厉。其金气甚而金来侮木，已可见矣。其时之民，必病生于胠胁，气归于左，善太息，甚则心痛否满，腹胀而泄，呕苦咳哕烦心，病在膈中头痛，甚则入肝，惊骇筋挛等证。病势至此，太冲之脉气未绝，生气犹存，尚可施治，若太冲已绝，则死候矣，决不可治。

太阳之复，厥气上行，水凝雨冰，羽虫乃死，心胃生寒，胸膈不利，心痛否满，头痛善非①时眩仆，食减，腰脽反痛，屈伸不便，地裂冰坚，阳光不治，少腹控睾，引腰脊上冲心，唾出清水，及为哕噫，甚则入心，善忘善悲。神门绝，死不治。［批］此言火胜克金，水气来复之物变民病也。

注： 太阳为寒水，复则厥气上逆，水凝雨冰，火属之虫乃死也。太阳脉络心抵胃下膈，寒气在中，故心胃寒，胸膈不利，心痛也。阴气凝滞，故否满。太阳脉从巅络脑，故头痛眩仆。胃生寒，故食减。太阳脉挟脊抵腰，一支贯臀入腘，故腰脽痛，屈伸不利。地裂冰坚，阳光不治，所以少腹因寒气作痛，控丸引脊，气上逆而动心也。唾清哕噫者，胃受寒故也。寒甚乘心，神明失宰，故善忘。且金无所畏，反侮心而善悲矣。

讲： 如火胜克金，而太阳寒水之气来复，验之于气，则厥气上行，观之于物，则水凝雨冰，羽虫乃死。其水气甚而水来侮火，已可见矣。其时之民，必病心胃生寒，胸膈不利，心痛否满，头痛善非时眩仆，食减，腰脽反痛，屈伸不便，地裂冰坚，阳光不治，少腹控睾，引腰脊上冲心，唾出清水，及为哕噫，甚则入心，善忘善悲等证。病势至此，神门之脉气未绝，生气犹存，尚可施治，若神门已绝，则死候矣，决不可治。

帝曰：善。治之奈何？岐伯曰：厥阴之复，治以酸寒，佐以甘辛，以酸泻之，以甘缓之。少阴之复，治以咸寒，佐以苦辛，以甘泻之，以酸收之，以苦发之，以咸软之。太阴之复，治以苦热，佐以酸辛，以苦泻之、燥之、泄之。少阳之复，治以咸冷，佐以苦辛，以咸软之，以酸收之，辛苦发之。发不远热，无犯温

① 非：《素问》作“悲”。

凉，少阴同法。阳明之复，治以辛温，佐以苦甘，以苦泄之，以苦下之，以酸补之。太阳之复，治以咸热，佐以甘辛，以苦坚之。

［批］此言复气为变之治法也。

注：厥阴风木，治以酸寒者，风为阳邪，阳胜则伤阴，酸以收阴气，寒以胜热也。佐以甘辛者，风胜则脾病生，甘益土，辛散风，酸敛木气也。少阴君火，治以咸寒，扶阴以抑阳也。佐以苦辛，发火热也。以甘泻之，缓火急也。以酸收之，敛阴气也。以咸软之，解坚实也。太阴湿土，湿为阴邪，苦以燥湿，热以制寒也。湿甚伤肾，佐以酸，敛肾气也。湿在表，辛能发散也。以苦者，苦以燥湿而泄之也。少阳相火，治以咸冷，扶阴泻阳，苦辛能发火之在表，咸能胜热，酸以收阴气也。若遇表邪，当不远热，而无犯温凉也。人见火复而有表邪，或微以温之，甚则以凉治之，否则温而兼凉，岂知微温不足以散邪，用凉适足以郁邪，此所以发不远热，而无犯温凉也。少阴之治表邪，与此同法。阳明燥金，清凉之气也，燥气应肺，气复则凉。治以辛温，所以胜燥也。甘者缓其急也，苦者泄其气也，酸者生津液以润燥也。太阳寒水，治之以咸，从本治也。治之以热，从正治也。佐以甘辛，用其散也。以苦坚之，用其守也。

讲：黄帝曰：夫子诸复气为变之论，诚善矣哉！然则治之又当奈何？岐伯对曰：如厥阴风木之复，当以味之酸、气之寒者治之，味之甘、味之辛者佐之。其治之所以用酸者，以酸能泻也。其佐之所以用甘，取甘能缓之也。少阴君火之复，则宜以味之咸、气之寒者治之，以味之苦、味之辛者佐之。然火非甘不能泻也，又宜以甘泻之。火非酸不能收也，又宜以酸收之。其佐之用苦者，以苦能发之也。其治之用咸者，以咸能软之也。太阴湿土之复，则宜治以味之苦、气之热，佐以味之酸、味之辛。其治之以苦者，取苦以泻之，并燥之、泄之也。少阳相火之气复，则宜治以味之咸、气之冷，佐以味之苦、味之辛。其治以咸者，取其能软之也。然辛苦之味，性主于发，故又必须用酸以收之。其收之者，正恐辛味、苦味之太发耳。盖辛、苦二味，本发表之品，必其体过热，乃可发之，若其气温凉不可犯也。盖汗者，人身之精液也，不必汗而过汗之，则精液必枯，其病转甚，所以必用酸以收之，咸以软之也。然此虽属治少阳相火气复之法，而少阴君火气复，治之亦与此同。阳明燥金之复，则宜以味之辛、气之温者治之，以味之苦、味之甘者佐之。其以苦佐者，取其能泄之，能下之也。然又恐其泄不太过，必用味之酸者以补之。太阳寒水之复，则宜治以味之寒、气之热，佐以味之甘、味之辛，坚以味之苦者焉。

治诸胜复，寒者热之，热者寒之，温者清之，清者温之，散者收之，抑者散之，燥者润之，急者缓之，坚者软之，脆者坚之，衰者补之，强者泻之，各安其气，必清必静，则病气衰去，归其所宗，此治之大体也。［批］此统言治诸胜复之大体也，而治诸虚实者亦因之。

注：诸胜复，六气之胜复也。以寒治热，以热治寒，以温治清，以清治温，此正治也。散收衰补，安其正气也。抑散强泻，祛其余邪也。燥润急缓，坚软脆坚，邪气去，正气安，气血自调和也。归宗，归其各脏之气血也。

讲：总之，治诸胜复气，属在寒者，宜用药以热之；属在热者，宜用药以寒之；至若温者，则宜清之；清者则宜温之；散者则宜收之；抑者则宜散之；燥者则宜润之；急者则宜缓之；坚者则宜软之；脆者则宜坚之；衰者则宜补之；强者则宜泻之。以各安其气而已，必清必静，无一毫邪气之侵扰，正气之亏损，阴气阳气之偏胜，则病气自然衰去，血气调和，各归其所宗之本脏也。此即治诸胜复之大体也，而治诸虚实之病，亦罔不如是，学者鉴之。

帝曰：善。气之上下，何谓也？岐伯曰：身半以上，其气三矣，天之分也，天气主之。身半以下，其气三矣，地之分也，地气主之。以名命气，以气命处，而言其病。半，所谓天枢也。故上胜而下俱病者，以地名之。下胜而上俱病者，以天名之。所谓胜至报气，屈伏而未发也。复至则不以天地异名，皆如复气为法也。［批］此言司天应人身以上，在泉应人身以下之义也。

注：气之上下，六气之上下也。身半以上属三阳，阳气上升，故天气所主。身半以下属三阴，阴气下降，故地气所主。以名命气者，如经有厥阴之名，则命风气，而为厥阴之气也。以气命处者，以风气所行之处，或上或下，或左或右，因其所在，而指其经络部位之病也。半，谓身之半也。余气仿此。天枢，穴名，在脐旁各二寸，当身之半，上下之中也。阳中天气，阴中地气，上胜下俱病，下胜上俱病，皆有初终也。故寒湿先中下，风燥先中上，初终所入，门户不同。是胜气至，报复之气，屈伏未发，则以天地名之。若复至，虽分阴阳，必胜而后有复，此客气也，则不分天地之异名矣。此治复气之法也，而治胜之法亦如之。

讲：黄帝曰：夫子论治诸胜复，诚善矣。然六气有司天在泉之别，不知其应于人身之上下者，何谓也？岐伯对曰：人身身半以上，其气有三：一少阴君火，与暑气相应；二阳明燥金，与清气相应；三少阳相火，与热气相应。此乃天之分也，司天之气主之。身半以下，其气亦有三：太阴湿土，应湿之气；二厥阴风木，应风之气；三太阳寒水，应寒之气。此乃地之分也，在泉之气以主之。以厥阴、少阴、太阴、少阳、阳明、太阳之名，命风木、君火、湿土、相火、燥金、寒水之气。复以风、暑、火、燥、寒、湿之气，命其心与小肠、肺与大肠，一切内而脏腑，外而经络之处。得其名，得其气，得其处，而后乃可以指其病而言之也。至所谓半者，居人身之半，《针经》所谓天枢穴是也。故上气胜，而身半以下俱有病者，皆得以在泉之地分名之。下气胜而身半以上俱有病者，皆得以司天之天分名之。何也？盖上胜则下复，下胜则上复，人身亦犹之天地耳。《伏羲本病穷源六治论》：所谓胜气初至之时，报复之气，尚屈伏而未发也，至于复气一至，则不以司天在泉而异其名，其治胜之法，皆如其治复气之法者，正此之谓也。

帝曰：胜复之动，时有常乎？气有必乎？岐伯曰：时有常位，而气无必也。帝曰：愿闻其道也。岐伯曰：初气终三气，天气主之，胜之常也。四气尽终气，地气主之，复之常也。有胜则复，

无胜则否。［批］此言胜复发动，有位之当，与胜复有无难必之故也。

注：时有常位，谓四时温热凉寒，阴阳升降，各有其位也。复气不待位，得气即复，故胜为正气，复为邪气也。司天所主前三气有胜气，在泉所主后三气有复气，胜甚则复甚，胜微则复微。如丁年木不及，春见秋气，火必复之。癸年火不足，夏见寒气，土必复之之类。是天气不胜，地气不复也。

讲：黄帝曰：胜气复气之发动，时亦有常位否乎？胜气复气之有无，亦可期必否乎？岐伯对曰：胜复发动之时，固有常位，而胜复有无之气，无可必也。黄帝曰：时有常而气无可必者，不知其道，愿得闻之。岐伯对曰：如初气以至三气，司天之气主之，其气太过，太过则胜其所胜，其气不及，不及则不胜来胜，此胜之常也。若四气以至终气，在泉之地气主之，子为母腹，胜则俱胜，微则俱微，此复之常也。胜复之有常位如此，然必有胜气而后乃有复气，若无胜气，则决无复气，此气之所以不可必也。

帝曰：善。复已而胜何如？岐伯曰：胜至则复，无常数也，衰乃止耳。复已而胜，不复则害，此伤生也。［批］此言胜复无常，而兼论夫有胜无复之害也。

注：胜必待气至，复无常数，得旺相之地，客气皆复，必俟气衰方止。复而气胜，言有胜必有复，不复则偏胜，偏胜则偏绝，此伤生之道也。

讲：黄帝曰：夫子言有胜则复，无胜则否，诚善矣。如此之复气，初已，而彼之胜气又临，当如之何？岐伯对曰：胜气至，则复气已至，复随胜转，复无常数者也。胜甚则复亦甚，胜衰则复气乃止。若复气既已，而又胜者，则胜气又必复之也。若不见有复气，则天地循环之气已失，而人身脏腑之气必偏矣，偏则害，此生气之所以日伤也。

帝曰：复而反病，何谓也：岐伯曰：居非其位，不相得也。大复其胜则主胜之，故反病也。所谓火燥热也。［批］六气之中，惟火燥热三气，始有复气反病，则他气可知矣。

注：居非其位，如少阳少阴在泉，为火居水地，阳明司天，为金居火

地，复气皆不相得也。若大复其胜，则已必虚，虚则当旺之主气乘之，故反病也。然惟火燥热三气有之，余气之复则无主胜反病之说。

讲：黄帝曰：胜者复之，则必能胜之矣。若复之而反有所病者，果何谓也？岐伯对曰：复而反病者，以复气之所居，非其本位，彼此之气不相得故也。气不相得，而大复其胜，则主气反来克之，故复气为之反病也。然复气反病之说，诸气皆无，惟火燥热三气居多。《伏羲本病穷源六治论》：所谓主胜反病，惟火燥热者是也。

帝曰：治之奈何？岐伯曰：夫气之胜也，微者随之，甚者制之。气之复也，和者平之，暴者夺之。皆随胜气，安其出①伏，无问其数，以平为期，此其道也。［批］治胜治复以平为期，吾谓他病亦莫不然。

注：随者，随其气而调之。制，制其甚也。平，平其气也。夺，夺其太过也。皆随六气之胜调之，使出不与争，伏不为害，不必问数之多寡，而惟期病气之平焉，此治胜复之道也。

讲：黄帝曰：复而反病，既以居非其位，而不相得矣。然则治又当奈何？岐伯对曰：欲治此证，以平为期。彼夫气之胜也，见其胜气之微者，则随其气而调之，见其胜气之甚者，则抑其气而制之，此治胜之道也。至若气之复也，见其复气之和者，则调其气而平之，见其复气之暴者，则即其胜而夺之，此治复之道也。然皆随六气之胜，以安其出伏，不使之争，不使之害，无太过不及，无问数之多寡，而第以病气之平为期，庶治胜复之道得焉已。

帝曰：善。客主之胜复奈何？岐伯曰：客主之气，胜而无复也。帝曰：其逆从何如？岐伯曰：主胜逆，客胜从，天之道也。［批］主客之气，有胜无复，然为逆为从，当细辨之。

注：主、客气与司天、在泉之气不同，主脏胜病主于内，客外邪病主于

① 出：《素问》作“屈”。

外，司天主上半身为病，在泉主下半身为病，时至脏胜为主病，合司天在泉之气胜为客病，故有胜无复也。主胜逆者，主胜则脏甚，时虽不至，气甚而动，脏气发而为病，此不因天时而病生，所谓逆天之道也。客胜从者，客气为因时之六气，气胜，人中之而为病，此必因天时而病生，所谓从天之道也。

讲：黄帝曰：夫子论治胜复之道，诚善矣。而客气、主气之胜复奈何？岐伯对曰：彼司天在泉，有胜则有复，至若主客之气，则有胜而无复者也。黄帝曰：主客既有胜而无复，而其为逆为从何如？岐伯对曰：客承天命而主为之下，如主不能奉天之命而反胜客气则为逆，主能奉天命而客气胜主则为从，此天之常道也。

帝曰：其生病何如？岐伯曰：厥阴司天，客胜则耳鸣掉眩，甚则咳；主胜则胸胁痛，舌难以言。［批］此言厥阴司天，主客气胜之过也。

注：此言主客气胜。客胜，风胜也。风性上升，故耳鸣掉眩，肝脉注肺，故咳。主胜，肝气自胜也。肝脉循胸胁，络舌本，故胸胁痛，舌难言。

讲：黄帝问曰：其生病何如？岐伯对曰：如巳亥之岁，厥阴司天，其客气胜而为病也，肝经受邪，肝与胆为表里，胆脉络耳，故见耳鸣之证。兼风性主于动摇，故见掉眩之证。且风邪过甚，侮于肺经，时见咳喘之证焉。其主胜而肝气自病也，肝脉支别而贯膈，主注肺官，循喉咙，故见胸胁痛，舌难言之证焉。此厥阴司天，主客气胜生病之大略也。

少阴司天，客胜则鼽嚏颈项强，肩背瞀热，头痛少气，发热耳聋目瞑，甚则胕肿血溢，疮疡咳喘；主胜则心热烦躁，甚则胁痛支满。［批］此言少阴司天，主之气胜之过也。

注：客胜，热气胜也。少阴脉入肺，故鼽嚏。火气上炎而熏蒸，故颈项强肩背热。头痛少气发热者，火伤气，气热而逆也。火郁于内，故耳聋目瞑。火迫于外，故胕肿血溢疮疡也。咳喘者，火伤肺也。主胜，心气自病也。少阴脉起心，故心热烦躁，下腋贯膈，故胁痛支满。

讲：如子午之岁，少阴司天，其客气胜而为病也，心经受邪。心脉下膈，直络小肠，上入肺官，且小肠脉从鼻至于目内眦，又从耳中分脉交肩循颈，故见鼽嚏、头项强、肩背热等证，甚则热伤于里，而为胕肿血溢、疮疡喘咳之证焉。其主胜而心气自病也，则见心热难安，烦躁不宁，兼见胁痛支满之证焉。此少阴司天，主客气胜生病之大略也。

太阴司天，客胜则首面胕肿，呼吸气喘；主胜则胸腹满，食已而瞀。已，上声。[批] 此言太阴司天，主客气胜之过也。

注：太阴客胜在表，则首面胕肿，呼吸气喘而壅其气也。主胜，本气病也，脉入胃贯膈，胜则脾气不运，故胸腹满，气不流行，故食已而瞀闷也。

讲：如丑未之岁，太阴司天，其客气胜而为病也，脾经受邪，脾脉络胃，胃脉起頞，循鼻至大迎、颊车二穴，兼脾脉上膈挟咽，故见首面胕肿，呼吸气喘之证焉。其主胜而脾气自病也，则有胸腹满食已而瞀之证焉。此太阴司天，主客气胜生病之大略也。

少阳司天，客胜则丹疹外发，及为丹熛疮疡，呕逆喉痹，头痛嗌肿，耳聋血溢，内为瘛疭；主胜则胸满咳仰息，甚而有血，手热。熛，音漂。[批] 此言少阳司天，主客气胜之过也。

注：客胜，火气胜也。丹疹丹熛疮疡，火性发于外也。呕逆喉痹，头痛嗌肿，耳聋，火炎上而气逆也。血溢，迫血妄行也。瘛疭，火伤筋也。主胜，则阳胜。阳胜则热气熏肺，故胸满仰息而咳也。甚则血随火逆，故有血。少阳脉行两手之表，故手热。

讲：如寅申之岁，少阳司天，其客气胜而为病也，三焦受邪。三焦脉从耳后入耳垣，上角间，循缺盆，布膻中而下膈，故见呕逆喉痹，头痛嗌肿耳聋等证，且其内为瘛疭焉。其主胜而里气自病也，三焦与包络为表里，包络脉起自胸中，支从胸胁循腋，入掌，行掌中，故见胸满仰息，甚而有血，手热之证。此少阳司天，主客气胜，生病之大略也。

阳明司天，清复内余，则咳衄嗌塞，心膈中热，咳不止而白

血出者死。［批］此言阳明司天，本经胜复自病，而无主客之分也。

注： 阳明司天，清气胜于春，内有阳气初升，清热气拷，当降之阴气不得降，故咳衄嗌塞。阳明脉络肺下膈，升降之气，拷于中，故膈中之气逆而热也。白血，痰中见血，咳不止则伤肺，故死。阳明司天，本气应病，标气非时，故无主客二气也。

讲： 如卯酉之岁，阳明司天，居非其地，无主客之气兼火胜之至。金旺生水，金之子为母复仇，则水复即金复也，故谓之曰清复。其清复内余者，肺必受伤，故见咳衄嗌塞，心膈中热之证。咳不止而见白血出者，其脏受伤，必至于死。此阳明司天生病之大略也。

太阳司天，客胜则胸中不利，出清涕，感寒则咳；主胜则喉嗌中鸣。［批］此言太阳司天，主客气胜之过也。

注： 寒凝于上则克心火，心脉起心中，上肺挟咽，故胸中不利，入肺则出清涕咳。主胜则气逆，脉络肾，肾脉入肺循喉，故喉嗌中鸣。

讲： 如辰戌之岁，太阳司天，其客气胜而为病也，膀胱受邪。膀胱脉络肾，肾贯肝膈，入肺络喉，挟舌，支者从肺注胸，故见胸中不利，出清涕，时而感寒，则咳不能安之证。其主胜而里气自病也，则有喉嗌中鸣之证。此太阳司天，主客气胜，生病之大略也。

厥阴在泉，客胜则大关节不利，内为痉强拘瘛，外为不便；主胜则筋骨繇①并腰腹时痛。［批］此言厥阴在泉，主客气胜之过也。

注： 风伤筋，故关节不利。在内则痉强拘挛，外为举动不便也。主胜则肝气胜，肝主筋，故筋骨引并如相束也。脉入腹，故腰腹时痛。

讲： 如寅申之岁，厥阴在泉，其客气胜而为病也，肝经受邪。肝脉起足大指，循足跗上，贯膈布胁肋，与胆为表里，入髀厌关，抵绝骨，至小次指，循指歧骨，故见大关节不利，内为痉强拘瘛，外为四肢不便等证。其主胜而

---

① 繇：（yáo 摇）：动摇。

本气自病也，肝经支脉，贯膈循股，入毛际，从腰上抵小腹挟胃，故见筋骨繇并腰腹时痛等证。此厥阴在泉，主客气胜，生病之大略也。

少阴在泉，客胜则腰痛，尻股膝髀腨骱足痛，瞀热以酸，胕肿不能久立，溲便变；主胜则厥气上行，心痛发热，膈中，众痹皆作，发于胠胁，魄汗不藏，四逆而起。藏，平声。[批] 此言少阴在泉，主客气胜之过也。

注：少阴，君火也。少阴客胜则热胜，热胜则伤肺，肺失降下之令而下气衰，故腰痛，尻股膝髀腨骱足皆病也。瞀热酸胕肿溲变，皆热甚也。主胜则心肾气胜，厥气逆也，心痛气逆，上冲乘心发热，膈中皆逆气为之也。肾主阴，气胜则闭塞不通，故众痹皆作。少阴脉贯肝膈，故痛发胠胁。魄汗，阴汗，心为汗也。四逆，四末逆冷，阴胜而阳不荣于四肢也。

讲：如卯酉之岁，少阴在泉，其客气胜而为病也，手少阴受邪，足少阴亦受邪。足少阴脉起足心，出于然骨，循内踝，入跟上踹①腘，从股后廉直贯脊，下络膀胱，故见腰痛，尻股膝髀踹骱足病，瞀热以酸，胕肿，不能久立，溲便变等证。其主胜而本气自病也，则见厥气上行，心病发热，膈中，众痹皆作，发胠胁，魄汗四逆等证。此少阴在泉，主客气胜，生病之大略也。

太阴在泉，客胜则足痿下重，便溲不时，湿客下焦，发而濡泻，及为肿隐曲之疾；主胜则寒气逆满，食欲不下，甚则为疝。[批] 此言太阴在泉，主客气胜之过也。

注：客胜，湿气胜也，湿气走下，客于筋络则软缓。而下体重，便溲不时者，湿甚不调也。湿客下焦，发为濡泻，湿溢皮肤及为肿胀。隐曲之疾，隐者，首不能俯，曲者，脊不能伸也。主胜，在泉之湿气胜也，阴胜则寒，气逆，食不能下。阴主凝结，故为寒疝。

---

① 踹：(zhuan 专)：亦作“腨”，又称腓肠，俗称小腿肚，今称腓肠肌。

讲：如辰戌之岁，太阴在泉，其客气胜而为病也，脾经受邪。足太阴脾脉起于两足大指，直上核骨，行前廉，上内踝后，循胫骨，从后膝骨内廉入腹中，故见足痿下重，便溲不时。湿客下焦，发为濡泻，及肿隐曲等疾。其主胜而自为病也，脉络胃，上膈挟咽，连舌散舌下，一支别胃注心，故见逆满，食欲不下，甚则为疝等证。此太阴在泉，主客气胜，生病之大略也。

少阳在泉，客胜则腰腹痛而反恶寒，甚则下白溺白；主胜则热反上行而客于心，心痛发热，格中而呕。少阴同候。［批］此言少阳在泉，主客气胜之过也。

注：火胜在内则腰腹痛。反恶寒者，阳甚格阴于外也。下白溺白者，火伤气也。主胜阳气上升，故心痛发热。火性炎上，故拒格于中而呕也。少阴属君火，亦与此同候。

讲：如巳亥之岁，少阳在泉，其客气胜而为病也，三焦受邪。脉贯肘循臑，交出足之少阳后，故见腰腹痛。阳盛格阴而恶寒，甚则下白溺白等证。其主胜而病，见于里也，脉上缺盆入膻中，与心包为表里。脉起胸中，护心君，故见热反上行，而客乘于心，且心痛发热，格中而呕等证。少阴同候者，谓与候少阴气相同也。此少阳在泉，主客气胜，生病之大略也。

阳明在泉，客胜则清气动下，少腹坚满而数便泻；主胜则腰重腹痛，少腹生寒，下为鹜溏。则寒厥于肠，上冲胸中，甚则喘不能久立。［批］此言阳明在泉，主客气胜之过也。

注：阳明在泉，故清气动于下，所以少腹气逆而坚满。阳不胜阴，其便数泻也。主胜，阳明之气胜也，其脉循腹里，气胜故腰重腹痛。少腹生寒者，燥为清气，故生寒。寒厥于肠，故下为鹜溏。脉络肺，故上冲而喘。脉循胫外廉，下足跗入中指，寒甚，故不能久立。

讲：如子午之岁，阳明在泉，其客气胜而为病也，胃经受邪。胃脉从缺盆入喉咙，下膈挟脐，支起胃口，循腹里，直合气街，抵伏兔，故见清气动下，少腹坚满，而数便泻等证。其主胜而病见于里也，脉络脾脏，入腹里，一支别胃注心，故见腰重腹痛，少腹生寒，下为鹜溏。且寒厥于肠，上冲胸中，甚则喘，不能久立之证。此阳明在泉，主客气胜，生病之大略也。

太阳在泉，寒复内余，则腰尻痛，屈伸不利，股胫足膝中痛。［批］此言太阳在泉，本气胜复自病，而无主客之分也。

注：寒气自伤本经，故本经所过之处皆病也。太阳在泉，无主客为阴气所伏，故第见标病也。

讲：如丑未之岁，太阳在泉，无主客之气，以太阳水居水位，亦不必言主客之胜。故其寒气复胜之余，自伤本经其生病也。则有腰尻痛，屈伸不利，股胫足膝中痛等证。此太阳在泉，本经所过之处，生病之大略也。

帝曰：善。治之奈何？岐伯曰：高者抑之，下者举之，有余者折之，不足者补之，佐以所利，和以所宜，必安其主客，适其寒温，同者逆之，异者从之。［批］此举治主气客气之大体，而略言之也。

注：抑之，制其过胜也。举之，举其下陷也。折之，折其有余也。补之，补其不足之正气也。佐以所利，顺其气而利之也。和以所宜，使阴阳平和也。安其主客，各归其所也。适其寒温，使阴阳无偏也。气相同者逆之，治其气盛也。气异者从其气，用反佐也。

讲：黄帝曰：主客之胜为病如此，然则治之又当奈何？岐伯对曰：凡病之在高者，则宜抑之而使下；病之在下者，则宜举之而使升；邪之为有余者，则宜折之而使去；正之为不足者，则宜补之以救偏；佐以所利，而顺其气；和以所宜，而平其气；必使主气、客气各得其安；酌其为寒、为温，而各顺其气；凡夫病气之相同者，则治其盛气而逆之；病不相得而异者，则从其气而反佐之。此治主客之大体也。

帝曰：治寒以热，治热以寒气，相得者逆之，不相得者从之，余已知之矣。其于正味何如？岐伯曰：木位之主，其泻以酸，其补之辛。火位之主，其泻以甘，其补以咸。土位之主，其泻以苦，其补以甘。金位之主，其泻以辛，其补以酸。水位之主，其泻以咸，其补以苦。［批］此言六部主气所主之正味也。

注：木位，肝主之，肝气胜，以酸为泻，酸性寒，木得寒而凋也；以辛为补，辛性热，木得阳而长也。火位心主之，火气胜，泻以甘者，甘清之品，扶阴以抑阳也；补以咸者，咸入肾，益阴精以治阳光也。土位脾主之，脾湿胜，泻以苦者，苦下气，以燥湿也；补以甘者，甘入脾，以补土也。金位肺主之，肺气胜，泻以辛者，辛性热，能行气，热胜清也；补以酸者，金性敛，酸性亦敛，同类相助，而敛其气也。水位肾主之，水气胜，泻以咸者，咸能行水，以软坚也；补以苦者，苦能胜寒，以坚肾也。

讲：黄帝曰：治寒以热，治热以寒，凡主客同气，而气相得者则逆之，主客异气，而气不相得者则从之，余已知之矣。而其有干于六部主客所主之正味者，又当奈何？岐伯对曰：如木位之主气，春分则六十一日，为初之气，其泻以酸，其补以辛。火位之主气，则君火之位，春分后六十一日，为二之气。相火之位，夏至前后各三十日，为三之气，其泻以甘，其补以咸。土位之主气，秋分前六十一日，为四之气，其泻以苦，其补以甘。金位之主气，秋分后六十一日，为五之气，其泻以辛，其补以酸。水位之主气，冬至后各三十日，为终之气，其泻以咸，其补以苦。主气之正味，有如是也。

厥阴之客，以辛补之，以酸泻之，以甘缓之。少阴之客，以咸补之，以甘泻之，以酸收之。太阴之客，以甘补之，以苦泻之，以甘缓之。少阳之客，以咸补之，以甘泻之，以咸软之。阳明之客，以酸补之，以辛泄之，以苦泄之。太阳之客，以苦补之，以咸泻之，以苦坚之，以辛润之。开发腠理，致津液通气也。［批］此言六部客气。所主之正味也。

注：客胜与主胜，气同而病异，主病在内，客病在外。治客气，必使气之轻者，药之气轻，外行经络，治病之在表，故味同而气异也。风性热，酸敛阴泻阳也。甘补脾，脾得补，使风木不克土，以缓风之急也。热胜则伤气，

咸泻热，甘缓急，酸敛气也。湿胜甘，淡以渗湿，苦以燥湿也。火胜，咸补阴以泻阳，甘缓急以盗气，咸行水以软坚也。燥胜，酸以敛气，辛能胜燥，苦以下气也。太阳寒水，从本从标，寒甚则生热，故以苦坚补其肾，以咸行水而泻之，辛以润肾燥也。开腠理，谓发汗治六气之胜也。津液通气，则邪自出，气血流行病自已矣。

讲：彼夫六气主气之正味既如彼矣，而六气客气之正味又各有异。不详辨之，治病者究莫得其底蕴。如厥阴之客气，则宜以辛补之，以酸泻之，以甘缓之。盖其辛补酸泻者，与主气同，而又必以甘缓之也。少阴之客气，则宜以咸补之，以甘泻之，以酸收之。盖其甘泻咸补，与主气同，而补之者，正所以收之也。太阴之客气，则宜以甘补之，以苦泻之，以甘缓之。盖其补甘泻苦者，与主气同而补之者，正所以缓之也。少阳之客气，则宜以咸补之，以甘泻之。盖其补咸泻甘者，与主气同，而补之者，正所以软之也。阳明之客气，则宜以酸补之，以辛泻之，以苦泄之。盖其酸补辛泻者，与主气同，而又必以苦泄之也。太阳之客气，则宜以苦补之，以咸泻之。盖其补苦泻咸者，与主气同，而又必以苦坚之，以辛润之也。此皆所以开发腠理，致其津液，以通各经之气耳。

帝曰：善。愿闻阴阳之三也何谓？岐伯曰：气有多少，异用也。帝曰：阳明何谓也？岐伯曰：两阳合明也。帝曰：厥阴何谓也？岐伯曰：两阴交尽也。［批］此因三阴三阳之辨，而并详其阳明厥阴之义也。

注：《灵枢》云：寅者，正月之生阳也，主左足之少阳。未者，六月，主右足之少阳。卯者，二月，主左足之太阳。午者，五月，主右足之太阳。辰者，三月，主左足之阳明。巳者，四月，主右足之阳明，此两阳合于前，故曰阳明。申者，七月之生阴也，主右足之少阴。丑者，十二月，主左足之少阴。酉者，八月，主右足之太阴。子者，十一月，主左足之太阴。戌者，九月，主右足之厥阴。亥者，十月，主左足之厥阴，此两阴交尽，故曰厥阴。此指一岁阴阳而言也。两阳合明者，以三阳生于寅，一阳尽于戌，阳明居于

午，合两阳而为明也。两阴交尽者，以厥阴始于未，终于辰，始终两阴皆尽也。

讲：黄帝曰：善哉，夫子之言乎！然少阳、太阳、阳明、少阴、太阴、厥阴，阴之与阳皆列为三，不知所谓，愿得闻之。岐伯对曰：阴阳之列为三者，以其气有多少之异，而用各不同耳。黄帝曰：气既有多少，则少阳、太阳之义，故不必辨，而所谓阳明者，何谓也？岐伯对曰：彼阳明者，居三阳之中，以太阳、少阳两阳而合其明者也。黄帝曰：阳明之义，固如是已，而所谓厥阴者何也？岐伯对曰：彼厥阴者，居三阴之中，以太阴、少阴，两阴交尽而合其气者也。

帝曰：气有多少，病有盛衰，治有缓急，方有大小，愿闻其约奈何？岐伯曰：气有高下，病有远近，证有中外，治有轻重，适其至所为故也。大要曰：君一臣二，奇之制也；君二臣四，偶之制也；君二臣三，奇之制也；君三臣六，偶之制也。故曰：近者奇之，远者偶之，汗者不以偶，下者不以奇，补上治上制以缓，补下治下制以急，急则气味厚，缓则气味薄，适其至所，此之谓也。病所远而中道气味之者，食而过之，无越其制度也。是故平气之道，近而奇偶，制小其服也。远而奇偶，制大其服也。大则数少，小则数多。多则九之，少则二之。奇之不去则偶之，是谓重方。偶之不去，则反佐以取之，所谓寒热温凉，反从其病也。

[批] 此举制方之要而约言之也。

注：气有多少，谓六气之来有多少也。高下远近中外，中病之所也，随轻重而治之，适其病所，无太过不及也。阳数奇，阴数偶，奇治阳治在表，偶治阴治在里。奇之制，其数阳，而气味亦阳；偶之制，其数阴，而气味亦阴。近者为上为阳，故制奇；远者为下为阴，故制偶。汗者，不以偶阴不外远也。下者，不以奇阳不下降也。补上治上制以缓，恐其下达也。补下治下制以急，恐其中留也。制急方而气味厚，则力直达病所。制缓方而气薄，则

性平和不峻，总期适至病所耳。若病所远，恐药至中道，而气味他往，则以食佐之，无越制度，自能至病所矣。是故平气之道，视病之远近，近而奇偶者，当制小其服，使力不下降，远而奇偶者，当制大其服，使力专下达。小则数宜多，味至于九奇之极也，大则数宜少，味止于二偶之极也。若奇之病不去，则以偶重其方，偶之病不去，则用反佐以收寒热温凉之气，从顺其病气也。

讲：黄帝问曰：阴阳之气，既有多有少，则民之为病，必有盛有衰，而治其病者，亦必有缓有急之妙，制其方者，亦必有大有小之分，不知其约方之法奈何？愿得闻之。岐伯对曰：彼阴阳之气，有多有少者，以司天在泉，其气有高下之分也。病有盛衰者，以明治脏腑，有为远为近之别也。治有缓急者，以病之为证，有在中在外之殊也。方有大有小者，以治法之有宜轻宜重之不同也。总之，高下远近中外，病必有所在也，必适其病之所在，而为之治无太过，无不及，乃得其治病之要也。故治方之大要曰：主病者为君，佐君者为臣。君用其一，臣佐以二，奇之制也；君用其二，臣用其四，偶之制也；君用其二，臣用其三，奇之制也；君用其三，臣用其六，偶之制也。得其奇偶阴阳以分。故曰：病在上而近者，则用其奇，病在下而远者，则用其偶。病宜汗者则以奇不以偶，病宜下者则以偶不以奇。推之，补上治上，方制以缓；补下治下，方制以急。其用急者，取其气与味皆厚，缓者取其气与味皆薄。一厚一薄，适其病之所在而即已，正此之谓也。彼病所远，而药适气味止于中道，则累及其中，即如肾之药食入心，则心反为肾药所凌也。当食之而过此中道，毋越其制度，自然能治远所矣。是故平气之道，凡在上而近者，或奇以补之，或偶以下之，俱宜制其小服也。凡在下而远者，或偶以补之，或奇以汗之，俱宜制其大服也。大则数宜少，小则数宜多，多则九之，少则二之。若奇之而病不去，则用偶以行之，是谓之重方。若偶之而病不去，则反其佐以取之，至于所谓反佐以取者。即药之寒热温凉，反有同于病之寒热温凉，因其性而利道之也。

帝曰：善。病生于本，余知之矣。生于标者，治之奈何？岐伯曰：病反其本，得标之病，治反其本，得标之方。[批] 此言治标之要也。

注： 本以气之根于经言，如下文肝病生焉之类，标以邪之感于气言，如下文燥胜之类。病反其本，谓病非由本经而发，即知所得在气之标。治反其本，谓本经无病，则当候气而求其治标之本。

讲： 黄帝曰：善哉，夫子之言也！其于病之生于本者，余知之矣，至若病之生于标者，治之又当奈何？岐伯对曰：若病既非本经之病，而反其本，则非本病可知矣。知非本病，即为标病。既得其标之病，即当舍本求标，制为奇偶大小之方，反其本而治之，自得其治标之方矣。

帝曰：善。六气之胜，何以候之？岐伯曰：乘其至也，清气大来，燥之胜也，风木受邪，肝病生焉。热气大来，火之胜也，金燥受邪，肺病生焉。寒气大来，水之胜也，火热受邪，心病生焉。湿气大来，土之胜也，寒水受邪，肾病生焉。风气大来，木之胜也，土湿受邪，脾病生焉。所谓感邪，而生病也。乘年之虚，则邪甚也。失时之和，亦邪甚也。遇月之空，亦邪甚也。重感于邪，则病危矣。有胜之气，其必来复也。[批] 此言候六气之胜也。

注： 乘其至，乘六气之至也。六气太过而胜，则为邪气。感邪者，感六气之邪，非时而至，人中之则生病矣。乘年之虚者，如己土、乙金、辛水、丁木、癸火，俱属阴年不及，不及则虚矣。邪甚者，如土受木克，金受火克，水受土克之类也。失时之和者，谓非时之气不当至而至也。遇月之空者，谓月郭空陷也。此年时月三者，非时之气，皆胜正气，人在气交之中，感其邪气，失天之佑，故病必死。此所以有胜之气，其必来复也。

讲： 黄帝曰：善哉！彼六气之太过而胜者，又何以候之而知其胜也？岐伯曰：欲候六气之胜，当乘其六气之至也。夫六气者，乘年之虚，则非时而至，乘人之虚，则乘间而入。如清气大来，是燥气之胜也，金胜克木，其时风木受邪，肝病生焉。如热气大来，是火气之胜也，火胜克金，其时燥金受邪，肺病生焉。如寒气大来，是水气之胜也，水胜克火，其时火热受邪，心病生焉。如湿气大来，是土气之胜也，土胜克水，其时寒水受邪，肾病生焉。如风气大来，是木气之胜也，木胜克土，其时湿土受邪，脾病生焉。所谓感邪气而生病者此也。然六气之邪，乘年之虚则邪甚，失时之和则邪甚，遇月之空则邪愈甚，使人而重感于邪，则病必危矣。何也？以其有胜之气以为变，必有复之气以为报也。

帝曰：其脉至何如？岐伯曰：厥阴之至其脉弦，少阴之至其脉钩，太阴之至其脉沉，少阳之至大而浮，阳明之至短而涩，太阳之至大而长。至而和则平，至而甚则病，至而反者病，至而不至者病，未至而至者病，阴阳易者危。［批］此言气至、气变之要也。

注：其脉至，谓中六气脉至也。春弦夏钩，秋涩冬沉，脉之常也。此先言四时本脉，而后论病脉。厥阴风木，气至脉弦，病则弦实而长。少阴君火，气至脉钩，中火则脉洪。太阴湿土，气至脉沉，病湿则脉缓。少阳相火，气至脉大而浮，病则脉洪。阳明燥金，气至脉涩，病则脉毛。太阳寒水，气至脉浮。病则脉大而长。此举阴阳气升，兼言六气病脉。经语浑含，所包者广，当细玩之。至，气至也，言六气以时至，如木气至脉弦，暑气至脉钩，土气至脉缓，火气至脉洪，金气至脉涩，水气至脉沉。时至脉至，而气和则脉亦和。气至而甚，人中之则病生矣。至而反者，谓气至反见胜已之脉，如木气至得毛脉，火气至得沉脉，清气至得洪脉，寒气至得缓脉，土气至得弦脉，皆胜己之气，故病。至而不至者，气已至而脉不应，当位者不足也。未至而至者，气未至而脉先应，将来者有余也。皆非时之气，而乘正气之虚，故病。阴阳易位者，阴阳变易也，如阳位见阴脉，阴位见阳脉。内症脉浮大，外症脉沉细，皆为阴阳变易，故危。

讲：黄帝曰：候六气之胜者，既如是已，而其脉至又复何如？岐伯对曰：气至脉至，不难辨也。如厥阴气至，其脉弦软，虚而滑，端直以长也。少阴之至，其脉钩来盛去衰，如操带钩也。太阴之至，其脉沉，沉则不浮也。

少阳之至，大而浮，大则不小，浮则不沉也。阳明之至，短而涩，短则不长，涩则不利也。太阳之至，大而长，大则不小，长则不短也。如六脉之至而和平，则为平脉。如六脉之至，似太弦、太钩之类而甚，六脉之至，似应弦反涩，应大反细，应沉反浮，应浮反沉，应涩反滑，应滑反涩，应长反短，应短反长之类，而反与气候已至而脉气不至，气候未至而脉气先至，皆不免于病也。上文感邪而生病，诸脉见矣。如脉宜见于寸为阳位，而反见于尺，脉宜见于尺为阴位，而反见于寸，此皆必至于危也。上文重感于邪，则病危。其治可类推矣。

帝曰：六气标本，所从不同奈何？岐伯曰：气有从本者，有从标本者，有不从标本者也。帝曰：愿卒闻之。岐伯曰：少阳太阴从本，少阴太阳从本从标，阳明厥阴不从标本从乎中也。故从本者，化生于本。从标本者，有标本之化。从中者，以中气为化也。[批] 此言六气气化之所从也。

注：太阴，阴也，湿气，亦阴也，故标本皆阴，升于亥子，降于巳午。少阳，阳也，相火亦阳也，故标本皆阳，升于丑寅，降于未申。二者升则标本俱升，降则标本俱降，标本同气，是从本气而化。太阳，阳也，所主寒气，阴也，是本阳而标阴，本气升于巳午，而寒气已降，降于亥子，而寒气已升。少阴，阴也，所主君火，阳也，故本阴而标阳，本气降于卯辰，而君火已旺，升于酉戌，而君火已降。二者标本升降，各得其所，标本易气，是从本气而化，又从标气而化也。阳明，阳也，燥气，阴也，是本阳而标阴，本气升于卯辰，卯辰阳旺，燥不能从本气而升，乃下降而从太阴，标气升于酉戌，故不能从阳明之本气而下降，乃得依太阴之气而升。太阴主湿，故经云：秋伤于湿者，此也。厥阴，阴也，风气，阳也，是本阴而标阳，本气降于丑寅，木主温风，故不能从厥阴之本气而降，乃得当升少阳之阳气而生长，至未申，厥阴气升，少阳气降，而木已凋矣，此所谓不从标本，从乎中也。所以然者，木得阳而长金，得土而生也。六气所从，标本既异，观所化之气，而气之由

此化生者，可知矣。少阳相火，标本皆阳，故中火为阳邪。太阴湿土，标本皆阴，故中湿为阴邪。少阴君火，本阴标阳，故中暑为虚邪从本，中热为阳邪从标。太阳寒水，本阳标阴，故伤寒传经为阳邪从本，中寒为阴邪从标。阳明厥阴，从乎中者，阳明主燥金，中见太阴阴气，故中燥为阴邪。厥阴中见少阳阳气，厥阴主风，故伤风为阳邪。从中者，谓从中见表里之气也。但观气之所化，气化阳，其证亦阳，气化阴，其证亦阴。

讲：黄帝曰：六气之为标、为本，所从各有不同奈何？岐伯对曰：标本之所从不同，以六气有从本气而化者，有从标气、本气而化者，有不从标气、本气而从中化者也。黄帝曰：何气从本？何气从标本？何气不从标本？不知其故，愿卒闻之。岐伯对曰：如少阳相火，标本之气皆阳，太阴湿土，标本之气皆阴，俱从本气而化也。如少阴君火，本阴标阳，太阳寒水，本阳标阴，故从本气而化，又从标气而化也。如阳明燥金，本阳标阴，厥阴风木，本阴标阳，升不俱升，降不俱降，故不从标本之气而从中化也。其故如此，可知六气之从本化者，化即生于本者也。六气之从标本者，以其有标气、本气之化也。六气之不从本气、标气而从中者以化，非标本，而中气为之化也。

帝曰：脉从而病反者，其诊何如？岐伯曰：脉至而从，按之不鼓，诸阳皆然。帝曰：诸阴之反，其脉何如？岐伯曰：脉至而从，按之鼓甚而盛也。［批］此言脉从病反之要也。

注：脉从病反，脉与四时之气相从，而病不与脉应也。阳证脉必鼓，不鼓则非真阳证矣。阴证脉不鼓，鼓甚则非真阴证矣。

讲：黄帝曰：如脉与四时之气相从，而病与四时之脉相反者，其诊视又当何如？岐伯对曰：姑以阳证言之，如脉来应指，与时相从，是脉从也。苟按之反不见鼓，则属阴盛隔阳，非真热也，是为病反。凡诸阳脉之不鼓者，类如斯焉。黄帝曰：诸阴之反，其脉又复何如？岐伯对曰：若脉来应指与时相从，是脉从也。苟按之反鼓甚而盛，则属阳盛隔阴，非真寒也，是为病反。凡诸阴脉之鼓甚者，类如斯矣。

是故百病之起，有生于本者，有生于标者，有生于中气者，有取本而得者，有取标而得者，有取中气而得者，有取标本而得者，有逆取而得者，有从取而得者。逆，正顺也。若顺，逆也。故曰：知标与本，用之不殆，明知逆顺，正行无问。此之谓也。不知是者，不足以言诊，足以乱经。故大要曰：粗工嘻嘻，以为可知，言热未已，寒病复始，同气异形，迷诊乱经。此之谓也。已，上声。［批］不明标本，不知顺逆，则阴阳莫辨，寒热更生矣。

注：从取者，谓从本、从标、从中气、从其气化而取之也。所谓逆者，正顺治也，如以寒治热，以热治寒，以药逆病，是顺治之正法也。若顺者，正逆治也，如以寒药热服，热药凉服，以药顺病，乃用之反治，是谓之逆也。

讲：是故百病之起也，有生于本气者，有生于标气者，有生于中气者，气化之与人身，本相需焉。必知其病之为本气、为标气、为中气，乃能洞悉阴阳，治之无失。何也？盖古之治病者，有独取本气而得其病者，有独取标气而得其病者，有独取中气而得其病者，有兼取本气标气而得其病者。且有以寒治热，以热治寒，逆其病气取之而得者。有寒药热服，热药凉服，从其病气取而得者。但逆而取之，人皆以为逆，不知寒盛格阳，治宜以热，热盛格阴，治宜以寒，外虽若逆，而中则甚顺，此其所以为顺也。若寒格阳而治以寒，热格寒而治以热，外虽似顺中。气实逆，此其所以为逆也。故古语云：知标与本，用之自不至于危殆，兼明逆取顺取之法，正而行之，无待考问。正此之谓也。若夫不知标本，不明逆顺者，则不足以言诊视之道。何也？以彼阴阳莫辨，言之反足以乱经也。故大要曰：粗工嘻嘻，以为可知，言热未已，寒病复生。虽同为一气，而从标从本，异其形，迷诊乱经，正此不足与言之谓也。

夫标本之道，要而博，小而大，可以言一而知百病之害，言标与本，易而勿损，察本与标，气可令调，明知胜负，为万民式，天之道毕矣。［批］得其一，万事毕，细玩此节，可知造化在我矣。

注：式，矜式。天道毕者，六气在天之道，于此尽矣。

讲：今夫标本之道，其体则至要而博，其用虽小而大。即如病有百端，不可枚举，而言其一，即可以知其百病之要害矣。何言之？即如言六气所从之标与本，知之则百病自易治而勿损矣。且能察本与标，而得其精微，则六气皆可使之调和矣。然六气之中，有胜又负，能知标本中之胜气复气，自可为万民之矜式也。此六气在天之道，于斯毕矣。

帝曰：胜复之变，早晏何如？岐伯曰：夫所胜者，胜至已病，病已愠愠，而复已萌也。夫所复者，胜尽而起，得位而甚，胜有微甚，负有多少，胜和而和，胜虚而虚，天之常也。已，俱上声。[批] 此言胜复早晏之要也。

注：胜者，六气之胜也。天之常，谓天之常道也。

讲：黄帝曰：胜气复气之变，其早晏又复何如？岐伯对曰：夫所谓胜气者，必胜气至已而后病。若其病已已，尚愠愠郁积未除，是即复气之已萌也。然后气虽萌，犹必待胜气已尽，而复气乃得起也。夫所谓复气者，必胜气尽而其气乃起，必得其位，而其气乃甚者也。然复气之多少，因乎胜气之微甚。胜气和，则复气亦和。胜气虚，则复气亦虚。天之常道，无或易也，为早为晏，即于此而定之。

帝曰：胜复之作，动不当位，或后时而至，其故何也？岐伯曰：夫气之生与其化，衰盛异也。寒暑温凉，盛衰之用，其在四维。故阳之动，始于温，盛于暑；阴之动，始于清，盛于寒。春夏秋冬，各差其分。故《大要》曰：彼春之暖，为夏之暑，彼秋之忿，为冬之怒，谨按四维，斥候皆归，其终可见，其始可知。此之谓也。[批] 此言胜复之作动，不当位也。

注：斥，度也。候，视也，望也。斥候者，占候，言占步四时之景候也。

讲：黄帝曰：胜复之变，其早晏固如是矣，至若胜气复气之作，动不当位，且或后时而至，其故何也？岐伯对曰：彼动不当位，后时而至者，以六气之生与化，各有盛衰之不同耳。彼冬为寒，寒始于亥，盛于丑；夏为暑，暑始于巳，盛于未；春为温，温始于寅，盛于辰；秋为凉，凉始于申，盛于戌。各有盛衰之用，然其用却在春夏秋冬之四维。故阳气之动，必始于温，盛于暑，阴气之动，必始于清，盛于寒。此春夏秋冬，各差其分而不同者也。此其故，大要言之矣，曰：彼春之暖，为夏之暑；彼秋之忿，为冬之怒。不可见阴阳盛衰之气乎？然阳气过胜，必有清凉之气以复之，故继夏者秋也。阴气过胜，必有温暑之气以复之，故继冬者春也。人能谨按春夏秋冬之四维，为之度视斥候，运转不失，而皆归焉。则其六气之终者可见，六气之始者可知。要言如此，正盛衰之用，其在四维之用也。

帝曰：差有数乎？岐伯曰：又凡三十度也。帝曰：其脉应皆何如？岐伯曰。差同正法，待时而去也。脉要曰：春不沉，夏不弦，冬不涩，秋不数，是谓四塞。沉甚曰病，弦甚曰病，涩甚曰病，数甚曰病，参见曰病，复见曰病，未去而去曰病，去而不去曰病，反者死。故曰：气之相守司也，如权衡之不得相失也。夫阴阳之气，清净则生化治，动则苛疾起，此之谓也。［批］此言脉气分应四时为平、为病之大要也。

注：差，错也。数，谓度数。

讲：黄帝曰：六气胜复之作，其差错亦有度数否乎？岐伯对曰：凡数之差者，大约不过三十度也。黄帝曰：数之差，既以三十度为定，而其脉气之分应四时，又皆何如？岐伯对曰：彼脉气之应，亦与岁气差数之正法同，必待候时之至，而前脉始去也。故脉要有云：春弦、夏数、秋涩、冬沉，脉之常也。但四时之脉，宜接续相加，不可绝类而去。如春脉之弦宜由冬脉之沉而至，夏脉之数宜由春脉之弦而至，秋脉之涩宜由长夏之缓脉而至，冬脉之沉宜由秋脉之涩而至，方谓一气流贯交相通也。若春不见沉脉，夏不见弦脉，冬不见涩脉，秋不见数脉，是四时之气不相接续，而谓之四塞矣。然春脉虽宜带沉，而不可过沉，沉甚者必病；夏脉虽宜带弦，而不可过弦，弦甚者必病；冬脉虽宜带涩，而不可过涩，涩甚者必病；秋脉虽宜带数，而不可过数，数甚者必病。至若一部之中，参见他脉，则有他邪乘伤也，必曰有病。复见前脉，则有前气未尽也，必曰有病。与夫时未去而脉先去，则本脏之气不足，而来气有余。时已去而脉不去，则本脏之气有余而来气不足，皆谓之曰有病。至若春涩、夏沉、秋数、冬缓，反见其胜已之脉者，皆必死之证也。故曰：气之相守相司也，自温而暑，自凉而寒，亦如权衡之不得相失也。夫阴阳之气清静，则生化皆治变，动则苛疾即起，正此之谓也。

帝曰：幽明何如？岐伯曰：两阴交尽故曰幽，两阳合明故曰明，幽明之配，寒暑之异也。［批］此言幽明之意也。

注：幽，阴也。明，阳也。交，谓气交，即亥子巳午之时也。两阴者，太阴、少阴。两阳者，太阳、少阳也。

讲：黄帝曰：夫子言阴阳之气，相守相司，亦如权衡，而古人每谓阴为幽，谓明为阳者，其意何如？岐伯对曰：即如阴也，也有居于阴之前，有居于阴之后者，当两阴交尽之时，阴尽于此，故名之曰幽。即如阳也，有居于阳之前，有居于阳之后者，当两阳合明之时，阳极于此，故谓之曰明。凡此一幽一明之配，即一阴一阳之相对也。所以天地寒暑之气，即因之而变异焉。

帝曰：分至何如？岐伯曰：气至谓之至，气分谓之分，至则气同，分则气异，所谓天地之正纪也。［批］此言分至之意也。

注：分，谓春分、秋分。至，谓冬至、夏至也。

讲：黄帝曰：既幽明之配，即寒暑之异也。而每岁之中，阴阳气至，春与秋则谓之分，夏与冬则谓之至，此其意又复何如？岐伯对曰：冬夏言至者，即如六气在五月半，则司天之气至，在十一月半，则在泉之气至，天地一阴一阳之气，至此为极致焉，故谓之曰至。春秋言分者，即如六气，当二月半，则初气终而交二之气，当八月半，则四气尽而交五之气，天地阴阳之气至此而平分焉，故谓之曰分。况谓之曰至，则气无不同，谓之曰分，则气有所异。

所谓天地之正纪者此也，又何疑乎？

帝曰：夫子言春秋气始于前，冬夏气始于后，余已知之矣。然六气往复，主岁不常也，其补泻奈何？岐伯曰：上下所主。随其攸利，正其味，则其要也，左右同法。大要曰：少阳之主，先甘后咸；阳明之主，先辛后酸；太阳之主，先咸后苦；厥阴之主，先酸后辛；少阴之主，先甘后咸；太阴之主，先苦后甘。佐以所利，资以所生，是谓得气。［批］此言补泻之意也。

注：春秋气始于前者，即阳之动始于温，阴之动于清也。冬夏气始于后者，即阴之动盛于寒，阳之动盛于暑也。此阴阳二气，必先温凉而后寒热也。但六气间于中，其气往复与主岁之气不常，其补泻当何如？要必于司天、在泉所主之气，视其气之所在，正其所胜之味，此治之要道也。故六气之主治，先补后泻，佐以所利，去其余也，资以所生，补不足也，是谓得化之气也。

讲：黄帝曰：夫子前言春秋之气始于前，冬夏之气始于后，余已知其故矣。然六气之一往一复，每岁迁移，主岁之气无常在也。其中虚者宜补，实者宜泻，又当奈何？岐伯对曰：上而司天，与下而在泉，岁时人身，各有所主，随其所宜，以正其味，则得其补泻之要矣。至于在左、在右之间气，亦复同法。故大要曰；少阳之所主，先用甘而后用咸；阳明之所主，先用辛而后用酸；太阳之所主，先用咸而后用苦；厥阴之所主，先用酸而后用辛；少阴之所主，先用甘而后用咸；太阴之所主，先用苦而后用甘。六气之主治，先补后泻如此。然犹必佐以所利，以去其余，资以所生，以补不足，如是乃可谓得化之气者也。

帝曰：善。夫百病之生也，皆生于风寒暑湿燥火，以之化之变也。经言盛者泻之，虚者补之，余锡[①]以方士，而方士用之尚未

① 锡：通“赐”。唐·韩愈《息国夫人墓志铭》：“昔在貞元，有錫自天。”

能十全，余欲令要道必行，桴鼓相应，犹拔刺雪污，工巧神圣，可得闻乎？岐伯曰：审察病机，无失气宜，此之谓也。[批] 治不应病者，皆不明六气受病之原，与六气应时之道也。

注： 盛，谓六气也。虚，谓本气也。要道，治病之要道也。桴，鼓槌也。桴鼓，则声相应也。由，与犹通。拔刺雪污者，《灵枢·九针》篇：五脏有疾，譬犹刺也，犹污也，刺虽久，犹可拔也。污虽久，犹可雪也。问病而知之曰工，切脉而知之曰巧，望色而知之曰神，闻声而知之曰圣。病机者，六气受病之原也。气宜者，六气与时俱宜也。

讲： 黄帝曰：善哉，夫子补泻之论矣！然吾常闻夫百病之生也，悉本六气，非生于风暑火，即生于燥寒湿。几有病者，皆本于六气之一化一变为之也。但本经针法篇云：六气盛者则泻之，本气虚者则补之。余久以斯论锡于方士，而方士用之，却不能见其十全而无损者。余因之欲令治病之要道，必行于天下后世，其应正也，若桴鼓之相应，其去疾也，如拔刺而雪污，此中工巧神圣，可得闻乎？岐伯对曰：亦为审查其六气受病之原，不失其气与时应之宜而已。帝所谓工巧神圣，无过于此。欲令要道之行，即此审其病机之谓也。

帝曰：愿闻病机何如？岐伯曰：诸风掉眩，皆属于肝。诸寒收引，皆属于肾。诸气膹郁，皆属于肺。诸湿肿满，皆属于脾。诸热瞀瘛，皆属于火。诸痛痒疮，皆属于心。诸厥固泄，皆属于下。诸痿喘呕，皆属于上。诸禁鼓慄，如丧神守，皆属于火。诸痉项强，皆属于湿。诸逆冲上，皆属于火。诸胀腹大，皆属于热。诸躁狂越，皆属于火。诸暴强直，皆属于风。诸病有声，鼓之如鼓，皆属于热。诸病胕肿疼酸惊骇，皆属于火。诸转反戾，水液浑浊，皆属于热。诸病水液，澄澈清冷，皆属于寒。诸呕吐酸，暴注下迫，皆属于热。故大要曰：谨守病机，各司其属，有者求之，无者求之，盛者责之，虚者责之，必先五胜，疏其血气，令

其调达，而致和平，此之谓也。［批］此言审其病机之大要也。

注：收，敛也。引，急也。膹，谓满闷郁气不舒畅也。厥，逆也。固，禁固便不利也。泄，溲便泄出，无禁止也。下，肾位居下，兼水火之司也。痿，足不用也，有筋、骨、脉、肉诸痿之分。禁，止也。鼓，动也。慄，惧也。神，心之主宰也。痉，强痉，项背强不柔和也。逆，气逆也，火性上升，故冲上也。暴，强暴也。强直者，筋挛而不柔和也。戾，乖戾失常也。呕吐，气上逆也。酸，肝味也。王太仆注：深乎圣人之言，理宜然也。有无求之，虚盛责之，言悉由也。如大寒而甚，热之不热，是无火也。热来复去，昼见夜伏，夜发昼止，时节而动，是无火也，当助其心。又如火热而甚，寒之不寒，是无水也。热动复止，倏忽往来，时动时止，是无水也，当助其肾。内格呕逆，食不得入，是有火也。病呕而吐，食入反出，是无火也。暴速注下，食不及化，是无水也。溏泄而久，止发无恒，是无水也。故心盛则生热，肾盛则生寒，肾虚则热动于中，心虚则寒收于内。又热不得寒，是无水也。寒不得热，是无火也。夫寒之不寒，责其无水。热之不热，责其无火。热之不久，责心之虚。寒之不久，责肾之弱。有者泻之，无者补之，虚者补之，甚者泻之，适其中外，疏其拥塞，令上下无碍，气血通调，则寒热自和，阴阳调达矣。是以方有治热以寒，寒之而饮食不入；攻寒以热，热之而昏躁以生。此则气不疏通，壅而为是也。纪于水火，余气可知，故有无求之。盛虚责之，令气通调，妙之道也。五胜，五行更胜，先以五行寒热凉温湿，酸甘咸苦辛，相胜为法也。

讲：黄帝曰：夫子言审查病机，不知病机何如？原卒闻之。岐伯对曰：即如诸风掉眩，皆属于肝。盖厥阴之气，在天为风，在地为木，在体为肝，故诸风证见发为掉眩者，皆属于肝也。诸寒收引，皆属于肾。盖太阳之气，在天为寒，在地为水，在体为肾，故诸寒证见发为收引者，皆属于肾也。诸气膹郁者，皆属于肺。盖阳明之气，在天为燥，在地为金，在体为肺。故诸气证见发为膹郁，皆属于肺也。诸湿肿满，皆属于脾。盖太阴之气，在天为湿，在地为土，在体为脾。故诸湿证见发为肿满者，皆属于脾也。至若诸热并病发，证见神昏而瞀，肉动而瘛者，皆属少阴、少阳之火盛也。诸痛病发，见热微而痒，热结而疮者，皆属心经火盛，血逆为患也。诸厥病发，证见便固不通，便泄不止者，皆属下焦肾中之真水、真火不足也。诸痿病发，证见气喘呕吐者，皆属上焦肺中之气逆气发也。诸禁病发证见鼓动慄惧，如丧神守者，皆属心中火甚，神无主宰也。诸痉病发，证见项强而不柔和者，皆属寒湿之气，在表而伤其筋也。诸逆病发，证见冲上者，皆属火性上升，火淫于内也。诸胀病发，证见腹肿胀大者，皆属火邪入里，在内之阳热气盛也。诸躁病发，证见狂乱悖越者，皆属火邪为患也。诸暴病发，证见筋挛强直而不柔和者，皆属风邪伤筋之过也。诸病有声，用手鼓之直如鼓鸣者，皆内有火热之过也。诸病腹肿，疼酸惊骇，并非火盛于内，即火郁于经，非旺火克金，不能平木，即木旺生火，反为火化，皆属于火也。以及诸转反戾，上下两窍之水液，火热熏蒸而浑浊者，皆属热邪。诸病水液，证见澄澈清冷者，阴寒之象，皆属于寒。诸病呕吐，证见暴注下迫者，是木侠火势而乘胃，肠胃受热，故传便失常，此皆属于热者。故《大要》曰：谨守病机，各司其属，其已有病者，固宜求之，即尚无病者，亦宜求之。求之而见其太过所化之病而为盛者，固宜责而泄之；求之而在正气不足而虚者，则宜责以补之。尤必先之以寒盛化火，燥盛化风，类之五胜，以疏通其血气，令其条达，而致其和平，则补泻之道，庶不差矣。所谓审病机者，正此之谓也。

帝曰：善。五味阴阳之用何如？岐伯曰：辛甘发散为阳，酸苦涌泄为阴，咸味涌泄为阴，淡味渗泄为阳。六者或收或散，或缓或急，或燥或润，或软或坚，以所利而行之，调其气使其平也。

［批］《脏气法时论》云：肝苦急，急食甘以缓之。心苦缓，急食酸以收之。脾苦湿，即食苦以燥之。肺苦气上逆，急食苦以泄之。肾苦燥，急食辛以润之。正即此之谓也。

注：阴阳之用者，治病气味之阴阳也。发散外邪，用辛甘之阳。涌泄吐下，用酸苦之阴。渗泄小便，使邪热下出，用淡味之阳。凡此六者或酸以收之，辛以散之，甘以缓之，酸以急之，苦以燥之，辛以润之，咸以软之，苦

以坚之，总不外乎汗、吐、下、和、温、补之法。视以所利而行之，则气自平矣。

讲：黄帝曰：善哉，夫子谨守病机之言矣！至若五味分阴分阳之用，又复何如？岐伯对曰：如五味中之辛与甘，用主发散外邪，而为阳者也。五味中之酸与苦，用主涌泄吐下，而为阴者也。与五味中之咸味，主渗泄小便而为阴。五味中之淡味，主泄热下出而为阳。凡此辛、甘、酸、苦、咸、淡六者，或主收，或主散，或主缓，或主急，或主燥，或主润，或主软，或主坚，皆以用之所宜而行之，调其病气而使之平耳。

帝曰：非调气而得者，治之奈何？有毒无毒，何先何后？愿闻其道。岐伯曰：有毒无毒，所治为主，适大小为制也。［批］用药必以病为主，可见成方之不可轨也，学者慎之。

注：非调气，谓失于调气而得病者，或以有毒攻之，无毒调之。病有内外，治有先后，自有其道在也。然治病之要，各有所主，毒则去之，胜则攻之，虚则补之，以治为主，量病轻重，方之大小，为制可也。

讲：黄帝曰：有失于调气而得病者，治之又当奈何？其中或有毒药以攻之，或无毒药以调之，何先何后？愿闻其道。岐伯对曰：有毒无毒，皆以所治之病为主，病宜攻以毒药，则有毒；病不宜调以毒药，则无毒。即不得已而用毒药，亦必审其病之内外轻重，适其方之大小以为制也。

帝曰：请言其制。岐伯曰：君一臣二，制之小也；君一臣三佐五，制之中也；君一臣三佐九，制之大也。寒者热之，热者寒之，微者逆之，甚者从之，坚者削之，客者除之，劳者温之，结者散之，留者攻之，燥者濡之，急者缓之，散者收之，损者益之，逸者行之，惊者平之，上之下之，摩之浴之，薄之劫之，开之发之，适事为故。［批］病有不等，故治有不同，得其病，所治无难矣。

注：制者，谓君一、臣二臣三、佐五佐九，各有大小之分也。以寒治热，以热治寒，微则逆之，正治也。甚者从之，反治也。削之，清其坚实也。

除之，去其客邪也。温之，补其劳瘁也。散之，疏其结窒也。攻之，伐其留聚也。濡之，润其燥结也。缓之，解其急速也。收之，复其散失也。益之，补其损伤也。行之，邪之逸而伏藏者，使其流行也。平之，气之惊而散乱者，使其和平也。上之，吐之也。下之，泄之也。摩之，按摩也。浴之，浸渍也。薄之，摩荡也。劫之，夺取也。开之，开发其在表也。

讲：黄帝曰：夫子言适其大小以为制，不知其制之何如？请详言之。岐伯对曰：如主病之君一分，佐君之臣二分，制之小者也；主病之君一分，佐君之臣三分，辅臣之佐五分，制之中者也；若主病之君一分，佐君之臣三分，辅臣之佐九分，制之大者也。总之，寒者，宜热之；热者，宜寒之；病微者，宜正治而逆之；病甚者，宜反佐而从之；病坚者，宜削之以消其实邪；客者，宜除之，以去其邪；过劳瘁者，宜补而温之；结滞者，宜疏而散之；停留者，宜伐而攻之；燥结者，宜润而濡之；至于急速者，宜缓之以解其急；散失者宜收之，以聚其散；损伤者，宜益之，以补其损；伏逸者，宜行之，以驱其逸；惊乱者，宜平之，以定其惊。至于或当吐而上之，或当泻而下之，或当按而摩之，或当渍而浴之，或当摩荡而薄之，或当夺取而劫之，或当开其腠理而开之，或当发其在表而发之。种种治法，亦随其病之所在，使之适其事而复其故焉，则得矣。

帝曰：何谓逆从？岐伯曰：逆者正治，从者反治，从少从多，观其事也。[批] 此明逆治从治之意也。

注：逆者正治，从者反治，俱解见前。从少从多者，谓用药之多少，观病之轻重，以适其事也。

讲：黄帝曰：夫子言逆治从治，不知所谓，请详言之。岐伯对曰：逆治者，逆其病而治之，实正治也。从治者，从其病而治之，实反治也。然必观其病之轻重，以为药之多少，是反治之法，从多从少，观其事也。

帝曰：反治何谓？岐伯曰：热因寒用，寒因热用，塞因塞用，通因通用，必伏其所主，而先其所因，其始则同，其终则异，可

使破积，可使溃坚，可使气和，可使必已。［批］此言反治之法在善所因也。

注：从者反治，王注：热用寒用者，如大寒内结，以热攻除，寒甚格热，热不得前，则热药冷服，下嗌之后，冷体既消，热性便发，情且不违，而至大益，是热因寒用之例也。寒因热用者，如大热在中，以寒攻治则不入，以热攻治，则病增，乃以寒药热服，入腹之后，热气既消，寒性遂行，情且协和，而病以减，是寒因热用之例也。塞因塞用者，如下气虚乏，中焦气壅，胠胁满盛，欲散满则益虚其下，补下则满甚于中，病人告急，不救其虚且攻其满，药入则减，药退依然故中满下虚，其病常在，不知疏启其中，峻补其下，少服则资壅，多服则宣通，下虚既实，中满自除，此塞因塞用也。通因通用者，如大热内结，注泄不止，以塞疗之，结腹未除，以寒下之，结散利止，此则通因通用也。其寒积久泄，以热下之者，同此以上四治。必隐伏其所主，而先投其所因，其始也，气味虽同，其终也，作用则异，是为反治也。王注如此，凡可以破积溃坚和气已病者，皆自此而得之矣。

讲：黄帝曰：夫子言反治之法，究竟何谓？岐伯对曰：亦善所困而已，如热以治寒，而佐以寒药，乃热因寒用也。寒以治热，而佐以热药，乃寒因热用也。如下气虚乏，中焦气壅欲散满，益虚其下，欲补下满甚于中。当此用药，最要留心，盖少服则资壅，多服则宣通，必峻补其下，疏启其中，而后中满可除，下虚自实也，此塞因塞用也。及大热内结，或大寒凝内久利不止，必以热下之，反以寒下之，乃通因通用之法也。何言之？盖病必有所主，必伏其所主而先治其所因，虽所用之药，其始与人同，而内行四法，其终与人异，凡可以破积溃坚，和气已病者，皆自此而得之矣。

帝曰：善。气调而得者何如？岐伯曰：逆之从之，逆而从之，从而逆之，疏气令调，则其道也。［批］此言内气调和，偶感外邪之治法也。

注：气调而得病者，内气调和，因外邪而得病，治亦不越乎从逆也。但

从逆二治有分而用之者，主逆之，佐亦逆之，主从之，佐亦从之。有相因而用者，主逆之而佐从之，主从之而佐逆之。然从逆虽异，皆所以疏其气而令其调和。此治内气本调，因外邪而得病者，又治法之一道也。

讲：黄帝曰：夫子论治，非调气而得病之法诚善矣。如内气调和，偶因外感而得病者，治之又当何如？岐伯对曰：仍不外夫逆之、从之之二法也。夫所谓逆之、从之者，病逆则反佐而从之，病从则治而逆之。总之，必疏通其气，使之调和，则其道庶乎得矣。

帝曰：善。病之中外何如？岐伯曰：从内之外者，调其内；从外之内者，治其外；从内之外而盛于外者，先调其内而后治其外；从外之内而盛于内者，先治其外，而后调其内；中外不相及，则治主病。［批］此言病之先从内而之外，与先从外而之内，及外不应六气，内不应五脏之治法也。

注：内，五脏之气也。外，所感六气也。从内之外，五脏气甚，从其内而治之。从外之内，邪乘脏虚，从其外而治之也。内邪盛于外者，先去内邪。外邪盛于内者，先去外邪。中外不相及者，内不应脏，外不应气，则治主病，宜调五脏之阴气阳气也。

讲：黄帝曰：善哉，夫子疏气令调之论矣！至若病之在五脏而为中，病之感六气而为外者，治之又复何如？岐伯对曰：如病之先从内而之外者，因脏虚而后感邪也，宜先调其内。病之从外邪客入五脏而之内者，邪乘脏虚也，宜先治其外。邪病之从内之外而盛于外者，则当先调其内之脏气，而后治其外之邪气。病之从外之内而盛于内者，则宜先治其外之邪气，而后调其内之脏气。至若内不应夫五脏，外不应夫六气，为中外不相及之病，则宜调其阴阳，审其轻重以治。夫为内、为外之主病者焉耳。

帝曰：善。火热复，恶寒发热，有如疟状，或一日发，或间数日发，其故何也？岐伯曰：胜复之气，会遇之时，有多少也。阴气多而阳气少，则其发日远；阳气多而阴气少，则其发日近。

此胜复相薄，盛衰之节，疟亦同法。［批］此言病发寒热状如疟疾者之治法也。

注： 热者，人身之阳气，卫气也。寒者。人身之阴气，营气也。阳气入于阴，则阴不胜阳气而为热。阴气出于阳，则阳不胜阴而为寒。阴阳相薄，故热复恶寒，寒复发热，状同于疟，发无定时也。胜复六气也，阳太过当时能胜人也，复者，阴不及而人乘我，子气复之也。会遇司天在泉，与六气大运合气也。人身之气，表为阳里为阴。会遇之气，入于阴分者多，入于阳分者少，则其入也深，其为道也远，故数日而发，谓之远。会遇之气，入于阳分者多，入于阴分者少，则其入也浅，其为道也近，故开日一发，谓之近也。

讲： 黄帝曰：善哉，夫子论治病内外之法也！然病又有始而大热，继且恶寒，终复发热，状有同于疟证者，或一日一发，或间数日而一发，其故何也？岐伯对曰：一阴一阳之气，即人身一卫一荣之气也，有一胜必有一复，胜复之气。不无会遇，会遇则争，争则寒热作已。然而会遇之时，气有多少，如阴气多而阳气少，则阴性静专，其发之日必远；若阳气多而阴气少，则阳性剽悍，其发之日必近。此乃阴阳胜复两相激薄，有盛有衰之节制也。至于治法，亦与疟同。

帝曰：论言治寒以热，治热以寒，而方士不能废绳墨而更其道也。有病热者，寒之而热，有病寒者，热之而寒，二者皆在，新病复起，奈何治？岐伯曰：诸寒之而热者取之阴，热之而寒者取之阳，所谓求其属也。［批］求其所属一语，不独寒之而热仍在热之而寒仍在者为然，及一切内伤外感之证均宜如是。

注： 废，失也。绳墨，犹规矩也。求其属，谓求其本经之所属也。

讲： 黄帝曰：本论中言治寒以热，治热以寒，乃方士所不能废之绳墨，而更易其道者也。究之有病热者，以寒治之，而热病仍在；有病寒者，以热治之，而寒病仍在。且不独寒热二者之病皆在，而新病反为之复起，治之又当奈何？岐伯对曰：人有五脏，肾属水为阴，若诸寒之而仍热者，则当取之阴经，所谓壮水之主，以制阳光者，是也。心属火为阳，诸热之而寒仍在者，则当取之阳经，所谓抑火之源，以消阴翳者，是也。古所谓求其本经之属者，此之谓也。

帝曰：善。服寒而反热，服热而反寒，其故何也？岐伯曰：治其王气，是以反也。帝曰：不治王而然者何也？岐伯曰：悉乎哉问也！不味王味属也。夫五味入胃，各归所喜，故酸先入肝，苦先入心，甘先入脾，辛先入肺，咸先入肾，久而增气，物化之常也。气增而久，夭之由也。［批］此言治求其属，病仍不愈之故也。

注：王气，谓木王春，火王夏，金王秋，水王冬之类也。如心主于夏而本热，使扶王气，则热太过而难望水之生，使抑王气，时当其令，不能禁火之热，虽用寒药而热不去也。肾主于冬，而本寒，使扶王气则寒太过而难望火之生，使抑王气，时当其令，不能禁水之寒，虽用热药而寒不去也。故当王而治者，不能违天，适以反之而已。不治王，谓不治四时之主也。五味各入所属，谓之味属。

讲：黄帝曰：治其所属，固善已。若夫服寒反热，服热反寒，治其所属，百病有不愈者，其故何也？岐伯对曰：此皆专治其王气之过，是以服寒反热，服热反寒也。黄帝曰：然有不治王气而病亦不愈者，其故何也？岐伯对曰：悉乎哉，帝之问也！彼不治王气而病仍不愈者，以其不知五味所属，故也。今夫五味入胃，各归其所喜入之脏者也。即如酸味则先入于肝，苦味则先入于心，甘味则先入于脾，辛味则先入于肺，咸味则先入于肾，久之而增其脏气，此物化之常也。脏气日增，久之阴阳必有所偏，偏胜必绝，而夭亡之渐即根于此也。

帝曰：善。方制君臣，何谓也？岐伯曰：主病之谓君，佐君之谓臣，应臣之谓使，非上下三品之谓也。帝曰：三品何谓？岐伯曰：所以明善恶之殊贯也。帝曰：善。病之中外何如？岐伯曰：调气之方，必别阴阳，定其中外，各守其乡，内者内治，外者外治，微者调之，其次平之，盛者夺之，汗者下之，寒热温凉，衰之以属，随其攸利，谨道如法，万举万全，气血正平，长有天命。

[批] 此明制方用药之大要也。

注： 主病知病之重，而味宜多者为君。佐君所以助其力，而数少者为臣。应臣以引于脏腑部位，而更少者为使。此君臣使，三者非上中下三品之谓也。至于三品之谓，即使神农所谓上药为君，主养命以应天；中药为臣，主养性以应人；下药为使，主治病以应地。分为三品者，所以明善恶不同性，用殊贯也。殊贯者，调不一致也。别阴阳者，三阴三阳，各有虚实也。定中外者，脏腑经络各异也。守其乡者，知病之所在，用药直中病所也。

讲： 黄帝曰：善。而古人用方，必治为君臣者，果何谓也？岐伯对曰：主病者，谓之君。佐君者，谓之臣。应臣者，谓之使。方制君臣使三者，即此之谓，非上中下三品之谓也。黄帝曰：古人药分三品者，其意亦复何谓？岐伯对曰：三品之名，所以明善恶之不一致也。黄帝曰：善哉。而三品之药，足能应夫病之中外者，其用如何也？岐伯对曰：凡调病气之方，必先别夫阴经阳经，以定其在表在里，使之各守其乡，而不易其位焉。如病在内者，则内治之；在外者，则外治之；至若病之微者，则调和之；其不止于微而稍次者，则平治之；其邪重而病盛者则夺。其病气之在外者汗之；在内者下之。以寒治热，以热治寒，以凉治温，以温治凉，随其所属，以衰其病。补阴配阳，补阳配阴，务使其气之攸利。斯无不可治之病也。学者苟能谨守斯道，如法奉行，自万举万全，气血正平，长有天命矣。

著至教论篇第七十五

此言至真之教，不外阴阳，能别偏胜，道在是已。

黄帝坐明堂，召雷公而问之曰：子知医之道乎？雷公对曰：诵而颇能解，解而未能别，别而未能明，明而未能彰，足以治群僚，不足以治侯王，愿得受树天之度，合之四时阴阳，别星辰与日月光，以彰经术，后世益明，上通神农，著至教拟于二皇。帝曰：善。无失之。此皆阴阳表里上下雌雄相输应也，而道上知天文，下知地理，中知人事，可以长久，以教众庶，亦不疑殆，医道论篇，可传后世，可以为宝。

注：雷公，黄帝之亲臣，官太医者也。解，解释。别，区别。明，详也。彰，犹显著也。群僚，指臣党言。侯王，以至贵言。树，建也。二皇，谓上通至教与神农为二也。无失之，言无失此阴阳表里上下雌雄转输相应之道也。

讲：黄帝承岐伯之教，深明医理，欲以其道传之天下后世。乃一日端坐明堂，召太医雷公而问之曰：子总群医，亦知医之至道否乎？雷公逊谢不敢，乃起而对曰：臣平居静诵《灵》《素》，颇能粗解其大意。然虽解释而犹未能辨别纪绪，即或间有能明者，而犹未能详其细微，即或偶有能详者，而犹未能彰明显著，使之得于心而应于手。此故仅足以之群僚之疾，而不足以治侯王之体也。伏愿得受立天之度数，而以人身四时之阴阳合之，并区别星辰之躔度与日月之盈虚，以彰明经中所言之妙术。俾天下后世，益信吾帝上通神农之旨，手著至真之道，至精且详，可达拟诸神农而称为二皇也。黄帝闻之，不觉赞而美之曰：善哉。女①言树天之度，以合四时阴阳别星辰日月者，乃至道也，当无失之。何也？盖此医道，皆不外此阴阳、表里、上下、雌雄，相为输应而已。能明其道，则上可以知夫天文，下可以知夫地理，中可以知夫人事，真统三才而一以贯之者也。兼以之自守其年，可以长久，以之教众，其用亦无疑殆。甚矣，医之为道，凡吾与岐伯所论之篇，皆可传之后世，而共为宝筏者也。

雷公曰：请受道，讽诵用解。帝曰：子不闻《阴阳传》乎？曰。不知。曰：夫三阳天为业，上下无常，合而病至，偏害阴阳。

---

① 女：通“汝”。你。《诗·魏风·硕鼠》：“三岁贯女，莫我肯顾。”

传，去声。[批] 此言偏害阴阳之故也。

注：《阴阳传》，古经篇名也。业，事也。三阳天为业者，谓三阳气至，以应天为事也。上下，天地之气也。无常，失常度也。天地合气，人在气交之中，既上下之气失其度，则必合而为病也。相并则气胜，有胜则有偏，偏胜则偏绝而害夫阴阳矣。

讲：雷公曰：帝言医道论篇，俱属可传，后世皆可以为宝。臣也不才，请受斯道，佩服讽诵，应用解释。黄帝曰：子岂不闻古之《阴阳传》乎？雷公对曰：臣少，少稽古籍。帝言《阴阳传》，臣实不知也。黄帝曰：今夫三阳之气，上应乎天以为业者也。若上而在天，下而在地，气至无常，则两气并，合同聚于气交之中。人感之者，其病必至。病至则不免于偏阴害阳。偏阳害阴，而见偏害阴阳之证也。

雷公曰：三阳莫当，请闻其解。帝曰：三阳独至者，是三阳并至，并至如风雨，上为巅疾，下为漏病。外无期，内无正，不中经纪，诊无上下，以书别。当，去声。中，去声。[批] 此言三阳并至，不中经纪，故无内外上下之可验也。

注：三阳莫当者，谓不知三阳的当之意也。三阳，谓太阳。如足太阳脉上额交巅，故上为巅疾。手太阳脉抵胃属小肠，故下为漏病也。

讲：雷公曰：帝言三阳天为业，但此三阳之义，臣莫辨其的当，请问其详。黄帝曰：吾所谓偏害阴阳，以三阳之气独至也。盖三阳则阳盛，彼三阳之气独至者，即三阳之气兼并而至，邪气独合于太阳，故其邪气并合而至，势如风雨之速，或病于上而在表，则为巅顶之疾，或病于下而在里，则为泻漏之病。然病于上，似专于外，病于下，似专于内，宜其外有可期，内有可正也。不知并至气盛，故外无时气之可期，内无脏腑之可正，兼并气之来，不中经脉之纪，即诊之，亦无上下之辨。故古人难以脉论，而直以书别之也。

雷公曰：臣治疏愈，说意而已。帝曰：三阳者，至阳也，积并则为惊，病起疾风，至如礔砺，九窍皆塞，阳气滂溢，干嗌喉

塞。并于阴，则上下无常，薄为肠澼。此谓三阳直心，坐不得起，卧者便身全，三阳之病。且以知天下，何以别阴阳，应四时，合之五行。已，上声。礔砺，霹雳同。［批］此言三阳独至之病也。

注：愈，犹晓也，与喻同。肠澼，解见前。三阳直心，谓三阳之邪，直入心经也。坐不得起者，言坐则胸曲而病急，起则心动而病甚也。

讲：雷公曰：臣之治病少愈，此理不过仅说其大意而已。黄帝曰：三阳者，至盛之阳也。如气积并至，阳盛极矣，则必为惊。故其病之起也，速如疾风，病之至也，迅如霹雳，九窍为之闭塞矣。兼阳气滂溢，而不得至于经，故邪并于上，则咽干而塞，邪并于里，则上下无常，甚至邪正相薄，发为肠澼。三阳之见证如此，正古人所谓三阳并合，直入心经，欲坐不得，欲起不得，并仰而卧者。阴气一至，以济夫阳，便得身安。知此即知三阳之病矣，且足以知天下之大，何以别阴阳，应四时而合之五行之道也。

雷公曰：阳言不别，阴言不理，请起受解，以为至道。帝曰：子若受传，不知合至道以惑师教。语子至道之要，病伤五脏，筋骨以消。子言不明不别，是世主学尽矣。肾且绝，惋惋日暮，从容不出，人事不殷。语，去声。惋，音婉。［批］此独举肾绝者，非有阙文。盖五脏之绝，前篇应已言之。今因别阳理阴之问，姑举此以括其义耳。

注：阳不别，不能辨别其阳也。阴不理，不能分理其阴也。至道，至要之道。惋惋，不安貌。日暮，谓申酉时。殷，当也。

讲：雷公曰：以阳经言之，而臣不能辨别，以阴经言之，而臣不能分理。请帝起臣之志，受以解释以为至要之道焉。黄帝曰：子若授受相传，不明此阴阳，以合至真之道，则师道从此惑，而医道从此不明矣。居吾语女以至道之切要也，大凡病伤五脏，筋骨以消，其病之轻重，已可见矣。子言阳不能别，阴不能理，是斯世主治之学，尽废失矣。今不必合五脏而书论，姑即一肾以言之。如肾气亏者，其证治俱见前论，但当绝时，则精志不爽，惋惋然而弗安，至若日暮之时，虽从容闲暇，转觉手足痿弱，不能出户，即有人事之来，亦不欲以身当之也。由此推之他脏受伤，亦复如是，岂难知哉？

示从容论篇第七十六

此言治病之道，莫先从容，观内知外，虚实得矣。

黄帝燕坐，召雷公而问之曰：汝受术诵书者，若能览观杂学，及于比类，通合道理，为余言子所长，五脏六腑，胆胃大小肠脾胞膀胱，脑髓涕唾，哭泣悲哀，水所从行，此皆人之所生，治之过失，子务明之，可以十全，即不能知，为世所怨。雷公曰：臣请诵《脉经》上下篇甚众多矣，别异比类，犹未能以十全，又安足以明之。

注：燕坐，谓闲居也。盖五液皆人之五脏所生，治之有失，其病成矣。故不能知者，即为世所怨，能明知者，即可以十全。

讲：黄帝一日无事燕坐，复召雷公而问之曰：汝本亲受医术广读医书之人，若能遍观诸子百家之杂学，何妨于旨意之相合者。比类融通，将其中道理为余历言其子之所长。即如五脏六腑之胆，或胃大小肠脾胞膀胱，脑髓涕唾，哭泣悲哀，水一切之所从行，此皆人身之所生者也。治之或有太过而过，或有不及而失，子务一一明之，乃可以十全而无害，若即此数者尚不能知，则终不免为世所怨恶矣。雷公曰：臣受术浅，读书少，即备观杂学，亦泛而无据。臣前请于帝，而诵《脉经》之上篇、下篇，其语亦甚众矣。一时难为解明，即为之别其异比其类，尚未能以十全而无疑，又安足以通合道理而悉明之也。

帝曰：子别诚通五脏之过，六腑之所不和，针石之败，毒药所宜，汤液滋味，具言其状，悉言以对，请问不知。雷公曰：肝虚肾虚脾虚，皆令人体重烦冤，当投毒药刺灸砭石汤液，或已或不已，愿闻其解。[批] 此雷公不知帝所发之意而姑与肝虚、肾虚、脾虚，三阴脏虚之治以为问也。

注：别，谓条分缕晰。过，谓不和于病。所，部位也。肝主筋，肾主骨，脾主四肢，受病则筋骨与四肢皆痿弱不用而身体沉重也。

讲：黄帝曰：子诚条分缕晰，举汝所通五脏之过，六腑之所，不和针石之所以败，毒药之所以宜，与夫汤液滋味，具言其状之何如。尽子之所知者，悉言以对，并请问子之所不知者，又属何为。雷公对曰：如肝肾与脾三脏皆虚者，其人必体重烦冤，此固当投以毒药之品，施以针灸砭石之法，饮以汤液滋味之物，然其证同其治同，而竟有愈有不愈者，不知其故，愿闻其解。

帝曰：公何年之长而问之少，余真问以自缪也。吾问子窈冥，子言上下篇以对，何也？夫脾虚浮似肺，肾小浮似脾，肝急沉散似肾，此皆工之所时乱也，然从容得之。若夫三脏土木水参居，此童子之所知，问之何也？［批］浮而缓者为脾脉，浮而短者为肺脉，小浮而滑者为心脉，紧急而散者为肝脉，搏沉而滑者为肾脉，皆五脏之正脉也。今曰似者，谓其非本脉而形似耳。

注：年长问少，谓公之所请，非帝发问之意也。窈冥，理之至微者。《八正神明论》云：观于冥冥者，言形气营卫之不形于外，而工独知之。然而不形于外，故曰观于冥冥焉。脾为阴，阴虚则脉浮似肺；肾本脉沉，虚则浮而似脾；肝本脉弦，虚则沉散似肾，皆气不聚也。

讲：黄帝曰：公何年之长大，而竟所问之太少也。余也自思真失其所问，以自招其缪妄也。如吾所问于子者，本窈冥之理，而子竟以《脉经》之上下篇为对。所答非所问。其故何也？彼夫脾脉虚浮则有似于肾，肺脉小浮则有似于脾，肝脉急沉而散则有似于肾，此皆工之所时为迷乱而不能比类者也。若能明此从容之法，自窈冥之妙得矣。若夫脾与肝肾之三脏，或与木合，或与土合，或与水合，比类相参，而居其本虚者，此固童子之所能知者也，子也问之，究何益哉？

雷公曰：于此有人，头痛筋挛骨重，怯然少气，哕噫腹满，时惊不嗜卧，此何脏之发也？脉浮而弦，切之石坚，不知其解。

复问所以三脏者，以知其比类也。帝曰：夫从容之谓也。夫年长则求之于腑，年少则求之于经，年壮则求之于脏。今子所言皆失，八风菀热，五脏消烁，传邪相受。夫浮而弦者，是肾不足也。沉而石者，是肾气内着也。怯然少气者，是水道不行，形气消索也。咳嗽烦冤者，是肾气之逆也。一人之气，病在一脏也，若言三脏俱行，不在法也。［批］此复举脉证之有似于脾与肝肾者，而详其从容之义也。

注：头痛筋挛，似肝病也。骨重少气，似肾病也。哕噫腹满，似脾病也。时惊不嗜卧，亦似肾病。乃切之脉浮类肺，脉弦类肝，脉石类肾，此脉证之难解也。从容者，从人容貌而合病情也。菀热，积热也。

讲：雷公承黄帝之意，乃遂举病脉之难名者，以比类脾肝肾之三脏，而问之曰：于此有人焉，头为之痛，筋为之挛，病有似于在肝；骨为之重，气为之少，病有似于在肾；以及哕噫腹满，时惊而不嗜卧，病又有似于在脾与肾。见证如此，究不知其为何脏之所发也。兼其脉浮而似肺，弦而似肝，切之又复坚石似肾，脉之所见又如此，究未得其实解也。臣之所以再三复问，以穷此三脏者，欲以知其比类之意也。黄帝曰：子之所问，即从容之谓也。今夫人腑所以受物，年长者养在胃，则以偏胜求之于腑焉。经所以任力，年少者过于劳，则以伤损求之于经焉。脏所以藏精，年壮者伤于内，则以盛衰求之于脏焉。今子所言，皆外失八风之菀热而招外感，内失五脏之消烁而受内伤，传邪相受，有由来者矣。若夫脉浮而弦者，是肾气虚而阴不足也，脉沉而石者，是肾气不行而内着也。怯然少气者，是气失其升降，清浊不分，而水道为之不行，形气为之消索也。咳嗽烦冤者，是肾虚不能归源，子盗母气，肾气为之上逆也。子言头痛筋挛，及不嗜卧等证，此乃一人之气病在一脏者也。若夫三脏俱行，则非诊病之法矣。

雷公曰：于此有人，四肢解堕①，喘咳血泄，而愚诊之，以为伤肺，切脉浮大而虚，愚不敢治，粗工下砭石，病愈多出血，血止身轻，此何物也？帝曰：子所能治，知亦众多，与此病失矣。譬之鸿飞，亦冲于天。夫圣人之治病，循法守度，援物比类，化之冥冥，循上及下，何必守经。［批］此专举脉证之似肺者，而再辨之也。

注：物，犹事也。鸿，雁之大者。循法守度，谓循其法则而不敢易，守其法度而不敢失也。循及上下者，谓循上下之经脉，以察脏腑之受病也。

讲：雷公曰：于此有人焉，四肢解堕，喘咳血泄，本□肺病。而愚也诊视之，即认以为伤肺，兼切得其脉浮大而虚，亦本似肺脉，愚也心疑，却不敢治。而当时粗工竟下砭石以治之，而病旋愈，且多出其血，血止而身遂轻焉，此何物也？不知其故。黄帝曰：彼子所能治者，众工知之亦多。若以此病指为伤肺，则失之矣。粗工治之虽愈，譬以鸿雁之飞，虽亦冲于天，特偶然耳，而非当然。若夫古圣人之治病也，循法守度，援物此类，虽冥冥难知者，俱能尽其变化不测之妙，以循及上下经脉，而察其脏腑，何必区区焉，执守常经为哉。

今夫脉浮大虚者，是脾气之外绝，去胃外归阳明也。夫二火不胜三水，是以脉乱而无常也。四肢解堕，此脾精之不行也。喘咳者，是水气并阳明也。血泄者，脉急血无所行也。若夫以为伤肺者，由失于狂也。不引比类，是知不明也。［批］此因上节雷公以四肢解堕，喘咳血泄，脉浮大而虚，认为肺病，故条辨之，以明其为脾病，而非肺病之故也。

注：二火，即二阳，谓胃也。三水，即三阴，谓脾也。阴归于阳，是以

① 解堕：指松软疲困。解，同“懈”。堕，通“惰”。《管子·形势》：臣下堕而不忠，则卑辱困穷。

脉乱。脾主四肢，虚则气不运行。脾属土，土弱不能制水，脾脉注胃，故水气并阳明而喘咳。脉者，血之府，虚则血脉不能归经，脾主泄，故血泄也。

讲：今夫脉来浮大而虚者，是脾气内伤，外溢内绝，去内之胃腑而外归阳明之经也。况夫阳明为二火，脾为三水，二火不胜三水，阳归于阴，是以其脉乱而无常也。子以脾病为肺病，岂不谬哉？彼四肢解堕，是脾之精气不行于四肢也。喘咳者，是土弱不能制水，水气反兼并于阳明胃经也。血泄者，脾虚不能统血，以致血不归经，脉急而血无所行也。凡此皆属脾病，子今认以为伤肺者，真由失以至于狂妄也。尚不援引比类，是知之不明者也。

夫伤肺者，脾气不守，胃气不清，经气不为使，真脏坏决，经脉傍绝，五脏漏泄，不衄则呕，此二者不相类也。譬如天之无形，地之无理，白与黑相去远矣。是失吾过矣，以子知之，故不告子，明引比类从容，是以名曰诊经①，是谓至道也。［批］此复举肺病之大不与脾病相同者，而别自之也。

注：坏，败坏。决，奔决。血出于鼻为衄，血出于口为呕。白与黑相去远者，言黑白不分也。

讲：夫所谓伤肺者，肺气受伤，必盗母气以自养，脾气必为之不守，胃气必为之不清。且肺主气，伤则经气亦必不为之使矣。至此则真脏坏决，经脉傍绝，即五脏真元之气亦从此而漏泄。病势至此，不见衄则见呕，比之伤脾，大不同矣。此二者，一为肺病，一为脾病，真不相类者。譬如天之无形，地之无理，黑白莫辨，其相失亦更远矣。是失也，果谁之过哉？实吾之过也。吾又何过？以向也谓子会知此道，故未以此道告子，今子而实不知也，非吾不告子之过乎？自今以往，子当明引比类，从事容貌，此诊家之常经也。是以古人名明引比类从容曰诊经，吾向所谓至道之要者，即在是也。

---

① 经：《素问》作“轻”，《太素》作“经”。

疏五过论篇第七十七

此言治有五过，治有四德，必悉知之，乃进精微也。

黄帝曰：呜呼远哉！闵闵乎若视深渊，若迎浮云，视深渊尚可测，迎浮云莫知其际。圣人之术，为万民式，论裁志意，必有法则，循经守数，按循医事，为万民副，故事有五过四德，汝知之乎？雷公避席再拜曰：臣年幼小，蒙愚以惑，不闻五过与四德，比类形名，虚引其经，心无所对。

注：呜呼，叹辞。闵闵，立远莫测之貌。术，医道也。式，矜式。裁，裁度。法，法则。度，准则也。副，助也。五过四德，解见后。

讲：黄帝曰：医之为道，呜呼远哉！闵闵乎，若俯视在地之深渊，若仰迎在天之浮云，然俯视深渊，尚在窥测，而仰迎浮云，则莫知其边际也。彼夫医道，乃圣人济世之术，为天下万民所矜式者也。论其裁度人之志意，必有法度可守，准则可施。操斯术者，能循其经而不乱，守其数而不失，按循医事，乃可为万民之助。故其事有五过四德，汝也职司医宗，亦知之否乎？雷公乃避席再拜而言曰：臣年幼小，加以蒙愚狂惑，不曾闻得五过四德，虽比类形名，亦不过受术诵书，虚引其经间之于心，实无所以为对也。

帝曰：凡未诊病者，必问尝贵后贱，虽不中邪，病从内生，名曰脱营；尝富后贫，名曰失精；五气留连，病有所并。医工诊之，不在脏腑，不变躯形，诊之而疑，不知病名。身体日减，气虚无精，病深无气，洒洒然时惊，病深者，以其外耗于卫，内夺于营。良工所失，不知病情，此治之一过也。中，去声。［批］脱血失精俱由内生，然却不在乎脏腑，此工之所难辨也。

注：脏腑以内言，躯形以外言。洒洒，汗下惊恐貌。

讲：黄帝曰：凡业医者，当未诊视其病之时，必先问之，盖贵则尊荣，贱则忧辱。若人尝先贵后贱，则中外失养，虽不中邪，而忧从中来，心血耗散，此病之从内生者也，名曰脱营。又富则膏粱，贫则藿食，若人尝先富后贫，则精液难生，虽不中邪，而脏腑久亏，精气难和，此病之从内伤者也，名曰失精。凡此两等，俱属内虚，内虚日久，五风之气，因而客入，所以病遂留连，尝与正气相合而有所并也。所以医工诊之，内无脏腑之偏害，而病不在乎脏腑，外无形躯之变证，而病不见于形躯，诊之而疑，终不知其病之为何名也。但见身体渐减，而不明其为脱血所致，气虚无精，而不明其为失精所得。久之，其病深入，阳气将脱，洒洒然，时作惊恐，阴之独胜，于此极矣。究之病之所以之深者，以其气虚而外耗于卫，血虚而内夺于营。良工失其所问，未得病之情由，以至于此，是治之一过也。

凡欲诊病者，必问饮食居处，暴乐暴苦，始乐后苦，皆伤精气，精气竭绝，形体毁沮。暴怒伤阴，暴喜伤阳，厥气上行，满脉去形。愚医治之，不知补泻，不知病情，精华日脱，邪气乃并，此治之二过也。乐，俱入声。沮，七余切。［批］饮食居处苦乐相循，刺中伤精伤气，致生他患，亦不易知。

注：暴，犹乍也。毁沮者，毁败沮溺也。去，犹脱也。

讲：大凡欲诊视人之病者，又必先问其人之饮食，或厚或薄；人之居处，或寒或暖；或乍乐乍苦，致有五志之过失；始乐后苦，致有忧忿之顿生。凡此数者，皆足以伤其精气者也。久久精气竭绝，形体遂为之毁沮。况肝志主怒而属阴，暴怒则伤肝而气消。心志主喜而属阳，暴喜则伤心而气缓。阴阳两伤，是以气逆而上行，所以脉为之满，形为之去也。此时若遇愚医治之，不知何者当补，何者当泻，并不知其变病之情由，妄行施治，久之精华日脱，邪气乃并，病遂为之深矣，此治之二过也。

善为脉者，必以比类奇恒从容知之，为工而不知道，此诊之不足贵，此治之三过也。［批］纵知诊脉不知从容，失其比类，乌足为贵。

注：比，比例。类，推类。奇，谓奇病，无脏腑可考者。恒，谓常病，

有脏腑经络及四方之气可征者。从容，解见上篇。

讲：大凡善为诊脉者，必以其脉而比例之，以其脉而推类之，以审其邪正虚实，考其阴阳盛衰。无论奇病恒病，必先审其色之见于容貌者，或华，或泽，或憔，或悴，以辨其吉凶焉。凡此数者，知之则为良工，若徒知诊脉而不明夫此道，虽诊之亦不足贵，此治之三过也。

诊有三常，必问贵贱，封君败伤，及欲侯王。故贵脱势，虽不中邪，精神内伤，身必败亡。始富后贫，虽不伤邪，皮焦筋屈，痿躄为挛。医不能严，不能动神，外为柔弱，乱至失常，病不能移，则医事不行，此治之四过也。中，至声。[批] 诊有三常，必问贵贱，严非动神，治心之要。

注：三常，谓贵贱、封君败伤及希至王侯之类。封君，谓已曾受封为君者。故贵脱势，言旧来世家，偶失势分也。

讲：凡诊视病人，又有三常之法。盖人之境遇，有荣枯得失之异，必问其人，或贵或贱，或前为封君而后遂败伤，及欲希宠，而念切王侯者。境地各有不同，即如故家贵族，一旦失势虽不中邪，而五内焦燥，精神因之内伤矣。内伤者，身必败亡。又如始而富厚，厥后困贫，则肥甘之后，继以糟粕，五液必为之干枯矣。虽不伤邪，而皮亦未有不焦，筋亦未有不屈，且未有不痿躄而为挛者。医者于此，当严禁其非，悚动其神，庶心病去，而身病可治。若不能严非，不能动神，徒外为柔弱以将顺之，则内乱日至，是失其诊视之常道也，则于病终不能移，于医终不能行，此治之四过也。

凡诊者，必知终始，有知余绪，切脉问名，当合男女。离绝菀结，忧恐喜怒，五脏空虚，血气离守。工不能知，何术之语。尝富大伤，斩筋绝脉，身体复行，令泽不息。故伤败结。留薄归阳，脓积寒炅。粗工治之，亟刺阴阳，身体解散，四肢转筋，死日有期。医不能明，不问所发，惟言死日，亦为粗工，此治之五过也。炅，音炯。[批] 境遇之始终，受病之余绪，一有未知，皆不足以言医也。

注：离，远而去之也。绝，谓断绝。菀结者，郁气固结而莫解也。离，守言不交也。令，善也。泽，华泽。息，止也。

讲：大凡诊病者，必知人之境遇，始终忧乐之不同，必知人之受病，余绪原由之各异，切其脉之为何，问其证之为何。当合男女之气血，而审其偏胜，如人平素有所爱慕，则必为之离绝，有所菀结，不使私欲錮蔽。盖忧恐喜怒是为七伤，情重则伤正，久之五脏空虚，气血为之离守而不交。凡此皆为工者之所当知也。若不能知其有何术之可言，亦终不得为善诊者已。至若尝富之人，虽内有大伤，筋如斩，脉如绝，而饮食丰隆，所以身体复行，令泽而不息，久之旧时伤损，积而至于精气败坏，血气内结，邪气留之，与正相薄，则归于阳矣。于是脓血蓄积，寒热往来，粗工治之，不辨其证，多亟刺之，由是阴阳两伤，身体解散，四肢转筋，则死日有期矣。若医者不能明其受病之因，不问其病之所发，惟言死日何时者，亦为粗工，此治之五过也。

凡此五者，皆受术不通，人事不明也。故曰：圣人之治病也，必知天地阴阳，四时经纪，五脏六腑，雌雄表里，刺灸砭石，毒药所主，从容人事，以明经道，贵贱贫富，各异品理，问年少长，勇怯之理，审于部分，知病本始，八正九候，诊必副矣。少，去声。长，上声。[批] 此举鬼臾区之言，以明医道之不易，而五过之当知也。

注：五者，即上文五过也。经者，四时之常也。纪者，四时之序也。阴为雌，阳为雄，表为阳，里为阴。分部，谓脏腑表里，各有分部也。本，以血气言。始，谓邪之初入也。八正者，八风之正气。九候，九部之脉候也。

讲：凡此五过者，皆于受术而不精，通于人事而未详明者也。故鬼臾区①曰：昔者圣人之治病也，必知天地阴阳之气，必知四时之经纪之常，必知

---

① 鬼臾区：又作鬼容区，号大鸿。传说上古医家，黄帝臣，曾佐黄帝阐明五行，详论脉经，于难经究尽其义理，以为经论。

五脏六腑，孰为雌孰为雄，孰为表孰为里，然后以刺灸、砭石、毒药等法，主其病之所宜。又复从容于人事，以详明其经道。其故何哉？盖贵贱贫富苦乐不等，品理自各异也，少长勇怯，人事各有殊也。使非审其脏腑表里所主之部分，又何以知其孰为本病，孰为始病，而八正九候，其气不差，其脉不失，诊病之下，必能副乎万民之望哉！

治病之道，气内为宝，循求其理，求之不得，过在表里。守数据治，无失俞理，能行此术，终身不殆。不知俞理，五脏菀热，痈发六腑，诊病不审，是谓失常。谨守此治，与经相明，上经下经，揆度阴阳，奇恒五中，决以明堂，审于终始，可以横行。［批］四德之要，行药当知，凡为医者，宜慎守也。

注：气者，天地人相贯通而为一者也，故内为宝。守数，谓守其气数之多少而不失也。上经，谓上部及经之在表者。下经，谓下部及经之在里者。奇，异也。恒，常也。五中，犹五内。决，定也。明堂者，人君布政之所，心为天君故亦谓之明堂。审终始者，谓审其病终，属某脏之虚，始于何气为邪也。

讲：今夫治病之道本乎宗气。盖人之有宗气，犹天地之有太极也。即如卫气为阳，营气为阴，二者皆属于宗气，亦犹太极之动而生阳，静而生阴也。气者，真人身内之宝也。治病者，苟知气为身宝，则气虚即必受邪，邪来必致伤气，即循其风寒暑湿燥火，何气为病，为之去其邪而补其正则得矣。若求之不得，即过在表里不清，邪正而未得其宜。又当守其气数之多少，据理以治，不失其俞理之浅深，能行此术出而治病，则终身无危殆之事矣。彼不知俞理之浅深者，则时气之沉浮莫辨，是以刺深则伤其内，内伤则阳乘而内热，刺浅则邪不能出，反入于内而里热，将见五脏菀热，痈发六腑矣。故诊病不审阴阳表里及四时之气者，是谓之失常。子当谨守此治法，与经义互相发明。无论上经下经，俱宜揆度阴阳，奇恒五中，并当决以明堂。果能审其病之所终，与夫病之所始，则阴阳虚实，燎如指掌，可以横行于世而无阻滞矣。此四德之要也，子其知之。

徵四失论篇第七十八

此言医有四失，当尽人事，从容以治，可十全矣。

黄帝在明堂，雷公侍坐，黄帝曰：夫子所通书受事众多矣，试言得失之意，所以得之，所以失之。雷公对曰：循经受业，皆言十全，其时有过失者，愿闻其事解也。帝曰：子年少智未及耶？将言以杂合耶？夫经脉十二，络脉三百六十五，此皆人之所明，知工之所循用也。所以不十全者，精神不专，志意不理，外内相失，故时疑殆。夫，俱音扶。[批] 内外相失，故当疑殆甚矣。精神之不可不专，志意之不可不理也。

注：过失，谓施治之时有乖法度也。杂合者，谓览观杂学通合道理，而言其所长也。循用者，循其所守而不敢废也。不专，以精神多散乱言。不理，以志意无分别言。

讲：黄帝一日端坐明堂之上，太医雷公侍坐侧焉。黄帝乃顾而问之曰：夫子之所通之书、所受之事，亦众多矣。试将尔所得与所失之意，并所以得之，与所以失之之故，为我言之。雷公对曰：帝所谓通书是循经也，所谓受事是受业也。然臣也，循其经，受其业，皆言十全而无弊，至于用之之时乃不能十全，而有过失者，不解其事，愿得闻之。黄帝曰：子也年少，其聪明犹未及耶？吾所问者，欲子总合杂书之理，而言其长也。夫经脉十二者，所以应十二月，络脉三百六十五者，所以应一年，此皆人人之所共明共知，粗工之所循守而施用者也。然其所以不能十全者，以精神散乱而不专，志意蒙混而不理，将一切外证内脉，并外而邪气，内而正气，胥相差失，所以时怀疑惑，而多危殆也。

诊不知阴阳逆从之理，此治之一失也。[批] 不明阴阳气化者，可不猛省？

注：阴阳逆从，如春当温而反清反热，秋当凉而反热反寒之类者为逆；至夏当热而热，至冬当寒而寒之类者为从。逆则气异，从则气同。不知，谓不晓也。

讲：如诊视其人之病，而不知四时阴阳之气，有反乎时而为逆，当乎时而为从之理，则气之同异莫辨，此治之一失也。

受师不卒，妄作离述①，缪言为道，更名自功，妄用砭石，后遗身咎，此治之二失也。［批］师心自用者，可不猛省？

注：不卒，犹不终也。妄作，谓本无知而师心自用也。离述者，背离经义，强述古人之法也。缪，亦妄也。更，易也。自功，谓自居其功。

讲：敬受师传，本宜尽得其道，若受师不卒，则道犹未明，竟乃师心自用，妄为作则，一味支离，强为引述，反缪言至道，在是更易其名，自以为功，不依古人成法，妄用一切砭石，不知砭法之浅深，药石之阴阳，终遗此身之过咎。凡如此者，是治之二失也。

不适贫富贵贱之居，坐之薄厚，形之寒温，不适饮食之宜，不别人之勇怯，不知比类，足以自乱，不足以自明，此治之三失也。［批］不知比类者，可不猛省？

注：居，犹分也。坐，作处。壮者为勇，弱者为怯。比类，解见前。

讲：至于诊病，不适其富贵贫贱之分，与人所处之或寒贱而薄饱暖而厚，形体之清凉而寒和暖而温，并不适其一饮一食之当与否，不别其为勇为怯之人何如，是不知比类而旁通者也。贸然施治，心无所主，徒足以自乱其术而不足以自明其理，此治之三失也。

诊病不问其始，忧患饮食之失节，起居之过度，或伤于毒，不先言此，卒持寸口，何病能中，妄言作名，为粗所穷，此治之四失也。［批］妄言病情者，可不猛省？

---

① 离述：《素问》作“杂术”。

注：始，谓病之所由起也，忧患饮食起居与毒，皆足以致病者。卒，谓仓卒。持寸口，谓持寸口之脉也。

讲：若诊人之病，而不先问其病之所由始，以审其忧患之或积于中否，饮食之或失其节否，起居之或过其度否，与飞、潜、动、植、金、石诸毒之或有所伤否，不先言及此数者，以究其病原，徒仓卒之间，以持寸口之脉，何病能中？徒伪作病名，而妄言其状，以为粗工所穷耳，此治之四失者也。

是以世人之语者，驰千里之外，不明尺寸之论，诊无人事。治数之道，从容之葆，坐持寸口，诊不中五脉，百病所起。始以自怨，遗师其咎。是故治不能循理，弃术于市，妄治时愈，愚心自得。呜呼！窈窈冥冥，孰知其道？道之大者，拟于天地，配于四海，汝不知道之谕，受以明为晦。葆，音保。中，去声。［批］此言医道之至大，非可小视也。

注：人事，如富贵、贫贱、忧患、饮食之类。治数者，谓治法敷乎气数也。从容，解见前。葆，平也。不中五脉，谓不知五脏之本脉，与五风应时之常脉也。自怨，谓怨其志术之疏。遗师其咎者，言咎师之未尽传也。

讲：四失如是，所以世人之所言者，多远驰千里之外，而不得其近似也，何言之？盖以彼不明尺与寸之定论，故脉不中病，无人事治数之要道，此病不能穷其本原。兼失从容之葆，徒坐持寸口之脉，虽善诊之，究不能中夫五脉，而得其精微，以知其百病之所由始也。当此之时，始则自咎夫术之未精，继则显咎其师之未传。是故治不能守夫至理，犹之弃术于市，何能奏功？即有时偶遇一病，妄治时愈，一种痴愚之心反自鸣得意。呜呼，害矣！能不愧哉！况此医术，窈而又窈，冥而又冥，孰能知此至大至明之道？况其道之大也，可比拟于天地，能配合于四海，非区区小术，所可同谕。汝不知精义所在，徒以受术读书为能，虽明而终若晦焉。可不勉哉！可不慎哉！

阴阳类论篇第七十九

此言阴阳升降与人相应，偏胜失常，即为病也。

孟春始至，黄帝燕坐，临观八极，正八风之气，而问雷公曰：阴阳之类，经脉之道，五中所主，何脏最贵？雷公对曰：春甲乙青，中主肝，治七十二日，是脉之主时，臣以其脏最贵。帝曰：却念上下经阴阳从容，子所言贵，最其下也。［批］一阴独使乌足为贵？雷公之以肝为贵者，以肝脏主春故也。

注： 孟春始至，谓方立春之日。八极，四正四隅之极也。正八风者，候八方之风而验其气也。五中解见前。主时上下经，指手足之三阳三阴言。

讲： 一日孟春始至，黄帝乃燕坐偏殿临观八方之极，以正八风之气，乃顾雷公而问曰：彼天地一阴一阳之类，人身为经为脉之道，五脏之中所主者果何脏独贵乎？雷公对曰：如春应东方甲乙木位，其色青，在人身中独主肝脏，主治七十二日，是春之时，即肝脉之所主也。臣以其时，肝脏当令，为最贵焉。黄帝曰：汝言肝脏最贵，非不贵乎？然念之上经下经与夫三阴三阳，从一身之容而论之，则子所言贵者，乃其最下而为独使者也。

雷公致斋七日，旦复侍坐。帝曰：三阳为经，二阳为维，一阳为游部，此知五藏终始。三阳为表，二阴为里，一阴至绝作朔晦，却具合以正其理。藏，去声。［批］太阳膀胱为人身大经，阳明胃经为人身维系，少阳胆经为人身游部。曰表合里，则五脏独使之理可晓然悟矣。

注： 三阳，太阳也，为诸经阳维之首也。二阳，阳明也，所以维持诸阳。一阳，少阳也，始于一阳，终于一阳，为阳经游行之部位也。三阴之升降，与三阳表里配合，故以三阳知五脏始终之气也。三阳二阴者，膀胱肾相为表里，此配合之义也。一阴，厥阴也。按三阳之极，气升于未，其始至也，有生发之意。如月之朔，气尽于戌，其终绝也，有阴尽之义，犹月之晦，其气升降循环，俱合自然之理，而无稍乖，合当以彼朔晦之妙，而正此厥阴之理也。正，证也。

讲： 雷公于是致斋七日，当旦复清明之时，仍复侍坐黄帝之侧。黄帝乃从而教之曰：足太阳膀胱名曰三阳，其脉从目内眦，上头分为四道下项，并正别脉，上下六道，以行于背，是为人身之大经也。足阳明胃经，名曰二阳，其脉从鼻起下咽，分为四道，并正别脉，六道上下行腹，是故人身之维系也。足少阳胆经，名曰一阳，其脉起目外眦，络头分为四道，下缺盆，并正别脉，六道上下，是为人身之游部也。即此可以知五脏之始终者，专赖此三经以为之表焉。何言之？盖三阳膀胱为之表，则二阴少阴即为之里，由此类推，三阴三阳各有配合之义。至若一阴为厥阴者，以厥者绝也。然虽绝而有复作之理，彼朔晦相生之妙，却俱其中。盖阴尽为晦，阳生为朔，气尽为晦，气生为朔，周而复始，无或息焉。彼一阴至而绝作者，合当以朔晦之期，考正其理也。

雷公曰：受业未能明。帝曰：所谓三阳者，太阳也，三阳脉至手太阴，弦浮而不沉，决以度，察以心，合之阴阳之论。所谓二阳者，阳明也，至手太阴，弦而沉急不鼓，炅至以病皆死。一阳者，少阳也，至手太阴，上连人迎，弦急悬不绝，此少阳之病也，专阴则死。［批］此专举三阳之脉而条辨之也。

注：三阳，阳气盛，故曰太阳，气升巳午二月，其脉会于手太阴寸口，皆洪大而长，今弦浮不沉，阳气上升也。二阳，阳明也，主卯辰二月，脉至寸口，皆弦浮，此弦而沉急，乃阴虚阳陷于里，阳乘阴也。炅，热也。不鼓，阳未至盛。一阳，少阳也，主丑寅二月，脉宜弦。弦急，阴甚也。弦急而绝，脉起无回象；急悬不绝，脉有回象，阴气未尽也。阴甚故弦急，为一阳病，专阴则悬绝而死矣。

讲：雷公曰：臣乘帝教，而受其业。虽习其术，犹未能明其理也。黄帝曰：所谓三阳者，即为经之太阳也，三阳之脉，会于手太阴肺经之寸口。其脉来时，宜洪大而长，若弦中带浮，兼无沉象者，当决以四时之高下之度，察以心神推悟之机，合之阴阳之论，而正之也。所谓二阳者，即为维之阳明也。阳明之脉，亦会于手太阴肺经之寸口，其脉宜浮大而短，若弦而沉急，不复振鼓，是阳乘阴也。苟其证见阳胜，而欲治则阴已绝矣。无论病未愈者，必死，即病已愈，亦皆死也。所谓一阳者，即为游部之少阳也。少阳之脉，亦会于手太阴肺经之寸口，而上连夫人迎之动脉，其脉若弦而带急，兼悬悬然有回象而不绝者，是经气不足，阳犹未盛，此一阳本经之病也。若脉见悬绝，则专属阴矣，专阴者必死。

三阴者，六经之所主也。交于太阴，伏鼓不浮，上控志心。二阴至肺，其气归膀胱，外连脾胃。一阴独至，钩而滑，经绝，气浮不鼓。此六脉者，乍阴乍阳，交属相并，缪通五脏，合于阴阳，先至为主。后至为客。［批］此举三阴之脉，而条辨之也。脾为六经之主者，以诸脉皆宜有胃气故也。

注：三阴，即太阴脾经是也。诸经皆以有胃气为本，故为六经之主，故伏鼓不浮。阴极，阳生也。心为阳脏，志藏于肾，上控志心者，谓志虽肾之神，而实心所发，肾虚故其神上控于心。二阴，少阴也，主酉戌二月，为君火。一阴，厥阴也，主未申二月。

讲：至所谓三阴者，是手足六经之奉为主宰者也。何言之？盖以脾经之气，当十一月时，皆交会于手太阴肺经故也，其脉本宜浮而涩，若伏鼓不浮则是阴极阳生，肾中之志，因虚无所依，归而上控于心耳。所谓二阴者，少阴是也。其脉亦至于肺之寸口，其阳气则归宿于膀胱，其络则外运于脾胃焉。所谓一阴者，即厥阴是也。其脉亦至于肺之寸口，但厥阴之脉本弦弱而长，今若独至肺经，其经弱绝，则脉气浮而不鼓，钩而带滑。凡此三阴三阳之六脉者，阳胜则浮，阴胜则沉，无论为阴为阳，各有其状，至若六脉分应六气，六气交相连属，互为合并，交缪贯通于五脏之间，以故六脉应时而至，皆合乎阴阳之六气也。但每岁六气各有先后，有先后即不无主客故治病者，当明其先至为主，后至为客之义焉。

雷公曰：臣悉尽意，受传经脉，颂得从容之道，以合《从容》，不知阴阳，不知雌雄。帝曰：三阳为父，二阳为卫，一阳为纪。三阴为母，二阴为雌，一阴为独使。［批］此言六经之阴阳、贵贱、雌雄也。

注： 颂，诵同。颂得者，谓得其从容之道于心也。合从容者，合于病人之形容而相符也。三阳为父者，太阳总督诸阳为主气也。二阳为卫者，阳明居午收合前后阳气为护卫也。一阳为纪者，气始丑终戌，游行部曲以布络诸经所以为纪也。为母者，太阴属土为万物之母也。为雌者，少阴为里之维，生由此始，其位卑下，所以为雌也。为独使者，一阴气始未终长，布生意于三焦，谋虑出焉，所以为阴之独使也。

讲： 雷公曰：臣悉尽意受传经脉取而诵之，幸得其从容之道于心也。然以之求合于病人之形容却不知孰为阴孰为阳，孰为雌孰为雄焉。黄帝曰：三阳为表之经覆被群生，是为父也。二阳为表之维，捍卫诸部，是为卫也。一阳为表之游部，布络诸经，是为纪也。三阴为里之经，长养诸经，犹之母也。二阴为里之维，生犹此始，是为雌也。一阴为里之游部，将军谋虑是为独使也。

二阳一阴，阳明主病，不胜一阴，脉软而动，九窍皆沉。［批］此言二阳乘一阴者，为阳明主病也。

注： 二阳一阴，为卯辰月，二阳一阴之交也，阳生于外，一阴乘之，故阳明主病，木克土也。软，胃脉也。动，为阴阳相隔气不交也，土主中宫，气不交于上下，病故脉动。阴气入内，阴胜凝气，故九窍皆沉而不利也。

讲： 即以二阳与一阴言之，斯时阴气尚盛，感此气者，当主阳明受病，二阳不能胜其一阴也，其脉当软而动，胃气不转，将见阴气内入而凝结，九窍必皆沉滞而不利也。

三阳一阴，太阳脉胜，一阴不能止，内乱五脏，外为惊骇。［批］此言三阳乘一阴者，为太阳主病也。

注： 三阳一阴，未月之末，阴气初至。斯时阳尚盛阴初升，不能以一阴止至阳之胜，阴伏于中，当升者不得升，故内乱五脏，外为惊骇，寒气搏阳也。

讲：即以三阳一阴言之，三阳，阳正盛也，一阴，阴尚微也。虽一阴克夫三阳而阳浮于外，阴藏于中，两相激搏，阴不胜阳。斯时感此气而为病也，则有内乱五脏，外为惊骇之证焉已耳。

二阴二阳，病在肺，少阴脉沉，胜肺伤脾，外伤四肢。

注：二阴二阳，气至酉卯二月，二气交争，阴胜则寒，阳胜则热。肺为五脏之长，喜温而恶寒热，阴阳二气交争皆能伤之，故病在肺。少阴脉沉，阴中之阴气未升，阳郁于中，故能胜肺，肺既受克，子虚必盗母气，而脾亦因以伤矣。少阴脉宜洪，既虚而沉，是火衰也，必病四肢清冷。

讲：即以二阴二阳言之，卯酉二阳气升，二阴气降，二气交争，金为火克。斯时感此气者，主病在肺。又如少阴心经之脉，本宜洪也，而今有病则虚而为沉矣。既以胜肺，兼且伤脾。盖脾乃火之子，母虚则子伤也。脾主四肢，脾伤则外之四肢亦伤矣。

二阴二阳，皆交至，病在肾，骂詈妄行，巅疾为狂。［批］此言二阴二阳交至者，为肾主病也。

注：二阴二阳，卯酉月也。交至阴阳两气，交相并至也。时当阴降阳升交至而并，阴气不得降于肾中，阴不敌阳，故病在肾也。阳甚于中，则骂詈。阳甚于上，则为癫狂也。

讲：二阴二阳之气既已两相交至，交至者必交争，阳盛伤阴，土能克水，病终归肾，故水衰则火盛，骂詈妄行，癫病与狂之证见矣。

二阴一阳，病出于肾，阴气客游于心脘，下空窍，堤闭塞不通，四肢别离。［批］此言二阴一阳之为病，其病出于肾而客于心脘下也。

注：二阴一阳，丑寅月也。斯时水木二气发泄，阳气初升，阴气始降，以水气发泄，故病出于肾。阴气入而阴甚，客于心脘，阴主凝，阳气不达于四肢，故窍若堤横而闭塞，四肢无以受气，故若别离而不为已用也。

讲：又以二阴一阳言之，二阴一阳之气当此丑寅酉戌。凡阴阳之升降，皆藏于肾中，故其病出于肾经。而少阴之气客游于心脘之下，水来侮火也。

盖肾脉上贯肝膈入肺中，其交别者，从肺中出，络心注胸中，故耳。然阴气上游，胃不能制，肠胃空窍，阴气为堤，闭塞不通。肾脉循足，三焦之脉在手，故四肢别离不用也。

一阴一阳代绝，此阴气至心，上下无常，出入不知，喉咽干燥，病在土脾。［批］此言一阴一阳代绝者，为病在脾也。

注：一阴绝辰，一阳绝戌。此二月，阴阳二气，更代而绝。更代则阴阳伏，待时而升。若更代之时，阴气甚，则至心矣。心主神明，阴甚乘阳，神明失其主宰，故上下循环之气不循常度，出入不知其端倪也。阴凝则阳浮，故咽燥。阴阳二气既相间隔，故其病应主于中宫之脾土。且脾土为心火之子，母虚则子伤也。

讲：即以一阴一阳言之，一阴者，足厥阴肝经也，一阳者，足少阳胆经也。代绝者，脉之动而中止也。肝胆为病，脉当代绝。其厥阴之气，必至于心，正以心为木之子耳。然肝胆之气，上至头首下至腰足，中至腹胁，故其发病，上下无常处也。至于物有所出，不知其度，口有所入，不知其味，喉咽干燥，皆病之在脾者也。何也？木来克土也。

二阳三阴，至阴皆在，阴不过阳，阳气不能止阴，阴阳并绝。浮为血瘕，沉为脓胕。阴阳皆壮，下至阴阳，上合昭昭，下合冥冥，诊决死生之期，遂合岁首。［批］此言二阳三阴，至阴皆在者，皆阴阳偏胜之过也。

注：二阳者，足阳明胃也。三阴者，手太阴肺也。至阴者，足太阴脾也。皆在，谓二阳三阴至阴皆在戌月之一时也。过，犹出也。止，犹入也。瘕，解见前。胕，与腐同。壮，盛也。昭昭，至明也。冥冥，至暗也。岁首，如木火土金水，以木为先，分生克而决死生之期也。

讲：二阳气降于戌，三阴气进于戌，至阴气旺于戌，三气皆在于一时。则在阴经者，不能出过于阳。在阳经者，不能入止于阴。阴阳之气，并至阻绝，是以阳不入阴者，其脉为浮，阳浮则阴结，故内有血瘕之证。阴不出阳者，其脉为沉，阴沉则阳结，故外有脓腐之证也。此皆阴阳偏胜之过。如使阴阳各盛，而无偏胜之弊，则阳升阴降，阳降阴升，以至阴阳各得其宜，气血流通，自可上合于天之阳，而见其昭昭，下合于地之阴。而见其冥冥，上下合符而无病矣。故诊病者，欲决病人之生死，当察阴阳之偏胜，合岁首而定之，则生死可期也。

雷公曰：请问短期。黄帝不应。雷公复问，黄帝曰：在经论中。雷公曰：请问短期。黄帝曰：冬三月之病，病合于阳者，至春正月脉有死征，皆归出春。［批］此专举肾虚以决短期也，其余亦可类推。

注：短期，夭折之期也。在论中者，谓论在古书篇中也。冬病，肾病也。合于阳者，阴虚病合阳也。

讲：雷公曰：臣不知短期之故，敢请问之。黄帝以其理深微，非可易言，故不应。雷公见黄帝不告以短期之故，因复请问，黄帝仍不欲直告以短期之道，乃略应之曰：夫所谓短期者，古书篇中论之详矣，何自省之。雷公见帝仍不以实告，复积真诚，仍以短期请问。黄帝至是乃告雷公曰：即如冬三月之病，本阴虚也。阴虚而病合于阳脉者，尚不遽死于冬，必至春之正月，春水气发其脉乃有病征。若问死之日期，必至火旺水枯之时，其气乃绝，而归于出春之后也。

冬三月之病，在理已尽，草与柳叶皆杀，春阴阳皆绝，期在孟春。已，上声。［批］此又举阴虚有死征，而无死脉者，以定其期也。

注：冬三月之病，肾病也。肾中有水有火，是时在阴阳之理论之，则阳气当尽而伏，故草木皆枯，至春得阴阳之气而生发矣。若至春阴阳皆绝，是失阴阳之气也，故曰期在孟春。

讲：又如冬三月之病，本阴虚也。阴虚者，阳必乘，论之于理，例应皆尽。然生气未绝，犹可延至地生草，柳发叶之时，其人始杀，何也？以其有死征而无死脉也。必至交春之时，阴自为阴，阳自为阳，阴阳彼此相绝而不交通，是离决阴阳之气也，岂能久存乎？故短期即在孟春矣。

春三月之病，曰阳杀，阴阳皆绝，期在草干。［批］肝虚受伤者，死期视此。

注：春三月之病，肝病也。肝属木为阳，春三月，阳气方升，木得阳而长，肝不宜病，病则阳伤而衰，则当草干肃杀之时，阴盛阳绝，难存生生之阳气也，故曰期在草干。

讲：即如春三月之病，阳气方升，肝木宜旺之时也，人不可病肝，今乃病焉，则是阳伤而杀。当此阳气初升之候，阴阳乃相绝而不交通，则与天地阴阳升降之理，大相背谬，短期即在旧草尚干之时，岂犹望草生柳叶之日乎？

夏三月之病，至阴不过十日；阴阳交，期在溓水。溓，音廉。［批］脾虚生热者，死期视此。

注：夏三月，火土病。至阴，脾也。脾病则中气衰，斯时阴气内降，阴邪内结。九为阳数，十则阴极矣，故不过十日。若阴阳之气能交，未见偏绝，必至八月秋分后，水寒微凝，名为溓水者，阳衰而阴盛，阴阳气分，期在是也。

讲：即如夏三月之病，阳气甚盛，脾衰病热，是至阴有病也。至阴者，脾也。脾生热病，则五脏必危，故土数生五成十，不过十日而死也。若其脉阳中有阴，是谓阴阳交也，则脾未全绝，必至仲秋水寒之时，阴阳交易，失其常脉，与天地相违，所谓溓水者，短期即在是乎。

秋三月之病，三阳俱起，不治自已。阴阳交合者，立不能坐，坐不能起，三阳独至，期在石水，三阴独至，期在盛水。已，上声。［批］膀胱独主有阳无阴，与肾脉独至有阴无阳者，死期视此。

注：秋三月，肺病也，肺主气。三阳俱起者，谓脉起如肺而浮。肺喜温，故不治自已。若阴阳交合为病，是阴阳两伤也。立，气在阳；坐，气在阴。立不能坐，坐不能起者，是阴阳偏胜为病，偏胜必有偏绝也。三阳独至者，病在阳分。石水者，冬月水坚如石之时也。水凝则阴甚，阴甚而阳绝矣。

故病在阳者，期于是矣。三阴独至者，病在阴分。盛水者，夏月湿土主事之时也。火旺则阳甚，阳甚而阴绝矣。故病在阴者，期于是也。

讲：即如秋三月之病，三阳膀胱脉俱起，膀胱属水，秋气属金，金能生水，当不治自已也。若膀胱有阳病而见阴脉，有阴病而见阳脉，是阴阳相合，其证当行立坐卧俱有不安也。以金为主，当善调之而愈。诊其脉惟有阳而无阴，是三阳之脉独至也，当不死于秋而死于冬，短期在石水而已。若肾脉来见，有阴而无阳，是三阴之脉独至也，当不死于冬而死于夏，短期在盛水而已。

方盛衰论篇第八十

此言阴阳二气，有盛有衰，能察从逆，得病情矣。

雷公请问：气之多少，何者为逆？何者为从？黄帝答曰：阳从左，阴从右，老从上，少从下。是以春夏归阳为生，归秋冬为死，反之，则归秋冬为生，是以气多少逆皆为厥。［批］此明阴阳从逆之义也。

注：气之多少，谓人身阴阳二气有多有少也。厥，逆也，反也。从，顺也。春夏属阳，秋冬属阴，春夏病见阳脉为顺，故生春夏病见阴脉为逆，故死。至于秋冬亦如之。

讲：雷公曰：人身阴阳之气，有多有少，不知何者为逆而厥？何者为顺而从？敢请问之。黄帝答曰：气之属阳者，在左为从；气之属阴者，在右为从。老者谷衰，阳气在上，以上为从；少者谷盛，阳气在下，以下为从。是以春夏阳气上升，病见阳脉者为阳，归阳位，此从证也，为生。若其时病见阴脉，则为阳归阴位，是必为死焉。何也？谓其反之也。至若秋冬阳气下降，如病见阴脉，又为阴归阴位，亦主顺，为生。知此，则秋冬而归阳位者可知矣。是以人身之阴阳二气，各有多少，但逆之则皆能为厥也。

问曰：有余者厥耶？答曰：一上不下，寒厥到膝，少者秋冬死，老者秋冬生。气上不下，头痛巅疾，求阳不得，求阴不审，五部隔无征，若居旷野，若伏空室，绵绵乎属不满日。［批］此言一上不下之义，而以壮老别之也。

注：一上不下者，谓阳气一并于上，则上实而下虚也。五部隔无征，言五脏之部位，各相隔绝无可征考也。伏，藏也。绵绵。不解也。不满日，言不终日也。

讲：雷公问曰：必春夏阴有余，秋冬阳有余者，始乃谓之为厥乎？黄帝答曰：人身以阳气为主，若阳气一上不下，知上实下虚，寒必生于足下矣，将见寒厥到膝病不可支。在少者，阳气从下，阳盛阴少，恒以阳气用事，必当秋冬之时，发为寒厥，是盛者已衰，故死。老者阳气从上，阴盛阳少，恒以阴气用事，当秋冬发为寒厥，是盛者未衰，犹可生也。兼之气上不下，则气并于上，而上盛必为头痛巅顶之疾。斯时也，求之于阳，而无阳证可凭，不得逆上之故，求之于阴而无阴证可验，难审下寒之由。若是者，乃五脏之部位相隔，气并非邪气，逆下虚绝，无信验可征。所以求之于阳，若居旷野而渺无涯际，求之于阴，若伏空室而莫睹情形。但见其病之绵绵乎，萦缠而不解者，有若不可以终日焉。

是以少阴之厥，令人妄梦，其极至迷。三阳绝，三阴微，是为少气。［批］此言少阴之厥而详其义也。

注：少阴气上凌心，故妄梦，甚则至迷气蔽神也。绝者，太阳气逆上而下绝也。微者，太阴气逆上而阳微也。太阳主气，太阴主中气，二脏气逆，故少气。

讲：是以少阴心经之厥，则使人神魂不定而多有妄梦，甚至气闭昏迷。何也？盖以三阳之气隔绝，少阴之气甚微，故也。阳绝阴微，主中气之太阴，其气遂为二脏所逆，所以其病之发也，是为少气。

是以肺气虚则使人梦见白物，见人斩血籍籍①，得其时则梦见兵战。［批］此言肺虚之梦证也。

---

① 籍籍：通“藉藉”，众多而杂乱貌。《汉书·司马相如传上》：“不被创刃而死者，它它藉藉，填阬满谷，掩平弥泽。”

注：肺色白，故梦白物。金主杀，故见斩杀。籍籍，积尸状也。得时，秋金王之时也。

讲：肺主金而色白，是以肺气虚者，则使人尝梦见白物，且梦见人有斩杀之事，血尸籍籍而众多。若当其秋之时，金旺助肺，衰犹未盛，则梦见兵戈战斗，而脏气之不安又可见矣。

肾气虚则使人梦见舟船溺人，得其时则梦伏水中，若有畏恐。[批] 此言肾虚之梦证也。

注：肾主水，故梦水。见舟船溺人者，弱之甚也。得时，冬水王之时。伏水中而若有畏者，以肾志恐，故也。

讲：肾主水而志恐，是以肾气虚者，则使人尝梦见舟船溺人。若当其冬之时，水旺助肾，衰犹未盛，则尝梦伏水中，若有畏惧而恐者，而脏气之不安又可见矣。

肝气虚则梦见菌香生草，得其时则梦伏树下不敢起。[批] 此言肝虚之梦证也。

注：肝主木，故梦草木。春时木来助肝，则梦伏树下。若虚甚，则梦伏不敢起也。

讲：肝主木而发生，是以肝气虚者，则尝梦见菌香生草。若当其春之时，木旺助肝，衰犹未盛，则梦伏树下不敢起，而脏气之不安又可知矣。

心气虚则梦救火阳物，得其时则梦燔灼。[批] 此言心①虚之梦证也。

注：心主火，故梦火类。救火阳物，谓夏时之物，得阳以长者，为火所伤，虚则梦救之也。若得火王之时，而心气盛则梦燔灼之炎威耳。

讲：心主火而发越，是以心气虚者，则尝梦见救火阳物。若当其夏之时，火旺助心，其气已盛，则梦炎烈而燔灼，而脏气之不安又可知矣。

---

① 心：原作“肾”，据文义改。

脾气虚则梦饮食不足，得其时则梦筑垣盖屋。［批］此言脾虚之梦证也。

注：脾主食，虚则梦饮食不足。垣屋者，土类也，得四季土王之时，则梦筑垣盖屋，土来助脾也。

讲：脾主土与饮食，是以脾气虚者，则尝梦见饮食不足。若当其四季之时，土旺助脾，衰犹未盛，则梦筑垣盖屋，而脏气之不安又可知矣。

此皆五脏气虚，阳气有余，阴气不足，合之五诊，调之阴阳，以在《经脉》。诊有十度，度人脉度、脏度、肉度、筋度、俞度，阴阳气尽。人病自具。［批］此言诊诸虚之要也。

注：十度者，五度各二也，即下脉度、脏度、肉度、筋度、俞度之类。度人者，量其人也。脉度下五度字，俱作法度讲。

讲：凡如此者，皆属五脏气虚之故，或阳气有余者，当夜而梦，或阴气不足者，当昼而寐，必合五内之证，而诊视之，调其三阴三阳之偏胜，以察夫十二经脉之盛衰，乃可以知此证也。然诊有十度之法，必量其人，以审其脉之度、脏之度、肉之度、筋之度、俞之度。将三阴三阳之气，孰偏孰胜，孰有余孰不足，尽得其情，自人之病皆具于我而得其要也。

脉动无常，散阴颇阳，脉脱不具，诊无常行，诊必上下，度民君卿。受师不卒，使术不明，不察逆从，是为妄行，持雌失雄，弃阴附阳，不知并合，诊故不明，传之后世，反论自章。［批］不知上下从逆，不辨民卿贵贱者，不足以言医也。

注：脉动无常，谓脉来应指，不一其状也。散，散乱。颇，偏颇。度民君卿，言量其贵贱也。反论自章者，谓与古人之言相反，而自章其所长也。

讲：彼脉之动也，本无一定，或乱于阴，或偏于阳，或脉脱不具，不辨何气为病，此诊视之所以无常行也。然必审其上气下气之从逆，为民与卿之贵贱，道始不失。假使受师之传，而不能卒其业，用医之术，而不明其理，且不察夫气之为从为逆，则肆志妄作，是谓妄行。妄行者，非持雌而失雄，即弃阴而附阳，颠倒错乱，不知并合为一之理。此诊之所以不明，即传之后世，亦显背乎前论，徒自是而彰名也。

至阴虚，天气绝。至阳盛，地气不足。阴阳并交，至人之所行。阴阳并交者，阳气先至，阴气后至。［批］阳气先至阴气从之，非果有先后之殊，实至有次序之别也。

注：至阴，三阴也。至阳，三阳也。卫为阳气，营为阴气。先至后至者，阳速而阴迟也。

讲：阴阳之气，必无偏无胜，乃能阴阳合度。如至阴之气虚，则气并于下，而上升之气不足，地气既不上升，则天气亦必绝而不降矣。何也？以其无升之者也。若至阳之气盛，则气并于上，而下降之气不足，天气既不下降，则地气亦无自而足矣。何也？以其无降之者也。必一阴一阳，两相交并，无偏无胜，乃能升降合一也。然此乃体天地之道，合天地之德，无过不及之至人，于阴阳之无所差缪之所行也。若所谓阴阳交并者，阳气甚速而先至，阴气至迟而后至，天地交泰，次序攸分矣。

是以圣人持诊之道，先后阴阳而持之，奇恒之势乃六十首，诊合微之事，追阴阳之变，章五中之情，其中之论，取虚实之要，定五度之事，知此乃足以诊。［批］此举圣人持诊之道，以唤醒后学也。

注：奇恒，解见前。六十首，谓六十年之首，即古人诊法也。五中，谓五脏之中。五度，即前十度也。

讲：是以古之圣人宜明持诊之道，必先阴后阳而持守之也。然二气之至，有变而为奇，不变而为恒者，数胜多而理胜微，本难求其底蕴。不知此奇恒之势，在六十年之首，能于每岁之首，求合于每岁之至，诊合隐显之事，可以追阴阳之变，而明五中之情也。至若其中论取虚取实之要法，定在度人脉度、脏度、肉度、筋度、俞度之五事，人能知此，乃足以言诊道也。

是以切阴不得阳，诊消亡，得阳不得阴，守学不湛。知左不知右，知右不知左，知上不知下，知先不知后，故治不久。知丑知善，知病知不病，知高知下，知坐知起，知行知止，用之有纪，诊道乃具，万世不殆。起所有余，知所不足，度事上下，脉事因格。[批] 此复举诊法，而详辨之也。

注： 诊消亡，谓诊法灭亡也。守学不湛，谓守学不明也。起所有余者，言病之初起，邪盛当泻也。知所不足者，谓正气虚而当补也。格，至也。脉事因格者，诊脉之事因之而无不至其极也。

讲： 是以切阴而不知阳之偏胜者，则诊法消亡。得阳分之病而不明其阴之盛衰者，盖守口耳之学，而不能诊之者也，即或一间能解。必知其左而不知其右，知其右而不知其左，知其上而不知其下，知其先而不知其后，虽治病偶愈，亦不能久于其道而不危也。必丑善、病否、高下、坐起、行止，皆用之有纪而不乱，斯诊道乃全，足以传之万世而不殆。总之，诊之为道，于病之起所当知其有余而泻之，知所不足而补之，并度病情之为上为下，庶诊脉之事，因之足以穷其理而无不至也。

是以形弱气虚，死；形气有余，脉气不足，死；① 脉气有余，形气不足，生。是以诊有大方，坐起有常，出入有行，以转神明。[批] 此举形气与肺②，而言其诊之有大方也。

注： 形弱气虚者，内外皆败也。形有余，脉不足者，内虚甚也。脉有余，形不足者，外虽蔽，而内未衰也。

讲： 是以形气相得，谓之可治；形气相失，谓之难治。况形也者，有形者也；气也者，无形者也。必诊之于脉，乃足以验其人之生死。如外而形弱内而气虚者，皆主不足中干，其人亦必死也。若脉气有余，而形气不足者，是人虽病而脉未病，血气尚能流通，保而养之犹可生也。是以诊有大法，苟知阴阳之败，即使其人坐起有常，无令真气之再伤，出入有行，无令脉气之

---

① 死：此后“脉气有余，形气不足，生”九字原脱，据《素问·方盛衰论》补。

② 肺：疑为“脉”之误。

再败，清静内守，以转移其神明，寿命不难永矣。

必清必净，上观下观，司八正邪，别五中部，按脉动静，循尺滑涩，寒温之意，视其大小，合之病能，逆从以得，复知病名，诊可十全，不失人情。故诊之，或视息视意，故不失条理，道甚明察，故能长久，不知此道，失经绝理，妄言妄期，此谓失道。

[批] 医欲十全，当体此论。

注：脉之动者为阳，静者为阴；尺之滑者为阳，涩者为阴；身之寒者为阴，温者为阳。大小，谓二便也。视息者，视其病人之呼吸也。视意者，视其病人之志意也。

讲：又必当病人神清气净，绝无烦扰之时，始观其身之上下，以察神色容貌，并推步八方之气，孰正孰邪，辨别五脏之气，孰实孰虚，按脉之动静，尺之滑涩，身之温凉，以审其阴阳偏胜之意，且视其大小二便，以合之病形，乃能从其病而逆治之，以得其治病之要也。不惟治病之要得，并复知其病为何气所伤，何脏受邪，以及虚实伤损，而知其病名矣。诊病至此，乃可谓之十全，而不失乎人之病情者。故古之诊病者，或视病人之息，以窥其长短，或视病人之意，以审其好恶，所以条理不失，其道明察，人之蒙其治者皆长久而不敝。苟不知此道，或失其经旨，或悖乎常理，徒妄言其病，而妄定其期，皆大悖乎医道者也，此之谓失道。

解精微论篇第八十一

此言人之水液，神志主持，得其精微，通治道矣。

黄帝在明堂，雷公请曰：臣尝受业，教以经论，从容形法，阴阳刺灸，汤液所滋。行治有贤不肖，未必能十全。若先言悲哀喜怒，燥湿寒暑，阴阳妇女，请问其所以然者，卑贱富贵，人之形体所从，群下通使，临事以适道术，谨闻命矣。请问有毚愚朴陋之问，不在经者，欲闻其状。帝曰：大矣。

注：治为贤，不治为不肖。先，犹前也。黠若狡兔谓之毚，质本瞉瞀①谓之愚，纯素无华谓之朴，遇事易忘谓之陋。

讲：黄帝一日身在明堂，雷公近前而请曰：臣尝敬受医业，帝每教以经论，示以从容，别以形法阴阳，辨以刺灸汤药，如是等法，所以滋其行治者不少。然臣也用之，有治而贤，有不治而不肖，亦未能十全也。至若前所言，悲哀喜怒七情之内伤，燥湿寒暑六气之外感，阴阳男女形气之各别，凡平日请问其所以然者，无论卑贱富贵，形体之所从，群下通使，临事以适道，种种针法治法，谨闻命矣。然天之生人不一，而人之受病各殊，有所谓毚愚朴陋四者，其病甚危，诊之于脉而病不在十二经之中，虽诊其脉，亦无益也。臣也欲闻其状，不知其情，请问之。黄帝曰：彼毚愚朴陋之间，所关大矣！其病得之前业于经无关，故非汝之所能知也。

公请问：哭泣而泪不出者，若出而少涕，其故何也？帝曰：在经有也。复问：不知水所从生，涕所从出也。帝曰：若问此者，无益于治也，工之所知，道之所在也。夫心者，五脏之专精也，目者其窍也，华色者其荣也。是以人有德也，则气和于目，有亡，忧知于色。是以悲哀则泣下，泣下水所由生。水宗者，积水也。积水者，至阴也。至阴者，肾之精也。宗精之水所以不出者，是精持之也，辅之裹之，故水不行也。夫水之精为志，火之精为神，水火相感，神志俱悲，是以目之水生也。故谚言曰：心悲名曰志悲。志与心精，共凑于目也。是以俱悲则神气上传于心精，下传于肾志，心志俱悲，故泣出也。泣而出涕者，脑也，脑者，阴也，髓者，骨之充也，故脑渗为涕。志者，骨之主也，是以水流而涕从之者，其行类也。夫涕之与泣者，譬如人之兄弟，急则俱化，生则俱生。其志以早悲，是以涕泣俱出而横行也。夫人涕泣俱出

---

① 瞉瞀（kòumào 寇貌）：心不明。

而相从者，所属之类也。［批］此举涕泣所出之义也。

注：哭者，哀声自口出也。泣者，声小而涕泪多也。泪，谓水之自目出者。涕，所谓水之自鼻出者。持之，即辅之裹之之义。凑，谓凑合。传，犹辅也。

讲：雷公复请问哭泣而泪不出，与泪出而少涕之故。黄帝答曰：如子所问，古之经典，曾有之也，无庸再议。雷公见帝不以故告因复问曰：不知目中之水从何脏而生，鼻中之涕从何脏而出，愿帝详其所焉。黄帝曰：若问此水所从生，涕所从出者，实无益于治法，皆粗工之所易知，大道之所共传者也。今夫人之有心，实五脏之主而专五脏之精者也。若目为五脏之窍，华则为五脏之气。是以人之有德而无病也则心和，心和则气和，气和则外见于目。人若偶有失亡则心忧，心忧则气惨，气惨则外见于色。由内达外，是以悲哀则泣下，泣下即水所由生也。然水之所生，必有所宗水。宗者，何？积水是也。积水者，何？至阴是也。至阴者，何？肾中之精也。是肾中之精，即为宗精之水。彼其水之所以不遽出者，皆是真精有以持之也。持之云者，辅之使不妄泄，裹之使无渗漏，故水不行也。况夫肾水之精为志，心火之精为神，心肾相交，则水火即为之相感，水火相感，则神志即与之俱悲，是以目中之水生也。故俗语谓之：心悲又名之曰志悲。可见肾之志与心之精，皆共凑合于目者也。所以心志俱悲，则神气传于心，而肾中之精上不传于肾之志，而志亦悲，与心相同，所以水下泣出也。彼泣涕者，何？脑为之也。脑者，何？阴髓也。髓者，何？骨中所充之精也。故脑中渗漏，即发为涕。兼肾中之志，即为诸骨之主，故水流而涕从之者，以其类同，故也。今夫涕之与泣，譬如人之兄弟，有急难则同相附难，可得生则同与俱生。同类相感，是则心志俱悲，涕泣俱出而横行也。如子所问，涕泣俱出而相从者，亦所属之类同，故也。

雷公曰：大矣。请问人哭泣而泪不出者，若出而少，涕不从之何也？帝曰：夫泣不出者，哭不悲也。不泣者，神不慈也。神不慈，则志不悲，阴阳相持，泣安能独来。夫志悲者惋惋则冲阴，冲阴则志去目，志去则神不守精，精神去目，涕泣出也。［批］此辨泣涕与不出之故也。

注：悲者，神为之也。哭不悲，是心之神未动也。泣者，肾为之也，泣不出肾中之志未动也。惋惋者，惊叹凄惨貌。冲阴者，上冲于脑之阴气也。

讲：雷公曰：帝之所论，大矣哉。请问人哭泣而泪不出，与泪出最少而涕不从之俱出者，抑又何也？黄帝曰：夫泣不出者，以人哭之不甚悲耳。其不泣者，由于心中之神不慈耳。神慈则志悲，志悲则泣出，泣出则泪下，泪下则涕出。若心中之神不慈，则心无所感，心无所感，则肾所藏之志亦不悲。肾中之阴，与心中之阳，两两相持，而辅之裹之，水不得行，泣安能独来也？彼夫志之悲者，心必慈，神志相感，自惋惋然而上冲于脑之阴气也。冲阴则肾中之志不相维持，而去于目矣。志去，则心中之神亦不能守精，而去于目，神志同去于目，故涕泣俱出也。

且子独不诵夫经言乎？厥则目无所见。夫人厥则阳气并于上，阴气并于下。阳气并于上则火独光也；阴气并于下则足寒，足寒则胀也。夫一水不胜五火，故目盲。是以气冲风，泣下而不止。夫风之中目也，阳气内守于精，是火气燔目，故见风则泣下也。有以比之，夫火疾风生乃能雨，此之类也。［批］此专举气厥之并于上而发为目疾者，以拈其像也。

注：厥，谓心气逆也。盲，解见前。燔目者，目如火炙也。

讲：且子独不曾诵夫经言乎？经言人病气逆而厥者。则目必病而无所见。何言之？盖以人病气厥，则阳气并于上，阴气并于下。阳气并于上，则在上之阳盛，是以火独光也；阴气并于下，则在下之阴盛，是以足皆寒也，至于足寒而下体亦未有不为之肿者。况夫阳并于上，则仅一目精之水，必不能胜五脏厥阳之火。故病见目盲，水衰火盛如此，是以风气冲之，即泣下而不止也。况夫风之中目也，阳气内守于精，是以火气燔目，一遇天之风邪，两阳相薄则神不守精，而泣必为之下也。病势如此，有以比之，不见夫火疾风尘阳极之后，阴由此生，乃能降雨。人身亦天地也，彼风热在目而泣出者，非此之类乎？

校注后记

《黄帝内经素问详注直讲全集》，九卷，清代高亿著，罗济川、张映川注，大愚子（姓名不详）、乾一修订，成书于同治十一年(1872)，是详细注释讲解《素问》的一部重要著作。

一、作者生平

有关作者的名字，《中医大辞典》与《中医人物辞典》均称“高士亿”，字玉章，则“高士亿”为其名；《中国中医古籍总目》称高亿（士亿、玉章），将“士亿”作为其字；从本书全部六篇序言来看，作者当名高亿，字玉章。首先本书自序自称“亿鄙坏庸才”，落款为“金城高亿”，其弟子罗济川序亦曰“此良医也，姓高，名亿，字玉章”，弟子张映川序言“越冬过方州，得晤玉章夫子”，胡辑瑞序言“始遇邑之名医高子玉章者”，乾一序言“殆考其《直讲》，则高公玉章”，大愚子序简称“高子”，全书未见“士亿”字样，作者当名高亿，字玉章。刘时觉先生《宋元明清医籍年表》与《中国医籍续考》中亦言作者名高亿，字玉章。

有关作者的籍贯，本书自序言为“金城高亿”，《中医人物辞典》言高亿为“金城（今甘肃兰州）人”，《中医大辞典》只言金城人，未言具体地址。查《中国历史地名大辞典》，历史上称“金城”者有多地，一指今江苏南京市长江北岸。《晋书·元帝纪》：东晋永昌元年(322)，王敦以诛刘隗为名举兵，“刘隗军于金城”。即此。一指今江苏句容县北。《晋书·桓温传》：“温自江陵北伐，途经金城。”即此。又指今云南嵩明县西南。《方舆纪要》卷114嵩明州：金城“在州西南。汉人所筑。《志》云：金城南有诸葛武侯与夷歃盟台”。

“金城”还是“金城县”的简称。金城县，历史上又有十处，现在分属于甘肃、青海、陕西、江苏、山西、广西等不同的所在地。《汉书·地理志》金城郡注引应劭曰：“初筑城得金，故曰金城。”指的是今甘肃兰州市西北西固城，《中医人物辞典》据此认为高亿为今甘肃兰州人。另外“金城”也是“金城山”的简称，历史上分属于当今安徽、湖北、湖南、广东、四川的九座山均称为“金城山”。

在如此多的金城中，今四川仪陇县城内北隅的金城山当是高亿所指的“金城”。我们可以从三方面来论述这个问题：一是此山亦名“金粟山”。《方舆纪要》卷68仪陇县：金城山“在县治北，众山环向，如雉堞然，石壁高八十丈，周回五里，惟西南有径可通。上有数石，如贮米囊，故亦名金粟山”。本书胡辑瑞所作序言落款为“赐进士出身户部员外郎遇唐氏胡辑瑞序于古方州之金粟书院”。金粟书院创建于清朝乾隆三十二年（1767），背依金城山，面向平溪河，左邻盖公祠，右接崇圣祠，山顶之“金粟堆”又居高临下，正对书院大厅，故名曰“金粟书院”，它是清代仪陇的最高学府。二是胡序言“序于古方州之金粟书院”，门人张映川序也言：“越冬过方州，得晤玉章夫子。”“方州”为古地名，历代有四处治所，其一即为仪陇县，唐武德三年（620）置，八年（625）废。故胡氏称作“古方州”。“方州”与“金粟书院”属于仪陇县一致。第三从高氏弟子的家乡考察，两人均为四川人。门人罗济川序落款为“受业门人巴西衡峰罗济川”。巴西，古地名，是“巴西县”（今治所在四川省绵阳市）的简称，也是“巴西郡”（今治所在今四川省阆中市）的省称，治所属于今四川省。门人张映川序的落款是“受业门人嘉陵月舫张映川顿首拜序”。嘉陵，地名来自嘉陵江，在今四川省东部。由此可知“金城”指今四川省南充市仪陇县。

有关作者的生卒年，未见任何记载。据高氏自序言："亿鄙坏庸材，敢矜伟论，但自业刀圭，必详证治，所有名书，悉为购求。然师师非度，终未实获我心也。适家兄山客自都城归，遗以此书，始阅之……寝食不忘者四十余年。"可知高氏从医以后，遍求所有名书，多年后从兄长处得到《内经》，废寝忘食学习了四十余年。假设高氏二十岁弱冠之年从医，到同治丁卯年（1867）写成《素问直讲》将近有五十余年，此时高氏当为七十余岁的老人。这一点，从其弟子罗济川的序言中也可以佐证。其言："及丁卯岁，过访大愚子先生，甫登堂谒拜，见一老人出，发鹤颜童，貌言并古，窃敬异之。"弟子张映川的序言中亦称其"古貌翛然"，胡辑瑞序亦言其"年高貌古"，则高氏约生于乾隆末年至嘉庆初年之间，约1792—1797年间。有关作者的卒年，乾一氏序写于"同治壬申春"，同治壬申年为同治十一年（1872），为高氏《素问直讲》成书后的第五年，则高氏卒年当在此之后，享年当有八十岁以上。

高氏医技高超，从多篇序言所述可窥一斑。弟子罗济川言："迨与之言药，则别味分经，卓有定解；与之言脉，则辨形合气，几所未闻；与之言证治，则因时应脏，酌其盈虚，又群书所未及，众医之所未能也……余又以为不博，窃试以病，亦言无不合，治无不效，始知其能洞人肺腑、夺天造化者。"弟子张映川序言："及视诊脉，则神乎其神，及视立方，则妙而又妙，殆大异乎世之徒尚方论者流。"胡辑瑞序言："治病历有奇效"。究其根源，源自高氏对《内经》孜孜不倦地探求与对《内经》精髓的深刻领悟。其自序言："适家兄山客自都城归，遗以此书。始阅之，未得其解，继而遍访诸注，历质明贤，相与讲诵，寝食不忘者四十余年，乃恍然悟，顿然释，慨然有得其领要焉。"弟子罗济川序言："乃请其所读书，为《灵》《素》、仲景而已，别无所务。”高氏授学亦以《内经》为本，弟子罗济川序言：“日以读讲《灵》《素》诸书为事，晨昏记课，如塾师之督士子然。久之由熟生悟，因讲得精，凡有所疑，皆能晰其底蕴。”

二、关于成书及版本

高氏认为《内经》“足以括天地，总阴阳，别气化，定灾祥，浩浩乎未有涯涘”，而学医的人仅仅把它当做医书看待，并且轻视它。而且上自秦汉，下到元明，其间的著述家，多数不能详注其精义，观点不同，甚至出现错误的说法，需要加以改正。因此高氏得到其兄长赠送的《内经》后，遂遍访诸贤注释，废寝忘食研究四十余年，逐步领悟要领。“然后会同众说而折其衷”，著成《素问直讲》以授学。其著述时间未详。

同治丁卯年（1867），高氏认为《素问直讲》“词简，当质高明”，遂请绿云冈的大愚先生修订。大愚先生“特为补偏救弊，探奥抉蕴”，对《素问直讲》进行了评注。同时因为本书“音义词旨未明”，“注疏词句，简老古奥，非慧根人莫能测其精义”（张序语），高氏乃命弟子罗济川、张映川详注《素问直讲》。罗济川于是“据典详义，随词求音”，详加注解及音释，张映川也参与其中，历时三年，著成《素问详注》，时为同治庚午年（1870）。之后大愚先生又在三峰山韩渡观偶得《黄帝内经素问》古本，“不为亡篇胥备，且凡章内残缺错讹，皆朗若列眉”，于是抄录全书，“重为校对，凡属断简亡篇，悉为补正”（乾一序），称之《内经完璧》。时为同治辛未年（1871）。

同治壬申年（1872），《黄帝内经素问完璧详注直讲》由缘云冈刊刻，又称《黄帝内经素问详注直讲全集》。

本书清代绿云冈首刻本现存于中国中医科学院图书馆、上海中医药大学图书馆及辽宁中医药大学图书馆。其中辽宁中医药大学藏本其质量与完整度要高于上海中医药大学藏本，中国中医科学院本为残本，缺第九卷。据《中国中医古籍总目》记载，上海中医药大学又藏有清刻本。据实际调研，上海中医药大学的清刻本即绿云冈本，未见其他刻本。故本书只有一个刻本，即绿云冈首刻本。

三、学术内容及价值

本书按照《素问》古本的编排方式，分为九卷八十一篇，各篇以"原文（后有"音释"）""注""讲"三部分为体例撰著，间有"批"。例如：

"阳气者，烦劳则张，精绝，辟积于夏，使人煎厥。目盲不可以视，耳闭不可以听，溃溃乎若坏都，汩汩乎不可止。盲，音忙。汩，音谷。

注：烦，烦躁。劳，劳苦。张，张大。精，阴精。辟，邪辟。积，聚积。煎，煎熬。厥，谓热气上逆。盲者，目形存而无能见也。溃溃，水旁决而散出也。坏，败坏也。都，防水堤也。汩汩，水疾流而涌出也。

讲：阳气不固，而生外感，既于寒暑湿气，相因而见矣。然亦有由内伤而损阳气者，又不可不为之辨。夫阳之为气，本动者也，动宜养之以静，苟心过于烦，身过于劳，则动而复动，阳气必张大而作火炎之势。火炎则水枯，阴精有不日绝者乎？由是阳盛气衰。其邪僻之气积而至于夏月，又加以太阳司令，火旺水衰，其火愈炽，其精愈亏，遂使人热如煎熬，而成孤阳逆厥之症。且肾之精为瞳子，精绝故目盲不可以视。肾之窍开于耳，精绝故耳闭不可以听。究之阳付于阴，精绝则阳无所依，必致泛溢，久之其气损败，溃溃乎如防水之堵崩坏，而元精之泄，亦汩汩乎如水之流行而不可止也。

先列《素问》原文"阳气者……汩汩乎不可止"，文后小字释音。"盲，音忙。汩，音谷。"

再列“注”。“注”即注释，是对《素问》中疑难字词的注释。如此段“烦，烦躁”等是对原文中部分相对疑难的字词进行注释。

最后列“讲”。“讲”则从医理上对《素问》内容，详细分析论述。如对于上文“阳气者，烦劳则张”的解释，认为“夫阳之为气，本动者也，动宜养之以静，苟心过于烦，身过于劳，则动而复动，阳气必张大而作火炎之势。”从阳气宜静，动则生火论述，而“火炎则水枯，阴精有不日绝者乎?”则解释出为何出现“精绝”之证。接着又以其证逢夏季之时，“又加以太阳司令，火旺水衰，其火愈炽，其精愈亏，遂使人热如煎熬，而成孤阳逆厥之症”来解释“辟积于夏，使人煎厥”。其文循循善诱，深入浅出，细致入微，如师授弟子，对于初学《素问》的人有极大的帮助。

有些原文，还有大愚子的“批”。“批”为批注，阐释医理，或总括文义。如：“故阳强不能密，阴气乃绝，［批］阳盛阴必绝，即不遂绝，已相乘矣。观此即知阳盛之患。阴平阳密，精神乃治，阴阳离决，精气乃绝。因于露风，乃生寒热。［批］观此即知上文因于露风，乃生寒热之故。强，平声。”

高氏解释医理往往从象数出发，如解释《素问·阴阳别论》中“凡持真脉之脏脉者，肝至悬绝急十八日死，心至悬绝九日死，肺至悬绝十二日死，肾至悬绝七日死，脾至悬绝四日死”，认为肝脉象见“悬绝而急者”为肝之胃气已绝，这时“若遇金以克之必死”，从数讲之“金之成数九，木之成数八，以是知克在十七日者，十八日，即死期也”。于此同理，心之真脏脉现，遇水克之，“水之成数六，火之生数二，以是知克在八日者，九日即死期也”等。其论“七损八益”，认为“七数损一而成坤为阴，八数益一而成乾为阳，一消一长之理，以纪男女之岁，以防精血之耗，则阴阳可以调和矣”，以《周易》之象数释之。

其余亦或以阴阳五行，或以生克制化，或以藏象等理论以解析《素问》，阐发说明。其论述详细精确，可为研究《素问》的重要参考书籍。

另外，序言中称得到《素问》原本，为古本。考证存世的《素问》明代顾从德翻宋刻本，两书内容大部分相同，又有不同者。

首先，本书分为九卷，非王冰所分二十四卷，显示与古相同。其次，比照《素问》的原文，亦有部分字句不同。如本书《五脏生成篇》：“小溪三百五十三名”，《素问》作“小溪三百五十四名”。本书《四时逆从论》中“黄帝曰：人以脏腑十二经，外应四时，有余不足，皆生大病，愿闻其气之从逆。岐伯曰”，及“黄帝曰：三阳之有余不足，奈何？岐伯曰”等文字为《素问》所无，作者称为古本内容，予以添加。《素问》第二十篇为“三部九候论篇”，新校正云：按全元起本在第一卷，篇名《决死生》。本书即从全元起本，名之“决死生论”，而原文开篇“黄帝问曰：余闻九针于夫子，众多博大，不可胜数。余愿闻要道，以属子孙，传之后世，著之骨髓，藏之肝肺，歃血而受，不敢妄泄，令合天道，必有终始，上应天光星辰历纪，下副四时五行，贵贱更立，冬阴夏阳，以人应之奈何？愿闻其方。岐伯对曰：妙乎哉问也！此天地之至数”共一百零三字，作者认为是衍文一并删除。

再次，作者称于古本中发现了久已亡佚的《刺法》《本病》两篇，两篇文字、医理等都与《素问》风格非常相似。在本书之前，明代马莳所著《黄帝内经灵枢注证发微》中补充了《素问》中《刺法》《本病》两遗篇。清代高士宗所著《黄帝内经直解》从《黄帝内经灵枢注证发微》中摘取了《刺法》《本病》两篇，补充到《素问》之中，其内容为论述阴阳上下、运气升降，与运气的七篇大论内容类似。其中《本病》中有："岐伯曰：失之叠位者，谓虽得岁正，未得正位之司，即四时不节，即生大疫。注《玄珠密语》云：阳年三十年，除六年大刑，计有太过二十四年，除此六年，皆作太过之用，令不然之旨。今言叠支选位，皆可作其不及也。"其中《玄珠密语》一书应为王冰所著，不应出现在《素问》原文之中。下文中又有："黄帝曰：人气不足，天气如虚，人神失守，神光不聚，邪鬼干人，致有暴亡，可得闻乎？"接着又论"青尸鬼""黑尸鬼"等，与《素问》中"拘于鬼神者，不可言至德"的宗旨有违，故可明确其为伪造之遗篇。本书所补《刺法》《本病》两篇与《黄帝内经直解》中的内容绝不相类。本书中《刺法》论"天地之气，与人相应，补虚泻实，刺有定法也"，如其中论述："帝曰：病有新故刺有定法乎。岐伯曰：新者刺其表，固其里；故者刺其里，固其表。气过气至，有必严也。五脏之气，心肾不重伤，诸筋骨分勿复痏，取阳避阴，取上远下，四时寒热，各从政令，勿予反也。"《本病》论"百病之生，必有所本"，其中论述："诸血、恶热、汗出、时噫时喜、面赤神倦者，病本于心。诸气、外寒、涕下、悲咳者，病本于肺。诸湿涎涌、肉痿色黄减食、四肢不举、而多畏者，病本于脾。诸骨痛志乱、歉嘘烦喘、唾甚惕然恐者，病本于肾。诸筋痛惊语、目眩多泪者，病本于肝。诸哕本于胃，诸泄本于肠，诸狂本于阳，诸痹本于阴，诸阳本于阳明，诸阴本于太阴，如是之谓本"等这些论述，与《内经》内容更接近，与篇名更为贴切，当有重要的参考价值。

总书目

医经

基础理论

伤寒金匮

伤寒论类方
伤寒论特解
伤寒论集注（徐赤）
伤寒论集注（熊寿试）
伤寒微旨论
伤寒溯源集
订正医圣全集
伤寒启蒙集稿
伤寒尚论辨似
伤寒兼证析义
张卿子伤寒论
金匮要略正义
金匮要略直解
高注金匮要略
伤寒论大方图解
伤寒论辨证广注
伤寒活人指掌图
张仲景金匮要略
伤寒六书纂要辨疑
伤寒六经辨证治法
伤寒类书活人总括
张仲景伤寒原文点精
伤寒活人指掌补注辨疑

诊　　法

脉微
玉函经
外诊法
舌鉴辨正
医学辑要
脉义简摩
脉诀汇辨
脉学辑要
脉经直指
脉理正义
脉理存真
脉理宗经
脉镜须知
察病指南
崔真人脉诀
四诊脉鉴大全
删注脉诀规正
图注脉诀辨真
脉诀刊误集解
重订诊家直诀
人元脉影归指图说
脉诀指掌病式图说
脉学注释汇参证治

针灸推拿

针灸节要
针灸全生
针灸逢源
备急灸法
神灸经纶
传悟灵济录
小儿推拿广意
小儿推拿秘诀
太乙神针心法
杨敬斋针灸全书

本　　草

药征
药鉴
药镜
本草汇
本草便
法古录
食品集
上医本草
山居本草
长沙药解
本经经释
本经疏证
本草分经
本草正义
本草汇笺
本草汇纂
本草发明
本草发挥
本草约言
本草求原
本草明览
本草详节
本草洞诠
本草真诠
本草通玄
本草集要
本草辑要
本草纂要
识病捷法
药性提要
药征续编
药性纂要
药品化义
药理近考
食物本草
食鉴本草
炮炙全书
分类草药性
本经序疏要
本经续疏证
本草经解要
青囊药性赋
分部本草妙用
本草二十四品
本草经疏辑要
本草乘雅半偈
生草药性备要
芷园臆草题药
类经证治本草
神农本草经赞
神农本经会通
神农本经校注
药性分类主治
艺林汇考饮食篇
本草纲目易知录
汤液本草经雅正
新刊药性要略大全

淑景堂改订注释寒热温平药性赋

方　　书

医便

卫生编

袖珍方

仁术便览

古方汇精

圣济总录

众妙仙方

李氏医鉴

医方丛话

医方约说

医方便览

乾坤生意

悬袖便方

救急易方

程氏释方

集古良方

摄生总论

摄生秘剖

辨症良方

活人心法（朱权）

卫生家宝方

见心斋药录

寿世简便集

医方大成论

医方考绳愆

鸡峰普济方

饲鹤亭集方

临症经验方

思济堂方书

济世碎金方

揣摩有得集

亟斋急应奇方

乾坤生意秘韫

简易普济良方

内外验方秘传

名方类证医书大全

新编南北经验医方大成

临证综合

医级

医悟

丹台玉案

玉机辨症

古今医诗

本草权度

弄丸心法

医林绳墨

医学碎金

医学粹精

医宗备要

医宗宝镜

医宗撮精

医经小学

医垒元戎

证治要义

松厓医径

扁鹊心书

温　　病

内　　科

女　　科

秘珍济阴

黄氏女科

女科万金方

彤园妇人科

女科百效全书

叶氏女科证治

妇科秘兰全书

宋氏女科撮要

茅氏女科秘方

节斋公胎产医案

秘传内府经验女科

儿　科

婴儿论

幼科折衷

幼科指归

全幼心鉴

保婴全方

保婴撮要

活幼口议

活幼心书

小儿病源方论

幼科医学指南

痘疹活幼心法

新刻幼科百效全书

补要袖珍小儿方论

儿科推拿摘要辨症指南

外　科

大河外科

外科真诠

枕藏外科

外科明隐集

外科集验方

外证医案汇编

外科百效全书

外科活人定本

外科秘授著要

疮疡经验全书

外科心法真验指掌

片石居疡科治法辑要

伤　科

正骨范

接骨全书

跌打大全

全身骨图考正

伤科方书六种

眼　科

目经大成

目科捷径

眼科启明

眼科要旨

眼科阐微

眼科集成

眼科纂要

银海指南

明目神验方

银海精微补

咽喉口齿

养　生

医案医话医论

医　　史

综　　合

责任编辑　张永泰
封面设计　古　骥

内容提要

《黄帝内经素问详注直讲全集》，又名《黄帝内经素问完璧直讲详注》，九卷，清代高亿著，罗济川、张映川注，大愚子、乾一修订，成书于同治十一年（1872），是详细注释讲解《素问》的一部重要书籍。

《黄帝内经素问》历代多有整理注释，高亿认为诸家对《素问》诠释未尽，故以自己几十年的理解体会对《素问》全文作以全面的讲解，撰成《素问直讲》。撰写期间，同里大愚子偶得《黄帝内经素问》古本，认为比世传版本更为完整，遗篇尽在，于是加以整理，称之《素问完璧》。高亿命其弟子罗济川、张映川等详细注释，著成《素问详注》。本书对《素问》精注详讲，其中不乏独到见解，而且语言浅显易懂，为学习《素问》的重要参考资料，尤其对于初学者有极大的帮助。

本次整理以清同治十一年（1872）绿云冈刻本为底本。

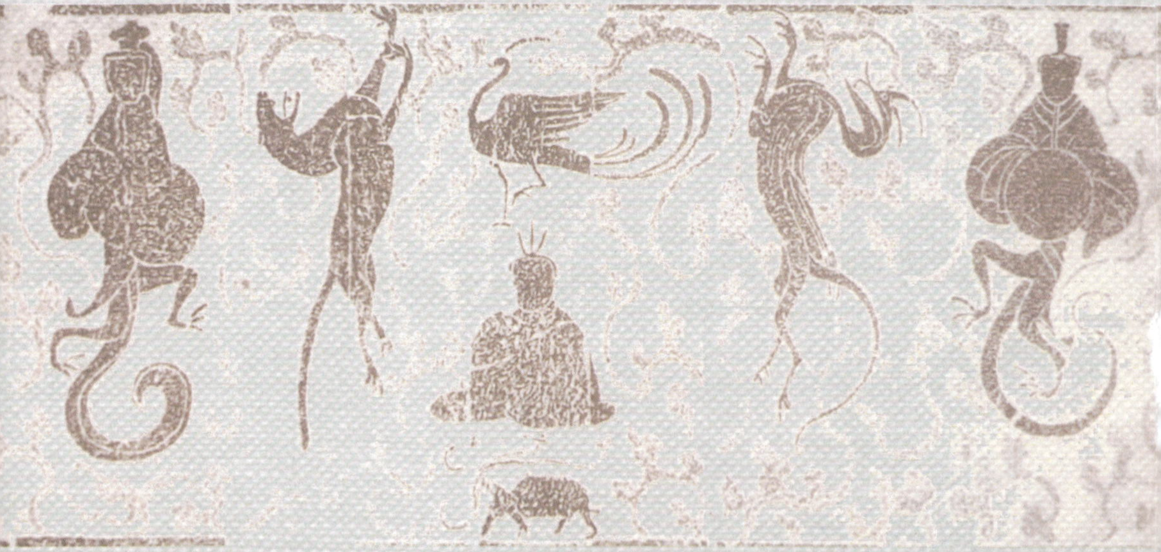

上架建议　中医古籍

ISBN 978-7-5132-3252-4
9 787513 232524 >

定价：145.00元